Inhaltsübersicht

Grauer Teil: Diagnostik
1 Rheumatologische Anamnese und klinische Untersuchung ► 13
2 Labordiagnostik ► 31
3 Synoviadiagnostik ► 67
4 Bildgebende Diagnostik ► 71

Grüner Teil: Leitsymptome
5 Leitsymptome ► 94

Blauer Teil: Rheumatische Erkrankungen
6 Rheumatoide Arthritis ► 120
7 Spondyloarthritiden ► 136
8 Weitere bakteriell bedingte Arthritiden ► 179
9 Viral bedingte Arthritiden ► 200
10 Kollagenosen ► 210
11 Vaskulitiden ► 248
12 Arthritissonderformen mit Beteiligung anderer Organsysteme ► 280
13 Arthropathien und Spondylopathien bei Stoffwechselkrankheiten ► 289
14 Arthropathien bei endokrinologischen Erkrankungen ► 309
15 Arthropathien bei anderen Allgemeinerkrankungen ► 315
16 Gelenkerkrankungen unsicherer nosologischer Zuordnung ► 325
17 Degenerative Gelenkerkrankungen ► 329
18 Degenerative Wirbelsäulenerkrankungen ► 342
19 Extraartikulärer (Weichteil-)Rheumatismus ► 352
20 Karpaltunnelsyndrom ► 363
21 Algodystrophie ► 365
22 Osteoporose ► 369
23 Osteomalazie ► 373
24 Morbus Paget ► 374
25 Synovitis villonodularis ► 376
26 Juvenile idiopathische Arthritis ► 377
27 Weitere rheumatische Erkrankungen im Kindes- und Jugendalter ► 401

Roter Teil: Therapie
28 Therapie: Grundlagen und Übersicht ► 432
29 Patienteninformation und -schulung ► 433
30 Medikamentöse Therapie ► 434
31 Extrakorporale Therapien und Stammzelltherapie ► 489
32 Lokale Therapieverfahren ► 491
33 Diät, Phytotherapie und alternative Therapieverfahren ► 494
34 Therapie mit ionisierenden Strahlen ► 498
35 Physikalische Medizin ► 501
36 Operative Therapie ► 514

Anhang
37 Anhang ► 551
38 Sachverzeichnis ► 565

Checkliste
Rheumatologie

Bernhard Manger
Hendrik Schulze-Koops

begründet von K. L. Schmidt

unter Mitarbeit von

M. Arbogast
C. Dechant
M. Grünke
J.-P. Haas
R. Häfner
B. Hellmich
A. Nigg
A. Skapenko
K. Tillmann
H. Truckenbrodt

4. vollständig überarbeitete Auflage

262 Abbildungen
101 Tabellen

Georg Thieme Verlag
Stuttgart · New York

Zeichnungen: Joachim Hormann, Stuttgart; Angelika Brauner, Hohenpeißenberg

Umschlaggestaltung: Thieme Verlagsgruppe
Umschlagbild: Studio Nordbahnhof, Stuttgart

Bibliografische Information der Deutschen Bibliothek
Die Deutsche Bibliothek verzeichnet diese Publikation in der Deutschen Nationalbibliographie; detaillierte bibliografische Daten sind im Internet über http://dnb.d-nb.de abrufbar.

1. Auflage 1991
2. Auflage 2000
3. Auflage 2005

Ihre Meinung ist uns wichtig! Bitte schreiben Sie uns unter

www.thieme.de/service/feedback.html

Wichtiger Hinweis:

Wie jede Wissenschaft ist die Medizin ständigen Entwicklungen unterworfen. Forschung und klinische Erfahrung erweitern unsere Erkenntnisse, insbesondere was Behandlung und medikamentöse Therapie anbelangt. Soweit in diesem Werk eine Dosierung oder eine Applikation erwähnt wird, darf der Leser zwar darauf vertrauen, dass Autoren, Herausgeber und Verlag große Sorgfalt darauf verwandt haben, dass diese Angabe dem **Wissensstand bei Fertigstellung des Werkes** entspricht.

Für Angaben über Dosierungsanweisungen und Applikationsformen kann vom Verlag jedoch keine Gewähr übernommen werden. **Jeder Benutzer ist angehalten**, durch sorgfältige Prüfung der Beipackzettel der verwendeten Präparate und gegebenenfalls nach Konsultation eines Spezialisten festzustellen, ob die dort gegebene Empfehlung für Dosierungen oder die Beachtung von Kontraindikationen gegenüber der Angabe in diesem Buch abweicht. Eine solche Prüfung ist besonders wichtig bei selten verwendeten Präparaten oder solchen, die neu auf den Markt gebracht worden sind. **Jede Dosierung oder Applikation erfolgt auf eigene Gefahr des Benutzers**. Autoren und Verlag appellieren an jeden Benutzer, ihm etwa auffallende Ungenauigkeiten dem Verlag mitzuteilen.

Insbesondere sei hier auch noch darauf hingewiesen, dass die in diesem Buch aufgeführten Handelsnamen exemplarisch ausgewählt sind und keinen Anspruch auf Vollständigkeit erheben.

Geschützte Warennamen (Warenzeichen) werden **nicht** besonders kenntlich gemacht. Aus dem Fehlen eines solchen Hinweises kann also nicht geschlossen werden, dass es sich um einen freien Warennamen handele.

Das Werk, einschließlich aller seiner Teile, ist urheberrechtlich geschützt. Jede Verwertung außerhalb der engen Grenzen des Urheberrechtsgesetzes ist ohne Zustimmung des Verlages unzulässig und strafbar. Das gilt insbesondere für Vervielfältigungen, Übersetzungen, Mikroverfilmungen und die Einspeicherung und Verarbeitung in elektronischen Systemen.

© 1991, 2012 Georg Thieme Verlag, Rüdigerstraße 14, D-70469 Stuttgart

Unsere Homepage: http://www.thieme.de

Satz: medionet Publishing Services Ltd, Berlin
gesetzt in: 3B2
Druck: L.E.G.O. s.p.A., in Lavis (TN)

ISBN: 978-3-13-763004-3

erhältlich als E-Book:
eISBN (PDF) 978-3-13-151684-8

Vorwort zur 4. Auflage

In den seit der letzten Auflage vergangenen sechs Jahren hat sich die Entwicklung unseres Fachgebietes weiter beschleunigt. Am deutlichsten wird dies bei der rheumatoiden Arthritis, der Erkrankung, mit der der Rheumatologe in seiner täglichen Praxis wohl am häufigsten befasst ist. Deutliche Verbesserungen im Outcome dieser Erkrankung über die letzten zwei Dekaden sind zweifelsfrei feststellbar. Dies ist auf mehrere Entwicklungen zurückzuführen: Zum einen ermöglichen Fortschritte in der Diagnostik eine frühere Diagnosestellung und Therapieentscheidung, zum anderen verfügen wir heute über eine Reihe neuer Behandlungsansätze und können diese anhand von Therapiealgorithmen standardisiert einsetzen. Wichtige Bausteine für eine frühe und zielgerichtete Behandlung der rheumatoiden Arthritis sind die aktuellen Klassifikationskriterien und Therapieempfehlungen der internationalen Fachgesellschaften, die in diese Neuauflage aufgenommen wurden.

Eine ganz ähnliche Entwicklung erlebt das Gebiet der Spondyloarthritiden, wo ebenfalls Kriterien zur frühzeitigen Klassifikation noch undifferenzierter Verlaufsformen erarbeitet wurden, um durch einen rechtzeitigen Therapiebeginn irreversible strukturelle Schäden am Bewegungsapparat zu verhindern. Weiterhin haben neue pathogenetische und therapeutische Erkenntnisse eine umfangreiche Überarbeitung der Kapitel ANCA-assoziierte Vaskulitiden, Arthritis urica, hypertrophe Osteoarthropathie und periodische Fiebersyndrome erforderlich gemacht. Für Unterstützung bei den Kapiteln Systemische Sklerose und Physikalische Medizin möchten wir uns bei Herrn Priv. Doz. J. Distler und Herrn Dr. C. Bleh bedanken.

Neben den zahlreichen erforderlichen Überarbeitungen für diese Neuauflage ist jedoch auch bemerkenswert, wie viel doch auch aus früheren Auflagen insbesondere bei der Beschreibung der klinischen Krankheitsbilder und bei wertvollen praktischen Tipps und Warnhinweisen unverändert übernommen werden konnte. Dies ist nicht zuletzt Herrn Prof. K. Schmidt und seinem Autorenteam früherer Auflagen zu verdanken, für deren Erfahrung und Weitsicht wir heute noch dankbar sind. Wir hoffen, dass die „Checkliste Rheumatologie" auch weiterhin ihren Beitrag dazu leistet, die Begeisterung für unser klinisch so vielseitiges Fachgebiet zu wecken und zu vertiefen.

Erlangen und München, im Februar 2012

Bernhard Manger
Hendrik Schulze-Koops

Anschriften

Dr. med. Martin Arbogast
Waldburg-Zeil Kliniken
Rheumazentrum Oberammergau
Chefarzt der Klinik für Rheumaorthopädie und Handchirurgie
Hubertusstr. 40
82487 Oberammergau

Dr. med. Claudia Dechant
Rheumaeinheit
Medizinische Klinik und Poliklinik IV
Klinikum der Ludwig-Maximilians-Universität München
Pettenkoferstraße 8a
80336 München

Dr. med. Mathias Grünke
Rheumaeinheit
Medizinische Klinik und Poliklinik IV
Klinikum der Ludwig-Maximilians-Universität München
Pettenkoferstraße 8a
80336 München

Prof. Dr. med. Johannes-Peter Haas
Chefarzt Deutsches Zentrum für Kinder- und Jugendrheumatologie
Gehfeldstraße 24
82467 Garmisch-Partenkirchen

Dr. med. Renate Häfner
Deutsches Zentrum für Kinder- und Jugendrheumatologie
Gehfeldstraße 24
82467 Garmisch-Partenkirchen

Prof. Dr. med. Bernhard Hellmich
Kreiskrankenhaus Plochingen
Am Aussichtsturm 5
73207 Plochingen

Prof. Dr. med. Bernhard Manger
Medizinische Klinik III mit Poliklinik und Institut
für Klinische Immunologie der Universität Erlangen
Krankenhausstraße 12
91054 Erlangen

Dr. med. Axel Nigg
Rheumaeinheit
Medizinische Klinik und Poliklinik IV
Klinikum der Ludwig-Maximilians-Universität München
Pettenkoferstraße 8a
80336 München

Prof. Dr. med. Hendrik Schulze-Koops
Rheumaeinheit
Medizinische Klinik und Poliklinik IV
Klinikum der Ludwig-Maximilians-Universität München
Pettenkoferstraße 8a
80336 München

Dr. rer. nat. Alla Skapenko
Rheumaeinheit
Medizinische Klinik und Poliklinik IV
Klinikum der Ludwig-Maximilians-Universität München
Pettenkoferstraße 8a
80336 München

Prof. Dr. med. Karl Tillmann
Klinikum Bad Bramstedt
Oskar-Alexander-Str. 26
24576 Bad Bramstedt

Prof. Dr. med. Hans Truckenbrodt
ehemaliger Direktor der Rheuma-Kinderklinik
Garmisch-Partenkirchen
Husarenweg 30
82467 Garmisch-Partenkirchen

Inhaltsverzeichnis

Grauer Teil: Diagnostik

1 Rheumatologische Anamnese und klinische Untersuchung ► 13
1.1 Rheumatologische Anamnese ► 13
1.2 Klinische Untersuchung ► 14

2 Labordiagnostik ► 31
2.1 Praktisch wichtige Laboruntersuchungen bei rheumatischen Erkrankungen ► 31
2.2 Entzündungsparameter ► 31
2.3 Blutbild und Differenzialblutbild ► 36
2.4 Immunglobuline ► 36
2.5 Immunkomplexe, Kryoglobuline, Komplement ► 38
2.6 Autoantikörper ► 40
2.7 Histokompatibilitätsantigene ► 58
2.8 Weitere genetische Faktoren ► 61
2.9 Klinisch-chemische Parameter ► 61
2.10 Labordiagnostik bei reaktiver Arthritis ► 64
2.11 Labordiagnostik bei virusassoziierter Arthritis ► 65
2.12 Labordiagnostik bei infektiöser Arthritis ► 66

3 Synoviadiagnostik ► 67

4 Bildgebende Diagnostik ► 71
4.1 Röntgendiagnostik ► 71
4.2 Computertomografie ► 79
4.3 Magnetresonanztomografie (MRT) ► 81
4.4 Szintigrafie ► 83
4.5 Gelenk- und Weichteilsonografie ► 84
4.6 Doppler-Sonografie ► 92
4.7 Thermografie ► 93

Grüner Teil: Leitsymptome

5 Leitsymptome ► 94
5.1 Polyarthritis ► 94
5.2 Monarthritis und Oligoarthritis ► 97
5.3 Schmerzen der Hüftregion und des Oberschenkels ► 98
5.4 Schmerzen im Bereich von Knie und Unterschenkel ► 101
5.5 Schmerzen im Bereich der Füße und Sprunggelenke ► 103
5.6 Schmerzen im Bereich der Hände und Finger ► 106
5.7 Schulterschmerz ► 108
5.8 Rückenschmerz ► 111
5.9 Muskelschwäche, Myalgien ► 115
5.10 Raynaud-Syndrom ► 118

Blauer Teil: Rheumatische Erkrankungen

6 Rheumatoide Arthritis ► 120
6.1 Grundlagen, Klinik, Verlauf ► 120
6.2 Diagnostik, Differenzialdiagnosen ► 125
6.3 Therapie, Verlauf und Prognose ► 129
6.4 Sonderformen der rheumatoiden Arthritis ► 135

Inhaltsverzeichnis

7 Spondyloarthritiden ▸ 136
7.1 Grundlagen und Übersicht ▸ 136
7.2 Ankylosierende Spondylitis (AS) ▸ 138
7.3 Psoriasisarthritis (PsA) ▸ 151
7.4 Pustulöse Arthroosteitiden (SAPHO-Syndrom und CRMO) ▸ 161
7.5 Enteropathische Arthritiden: Arthritis bei Morbus Crohn und Colitis ulcerosa ▸ 164
7.6 Enteropathische Arthritiden: Arthritis bei Sprue ▸ 166
7.7 Enteropathische Arthritiden: Intestinale Bypass-Arthritis ▸ 167
7.8 Enteropathische Arthritiden: Arthritis bei Morbus Whipple ▸ 168
7.9 Reaktive Arthritiden: Grundlagen und Übersicht ▸ 169
7.10 Reaktive Arthritis: Chlamydien-Arthritis ▸ 173
7.11 Reaktive Arthritiden: Yersinia-Arthritis ▸ 175
7.12 Reaktive Arthritiden: Salmonellen-, Shigellen- und Campylobacter-Arthritis ▸ 177

8 Weitere bakteriell bedingte Arthritiden ▸ 179
8.1 Rheumatisches Fieber ▸ 179
8.2 Borrelien-Arthritis ▸ 182
8.3 Septische Arthritiden: Grundlagen und Übersicht ▸ 187
8.4 Septische Arthritiden: Gonokokken-Arthritis ▸ 192
8.5 Septische Arthritiden: Tuberkulöse Arthritis ▸ 194
8.6 Septische Arthritiden: Tuberkulöse Spondylitis (Wirbelsäulentuberkulose) ▸ 196
8.7 Weitere infektiöse (septische) Arthritiden ▸ 197

9 Viral bedingte Arthritiden ▸ 200
9.1 Grundlagen und Übersicht ▸ 200
9.2 Hepatitis-B-Arthritis ▸ 201
9.3 Hepatitis-C-Arthritis ▸ 202
9.4 Parvovirus-B19-Arthritis ▸ 204
9.5 Arthritis bei HIV-Infektion (AIDS-Arthritis) ▸ 205
9.6 Weitere virale Arthritiden ▸ 207

10 Kollagenosen ▸ 210
10.1 Grundlagen und Übersicht ▸ 210
10.2 Systemischer Lupus erythematodes (SLE) ▸ 210
10.3 Besonderheiten und Sonderformen des SLE ▸ 222
10.4 Primäres Antiphospholipidsyndrom ▸ 223
10.5 Systemische Sklerose (SSc) ▸ 226
10.6 Sklerodermieartige Erkrankungen ▸ 232
10.7 Mixed connective tissue disease (MCTD) ▸ 236
10.8 Dermatomyositis, Polymyositis ▸ 238
10.9 Sjögren-Syndrom ▸ 243

11 Vaskulitiden ▸ 248
11.1 Grundlagen und Übersicht ▸ 248
11.2 Takayasu-Arteriitis ▸ 251
11.3 Riesenzellarteriitis ▸ 253
11.4 Polymyalgia rheumatica ▸ 255
11.5 Klassische Panarteriitis nodosa ▸ 258
11.6 Mikroskopische Polyangiitis ▸ 261
11.7 Wegener'sche-Granulomatose ▸ 263
11.8 Churg-Strauss-Syndrom ▸ 266
11.9 Purpura Schönlein-Henoch ▸ 268
11.10 Kutane Vaskulitis ▸ 270
11.11 Erythema nodosum ▸ 271
11.12 Sekundäre Vaskulitiden ▸ 273
11.13 Morbus Behçet ▸ 276

12	**Arthritissonderformen mit Beteiligung anderer Organsysteme** ▶ 280
12.1	Felty-Syndrom ▶ 280
12.2	Still-Syndrom des Erwachsenen ▶ 281
12.3	Caplan-Syndrom ▶ 283
12.4	Arthritis bei akuter Sarkoidose: Löfgren-Syndrom ▶ 284
12.5	Rheumatische Symptome bei chronischer Sarkoidose ▶ 286
12.6	Arthritis bei multizentrischer Retikulohistiozytose ▶ 287

13	**Arthropathien und Spondylopathien bei Stoffwechselkrankheiten** ▶ 289
13.1	Gicht ▶ 289
13.2	Chondrokalzinose ▶ 294
13.3	Periarthropathia calcarea generalisata ▶ 297
13.4	Apatit-Arthritis, Milwaukee-Schulter ▶ 298
13.5	Hämochromatose-Arthropathie ▶ 300
13.6	Oxalose-Arthropathie ▶ 302
13.7	Amyloidose-Arthropathie ▶ 304
13.8	Diabetische Arthropathie ▶ 305
13.9	Rheumatische Symptome bei Hyperlipoproteinämien ▶ 306
13.10	Ochronose (Alkaptonurie) ▶ 307

14	**Arthropathien bei endokrinologischen Erkrankungen** ▶ 309
14.1	Arthropathie bei Akromegalie ▶ 309
14.2	Arthropathie bei Hypoparathyreoidismus ▶ 310
14.3	Arthropathie bei Hyperparathyreoidismus ▶ 312
14.4	Arthropathie und Myopathie bei Schilddrüsenfunktionsstörungen ▶ 313

15	**Arthropathien bei anderen Allgemeinerkrankungen** ▶ 315
15.1	Arthropathie bei Hämophilie ▶ 315
15.2	Arthropathie bei Sichelzellanämie und Thalassämie ▶ 316
15.3	Paraneoplastische Arthropathien ▶ 317
15.4	Hypertrophe Osteoarthropathie ▶ 318
15.5	Arthropathie bei Hypo- und Agammaglobulinämie ▶ 321
15.6	Arthropathie bei Allergien ▶ 322
15.7	Neuropathische Arthropathie ▶ 322

16	**Gelenkerkrankungen unsicherer nosologischer Zuordnung** ▶ 325
16.1	Hydrops intermittens ▶ 325
16.2	Palindromer Rheumatismus ▶ 325
16.3	Rezidivierende Polychondritis ▶ 326

17	**Degenerative Gelenkerkrankungen** ▶ 329
17.1	Arthrose: Allgemeines ▶ 329
17.2	Koxarthrose ▶ 333
17.3	Gonarthrose ▶ 335
17.4	Fingerpolyarthrose ▶ 337
17.5	Erosive (destruierende) Fingerpolyarthrose ▶ 339

18	**Degenerative Wirbelsäulenerkrankungen** ▶ 342
18.1	Grundlagen und Übersicht ▶ 342
18.2	Lumbalsyndrom ▶ 344
18.3	Lumbales Wurzelkompressionssyndrom ▶ 345
18.4	Lumbale Spinalkanalstenose ▶ 346
18.5	Zervikalsyndrom ▶ 347
18.6	Zervikales Wurzelkompressionssyndrom ▶ 348
18.7	Spondylosis hyperostotica ▶ 349

19	**Extraartikulärer (Weichteil-)Rheumatismus** ▶ 352
19.1	Pannikulose („Zellulitis") ▶ 352
19.2	Pannikulitis ▶ 352
19.3	Tendomyosen ▶ 353

19.4 Fibromyalgiesyndrom ▶ 354
19.5 Tendopathien, Insertionstendopathien ▶ 358
19.6 Periarthropathia humeroscapularis (PHS) ▶ 359

20 Karpaltunnelsyndrom ▶ 363

21 Algodystrophie ▶ 365

22 Osteoporose ▶ 369

23 Osteomalazie ▶ 373

24 Morbus Paget ▶ 374

25 Synovitis villonodularis ▶ 376

26 Juvenile idiopathische Arthritis ▶ 377
26.1 Juvenile idiopathische Arthritis (JIA) – Übersicht ▶ 377
26.2 JIA – Klinische Gemeinsamkeiten ▶ 379
26.3 JIA – Allgemeine Diagnostik ▶ 382
26.4 JIA – Systemische juvenile idiopathische Arthritis ▶ 383
26.5 JIA – Oligoarthritis ▶ 384
26.6 JIA – Rheumafaktornegative Polyarthritis ▶ 386
26.7 JIA – Rheumafaktorpositive Polyarthritis (juvenile Manifestation der Rheumatoiden Arthritis) ▶ 387
26.8 JIA – Juvenile Psoriasisarthritis ▶ 388
26.9 JIA – Enthesitis assoziierte Arthritis ▶ 390
26.10 JIA – Undifferenzierte Arthritis ▶ 392
26.11 JIA – Therapie: Grundlagen und Übersicht ▶ 392
26.12 JIA – Medikamentöse Therapie ▶ 392
26.13 JIA – Nicht medikamentöse Therapie ▶ 396
26.14 JIA – Allgemeine Hinweise zu Verlauf und Prognose ▶ 400

27 Weitere rheumatische Erkrankungen im Kindes- und Jugendalter ▶ 401
27.1 Reaktive postinfektiöse Arthritiden beim Kind und Jugendlichen ▶ 401
27.2 Schmerzverstärkungssyndrome ▶ 402
27.3 Kindliche Kollagenosen ▶ 406
27.4 Systemische Vaskulitis-Syndrome beim Kind ▶ 413
27.5 Monogenetische Autoimmunerkrankungen des Kindesalters ▶ 415
27.6 Autoinflammatorische Syndrome ▶ 416
27.7 Erkrankungen unklarer nosologischer Zuordnung ▶ 426

Roter Teil: Therapie

28 Therapie: Grundlagen und Übersicht ▶ 432

29 Patienteninformation und -schulung ▶ 433

30 Medikamentöse Therapie ▶ 434
30.1 Nicht steroidale Antiphlogistika ▶ 434
30.2 Glukokortikoide ▶ 439
30.3 Basistherapie: Grundlagen ▶ 443
30.4 Basistherapeutika: Methotrexat (MTX) ▶ 444
30.5 Basistherapeutika: Leflunomid ▶ 448
30.6 Basistherapeutika: Azathioprin ▶ 450
30.7 Basistherapeutika: Antimalariamittel ▶ 452
30.8 Basistherapeutika: Sulfasalazin ▶ 454
30.9 Basistherapeutika: Ciclosporin ▶ 457
30.10 Basistherapeutika: Cyclophosphamid ▶ 459

30.11 Basistherapeutika: Parenterales Gold ► 462
30.12 Basistherapeutika: Orales Gold ► 465
30.13 Basistherapeutika: D-Penicillamin ► 466
30.14 Basistherapeutika – Kombinationstherapie ► 468
30.15 Biologika: Definition ► 469
30.16 Biologika: Inhibitoren von humanem Tumor-Nekrose-Faktor (TNF) ► 469
30.17 Biologika: Interleukin-1-Rezeptor-Antagonist ► 478
30.18 Biologika: CTLA-4 Ig (Abatacept) ► 478
30.19 Biologika: Anti-CD 20 ► 480
30.20 Biologika: Anti-IL-6-Rezeptor ► 481
30.21 Biologika: Anti-BLyS ► 482
30.22 Gichttherapeutika ► 483
30.23 Chondroprotektiva ► 485
30.24 i. v. Immunglobuline ► 486
30.25 Analgetika, Muskelrelaxanzien, Psychopharmaka ► 487

31 Extrakorporale Therapien und Stammzelltherapie ► 489
31.1 Extrakorporale Therapieverfahren ► 489
31.2 Therapie mit hämatopoetischen Stammzellen ► 490

32 Lokale Therapieverfahren ► 491
32.1 Intraartikuläre Glukokortikoidtherapie ► 491
32.2 Kutane und perkutane Rheumatherapie (Externa) ► 492
32.3 Glukokortikoide und Lokalanästhetika ► 493

33 Diät, Phytotherapie und alternative Therapieverfahren ► 494
33.1 Diät und Ernährung ► 494
33.2 Phytotherapie ► 495
33.3 Alternative Behandlungsverfahren ► 496

34 Therapie mit ionisierenden Strahlen ► 498
34.1 Radiosynoviorthese ► 498
34.2 Weitere Verfahren ► 499

35 Physikalische Medizin ► 501
35.1 Grundlagen und Übersicht ► 501
35.2 Krankengymnastik ► 502
35.3 Massagen ► 503
35.4 Manuelle Medizin ► 504
35.5 Wärmetherapie ► 505
35.6 Kältetherapie ► 506
35.7 Elektrotherapie ► 507
35.8 Kombinationstherapie ► 508
35.9 Ergotherapie und Gelenkschutz ► 509
35.10 Kurorttherapie ► 510
35.11 Rehabilitation ► 512

36 Operative Therapie ► 514
36.1 Grundlagen ► 514
36.2 Operationstechniken ► 515
36.3 Wirbelsäule ► 520
36.4 Schultergelenk ► 522
36.5 Ellenbogengelenk ► 524
36.6 Handgelenk ► 526
36.7 Sehnen(scheiden) ► 531
36.8 Daumenstrahl ► 533
36.9 Fingergelenke II–V ► 535
36.10 Hüftgelenk ► 538
36.11 Kniegelenk ► 541
36.12 Oberes Sprunggelenk / Rückfuß ► 543

36.13 Mittel- / Vorfuß ▸ 547

Anhang

37 Anhang ▸ 551
37.1 Empfehlungen zur Therapie bei Osteoporose des Dachverbandes der deutschsprachigen osteologischen Fachgesellschaften (DVO) ▸ 551
37.2 ICD-Klassifikation ▸ 554
37.3 Praxis der ICD-Klassifikation (ICD 10) ▸ 554
37.4 Wichtige Adressen und Telefonnummern ▸ 561

Sachverzeichnis ▸ 565

1 Rheumatologische Anamnese und klinische Untersuchung

1.1 Rheumatologische Anamnese

Grundlagen
▶ Die rheumatologische Anamnese braucht Zeit und Geduld und ist durch Fragebögen und PC nur ergänzbar, nicht aber ersetzbar. Sie ist fast 80 % der Diagnose und stellt die Weichen für anschließende gezielte Zusatzdiagnostik.

Gliederung der Anamnese
▶ **Hauptbeschwerden** und aktuellen Anlass der Konsultation erfragen.
▶ **Familienanamnese:** Erbkrankheiten (z. B. Diabetes)?, Infektionen (z. B. Tbc)? Frage nach familiär gehäuft auftretenden Erkrankungen (z. B. Ulkuserkrankungen, Hyperthyreose oder Hypertonie). Wesentliche Erkrankungen und ggf. Todesalter und -ursache aller Verwandten ersten Grades. Dazu Fragen nach rheumatischen Erkrankungen, Psoriasis, Wirbelsäulenleiden, Stoffwechselkrankheiten, allergischen Leiden, neurologischen und psychischen Erkrankungen.
▶ **Eigenanamnese:** Frühere Erkrankungen aller Art, Unfälle, Infektionen und Operationen, Verläufe und Komplikationen dieser Erkrankungen, Behandlungen, Kuren.
▶ **Jetzige Anamnese:** Zeitpunkt und Art des Beginns der Beschwerden (akut? subakut? chronisch?), Prodromalsymptome, zeitlicher Zusammenhang mit Vorerkrankung, Unfällen, Änderung der Lebensumstände, bisheriger Verlauf (Pausen? Kontinuierliche Beschwerden?), eingetretene Funktionsstörungen und Behinderungen, Allgemeinbefinden, psychische Beeinträchtigungen? Bisherige Diagnostik, Medikamenten- und Therapieanamnese sowie aktuelle Pharmakotherapie.
▶ **Spezielle Schmerzanamnese:**
  - Wo? Gelenke oder Gelenkumgebung? Große oder kleine Gelenke? Wirbelsäule, welche Abschnitte? Muskeln, Bänder, Unterhaut, Sehnenansätze? Segmental? Schmerzlokalisation am besten vom Patienten zeigen lassen.
  - Wie? Plötzlich oder allmählich? Oberflächlich, tief, lokalisiert? Generalisiert? Ausstrahlend? Von Schwäche und/oder Missempfindungen begleitet? Kontinuierlich? Schubweise? Dauer der Schübe? Unerträglich? Schmerzfreie Pausen?
  - Wann? Tageszeit? Jahreszeit? In Ruhe? Bei Belastung (z. B. bei degenerativen Veränderungen)? Anlaufbeschwerden (z. B. bei Arthrosen)? „Überall und immer" (z. B. bei Fibromyalgie)? Schlaf schmerzgestört?
    ▶ *Merke:* Nächtliche Schmerzverschlimmerung bedeutet meist Entzündungsschmerz (die Entzündung schläft nicht).
  - Wodurch ausgelöst? Durch Alltags- und/oder Berufsbelastungen? Durch Witterungseinflüsse und Temperaturänderungen? Durch bestimmte Bewegungen, Haltungen, Lagen, Tätigkeiten? Durch psychische und körperliche Belastungen? Durch Medikamente?
▶ **Soziale und berufliche Anamnese:** Dauer der Arbeitsunfähigkeit, Umschulung, Rentenverfahren, Arbeitsplatzwechsel, berufliche Belastung, Beeinträchtigung durch Krankheit?
▶ **Zusatzfragen bei Arthritiden:**
  - *Hauterkrankungen:* Psoriasis (auch in der Familie)? Andere Hautleiden?
  - *Augenentzündungen:* Iritis, Konjunktivitis, Trockenheit, andere? → z. B. bei ankylosierender Spondylitis (S. 52), rheumatoider Arthritis (S. 120), Spondyloarthritiden, Morbus Behçet (S. 276), bei Sicca- (S. 244), Sjögren-Syndrom (S. 243) und Sarkoidose (S. 286).
  - *Beteiligung des Gastrointestinaltrakts:* Durchfälle? Magen-Darm-Beschwerden? → z. B. bei enteropathischen Arthritiden (S. 52), reaktiver Arthritis (S. 52), Kollagenosen (Übersicht S. 210).
  - *Urogenitalerkrankungen:* Urethritis und Harnwegsinfekte sowie Genitalerkrankungen? → z. B. bei Spondyloarthritis (S. 52), Morbus Behçet (S. 276), Gonorrhö (S. 192).

- *Mundschleimhautveränderungen:* z. B. bei Morbus Behçet (S. 276), Kollagenosen (Übersicht S. 210).
- *Andere Infektionen:*
  - Bakterielle: z. B. Tbc; Streptokokkenangina (als Hinweis auf rheumatisches Fieber, S. 52)?
  - Virale Infektionen: z. B. Röteln, Ringelröteln (bei Kindern in der Familie), Hepatitis?
- *Zeckenstiche? Insektenstiche?* Mit und ohne Hautrötung, auch Jahre vorher. Als Hinweis auf Lyme-Arthritis.
- *Fieber:* z. B. bei Kollagenosen (Übersicht S. 210), rheumatischem Fieber (S. 52), Gicht (S. 289), infektiösen (septischen) Arthritiden (S. 187), Still-Syndrom des Erwachsenen (S. 281), juvenilen Arthritisformen?
- *Rötung über den befallenen Gelenken:* z. B. bei Gicht (S. 289), seltener bei Psoriasisarthritis (S. 52) und infektiösen Arthritiden (S. 187)?
- *Falls Gelenkschwellung:* Von einem Arzt beobachtet?
- *Morgensteifigkeit?* Je höher die Entzündungsaktivität, umso länger die Dauer der Morgensteifigkeit.
- ▶ **Aktuelle Beschwerden** (auflisten!).
- ◼ *Merke:* Vergisst man bei neu aufgetretenen Arthritiden nach zeitnahen Vorerkrankungen, wie Darm- und Urogenitalbeschwerden, Augenentzündungen, Zeckenstichen, Infektionen und v. a. nach Psoriasis (auch bei Verwandten), zu fragen, so sind diagnostische Irrwege unausweichlich.

1.2 Klinische Untersuchung

Grundlagen

▶ Eine klinische rheumatologische Untersuchung darf sich nie auf den Bewegungsapparat beschränken; eine allgemein-internistische und orientierende neurologische Untersuchung gehören immer dazu. Dies bedingt einen erheblichen, aber notwendigen Zeitaufwand (z. B. bei Organ- und ZNS-Beteiligung bei Kollagenosen, Vitium bei rheumatischem Fieber etc.).

1. Gelenkuntersuchung

▶ **Inspektion:** Schwellungen, Hautveränderungen, Fehlstellungen, Deformierungen, Muskelatrophie?
▶ **Palpation:** Temperatur, Kapselkonsistenz, Erguss, Druckschmerz, Krepitation, knöcherne Anbauvorgänge, Dolenz von Sehnenansätzen in der Gelenkumgebung? Praktisches Vorgehen bei den einzelnen Gelenken s. Abb. 1.1–Abb. 1.4.
- *Gaenslen-Handgriff* (Kompressionsschmerz der Hand bzw. des Vorfußes): Frühes Arthritiszeichen.
- *Volarbeugeschmerz* im Handgelenk: Frühes Arthritiszeichen.
- Stammnahe Gelenke sind der Palpation meist nur schwer zugänglich.
- „Tanzende Patella": Hinweis auf Kniegelenkserguss.
- Bei massiven Kniegelenkssynovitiden mit Erguss und Atrophie des M. quadriceps femoris ist eine deutliche Furche am Übergang zum oberen Rezessus der Gelenkkapsel zu tasten sowie die Umschlagsfalte des oberen Rezessus.
- Die Zehengrundgelenke bei der Palpation niemals vergessen.

▶ **Funktionsprüfung:** Bewegungsausmaß und Bewegungsschmerz, Endphasenschmerz, Bandstabilität, Fehlstellungen, muskuläre Kraft. Die exakte Prüfung der Beweglichkeit erfolgt mit der Neutral-Null-Methode (s. Abb. 1.15 und Abb. 1.16), notwendig nur bei speziellen orthopädischen Fragestellungen und Verlaufskontrollen, z. B. bei geplanten Operationen, speziellen Therapiestudien und Begutachtung.

1.2 Klinische Untersuchung

Abb. 1.1 • Untersuchung der proximalen Interphalangealgelenke: Die Hand des Patienten ist gestreckt; mit Daumen und Zeigefinger Fühlen des lateralen und medialen Gelenkrandes; mit Daumen und Zeigefinger der anderen Hand palmar und dorsal Druck auf das Gelenk ausüben

Abb. 1.2 • Untersuchung der Metakarpophalangealgelenke (Technik A): Die Hand des Patienten ist gestreckt, die Metakarpophalangealgelenke sind um 50° gebeugt; mit Daumen und Zeigefinger den rechten und linken vorderen Gelenkrand tasten; mit der anderen Hand die Hand des Patienten in der beschriebenen Position halten

Abb. 1.3 • Untersuchung der Metakarpophalangealgelenke (Technik B): Die Hand des Patienten ist gestreckt, die Metakarpophalangealgelenke sind um 50° gebeugt; mit beiden Daumen den rechten und linken vorderen Gelenkrand tasten; mit den übrigen Fingern die Hand des Patienten stützen

Abb. 1.4 • Untersuchung des Handgelenks: Das Handgelenk ist gestreckt in neutraler Position; mit beiden Daumen dosal, mit den übrigen Fingern palmar tasten; das Gelenk vorsichtig um 10° und 20° dorsal bzw. palmar flektieren, dabei sanften Druck mit beiden Händen ausüben

Rheumatologische Anamnese und klinische Untersuchung

1.2 Klinische Untersuchung

Abb. 1.5 • Untersuchung des Ellenbogengelenks: Der Ellbogen ist zwischen 70° und 80° flektiert; Untersuchung mit beiden Händen; dabei den Daumen der untersuchenden Hand zwischen Olekranon und lateralem Epicondylus, den Zeigefinger in der Fossa cubitalis platzieren

Abb. 1.6 • Untersuchung des Schultergelenks: Untersuchung am leicht gebeugten Arm; der Untersucher umfasst das Schultergelenk und bewegt es passiv zwischen 0–50°; sorgfältig auf Schwellung achten. Beachte: Bei Schultergelenksschäden führt übermäßige Bewegung unvermeidbar zu Schmerzen

Abb. 1.7 • Untersuchung des Akromioklavikulargelenks; die Untersuchung erfolgt lediglich mit einer Hand; der Daumen des Untersuchers ist über dem Akromioklavikulargelenk platziert, die Finger am hinteren Teil des Schultergelenks

Abb. 1.8 • Untersuchung des Sternoklavikulargelenks; Ausüben von Druck auf das Sternoklavikulargelenk mit Daumen oder Zeigefinger

Abb. 1.9 • Untersuchung des Kiefergelenks; Ausüben von seitlichem Druck auf das Kiefergelenk mit dem Zeigefinger

Abb. 1.10 • Untersuchung des Kniegelenks; Daumen und Zeigefinger der untersuchenden Hand liegen in der Mitte des medialen bzw. lateralen Randes des tibiofemoralen Gelenks; so können Spannungsschmerz und Schwellung festgestellt werden; bei großem Gelenk beide Hände benutzen; anschließend Daumen und Mittelfinger der untersuchenden Hand auf den medialen und lateralen Rand des Femuropatellargelenks, den Zeigefinger oder Daumen auf die Patella legen; auf diese Weise kann ein Erguss festgestellt werden

Abb. 1.11 • Untersuchung des oberen Sprunggelenks; Druck von Zeigefinger oder Daumen zwischen der Sehne des Extensor hallucis longus und dem Extensor digitorum longus

Abb. 1.12 • Untersuchung des unteren Sprunggelenks; das Gelenk mit einer Hand von vorne fixieren; Mittelfinger und Zeigefinger bzw. Daumen auf die beiden Seiten des unteren Sprunggelenks legen; das Gelenk durch Einwärts- und Auswärtsdrehung der Ferse zwischen 5° und 10° bewegen

1.2 Klinische Untersuchung

Abb. 1.13 • Untersuchung des Metatarsalgelenks; Druck mit beiden Daumen auf die dorsale Oberfläche des Metatarsalgelenks

Abb. 1.14 • Untersuchung der Metatarsophalangealgelenke; jedes Gelenk einzeln untersuchen durch Platzieren von Zeigefinger auf die dorsale Oberfläche des Gelenks und des Daumens auf die plantare Fläche des Gelenks; Tasten des anterioren und posterioren Gelenkrandes

Abb. 1.15 • a–h Funktionsmaße für die Gelenke der oberen Extremitäten (nach Debrunner) a) Schultergelenk (Abduktion/Adduktion); b) Schultergelenk (Anteflexion/Retroflexion); c) Schultergelenk (Innenrotation/Außenrotation); d) Ellenbogengelenk (Beugung/Streckung); e) Unterarm (Pronation/Supination); f) Handgelenk (Volarflexion/Dorsalextension); g) Handgelenk (Radialabduktion/Ulnarabduktion); h) Fingergelenk (Beugung/Streckung)

1.2 Klinische Untersuchung

Abb. 1.16 • a–f Funktionsmaße für die Gelenke der unteren Extremitäten (nach Debrunner) a) Hüftgelenk (Beugung/Streckung); b) Hüftgelenk (Abduktion/Adduktion); c) Hüftgelenk (Innenrotation/Außenrotation); d) Kniegelenk (Beugung/Streckung); e) oberes Sprunggelenk (Plantarflexion/Dorsalflexion); f) unteres Sprunggelenk (Eversion/Inversion; A Kalkaneusachse)

2. Wirbelsäulenuntersuchung

- **Inspektion:** Haltung. Beckenstand, Muskulatur (symmetrisch? atrophisch? verkürzt? kräftig?), Beinlängendifferenz, pathologische Krümmungen, Achsenabweichungen?
- **Palpation:** Stufenbildung der Dornfortsätze (z. B. bei Spondylolisthesis), Tonus der Muskulatur (Muskelhartspann?), Klopf- und Erschütterungsschmerz der Dornfortsätze (z. B. bei lokalen entzündlichen oder neoplastischen Prozessen, bei Osteoporose), Blockierungen, Hypermobilität?
- **Spezielle Schmerzanamnese.**
- **Funktionsprüfung:**
  - Durch die einzelnen Tests erhält man einen Hinweis auf Bewegungseinschränkungen (z. B. Versteifungen oder auch Hypermobilität der Wirbelsäule).
  - *Messung der LWS-Beweglichkeit nach Schober* (s. Abb. 1.17): Bei maximaler Vorwärtsneigung vergrößert sich der Abstand zwischen dem Dornfortsatz S 1 und einem 10 cm weiter kranial gelegenen Punkt normalerweise um 4 bis 6 cm (Schober: 10–14, eventuell 16 cm); das Ausmaß ist u. a. abhängig von der Hüftbeweglichkeit und dem Lebensalter (eingeschränkt z. B. bei ankylosierender Spondylitis.

1.2 Klinische Untersuchung

Abb. 1.17 • Beweglichkeitsprüfung der Wirbelsäule. Messgrößen: A = Atembreite, S = Schober-Maß, O = Ott-Maß, FBA = Finger-Boden-Abstand, KJA = Kinn-Jugulum-Abstand, F = Flèche (= Hinterhaupt-Wandabstand) (nach Müller und Gamp)

- *Messung der BWS-Beweglichkeit nach Ott* (s. Abb. 1.17): Entsprechend der Schober-Messung Abstandsvergrößerung zwischen Dornfortsatz C 7 und einem Punkt 30 cm weiter kaudal. Ott: 30–32, eventuell bis 35 cm.
- *Messung des Kinn-Jugulum-Abstandes* (s. Abb. 1.17).
- *Messung des Hinterhaupt-Wandabstandes* (Flèche-Wert; s. Abb. 1.17).
- *Messung des Ohrläppchen-Schulter-Abstandes* (HWS-Seitneigung!).
- *Messung des Finger-Boden-Abstandes* in Ventralbeugung und bei Seitneigung (s. Abb. 1.17).
- *Messung der respiratorischen Umfangsdifferenz* von *s. Atembreite* (Atembreite; s. Abb. 1.17), ist u.a. auch vom Lebensalter und von anderen Faktoren abhängig (normal > 3 cm).
- *Prüfung und ggf. Messung der Wirbelsäulenbeweglichkeit* in allen Ebenen und von allen Seiten (einschließlich Rotation; z.B. Neutral-Null-Methode). Bei beginnender Steifigkeit der Wirbelsäule ist die Seitneigung häufig früher betroffen und darum als Kriterium empfindlicher.
- *Mennell-Handgriffe:* Erfordern Erfahrung und werden häufig falsch ausgeführt.
  – Indikation: V.a. Sakroiliitis oder Blockierung.
  – Ausführung: Der Patient liegt auf dem Bauch und Sie überstrecken den Oberschenkel (nach dorsal), indem Sie das Kreuzbein und Becken mit der zweiten Hand fixieren (Erstes Mennell-Zeichen). Andere Möglichkeiten sind der Druck auf beide Darmbeinschaufeln in Rückenlage oder Überstreckung des oben liegenden Beins nach hinten in Seitenlage.
  – Schmerzen im Iliosakralgelenk weisen dabei auf entzündliche Veränderungen oder Blockierungen hin.
- Evtl. Foto- und Videodokumentation, Ganganalyse (z.B. bei komplexen Funktionsstörungen, rehabilitativer Diagnostik).
- Standardisierte Messung der Wirbelsäulenbeweglichkeit durch den BASMI (Bath Ankylosing Spondylitis Metrology Index). Dieser umfasst:
  – Rotation der HWS.
  – Tragus-Wand-Abstand.
  – LWS-Beugung nach vorne (modifizierter Schober-Test).
  – Laterale LWS-Flexion.
  – Intermalleolärer Abstand.

3. Weichteiluntersuchung

- ▶ **Inspektion:** Veränderungen des Hautreliefs (Einziehungen, Quellungen), Muskelrelief, juxtaartikuläre Schwellungen (z.B. bei Tenosynovitis, Bursitis)?
- ▶ **Palpation:** Konsistenz, Abhebbarkeit von Falten, Kneif- und Rollschmerz der Haut, umschriebene Verhärtungen, Dolenz von Sehnenansätzen und Knochenvorsprün-

gen, Knotenbildungen, Sehnenscheiden (Verdickungen?), Bursen (Wandverdickung? Sulzige Konsistenz? Flüssigkeit (z. B. Bursitis bei Gicht, Tendovaginitis bei rheumatoider Arthritis)?, Muskeltonus, Nachweis von:
- *Trigger points:* Überwiegend fortgeleiteter dumpfer „myofaszialer" Schmerz, oft mit Sensibilitäts- und vegetativen Begleitsymptomen mit charakteristischer regional unterschiedlicher Ausstrahlung.
- *Tender points:* Lokaler Druckschmerz mit typischem Verteilungsmuster v. a. bei Fibromyalgie (S. 354; nicht zu verwechseln mit Trigger points).

▶ **Funktionsprüfungen:** Muskelkraft, ggf. manueller Muskelstatus.

4. Hautuntersuchung

▶ Wichtig ist, dass man bei der Untersuchung der Haut speziell auf folgende Veränderungen achtet:
- *Erytheme, Exantheme:* Mit unterschiedlicher Ausprägung und Verteilung bei zahlreichen Erkrankungen, z. B. bei Kollagenosen (S. 210), Spondyloarthritiden (S. 52), Morbus Still (S. 281), rheumatischem Fieber (S. 52), virusassoziierten Arthritiden (S. 200), Mittelmeerfieber (S. 418), Kawasaki-Syndrom (S. 413), Morbus Behçet (S. 276), Borreliose (S. 182), medikamenteninduziert.
- *Psoriasis-Herde:* Scharf begrenzte, erythematöse, mit silberweißen Schuppen bedeckte, zuweilen juckende Herde unterschiedlicher Form und Größe. Nicht nur an klassischen Prädilektionsstellen, sondern auch als versteckte Psoriasis, darum gezielt suchen. Weiteres s. Psoriasisarthritis (S. 52).
- *Keratoderma blenorrhagicum:* Erythematöse hyperkeratotische Veränderungen, manchmal psoriasiform.
- *Pustulöse Veränderungen* (Beispiele als Hinweis auf SAPHO-Syndrom): Pustulöse Psoriasis oder palmoplantare Pustulose (an Fußsohlen und Handflächen).
- *Rheumaknoten:* Klassisch an den Unterarmstreckseiten ellenbogennah, selten aber auch an anderen, auch viszeralen Körperpartien und in Bursen gelegene subkutane, asymptomatische Knoten. Die Hautoberfläche ist meist unverändert. Assoziiert mit rheumatoider Arthritis (S. 120). Multiple Rheumaknoten können unter einer Methotrexat-Therapie (S. 444) auftreten.
- *Erythema nodosum:* Beidseitige, 2–5 cm große, rote, unscharf begrenzte, subkutan-kutan gelegene druckschmerzhafte Knoten, meist an Unterschenkelstreckseiten, überwiegend bei Frauen. Kommt bei ganz verschiedenen Krankheiten und Noxen vor (S. 271) → z. B. bei entzündlichen Erkrankungen wie Sarkoidose (Löfgren-Syndrom, S. 284), Colitis ulcerosa und M. Crohn (S. 52), Morbus Behçet (S. 276) oder Infektionskrankheiten.
- *Tophi:*
  - Als Mononatriumurat-Tophi: Klassisch bei fortgeschrittener Gicht (S. 289); an der Ohrmuschel, in Ellbogen-Bursen, juxtaartikulär in der Nähe von Sehnen etc.
  - Selten: Vorgetäuschte Tophi bei Kristallarthropathien (z. B. angeborene Oxalose, S. 302).
- *Ulzera:* Bei primären und sekundären Vaskulitiden (Übersicht S. 248), selten bei enteropathischen Arthritiden (S. 52).
- *Gangrän:* Wie bei Ulzera (s. o.).
- *Raynaud-Syndrom:* Anfallsartige Ischämiezustände, meist an den Fingern: Zunächst Blässe, dann Zyanose und reaktive Hyperämie. Kommt als sekundäres Raynaud-Syndrom bei Kollagenosen (besonders Sklerodermie, S. 226) und Vaskulitiden (Übersicht S. 248) vor.
- *Petechien (Purpura):* Bei verschiedenen Vaskulitisformen (Übersicht S. 248), Kollagenosen (Übersicht S. 210), Kryoglobulinämie.
- *Ödeme des Handrückens:* Bei Algodystrophie (S. 365) und Sklerodermie im Frühstadium, beim RS3PE-Syndrom (S. 52), beim Sharp-Syndrom (S. 236), selten auch bei rheumatoider Arthritis (S. 120).
- *Haarausfall:* Bei Kollagenosen (Übersicht S. 210), durch Antirheumatika (S. 434).
- *Nagelveränderungen:* Bei Psoriasis (S. 52), bei hypertropher Osteoarthropathie (Marie-Bamberger-Syndrom, S. 318).

5. Augenuntersuchung

- **Anamnestische Hinweise** auf eine Augenerkrankung sind z. B. Trockenheit (z. B. bei Konjunktivitis sicca), Lichtscheu (z. B. bei akuter Iritis), Akkomodationsstörungen (z. B. bei Iridozyklitis), Sehverschlechterung (z. B. bei Uveitis anterior, Optikusneuritis) und Schmerzen (z. B. bei Skleritis, Keratitis).
- **Bei der Inspektion achtet man besonders auf:**
  - *Rötungen:* Rotes Auge z. B. bei Konjunktivitis (durch konjunktivale Hyperämie), akuter Uveitis anterior (ziliare Injektion), Hypopyon, Synechien, Skleritis und Episkleritis.
  - *Sekret:* Farbe? Eitrig?
  - *Hornhautveränderungen:* z. B. Trübung bei Keratitis.
  - Linsentrübungen (Steroid-Katarakt).
- **Augenarztkonsil:** Häufig wird die Diagnose konsiliarisch erfolgen. Typische mit rheumatischen Erkrankungen assoziierte augenärztliche Befunde sind:
  - *Konjunktivitis:* Bei Spondylarthritiden (S. 52), Kawasaki-Syndrom (S. 413), bei enteropathischen Arthritiden (S. 52), Psoriasisarthritis (S. 52), SLE (S. 210). Als Keratokonjunktivitis sicca beim Sjögren-Syndrom, rheumatoider Arthritis (S. 120).
  - *Chorioretinitis:* Polychondritis (S. 326), Lyme-Borreliose (S. 182; selten).
  - *Xerophthalmie:* Sicca-Syndrom des Auges (siehe Keratokonjunktivitis sicca).
  - *Skleritis:* Polychondritis (S. 326), rheumatoide Arthritis (S. 120), Wegener-Granulomatose (S. 263).
  - *Episkleritis:* Enteropathische Arthritiden (S. 52), Arthritis psoriatica (S. 52), Polychondritis (S. 326), Wegener-Granulomatose (S. 263).
  - *Keratitis:* Polychondritis (S. 326).
  - *Uveitis:* Ankylosierende Spondylitis (S. 52), Behçet-Syndrom (S. 276), enteropathische Arthritiden (S. 52), Spondylarthritiden (S. 52), Polychondritis (S. 326), Wegener-Granulomatose (S. 263) juvenile idiopathische Arthritis (S. 377), Sarkoidose (S. 286).
  - *Motilitätsstörungen:* Lyme-Borreliose (S. 182).
  - *Optikusneuritis:* Lyme-Borreliose (S. 182; selten).

6. Dokumentation: Bedeutung

- Dokumentation und Evaluation sind unverzichtbare Instrumente für Indikationsstellung und Monitoring differenzierter Therapien.
- Funktionalität, Lebensqualität und Patientenzufriedenheit als Kriterium an Therapieerfolgen gewinnen zunehmend an Bedeutung.

7. Standardisierte Erfassung von Krankheitsaktivität und Befunddokumentation mit dem Disease Activity Score (= DAS)

- **Grundlagen:** Der chronische Verlauf der rheumatoiden Arthritis wird durch Schmerz und Einschränkung der Gelenkfunktion bestimmt. Die meisten Endpunktmessungen erfassen das Ergebnis sowohl aktueller als auch zurückliegender Krankheitsaktivität. Die Erfassung der aktuellen Krankheitsaktivität erfolgt durch den sog. Krankheitsaktivitätsscore (Disease Activity Score, DAS). Er basiert auf Messung der vorliegenden Synovitis und der Akutphaseantwort, beides Methoden, die die aktuelle Krankheitsaktivität erfassen. Serielle Messungen des DAS korrelieren mit Veränderungen der Gelenkfunktion und radiologisch nachweisbarer Gelenkzerstörung.
- **Ursprünglicher DAS:** Der ursprünglich entwickelte DAS beruht auf einer standardisierten Untersuchung von 44 Gelenken im Hinblick auf Schwellung und dem früher üblichen Ritchie-Index im Hinblick auf die Stärke der Druckschmerzhaftigkeit.
- **Vereinfachter DAS:**
  - Es konnte gezeigt werden, dass ein vereinfachter „Disease Activity Score" – beruhend auf der Untersuchung von 28 Gelenken (DAS 28) – zur Beurteilung der Krankheitsaktivität gleichwertig ist.
  - In diesen DAS 28 gehen ein (s. Abb. 1.18): Schwellung und Druckschmerzhaftigkeit von 28 Gelenken, die globale subjektive Einschätzung der Krankheitsaktivität

durch den Patienten auf einer visuellen Analogskala von 100 mm und die Blutsenkungsgeschwindigkeit (BKS) in der ersten Stunde oder das C-reaktive Protein (CRP) (s. Tab. 1.1).

Tab. 1.1 • **Die EULAR Response-Kriterien**

Zahl der schmerzhaften Gelenke (von 28)	a
Zahl der geschwollenen Gelenke (von 28)	b
Blutsenkungsgeschwindigkeit (mm / 1. Std.)	c
C-reaktives Protein (mg / L)	d
Gesamteinschätzung des Patienten (mm VAS)	e

- Aus den in Tab. 1.1 aufgelisteten Parametern kann nun der DAS 28 ermittelt werden. Hierzu existieren 4 verschiedene Formeln, jeweils mit oder ohne Einbeziehung der Gesamteinschätzung des Patienten (3 oder 4 Parameter) und mit BKS oder CRP als Laborparameter.
  - DAS 28 (4 Parameter, BKS) = $0{,}56 \times \sqrt{a} + 0{,}28 \times \sqrt{b} + 0{,}7 \times \ln c + 0{,}014 \times e$
  - DAS 28 (3 Parameter, BKS) = $[0{,}56 \times \sqrt{a} + 0{,}28 \times \sqrt{b} + 0{,}7 \times \ln c] \times 1{,}08 + 0{,}16$
  - DAS 28 (4 Parameter, CRP) = $0{,}56 \times \sqrt{a} + 0{,}28 \times \sqrt{b} + 0{,}36 \times \ln(d+1) + 0{,}014 \times e + 0{,}96$
  - DAS 28 (3 Parameter, CRP) = $[0{,}56 \times \sqrt{a} + 0{,}28 \times \sqrt{b} + 0{,}36 \times \ln(d+1)] \times 1{,}1 + 1{,}15$
  - Es ergibt sich ein Zahlenwert zwischen 0 und 9, aus dem sich die aktuelle Krankheitsaktivität gemäß Abb. 1.18 abschätzen lässt.
- Bei wiederholter Messung gibt die DAS 28-Differenz das Ausmaß des jeweiligen Therapieansprechens an (s. Abb. 1.18).

Gelenkstatus – 28 Joint Count

druckschmerzhafte Gelenke

a Anzahl dG

c BSG (nach 1 Std. in mm)

d CRP (mg/l)

geschwollene Gelenke

b Anzahl gG

e Patientenurteil zur Krankheitsaktivität

Wie aktiv ist Ihre rheumatoide Arthritis in den letzten 7 Tagen gewesen?*

keine Aktivität — stärkstmögliche Aktivität

Patientenurteil in mm

0 10 20 30 40 50 60 70 80 90 100

Datum: DAS 28:

Bewertung des DAS 28

*Bitte lassen Sie dies Ihren Patienten mit einem senkrechten Strich beurteilen

DAS 28 aktuell

DAS 28: Differenz zum Ausgangswert

DAS 28 aktuell		>1,2	>0,6 und ≤1,2	≤0,6
<3,2	inaktiv	gute Verbesserung	mäßige Verbesserung	keine Verbesserung
>3,2≤5,1	mäßig aktiv	mäßige Verbesserung	mäßige Verbesserung	keine Verbesserung
>5,1	sehr aktiv	mäßige Verbesserung	keine Verbesserung	keine Verbesserung

Abb. 1.18 • Gelenkstatus – 28 Joint Count (aus EULAR HANDBOOK OF CLINICAL ASSESSMENT IN RHEUMATOID ARTHRITIS, Van Zuiden Communications B. V., 2000, CC ALPHEN AAN DEN RIJN, Netherlands)

1.2 Klinische Untersuchung

8. Dokumentation der Funktionsbeeinträchtigung

▶ Für die Dokumentation der Funktionsbeeinträchtigung sind verschiedene Funktionsfragebögen im Gebrauch. Bewährt haben sich der Health Assessment Questionnaire (HAQ; s. Abb. 1.19) und der Funktionsfragebogen Hannover (FFbH; s. Abb. 1.20).

Name: _____ Vorname: _____ Datum: _____

Bitte kreuzen Sie die Antwort an, die am besten Ihre Fähigkeiten während der letzten Woche beschreibt: (die grau unterlegten Bereiche nicht benutzen. Sie dienen der späteren Auswertung des Bogens.)

	Ohne jede Schwierigkeit	Mit einigen Schwierigkeiten	Mit großen Schwierigkeiten	Nicht dazu in der Lage
1. Ankleiden und Körperpflege				
Können Sie:				
– sich ankleiden, inkl. Binden von Schnürsenkeln und Schließen von Knöpfen?	☐	☐	☐	☐
– sich die Haare waschen?	☐	☐	☐	☐
2. Aufstehen				
Können Sie:				
– von einem Stuhl ohne Armlehnen aufstehen?	☐	☐	☐	☐
– sich ins Bett legen und wieder aufstehen?	☐	☐	☐	☐
3. Essen und Trinken				
Können Sie:				
– Fleisch schneiden?	☐	☐	☐	☐
– eine volle Tasse oder ein volles Glas zum Munde führen?	☐	☐	☐	☐
– eine neue Milchtüte öffnen?	☐	☐	☐	☐

Abb. 1.19 • Health Assessment Questionnaire (HAQ; nach Fries et al., deutsche Übersetzung Lautenschläger et al. 1997)

4. Gehen

Können Sie:
– im Freien auf ebenem Gelände gehen? ☐☐
– fünf Treppenstufen hinaufsteigen? ☐☐

Gehen ☐

Bitte kreuzen Sie alle **Hilfsmittel** an, die Sie üblicherweise für diese Tätigkeit benützen:

☐ Stock (4) ☐ Spezialstuhl oder erhöhter Stuhl (2)
☐ Gehwagen (4) ☐ Besondere Hilfsmittel beim Essen und Trinken (3)
☐ Krücken (4) ☐ Hilfsmittel zum Anziehen (1)
 (Knopfhaken, Reißverschlusshilfe, verlängerter Schuhlöffel)
☐ Rollstuhl (4) ☐ Andere, bitte angeben: _____ (*)

Bitte kreuzen Sie die Bereiche an, bei denen Sie gewöhnlich **Hilfe von einem anderen Menschen** benötigen

☐ Ankleiden und Körperpflege (1) ☐ Essen und Trinken (3)
☐ Aufstehen (2) ☐ Gehen (4)

Ankl.-Asst. ☐
Aufst.-Asst. ☐
Essen-Asst. ☐
Gehen-Asst. ☐

Abb. 1.19 • Fortsetzung

1.2 Klinische Untersuchung

	Ohne jede Schwierigkeit	Mit einigen Schwierigkeiten	Mit großen Schwierigkeiten	Nicht dazu in der Lage
5. Hygiene — Hygiene				
Können Sie:				
– Ihren Körper von Kopf bis Fuß waschen und abtrocknen?	☐	☐	☐	☐
– in der Badewanne baden?	☐	☐	☐	☐
– sich auf die Toilette setzen und wieder aufstehen?	☐	☐	☐	☐
6. Erreichen von Gegenständen — Erreichen				
Können Sie:				
– sich strecken und einen etwa 2 kg schweren Gegenstand (z.B. einen Beutel Kartoffeln) von einem knapp über Ihrem Kopf befindlichen Regal herunterholen?	☐	☐	☐	☐
– sich bücken, um Kleidungsstücke vom Boden aufzuheben?	☐	☐	☐	☐
7. Greifen — Greifen				
Können Sie:				
– Autotüren öffnen?	☐	☐	☐	☐
– Gläser mit Schraubverschluss öffnen, die vorher schon einmal geöffnet waren?	☐	☐	☐	☐
– Wasserhähne auf- und zudrehen?	☐	☐	☐	☐

Abb. 1.19 • Fortsetzung

1.2 Klinische Untersuchung

8. Andere Tätigkeiten

Können Sie:
- Besorgungen machen und einkaufen?
- in ein Auto ein- und aussteigen?
- Hausarbeiten verrichten, z.B. Staubsaugen und Gartenarbeit?

☐ ☐ ☐   ☐ ☐ ☐   ☐ ☐ ☐

And. Tät.

Abb. 1.19 • Fortsetzung

Bitte kreuzen Sie alle Hilfsmittel an, die Sie üblicherweise für diese Tätigkeit benützen:

☐ Erhöhter Toilettensitz   ☐ Geräte mit langen Stielen im Badezimmer (7)
☐ Badewannensitz (5)   ☐ Geräte mit langen Stielen zum Erreichen von Gegenständen (6)
☐ Schraubverschluss-Öffner für Gläser   ☐ Andere, bitte angeben: _____ (*)
☐ Badewannenstange bzw. -griff (5)

Bitte kreuzen Sie die Bereiche an, bei denen Sie gewöhnlich **Hilfe von einem anderen Menschen** benötigen

☐ Hygiene (5)   ☐ Greifen (7)
☐ Erreichen von Gegenständen (6)   ☐ Andere Tätigkeiten (8)

Hyg.-Asst.
Erreich.-Asst.
Greifen-Asst.
And.-Asst.

1.2 Klinische Untersuchung

In den folgenden Fragen geht es um Tätigkeiten aus dem täglichen Leben.

Bitte beantworten Sie jede Frage so, wie es für Sie **im Moment** (wir meinen in Bezug auf die letzten 7 Tage) zutrifft.

Sie haben **drei** Antwortmöglichkeiten:

[2]	Ja	d.h. Sie können die Tätigkeit ohne Schwierigkeiten ausführen.
[1]	Ja, aber mit Mühe	d.h. Sie haben dabei Schwierigkeiten, z.B. Schmerzen, es dauert länger als früher, oder Sie müssen sich dabei abstützen.
[0]	Nein oder nur mit fremder Hilfe	d.h. Sie können es gar nicht oder nur, wenn eine andere Person Ihnen dabei hilft.

	Ja	Ja, aber mit Mühe	Nein oder nur mit fremder Hilfe	
Können Sie Brot streichen?	[2]	[1]	[0]	P, PR
Können Sie aus einem normal hohen Bett aufstehen?	[2]	[1]	[0]	P, PR
Können Sie mit der Hand schreiben (mindestens eine Postkarte)?	[2]	[1]	[0]	P, PR
Können Sie Wasserhähne auf- und zudrehen?	[2]	[1]	[0]	P, PR
Können Sie sich strecken, um z.B. ein Buch von einem hohen Schrank oder Regal zu holen?	[2]	[1]	[0]	R, PR
Können Sie einen mindestens 10 kg schweren Gegenstand (z.B. vollen Wassereimer oder Koffer) hochheben und 10 Meter weit tragen?	[2]	[1]	[0]	P, R, PR
Können Sie sich von Kopf bis Fuß waschen und abtrocknen?	[2]	[1]	[0]	P, R, PR
Können Sie sich bücken und einen leichten Gegenstand (z.B. Geldstück oder zerknülltes Papier) vom Fußboden aufheben?	[2]	[1]	[0]	P, R, PR
Können Sie sich über einem Waschbecken die Haare waschen?	[2]	[1]	[0]	R, PR
Können Sie 1 Stunde auf einem ungepolsterten Stuhl sitzen?	[2]	[1]	[0]	R, PR
Können Sie 30 Minuten ohne Unterbrechung stehen (z.B. in einer Warteschlange)?	[2]	[1]	[0]	R, PR
Können Sie sich im Bett aus der Rückenlage aufsetzen?	[2]	[1]	[0]	R, PR
Können Sie sich Strümpfe an- und ausziehen?	[2]	[1]	[0]	P, R, PR
Können Sie im Sitzen einen kleinen heruntergefallenen Gegenstand (z.B. eine Münze) neben Ihrem Stuhl aufheben?	[2]	[1]	[0]	R, PR
Können Sie einen schweren Gegenstand (z.B. einen gefüllten Kasten Mineralwasser) vom Boden auf den Tisch stellen?	[2]	[1]	[0]	R, PR
Können Sie sich einen Wintermantel an- und ausziehen?	[2]	[1]	[0]	P, PR
Können Sie ca. 100 Meter schnell laufen (nicht gehen), etwa um einen Bus zu erreichen?	[2]	[1]	[0]	P, R, PR
Können Sie öffentliche Verkehrsmittel (Bus, Bahn usw.) benutzen?	[2]	[1]	[0]	P, PR
Können Sie ein Telefon mit Wählscheibe oder Tasten benutzen?	[2]	[1]	[0]	P

Abb. 1.20 • Funktionsfragebogen Hannover (FFbH; Raspe et al.); P: geeignet für Patienten mit rheumatoider Arthritis, R: geeignet für Patienten mit Rückenschmerzen, PR: geeignet für Patienten

9. Methoden der Selbst-Beurteilung des Patienten

- Erste Versuche von Self-Assessment durch die Patienten selbst sind gestartet, z.B. Selbstprüfung von Gelenkschmerz, -schwellung und -funktion bei rheumatoider Arthritis im Krankheitsverlauf.
- **RADAI:** Am weitesten entwickelt für die Selbstbeurteilung der Krankheitsaktivität durch den Patienten ist der Rheumatoid Arthritis Disease Activity Index (RADAI, s. Abb. 1.21).
- **BASFI:** Bath Ankylosing Spondylitis Functional Index zur Beurteilung der Funktion bei Tätigkeiten des täglichen Lebens für Patienten mit ankylosierender Spondylitis (s. Abb. 1.22).

1.2 Klinische Untersuchung

RADAI
Rheumatoid Arthritis Disease Activity Index

1. Wie aktiv war Ihre Arthritis (entzündliche Gelenkerkrankung) im Allgemeinen in den letzten sechs Monaten?

überhaupt nicht aktiv ——————————— äußerst aktiv   (0–10)

2. Wie aktiv ist Ihre Arthritis heute bezüglich Druckempfindlichkeit und Schwellung der Gelenke?

überhaupt nicht aktiv ——————————— äußerst aktiv   (0–10)

3. Wie stark ist Ihr Arthritis-Schmerz heute?

überhaupt keine Schmerzen ——————— unerträgliche Schmerzen   (0–10)

4. Waren Ihre Gelenke steif, als Sie heute morgen aufwachten?

Ja ☐
Nein ☐ (0) Bitte mit Frage 5 fortfahren

Wenn ja, wie lange dauerte die Gelenksteifheit heute Morgen?

weniger als 30 Minuten	☐ (1)
mehr als 30 Minuten, aber weniger als 1 Stunde	☐ (2)
mehr als 1 Stunde, aber weniger als 2 Stunden	☐ (3)
mehr als 2 Stunden, aber weniger als 4 Stunden	☐ (4)
mehr als 4 Stunden	☐ (5)
den ganzen Tag	☐ (6)

—— $\times 1{,}66 =$ —— (0–10)

Summe S. 1 ——

5. Bitte kreuzen Sie in den untenstehenden Tabellen für jedes aufgeführte Gelenk die Stärke des heutigen Schmerzes an:

rechte Seite

	kein	leicht	mittel	stark
Schulter	☐ (0)	☐ (1)	☐ (2)	☐ (3)
Ellbogen	☐ (0)	☐ (1)	☐ (2)	☐ (3)
Handgelenk	☐ (0)	☐ (1)	☐ (2)	☐ (3)
Fingergelenke	☐ (0)	☐ (1)	☐ (2)	☐ (3)
Hüfte	☐ (0)	☐ (1)	☐ (2)	☐ (3)
Knie	☐ (0)	☐ (1)	☐ (2)	☐ (3)
Fußgelenk	☐ (0)	☐ (1)	☐ (2)	☐ (3)
Zehengelenke	☐ (0)	☐ (1)	☐ (2)	☐ (3)

linke Seite

	kein	leicht	mittel	stark
Schulter	☐ (0)	☐ (1)	☐ (2)	☐ (3)
Ellbogen	☐ (0)	☐ (1)	☐ (2)	☐ (3)
Handgelenk	☐ (0)	☐ (1)	☐ (2)	☐ (3)
Fingergelenke	☐ (0)	☐ (1)	☐ (2)	☐ (3)
Hüfte	☐ (0)	☐ (1)	☐ (2)	☐ (3)
Knie	☐ (0)	☐ (1)	☐ (2)	☐ (3)
Fußgelenk	☐ (0)	☐ (1)	☐ (2)	☐ (3)
Zehengelenke	☐ (0)	☐ (1)	☐ (2)	☐ (3)

—— $\times 0{,}21 =$ ——
(0–48)   (0–10)
         +

Summe S. 1   ——

—— : 5

= ——

Abb. 1.21 • Rheumatoid Arthritis Disease Activity Index (RADAI) (aus EULAR HANDBOOK OF CLINICAL ASSESSMENT IN RHEUMATOID ARTHRITIS, Van Zuiden Communications B. V., 2000, CC ALPHEN AAN DEN RIJN, Netherlands)

1.2 Klinische Untersuchung

BASFI-Fragebogen

Name   Datum

Bath Ankylosing Spondylitis Functional Index

Markieren Sie bitte, wie gut Sie während der letzten Woche die jeweiligen Tätigkeiten alleine, also ohne fremde Hilfe oder Hilfsmittel ausführen konnten.

1. Ohne Hilfe und Hilfsmittel Socken oder Strümpfe anziehen

   einfach ——————————————————— unmöglich

2. Ohne Hilfen von der Hüfte aus nach vorn beugen, um einen Kugelschreiber vom Boden aufzuheben

   einfach ——————————————————— unmöglich

3. Ohne Hilfe (z. B. Greifzange) etwas von einem hohen Regal herunternehmen

   einfach ——————————————————— unmöglich

4. Von einem Stuhl ohne Armlehnen aufstehen, ohne dabei die Hände oder andere Hilfe zu benutzen

   einfach ——————————————————— unmöglich

5. Ohne Hilfe vom Boden aufstehen, wenn Sie auf dem Rücken liegen

   einfach ——————————————————— unmöglich

6. Ohne Beschwerden 10 Minuten stehen, ohne sich anzulehnen

   einfach ——————————————————— unmöglich

7. 12 – 15 Treppenstufen steigen ohne Benutzung des Geländers oder von Gehhilfen. 1 Schritt/Stufe

   einfach ——————————————————— unmöglich

8. Über die Schulter sehen, ohne den Oberkörper zu drehen

   einfach ——————————————————— unmöglich

9. Körperlich anstrengende Tätigkeiten verrichten

   einfach ——————————————————— unmöglich

10. Zu Hause oder bei der Arbeit den ganzen Tag aktiv sein

    einfach ——————————————————— unmöglich

Abb. 1.22 • Bath Ankylosing Spondylitis Functional Index (BASFI) (aus Ruof J, Sangha O, Stucki G. Evaluation of a German version of the Bath Ankylosing Spondylitis Functional Index (BASFI) and Dougados Functional Index (D-FI). Z Rheumatol. 1999;58:218-225 + Kellner H. Z Rheumatol. 2002;61:643–651)

10. ICD-Diagnosenschlüssel für die häufigsten rheumatischen Erkrankungen S. 555

2 Labordiagnostik

2.1 Praktisch wichtige Laboruntersuchungen bei rheumatischen Erkrankungen

Übersicht

- ▶ Akute-Phase-Proteine (s. u.).
- ▶ Blutsenkungsgeschwindigkeit = BSG (S. 33).
- ▶ Serumeiweißelektrophorese (S. 32).
- ▶ Blutbildanalyse einschließlich Differenzialblutbild (S. 36).
- ▶ Immunglobulinbestimmung (S. 36).
- ▶ Immunkomplexe, Kryoglobuline, Komplement (S. 38).
- ▶ Autoantikörper (S. 40).
- ▶ Histokompatibilitätsantigene (S. 58).
- ▶ Klinisch-chemische Parameter (S. 61).
- ▶ Mikrobiologische und virologische Diagnostik (S. 64).

Wichtige Hinweise

- ▶ Die in diesem Kapitel angegebenen Indikationen sowie die Angaben zu pathologischen Befunden und Bewertungen beziehen sich auf rheumatische Erkrankungen und decken nicht das komplette Spektrum der differenzialdiagnostischen Erwägungen der jeweiligen Laborparameter ab.
- ▶ Da viele der in diesem Kapitel besprochenen Laborparameter Indikatoren für eine systemische Entzündung und nicht für rheumatische Erkrankungen spezifisch sind, muss in jedem Einzelfall daran gedacht werden, dass eine Veränderung des jeweiligen Laborwertes eine nicht rheumatische, unter Umständen lebensbedrohliche Ursache haben kann (z. B. Sturzsenkung bei Endokarditis). Dies ist umso wichtiger, als rheumatische Erkrankungen mit einer erhöhten Infektneigung sowie einer erhöhten Inzidenz von Malignomen einhergehen können, was durch Dauertherapie mit immunsuppressiven Substanzen noch verstärkt sein kann.

2.2 Entzündungsparameter

Bedeutung

- ▶ Differenzierung zwischen entzündlichen und nicht entzündlichen Prozessen, Hilfe bei Diagnose definierter rheumatischer Erkrankungen, in einigen Situationen bedeutsam für die Bestimmung der Entzündungsaktivität, können daher manchmal für die Beurteilung der Schwere der Erkrankung, deren Verlauf und das therapeutische Ansprechen herangezogen werden.
- ▶ Aufgrund der weitgehenden Unabhängigkeit der Entzündungsreaktion von der Ätiologie sind nur bedingt differenzialdiagnostische Rückschlüsse möglich.
- ▶ Für die diagnostische und differenzialdiagnostische Bewertung von Laborparametern der Entzündung ist die Interpretation nur in Zusammenhang mit dem klinischen Bild sinnvoll.

Akute-Phase-Reaktion

- ▶ **Grundlagen:**
  - Die Akute-Phase-Reaktion ist ein wichtiges pathophysiologisches Phänomen bei einer Reihe von systemischen Entzündungsreaktionen (Infektionen, Traumen, Organinfarkte, verschiedene Neoplasien sowie rheumatische Erkrankungen).
  - Trotz ihres Namens tritt die Akute-Phase-Reaktion bei akuten und chronischen Entzündungen auf.
  - Ausdruck der Akute-Phase-Reaktion ist die vermutlich durch Interleukin-6, Interleukin-1 und Tumor-Nekrose-Faktor vermittelte Plasmakonzentrations-Veränderung zahlreicher, in der Leber synthetisierter Proteine. Proteine, deren Plasmakonzentration sich im Verlauf einer Entzündung um mindestens 25 % verändert, werden als Akute-Phasen-Proteine (s. o.) bezeichnet.

2.2 Entzündungsparameter

Tab. 2.1 • Positive und negative Akute-Phase-Proteine

positive Akute-Phase-Proteine	negative Akute-Phase-Proteine
• C-reaktives Protein (= CRP) • Fibrinogen und Prothrombin (= Proteine der Gerinnungskaskade) • Haptoglobin, Ferritin, Coeruloplasmin (= Transportproteine) • C3 und C4 (= Komplementfaktoren) • Serum-Amyloid A	• Albumin • Transferrin • Transthyretin

- ▶ **Akute-Phase-Proteine:** Man unterscheidet:
  - *„Positive Akute-Phase-Proteine"* = Akute-Phase-Proteine, deren Plasmakonzentration sich im Verlauf einer Entzündung erhöht. Hierzu gehören: s. Tab. 2.1.
  - *„Negative Akute-Phase-Proteine"* = Akute-Phase-Proteine, deren Plasmakonzentration sich im Verlauf einer Entzündung erniedrigt. Die wichtigsten sind: s. Tab. 2.1.
- ▣ *Beachte:* Die Komplementfaktoren C3 und C4 können im Verlauf eines Schubes einer Immunkomplexerkrankung, wie dem SLE, durch Verbrauch abfallen und erniedrigt sein. Ein normaler C3- und C4-Wert kann daher auch bei einer akuten Aktivität (Verbrauch) einer systemischen Immunreaktion (Anstieg als Akute-Phase-Parameter) entstehen.
- ▶ **Klinische Bedeutung, allgemeine Hinweise zur Interpretation:**
  - Trotz des Fehlens der diagnostischen Spezifität ist die Bestimmung von Akute-Phase-Proteinen in der Diagnostik rheumatischer Erkrankungen zur Abschätzung des Vorliegens und der Intensität einer systemischen Entzündungsreaktion sinnvoll. Für die routinemäßige Diagnostik sind dabei insbesondere das CRP und die von Veränderungen der Akute-Phase-Proteine abhängige BSG geeignet.
  - Akute-Phase-Parameter sollten die sorgfältige klinische Untersuchung und die genaue Anamnese im Hinblick auf eine Therapieentscheidung ergänzen, jedoch nicht alleinige Basis einer Therapieentscheidung sein.
  - CRP, BSG und andere Akute-Phase-Proteine müssen nicht miteinander korrelieren.
  - Individuelle Akute-Phasen-Proteine, die sich von Patient zu Patient unterscheiden können, sind häufig als Verlaufsparameter geeignet.

C-reaktives Protein = CRP

- ▶ **Grundlagen:**
  - Das CRP ist ein von der Leber gebildetes Akute-Phase-Protein, das in vitro mit typenunspezifischen somatischen Polysacchariden von Pneumokokken präzipitiert. Es ist ein sensitiver Indikator einer systemischen Entzündung, der jedoch auch in nicht entzündlichen Situationen erhöht sein kann und daher nicht spezifisch für Entzündungen ist.
  - Das CRP aktiviert Makrophagen und das Komplementsystem und ist dadurch an der Elimination von nekrotischen Zellen, körpereigenen toxischen Substanzen und Bakterien, Pilzen und Parasiten beteiligt.
- ▶ **Indikation:**
  - Routinemäßige Bestimmung bei V. a. Vorliegen einer systemischen Entzündungsreaktion.
  - Verlaufsbeurteilung einer Entzündung und therapiebegleitende Kontrolle.
- ▶ **Messmethode:** Die quantitative CRP-Bestimmung erfolgt im Serum oder im Plasma mittels Immunnephelometrie oder Immun-Turbidimetrie. Die semiquantitative Bestimmung mittels Latex-Agglutinationstest hat heute an Bedeutung verloren.
- ▶ **Referenzbereich:**
  - ▣ *Cave:* CRP-Konzentrationen werden leider je nach Labor sowohl in mg/dl als auch in mg/l angegeben, was zu erheblicher Verwirrung führen kann.
  - *Normwerte:* < 5,0 mg/l bzw. < 0,5 mg/dl.
  - Mit der Laser-Nephelometrie können CRP-Werte bis zu einem unteren Grenzwert von 0,04 mg/l (0,004 mg/dl) erfasst werden (high-sensitivity CRP). In der Rheumatologie spielt der hoch sensitive Nachweis des CRP v. a. bei Patienten eine Rol-

le, bei denen die IL-6-Wirkung therapeutisch blockiert wird und deren Leber deshalb über eine sehr eingeschränkte Fähigkeit verfügt, CRP zu sezernieren. Mit dem hs-CRP kann aber der Nachweis einer Infektion auch unter IL-6-Blockade geführt werden.

▶ **Plasmahalbwertzeit:** 19 h.
▶ **Reaktionszeit:** 6–10 h.
▶ **Anstieg:** Bis zu 1000-fach.
▶ **Pathologische Befunde:**
  - Geringe Erhöhung (≤ 10 mg/l): Niedrige systemische Entzündungsaktivität, aber auch ohne Hinweis auf Entzündung bei z. B. Übergewicht, Zigarettenrauchern, Diabetes mellitus.
  - Mäßige Erhöhung (10–50 mg/l): Leichte bis mäßige Entzündungsaktivität bei allen primär- und sekundär-entzündlichen Erkrankungen.
  - Deutliche Erhöhung (50–100 mg/l): Bei rheumatischen Erkrankungen in der Regel Hinweis auf aktive Phase.
  - Ausgeprägte Erhöhung (> 100 mg/dl): Hinweis auf hoch aktive systemische Entzündungsaktivität sowie pathognomonisch bei Polymyalgia rheumatica (S. 255) und Riesenzellarteriitis (S. 253).
  - *Hinweis:* Differenzialdiagnostisch immer an infektiöse Prozesse (als Komplikation der rheumatischen Grunderkrankung, aber auch als Komplikation der immunsuppressiven Therapie), an maligne oder andere, nicht rheumatologische entzündliche Prozesse denken.

▶ **Bewertung:**
  - Relativ schnelle Verfügbarkeit (hs-CRP: in < 30 min), hoher Bekanntheitsgrad, im Vergleich zur BSG höhere Kosten.
  - Beim Vergleich verschiedene Einheitsangaben berücksichtigen.
  - Differenzierung von entzündlichen systemischen und nicht entzündlichen Prozessen. Daher finden sich keine CRP-Erhöhungen bei Arthrose (S. 329) und Fibromyalgie (S. 354), geringe CRP-Erhöhung bei Mono- und Oligoarthritiden oder lokal begrenzten Kollagenosen.
  - Rasche Veränderung bei Verbesserung und Verschlechterung der Entzündungsaktivität. Daher korreliert das Ausmaß der CRP-Erhöhung gut mit dem Ausmaß der systemischen Entzündungsaktivität.
  - Im Vergleich zur BSG sehr hoher Bereich pathologischer Werte (bis 1000-fach).
  - > 80 % aller Patienten mit CRP-Werten > 100 mg/l haben eine bakterielle Entzündung.
  - Unabhängig von Alter, Geschlecht, Medikamenten (Ausnahme: IL-6-Blockade).
  - Mit Ausnahmen von Leberfunktionsstörungen und Blockade von IL-6-Funktion keine Situation bekannt, die eine CRP-Produktion verhindern könnte.
  - Bei lokalen Entzündungsprozessen kann eine CRP-Erhöhung im Serum ausbleiben.
  - Reproduzierbare und verlässliche Bestimmung des CRP auch aus asservierten und gelagerten Proben möglich.
  - *Beachte:* Beim SLE (S. 210) kann ein plötzlicher Anstieg des CRP eine Infektion anzeigen und ist bis zum Beweis des Gegenteils auch als Hinweis für eine Infektion anzusehen (*Cave:* Verabreichung von Steroiden!). Andererseits versagt gerade das CRP beim SLE häufig als Indikator der systemischen Entzündungsaktivität.
  - Bei der rheumatoiden Arthritis (S. 120) korreliert das CRP besser mit der Erkrankungsaktivität als die BSG. Die gleichzeitige Erhöhung von CRP und BSG ist ein prognostischer Hinweis für das Auftreten von knöchernen Erosionen.

Blutsenkungsgeschwindigkeit (BSG)

▶ **Grundlagen:** Die BSG misst die Sedimentationsgeschwindigkeit von Erythrozyten und hängt neben der Erythrozytenmorphologie und -aggregation v. a. von der Plasmakonzentration des Fibrinogens ab.
▶ **Indikation:**
  - Routinemäßige Bestimmung bei V. a. Vorliegen einer systemischen Entzündungsreaktion.
  - Verlaufsbeurteilung einer Entzündung und therapiebegleitende Kontrolle.

2.2 Entzündungsparameter

Tab. 2.2 • **Referenzbereich der BSG (nach Westergreen)**

Zeit	Frauen	Männer
1. Stunde	6–10 mm (Faustregel: Lebensalter ÷ 2)	3–8 mm
2. Stunde	5–20 mm	5–18 mm

▶ **Messmethode:** Die Bestimmung erfolgt nach Westergreen in graduierten Sedimentationssäulen bei Raumtemperatur im Zitratblut. Die Ablesung erfolgt nach einer und nach zwei Stunden.
▶ **Referenzbereich:** s. Tab. 2.2.
▶ **Pathologische Befunde:** Bei rheumatischen Erkrankungen ausgeprägte BSG-Beschleunigung bei hoch aktiven Kollagenosen, progredient-aktiver rheumatoider Arthritis, bei Polymyalgia rheumatica (Sturzsenkung als differenzialdiagnostischer Parameter) und dem rheumatischen Fieber.
▶ **Bewertung:**
  - *Vorteile:* Einfache und schnelle Verfügbarkeit, wenig fehleranfällige Durchführung, niedrige Kosten, hoher Bekanntheitsgrad, gute Vergleichbarkeit.
  - *Hinweise zur Interpretation:*
    – Vorwiegend geeignet zur Differenzierung von entzündlichen und nicht entzündlichen Prozessen.
    – Indirekte Bestimmung der Akute-Phase-Reaktion, abhängig von primären Erythrozytenveränderungen sowie anderen Plasmaproteinen.
    – Langsame Veränderung bei Verbesserung und Verschlechterung der Entzündungsaktivität.
    – Im Vergleich zum CRP relativ geringer Bereich pathologischer Werte.
    – Abhängig von Alter (Faustregel: Alter ÷ 2 für die 1. Stunde), Geschlecht, Medikamenten.
    – Falsch hohe Werte bei Menstruation, Einnahme von Ovulationshemmern, Schwangerschaft, Hyperlipoproteinämie, Anämie, Raumtemperatur > 25 °C.
    – Falsch niedrige Werte bei Einnahme von Antiphlogistika.
    – Das Ausmaß der BSG-Erhöhung korreliert nur bedingt mit dem Ausmaß der systemischen Entzündungsaktivität.
    – Eine maximal beschleunigte BSG (> 100 mm / h) ist typisch für die Polymyalgia rheumatica (S. 255) und die Riesenzellarteriitis (S. 253). Bis zu 20 % der Patienten mit Polymyalgia rheumatica haben jedoch eine normale BSG.

Serumeiweiß-Elektrophorese (s. Abb. 2.1)

▶ **Indikation:**
  - Hinweis auf systemische Entzündung (klinisch oder laborchemisch [erhöhte BSG, erhöhtes CRP]).
  - Antikörpermangelzustände.
  - Differenzialdiagnose von Gesamteiweißveränderungen im Serum.

Abb. 2.1 • a–d Serum-Eiweiß-Elektrophorese; a Normalbefund; b akute Entzündung, Tumor; c chronische Entzündung; d Paraproteinämie

- ▶ **Messmethode:** Auftrennung aufgrund von unterschiedlicher Mobilität der Serumproteine im elektrischen Feld (Elektrophorese) nach Auftrag auf eine Zelluloseazetatfolie in fünf Hauptfraktionen: Albumin, α_1-, α_2-, β- und γ-Globuline.
- ▶ **Referenzbereich:** (s. Tab. 2.3). Die quantitative Auswertung erfolgt sowohl als Konzentration im Serum als auch als Angabe der prozentualen Verteilung der einzelnen Eiweißfraktionen. Der Referenzbereich ist methodenabhängig.

Tab. 2.3 • Serumeiweiß-Elektrophorese

Proteinfraktion	Verteilung (%)	Konzentration (g / l)
Albumin	54–70	35–52
α_1-Globulin	2–5	1–4
α_2-Globulin	6–12	5–9
β_1-Globulin	8–15	6–11
γ_1-Globulin	11–22	7–15

- ▶ **Pathologische Befunde:**
  - *Ursachen für Dysproteinämien = erworbene Veränderungen der relativen Anteile der Serumproteine:*
    - Akute und chronische Entzündungen: Infektionen, rheumatische Erkrankungen, maligne Erkrankungen, Traumen, Operationen.
    - Eiweißsynthesestörungen: v. a. Lebererkrankungen, aber auch Maldigestion, Malabsorption und Malassimilation.
    - Erhöhter Plasmaeiweißverlust über Niere, Gastrointestinaltrakt, Haut.
    - Immunglobulinmangel.
    - Gammopathien, monoklonal oder polyklonal.
  - *Typische Befunde bei bestimmten Erkrankungen* (s. Tab. 2.4):

Tab. 2.4 • Typische Befunde der Serum-Elektrophorese bei bestimmten Erkrankungen

Erkrankung	Befunde
akute entzündliche Erkrankungen	Albumin ↓ α-Globuline (α_1 und α_2) ↑ ↑ später β-Globuline ↑ ↑
chronisch entzündliche Erkrankungen	evtl. γ-Globuline ↑, insbesondere bei rheumatoider Arthritis (S. 120), systemischem Lupus erythematodes (S. 210), chronischen Infektionserkrankungen
andere Kollagenosen (S. 210) und Vaskulitiden (S. 248)	häufig normale γ-Globulinfraktionen

- ▶ *Beachte:* Mono- (M-Gradient) und oligoklonale γ-Globulinerhöhungen können Ausdruck von malignen lymphoproliferativen Erkrankungen sein und müssen weiter abgeklärt werden (Immunfixation, quantitative Immunglobulinbestimmung).
- Angeborene Dysproteinämien sind relativ häufig und haben selten pathologische Relevanz!
- ▶ **Bewertung:** Als diagnostischer Parameter und als Verlaufsparameter einer Entzündungsreaktion ist die Serumeiweiß-Elektrophorese nicht geeignet und gegenüber der BSG und dem CRP in der Diagnostik von rheumatischen Entzündungsreaktionen entbehrlich.

β_2-Mikroglobulin

- ▶ **Grundlagen:** Das β_2-Mikroglobulin ist der Leichtkettenpartner der auf allen kernhaltigen Zellen exprimierten Klasse-I-Histokompatibilitätsantigene. Es wird bei erhöhtem Zellumsatz (wie z. B. durch eine erhöhte Proliferationsrate lymphozytärer Zellen bei entzündlichen Erkrankungen) in erhöhter Konzentration im Serum gefunden.
- ▶ **Indikation:** V. a. Vorliegen einer systemischen Entzündungsreaktion.
- ▶ **Messmethode:** ELISA, RIA, Immunnephelometrie.

- **Referenzbereich:** Altersabhängig; < 60 Jahre 0,8–2,4 mg / l; > 60 Jahre < 3,0 mg / l.
- **Pathologische Befunde:** Erhöhte Werte bei systemischen Entzündungsreaktionen ohne Hinweis auf deren Ätiologie.
- **Bewertung:**
  - Erhöhte Werte werden neben systemisch-aktiven Autoimmunerkrankungen bei vielen Erkrankungen mit einem erhöhten Zellumsatz gefunden (z. B. CLL, Lymphome, multiples Myelom, chronische Infektionen).
  - Das β_2-Mikroglobulin wird glomerulär filtriert und tubulär größtenteils rückresorbiert. Seine Serumkonzentration ist daher bei eingeschränkter glomerulärer Filtrationsrate erhöht. Die Beurteilung einer β_2-Mikroglubulin-Erhöhung kann daher nur bei normaler Nierenfunktion erfolgen.

2.3 Blutbild und Differenzialblutbild

Indikation

- Routinemäßige Bestimmung bei V. a. Vorliegen einer hämatologischen Systemerkrankung, einer systemischen Entzündungsreaktion, einer Infektion, eines Malignoms oder einer Intoxikation.
- Differenzierung von Anämien, Leukopenien und Leukozytosen.
- Begleitend zum Einsatz von Basistherapeutika und anderen immunsuppressiven Medikamenten. Die Häufigkeit ist abhängig von den eingesetzten Medikamenten und richtet sich nach den Richtlinien der Kommission für Qualitätssicherung der Deutschen Gesellschaft für Rheumatologie (http: / / dgrh.de / therapieueberwachen. html; Teil II Medikamentöse Therapie); s. auch einzelne Medikamente im roten Teil (S. 434).

Pathologische Befunde und Bewertung

- **Pathologische Befunde:**
  - *Reaktive Veränderungen der Leukopoese* treten auf als Folge von:
    - Physiologischen Veränderungen: Hitze, Kälte, Schwangerschaft.
    - Pathophysiologischen Veränderungen: Generalisierte und lokalisierte Infektionen, generalisierte und lokalisierte nicht infektiöse Entzündungen, metabolische Störungen, zentralnervöse Störungen, akuter Blutverlust.
    - Intoxikationen: Medikamente, Drogen, chronischer Nikotinabusus.
  - *Im Rahmen von Entzündungsreaktionen* können sowohl Thrombozytosen und Leukozytosen mit Linksverschiebung als auch alle drei Reihen betreffende Zytopenien beobachtet werden. Blutbild und Differenzialblutbild lassen aber keine differenzialdiagnostischen Rückschlüsse im Rahmen der Diagnostik rheumatischer Erkrankungen zu.
  - *Beim Churg-Strauss-Syndrom* (S. 266) und bei der eosinophilen Fasciitis (S. 233) ist eine Eosinophilie von differenzialdiagnostischer Bedeutung.
  - *Beim Auftreten einer Anämie* differenzialdiagnostisch immer auch an Blutungskomplikationen im Rahmen einer Therapie mit NSAR (S. 434) und Glukokortikoiden (S. 439) denken.
  - *Bei Leukopenien von < 3000 / μl* Dosisanpassung von immunsuppressiven und knochenmarkstoxischen Medikamenten in der Dauertherapie von rheumatischen Erkrankungen notwendig (http: / / dgrh.de / therapieueberwachen.html).
  - Unter *Glukokortikoidtherapie* Leukozytose, (relative) Lymphopenie und meist hochgradige bis komplette eosinophilen Granulopenie möglich.
- **Bewertung:** Insbesondere Anämien und Leukozytosen sollten eine weitere internistische Diagnostik zur Ursachenabklärung nach sich ziehen.

2.4 Immunglobuline

Grundlagen

- Immunglobuline werden von den aus B-Zellen differenzierten Plasmazellen synthetisiert. Sie sind die einzigen nicht in der Leber gebildeten Plasmaproteine.

2.4 Immunglobuline

- Man unterscheidet 5 Immunglobulinklassen: IgA, IgM, IgG, IgD und IgE. Sie sind in Struktur und Funktion verschieden.
- Die Syntheserate der Immunglobuline hängt von der Menge des verfügbaren Antigens ab. Sie ist bei Infektionen oder Gewebezerstörung gesteigert.
- Ausdruck der akuten, erstmaligen Immunantwort auf ein Antigen sind IgM-Antikörper, bei wiederholter Antigenexposition werden v. a. IgG-Antikörper gebildet.

Indikation

- V. a. Vorliegen eines humoralen Immundefektes.
- Zum Ausschluss einer Hypogammaglobulinämie als Ursache einer (Poly)arthritis.
- Differenzierung einer Hypogammaglobulinämie (Antikörpermangelzustand).
- Differenzierung von mono-, oligo- oder polyklonalen Hypergammaglobulinämien.
- Diagnose des Hyper-IgD-Syndroms und der IgA-Nephropathie.
- Therapieüberwachung bei Immunglobulin-Substitution.
- Vor B-Zell-depletierender Therapie (z. B. MabThera).
- Leichtketten nur bei V. a. Vorliegen einer monoklonalen Gammopathie.

Messmethode und Referenzbereich

- **Messmethode:** Laser-Nephelometrie, radiale Immundiffusion. Die quantitative Immunglobulinbestimmung erfolgt mit Isotyp-spezifischen ELISA-Verfahren.
- **Referenzbereich:** (s. Tab. 2.5). Die Normwerte der Plasmakonzentrationen der Immunglobulinklassen sind altersabhängig.

Pathologische Befunde

- **Hypogammaglobulinämien:**
  - Sie können angeboren oder erworben sein.
  - Angeborene Hypogammaglobulinämien können sich mitunter erst im Erwachsenenalter erstmalig klinisch manifestieren.
  - Ursachen für erworbene Hypogammaglobulinämien können sein: Neoplastische Erkrankungen der B-Lymphozyten, Immunsuppressiva, insbesondere langjährige Therapie mit B-Zell-depletierenden Substanzen (z. B. MabThera), Strahlentherapie, nephrotisches Syndrom, exsudative Entheropathie.
  - Eine Infektgefährdung liegt vor bei < 4 g / l Gesamtimmunglobulin bzw. < 2,5 g / l IgG. Bei Reexposition mit MabThera erhöhtes Infektrisiko bei < 6 g / l IgG.
- **Hypergammaglobulinämien:**
  - Sie finden sich bei chronischen Entzündungen und bei mono- oder oligoklonaler Proliferation von Plasmazellen.
  - Eine Erhöhung von IgE findet man beim Churg-Strauss-Syndrom (S. 266).
  - Eine Erhöhung von IgA findet man bei der Purpura Schönlein-Hennoch (S. 268) sowie bei reaktiven Arthritiden (S. 52).

Bewertung

- Für die rheumatologische Routinediagnostik hat die quantitative Immunglobulinbestimmung an Bedeutung gewonnen. Serum-IgG sollte zum Ausschluss einer Hypogammaglobulinämie als Ursache der Symptome sowie zur Beurteilung einer In-

Tab. 2.5 • Quantitative Serum-Immunglobulinbestimmung

Immunglobulinklasse	Normwert für Erwachsene
IgA	0,7–4,0 g / l
IgE	< 100 kU / l
IgG	7–16 g / l
IgM	0,4–2,3 g / l
IgL κ	1,38–3,75 g / l
IgL λ	0,93–2,42 g / l

Immunglobulinnormwerte sind altersabhängig.

fektgefährdung vor Immunsuppression, insbesondere vor Biologikatherapie, bestimmt werden.
▶ Zur Beurteilung von Veränderungen der Immunglobulinsynthese sind wegen der ätiologischen Unspezifität anamnestische und klinische Informationen notwendig.
▶ IgD-Erhöhungen sind pathognomonisch für das Hyper-IgD-Syndrom (S. 418).

2.5 Immunkomplexe, Kryoglobuline, Komplement

Immunkomplexe

▶ **Grundlagen:**
- Immunkomplexe sind Aggregate aus Antigen und Antikörper.
- Immunkomplexe sind im Rahmen von Infektionen physiologisch.
- Bei Überschreiten der Aufnahmekapazität von Phagozyten Nachweis im Serum.
- Für die rheumatologische Diagnostik von besonderer Bedeutung sind Komplexe aus Antikörpern gegen körpereigene Proteine (Autoantikörper) mit deren Autoantigen.
- Immunkomplexe können im Serum gelöst sein oder sich in Gewebe ablagern und durch Effektorfunktionen des komplexierten Immunglobulins (Bindung von Komplement, Bindung von Komplementrezeptoren, Bindung von Fcγ-Rezeptoren) sowie durch Funktionen des gebundenen Antigens (z. B. Bindung von Nukleosomen an die negativ geladene glomeruläre Basalmembran) zu Gewebeschädigung führen.
- Immunkomplexe findet man u. a. bei Immunvaskulitiden und bei vielen chronischen Infektionen.

▶ **Indikation:**
- Bei V. a. Vorliegen einer Immunkomplexvaskulitis zur Verlaufsbeurteilung und Therapiekontrolle.
- Zur Diagnostik von para- und postinfektiösen Immunkomplexerkrankungen.
- Essenzielle Kryoglobulinämie.

▶ **Messmethode:**
- Zirkulierende Immunkomplexe können mit verschiedenen Nachweisverfahren bestimmt werden (Komplementaktivierung, Löslichkeit, Kryopräzipitation), wobei die einzelnen Verfahren unterschiedliche Limitationen haben und von der Anwesenheit bestimmter Proteine im Komplex (z. B. C1q beim C1q-Bindungstest) abhängen.
- Immunkomplexpräzipitate in Gewebebiopsien werden mittels Immunfluoreszenz immunhistochemisch nachgewiesen.

▶ **Referenzbereich:** Normwerte für Immunkomplexe sind testspezifisch.

Tab. 2.6 • **Normwerte von Immunkomplexen im Serum**

Immunkomplexklasse	Normwert (mg/l)
IgG	< 110
IgA	< 25
IgM	< 115
C1q	< 125
C3	< 25

Normwerte von Immunkomplexen sind methodenabhängig; Angabe für PEG-Präzipitation

▶ **Pathologische Befunde:**
- Erhöhte Werte bei vielen Autoimmunerkrankungen.
- Erhöhte Werte auch bei vielen Infektionen (viral, bakteriell, parasitär).
- IgA-Immunkomplexe bei Purpura Schönlein-Hennoch (S. 268).

▶ **Bewertung:** Bei Vorliegen einer Immunkomplexvaskulitis zur Verlaufsbeobachtung und Therapiekontrolle. Einzelbestimmungen haben keine Aussagekraft.

Kryoglobuline

- **Grundlagen:** Kryoglobuline sind Immunglobuline (komplette Antikörper, freie Leichtketten [Bence-Jones-Proteine] oder Immunglobulinkomplexe), die bei niedrigen Temperaturen (< 37 °C) reversible (Selbst-)Aggregate bilden. Sie werden in drei Gruppen eingeteilt.
  - *Typ I*: Monoklonale, homogene Immunglobuline. Meist IgM, seltener IgG oder IgA. Vorkommen bei Paraproteinämie im Rahmen von lymphoproliferativen und myeloproliferativen Erkrankungen wie M. Waldenström, Plasmozytom, malignen Lymphomen und MGUS.
  - *Typ II*: Polyklonales IgG und monoklonales anti-IgG Immunglobulin (meist IgM, seltener IgG oder IgA). Typisch ist ein monoklonaler IgM-Rheumafaktor mit polyklonalem IgG. Vorkommen bei der gemischten essenziellen Kryoglobulinämie, chronischen Infektionen (insbesondere Hepatitis C), verschiedenen Kollagenosen und lymphoproliferativen Erkrankungen.
  - *Typ III*: Polyklonales IgG und polyklonales anti-IgG-Immunglobulin. Vorkommen bei systemischem Lupus erythematodes (S. 210), rheumatoider Arthritis (S. 120), infektiöser Mononukleose, Virushepatitiden (S. 201), Mykoplasmenpneumonie oder idiopathisch ohne Grunderkrankung.
- **Kryoglobulinämien:**
  - Typ II und III gehören zu den gemischten Kryoglobulinämien.
  - Klinische Symptome einer Kryoglobulinämie sind Schwäche, Arthralgien, Raynaud-Symptomatik (Trias der essenziellen gemischten Kryoglobulinämie), Purpura, sensible und/oder motorische neurologische Beschwerden, Zyanose und Hautblutungen sowie Leber-, Lungen- und Nierenbeteiligungen.
  - **Indikation:**
    - Bei V. a. Vorliegen einer Immunkomplexvaskulitis (Übersicht S. 248) oder einer Kollagenose (Übersicht S. 210) mit Komplementverbrauch zur Verlaufsbeurteilung und Therapiekontrolle.
    - Zur Diagnostik von para- und postinfektiösen Immunkomplexerkrankungen, v. a. bei Vorliegen einer Hepatitis C (S. 202).
    - Essenzielle Kryoglobulinämie.
    - Vaskulitis bei Kryoglobulinämie (S. 275).
  - **Messmethode:**
    - Präzipitation der Kryoglobuline im Serum bei 4 °C aus zuvor bei 37 °C gehaltenem und bei dieser Temperatur vollständig koaguliertem Blut.
    - Vor allem Typ-II-Kryoglobuline benötigen bis zu einer Woche zur Präzipitation.
    - Die Quantifikation der Kryoglobuline erfolgt durch Zentrifugation bei 4 °C in einem graduierten Röhrchen. Die genaue Charakterisierung erfolgt mit verschiedenen immunologischen Methoden, wobei die Immunfixation und die Immunelektrophorese die Methoden der Wahl für die Bestimmung der Klonalität sind.
  - *Wichtig:* Das Serum muss warm ins Labor gebracht werden.
  - **Referenzbereich:** < 80 mg/l.
  - **Bewertung:**
    - Eine Erhöhung der Kryoglobuline wird bei zahlreichen Erkrankungen beobachtet. Insbesondere bei Typ-I- und -II-assoziierten Erkrankungen lassen sich hohe Werte nachweisen. Bei den Ursachen der Typ-II- und Typ-III-assoziierten Erkrankungen stehen Kollagenosen im Vordergrund.
    - Typ-II-Kryoglobulinämie als Ursache einer schweren chronischen Vaskulitis mit Purpura, Arthritis, Nephritis (PAN-Syndrom) sowie Polyneuropathie.
    - Typ-II-Kryoglobulinämie häufig bei Vorliegen einer HCV-Infektion.
    - Andere kältelabile Agglutinine in Serum und Plasma müssen von den Kryoglobulinen labordiagnostisch abgegrenzt werden. Kältefibrinogen und andere Kryoproteine werden im Kryopräzipitat unter Verwendung spezifischer Antiseren differenziert. Kälteagglutinine sind anti-erythrozytäre Antikörper, die diese bei 0 °C agglutinieren.

Komplement (C 3 und C 4)

▶ **Grundlagen:**
- Die Komplementkaskade ist ein Teil der unspezifischen Immunantwort und hat im Wesentlichen die Funktion der Abtötung opsonisierter Mikroorganismen, der Verstärkung von Antikörperantworten und der „Beseitigung" einer stattgefundenen Immunantwort durch Auflösen von Immunkomplexen und apoptotischen Zellen.
- Die Komplementkaskade kann durch drei verschiedene Wege aktiviert werden:
  - IgG- oder IgM-Immunkomplexe sowie bestimmte Mikroorganismen aktivieren den klassischen Weg.
  - Das Mannose-bindende Protein aktiviert nach Bindung von bakteriellen Mannosegruppen den Lektinweg.
  - Bakterien, Pilze, Viren und Tumorzellen aktivieren den alternativen Weg.
- Der Komplementfaktor C 4 wird nur bei der klassischen und der Lektinaktivierung aktiviert, der Komplementfaktor C 3 wird bei allen Wegen aktiviert.

▶ **Komplementfaktorerniedrigung:**
- Wird üblicherweise durch quantitativen Nachweis der Faktoren C 3 und C 4 bestimmt.
- Ursachen: Angeborene Synthesestörung, gesteigerter Verbrauch.
- Zur Komplementerniedrigung kann es bei vielen rheumatischen Erkrankungen entweder aufgrund einer gesteigerten Komplementaktivierung oder aufgrund von Autoantikörpern gegen Komplementfaktoren (z. B. anti-C 1q-Autoantikörper beim systemischen Lupus erythematodes) kommen.

▶ **Indikation:**
- V. a. Vorliegen einer Kollagenose, einer rheumatoiden Vaskulitis (S. 248), eines Felty-Syndroms (S. 280), einer gemischten essenziellen Kryoglobulinämie (S. 39) oder eines systemischen Lupus erythematodes (S. 210).
- Beurteilung der Erkrankungsaktivität beim systemischen Lupus erythematodes (S. 210).

▶ **Messmethode:** Radiale Immundiffusion, Immunnephelometrie und Immunturbidimetrie.

▶ **Referenzbereich:** CH50: 20–60 U/ml; C 3: 0,8–1,8 g/l; C 4: 0,1–0,4 g/l; C 1q: 0,05–0,25 g/l.

▶ **Pathologische Befunde:**
- Der Nachweis einer Erniedrigung der Komplementfaktoren C 3 und C 4 ist insbesondere zur Verlaufsbeurteilung beim systemischen Lupus erythematodes (S. 210) und bei anderen Immunkomplexvaskulitiden von klinischer Bedeutung.
- Erniedrigte Werte auch bei hereditärem Mangel, bei Neoplasien oder im Rahmen von chronischen Entzündungen.
- Erhöhung von C 3 und C 4 als Ausdruck einer Akutphase-Reaktion ohne differenzialdiagnostische Relevanz. Bei systemischem Lupus erythematodes und anderen Immunkomplexvaskulitiden kann es dadurch allerdings zu falsch normalen Werten kommen.
- C 4b-Defizienz bei Patienten mit Nierenbeteiligung bei Purpura Schönlein-Hennoch.

▶ **Bewertung:** Im Rahmen der rheumatologischen Diagnostik haben die Einzelbestimmungen der Komplementfaktoren C 3 und C 4 in der Verlaufsbeurteilung von Immunkomplexvaskulitiden und dem systemischen Lupus erythematodes eine Bedeutung.

2.6 Autoantikörper

Grundlagen

▶ **Autoantikörper** sind Ausdruck einer spezifischen Immunantwort gegen körpereigene Proteine.
▶ **Voraussetzung für das Entstehen von Autoantikörpern** ist der Zusammenbruch der immunologischen Toleranz. Man unterscheidet:

- *Zentrale Toleranz:* Hier werden im Thymus, in den Lymphknoten und im Knochenmark T- bzw. B-Lymphozyten mit hochaffinen Rezeptoren für Autoantigene deletiert.
- *Periphere Toleranz:* Sie verhindert eine Aktivierung von Autoantigen-spezifischen peripheren Lymphozyten mit verschiedenen Mechanismen wie Apoptose, aktiver Inhibition oder Induktion von Anergie.

▶ **Mechanismus des Entstehens von Autoantikörpern:**
- Das Vorkommen von Autoantigen-spezifischen Lymphozyten in der peripheren Zirkulation ist physiologisch und führt nicht zwangsläufig zum Auftreten von Autoantikörpern oder zum Entstehen von Autoimmunerkrankungen.
- Erst wenn es zur Aktivierung dieser Autoantigen-spezifischen Lymphozyten kommt und diese ihre Effektorfunktionen ausüben können, wie z. B. Produktion von Autoantikörpern, Sekretion von proinflammatorischen Zytokinen, zelluläre Zytotoxizität, kann es zu Gewebezerstörung und damit zur Entstehung einer Autoimmunerkrankung kommen.
- Die Aktivierung von Autoantigen-spezifischen Lymphozyten setzt eine Störung in den physiologischen Toleranzmechanismen zwingend voraus. Dieses wird auch dadurch verdeutlicht, dass die Autoantigene vieler Autoantikörper *per se* nicht immunogen sind und zusätzliche Faktoren notwendig sind, damit eine Autoantikörperantwort entsteht.

▶ **Formen von Autoantikörpern:**
- *IgM-Antikörper* sind Pentamere und entstehen während einer primären Immunantwort. Sie sind meist von niedriger Affinität, daraus resultiert die Gefahr der unspezifischen Bindung im Nachweisverfahren.
- *IgG-Antikörper* sind bivalent, entstehen nach wiederholter Immunisierung und zeigen daher eine kontinuierliche Antigenstimulation an. Sie sind meist von hoher Affinität und sind die vorherrschenden Autoantikörper bei vielen organspezifischen und systemischen Autoimmunerkrankungen.
- *Polyklonal:* Autoantikörper sind gegen mehrere antigene Bereiche von körpereigenen Proteinen gerichtet. Sie sind daher meistens polyklonal.
- *Monoklonal:* Monoklonale Autoantikörper vom IgG-Typ sind hochverdächtig auf das Vorliegen einer B-Zellneoplasie.

▶ **Nachweis von Autoantikörpern und ihre Bedeutung:**
- Der Nachweis von Autoantikörpern lässt keine Aussage über deren pathogenetische Bedeutung zu. Natürliche Autoantikörper z. B. sind Immunglobuline meist vom IgM-Typ, die bei vielen gesunden Individuen nachzuweisen sind, die gegen eine Reihe verschiedener Autoantigene gerichtet sein können und die möglicherweise eine physiologische Rolle in der Beseitigung von körpereigenen Proteinen aus der peripheren Zirkulation spielen.
- Der Nachweis von Autoantikörpern gegen bestimmte Antigene hat sich unabhängig von ihrer möglichen pathogenetischen Bedeutung dieser Antikörper für die Differenzialdiagnostik und die Verlaufsbeobachtung vieler systemisch-entzündlicher rheumatischer Erkrankungen als außerordentlich nützlich erwiesen. Die Spezifität und die Sensitivität von definierten Autoantikörpern, die in der Diagnostik rheumatischer Erkrankungen untersucht werden, sind sehr variabel.
- Da Autoantikörper physiologischerweise vorkommen können, sollten sie nur beim begründeten klinischen Verdacht auf das Vorliegen einer Autoimmunerkrankung bestimmt werden. Screeningverfahren zum Nachweis von Autoantikörpern ohne hinreichenden klinischen Verdacht auf das Vorliegen einer Autoimmunerkrankung sind nicht sinnvoll!
- ▸ *Beachte:* Die Diagnose einer rheumatologischen Autoimmunerkrankung kann niemals durch einen Autoantikörper gestellt werden. Autoantikörper spielen in den Diagnosekriterien der meisten rheumatologischen Erkrankungen keine Rolle.

Rheumafaktoren (RF)

▶ **Grundlagen:** Rheumafaktoren (RF) sind Autoantikörper, die gegen antigene Determinanten des Fc-Teils von Immunglobulinen der Klasse G gerichtet sind. RF sind polyklonal und gehören meist der IgM-Klasse an. Seltener werden RF der Klassen IgG, IgA oder IgE gefunden.

2.6 Autoantikörper

- **Autoantigen:** Fc-Regionen von Immunglobulinen der Klasse IgG.
- **Indikation:** V. a. Vorliegen einer rheumatoiden Arthritis (S. 120).
- **Messmethode:**
  - *Quantitative RF-Bestimmung* durch ELISA: Differenzierung von IgG-, IgM- und IgA-RF, Nephelometrie und Radioimmunoassays.
  - *Quantitative RF-Bestimmung* durch ELISA: Differenzierung von IgG-, IgM- und IgA-RF, Nephelometrie und Radioimmunoassays.
- **Referenzbereich:**
  - Die Nachweisverfahren der RF sind in vielen Labors nicht standardisiert. Daher ist ein Vergleich der Titerhöhe bei Bestimmungen in verschiedenen Labors oft nicht möglich.
  - *Normalwert:* Negativ; Nephelometrie < 20 U / ml; Agglutinationstests < 1 : 20.
- **Pathologische Befunde:**
  - RF können bei 60–80 % der Patienten mit rheumatoider Arthritis (S. 120) nachgewiesen werden. Sie stellen daher einen diagnostischen Parameter bei rheumatoider Arthritis dar. Sensitivität bzw. Spezifität der RF sind allerdings mit 26–66 % Sensitivität (je nach Titer) und 74–95 % Spezifität (je nach Titer) im Vergleich zu den anderen typischerweise in der Diagnostik rheumatischer Erkrankungen bestimmten Autoantikörpern niedrig.
  - RF bei anderen rheumatischen Erkrankungen: s. Tab. 2.7.
- **Bewertung:**
  - *Diagnosekriterium:* Das Vorliegen von RF ist eines der sieben (alten) Klassifikationskriterien des American College of Rheumatology für die rheumatoide Arthritis. Die Titerhöhe des RF (negativ; > 1 x – ≤ 3 x des oberen Grenzwertes des La-

Tab. 2.7 • Rheumafaktoren bei rheumatischen und nicht rheumatischen Erkrankungen

Erkrankung	RF-Nachweis (% der Patienten)
Rheumatoide Arthritis	60–80
Sjögren-Syndrom	75–95
Mischkollagenose	50–60
Gemischte Kryoglobulinämie	40–100
Systemischer Lupus erythemadodes	15–35
Andere Kollagenosen	10–50
Psoriasisarthritis	10–20
Spondyloarthropathien	< 10
Polymoysitis / Dermatomyositis	5–10
Bakterielle Endokarditis	25–50
Tuberkulose	8
Syphilis	13
Virale Infektionen	15–65
Hepatitis B oder Hepatitis C	20–75
Parasitäre Infektionen	20–90
Sarkoidose	3–33
Interstitielle pulmonale Fibrose	10–50
Silikose	30–50
Asbestose	30
Primäre biliäre Zirrhose	45–70
Maligne Erkrankungen	5–25
Nach wiederholten Immunisierungen	10–15
Gesunde Individuen	5–25

bors; > 3 x des oberen Grenzwertes des Labors) geht auch in die neuen Klassifikationskriterien der European League Against Rheumatism und des American College of Rheumatology ein. RF können aber auch bei vielen anderen rheumatischen und nicht rheumatischen Erkrankungen auftreten und finden sich mit zunehmendem Alter bei bis zu 25 % der gesunden Individuen. Bei Letzteren sind die Titer der RF selten höher als 1:160.
- *Positive und negative Vorhersagekraft:* Die meisten gesunden Individuen mit nachweisbaren RF entwickeln nie eine rheumatoide Arthritis. Der RF ist daher als Screeningverfahren ungeeignet.
  - *Positive Vorhersagekraft vorhandener RF:* 24 % für die rheumatoide Arthritis, 34 % für das Auftreten irgendeiner rheumatischen Erkrankung.
  - *Negative Vorhersagekraft bei nicht vorhandenen RF:* 89 % für die rheumatoide Arthritis, 85 % für die Entstehung irgendeiner rheumatischen Erkrankung.
- *Bedeutung hochtitriger RF:* Bei der rheumatoiden Arthritis sind hochtitrige RF prognostisch ungünstige Zeichen für aggressive Krankheitsverläufe, für das Auftreten von knöchernen Erosionen und für extraartikuläre Manifestationen. Eine genaue Vorhersage über den Krankheitsverlauf eines individuellen Patienten ist aber allein mit der Bestimmung der RF nicht möglich.
- RF können unter dauerhafter immunsuppressiver Therapie, insbesondere unter B-Zell-deplettierender Therapie, negativ werden.
- ▶ *Beachte:* RF-Titer sind als Verlaufsparameter der rheumatoiden Arthritis und als Therapiekontrolle ungeeignet.

Antikörper gegen citrullinierte Peptide (ACPA)

▶ **Grundlagen:**
- Deiminierung der Aminosäure Arginin zu Citrullin durch das Enzym Peptidylarginin Deiminase ist eine posttranslationale Modifikation, die die Ladung und die biochemischen Eigenschaften von Proteinen verändert.
- Dadurch entstehen sog. Neoepitope, die als Autoantigene von Lymphozyten erkannt werden und damit Grundlage für die Entstehung von Autoimmunphänomenen sein können.
- Citrullinierung findet man v. a. an Proteinen des Zytoskeletts (z. B. Zytokeratin, Vimentin oder Filaggrin). Die Autoantikörper erkennen nicht nur die citrullinierten Peptide des Zytoskeletts, sondern auch synthetische Peptide, die ein Citrullin enthalten. Zum Nachweis werden u. a. synthetische zyklische citrullinierte Peptide verwendet.
- Die beiden geläufigsten Testverfahren weisen Antikörper gegen zyklisches citrullinierte Peptide (anti-CCP) und mutiertes citrulliniertes Vimentin (anti-MCV) nach.
- Während die Citrullinierung von Peptiden ein häufiges und physiologisches Phänomen bei Entzündungsreaktionen darstellt, ist der Nachweis von ACPA hoch spezifisch für die rheumatoide Arthritis. Der Grund dafür ist nicht geklärt.
- ACPA haben bisher keine nachgewiesene pathophysiologische Bedeutung.
▶ **Autoantigene:** Citrullinierte Peptide vor allem von Proteinen des Zytoskeletts.
▶ **Indikation:** V. a. Vorliegen einer rheumatoiden Arthritis (S. 120).
▶ **Messmethode:** Quantitativ im ELISA.
▶ **Referenzbereich:** Je nach Labor und Testverfahren. Vor allem für anti-CCP-Antikörper existieren verschiedene Tests und damit verschiedene Referenzbereiche. Ein Vergleich der Titerhöhe bei Bestimmungen in verschiedenen Labors ist nicht möglich.
▶ **Normalwert:** Negativ.
▶ **Pathologische Befunde:** ACPA treten bei etwa ⅔ der Patienten mit rheumatoider Arthritis auf. Sie haben die höchste Spezifität aller bisher bekannten Autoantikörper für die rheumatoide Arthritis (> 95 %) bei einer dem RF vergleichbaren Sensitivität von 50–70 %.
▶ **Bewertung:**
- ACPA haben sich in der Diagnostik der rheumatoiden Arthritis etabliert. Sie gehören zu den neuen Klassifikationskriterien der rheumatoiden Arthritis der European League Against Rheumatism und des American College of Rheumatology.

2.6 Autoantikörper

Ihre Wertigkeit wird dort gleichberechtigt zu den RF genannt und wie diese geht ihre Titerhöhe (negativ; > 1 x – ≤ 3 x des oberen Grenzwertes des Labors; > 3 x des oberen Grenzwertes des Labors) in die Klassifikationskriterien ein.
- ACPA können mehrere Jahre vor den ersten klinischen Symptomen im Serum der zu dem Zeitpunkt noch klinisch Gesunden nachgewiesen werden. ACPA können als differenzialdiagnostisches Kriterium bei einem sehr frühen Stadium einer Polyarthritis verwendet werden, um eine unspezifische Polyarthritis von einer sich klinisch (noch) uncharakteristisch manifestierenden Früh-RA zu unterscheiden.
- Während die Höhe des anti-CCP-Antikörpertiters kein guter Verlaufsparameter der Erkrankung oder des Ansprechens auf eine immunsuppressive Therapie ist, scheint die Titerhöhe von anti-MCV-Antikörpern mit der Erkrankungsaktivität zu korrelieren.
- Das Auftreten von ACPA korreliert mit dem Rauchen.
- ACPA gehören zu den Risikofaktoren der Entwicklung eines erosiven Verlaufs der rheumatoiden Arthritis.
- ACPA können helfen, eine *late onset rheumatoid arthritis* von einer Polymyalgia rheumatica zu differenzieren, auch wenn in letzter Zeit Berichte über ACPA-positive Formen einer Polymyalgia rheumatica beschrieben worden sind.

Antinukleäre Antikörper (ANA)

▶ **Grundlagen:**
- Unter antinukleären Antikörpern wird eine Gruppe von Antikörpern zusammengefasst, die gegen verschiedene Zellkernstrukturen gerichtet sind. Die Bezeichnung *antinukleäre Antikörper* ist allerdings nicht präzise, da viele der von den ANA erkannten Autoantigenen in der Lage sind, vom Kern ins Zytoplasma und zurück zu translozieren oder aber sich nur vorübergehend während des Zellzyklus an die Chromosomen anlagern.
- Viele ANA haben keine bekannte pathophysiologische Bedeutung, der Nachweis der ANA eignet sich jedoch zur Differenzialdiagnostik von Autoimmunerkrankungen.

▶ **Indikation:** V. a. Vorliegen einer entzündlich-rheumatischen Erkrankung.

▶ **Messmethode:**
- *Indirekte Immunfluoreszenz (IFT):* Screeningtest zum Nachweis von ANA unter Verwendung von Hep-2-Zellen (humane epitheliale Tumorzelllinie; Vorteil: große Nuklei) oder Gefrierschnitten von Maus- oder Rattenleber oder -niere. Die Detektion erfolgt mit einem Fluoreszenzfarbstoff-gekoppelten anti-Immunglubulin-Antiserum. Durch serielle Serumverdünnungen können Titer bestimmt werden. Das Immunfluoreszenzmuster erlaubt eine Aussage über die Spezifität der ANA.
- *ELISA:* Quantitativer Nachweis und Differenzierung von ANA. Dabei werden rekombinante Antigene oder unterschiedlich definierte Zellkernpräparationen verwendet.
- Immunodiffusion, Immunoelektrophorese, Radioimmunoassays und Immunopräzipitation kommen noch gelegentlich zum Einsatz, haben aber heute fast gänzlich an Bedeutung verloren.

▶ **Referenzwerte:** Es gibt kein standardisiertes Verfahren zum Nachweis von ANA. Je nach Labor gelten Titer > 1:40 oder > 1:80 als positiv.

▶ **Pathologische Befunde:**
- *Hohe ANA-Titer* (> 1:320) machen das Vorliegen einer autoimmunen rheumatischen Erkrankung wahrscheinlich. Kann keine definitive Diagnose gestellt werden, müssen Patienten mit hohen ANA-Titern sorgfältig im Hinblick auf die Entwicklung einer ANA-assoziierten Erkrankung überwacht werden.
- Das routinemäßige Überprüfen oder Überwachen von selbst hohen ANA-Titern bei Personen ohne klinische Hinweise auf das Vorliegen einer Erkrankung macht dagegen keinen Sinn.
- *Niedrige ANA-Titer* (< 1:80) machen bei Fehlen von klinischen Symptomen das Vorliegen einer autoimmunen rheumatischen Erkrankung unwahrscheinlich.

▶ **Bewertung:**
- Ein positiver ANA-Befund weist zusammen mit einem jeweils typischen Immunfluoreszenzmuster auf das Vorliegen von bestimmten rheumatischen Erkrankun-

2.6 Autoantikörper

gen hin. Ihr Nachweis und ihre genaue Differenzierung können daher in der Differenzialdiagnose dieser Erkrankungen hilfreich sein.
- Allerdings muss man bedenken: Ein hoher ANA-Titer (> 1:320) macht das Vorliegen einer rheumatischen Erkrankung zwar wahrscheinlich, der Nachweis von ANA oder eines typischen ANA-Musters ist jedoch kein Beweis für das Vorliegen einer bestimmten entzündlich-rheumatischen Erkrankung. Die Diagnose darf nur unter Berücksichtigung der Anamnese und des klinischen Befundes gestellt werden.
- Spezifität und Sensitivität der ANA für einzelne rheumatische Erkrankungen sind sehr verschieden (s. Tab. 2.8).

Tab. 2.8 • **Sensitivität (ANA von antinukleären Antikörpern bei rheumatischen und nicht rheumatischen Erkrankungen)**

Erkrankung	ANA-Nachweis (% der Patienten)
Systemischer Lupus erythematodes	95–100
Kutane Lupusformen	20–60
Medikamenten-induzierter Lupus	95–100
Mixed connective tissue disease	100
Systemische Sklerodermie	60–80
CREST-Syndrom	95
Sjögren-Syndrom	40–95
Polymyositis / Dermatomyositis	30–80
Rheumatoide Arthritis	30–50
Felty-Syndrom	60–95
Pauciartikuläre juvenile chronische Arthritis	70
Panarteriitis nodosa	20
Autoimmunhepatitis	60–100
Primäre autoimmune Cholangitis	80–100
Primäre biliäre Zirrhose	40
Virushepatitis	30
Alkoholtoxische Leberzirrhose	30
Hashimoto-Thyreoiditis	50
M. Basedow	50
Lungenfibrose	20–60
Primäre pulmonale Hypertonie	40
Schwangerschaft	< 10
Nicht schwangere Gesunde (altersabhängig)	bis zu 30

▶ Der IFT ist v. a. als Screening bei Patienten mit Verdacht auf systemischen Lupus erythematodes (S. 210) von diagnostischem Wert.
▶ Ein negativer ANA-Befund schließt einen systemischen Lupus erythematodes mit hoher Wahrscheinlichkeit aus.
▶ Verlaufsbestimmungen von ANA sind mit wenigen, explizit unten erwähnten Ausnahmen nicht sinnvoll.
▶ Positive ANA können bei Gesunden (z. B. auch bei Verwandten von Patienten mit ANA-assoziierten rheumatischen Erkrankungen), bei chronischen Infektionserkrankungen (Mononukleose, subakute bakterielle Endokarditis, Tuberkulose), bei lymphoproliferativen Erkrankungen, infolge der Einnahme verschiedener Medikamente (Procainamid, Hydralazin, Chinidin) und bei anti-TNF-Therapie gefunden werden.
▶ ANA können unter immunsuppressiver Therapie negativ sein.

2.6 Autoantikörper

▶ *Hinweis* zum Begriff der extrahierbaren antinukleären Antikörper (ENA):
- Im deutschen Sprachgebrauch fasst man historisch eine Gruppe von heterogenen antinukleären Antikörpern, die gegen extrahierbare, wasserlösliche Kernantigene gerichtet sind, als extrahierbare antinukleäre Antikörper (ENA) zusammen.
- Die Terminologie der ENA richtet sich nach der Erkrankung, bei der die entsprechenden Antikörper zuerst nachgewiesen wurden (z. B. Scl-70: Sklerodermie), nach der biochemischen Zielstruktur des jeweiligen Antikörpers (z. B. RNP: Ribonukleoprotein; CENP-B: Zentromer-Protein B) oder nach den Anfangsbuchstaben des Namens der Patienten, bei denen der Antikörper zuerst nachgewiesen wurde (z. B. Sm, Ro, La, Jo).
- Die Abgrenzung der ENA von anderen ANA hat keine pathophysiologische Grundlage und wird im vorliegenden Kapitel nicht mehr vorgenommen.

Anti-CENP-B (centromer-protein B)-Antikörper

- ▶ **Grundlagen:** Die Zentromerproteine verbinden die Zentromere der Chromosomen über Mikrotubuli mit dem mitotischen Spindelapparat während der mitotischen Zellteilung. Das *centromer-protein B* ist ein 80 kDa-Protein.
- ▶ **Indikation:** Differenzierung von ANA bei V. a. Vorliegen einer entzündlich-rheumatischen Erkrankung.
- ▶ **Messmethode:** ELISA, Westernblot, Immunfluoreszenz.
- ▶ **Referenzbereich:** Negativ.
- ▶ **Pathologische Befunde:**
  - Anti-CENP-B-Antikörper findet man fast ausschließlich bei Patienten mit limitierter kutaner Sklerose und v. a. bei Patienten mit CREST-Syndrom.
  - Bei etwa 60 % der Patienten mit CREST-Syndrom lassen sich anti-CENP-B-Antikörper nachweisen.
- ▶ **Bewertung:**
  - Anti-CENP-B-Antikörper kommen auch bei Patienten mit isoliertem Raynaud-Phänomen vor.
  - Bei systemischer Sklerose sind anti-CENP-B-Antikörper bei 8 % der Patienten nachzuweisen.
  - Relativ häufig findet man anti-CENP-B-Antikörper bei Patienten mit primärer biliärer Zirrhose; der Nachweis von anti-CENP-B-Antikörpern bei klinisch Gesunden ist eine absolute Rarität.

Anti-DNA-Antikörper

- ▶ **Grundlagen:**
  - Von diagnostischer Bedeutung ist die Unterscheidung in Antikörper, die gegen Einzelstrang-DNA (ssDNA), und Antikörper, die gegen doppelsträngige DNA (dsDNA) gerichtet sind.
  - *Autoantigen:*
    - Anti-ssDNA: Purin- oder Pyrimidinbasen, die auf Einzelstrang-DNA für Antikörper zugänglich, in der dsDNA aber durch die β-Helixstruktur verborgen sind.
    - Anti-dsDNA: Chromatinassoziierte Proteine, DNA/Protein-Komplexe, Purin- oder Pyrimidinbasen der dsDNA.
  - Es gibt keine Kreuzreaktion zwischen anti-ssDNA- und anti-dsDNA-Antikörpern.
- ▶ **Indikation:** V. a. systemische Autoimmunerkrankung.
- ▶ **Messmethode:** Farr-Assay (RIA), ELISA, Crithidia luciliae IFT (Methode zweiter Wahl).
- ▶ **Referenzbereich:**
  - RIA < 10 U/ml.
  - ELISA herstellerspezifisch.
  - IFT < 1:10.
- ▶ **Pathologische Befunde:**
  - Anti-dsDNA-Antikörper haben eine hohe Spezifität (< 95 %) für den systemischen Lupus erythematodes. Ihre Sensitivität liegt bei 30–70 %.
  - Anti-ssDNA-Antikörper haben wegen ihres Vorkommens bei zahlreichen rheumatischen und nicht rheumatischen Erkrankungen keine diagnostische Bedeutung.

2.6 Autoantikörper

▶ **Bewertung:**
- *Anti-ssDNA-Antikörper:*
  - Vorkommen bei systemischem Lupus erythematodes, Medikamenten-induziertem Lupus, rheumatoider Arthritis, Sklerodermie, anderen rheumatischen Erkrankungen, bei Verwandten von Patienten mit systemischem Lupus erythematodes.
  - Sie haben daher nur eine geringe Spezifität und somit keine Bedeutung für die Diagnostik von rheumatischen Erkrankungen.
  - Der Titer korreliert nicht mit der Erkrankungsaktivität. Anti-ssDNA-Antikörper sind daher für die Verlaufsbeobachtung und Therapiekontrolle rheumatischer Erkrankungen ungeeignet.
- *Anti-dsDNA-Antikörper bei systemischem Lupus erythematodes:*
  - Anti-dsDNA-Antikörper sind ein Klassifikationskriterium des systemischen Lupus erythematodes des American College of Rheumatology (S. 215).
  - Ein negativer anti-dsDNA-Befund sollte an der Diagnose eines systemischen Lupus erythematodes zweifeln lassen.
  - Anti-dsDNA-Antikörper-Titer korrelieren gut mit der Erkrankungsaktivität eines systemischen Lupus erythematodes und können daher für die Verlaufsbeurteilung und Therapiekontrolle verwendet werden.
  - Beim systemischen Lupus erythematodes besteht eine Korrelation von anti-dsDNA-Antikörper-Titern und Nierenbeteiligung, auch wenn es Ausnahmen von dieser Regel gibt. Eine Assoziation mit anderen Organbeteiligungen ist nicht beschrieben.
  - Fluktuationen im anti-dsDNA-Antikörper-Titer können bei der Differenzialdiagnose eines Erkrankungsschubes von einer Infektion bei Patienten mit systemischem Lupus erythematodes hilfreich sein.
  - Anti-dsDNA-Antikörper / DNA-Komplexe haben wahrscheinlich eine pathogenetische Bedeutung in der Entwicklung der Lupus-assoziierten Glomerulonephritis.
- *Anti-dsDNA-Antikörper und andere rheumatische Erkrankungen:*
  - Anti-dsDNA-Antikörper können, wenn auch selten, auch bei der rheumatoiden Arthritis, der juvenilen Arthritis und der Autoimmunhepatitis auftreten.
  - Das Vorkommen bei klinisch Gesunden ist eine Rarität.

Anti-Histon-Antikörper

▶ **Grundlagen:** Zu den Histonen zählt eine Gruppe basischer globulärer Proteine, die als Oktamere zusammen mit einem 200 Basenpaar-langen DNA-Bereich die sog. Nukleosomen bilden. Nukleosomen sind mit nicht-Histon-Proteinen am Chromosomenaufbau beteiligt.

▶ **Autoantigen:** Histonuntereinheiten H1, H2A, H2B, H3, H4 sowie H2A / H2B-DNA und H3 / H4-DNA-Komplexe.

▶ **Indikation:** V. a. systemischen Lupus erythematodes.

▶ **Messmethode:** IFT, ELISA, RIA, Immunoblot.

▶ **Referenzbereich:** Negativ.

▶ **Pathologische Befunde:**
- Anti-Histon-Antikörper findet man bei > 95 % der Patienten mit Medikamenten-induziertem Lupus (S. 222).
- Vorkommen auch bei systemischem Lupus erythematodes (S. 210), rheumatoider Arthritis (S. 120) und systemischer Sklerose mit pulmonaler Fibrose (S. 227) sowie bei biliärer Zirrhose.

▶ **Bewertung:**
- *Patienten mit Medikamenten-induziertem Lupus:*
  - Sie haben neben den anti-Histon-Antikörpern nur in Ausnahmefällen ANA gegen andere Antigene.
  - Anti-Histon-Antikörper bei Medikamenten-induziertem Lupus sind v. a. gegen einen Komplex aus DNA und den Histondimer H2A / H2B, gegen den H3 / H4-DNA-Komplex sowie die Histonuntereinheit H1 gerichtet.
- *Patienten mit systemischem Lupus erythematodes:*
  - Sie haben zusätzlich zu anti-Histon-Antikörpern in der Regel ANA mit anderer Antigenspezifität.

- Beim systemischen Lupus erythematodes treten in erster Linie anti-Histon-Antikörper mit Spezifität gegen die Histonuntereinheiten H1 und H2B auf.
- Die Sensitivität von anti-Histon-Antikörpern für den systemischen Lupus erythematodes liegt bei 30–80%.
- Anti-Histon-Antikörper haben möglicherweise eine pathogenetische Bedeutung bei der renalen Beteiligung des systemischen Lupus erythematodes.
• Anti-Histon-Antikörper haben gegenüber anderen ANA, vor allem anti-dsDNA-Antikörpern, in der Diagnostik entzündlich-rheumatischer Erkrankungen wenig klinische Relevanz.

▶ *Hinweis* Lupus erythematodes (LE)-Zellphänomen:
- 1948 entdeckten drei Ärzte an der Mayo Clinic, dass durch Seren von Patienten mit systemischem Lupus erythematodes in Granulozyten mikroskopisch nachweisbare globuläre Strukturen entstanden. Die Bildung dieser Strukturen wurde kurze Zeit später als *In-Vitro*-Phänomen erkannt und erhielt als „LE-Phänomen" Einzug in die Diagnostik des systemischen Lupus erythematodes.
- Das Hauptantigen der LE-Phänomen-induzierenden Seren ist das Histon H1-Protein. Der LE-Test ist eines der Klassifikationskriterien des American College of Rheumatology für den systemischen Lupus erythematodes, hat aber heutzutage wegen der niedrigen Sensitivität (Nachweis bei 50–70% der Patienten mit systemischem Lupus erythematodes), einer relativ geringen Spezifität und Schwierigkeiten in der technischen Durchführung keine große Bedeutung mehr in der Diagnostik des systemischen Lupus erythematodes (s. Abb. 2.2).

Abb. 2.2 • LE-Zellphänomen

Anti-Mi-2-Antikörper

▶ **Grundlagen und Autoantigen:** Das Mi-2-Antigen (ribosomales *signal recognition particle*) ist ein nukleärer Proteinkomplex, dessen Hauptantigen ein 218 kDa großes Protein darstellt, das auf Chromosom 12 kodiert wird und strukturell mit den Helicasen verwandt ist.

▶ **Indikation:** Differenzierung von ANA bei V. a. Vorliegen einer entzündlich-rheumatischen Erkrankung.

▶ **Messmethode:** IFT, Immunoblot, Doppelgeldiffusionstest nach Ouchterlony.

▶ **Referenzbereich:** Negativ.

▶ **Pathologische Befunde:** Anti-Mi-2-Antikörper werden bei 5–10% der Patienten mit Polymyositis und bei 15–35% der Patienten mit Dermatomyositis gefunden.

▶ **Bewertung:**
- Der Nachweis von anti-Mi-2-Antikörpern soll ein prognostisch günstiges Zeichen für das Ansprechen auf eine immunsuppressive Therapie sein.
- Anti-M2-Antikörper haben keine Bedeutung in der Routinediagnostik rheumatischer Erkrankungen.

Anti-Ro (SS-A)-Antikörper

▶ **Grundlagen und Autoantigen:**
- Unter SS-A (Ro) (*soluble substance A*, Robert-Antigen) versteht man von verschiedenen Genen kodierte 52 und 60 kDa große Proteine, die sowohl im Zytoplasma als auch im Kern vorkommen und mit kleinen RNAs (hY1, hY3, hY4, hY5) komplexieren.

- Calreticulin, ein an der Bindung von Kalzium im endoplasmatischen Retikulum beteiligtes Protein, ist ebenfalls ein Ro-Antigen, wobei Antikörper gegen Calreticulin aber als eigene Entität beschrieben werden.
- Die Funktion des Ro-Antigens ist unklar.

▶ **Indikation:** Differenzierung von ANA bei V. a. Vorliegen einer entzündlich-rheumatischen Erkrankung.
▶ **Messmethode:** IFT, Immunoblot, Doppelgeldiffusionstest nach Ouchterlony, ELISA.
▶ **Referenzbereich:** Negativ.
▶ **Pathologische Befunde:**
- Anti-Ro-Antikörper kommen bei systemischem Lupus erythematodes (S. 210), beim Sjögren-Syndrom (S. 243) und bei der rheumatoiden Arthritis (S. 120) vor.
- Je nach Nachweisverfahren liegt ihre Sensitivität zwischen 20 und 60% für den systemischen Lupus erythematodes, zwischen 40 und 95% für das Sjögren-Syndrom (S. 243) und zwischen 3 und 10% für die rheumatoide Arthritis.

▶ **Bewertung:**
- Bei Patienten mit systemischem Lupus erythematodes sind anti-Ro-Antikörper mit erhöhter Photosensibilität assoziiert.
- Anti-Ro-Antikörper haben eine große klinische Bedeutung wegen ihrer Assoziation mit dem subakuten kutanen Lupus erythematodes (S. 211) und ihrem Vorkommen im Serum von Müttern von Kindern mit kongenitalem Herzblock. Man findet sie auch bei bis zu 0,5% gesunder Individuen, die interessanterweise häufig eine verstärkte Sensitivität auf ultraviolettes Licht aufweisen.

Anti-La (SS-B)-Antikörper

▶ **Grundlagen und Autoantigen:** SS-B (La) (*soluble substance B*, Lane-Antigen) ist ein 48 kDa großes nukleäres Phosphoprotein, das Vorstufen der *transfer (t)RNA*, 5S rRNA sowie bestimmte kleine virale RNA bindet. Es handelt sich vermutlich um einen Transkriptions-Terminierungsfaktor für die RNA-Polymerase III.
▶ **Indikation:** Differenzierung von ANA bei V. a. Vorliegen einer entzündlich-rheumatischen Erkrankung.
▶ **Messmethode:** IFT, Immunoblot, Doppelgeldiffusionstest nach Ouchterlony, ELISA.
▶ **Referenzbereich:** Negativ.
▶ **Pathologische Befunde:** Anti-La-Antikörper kommen bei systemischem Lupus erythematodes (S. 210) und beim Sjögren-Syndrom (S. 243) vor. Je nach Nachweisverfahren liegt ihre Sensitivität zwischen 15 und 40% für den systemischen Lupus erythematodes und zwischen 40 und 80% für das Sjögren-Syndrom (S. 243).
▶ **Bewertung:**
- Anti-La-Antikörper findet man fast ausschließlich in Seren von Patienten, in denen auch anti-Ro-Antikörper nachweisbar sind.
- Isoliertes Auftreten von anti-La-Antikörpern (ohne gleichzeitiges Vorkommen von anti-Ro-Antikörpern) ist bei Patienten mit primärer biliärer Zirrhose und mit Autoimmunhepatitis beobachtet worden.
- Bei Patienten mit Sjögren-Syndrom sind anti-La-Antikörper mit Purpura, Hypergammaglobulinämie, schwerer Speicheldrüsendysfunktion, Parotisschwellungen, hohen Titern von Rheumafaktoren und Lympho- sowie Leukopenie assoziiert.
- Anti-La-Antikörper findet man fast ausschließlich bei Frauen.

Anti-Sm-Antikörper

▶ **Grundlagen und Autoantigen:** Das Sm (Smith)-Antigen ist ein nukleäres nicht-Histon Polypeptid (B, B', D 1, D 2, D 3, E, F und G), das mit je 2 Uridin-reichen kleinen nukleären RNA (U1, U2, U4–6 und U5) zu snRNP (*small nuclear ribonucleoproteines*) komplexiert ist. snRNP haben eine Bedeutung beim Splicen von Vorläufer-*messenger (m)RNA*.
▶ **Indikation:** Differenzierung von ANA bei V. a. Vorliegen einer entzündlich-rheumatischen Erkrankung.
▶ **Messmethode:** IFT, Immunoblot, Doppelgeldiffusionstest nach Ouchterlony, ELISA.
▶ **Referenzbereich:** Negativ.

- **Pathologische Befunde:** Anti-Sm-Antikörper findet man bei 10–30 % der kaukasischen und bei 30–40 % der asiatischen und afroamerikanischen Patienten mit systemischem Lupus erythematodes (S. 210).
- **Bewertung:**
  - Anti-Sm-Antikörper haben ein hohe Spezifität (> 95 %) für den systemischen Lupus erythematodes.
  - Ihr Auftreten ist mit renaler und zentralnervöser Beteiligung assoziiert und die Titerhöhe korreliert gut mit der Erkrankungsaktivität.
  - Anti-Sm-Antikörper können daher für die Verlaufskontrolle und Therapiebeurteilung des systemischen Lupus erythematodes verwendet werden, v. a. bei den Patienten, bei denen keine anti-dsDNA-Antikörper nachweisbar sind.

U1-RNP-Antikörper

- **Grundlagen und Autoantigen:** Der U1-RNP-Komplex besteht aus einem 68 kDa Ribonukleoprotein und Uridin-reicher kleiner nukleärer RNA U1. Verwandt mit Sm-Antigen. Spielt eine Rolle beim Splicen von heterogener nukleärer RNA in mRNA.
- **Indikation:** Differenzierung von ANA bei V. a. Vorliegen einer entzündlich-rheumatischen Erkrankung.
- **Messmethode:** IFT, Immunoblot, Doppelgeldiffusionstest nach Ouchterlony, ELISA.
- **Referenzbereich:** Negativ.
- **Pathologische Befunde:**
  - U1-RNP-Antikörper kommen bei systemischem Lupus erythematodes (S. 210), Sjögren-Syndrom (S. 243), Sklerodermie (S. 226), Polymyositis (S. 238) und MCTD (S. 236) vor.
  - Ihre Sensitivität für den systemischen Lupus erythematodes liegt bei 40–60 %.
  - Ihre Sensitivität für die MCTD (Sharp-Syndrom) liegt bei 100 %.
- **Bewertung:** Anti-U1-RNP-Antikörper korrelieren bei Patienten mit systemischem Lupus erythematodes mit klinisch weniger schweren Verläufen, dem Auftreten des Raynaud-Phänomens und Ösophagus-Hypomotilität.

Andere antinukleäre Antikörper

- **Antikörper gegen Fibrillarin** (43 kDa großes U3 nukleoläres RNP):
  - Sie sind spezifisch für die Sklerodermie.
  - Sie werden v. a. bei jungen schwarzen Männern gefunden, die Beteiligungen von Skelettmuskeln und des Dünndarms aufweisen, aber keine Gelenksymptome haben.
- **Anti-Ku-Antikörper:**
  - Bei etwa 10–15 % der Patienten mit systemischem Lupus erythematodes werden Antikörper gegen das heterodimere Ku-Protein gefunden. Ku bindet an dsDNA-Enden und ist an der DNA-Reparatur sowie vermutlich auch an der DNA-Replikation und -Rekombination beteiligt.
  - Anti-Ku-Antikörper werden neben dem systemischen Lupus erythematodes auch bei Patienten mit Sklerodermie (15 %) und Sklerodermie / Myositis-Overlap-Syndromen (15 %) beobachtet.
- **Anti-PCNA-Antikörper:** Antikörper gegen das *proliferating cell nuclear antigen* (PCNA), ein der DNA-Polymerase δ-assoziierten Protein, werden in weniger als 5 % der Seren von Patienten mit systemischem Lupus erythematodes nachgewiesen. Früher bezeichnete man diese Antikörper als Cyclin-Antikörper.
- **Anti-PM-Scl-Antikörper:**
  - Anti-PM-Scl-Antikörper reagieren gegen einen Komplex aus 10 Proteinen, von denen eine 100 kDa große Untereinheit mit Aminosäurehomologien zu Serin / Threonin-Protein-Kinasen das immundominante Protein ist.
  - Anti-PM-Scl-Antikörper treten typischerweise bei Patienten mit dem Polymyositis / Sklerodermie-Overlap-Syndrom auf (25 % der Patienten), können aber auch bei 8 % der Patienten mit isolierter Polymyositis und bei 2–5 % der Patienten mit isolierter Sklerodermie nachgewiesen werden. Anti-PM-Scl-Antikörper sind mit einer erhöhten Prävalenz für Kalzinosen und Arthritiden assoziiert.

- Patienten mit Anti-PM-Scl-Antikörpern haben im Vergleich zu Patienten ohne Anti-PM-Scl-Antikörper eine gute Prognose mit einem geringen Risiko schwerer Organbeteiligungen und einer 10-Jahres-Überlebensrate von nahezu 100 %.

▶ **Anti-ribP-Antikörper:**
- Antikörper gegen ribosomale Phosphoproteine (P0, P1, P2) der großen ribosomalen Untereinheit, die einen als Antigen fungierenden konservierten Carboxyterminus haben, sind hoch spezifisch für den systemischen Lupus erythematodes (S. 210).
- Bei Patienten mit systemischem Lupus erythematodes sind anti-ribP-Antikörper mit der Erkrankungsaktivität assoziiert und sollen außerdem mit dem Auftreten von psychischen Auffälligkeiten korrelieren.
- Sie können bei 10 % aller Patienten mit systemischem Lupus erythematodes, aber bei 40 % der Patienten mit aktiver Erkrankung nachgewiesen werden.

▶ **Antikörper gegen RNA-Polymerase I, II und III sowie Antikörper gegen nukleoläre RNA-Helikase:** Findet man bei Sklerodermie, v. a. bei schweren Verläufen und diffuser Hautbeteiligung. Letztere können auch beim systemischen Lupus erythematodes auftreten.

▶ **Anti-Scl-70-Antikörper:**
- 15–20 % der Patienten mit Sklerodermie (S. 226) haben Serumantikörper gegen die DNA-Topoisomerase I (Scl-70).
- Der Nachweis von anti-Scl-70-Antikörpern im Serum von Patienten mit Sklerodermie korreliert mit diffuser Hautbeteiligung, früher und schwerer Organbeteiligung und daher einer schlechten Prognose.
- Anti-Scl-70-Antikörper sind insbesondere ein prognostisch ungünstiges Zeichen für die Entwicklung einer pulmonalen Fibrose.

▶ *Hinweis:* Die Bedeutung der Antikörper gegen Fibrillarin, Ku, PCNA, ribosomale Phosphoproteine, RNA-Polymerasen und nukleoläre RNA-Helicase ist in der rheumatologischen Routinediagnostik im Vergleich zu den anderen im Detail beschriebenen ANA gering.

Antinukleäre Antikörper bei entzündlich-rheumatischen Erkrankungen, Übersicht (s. Tab. 2.9)

Tab. 2.9 • Antinukleäre Antikörper (ANA bei entzündlich-rheumatischen Erkrankungen

Krankheit	Antigen	Sensitivität (%)	Fluoreszenzmuster	Abbildung
Systemischer Lupus erythematodes (S. 210)	dsDNA	40–70	nukleär: homogen	s. Abb. 2.3
	ssDNA	50–95	nukleär: homogen	
	Histone	30–80	nukleär: homogen	
	Sm	10–40	nukleär: grobgranulär/ gesprenkelt	
	snRNP	10–30	nukleär: grobgranulär	
	Ku	10–15	nukleär: retikulär	
	Ro (SS-A)	20–60	nukleär: feingranulär	s. Abb. 2.4
	La (SS-B)	15–40	nukleär: feingranulär	s. Abb. 2.4
Medikamenten-induzierter Lupus (S. 222)	Histone	50–95	nukleär: homogen	
Subakut kutaner Lupus (S. 211)	Ro (SS-A)	65	nukleär: feingranulär	
Mixed connective tissue disease (S. 236)	U1-RNP	95–100	nukleär: grobgranulär	
CREST-Syndrom (S. 226)	CENP-B	60–90	nukleär: zentromer	s. Abb. 2.5

2.6 Autoantikörper

Tab. 2.9 • **Fortsetzung**

Krankheit	Antigen	Sensitivität (%)	Fluoreszenzmuster	Abbildung
Sjögren-Syndrom (S. 243)	Ro (SS-A)	40–95	nukleär: feingranulär	
	La (SS-B)	40–80	nukleär: feingranulär	
Progressive systemische Sklerodermie (S. 226)	Scl-70	15–20	nukleolär: gesprenkelt, feingranulär	s. Abb. 2.6
	PM-Scl	5–10	nukleolär: homogen	s. Abb. 2.7
	CENP-B	20–40	nukleär: zentromer	
Dermatomyositis / Polymyositis (S. 238)	Jo-1	15–40	zytoplasmatisch: diffus, gesprenkelt	
	PM-Scl	10–15	nukleolär: homogen	s. Abb. 2.8
	Mi-2	20	nukleär: feingranulär	

Abb. 2.3 • ANA mit homogenem Fluoreszenzmuster des Nukleoplasmas. In der Bildmitte mehrere Mitosen mit Färbung der kondensierten Chromosomen, Betonung des Kernrandes (rim); SLE-Patientin mit anti-ds-DNA und Antinukleosomen (HEp-2-Zellen); von H. Seelig, Karlsruhe (aus Alten et al. Merckle Rheumatologie visuell-Rheumatologische Bilddatenbank, Thieme, 2004)

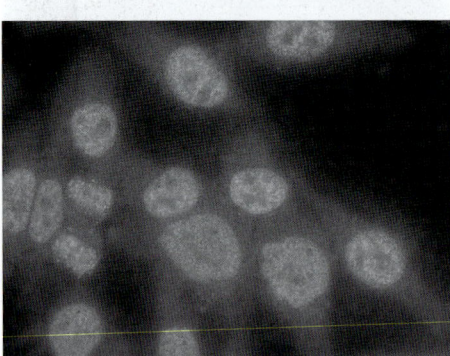

Abb. 2.4 • ANA mit feingranulärer Fluoreszenz des Nukleoplasma unter Aussparung der Nukleoli (anti-SS-A/Ro, anti-SS-B/La) bei Patientin mit SLE (HEp-2-Zellen, 40x); von H. Seelig, Karlsruhe (aus Alten et al. Merckle Rheumatologie visuell-Rheumatologische Bilddatenbank, Thieme, 2004)

Abb. 2.5 • Antikörper gegen Zentromere. Es findet sich eine diskrete granuläre Fluoreszenz im Nukleoplasma entsprechend der Anzahl der Chromosomen sowie eine granuläre Fluoreszenz der in der Metaphasenplatte kondensierten Chromosomen. Verdacht auf CREST-Syndrom (HEp-2-Zellen); von H. Seelig, Karlsruhe (aus Alten et al. Merckle Rheumatologie visuell-Rheumatologische Bilddatenbank, Thieme, 2004)

2.6 Autoantikörper

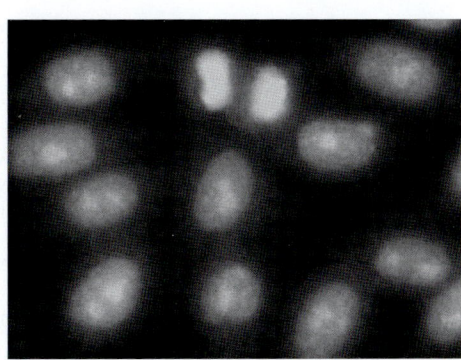

Abb. 2.6 • ANA mit feinstgranulärer Fluoreszenz des Nukleoplasmas und Fluoreszenz der kondensierten Chromosomen (anti-Topoisomerase I, anti-Scl 70) bei Patientin mit systemischer Sklerose. Gleichzeitig finden sich noch Antikörper gegen Coilin p80 (HEp-2-Zellen); von H. Seelig, Karlsruhe (aus Alten et al. Merckle Rheumatologie visuell-Rheumatologische Bilddatenbank, Thieme, 2004)

Abb. 2.7 • ANA mit glattem nukleolären Fluoreszenzmuster (anti-PM-Scl) bei undifferenzierter Kollagenose (HEp-2-Zellen); von H. Seelig, Karlsruhe (aus Alten et al. Merckle Rheumatologie visuell-Rheumatologische Bilddatenbank, Thieme, 2004)

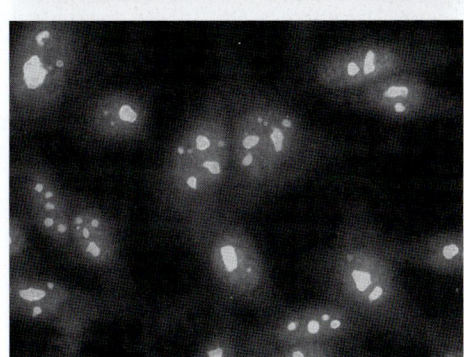

Abb. 2.8 • ANA mit glattem nukleolären Fluoreszenzmuster (anti-PM/Scl) bei Patientin mit Polymyositis; von H. Seelig, Karlsruhe (aus Alten et al. Merckle Rheumatologie visuell-Rheumatologische Bilddatenbank, Thieme, 2004)

Anti-zytoplasmatische Antikörper, Anti-Jo-1-Antikörper

- ▶ **Grundlagen und Autoantigen:** Das Jo-1-Antigen ist die Histidyl-tRNA-Synthetase, ein Enzym, das Histidin an tRNA bindet und so dessen Einbau in Proteine ermöglicht. Das immundominante Epitop liegt im aminoterminalen Bereich des Enzyms, der eine bisher unbekannte Funktion hat und strukturell an Seite an Seite liegende α-Helices erinnert.
- ▶ **Indikation:** Differenzierung von ANA bei V.a. Vorliegen einer Kollagenose mit myositischer Beteiligung.
- ▶ **Messmethode:** IFT, Immunoblot, Doppelgeldiffusionstest nach Ouchterlony, ELISA.
- ▶ **Referenzbereich:** Negativ.
- ▶ **Pathologische Befunde:** Anti-Jo-1-Antikörper findet man bei 15–40% der Patienten mit Dermatomyositis (S. 238) und bei 20–40% der Patienten mit Polymyositis.
- ▶ **Bewertung:**
  - Anti-Jo-1-Antikörper sind hoch spezifisch für Patienten mit Myositis und interstitieller Lungenfibrose (>95%). Mehr als 50% der Patienten mit Myositis und anti-Jo-1-Antikörpern entwickeln eine Lungenfibrose.

2.6 Autoantikörper

- Anti-Jo-1-Antikörper treten häufiger bei Polymyositis auf als bei Dermatomyositis.
- Der Nachweis von anti-Jo-1-Antikörpern ist mit einem schlechten Ansprechen auf immunsuppressive Therapie und einem unter Reduktion der immunsuppressiven Therapie erhöhten Risiko für Erkrankungsschübe assoziert.
- Anti-Jo-1-Antikörper können bei Patienten mit Myositiden manchmal vor dem Beginn einer pulmonalen Fibrose auftreten. Ihr Nachweis bei Kindern mit Polymoysitis und bei Erwachsenen mit nicht myositischen rheumatischen Erkrankungen ist selten.
- Ein Zusammenhang des Anti-Jo-1-Antikörpertiters mit der klinischen Aktivität der Myositis wird diskutiert.
- Eine klinische Bedeutung des Nachweises von anti-Jo-1-Antikörpern (und / oder des Nachweises von Antikörpern gegen andere Aminosäure-tRNA-Synthetasen wie Threonyl-tRNA-Synthetase (PL-7), Alanyl-tRNA-Synthetase (PL-12(1)), Isoleucyl-tRNA-Synthetase (OJ) und Glycyl-tRNA-Synthetase (EJ) liegt in ihrer Assoziation mit dem Antisynthetase-Syndrom (interstitielle Lungenerkrankung, Fieber, Raynaud-Phänomen, Arthritis und Mechanikerhände). Die meisten dieser Patienten tragen das HLA-Allel DRw52, viele zusätzlich das HLA-Allel DR3.

Anti-neutrophile zytoplasmatische Antikörper (ANCA)

▶ **Grundlagen:**
- Anti-neutrophile zytoplasmatische Antikörper (ANCA) reagieren mit verschiedenen, sich in den Granula von Monozyten und neutrophilen Granulozyten befindenden Enzymen.
- Man unterscheidet aufgrund des Immunfluoreszenzmusters in Äthanol-fixierten humanen neutrophilen Granulozyten zytoplasmatische ANCA (cANCA) von perinukleären ANCA (pANCA). cANCA zeigen eine feingranuläre diffuse zyoplasmatische Fluoreszenz (s. Abb. 2.9) und reagieren mit einer Serinprotease (Proteinase 3). pANCA zeigen eine perinukleäre homogene Fluoreszenz und sind meistens gegen Myeloperoxidase gerichtet.

▶ **Autoantigen:**
- *cANCA:* Drei Proteine der Proteinase 3 (PR3) mit 29, 30,5 und 32 kDa MW.

Abb. 2.9 • a Typische cANCA-Fluoreszenz (anti-PR3) mit zentraler intralobulärer Betonung und granulärer Fluoreszenz des Zytoplasmas bei aktivem Morbus Wegener (Granulozyten, ethanolfixiert); b Typische pANCA-Fluoreszenz (anti-Myeloperoxidase) mit nukleärer Extension bei Patient mit Autoimmun-Glomerulonephritis (Antibasalmembran-Glomerulonephritis). Es fanden sich auch Glomerulusbasalmembran-Autoantikörper (Granulozyten, ethanolfixiert); von H. Seelig, Karlsruhe (aus Alten et al. Merckle Rheumatologie visuell-Rheumatologische Bilddatenbank, Thieme, 2004)

2.6 Autoantikörper

- **pANCA:** Meist Myeloperoxidase (MPO). Andere Antigene, die pANCA induzieren können, sind Elastase, Cathepsin G, Lactoferrin, Lysozym, Azurozidin.
- ▶ **Indikation:** V. a. Vorliegen einer autoimmunen Vaskulitis.
- ▶ **Messmethode:** IFT, ELISA, RIA, Immunoblot.
- ▶ **Referenzbereich:** IFT: negativ; ELISA < 10 U / ml.
- ▶ **Pathologische Befunde:**
  - *cANCA* findet man v. a. bei Patienten mit Wegener'scher Granulomatose (S. 263), seltener bei mikroskopischer Polyarteriitis (S. 261), Panarteriitis nodosa (S. 258) und Churg-Strauss-Syndrom (S. 266). Sensitivität s. Tab. 2.8.
  - *pANCA* (anti-MPO) kommen v. a. bei Patienten mit mikroskopischer Polyarteriitis (S. 261), Churg-Strauss-Vaskulitis (S. 266), Panarteriitis nodosa (S. 258), selten bei der Wegener'schen Granulomatose (S. 263) vor. Sensitivität s. Tab. 2.10.
  - pANCA (**nicht** anti-MPO) treten bei rheumatoider Arthritis, systemischem Lupus erythematodes, M. Crohn, Colitis ulcerosa, chronischen Hepatitiden und der primären biliären Zirrhose auf. Ihr Nachweis hat nur eine sehr begrenzte diagnostische Relevanz.
- ▶ **Bewertung:**
  - *Parameter zur Verlaufsbeobachtung:*
    - cANCA-Titer eignet sich zur Verlaufsbeobachtung bei der Wegener'schen Granulomatose.
    - pANCA-Titer eignet sich zur Verlaufsbeobachtung bei der mikroskopischen Polyarteriitis.
    - Allerdings besteht bei etwa ⅓ aller Patienten keine Assoziation zwischen einer Veränderung der Titerhöhe und einem aktiven Schub. Daher kann die ANCA-Titerhöhe nicht als alleiniger Parameter für die Entscheidung einer immunsuppressiven Therapie herangezogen werden. Eine solche Entscheidung darf nur bei eindeutigen klinischen oder pathologischen Hinweisen gefällt werden.
    - Mit der Zulassung einer B-Zell-depletierenden Therapie für die ANCA-assoziierten Vaskulitiden (FDA April 2011, EMEA vermutlich 2012) ist davon auszugehen, dass sich die ANCA-Titer unter der Therapie verändern (ähnlich wie RF

Tab. 2.10 • **Sensitivität von ANCA bei rheumatischen und nicht rheumatischen Erkrankungen**

Erkrankung	Vorkommen (% der Patienten)
cANCA (anti-Proteinase 3)	
Wegener'sche Granulomatose	50–>95
Mikroskopische Polyarteriitis	50
Panarteriitis nodosa	5–10
Churg-Strauss-Syndrom	10
pANCA (anti-Myeloperoxidase)	
Mikroskopische Polyarteriitis	50–70
Churg-Strauss-Syndrom	70–85
Wegener'sche Granulomatose	5–10
Panarteriitis nodosa	10–15
Idiopathische nekrotisierende Glomerulonephritis	50–85
Goodpasteure-Syndrom	10–30
*pANCA (**nicht** anti-Myeloperoxidase)*	
Systemischer Lupus erythematodes	25
Rheumatoide Arthritis	10–30
Colitis ulcerosa	50–75
Gesunde Verwandte von Patienten mit Colitis ulcerosa	25–30
M. Crohn	10–30

bei der rheumatoiden Arthritis unter B-Zell-deplettierender Therapie). Welche Bedeutung dies für die Erkrankung und die Diagnostik von Schüben hat, wird sich zeigen müssen.
- *Die Spezifität von cANCA für die Wegener'sche Granulomatose* liegt bei > 95%. Die Sensitivität nimmt mit der Erkrankungsaktivität und dem Stadium der Erkrankung zu.
- *Spezifität der pANCA, die nicht gegen MPO gerichtet sind:* Sie haben eine geringe klinische Spezifität und kommen sowohl bei rheumatischen (rheumatoide Arthritis, systemischer Lupus erythematodes) als auch bei nicht rheumatischen Erkrankungen (M. Crohn, Colitis ulcerosa, chronischen Hepatitiden und primärer biliärer Zirrhose) vor.
- *Spezifität der pANCA, die gegen MPO gerichtet sind:* pANCA (anti-MPO) assoziierte rheumatologische Symptome (Lupus-ähnlich, Vaskulitis, Arthritis, Fieber, Livedo reticularis) sind im Zusammenhang mit der Einnahme verschiedener Medikamente (Hydralazin, Minocyclin, Propylthiouracil) beobachtet worden.
- ANCA haben wahrscheinlich eine vielschichtige pathogenetische Bedeutung in der Entstehung der Vaskulitis bei ANCA-assoziierten Erkrankungen.

Antiphospholipid (APL)

▶ **Grundlagen:**
- Heterogene Gruppe von Autoantikörpern mit Spezifität für Phospholipide oder Plasmaproteine, die an anionische Phospholipide gekoppelt sind.
- Drei wichtige Antiphospholipid-Antikörper werden unterschieden: Anti-Kardiolipin-Antikörper, anti-β_2-Glykoprotein I-Antikörper, Lupus Antikoagulans.
- Antiphospholipid-Antikörper sind mit einer Reihe verschiedener klinischer Symptome assoziiert (venöse und arterielle Thrombosen, wiederholte habituelle Aborte, Thrombozytopenie, hämolytische Anämie). Treten diese Symptome ohne eine andere zugrunde liegende Erkrankung auf, spricht man vom primären Antiphospholipid-Syndrom (S. 223), treten sie in Zusammenhang mit Kollagenosen auf, spricht man vom sekundären Antiphospholipid-Syndrom (S. 222).

▶ **Autoantigen:**
- *Anti-Kardiolipin-Antikörper*: Phospholipide wie z. B. Kardiolipin oder Phosphatidylserin.
- *Anti-β2-Glykoprotein I-Antikörper*: Das β_2-Glykoprotein I ist ein phospholipidbindender Inhibitor der Blutgerinnung.
- *Lupus Antikoagulans*: An anionische Phospholipide gebundene Plasmaproteine. Das Lupus Antikoagulans verhindert *in vitro* die Komplexbildung des Prothrombinkomplexes, was zur Verlängerung einiger *in vitro*-Nachweisverfahren der Blutgerinnung führt (aPTT, seltener der TPZ).

▶ **Indikation:** V. a. Vorliegen eines Antiphospholipid-Syndroms.

▶ **Messmethode:** ELISA, Phospholipid-abhängige Gerinnungstests.

▶ **Referenzbereich:** Testabhängig.

▶ **Pathologische Befunde:**
- *Anti-Kardiolipin-Antikörper* findet man bei 50% der Patienten mit systemischem Lupus erythematodes (S. 210). 50% der Patienten mit Anti-Kardiolipin-Antikörpern haben einen systemischen Lupus erythematodes.
- *Anti-β2-Glykoprotein I-Antikörper* treten bei der Mehrzahl der Patienten mit primärem oder sekundärem Antiphospholipid-Syndrom auf (S. 223).
- *Lupus Antikoagulans* findet man bei 30% der Patienten mit systemischem Lupus erythematodes (S. 210).
- *Antiphospholipid-Antikörper* bei anderen rheumatischen Erkrankungen s. Tab. 2.11. Antiphospholipid-Antikörper sind bei Frauen mit mehr als drei habituellen Aborten in erhöhter Frequenz nachzuweisen (5–10%).

▶ **Bewertung:**
- *Anti-Kardiolipin-Antikörper* können vom IgG-, IgM- und IgA-Typ sein. Vor allem IgG-anti-Kardiolipin-Antikörper sind mit einem erhöhten Risiko für Thrombosen assoziiert.

Tab. 2.11 • **Antiphospholipid-Antikörper bei rheumatischen Erkrankungen**

Erkrankung	APL-Nachweis (% der Patienten)
Systemischer Lupus erythematodes	50
Rheumatoide Arthritis	7–50
Sjögren-Syndrom	25–42
Psoriasis Arthritis	28
Systemische Sklerodermie (v. a. klinisch schwere Verläufe)	25
Mixed connective tissue disease	22
Polymyalgia rheumatica	20
M. Behçet	20
Andere	
Polymyositis / Dermatomyositis	6–33
Juvenile chronische Arthritis	53
Gesunde	0–5

- *Anti-β2-Glykoprotein I-Antikörper:*
  - Sie werden üblicherweise bei Patienten mit anderen Antiphospholipid-Antikörpern gefunden. Bei 11 % der Patienten sind sie jedoch die einzigen nachweisbaren Antiphospholipid-Antikörper.
  - Sie korrelieren besser mit den klinischen Symptomen eines Antiphospholipid-Syndroms als Anti-Kardiolipin-Antikörper.
- *Lupus Antikoagulans:*
  - Es verändert die Blutgerinnung *in vitro*. Obwohl das Vorliegen des Lupus Antikoagulans nahelegt, dass Patienten mit Lupus Antikoagulans eine verminderte Blutgerinnungsfähigkeit und damit eine verstärkte Blutungsneigung haben, haben sie paradoxerweise eine erhöhte Inzidenz arterieller und venöser thrombotischer Ereignisse.
  - Die Konkordanz zwischen dem Auftreten von Lupus Antikoagulans und anti-Kardiolipin-Antikörpern beträgt 85 %. Dennoch sollten beim Verdacht auf ein Antiphospholipid-Syndrom beide Antikörper bestimmt werden.
- ▶ *Hinweise:*
  - Antiphospholipid-Antikörper können v. a. bei Patienten mit systemischem Lupus erythematodes zu einer falsch positiven Syphilis-Serologie führen. Diese Patienten haben ein erhöhtes Risiko bzw. eine erhöhte Inzidenz für habituelle Aborte, thromboembolische Ereignisse, Livedo reticularis und migräneartige Kopfschmerzen, wobei möglicherweise andere Antiphospholipid-Antikörper als die für die falsch positive Syphilis-Serologie verantwortlichen mit den genannten klinischen Komplikationen in Verbindung stehen.
  - Die falsch positive Syphilis-Serologie hat eine niedrige Sensitivität und Spezifität und darf daher nicht als Screeningverfahren für das Vorliegen von Antiphospholipid-Antikörpern verwendet werden.
  - Antiphospholipid-Antikörper können nach verschiedenen Infektionen (Hepatitis A, Mumps, bakterielle Septikämien, Syphilis, Malaria, Röteln, Mononukleose sowie Infektionen mit HIV, HTLV-1 oder Pneumocystis carinii) und nach Einnahme von Medikamenten (Phenothiazine, Phenytoin, Hydralazin, Procain, Chinidin, Chinin, Valproinsäure, Amoxicillin, Propranolol, Cocain, Pyrimethamin und Streptomycin) auftreten. Diese sind meistens anti-Kardiolipin-Antikörper vom IgM-Typ und üblicherweise nicht mit einem erhöhten Thromboserisiko verbunden.
  - Antiphospholipid-Antikörper kommen bei 2–5 % der gesunden Bevölkerung vor. Ihre klinische Bedeutung ist dabei nicht bekannt.

2.7 Histokompatibilitätsantigene

Grundlagen

▶ **Definition und Funktion:** Histokompatibilitätsantigene sind polymorphe Moleküle, die auf der Oberfläche von kernhaltigen Zellen exprimiert werden und deren wesentliche Funktion in der Präsentation von antigenen Peptiden an T-Zellen liegt. Histokompatibilitätsantigene sind deshalb an jeder spezifischen Immunreaktion beteiligt. Beim Menschen werden die Histokompatibilitätsantigene als humane Leukozyten-Antigene (HLA) bezeichnet.

▶ **Vererbungsmodus:**
- Sie sind auf dem kurzen Arm des Chromosoms 6 kodiert und werden kodominant vererbt.
- Die unterschiedlichen HLA-Antigene eines HLA-Genortes werden als HLA-Allele bezeichnet. Jedes Individuum trägt zwei Allele jedes HLA-Genortes.

▶ **Bedeutung in der Transplantationsmedizin:** Die HLA-Antigene sind für die immunologische Identität verantwortlich und spielen daher in der Transplantationsmedizin eine große Rolle.

▶ **Antigen-Klassen:** Neben den Klasse-I- und Klasse-II-Antigenen (s. Tab. 2.12), die der Immunglobulin-Superfamilie angehören, gibt es weitere HLA-Antigene (Komplementfaktoren, TNF), die ebenfalls eine Rolle in der Funktion des Immunsystems spielen, deren Bestimmung aber für rheumatische Erkrankungen ohne Bedeutung ist.

Tab. 2.12 • Histokompatibilitätsantigene

HLA-Antigen	Expression	Funktion	Struktur	Genort
Klasse I	alle kernhaltigen Zellen	Präsentation von endogenen Peptiden (d. h. von Peptiden, die von den entsprechenden Zellen selbst synthetisiert werden) an CD 8-positive zytotoxische T-Zellen	Monomer, assoziiert mit β_2-Mikroglobulin	HLA-A
				HLA-B
				HLA-C
Klasse II	professionelle Antigen-präsentierende Zellen (dendritische Zellen, Monozyten / Makrophagen, B-Zellen)	Präsentation von exogenen Peptiden (d. h. von Peptiden, die von den entsprechenden Zellen nach Endozytose prozessiert werden) an CD 4-positive Helfer T-Zellen	Heterodimer (α / β-Ketten)	HLA-DR
				HLA-DQ
				HLA-DP

▶ **Hypothesen zum Zusammenhang zwischen HLA-Antigenen und Autoimmunkrankheiten:**
- Da HLA-Antigene eine wichtige Rolle in einer Immunreaktion spielen und sie zu den Genen des menschlichen Genoms mit der höchsten Variabilität gehören, ist es nicht verwunderlich, dass HLA-Allele mit Erkrankungen assoziiert sind, die durch Aktivierung des Immunsystems ausgelöst werden. Die genaue pathogenetische Rolle der HLA-Allele bei diesen Erkrankungen ist jedoch nicht bekannt.
- Da verschiedene HLA-Allele unterschiedliche Peptide präsentieren, wird vermutet, dass durch Krankheits-assoziierte, aber durch nicht mit diesen Erkrankungen assoziierte HLA-Allele Peptide präsentiert werden, die Immunantworten auslösen, in deren Verlauf es zur Zerstörung körpereigenen Gewebes kommt. Dieses kann z. B. auf der immunologischen Ähnlichkeit von bakteriellen oder viralen Proteinen mit körpereigenen Proteinen beruhen (sog. molekulare Mimikry).
- Eine andere Hypothese besagt, dass Krankheits-assoziierte HLA-Allele selbst als Autoantigen fungieren können. Aus genetischen Erwägungen ergibt sich die Hypothese, dass das Krankheits-assoziierte HLA-Allel möglicherweise nur einen Marker für ein anderes, auf demselben Genblock befindliches, aber für die Pathogenese verantwortliches Gen darstellt, mit dem es zusammen vererbt wird (Haplotyp) und mit dem es daher in enger Verbindung steht (*linkage disequilibrium*). Warum es jedoch im Verlauf einer Autoimmunreaktion zur Zerstörung von z. B.

2.7 Histokompatibilitätsantigene

Gelenkstrukturen kommt, während andere Organe unbeteiligt bleiben, ist wiederum nur in Ansätzen verstanden.

- Wegen der zentralen Funktion von HLA-Molekülen in der Entstehung einer spezifischen Immunreaktion (durch Präsentation von Peptiden an T-Zellen) stellt die Assoziation von Autoimmunerkrankungen mit HLA-Allelen unabhängig vom genauen pathogenetischen Mechanismus den heutzutage stärksten Beweis für eine bedeutende Rolle von T-Zellen bei Autoimmunerkrankungen dar. Nicht zuletzt auf dieser Argumentation ist eine Reihe von erfolgreichen Therapieverfahren von rheumatischen Autoimmunerkrankungen entwickelt worden, die darauf beruhen, die T-Zell-Aktivität zu blockieren.

▶ **Nachweismethoden und Nomenklatur:**
- Die Bezeichnung von HLA-Antigenen setzt sich aus dem Namen des Genortes und einer Nummer zusammen. Dabei kann das Antigen serologisch (durch Nachweis von Allo-Antikörpern) oder zellulär (durch Nachweis von T-Zell-Aktivierung) identifiziert werden (z. B. HLA-B27, HLA-DR4).
- In zunehmendem Maße werden HLA-Allele molekularbiologisch durch Sequenzierung der DNA bestimmt. Dadurch gelingt eine Unterscheidung in Haupt- und Nebengruppen eines Allels, die in der Nomenklatur durch jeweils zwei Ziffern gekennzeichnet werden. Haupt- und Nebengruppenbezeichnung eines Allels werden vom Genort durch das Zeichen „*" getrennt (z. B. DRB1*0401).

▶ **Assoziation von HLA-Molekülen mit immunologischen Erkrankungen:**
- Zahlreiche rheumatologische Erkrankungen weisen eine positive Assoziation mit HLA-Klasse I- und II-Allelen auf (s. Tab. 2.13).
- Es muss aber ausdrücklich betont werden, dass die Diagnose einer rheumatischen Erkrankung keinesfalls alleine durch den Nachweis eines Allels gestellt werden kann und andererseits die Abwesenheit eines Krankheits-assoziierten HLA-Allels das Vorliegen dieser Erkrankung nicht ausschließt. Mit Ausnahme von HLA-B27 beim V. a. Vorliegen einer Spondyloarthritis hat die Bestimmung von HLA-Allelen daher in der rheumatologischen Routinediagnostik keine Bedeutung.

Tab. 2.13 • **HLA-assoziierte rheumatische Erkrankungen**

Erkrankung	HLA-Merkmal	relatives Risiko (%)
Rheumatoide Arthritis	DR4	5–15
Felty-Syndrom	DR4	30–75
Juvenile idiopathische Arthritis		
Polyartikulär	DR4	7–10
Pauciarticulär	DR5, DR8	5–10
	A2	1–5
	DP2.1	5
	DQA1*04, *05	5–10
Systemischer Lupus erythematodes		
	DR2, DR3	1–5
	DQA1*0501	3–6
M. Behçet	B51	5–15
Reaktive Arthritiden	B27	20–100
Ankylosierende Spondylitis	B27	50–100
Psoriasisarthritis	B27	10–40
Andere Spondyloarthritiden	B27	20–100
Sjögren-Syndrom	DR3	5–20

Die Angaben des relativen Risikos schwanken in den unterschiedlichen Studien erheblich und können daher nur als Richtwerte angesehen werden.

HLA-B27 und rheumatische Erkrankungen

▶ **Grundlagen:**
- Das HLA-Klasse I-Antigen HLA-B27 ist mit verschiedenen rheumatischen Erkrankungen, v. a. den Spondyloarthritiden, assoziiert.
- Wie für andere Krankheits-assoziierte HLA-Antigene auch ist die pathophysiologische Bedeutung dieser Assoziation unklar. HLA-B27 hat eine hohe Spezifität und Sensitivität für Spondyloarthritiden (s. Tab. 2.14).

Tab. 2.14 • **HLA-B27 assoziierte rheumatische Erkrankungen**

Erkrankung	HLA-B27-Nachweis (%)
Ankylosierende Spondylitis	90–100
Reaktive Arthritis	40–80
Enteropathische Arthritis (mit Sakroiliitis)	35–70
Psoriasisarthritis (mit Sakroiliitis)	40–50
Juvenile Spondyloarthritis	50–70
Undifferenzierte Spondyloarthritis	70
Akute anteriore Uveitis	50
Rheumatoide Arthritis	5–10
Gesunde	5–10

▶ **Bewertung:**
- HLA-B27 kommt bei 5–10 % der gesunden zentraleuropäischen Bevölkerung vor. Der allergrößte Teil der HLA-B27-Träger entwickelt niemals eine rheumatische Erkrankung. Daher macht die Bestimmung des HLA-B27 ohne Vorliegen richtungsweisend klinischer Befunde weder als Diagnosekriterium noch als Routineverfahren oder Screeningmethode einen Sinn.
- Der Nachweis von HLA-B27 rechtfertigt *per se* nicht die Diagnose einer rheumatischen Erkrankung.
- HLA-B27 kann nicht zur Differenzialdiagnostik von Spondyloarthritiden beitragen, auch wenn die Stärke der Assoziation von HLA-B27 mit den verschiedenen Spondyloarthritiden unterschiedlich ist.
- Bei Patienten, bei denen die Anamnese und die klinische Untersuchung eine ankylosierende Spondylitis vermuten lassen, radiologisch aber kein Hinweis auf eine Sakroiliitis gefunden wird, kann die Bestimmung von HLA-B27 dabei helfen, die Wahrscheinlichkeit des Vorliegens einer ankylosierenden Spondylitis zu erhöhen (bzw. bei fehlendem Nachweis die Wahrscheinlichkeit zu erhöhen, dass es sich nicht um eine ankylosierende Spondylitis handelt).
- Obwohl der Nachweis von HLA-B27 Individuen mit einem erhöhten Risiko für das Auftreten von Spondyloarthritiden identifizieren kann, ist ein Screeningverfahren ohne wirkliche klinische Bedeutung, da im Moment keine Möglichkeiten existieren, den Ausbruch einer Spondyloarthritis zu verhindern.
- Das Fehlen des HLA-B27 schließt das Vorliegen einer Spondyloarthritis nicht aus.

HLA-DR4 und rheumatoide Arthritis, das shared epitope

▶ **Grundlagen:**
- Eine Reihe von HLA-Klasse II-Antigenen, insbesondere Allele des HLA-DRB1*, sind sowohl mit einer erhöhten Empfindlichkeit als auch mit klinisch schweren Verläufen der rheumatoiden Arthritis assoziiert.
- Mit molekularbiologischen Nachweisverfahren konnte gezeigt werden, dass alle mit der rheumatoiden Arthritis assoziierten Allele des HLA-DRB1* (DRB1*0401, *0404, *0405, *0408, *0101, *0102, *1001 und *1402) konservierte oder sogar identische Aminosäuresequenzen (QKRAA, QRRAA oder RRRAA) in dem Bereich aufweisen, der für die Bindung des den T-Zellen präsentierten Peptides wichtig ist (die sog. *complementarity determining region (CDR)* 3). Diese HLA-Klasse II-Al-

lele werden deshalb als Träger des „shared epitope" bezeichnet. Wie für andere Krankheits-assoziierte HLA-Antigene auch ist die pathophysiologische Bedeutung der Assoziation dieser HLA-Allele mit der rheumatoiden Arthritis unklar.

▶ **Bewertung:**
- Auch wenn Krankheits-assoziierte HLA-DRB1*-Allele (Träger des *shared epitope*) mit schwereren klinischen und früherosiven Verläufen der rheumatoiden Arthritis sowie dem Auftreten von extraartikulären Manifestationen einhergehen, ist der klinische Wert der Bestimmung von HLA-DRB1*-Allelen bei der rheumatoiden Arthritis gering. Als Screeningverfahren oder zur Sicherung der Diagnose ist die Bestimmung von HLA-DRB1*-Allelen nicht geeignet.
- Das Fehlen des HLA-DRB1* schließt das Vorliegen einer rheumatoiden Arthritis nicht aus.
- HLA-Allele stellen nur etwa ⅓ der genetischen Faktoren in der Pathogenese der rheumatoiden Arthritis dar.

2.8 Weitere genetische Faktoren

Grundlagen

▶ **Definition und Funktion:** Neben den Histokompatibilitätsantigenen sind Einzelbasenaustausche (*single nucleotide polymorphism*, SNP) verantwortlich für die genetische Variabilität der Menschheit. Solche Austausche im Genom können zu Veränderungen der Aminosäuresequenz eines Proteins und damit zu einer Funktionsveränderung führen.

▶ Eine veränderte Funktion von Proteinen, die an pathophysiologisch bedeutenden Vorgängen von Erkrankungen oder dem Abbau von Medikamenten beteiligt sind, kann hypothetisch sowohl die Erkrankung als auch die Wirkung von Medikamenten beeinflussen.

▶ Die Identifikation von SNP, die mit bestimmten klinischen Verläufen oder der Wirkung von Medikamenten assoziiert sind, ist ein wichtiges und intensives Forschungsfeld in der Rheumatologie. Damit ließen sich individualisiert, d. h. auf den einzelnen Patienten zugeschnittenen Therapieentscheidungen treffen.

▶ Eine Reihe von SNPs ist identifiziert worden, die in einzelnen Studien eine Aussage zum Risiko der Entwicklung einer rheumatischen Erkrankung (z. B. PTPN22 R620W), zu deren Verlauf (z. B. IL-4 R I50V) oder zur Wirkung eines Medikamentes (z. B. PTPRCrs10919563) erlaubt hat. Für viele dieser SNPs steht eine Bestätigung noch aus. Im Moment ist die Bestimmung von SNPs in der Rheumatologie für die Routinediagnostik und -therapiesteuerung daher noch ohne Bedeutung. Das wird sich mit großer Wahrscheinlichkeit aber in den nächsten Jahren ändern.

2.9 Klinisch-chemische Parameter

Aldolase

▶ **Normwert:** bei 37 °C < 7, 6 U / l.
▶ **Pathologische Werte:** Erhöht bei Myositiden.

Alkalische Phosphatase (AP)

▶ **Normwert:** 65–220 U / l.
▶ **Pathologische Werte:** Erhöht bei primärem und sekundärem Hyperparathyreoidismus, Osteomalazie, M. Paget, Fluoridtherapie, Knochenfrakturen.
▶ *Wichtig:* Zur Überwachung der Therapie mit NSAR, Methotrexat, oralem Gold, D-Penicillamin, Sulfasalazin, Azathioprin, Ciclosporin, Mycofenolat-Mofetil, Leflunomid.

Eisen

▶ **Normwert:**
- *Frauen:* 45–140 µg / dl.
- *Männer:* 70–160 µg / dl.

2.9 Klinisch-chemische Parameter

▶ **Pathologische Werte:**
- Erniedrigt bei chronischer Entzündung, Eisenmangelanämie.
- Erhöht bei Hämochromatose-Arthropathie (S. 300).

▶ Eine isolierte Eisenbestimmung hat keinen diagnostischen Wert.

◻ *Wichtig:* Immer an gastrointestinale Blutungskomplikationen unter Therapie mit nicht steroidalen Antiphlogistika und Steroiden denken.

Ferritin

▶ **Normwert:**
- *Frauen:* 15–250 µg / l.
- *Männer:* 20–500 µg / dl.

▶ **Pathologische Werte:**
- Erniedrigt bei Eisenmangel.
- Stark erhöht bei Hämochromatose und M. Still (S. 281).

▶ Wichtigster Parameter zur Erfassung des Eisenstatus.

◻ *Wichtig:* Immer an gastrointestinale Blutungskomplikationen unter Therapie mit nicht steroidalen Antiphlogistika und Steroiden denken.

Glutamat-Oxalat-Transaminase (GOT, AST)

▶ **Normwert:**
- *Bei 25 °C:*
  - Frauen: < 15 U / l.
  - Männer: < 18 U / l.
- *Bei 37 °C:*
  - Frauen: < 31 U / l.
  - Männer: < 36 U / l.

▶ **Pathologische Werte:** Erhöht bei Myositiden, bei Leberbeteiligung rheumatischer Erkrankungen, als Nebenwirkung von Medikamenten (z. B. Methotrexat, Leflunomid, Sulfasalazin, NSAR, Allopurinol).

◻ *Wichtig:* Zur Kontrolle der Therapie mit Leflunomid und D-Penicillamin.

Glutamat-Pyruvat-Transaminase (GPT, ALT)

▶ **Normwert:**
- *Bei 25 °C:*
  - Frauen: < 19 U / l.
  - Männer: < 23 U / l.
- *Bei 37 °C:*
  - Frauen: < 35 U / l.
  - Männer: < 45 U / l.

▶ **Pathologische Werte:** Erhöht bei Myositiden, bei Leberbeteiligung rheumatischer Erkrankungen, als Nebenwirkung von Medikamenten (z. B. Methotrexat, Leflunomid, Sulfasalazin, NSAR, Allopurinol).

◻ *Wichtig:* Zur Kontrolle der Therapie mit NSAR, Methotrexat, oralem Gold, D-Penicillamin, Sulfasalazin, Azathioprin, Ciclosporin, Leflunomid, Mycofenolat-Mofetil.

Gamma-Glutamyl-Transferase (γ-GT)

▶ **Normwert:**
- *Bei 25 °C:*
  - Frauen: < 18 U / l.
  - Männer: < 28 U / l.
- *Bei 37 °C:*
  - Frauen: < 39 U / l.
  - Männer: < 66 U / l.

▶ **Pathologische Werte:** Erhöht bei Störungen des Gallengangssystems (Cholestase), der Leber (alkoholtoxische Hepatitis) und als Nebenwirkung von Medikamenten (z. B. Methotrexat, NSAR).

▶ Höhe proportional zum Ausmaß der Leberschädigung.

◻ *Wichtig:* Zur Kontrolle der Therapie mit NSAR, Azathioprin, Methotrexat, oralem Gold, D-Penicillamin, Mycofenolat-Mofetil.

2.9 Klinisch-chemische Parameter

Harnsäure

- ▶ **Normwert:**
  - *Frauen:* 2,5–6 mg / dl.
  - *Männer:* 3,5–7 mg / dl.
- ▶ **Pathologische Werte:**
  - Erniedrigt bei Allopurinol-Überdosierung.
  - Erhöht bei Hyperurikämie, Gicht (S. 289), Hyperparathyreoidismus (S. 312).
- ▢ *Wichtig:* Gichtanfälle werden individuell unterschiedlich bei verschiedenen Harnsäurespiegeln ausgelöst und können auch bei normalen Harnsäurewerten auftreten.

Kalzium

- ▶ **Normwert:** 2,1–2,6 mmol / l.
- ▶ **Pathologische Werte:**
  - Erniedrigt bei Vitamin-D-Mangel, Hypoparathyreoidismus.
  - Erhöht bei Immobilisation, Vitamin-D-Überdosierung, Hyperparathyreoidismus (S. 312).
- ▶ Interpretation nur in Kenntnis anderer klinischer und laborchemischer Parameter sinnvoll.

Kreatinin

- ▶ **Normwert:**
  - *Frauen:* < 0,9 mg / dl; < 80 µmol / l.
  - *Männer:* < 1,2 mg / dl; < 1,2 µmol / l.
- ▶ **Pathologische Werte:** Erhöht bei Nierenbeteiligung bei Kollagenosen, als Komplikation einer Therapie mit NSAR und Ciclosporin.
- ▢ *Wichtig:* Zur Überwachung der Therapie mit NSAR, Methotrexat, oralem Gold, D-Penicillamin, Sulfasalazin, Azathioprin, Ciclosporin, Leflunomid, Mycofenolat-Mofetil.

Kreatinin-Clearance

- ▶ **Normwert:** Abhängig vom Alter und von der Körpermasse.
- ▶ **Pathologische Werte:** Erniedrigt bei Nierenbeteiligung bei Kollagenosen.

Kreatinkinase (CK)

- ▶ **Normwert:**
  - *Bei 25 °C:*
    - Frauen: < 70 U / l.
    - Männer: < 80 U / l.
  - *Bei 37 °C:*
    - Frauen: < 145 U / l.
    - Männer: < 170 U / l.
- ▶ **Pathologische Werte:** Erhöht bei Myositiden, selten bei ankylosierender Spondylitis (S. 52).
- ▢ *Wichtig:* Bei klinischen Hinweisen zur Überwachung der Therapie mit Antimalaria-Mitteln.

Laktatdehydrogenase (LDH)

- ▶ **Normwert:**
  - Bei 25 °C: < 240 U / l.
  - Bei 37 °C: < 250 U / l.
- ▶ **Pathologische Werte:** Erhöht bei Myositiden, Lungenembolie.

Myoglobin

- ▶ **Normwert:** < 70 µg / l.
- ▶ **Pathologische Werte:** Erhöht bei Myositiden, selten bei ankylosierender Spondylitis (S. 52).
- ▶ Korreliert gut mit Aktivität einer Skelettmuskel-zerstörenden Myositis.

Osteocalcin

- **Normwert:** 2–15 ng/ml.
- **Pathologische Werte:** Erniedrigt bei verminderter Osteoblastenaktivität (z. B. unter Steroidtherapie).
- Erhöht bei gesteigertem Knochenumbau.
- Zur Therapiekontrolle einer Osteoporose.

Phosphat

- **Normwert:** 2,6–4,5 mg/dl; 0,8–1,45 mmol/l.
- **Pathologische Werte:**
  - Erniedrigt bei Hyperparathyreoidismus.
  - Erhöht bei Hypoparathyreoidismus.
- Interpretation nur in Kenntnis anderer klinischer und laborchemischer Parameter sinnvoll.

Vitamin D_3

- **Normwert:** 20–60 pg/ml, schwankend mit der Jahreszeit.
- **Pathologische Werte:**
  - Erniedrigt bei Hypoparathyreoidismus, schwerem Vitamin-D-Mangel, Niereninsuffizienz.
  - Erhöht bei Hyperparathyreoidismus, Sarkoidose, Tuberkulose.
- Interpretation nur in Kenntnis anderer klinischer und laborchemischer Parameter sinnvoll.

2.10 Labordiagnostik bei reaktiver Arthritis

Grundlagen / Definition

- Unter einer reaktiven Arthritis (S. 52) versteht man eine gleichzeitig (parainfektiös) oder Tage bis Wochen nach (postinfektiös) einer Infektion auftretende Gelenkentzündung.
- Die historische Definition der reaktiven Arthritis verlangt eine sterile Arthritis. Auch wenn bei einer reaktiven Arthritis kultivierbare Keime aus Aspiraten oder Biopsien der Gelenke nach wie vor nicht isoliert werden können, gelingt es aber in zunehmendem Maße, Antigene und Nukleinsäuren (RNA und DNA) der Mikroorganismen im Gelenk nachzuweisen. Man geht daher heute immer mehr von einer Persistenz nicht mehr vermehrungsfähiger Mikroorganismen im Gelenk aus und rückt von der strikten Auslegung des Begriffs „sterile Arthritis" ab. Die echten infektiösen Arthritiden, die durch vitale, vermehrungsfähige Erreger ausgelöst werden, müssen jedoch weiterhin von den reaktiven Arthritiden getrennt werden.

Diagnostik

- Die Labordiagnostik bei Verdacht auf das Vorliegen einer reaktiven Arthritis setzt sich zusammen aus:
  - Allgemeinen Entzündungsparametern (BSG, CRP).
  - Blutbild.
  - Serumparametern der Nieren- und Leberfunktion.
  - Mikroorganismus-spezifischen Nachweisverfahren.

Methode

- Da die meisten bakteriellen Erreger einer reaktiven Arthritis aus dem Rachen, dem Gastrointestinal- oder dem Urogenitaltrakt stammen, kann es in seltenen Fällen gelingen, den ursächlichen Erreger (s. Tab. 2.15) aus Rachenabstrich, Urin oder Stuhl zu isolieren.
- Ein direkter Erregernachweis kann auch durch Nachweis von Erregerantigenen in ELISA oder Immunfluoreszenz oder durch Nachweis von Erregernukleinsäuren mittels der PCR gelingen. Für die Routinediagnostik spielen diese Verfahren mit Ausnahme des Nachweises von Chlamyda trachomatis DNA im Morgenurin keine Rolle.

Tab. 2.15 • **Bakterielle Erreger von reaktiven Arthritiden**

Infektionsort	Erreger
Rachen / Respirationstrakt	• beta-hämolysierende Streptokokken der Gruppe A • Streptococcus pyogenes • Chlamydia pneumoniae
Gastrointestinaltrakt	• Yersinia enterocolitica und Y. pseudotuberculosis • Salmonella enteritides, S. typhimurium, S. paratyphi, S. heidelbergii und S. cholerae suis • Shigella flexneri und S. dysenteriae • Campylobacter jejuni und C. coli • Clostridium difficile
Urogenitaltrakt	• Chlamydia trachomatis • Ureaplasma urealyticum • Mycoplasma hominis und M. genitalium
Haut	• Borrelia burgdorferi

- In den meisten Fällen gelingt der direkte Erregernachweis nicht. Dann sollten je nach Verdacht entsprechende serologische Tests durchgeführt werden. Dabei ist der Nachweis von erregerspezifischem IgM ein Hinweis auf eine kürzlich durchgemachte Infektion, während der Nachweis von erregerspezifischem IgA als besonders charakteristisch für eine durch den entsprechenden Organismus ausgelöste reaktive Arthritis gilt.

Bewertung

- Die Liste der Erreger, von denen bekannt ist, dass sie eine reaktive Arthritis auslösen können, wächst ständig. Andererseits steigen die spezifischen Antikörpertiter bei einigen Patienten so langsam an, dass sie der Diagnostik zum Zeitpunkt des Auftretens einer Arthritis entgehen können. Daher schließt eine negative Serologie das Vorliegen einer reaktiven Arthritis nicht aus.
- Die Serologie hat nur im Zusammenhang mit dem klinischen Bild eine Aussagekraft. Als Screeningverfahren ist sie ungeeignet.
- Die reaktiven Arthritiden gehören zu den Spondyloarthritiden (S. 52). Daher kann der Nachweis des HLA-B27 den Verdacht auf das Vorliegen einer reaktiven Arthritis bei entsprechender Klinik erhärten. Eine reaktive Arthritis kann aber auch bei HLA-B27-negativen Patienten auftreten und auch bei diesen Patienten chronifizieren. Das Fehlen des HLA-B27 schließt daher eine reaktive Arthritis nicht aus. Der Nachweis des HLA-B27 ist, wie oben ausführlich dargestellt, kein Beweis für eine reaktive Arthritis.
- Im Verlauf von reaktiven Arthritiden können Autoantikörper auftreten (ANCA, anti-Kardiolipin-Antikörper).

Hinweis: **Zur spezifischen Labordiagnostik** bei den einzelnen reaktiven Arthritiden S. 52.

2.11 Labordiagnostik bei virusassoziierter Arthritis

Grundlagen

- Zu Gelenkentzündungen kann es im Verlauf von vielen viralen Erkrankungen kommen.
- Virusassoziierte Arthritiden haben meist eine sehr gute Prognose und daher ist die differenzialdiagnostische Abgrenzung zu anderen Arthritiden von besonderer Bedeutung.
- Mit Virusinfekten assoziierte Arthritiden können sowohl para- oder postinfektiös (als reaktive Arthritis) als auch durch virale Infektion der Gelenkstrukturen ausgelöst werden. Die Erregerkultivierung aus den Gelenken gelingt aber meistens nicht.

Diagnostik

- ▶ Die Labordiagnostik bei Verdacht auf Vorliegen einer virusbedingten Arthritis besteht aus:
  - Allgemeinen Entzündungsparametern.
  - Blutbild.
  - Virusspezifischer Serologie und ggf. virusspezifischem Nukleinsäurenachweis mit molekularbiologischen Verfahren.
- ❐ *Beachte:* Im Rahmen vieler virusbedingter Arthritiden kann es zum Auftreten von serologischen Veränderungen kommen, die auch im Rahmen von rheumatischen Entzündungsreaktionen anderer Ätiologie gefunden werden können (z. B. Autoantikörper wie Rheumafaktor oder ANA, anti-Kardiolipin-Antikörper, Komplementerniedrigung, Kryoglobuline).
- ❐ *Hinweis:* **Zur spezifischen Labordiagnostik** bei den einzelnen virusassoziierten Arthritiden S. 200.

2.12 Labordiagnostik bei infektiöser Arthritis

Grundlagen

- ▶ Gelenkentzündungen, die durch Invasion von vitalen Mikroorganismen in das Gelenk und seine benachbarten Strukturen entstehen, müssen differenzialdiagnostisch von Gelenkentzündungen im Rahmen von Autoimmunphänomenen getrennt werden, da sie einer grundlegend anderen Therapie bedürfen und durch fälschlicherweise eingeleitete immunsuppressive Maßnahmen klinisch schwerwiegende Folgen (Zerstörung des Gelenkes, Generalisierung des Infektes bis zur Sepsis) entstehen können.
- ▶ Wegen der mit vielen Autoimmunerkrankungen einhergehenden erhöhten Infektneigung, der häufig lang dauernden immunsuppressiven Therapie und des oft höheren Lebensalters der Patienten muss eine infektiöse Ursache einer Arthritis bei Patienten mit rheumatischer Grunderkrankung immer differenzialdiagnostisch in Erwägung gezogen werden.
- ▶ Gelenkpunktionen und/oder intraartikuläre Injektionen, v. a. von Glukokortikoiden, sind ein unabhängiger Risikofaktor für das Auftreten von infektiösen Arthritiden. Mikroorganismen können sich sehr schnell im Gelenk ausbreiten und daher rasch durch die granulozytäre, eitrige Gelenkentzündung zur Zerstörung des Gelenkes führen.
- ▶ Eine infektiöse Arthritis stellt daher fast immer einen Notfall dar.

Diagnostik

- ▶ Synovialdiagnostik (**obligat!**) (S. 67). Direkter mikroskopischer Erregernachweis (Gram-Färbung, Ziehl-Neelsen-Färbung). Erregeranzucht mit Erstellung eines Antibiogramms.
- ▶ Blutkulturen bei Verdacht auf Sepsis. Entzündungsparameter (BSG, CRP). Blutbild.
- ❐ *Beachte:* Ein negativer Keimnachweis schließt eine Infektion nicht aus. **Zur spezifischen Labordiagnostik** bei den einzelnen infektiösen Arthritiden S. 182.

3 Synoviadiagnostik

3.1 Synoviadiagnostik

Grundlagen und Übersicht

- ▶ **Zusammensetzung der Synovialflüssigkeit:**
  - Die Synovialflüssigkeit ist ein Transsudat des Plasmas.
  - Sie enthält zusätzlich hochmolekulare, saccharidreiche Moleküle (z. B. Hyaluronsäure), die v. a. von den fibroblastenähnlichen Typ-B-Synoviozyten synthetisiert werden.
  - Typ-A-Synoviozyten, die sich aus Makrophagen entwickeln, sorgen dafür, dass die Synovialflüssigkeit keine Zellzerfallsprodukte oder Gewebepartikel enthält.
- ▶ **Gleichgewicht zwischen Produktion und Abfluss und dessen Störung:** Die Produktion der Synovialflüssigkeit und deren Abfluss über das lymphatische System der Synovialis halten sich die Waage. Im Rahmen von Gelenkentzündungen kann es zu Störungen dieses Gleichgewichts mit einer Zunahme der intraartikulären Flüssigkeit und zur Veränderung der Zusammensetzung der Synovialflüssigkeit kommen.
- ▶ **Bedeutung der Synovialflüssigkeitsanalyse:** Sie hat eine wegweisende Bedeutung bei der Diagnostik von Kristallarthropathien (z. B. Gicht, S. 289) und von infektiösen Arthritiden (S. 182); zudem trägt sie zur Abgrenzung zwischen entzündlicher und nicht entzündlicher Ergussgenese bei.

Gewinnung der Synovialflüssigkeit und Art der Untersuchung

- ▶ **Materialgewinnung:**
  - Synovialflüssigkeit wird durch sterile Punktion des betroffenen Gelenkes gewonnen.
  - Für Erregerdiagnostik (Anzucht/molekularbiologische Diagnostik): Versand des Nativmaterials in sterilem Gefäß, bei wenig Material: ggf. Zusatz von steriler 0,9 % NaCl-Lsg. (um Probe vor Austrocknung zu schützen); auf kurze Transport- und Lagerzeiten sollte geachtet werden, dabei Probenaufbewahrung bei Raumtemperatur.
  - Für die übrige Diagnostik: Zusatz eines Antikoagulans (z. B. Lithium-Heparin) sinnvoll, da Synovialflüssigkeit aus entzündeten Gelenken zur Agglutination neigt; auf kurze Transport- und Lagerungszeiten sollte ebenfalls geachtet werden, da wegen der mitunter hohen enzymatischen Aktivität der Synovialflüssigkeit bereits nach wenigen Stunden mit Veränderungen der Synoviazusammensetzung zu rechnen ist (vor allem Abnahme der Leukozyten); sofern keine unmittelbare Analyse möglich ist, Lagerung im Kühlschrank (4 °C) (dadurch Verlangsamung der Abbauprozesse).
- ▶ **Art der Untersuchung:** Synovialflüssigkeit kann nativ makroskopisch, mikroskopisch und mikrobiologisch untersucht werden, zudem können klinisch-chemische und immunologische Parameter bestimmt werden. Für den klinischen Alltag sind die makroskopische Untersuchung, die Bestimmung der Leukozytenzahl, die Differenzierung der Leukozyten, die Kristallanalyse im polarisierten Licht und die Erregerdiagnostik mittels Gram-Färbung und Kultur von Bedeutung.

Makroskopische Beurteilung der Synovialflüssigkeit: bereits als Bedside-Test bei Punktion möglich

- ▶ **Volumen.**
- ▶ **Farbe:**
  - *Physiologisch:* Wie Eiklar.
  - *Hellgelb:* Arthrose (S. 329).
  - *Gelb:* Entzündliche Gelenkergüsse bei diversen entzündlich-rheumatischen Krankheiten
  - *Gelb bis milchig:* Kristallarthropathien (z. B. Gicht, S. 289).
  - *Weiß:* Möglich bei rheumatoider Arthritis (S. 120) und anderen rheumatisch-entzündlichen Arthritiden.
  - *Graugelb/graugrünlich/purulent:* Infektiöse Arthritiden (S. 182).
  - *Blutig:* Iatrogen (Punktion!), Trauma, Gerinnungsstörung, villonoduläre Synovitis, Pyrophosphat- und Apatit-Kristallarthropathien.

3.1 Synoviadiagnostik

Abb. 3.1 • Bakterielle Arthritis, verursacht durch Staphylokokken: Gelenkpunktat; von K. Krüger, München (aus Alten et al. Merckle Rheumatologie visuell-Rheumatologische Bilddatenbank, Thieme, 2004)

▶ **Trübung:**
- *Klar:* Physiologisch, Reizerguss bei Arthrose (S. 329).
- *Opaleszent-trüb:* Entzündliche Gelenkergüsse bei diversen entzündlich-rheumatischen Krankheiten
- *Trüb:* Infektiöse Arthritiden (S. 182) s. Abb. 3.1, Kristallarthropathien.
- *Zusätzlich mit Flocken:* Rheumatoide Arthritis (S. 120) und Tuberkulose (S. 194).

▶ **Viskosität:** Prüfung zwischen zwei Fingern, mit Drahtöse oder durch Abtropfenlassen von der Kanüle.
- *Normal:* 3 cm langer Faden.
- *Herabgesetzt:* Entzündlich bedingte Arthritiden.
- *Erhöht:* Trauma, arthrotischer Reizerguss (S. 329).

▷ **Merkregel:** Bei entzündlichem Erguss: Zunahme des Ergussvolumens, Zunahme der Trübung und Abnahme der Viskosität.

Labordiagnostik

▶ **Leukozytenzahl und -differenzierung:** Durch sie ist eine gute Abgrenzung zwischen entzündlicher und nicht entzündlicher Ergusskonstellation möglich (bei Grenze 2000 Leukozyten/µl: Für entzündlichen Erguss Sensitivität 84 % und Spezifität 84 %, wenn zusätzlich ≥ 75 % neutrophile Granulozyten: Sensitivität 75 %, Spezifität 92 % und positiv prädiktiver Wert 96 %); allerdings tragen die Leukozytenzahl und -differenzierung aufgrund hoher Überlappungen und großer Varianzen nur bedingt zur Unterscheidung innerhalb der Gruppe der entzündlich bedingten Arthritiden bei; Cave: Erhebliche Zellzahlvarianz bei infektiöser Arthritis, insbesondere bei immunsuppressiv behandelten Patienten, schließt eine niedrige Zellzahl eine infektiöse Genese nicht aus!
- *Physiologisch:* < 200 Zellen/µl.
- *Erhöhung bis 2000 Zellen/µl:* Nicht entzündliche Ergüsse (z. B. Arthrose), in der Regel < 50 % neutrophile Granulozyten.
- *Erhöhung 2000–50 000 Zellen/µl:* Entzündliche Ergüsse bei diversen entzündlich-rheumatischen Erkrankungen.
  - Bei Zellzahlerhöhung > 50 000/µl mit > 90 % neutrophilen Granulozyten besteht hochgradiger Verdacht auf bakteriell-infektiöse Arthritis!
  - Differenzialdiagnostisch können sehr hohe Zellzahlen neben infektiöser Arthritis auch bei rheumatoider Arthritis und Kristallarthropathien gefunden werden.

▶ **Kristallnachweis:**
- *Uratkristalle* (Natriumurat-Monohydrat) erscheinen nadelförmig und im polarisierten Licht stark negativ doppelbrechend, s. Abb. 3.2. Der Nachweis von phagozytierten Uratkristallen beweist eine Arthritis urica und kann bei unbehandelten Patienten auch im interkurrenten Stadium erfolgen. Um die Aussage machen zu

3.1 Synoviadiagnostik

Abb. 3.2 • Nachweis von phagozytierten Uratkristallen bei Arthritis urica im Polarisationsmikroskop; von B. Manger, Erlangen (aus Alten et al. Merckle Rheumatologie visuell-Rheumatologische Bilddatenbank, Thieme, 2004)

Abb. 3.3 • Rhomboide, polarisationsmikroskopisch positiv doppelbrechende Kalzium-Pyrophosphatkristalle bei Chondrokalzinose (von F. Schilling, Mainz-Lerchenberg; aus Alten et al, Rheumatologie visuell- Rheumatologische Bilddatenbank, Thieme, 2004)

können, dass keine Kristalle vorliegen, müssen mehrere Gesichtsfelder sorgfältig angeschaut werden (Faustregel: 1000 Zellen).
- *Pyrophosphatkristalle* (Kalziumpyrophosphat-Dihydrat) weisen verschiedene Formen auf (rhomboid, kürzere Nadeln, keilförmig) und erscheinen im polarisierten Licht positiv doppelbrechend. Da die Doppelbrechung schwächer ausgeprägt ist, können sie durch den ungeübten Untersucher leicht übersehen werden. Pyrophosphatkristalle sind insbesondere im Kontext mit erhöhten Zellzahlen hinweisend auf eine Chrondrokalzinose. Pyrophosphatkristalle akkumulieren im Laufe des Lebens im Gelenk. Ihr Nachweis bei älteren Patienten beweist daher die Chrondrokalzinose nicht.
- *Cholesterinkristalle, Lipidkristalle und Kristalle von Depotkortikoiden* können auch mittels polarisiertem Licht nachgewiesen werden. Dabei können Depotkortikoidkristalle noch mehrere Wochen nach der intraartikulären Injektion in der Gelenkflüssigkeit nachgewiesen werden.
- *Hydroxylapatit-Kristalle* in der Synovialflüssigkeit zeigen die Zerstörung von kalzifiziertem Knorpel oder subartikulärem Knochen an. Sie sind klein und amorph, können in der Lichtmikroskopie nicht dargestellt werden, kommen aber nach Färbung mit Alizarinrot gut zur Darstellung. Sie finden sich typischerweise bei der *Periarthropathia calcarea generalisata* (S. 297), aber auch bei fortgeschrittener Arthrose und rheumatoider Arthritis.

▶ **Erregernachweis:**
- Obligat bei jedem Verdacht auf infektiöse Arthritis (Gram-Färbung, Erregeranzucht)
- ❐ *Cave:* Nach Beginn einer antibiotischen Behandlung kann der Erregernachweis falsch negativ sein!
- Der Bakteriennachweis im gramgefärbten Präparat des Synoviaausstrichs liefert erste Informationen über auf das Vorliegen einer infektiösen Arthritis und über die Art des verursachenden Erregers.
- In bestimmten klinischen Situationen - v. a. bei chronisch kranken oder immunkompromittierten Patienten – ist auch eine mykobakterielle und / oder mykotische Diagnostik sinnvoll.

- Bei niedrig replikativen infektiösen Arthritiden kann ggf. auch eine molekularbiologische Diagnostik sinnvoll sein.

▶ **Hinweise zur biochemischen und immunologischen Analyse:**
- Die Analyse biochemischer und immunologischer Veränderungen der Synovialflüssigkeit hat in der Routinediagnostik keine Bedeutung, zumal die biochemischen Parameter zahlreichen und komplexen Variablen (u. a. hydrostatische und osmotische Gradienten zwischen Serumspiegel und Synoviaspiegel, lokale Stoffwechselvorgänge der Synovia und des Knorpels) unterliegen.
- Eine Erniedrigung von Glukose und eine Erhöhung von Laktat können auf eine infektiöse Arthritis hinweisen, lassen aber eine sichere Differenzierung zwischen infektiöser und nicht infektiöser Arthritis nicht zu.
- Durch die Bestimmung der Harnsäure in der Synovialflüssigkeit ist eine Diagnostik der Gicht nicht möglich.

4 Bildgebende Diagnostik

4.1 Röntgendiagnostik

Grundlagen

▶ Die konventionelle Röntgendiagnostik ist in der Rheumatologie nach wie vor unersetzlich. In vielen Fällen haben charakteristische Röntgenbefunde sogar den Wert echter diagnostischer Kriterien einer bestimmten Erkrankung.
▶ **Indikationen:**
  - Sicherung der klinischen Diagnose.
  - Bestimmung des Krankheitsstadiums.
  - Abschätzung der Progredienz.
  - Erleichterung der Indikationsstellung zu operativen Eingriffen.
  - Nachweis eventueller reparativer Vorgänge und Therapiekontrolle.
▶ **Allgemeine Prinzipien:**
  - Die Herstellung beurteilbarer Bilder bedarf der Erfahrung und Sorgfalt; auch heute noch sind viele der angefertigten Hand-, Fuß- und Wirbelsäulenaufnahmen für rheumatologische Zwecke unbrauchbar.
  - *Aufnahmen in 2 Ebenen:* Ellbogen-, Knie- und Sprunggelenke immer, Schultergelenke häufig.
  - *Bei dorsovolaren Handbildern und dorsoplantaren Fußbildern* müssen immer beide Hände oder Füße gleichzeitig auf einem Bild aufgenommen werden; ausschließliche Detailaufnahmen sind nicht sinnvoll.
  - *Iliosakralgelenke:* Für die Beurteilung haben sich posterioranteriore Aufnahmen besonders bewährt; Schrägaufnahmen sind fast immer entbehrlich.
  - *Die Diagnose einer Osteoporose und/oder einer Osteomalazie* auf konventionellen Röntgenaufnahmen ist nur in schweren Fällen möglich. Die modernen Verfahren der Knochendichtemessung (S. 372) sind hier selbstverständlich überlegen.

Arthritiszeichen

▶ **Periartikuläre Weichteilschwellung:** Abhängig von Entzündungsaktivität, kann auch in fortgeschrittenen Stadien fehlen. Wurstförmige Konturen bei Daktylitis.
▶ **Gelenknahe Osteoporose:** u. U. bandförmig (s. Abb. 4.1). Dieses empfindliche Frühzeichen kann fehlen und auch bei manchen destruktiven Verläufen übersprungen werden.

Abb. 4.1 • a) Bandförmige subchondrale Entkalkung im Interkondylarbereich des Femurs bei früher rheumatoider Arthritis;
b) Gesunde kontralaterale Seite im Vergleich

4.1 Röntgendiagnostik

- **Konzentrische Gelenkspaltverschmälerung** (s. Abb. 4.2): Hinweis auf Knorpelschwund; nicht immer vorhanden. Zum Vergleich medial betonte Gelenkspaltverschmälerungen bei Varus Gonarthrose s. Abb. 4.3. Fortgeschrittene radiologische Veränderungen des Kniegelenkes bei rheumatoider Arthritis mit Gelenkspaltverschmälerung s. Abb. 4.4.
- **Erosion der subchondralen Grenzlamelle** (s. Abb. 4.5): Besonders an Metakarpal- und Metatarsalköpfchen bei rheumatoider Arthritis; klassisches Frühzeichen; Röntgenbild mit Lupe betrachten.
- **Usuren und Pseudozysten (Geoden)** (s. Abb. 4.6): Klassische Veränderungen bei rheumatoider Arthritis.

Abb. 4.2 • Konzentrische Gelenkspaltverschmälerung durch Knorpelschwund bei rheumatoider Arthritis

Abb. 4.3 • Medial betonte Gelenkspaltverschmälerungen bei Varus Gonarthrose

Abb. 4.4 • Fortgeschrittene radiologische Veränderungen des Kniegelenkes bei rheumatoider Arthritis mit Gelenkspaltverschmälerung, Erosionen und einer Makrogeode im Tibiakopf

4.1 Röntgendiagnostik

Abb. 4.5 • a und b Röntgenologisches Frühzeichen einer Arthritis: Erosion der Grenzlamellen, z. B. am Metatarsalköpfchen; a) intakte Grenzlamelle; b) beginnende Auflösung derselben (nach Schacherl)

Abb. 4.6 • 41-jährige Patientin mit typischer Usurierung des Metakarpalköpfchens II links bei rheumatoider Arthritis

- **Osteolysen.**
- **Ankylosen.**
- **Deviationen, Subluxationen und Luxationen.**
- Spezielle, für bestimmte Erkrankungen charakteristische Veränderungen, z. B. proliferative Veränderungen bei Arthritis psoriatica.
- Reparative Veränderungen: Selten, aber immer wieder nachweisbar.

Arthrosezeichen (s. Abb. 4.7)

- **Exzentrische (asymmetrische) Gelenkspaltverschmälerung:** Stellt einen Unterschied zur arthritischen Gelenkspaltverschmälerung dar.
- **Subchondrale Sklerosierung** an der Stelle des stärksten Druckes.
- **Osteophytenbildung.**
- **Geröllzysten, Fehlstellungen:** In fortgeschrittenen Fällen.
- **Ossikelbildung** im Bereich der Gelenkkapsel, besonders bei Fingerpolyarthrosen.
- **Keine Ankylosen.**

4.1 Röntgendiagnostik

Abb. 4.7 • a–c Hüftgelenk eines 60-jährigen Mannes mit linksseitiger Koxarthrose; Progredienz der radiologischen Veränderungen über 11 Jahre

Unterschied Arthritis – Arthrose (s. Abb. 4.8)

Abb. 4.8 • Unterschied Arthritis – Arthrose: Gleichzeitiges Auftreten von arthritischen und arthrotischen Veränderungen an den Fingerend(DIP)-Gelenken einer Hand: Am Zeigefinger erosive Veränderungen des DIP-Gelenks bei Psoriasisarthritis, am DIP-Gelenk des Mittelfingers Heberdenarthrose mit Gelenkspaltverschmälerung, Sklerosierung und osteophytären Anbauten

Wirbelsäulenveränderungen

- **Degenerative Wirbelsäulenveränderungen** (s. Abb. 4.9):
  - *Chondrose:* Verschmälerung des Zwischenwirbelraumes.
  - *Osteochondrose:* Zusätzliche subchondrale Deckplattensklerose.
  - *Spondylotische Randwulstbildungen:* Ventral meist ohne Krankheitswert, es handelt sich um reaktive Veränderungen.
  - *Arthrosezeichen:* An den kleinen Wirbelgelenken.

Abb. 4.9 • a und b Schwere degenerative Veränderungen (Osteochondrose, Spondylose, Spondylarthrose); a) der Halswirbelsäule (verstärkt durch angeborene Blockwirbelbildung C2/C3); b) der Lendenwirbelsäule

- **Entzündliche Wirbelsäulenveränderungen** (s. Abb. 4.10 und Abb. 4.11):
  - *Sakroiliitis:* Spaltverschmälerung, Pseudoverbreiterung des Gelenkspaltes, fleckige Sklerosierung, Randdefekte und Randunschärfen, lokalisierte knöcherne Überbrückung; im Endstadium mit totaler knöcherner Ankylose; z. B. bei ankylosierender Spondylitis (S. 52), andere Spondyloarthritiden (S. 52), Spondylitis psoriatica (S. 52).
  - Verknöcherung des Anulus fibrosus bei ankylosierender Spondylitis.
  - *Diszitis:* Zwischenwirbelraumverschmälerung, fleckige Sklerose, Deckplatteneinbrüche; z. B. bei ankylosierender Spondylitis (S. 52), nach Bandscheibenoperationen, bakteriell septisch.
  - Formveränderungen der Wirbelkörper (Kastenwirbel) mit und ohne Kantensklerose (ankylosierende Spondylitis; S. 52). Arthritis kleiner Zwischenwirbelgelenke.
  - Spezielle für bestimmte Krankheiten charakteristische Veränderungen, z. B. Hyperostosen bei Arthroosteitis.
  - *Bänderverknöcherungen:* In fortgeschrittenen Stadien entzündlicher Wirbelsäulenerkrankungen, bei endokrinologischen Erkrankungen.
  - *Wirbelkörperzerstörungen:* Bei bakteriellen Spondylodiszitiden.

Kalkablagerungen

- **Kalkimprägnierung des Gelenkknorpels,** z. B. bei Chondrokalzinose (s. Abb. 4.14).
- **Periartikuläre Verkalkungen,** z. B. bei Hydroxylapatit-Krankheit (S. 297), CREST-Syndrom (s. Abb. 4.12), Thibièrge-Weissenbach-Syndrom, Periarthropathia humeroscapularis calcarea (S. 359) u. a.
- **Muskelverkalkungen und Weichteilverkalkungen:** Bei Dermatomyositis (S. 238) (s. Abb. 4.13), endokrinologischen Erkrankungen, Hämodialyse.

4.1 Röntgendiagnostik

Abb. 4.10 • a–d Iliosakralgelenke (p.-a.-Aufnahmen) eines 19-jährigen Mannes mit ungewöhnlich rasch progredienter Sakroiliitis (Verlaufsbeobachtung über 5 Jahre)

4.1 Röntgendiagnostik

Abb. 4.11 • a und b Röntgenaufnahmen der Lendenwirbelsäule eines 52-jährigen Mannes mit fortgeschrittener ankylosierender Spondylitis

Abb. 4.12 • Prä- und suprapatellare Weichteilverkalkungen bei CREST-Syndrom

Abb. 4.13 • Verkalkungen der Glutäalmuskulatur bei Dermatomyositis

Abb. 4.14 • Rechtes Kniegelenk eines 69-jährigen Patienten mit Chondrokalzinose

Weitere charakteristische Röntgenbilder

▶ Charakteristische und diagnostisch richtungsweisende Röntgenbilder finden sich außerdem bei:
  • *Algodystrophie* (S. 365): Fleckige Entkalkung.
  • *Entzündlichen Enthesiopathien:*
    – Bei ankylosierender Spondylitis (S. 52), Arthritis psoriatica (S. 52) u. a.: Unscharfe Ausziehungen.
  • *Ochronose* (s. Abb. 4.15): Bild der „gefüllten Waffel" an der Bandscheibe.
  • Fehlbildungen, Tumoren, entzündlichen Knochenerkrankungen, Veränderungen von Statik und Form, posttraumatischen Veränderungen, Nekrosen u. a.

Qualitätssicherung

▶ Optimale Technik ist wichtig. Jedes schlechte Bild ist unnötige Strahlenbelastung.
▶ Befundung durch radiologisch erfahrene Ärzte.

Abb. 4.15 • Ausgeprägte Verkalkungen der Bandscheiben der LWS bei Ochronose; von B. Manger, Erlangen (aus Alten et al. Merckle Rheumatologie visuell-Rheumatologische Bilddatenbank, Thieme, 2004)

- Behandelnder Arzt sollte Bilder selbst sehen.
- Da rheumatische Erkrankungen häufig jahrzehntelang bestehen: Bilder sorgfältig aufbewahren.
- Für Dokumentations- und Studienzwecke: Quantifizierung des radiologischen Stadiums durch Scores (nach Sharp, Larsen, Ratingen u. a.).
- Für Studien am meisten verwendet: Modifizierter van der Heijde-Sharp-Score.

Aktuelle Tendenzen

- Die räumliche Auflösung bei digitalen Röntgenaufnahmen genügt heute den Anforderungen der rheumatologischen Diagnostik. Bezüglich Kontrastierung und im Hinblick auf die Möglichkeiten der Optimierung durch nachträgliche Bildbearbeitung ist die digitale Radiografie überlegen.
- Die für Studien weitverbreiteten Systeme zur quantitativen radiologischen Evaluation der Befunde an Händen und Füßen (Larsen-Score, Sharp-Score o. a.) sind für die tägliche klinische Praxis untauglich. Für diese Zwecke werden derzeit Vereinfachungen entwickelt, die es erlauben sollen, das Ausmaß von Knorpel- und Knochendestruktion an wenigen repräsentativen Gelenken schnell und zuverlässig zu dokumentieren (SENS; „simple erosion narrowing score").

4.2 Computertomografie

Grundlagen

- Die Computertomografie ist ein röntgenologisches Schichtaufnahmeverfahren, bei dem zum Bildaufbau ein Computer eingesetzt wird. Dabei wird das Strahlenschwächungsprofil der untersuchten Schicht ermittelt, die Ortsverteilung der Schwächungswerte errechnet und in ein Bild umgesetzt.

Vorteile gegenüber der konventionellen Röntgendiagnostik

- Keine Überlagerung durch andere Schichten.
- Abgestufte Weichteildarstellung auch ohne Kontrastmittel.
- Darstellung der axialen Ebene.
- Möglichkeit der dreidimensionalen Rekonstruktion.
- In manchen Fällen bei Sakroiliitis.

Hauptindikationen

- Atlanto-axiale und subaxiale Dislokationen der HWS.
- Bandscheibenvorfälle.
- Infektiöse oder nicht infektiöse Spondylodiszitis.
- Chronische Sakroiliitis (s. Abb. 4.16).

Abb. 4.16 • Computertomografische Darstellung der Iliosakralgelenke bei chronischer Sakroiliitis. Es zeigt sich ein typisches buntes Bild mit Usurierungen, Sklerosierungen und Ankylosierungen

Abb. 4.17 • Darstellung von Gichttophi mittels DECT

- Enger zervikaler oder lumbaler Spinalkanal.
- Karpaltunnelsyndrom.
- Synovitis villonodularis.
- Weichteilveränderungen wie Verkalkungen und Verknöcherungen (besser als in der MRT).
- Veränderungen an Gelenken, die mit konventionellen Techniken schwer erfassbar sind (z. B. Sternoklavikulargelenke).
- Tumordiagnostik.
- Eine interessante Neuentwicklung ist die Dual-Energy Computertomografie (DECT), die eine Identifikation von Gichttophi allein aufgrund des Absorptionsverhaltens von Natriumurat erlaubt und eine Punktion überflüssig machen kann (Abb. 4.17).

4.3 Magnetresonanztomografie (MRT)

Abb. 4.18 • Computertomografische Darstellung eines Hämangiomwirbels

4.3 Magnetresonanztomografie (MRT)

Grundlagen

▶ **Prinzip:** Die Magnetresonanztomografie verwendet die Eigenschaft der Eigendrehung von Wasserstoffatomen zur Bildgebung. Unter dem Einfluss von Magnetfeldern treten Signale aus dem Körper aus, die durch einen Computer in zwei- oder dreidimensionale Bilder umgerechnet werden.

▶ **Sequenzen:**
- *T1-gewichtete Sequenz:* Flüssigkeiten und pathologische Strukturen stellen sich signalarm, Fett signalreich dar.
- *T2-gewichtete Sequenz:* Flüssigkeiten, pathologische Strukturen und Fett sind signalreich dargestellt.
- *Fettsupprimierte Sequenzen:*
  - Das helle Signal des Fettgewebes wird unterdrückt, um pathologisches Gewebe besser differenzieren zu können. Insbesondere nach Kontrastmittelgabe besteht das Problem der hyperdensen Signalgebung beider Gewebe, sowohl in T1- wie auch in T2-gewichteten Bildern.
  - Fettsupprimierte T2-gewichtete Sequenzen und STIR („short tau inversion recovery"-Sequenzen) sind in der Lage, auch minimale Ansammlungen von Flüssigkeiten (z. B. Gelenkergüsse) zu erfassen.

▶ **Kontrastmittel:**
- Durch die i. v.-Applikation von sog. paramagnetischen Substanzen, meistens Gadoliniumverbindungen, kann die Signalintensität einzelner Gewebe erhöht werden. Im T1-gewichteten Bild stellt sich daher entzündlich verändertes Gewebe signalintensiver dar.

Vorteile und Nachteile der Methode

▶ **Vorteile:**
- Keine Strahlenbelastung für den Patienten.
- Die Schnittebenen sind beliebig wählbar.
- Gute Darstellung von Weichteilstrukturen.
- Gute Aussagefähigkeit bei Veränderungen am Stammskelett.

▶ **Nachteile:**
- Im Vergleich zur konventionellen Röntgendiagnostik und zum CT deutlich längere Untersuchungszeiten und damit längere Immobilität des Patienten.
- Hohe Kosten.

Kontraindikationen

- **Absolute Kontraindikationen:**
  - Herzschrittmacher und interne Defibrillatoren.
  - Cochlearimplantate.
  - Neurostimulatoren.
  - Relativ frisch implantierte (bis 6 Monate postoperativ) ferro-magnetische Gefäßclips und Implantate.
  - Implantierte Infusionspumpen.
- **Metallimplantate:** Nach intraoperativer Implantation sollte innerhalb der nächsten 6 Monate keine MR-Untersuchung durchgeführt werden, da metallische Implantate, selbst wenn sie an einem Knochen fixiert sind, sich aufheizen und zu Verbrennungen führen können.

Hauptindikationen

- **Allgemein:**
  - Nachweis von Knorpeldefekten und Veränderung von Gelenkbinnenstrukturen.
  - Nachweis von Pannusformationen.
  - Nachweis von Osteonekrosen (z. B. am Humeruskopf, Hüft- und Kniegelenk als Folge von Steroideinnahme).
- **Hand- und Handwurzel:** Carpus, Metacarpophalangealgelenke (MCP) und periphere Interphalangealgelenke (PIP) sind bei der rheumatoiden Arthritis am häufigsten betroffen. Weichteilschwellung, Synovitis, Subluxationen, Knochenödem.
- **Ellbogengelenk:** Kapselschwellung, intraossäre Synovialzysten, Pannusformationen, Synovitis, knöcherne Destruktionen.
- **Schultergelenk:**
  - Nachweis von Veränderungen des Akromioklavikulargelenkes (z. B. beim Impingement-Syndrom).
  - Nachweis von Veränderungen im Bereich der Rotatorenmanschette und der langen Bizepssehne (z. B. bei Milwaukee-Schulter, S. 298).
  - Avaskuläre Nekrosen des Humeruskopfes.
- **Hüftgelenk:** Knorpelverschmälerung, Gelenkspaltverschmälerung, Synovitis, Pannusformationen, Erosionen, avaskuläre Nekrosen.
- **Iliosakralgelenk:** Frühzeitiger Nachweis einer Sakroiliitis (s. Abb. 4.19).
- **Kniegelenk:** Diffuser Verlust von Gelenkknorpel, Erosionen, Gelenkspaltverschmälerung, synoviale Hypertrophie, Erguss, Osteonekrose und Knocheninfarkte, Baker-Zysten.
- **Fuß- und Sprunggelenk:** Nachweis von konzentrischer Gelenkspaltverschmälerung, Pannusformationen und entzündlichen Ödemen um Sehnen.
- **Achsenskelett** (s. Abb. 4.20): Wichtige Indikation sind Veränderungen im Bereich der HWS. Gut darstellbar sind, auch in anderen Segmenten, eine Myelonkompression sowie Pannusformationen um den Dens herum und atlanto-axiale Subluxationen sowie entzündliche Veränderungen an den Wirbelkörpern bei Spondylarthritiden.

Abb. 4.19 • Darstellung einer floriden Sakroiliitis in der Magnetresonanztomografie

Abb. 4.20 • Darstellung eines Hämangiomwirbels in der Magnetresonanztomografie (vgl. Abb. 4.18)

4.4 Szintigrafie

Grundlagen und Indikationen

▶ Szintigrafische Untersuchungen können wichtige qualitative Zusatzinformationen geben über Ausdehnung und Intensität entzündlicher Prozesse; ihr qualitativer und differenzialdiagnostischer Wert bei rheumatischen Erkrankungen ist aber begrenzt.

❏ *Beachte:* Die Szintigrafie ist sehr sensitiv, aber wenig spezifisch. Die Ergebnisse können durch Medikamente (Glukokortikoide), physikalische Therapie und Krankengymnastik (unspezifische Hyperämisierung) beeinflusst werden.

▶ **Indikationen:**
- Objektivierung eines entzündlichen Gelenkprozesses bei fraglichen klinischen Symptomen: z. B. Angabe subjektiver Entzündungszeichen ohne ausreichende klinische Symptomatik.
- Ausdehnung, Aktivität und Befallsmuster polyartikulärer Entzündungen (s. Abb. 4.21). Als Zusatzdiagnostik z. B. bei Arthritis psoriatica, SAPHO-Syndrom (S. 52) (s. Abb. 4.22).
- Auffinden von Entzündungsherden, die der klinischen Beobachtung entgehen, d. h. an schwer zugänglichen Gelenken.
- Frühdiagnose von entzündlich-rheumatischen Erkrankungen in besonderen Fällen, z. B. bei Diskrepanz zwischen der Klinik und dem Röntgenbefund.
- Frühdiagnose bei Algodystrophie (S. 365).
- In besonderen Fällen bei Sakroiliitis zur Frühdiagnose, z. B. bei familiärer Belastung, einem zweifelhaften Röntgenbild. Es besteht aber die Möglichkeit falsch positiver Befunde bei Gesunden, die Gefahr der Fehlinterpretation ist größer als die prospektive Aussagekraft. Szintigrafie ist nutzlos als Screening oder bei bereits röntgenologisch nachweisbarer Sakroiliitis, Hüftkopfnekrose.

Abb. 4.21 • Szintigrafische Traceranreicherung in der Spätphase eines Knochenszintigramms bei rheumatoider Arthritis (überwiegend Hand- und Fingergrundgelenke)

Abb. 4.22 • Szintigrafische Traceranreicherung in der Spätphase eines Knochenszintigramms in den Sternoklavikulargelenken und im Bereich der rechten Schulter bei SAPHO-Syndrom

▻ **Unentbehrlich** bei der rheumatologischen Differenzialdiagnostik von Knochenerkrankungen: Knochentumoren, Nekrosen, Osteomyelitis, Morbus Paget.
▸ **Single Photon Emission Tomography** (SPECT) mit rotierender Szintillationskamera: Bessere Darstellung z. B. bei Sakroiliitis.

Nuklearmedizinische Untersuchungsmethoden in der Rheumatologie

▸ Drei-Phasen-Szintigrafie mit ^{99m}**Technetium-Diphosphonat** (1. Phase = Hyperämie, 2. Phase = Gefäß-Permeabilität; 3. Phase = Knochenumbau) bei Arthritis, Arthrose, aseptischer Knochennekrose, Algodystrophie und allen Knochenerkrankungen.
▸ ^{111}**Indiumoxin-markierte Leukozyten** bei Osteomyelitis oder septischer Arthritis.
▸ ^{99m}**Technetium-markiertes humanes IgG**: Darstellung aktiver Synovitis.
▸ ^{99m}**Tc-Schwefelkolloid**-markierter flüssiger oder fester Bolus (z. B. Fruchtsaft oder Rührei) zur Ösophagus-Motilitätsprüfung bei Sklerodermie.
▸ ^{99m}**Tc-Pertechnetat** zur Speicheldrüsenszintigrafie bei Sjögren-Syndrom.
▸ SPECT-Szintigrafie mit ^{99m}**Tc-HMPAO** zur Darstellung zerebraler Perfusionsstörungen bei Kollagenosen und Vaskulitiden.
▸ ^{67}**Ga-Zitrat** zur Lokalisationsdiagnostik bei intra- und extrapulmonaler Sarkoidose.
▸ **Myokardszintigrafie** bei Verdacht auf Herzbeteiligung bei systemisch-rheumatischen Erkrankungen.
▸ ^{18}**F-Fluorodeoxyglukose-PET** zur Darstellung des Gefäßbefalls bei Großgefäßvaskulitis (auch als PET-CT, Abb. 4.23).

Abb. 4.23 • PET-CT mit Entzündung der Aorta ascendens und descendens

4.5 Gelenk- und Weichteilsonografie

Grundlagen

▸ **Frequenz des verwendeten Schallkopfes** (s. Tab. 4.1):
  • Sie entscheidet über die maximale Eindringtiefe der Schallwellen und über die Qualität der Bildauflösung.
  • *Faustregel:* Je oberflächennäher und je kleiner die abzubildenden Strukturen, desto höher die Frequenz.

4.5 Gelenk- und Weichteilsonografie

Tab. 4.1 • **Frequenzen für die Gelenksonografie**

	3,5 MHz	5 MHz	7,5 MHz	bis 20 MHz
Hüfte	+	+	-	-
Schulter	-	+	+	-
Knie	-	+	+	-
Ellbogen	-	(+)	+	-
Fuß / Zehen	-	-	+	+
Hand / Finger	-	-	(+)	+

- *Tipp:* Ein 7,5-MHz-Linearschallkopf, wie er für die Schilddrüsensonografie verwendet wird, ist auch für die meisten großen Gelenke geeignet.
- ▶ **Beurteilung des Befundes:** Der sonografische Befund sollte nur in Zusammenhang mit der klinischen Untersuchung interpretiert werden und wird am besten im Anschluss an die klinische Befunderhebung durch denselben Untersucher durchgeführt.

Vorteile und Nachteile der Methode

- ▶ **Vorteile:**
  - Ein Sonografiegerät ist meistens verfügbar.
  - Niedrige Kosten.
  - Darstellung von Gelenkbewegung.
  - Punktionen können gezielt durchgeführt werden.
  - Keine Kontraindikationen.
- ▶ **Nachteile:**
  - Die Qualität und Reproduzierbarkeit sind abhängig von der Ausbildung und Erfahrung des Untersuchers.
  - Gelenkbinnenschäden sind nur begrenzt beurteilbar.

Artefakte und Fehlerquellen

- ▶ **Wiederholungsechos:** Mehrfachdarstellung reflektierender Grenzflächen.
- ▶ **Bogenartefakte:** Bogenförmige, von starken Reflektoren produzierte Ausläufer in Nachbarschaft zu echoarmen Arealen.
- ▶ **Kometenschweife:** Sehr helle Reflexbänder distal von Metall oder Luft im Schallstrahl.
- ▶ **Laufzeitfehler:** Geometrische Verzerrung durch Verzögerung der reflektierten Schallwelle.
- ▶ **Pseudousuren:** Bei schrägem Auftreffen von Schallwellen auf Knochenoberflächen.
- ▶ **Pseudosynovitis oder -erguss:** Durch nicht orthograd getroffene nahezu echofreie Muskulatur.
- ▶ **Anisotropie** von Sehnen mit unterschiedlicher Echogenität abhängig vom Auftreffwinkel des Schallstrahles.

Indikationen und Anwendungsbereiche allgemein

- ▶ **Mit der Sonografie darstellbare Strukturen**: Die Sonografie (und die MRT) sind die einzigen bildgebenden Verfahren, die eine gute Beurteilbarkeit von artikulären und periartikulären Weichteilstrukturen ermöglichen (s. Tab. 4.2).

Tab. 4.2 • **Sonografisch darstellbare Strukturen**

Knochen	Gelenkkapsel	periartikuläre Strukturen
Osteophyt	Synovitis	Tenosynovitis
Exostose	Pannus	Sehnenruptur
Destruktion	Erguss	Bursitis
Usur	Synovialzysten	Myopathie
Nekrose	Ganglion	Rheumaknoten
Dysplasie		Gichttophus

Sonografie der Schulter

▶ **Indikation und Anwendungsbereiche:**
- Erguss / Synovitis.
- Bursitis.
- Tenosynovitis oder Ruptur der langen Bizepssehne.
- Veränderungen der Rotatorenmanschette.
- Knöcherne Läsionen (Erosionen, Osteophyten, Hill-Sachs-Läsion).
- Veränderungen des Knorpels.
- Freie Gelenkkörper, Osteochondromatose.

▶ **Schnittebenen und entsprechende Normalbefunde:**
- Ventral-längs s. Abb. 4.24.
- Ventral-quer s. Abb. 4.25.
- Frontalschnitt s. Abb. 4.26.

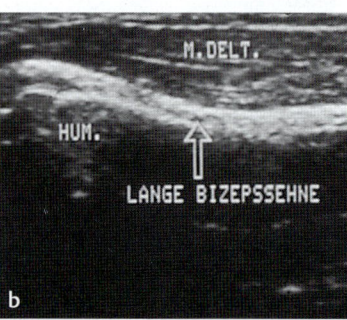

Abb. 4.24 • a und b Sonografie der Schulter: ventral-längs; a) Schnittebene; b) Normalbefund

Abb. 4.25 • a und b Sonografie der Schulter: ventral-quer; a) Schnittebene; b) Normalbefund
1 Tuberculum majus;
2 Tuberculum minus;
3 M. subscapularis;
4 Processus coracoideus; ⇒ lange Bizepssehne

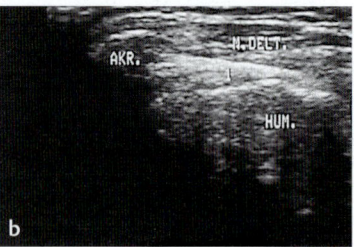

Abb. 4.26 • a und b Sonografie der Schulter: Frontalschnitt; a) Schnittebene; b) Normalbefund
1 Supraspinatussehne

- Dorsal-längs s. Abb. 4.27.
- Dorsal-quer s. Abb. 4.28.
▶ **Pathologischer Befund:** z. B. Bursitis subdeltoidea s. Abb. 4.38.

 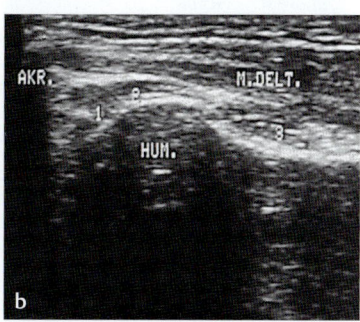

Abb. 4.27 • a und b Sonografie der Schulter: dorsal-längs; a) Schnittebene; b) Normalbefund
1 M. supraspinatus; 2 M. infraspinatus; 3 M. teres minor

 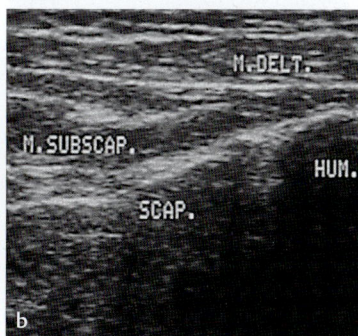

Abb. 4.28 • a und b Sonografie der Schulter: dorsal-quer; a) Schnittebene; b) Normalbefund

Sonografie des Ellenbogens

▶ **Indikationen und Anwendungsgebiete:**
  - Erguss / Synovitis.
  - Bursitis.
  - Knöcherne Läsionen (Erosionen, Osteophyten).
  - Tenosynovitis oder Ruptur.
  - Karpaltunnelsyndrom (S. 363).
▶ **Schnittebenen und entsprechende Normalbefunde:**
  - Ventral-humero-radial s. Abb. 4.29.
  - Ventral-humero-ulnar s. Abb. 4.30.
  - Dorsal-längs s. Abb. 4.31.

 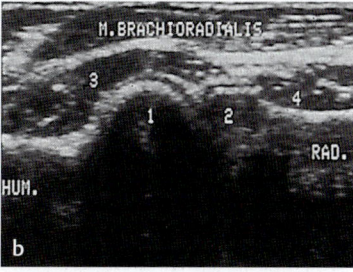

Abb. 4.29 • a und b Sonografie des Ellbogens: ventral-humero-radial; a) Schnittebene b) Normalbefund
1 Capitulum humeri; 2 Radiusköpfchen; 3 M. extensor carpi radialis longus; 4 M. supinator

4.5 Gelenk- und Weichteilsonografie

Abb. 4.30 • a und b Sonografie des Ellbogens: ventral-humero-ulnar; a) Schnittebene b) Normalbefund

Abb. 4.31 • a und b Sonografie des Ellbogens: dorsal-längs; a) Schnittebene b) Normalbefund
1 Fossa olecrani; 2 Trochlea humeri; 3 Olecranon; Humeroulnargelenk

Sonografie der Finger

- **Indikationen und Anwendungsgebiete:**
  - Erguss / Synovitis.
  - Tenosynovitis.
  - Ganglion.
  - Knöcherne Läsionen.
  - Veränderungen des Knorpels.
- **Schnittebenen:** Längs- und Querschnitte über Fingergrund-, -mittel- und -endgelenken, dorsal und palmarseitig, bei I., II. und V. Finger auch lateral.

Sonografie der Hüfte

- **Indikationen und Anwendungsgebiete:**
  - Erguss / Synovitis.
  - Bursitis.
  - Knöcherne Läsionen: Erosionen, Osteophyten, Epiphysiolysis capitis femoris.
  - Veränderungen des Knorpels.
  - Osteochondromatose, freie Gelenkkörper.
  - Infektion oder Lockerung von Prothesen.
- **Schnittebene und entsprechender Normalbefund** s. Abb. 4.32.
- **Pathologischer Befund:** z. B. Hüftgelenkerguss s. Abb. 4.39.

4.5 Gelenk- und Weichteilsonografie

Abb. 4.32 • a und b Sonografie des Hüftgelenks; a) Schnittebene; b) Normalbefund
1 Os ileum; 2 Caput femoris; 3 Gelenkkapsel; 4 M. iliopsoas

Sonografie des Knies

▶ **Indikationen und Anwendungsgebiete:**
- Erguss / Synovitis.
- Bursitis.
- Knöcherne Läsionen: Erosionen, Osteophyten.
- Veränderungen des Knorpels.
- Osteochondromatose, freie Gelenkkörper.
- Infektion oder Lockerung von Prothesen.
- Schwellung in der Poplitealregion oder am Unterschenkel.
- Läsionen der Quadrizeps- oder Patellarsehne.
- Veränderungen der Meniski.
- Bandläsionen.

▶ **Schnittebenen und entsprechende Normalbefunde:**
- Suprapatellar längs s. Abb. 4.33.
- Suprapatellar quer s. Abb. 4.34.
- Dorsal-längs-lateral s. Abb. 4.35.

▶ **Pathologischer Befund:** z. B. Synovitis s. Abb. 4.40.

Abb. 4.33 • a und b Sonografie des Knies: suprapatellar längs; a) Schnittebene; b) Normalbefund
1 Quadrizepssehne

4.5 Gelenk- und Weichteilsonografie

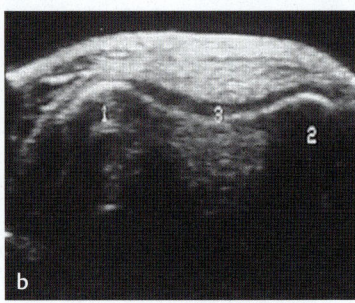

Abb. 4.34 • a und b Sonografie des Knies: suprapatellar quer; a) Schnittebene; b) Normalbefund

Abb. 4.35 • a und b Sonografie des Knies: dorsal-längs-lateral; a) Schnittebene; b) Normalbefund
1 Condylus femoris lateralis; 2 Gelenkspalt; 3 Tibiakopf; 4 M. gastrocnemius; 5 M. biceps femoris

Sonografie des Sprunggelenks und der Fersenregion

▶ **Indikationen und Anwendungsgebiete:**
- Erguss / Synovitis.
- Bursitis.
- Knöcherne Läsionen: Erosionen, Osteophyten.
- Osteochondromatose, freie Gelenkkörper.
- Fersensporn.
- Veränderungen der Achillessehne.
- Tenosynovitiden.
- Plantare Fasziitis.

▶ **Schnittebenen und entsprechende Normalbefunde:**
- Sprunggelenk ventral-längs s. Abb. 4.36.
- Achillessehne längs s. Abb. 4.37.

▶ **Pathologischer Befund:** z. B. Verkalkung in der Achillessehne (s. Abb. 4.41) und Tendovaginitis einer Extensorensehne (s. Abb. 4.42).

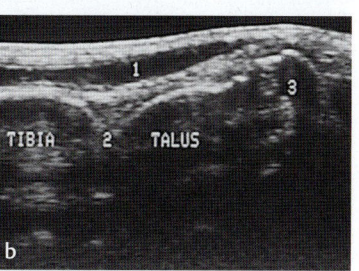

Abb. 4.36 • a und b Sonografie des Sprunggelenks: ventral-längs; a) Schnittebene; b) Normalbefund
1 M. extensor digitorum longus; 2 oberer Sprunggelenkspalt; 3 Os naviculare

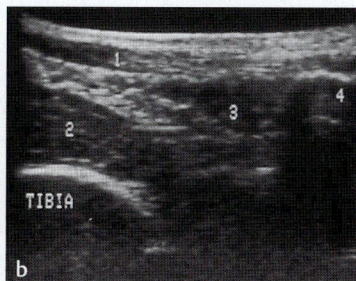

Abb. 4.37 • a und b Sonografie der Achillessehne; a) Schnittebene; b) Normalbefund
1 Achillessehne; 2 Mm. flexor digitorum longus et flexor hallucis longus; 3 Bindegewebe; 4 Kalkaneus

Sonografie der Zehen

▶ **Indikationen und Anwendungsgebiete:**
- Erguss / Synovitis.
- Bursitis.
- Knöcherne Läsionen (Erosionen, Osteophyten).
- Veränderungen des Knorpels.
- Gichttophi.

▶ **Schnittebenen:** Längs- und Querschnitte über den Zehengelenken dorsal und plantar, bei I. und V. Zehe auch lateral.

Beispiele für pathologische Befunde

Abb. 4.38 • Bursitis subdeltoidea der Schulter im ventralen Horizontalschnitt

Abb. 4.39 • Hüftgelenkerguss rechts (im Vergleich zur gesunden linken Seite) im ventralen Längsschnitt parallel zum Schenkelhals

Abb. 4.40 • Synovitis des Kniegelenks rechts (im Vergleich zur gesunden linken Seite) im dorsalen Längsschnitt über dem lateralen Gelenkanteil

Abb. 4.41 • Verkalkung in der Achillessehne rechts (im Vergleich zur gesunden linken Seite) im dorsalen Längsschnitt über der Achillessehne

Abb. 4.42 • Tendosynovitis einer Extensorensehne im dorsalen Längsschnitt über den Fußrücken längs

4.6 Doppler-Sonografie

Grundlagen und Prinzip

- **Doppler-Sonografie** beruht auf dem Doppler-Effekt: Durch die Bewegung der Blutzellen in Blutgefäßen wird die Frequenz von reflektierten Schallwellen verändert.
- **CW-Doppler** („countinous wave") wird nur zur Feststellung von regionalem Blutfluss ohne anatomische Bildgebung verwendet. PW-Doppler („pulsed-wave") erlaubt die Analyse von Blutfluss in ausgewählten anatomischen Regionen eines sonografischen Bildes.^
- Die **Farb-Doppler-Sonografie** kombiniert die konventionelle „Real-time"-Sonografie und gibt Information über Flussrichtung und Geschwindigkeit in farbkodierter Weise wieder.
- **Power-Doppler-Sonografie** stellt die gesamte integrierte Menge an Doppler-Signalen dar (unabhängig von der Flussrichtung), was die Sensitivität insbesondere für kleine Gefäße und langsamen Blutfluss deutlich steigert.
- Die Verwendung von **sonografischen „Kontrastmitteln"** zur weiteren Sensitivitätssteigerung für rheumatologische Indikationen befindet sich derzeit in Erprobung.

Indikationen

- Nachweis von gesteigerter Perfusion im Synovialgewebe (Pannus) intra- und periartikulär bei entzündlich-rheumatischen Erkrankungen.
- Einsatz von semiquantitativen Messungen der Hyperperfusion im Verlauf zum Therapiemonitoring.
- Gleichzeitige Erfassung von Gefäßwandveränderungen und Auswirkungen auf den intravasalen Blutfluss bei Vaskulitiden großer Gefäße.

Beurteilung

- Aktuell gibt es eine Reihe von Ansätzen zur standardisierten Erfassung von gelenksonografischen Befunden bei RA. Am tauglichsten für die rheumatologische Praxis ist der „German US-7-Score", der an sieben ausgewählten Gelenken der dominanten Hand (MCP- und PIP-Gelenke II und III und Handgelenk) und des dominanten Fußes (MTP-Gelenk II und V) Synovitis, Tenosynovitis und Erosionen mittels B-Mode und Doppler quantifiziert.
- Zur Diagnostik bei Arteriitis temporalis (insbesondere vor geplanter Biopsie) ist die Doppler-Sonografie mittlerweile Standardmethode.
- Der Einsatz bei anderen Vaskulitiden (z. B. Takayasu-Arteriitis) hängt von der sonografischen Zugänglichkeit der betroffenen Gefäßareale ab.

4.7 Thermografie

Grundlagen und Prinzip

- Die Thermografie erlaubt die kontaktlose Messung des Entzündungsparameters „Calor" durch Registrierung der Infrarotabstrahlung der Haut. Eine qualitative Beurteilung ist auch mit Flüssigkristallfolien möglich. Keine Darstellung von morphologisch-strukturellen Veränderungen.
- **Prinzip:** Die Infrarotthermografie erstellt mit entsprechenden Kameras Wärmebilder der Haut, die Thermometrie punktuell Messwerte der Hauttemperatur.
- **Die dynamische Thermografie** (z. B. durch Messung der Wiederaufwärmung nach standardisierter Kühlung) ermöglicht die Abgrenzung der hauthyperämiebedingten erhöhten Hauttemperaturen von den entzündungsbedingten.

Indikationen

- Diagnostik entzündlicher Veränderungen an Gelenken und im Wirbelsäulenbereich.
- Diagnostik funktioneller Veränderungen (Blockierungen) mit reflektorischen Auswirkungen auf die Durchblutung im zugehörigen Dermatom.
- Therapiekontrolle.
- Algodystrophie.

Ergebnisse

- In den Messergebnissen spiegelt sich nicht nur der pathologisch veränderte thermische Zustand der Haut wider, sondern auch thermoregulatorische, v. a. tageszeitliche Änderungen gehen mit ein. Dies kann durch eine Standardisierung der Untersuchungsbedingungen verhindert werden.
- Quantitative Angaben zur Entzündungsaktivität bestehen in der Maximaltemperatur an besonders interessierenden Körperstellen und in dem „thermografischen Index": Mittlere Temperaturdifferenz des Messbezirks zu einer empirisch festgelegten Basistemperatur.
- Über entzündeten Gelenken steigt nicht nur die Hauttemperatur an, sondern es ändert sich schon in frühen Stadien das Temperaturprofil, z. B. am Kniegelenk. Daher werden die Wärmebilder nach thermischen Profilen, Gradienten und Isothermen ausgewertet.

Beurteilung

- Die Thermografie spielt in der Routinediagnostik keine besondere Rolle. Für wissenschaftliche Zwecke, auch für die Therapiekontrolle, ist sie aber unverändert ein interessantes Verfahren.

5 Leitsymptome

5.1 Polyarthritis

Grundlagen
▶ **Definition:** Entzündung von mehr als 4 Gelenken.
▶ **Klinik:** Schmerzen, Überwärmung und Schwellung der Gelenke, gelegentlich auch Rötung. Akute und chronische Verlaufsformen.

Häufige Ursachen
▶ Rheumatoide Arthritis.
▶ Kollagenosen: SLE, Sklerodermie, Morbus Sjögren, MCTD, Poly- / Dermatomyositis.
▶ Psoriasisarthritis.
▶ Systemische Vaskulitiden, z. B. Morbus Wegener, Panarteriitis nodosa.
▶ Aktivierte Polyarthrose.
▶ Rheumatisches Fieber.
▶ Reaktive Arthritiden.
▶ Ankylosierende Spondylitis.
▶ Andere Spondylarthropathien.
▶ Virusbedingte Arthritiden.
▶ **Seltener:**
  - Morbus Whipple.
  - Kryoglobulinämie.
  - Paraneoplastische Arthritiden, Hyperlipoproteinämien.
  - Chronische Gicht, andere Kristallarthropathien, Hämochromatose.
  - Immundefektsyndrome, Komplementdefektsyndrome.
  - Septische Gonokokkenarthritis.
  - Osteopoikilie (Abb. 5.1).
  - Chronische Knochensarkoidose (Morbus Jüngling) (Abb. 5.2).

Abb. 5.1 • Osteopoikilie – Röntgenbild der Hände

Abb. 5.2 • Chronische Sarkoidose des Knochens (Morbus Jüngling)

Diagnostisches Vorgehen

▶ **Basisdiagnostik:**
- *Anamnese* (S. 13):
  - Welche Gelenke sind betroffen (z. B. Hände / Füße bei RA)?
  - Symmetrische (bei RA) / asymmetrische Arthritis (z. B. bei Arthritis psoriatica)?
  - Rheumaknoten?
  - Andere Hautveränderungen (z. B. Exantheme, Photosensibilität, Sklerodermie bei Kollagenosen, schuppende Erytheme und Nagelveränderungen bei Psoriasis)?
  - Infektionen / Auslandsaufenthalte (z. B. bei reaktiver Arthritis)?
  - Organsymptome (z. B. atemabhängiger Thoraxschmerz bei Pleuritis, Dyspnoe, „rotes Auge", Polyneuropathie: Bei Kollagenosen oder systemischen Vaskulitiden)?
  - Schmerzcharakter.
- *Klinische Untersuchung:*
  - Gelenkschwellung (bei echter Arthritis) oder „nur" Gelenkschmerz?
  - Befallsmuster: Welche Gelenke (z. B. MCP / PIP-Gelenke bei RA, PIP / DIP-Gelenke bei Arthrose)?
  - Gelenkdeformitäten / Fehlstellungen (z. B. bei RA bei längerem Verlauf)?
  - Veränderungen der Wirbelsäule (insbesondere der HWS, bei RA)?
  - Hautveränderungen, z. B. Rheumaknoten (bei RA), Psoriasis, Sklerodermie, Schmetterlingserythem (SLE), Purpura (Vaskulitis), Aphthen?
  - Augenbeteiligung (Iridozyklitis, Konjunktivitis, Xerophthalmie)?
  - Neurologische Ausfälle (z. B. Kollagenosen, Vaskulitiden)?
  - HNO-Befund (z. B. borkige Rhinitis / Epistaxis / Sinusitis bei Morbus Wegener; Sicca-Syndrom bei Sjögren-Syndrom oder sekundär bei RA).
  - Pathologische Auskultationsbefunde (Serositis / Pneumonitis bei Kollagenosen)?
- *Gelenkpunktion:* Indiziert bei jeder unklaren Arthritis.
  - Zum Ausschluss einer infektiösen Arthritis.
  - Zur Differenzierung entzündlich / nicht entzündlich.

▶ **Weiterführende Diagnostik:**
- *Labor:* BSG, CRP, Rheumafaktoren, Anti-CCP-Antikörper, ANA, Kreatinin, Harnstoff, Harnsäure-Ferritin, Transaminasen, Blutbild, Urinstatus und Urinsediment.
- *Bildgebende Diagnostik:*
  - Röntgen: Beschwerdeführende Gelenke, bei V. a. RA: Hände, Füße (arthritische Frühzeichen, z. B. gelenknahe Demineralisation) (Abb. 5.3).
  - Arthrosonografie (Synovialisverdickung, Erguss, Baker-Zyste?).
  - Abdomensonografie (Serositis, Nephritis, Splenomegalie?).
- *Erweiterte Diagnostik:*
  - Bei unklarer DD: Arthritis / Arthralgie: Skelett-Szintigrafie, MRT (Abb. 5.4).
  - Bei V. a. Organbeteiligung (z. B. Augen, Lunge, Niere, HNO, Neuro) fachärztliche Konsile und Ausschluss Kollagenose / Vaskulitis.
  - Bei fehlendem Ansprechen auf Standardtherapie: Überprüfung der Diagnose, eventuell weiterführende Diagnostik mit Ausschluss von Tumorleiden, Immundefektsyndrom und Morbus Whipple (S. 52).

Abb. 5.3 • Gelenkspaltverschmälerung der MCP-Gelenke II und III als Frühzeichen einer rheumatoiden Arthritis

5.1 Polyarthritis

Abb. 5.4 • MRT der Handwurzel nach Gabe von Gadolinium-Kontrastmittel: Intraossäres Ödem in mehreren Handwurzelknochen als Hinweis auf Früherosionen bei rheumatoider Arthritis

Differenzialdiagnosen und Wegweiser zur Diagnose (s. Tab. 5.1)

Tab. 5.1 • **Differenzialdiagnosen von Polyarthritiden**

Diagnosen	wegweisende Befunde
rheumatoide Arthritis (S. 120)	symmetrische Polyarthritis (v. a. MCP- / PIP-Gelenke, Füße, HWS, beidseitiger Handgelenksbefall); später typische Deformitäten, Rheumafaktoren; anti-CCP-Antikörper positiv; radiologisch erosiver Verlauf
Arthritis psoriatica (S. 52)	Arthritis mit Transversal- und Strahlbefall (Wurstfinger), v. a. DIP- und PIP-Gelenke, asymmetrische Oligoarthritis oder Polyarthritis, Enthesiopathien, Psoriasis der Haut, Nagelveränderungen; anti-CCP-Antikörper und Rheumafaktor negativ
Kollagenosen (S. 210)	Arthritis symmetrisch und *nicht erosiv*, Haut- und Organbeteiligung: Erytheme, Raynaud-Syndrom, Nephritis, Serositis, Lungenfibrose, PNP, ZNS-Symptome, Sicca-Syndrom; ANA positiv, Komplement erniedrigt
Vaskulitiden (S. 248)	Diagnosesicherung durch Histologie Multiorganbefall: Sinusitis, borkige Rhinitis (bei Wegener-Granulomatose und Churg-Strauss-Syndrom), Nephritis, Pneumonitis, PNP, ZNS-Symptome, Purpura; z. T. cANCA (Wegener-Granulomatose) oder pANCA (mikroskopische Polyangiitis) positiv
Morbus Still (S. 281)	intermittierende Fieberschübe, makulopapulöses Exanthem, Polyarthritis, oft Myokarditis; Leukozytose; Manifestation meist im Jugendalter; keine RF, erhöhtes Ferritin
chronische Gicht (S. 289)	Polyarthritis der unteren Extremität, aber auch der Finger (asymmetrisch); Weichteiltophi; neutrophilenreiches Punktat mit Harnsäurekristallen; Hyperurikämie; Röntgen: Usuren, Stanzlochdefekte, Knochentophi
Hämochromatose (S. 300)	v. a. Fingergrundgelenke II und III, seltener Hand, andere Finger-, Knie- und Hüftgelenke; begleitend Hepatomegalie bei Leberzirrhose / -fibrose, Hyperpigmentierung und Diabetes mellitus (Bronze-Diabetes); Serumeisen und Ferritin ↑; Mutation des HFE-Gens, Histo (Leber): Hämosiderose; Röntgen: subchondrale Zysten (MCP II und III), osteophytäre Ausziehungen
rheumatisches Fieber (Poststreptokokkenrheumatismus) (S. 52)	Polyarthritis größerer Gelenke, Erythema anulare, 2–3 Wochen nach eitriger Tonsillitis / Pharyngitis mit Nachweis β-hämolysierender Streptokokken; erhöhter Antistreptolysintiter; Komplikation: Endokarditis
Kryoglobulinämie (S. 275)	nicht erosive Polyarthritis, oft PNP und Purpura; Nachweis einer HCV-Infektion (PCR); Kryoglobuline im Serum positiv, Rheumafaktor positiv, Komplementerniedrigung
Morbus Whipple (S. 52)	nicht destruierende Arthritis, Diarrhöen, Malabsorption, abdominelle Schmerzen, Gewichtsverlust; Nachweis von Tropheryma whippelii (PCR) und PAS-positiven Makrophagen in Dünndarm-PE
Immundefektsyndrome	chronische Infekte, Besserung durch Antibiotika; Nachweis eines humoralen oder zellulären Immundefektes

5.2 Monarthritis und Oligoarthritis

Grundlagen

- **Definition:** Entzündungen eines oder weniger (bis zu 4) Gelenke.
- **Klinik:** Akute und chronische Verlaufsformen. Häufig tritt neben Schmerzen, Überwärmung und Schwellung ein Gelenkerguss auf.

Häufige Ursachen

- **Monarthritis:**
  - Gichtanfall, andere Kristallarthropathien.
  - Aktivierte Arthrose, wie z. B. Gonarthrose, Koxarthrose.
  - Präspondylitische ankylosierende Spondylitis.
  - Infektiöse Arthritis, z. B. nach unsteriler Gelenkpunktion.
  - Reaktive Arthritis, Borreliose.
  - Seltener: Bösartige Tumoren, posttraumatische Arthritis.
- **Oligoarthritis:**
  - Reaktive Arthritiden.
  - Psoriasisarthritis.
  - Arthritis bei chronisch-entzündlichen Darmerkrankungen.
  - Akute Sarkoidose (Löfgren-Syndrom).
  - Andere Spondarthropathien.
  - Kollagenosen, systemische Vaskulitiden.
  - Rheumatoide Arthritis: Bei Schub oder atypischem Beginn (v. a. beim älteren Menschen).
  - Poststreptokokkenrheumatismus.

Diagnostisches Vorgehen

- **Basisdiagnostik:**
  - *Anamnese:*
    - Entzündungen (z. B. Brennen bei der Miktion, Diarrhö, Angina [bei reaktiver Arthritis])?
    - Vorangegangene Gelenkpunktion (bei septischer Arthritis)?
    - Zeckenstich? / Aufenthalt in Zeckenendemiegebiet oder Ausland (bei Borreliose)?
    - Schmerzcharakter und Verlauf: Stechender brennender Schmerz mit starker Rötung spricht für Gichtanfall.
    - Sonstige Veränderungen: Rotes Auge (Reiter-Syndrom), Hautveränderungen (Erythema migrans)?
  - *Klinische Untersuchung:*
    - Welches Gelenk ist betroffen? (Prädilektionsstelle für Gichtanfall: Großzehengrundgelenk).
    - Weitere Veränderungen, z. B. Konjunktivitis, Urethritis (reaktive Arthritis).
    - Hautveränderungen, z. B. Psoriasis, Erythema nodosum, Schmetterlingserythem (SLE), Erythema migrans (Borreliose), Nagelveränderungen (Psoriasis).
  - *Gelenkpunktion:* Indiziert bei jeder unklaren Mono- und Oligoarthritis:
    - Zum Ausschluss einer infektiösen Arthritis.
    - Bei letztem purulentem, trübem Erguss: Immer Gram-Präparat und Kultur!
  - *Labor:*
    - BSG, CRP.
    - Rheumafaktoren, ANA, Harnsäure, HLA-B27.
    - Anti-Streptolysin-O-Titer bei V. a. Poststreptokokkenerkrankung.
  - *Bildgebende Diagnostik:*
    - Arthrosonografie (Synovialisverdickung, Baker-Zyste?).
    - Röntgen: Beschwerdeführende Gelenke (z. B. Erosionen bei RA, Knochen-Tophi bei Gicht), Iliosakralgelenke bei jedem jungen Mann und jeder jungen Frau mit Mono- und Oligoarthritis und entzündlichem Rückenschmerz. Röntgen-Thorax bei Erythema nodosum.
    - Echokardiografie bei V. a. Poststreptokokkenerkrankung.
  - *EKG* bei jedem Verdacht auf Herzbeteiligung.

5.3 Schmerzen der Hüftregion und des Oberschenkels

▶ **Weiterführende Diagnostik:**
- *Bei V. a. urogenitale Infektion:* Harnröhren- / Zervixabstrich.
- *Bei Diarrhö, Erbrechen, Bauchschmerz:* Stuhlkulturen (3 ×), Koloskopie mit Stufen-Biopsien für Histologie (chronisch-entzündliche Darmerkrankung), ggf. Gastroskopie.
- *Bei starkem Gewichtsverlust:* Tumor-Suche!

Differenzialdiagnosen und Wegweiser zur Diagnose (s. Tab. 5.2)

Tab. 5.2 • **Differenzialdiagnosen von Mono- und Oligoarthritiden**

Diagnosen	wegweisende Befunde
akuter Gichtanfall (S. 289)	bevorzugt Männer (10 : 1), akute Monarthritis der unteren Extremität, meist Großzehengrundgelenk (Podagra), häufig Fieber, neutrophilenreiches Gelenkpunktat mit Harnsäurekristallen; Hyperurikämie; Röntgen: nur Weichteilschwellung
Psoriasisarthritis (S. 52)	asymmetrische Oligoarthritis mit Transversal- oder Strahlbefall (Wurstfinger), v. a. DIP- und PIP-Gelenke, Enthesiopathien, Psoriasis der Haut, Nagelveränderungen
infektiöse (septische) Arthritis (S. 182)	purulenter Gelenkerguss, Zellzahl > 50 000 / µl, Erregernachweis
reaktive Arthritis (S. 52)	Urogenital- oder Darminfektion; zusätzlich Urethritis und Konjunktivitis (Reiter-Syndrom); Erregernachweis (Chlamydien, Yersinien u. a.) kulturell oder serologisch
Lyme-Arthritis (S. 182)	Arthritis, v. a. der Sprung- und Kniegelenke; Zeckenstich, Erythema cronicum migrans, Serologie, Borreliennachweis mikroskopisch oder über PCR (Serum, Synovia)
Arthritis bei chronisch-entzündlichen Darmerkrankungen (S. 52)	Diarrhö, Gewichtsabnahme, Oligo- / Monarthritis v. a. der unteren Extremität; Anämie; Diagnose von Morbus Crohn oder Colitis ulcerosa koloskopisch und histologisch
akute Sarkoidose (Löfgren-Syndrom) (S. 284)	Erythema nodosum, oft Arthritis (v. a. oberes Sprunggelenk); biliäre Lymphadenopathie, lymphozytäre Alveolitis (erhöhter CD 4 / CD 8-Quotient in der BAL); ACE ↑
Chondrokalzinose (S. 294)	meist Kniegelenk betroffen; Nachweis von in Leukozyten phagozytierten CPPD-Kristallen; Röntgen: Meniskusverkalkung, keine Tophi
Hämochromatose (S. 300)	s. Tabelle Polyarthritiden (S. 96)
Kollagenosen (S. 210)	Haut- und Organbeteiligung (Nephritis, Serositis, Raynaud-Syndrom, Lungenfibrose, Myositis, PNP u. a.), ANA positiv, Komplement erniedrigt
aktivierte Arthrose (S. 330)	Röntgen, Klinik, Synoviadiagnostik: Zellzahl < 10 000 / µl
Vaskulitiden (S. 248)	s. Tabelle Polyarthritiden (S. 96)
familiäres Mittelmeerfieber (S. 418)	Fieberschübe, Thoraxschmerz, Mono- / Oligoarthritiden (Schulter, Knie, oberes Sprunggelenk), Amyloidose; autosomal-rezessiv vererbt; Diagnose: Nachweis der Mutation über PCR
Morbus Whipple (S. 52)	s. Tabelle Polyarthritiden (S. 96)

5.3 Schmerzen der Hüftregion und des Oberschenkels

Grundlagen

▶ **Definition / Klinik:** Schmerzen im Bereich der Hüft- / Beckenregion und Oberschenkel mit oder ohne funktionelle Beeinträchtigung.

Häufige Ursachen

▶ **Koxitis, v. a. bei:**
- Rheumatoider Arthritis, v. a. bei längerem Verlauf.
- Ankylosierender Spondylitis, anderen Spondyloarthritiden.

- Psoriasisarthritis.
- Chronischen reaktiven Arthritiden (z. B. Reiter-Syndrom).
- Bakterieller Koxarthritis (einschließlich Coxitis tuberculosa).
▶ Koxarthrose.
▶ Osteoarthropathien (z. B. bei Gicht, Hämophilie).
▶ **Entzündlich rheumatische Systemerkrankungen mit muskulärer Manifestation:**
  - Polymyalgia rheumatica.
  - Polymyositis, Dermatomyositis, Einschlusskörper-Myositis.
  - Rheumatoide Arthritis mit myalgiformem Beginn („Alters-RA").
▶ Bursitis, z. B. Bursitis trochanterica.
▶ Periarthropathia coxae.
▶ **Nervenkompressionssyndrome:**
  - Meralgia paraesthetica (N. cutaneus femoris lateralis).
  - Kompression von N. genitofemoralis, N. iliohypogastricus, N. obturatorius.
  - Bei Spinalkanalstenose.
▶ Insertionstendopathien (z. B. Fibroostitis am vorderen Beckenring).
▶ Fibromyalgiesyndrom.
▶ Primäre Knochentumoren oder Metastasen im Femur.
▶ Spondylitis, Spondylodiscitis (bei Spondarthritiden, Psoriasis, bakterieller Infektion).
▶ Sakroiliitis (bei Spondarthritiden, Psoriasisarthritis).
▶ Ischiassyndrom bei degenerativen Veränderungen der LWS: Osteochondrose, Spondylarthrose, Spinalkanalstenose: Ausstrahlende Schmerzen bei einseitiger Sakroiliitis oder Blockierung des Iliosakralgelenks.
▶ Traumatische LWS-Veränderung (z. B. Fraktur bei Osteoporose).
▶ Trauma: Ältere / frische Oberschenkelhalsfraktur (v. a. bei Osteoporose), Luxation.
▶ Adulte ischämische Femurkopfnekrose.
▶ **Vaskuläre Ursachen:**
  - Phlebothrombose (z. B. bei Antikardiolipin-Antikörpersyndrom).
  - Vaskulitis, pAVK.
▶ Fehlstatik bei Beckenschiefstand, Coxa vara, Hüftdysplasie.
▶ Osteomyelitis.
▶ Knochentumoren.
▶ **Bei Kindern zusätzlich:**
  - Ischämische (aseptische) Femurkopfnekrose (Morbus Perthes).
  - Coxitis fugax.
  - Kongenitale Hüftluxation: Hüftdysplasie, Subluxation, Luxation.
  - Epiphysiolysis capitis femoris juvenilis.

Diagnostisches Vorgehen

▶ **Basisdiagnostik:**
  - *Anamnese:*
    – Schmerzverstärkung nachts und gegen Morgen (z. B. ankylosierende Spondylitis).
    – Beschwerden in anderen Gelenken (Arthritiden?), mit symmetrischem (bei RA) oder asymmetrischem (z. B. Spondylarthritiden) Befallsmuster?
    – Rückenschmerz (z. B. bei Spondarthritiden und degenerativen LWS-Syndromen)?
    – Parästhesien, Taubheitsgefühl (bei Kompressionssyndromen)?
    – Unfall (z. B. Femurhalsfraktur bei Osteoporose), Operationen (z. B. Cox-TEP)?
  - *Klinische Untersuchung:*
    – Endgradig schmerzhaft eingeschränkte Beweglichkeit in allen Freiheitsgraden (sog. Kapselmuster) bei Koxitis (z. B. Arthritis, aktivierte Arthrose)?
    – Beinverkürzung / Beckenschiefstand?
    – Stellungsanomalie (z. B. Coxa vara)?
    – Pathologischer Befund der LWS (Steifigkeit, positiver Lasègue), z. B. bei entzündlichen und degenerativen LWS-Veränderungen oder Osteoporose mit Sinterungsfrakturen?
    – Weichteilschwellung (z. B. bei Thrombose)?
    – Bein- und Fußpulse palpabel (z. B. pathologisch bei pAVK, Vaskulitis)?

5.3 Schmerzen der Hüftregion und des Oberschenkels

- *Labor:*
  - BSG, CRP (erhöht bei Arthritis).
  - Rheumafaktoren, ANA, HLA-B27.
- *Röntgen:*
  - Beckenübersicht, Hüftgelenke, LWS in 2 Ebenen, Iliosakralgelenke.
  - Weichteilschwellung (z. B. bei Arthritis / Bursitis)?
  - Usuren / Erosionen (z. B. bei Arthritis)?
  - Bei V. a. Sakroiliakal-Arthritis oder LWS-Syndrom: Röntgen LWS und Sakroiliakalgelenke.
  - Osteophyten / Sklerosierungen (z. B. bei Arthrose)?
  - Fehlstellungen, Deformationen, Protrusio acetabuli?
- *Arthrosonografie:*
  - Gelenkerguss / Synovialisverdickung (bei Arthritis)?
  - Weichteilschwellung (z. B. bei Bursitis)?
  - Formstörung der Hüftpfanne und des proximalen Femurs (bei Hüftdysplasie)?

▶ **Weiterführende Diagnostik:**
- *Bei intraartikulärem Erguss und V. a. bakterielle Koxitis:* Gelenkpunktion mit Differenzialzytologie, Grampräparat und Kultur.
- *Bei speziellen Fragestellungen:* Röntgen-Spezialaufnahmen (z. B. Hüftgelenk nach Lauenstein), CT, ggf. MRT der LWS, Tomografie der Iliosakralgelenke.
- *Bei V. a. Spondylarthropathie / Oligoarthritis:* Stufendiagnostik nach Schema (S. 97).
- *Bei Polyarthritis:* Differenzialdiagnostische Abklärung nach Schema (S. 94).
- *Zur ossären Differenzialdiagnose* (Tumoren, Femurkopfnekrose): CT und Szintigramm.
- *Bei V. a. Myositis:* Neuro-Konsil mit Nervenleitgeschwindigkeit und EMG, Muskel-MRT und -biopsie.

Differenzialdiagnosen und Wegweiser zur Diagnose (s. Tab. 5.3)

Tab. 5.3 · Differenzialdiagnosen des Hüftschmerzes

Diagnosen	wegweisende Befunde
Koxitis	Kapselmuster, entzündlicher Gelenkerguss, Röntgen: *konzentrische* Gelenkspaltverschmälerung, kollateralarthritische Demineralisation, BSG / CRP erhöht
Koxarthrose (S. 333)	Anlaufschmerz, BSG / CRP meist normal, Röntgen: *exzentrische* Gelenkspaltverschmälerung, Osteophyten, subchondrale Sklerose, Geröllzysten
Polymyalgia rheumatica (S. 333)	proximal betonte Myalgien, BSG > 40 mm, Alter > 65 Jahre
Polymyositis / Dermatomyositis (S. 238)	CK erhöht, Muskelschwäche, EMG, ANA, PM / Jo-1-AK, Histologie der Muskelbiopsie mit Myositis
Alters-RA (S. 52)	oft akut beginnende symmetrische Polyarthritis, begleitend stammbetonte Myalgien, RF meist positiv, anti-CCP-Antikörper positiv
Bursitis	Sonografie
Insertionstendopathien (S. 358)	Druckschmerz im Bereich der Muskelansatzstellen
Nervenkompressionssyndrome	Parästhesien / Hypästhesien im Nervenversorgungsbereich (z. B. Meralgia paraesthetica bei Kompression des N. cutaneus femoris lateralis)
aseptische Knochennekrose (Morbus Perthes)	Röntgen: initial Femurkopfverdichtung, später Fragmentation und Walzen / Pilzform des Femurkopfes, Coxa vara, Trochanter-major-Hochstand
kongenitale Hüftluxation	Klinisch: Nachweis der Luxationsbereitschaft mit Ortolani-Handgriff, Sono: Nachweis von Dezentrierung und Hüftreifungsstörung
Epiphysiolysis capitis femoris juvenilis	Nachweis von Epiphysiolyse und Dislokationsrichtung des Femurkopfes im Röntgenbild
Fibromyalgiesyndrom	Myalgien, Tender Points, keine Entzündung

Tab. 5.3 • **Fortsetzung**

Diagnosen	wegweisende Befunde
Spondylitis / Diszitis	Röntgen: Syndesmophyten; CT: Sakroiliitis
degenerative Wirbelsäulenveränderungen (S. 342)	Röntgen: subchondrale Sklerose, Osteophyten, Unkovertebralarthrose
Knochentumoren	Tumornachweis in Röntgen, CT, MRT, Szintigrafie
Osteomyelitis	Frühstadium: Szintigrafie mit Mehrbelegung, später Nachweis des Destruktionsherdes radiologisch (nativ oder CT). BSG, CRP erhöht

5.4 Schmerzen im Bereich von Knie und Unterschenkel

Grundlagen

▶ **Definition / Klinik:** Schmerz im Bereich der Knie und Unterschenkel mit oder ohne gelenkbezogene Schwellung.

Häufige Ursachen

▶ **Gonitis,** verursacht durch:
  • Reaktive Arthritis, z. B. Reiter-Syndrom.
  • Ankylosierende Spondylitis (u. U. Frühsymptom!), andere Spondylarthropathien.
  • Psoriasisarthritis.
  • Chronisch-entzündliche Darmerkrankungen.
  • Rheumatoide Arthritis, v. a. bei längerem Verlauf und bei juveniler RA, aber auch als Initialsymptom.
  • Akute Sarkoidose (Löfgren-Syndrom).
  • *Bakterielle Arthritis:*
    – Hämatogen (v. a. bei gonorrhoischer Arthritis).
    – Sekundäre bakterielle Gonitis (nach Gelenkpunktion).
    – Villonoduläre Synovitis.
▶ Arthrose: Gonarthrose, Femoropatellararthrose.
▶ Erkrankung der Hüfte mit Schmerzprojektion auf die Knieregion.
▶ Arthropathie bei Allgemeinerkrankungen (z. B. Hämophilie, Chondrokalzinose, Kristallarthropathie).
▶ Bursitis: Bursitis praepatellaris, suprapatellaris und infrapatellaris.
▶ Baker-Zyste: V. a. bei RA und Gonarthrose.
▶ Periarthropathia genu.
▶ Chondropathia patellae.
▶ Osteochondrosis dissecans.
▶ Morbus Ahlbäck (spontane Osteonekrose am Kniegelenk).
▶ Morbus Osgood-Schlatter.
▶ Morbus Blount (Osteochondrosis deformans tibiae).
▶ Insertionstendopathien.
▶ Ischialgie (Unterschenkel-betont).
▶ **Trauma:**
  • Weichteilverletzung (Kontusion, Distorsion, Ruptur der Seiten- und Kreuzbänder).
  • Fraktur der artikulierenden Knochen, Z. n. älterer Fraktur.
▶ **Sonstige:**
  • Meniskopathie, freier Gelenkkörper, Fehlstatik bei Hüft- oder Wirbelsäulenerkrankung, sekundäre Gonarthrose, Osteomyelitis.
  • Gelenkgeschwülste (pigmentierte villonoduläre Synovialitis, Meniskusganglien, Synovialhämangiome, Osteome u. a. Knochentumoren).
  • Vaskuläre Ursachen: Phlebothrombose (z. B. bei Antikardiolipin-Antikörpersyndrom), Vaskulitis, pAVK.
  • Fibromyalgiesyndrom.

5.4 Schmerzen im Bereich von Knie und Unterschenkel

Diagnostisches Vorgehen

▶ **Basisdiagnostik:**
- *Anamnese:*
  - Beschwerden in anderen Gelenken (Arthritiden?) mit symmetrischem (bei RA) oder asymmetrischem (z. B. Spondarthritiden) Befallsmuster?
  - Trauma? Operationen (z. B. Knie-TEP)?
  - Hinweis auf Infektion (Diarrhoe, Brennen bei der Miktion bei reaktiver Arthritis)?
  - Gelenkinjektion, Fieber (bei septischer Arthritis)?
- *Klinische Untersuchung:*
  - Schmerzhafte Gelenkschwellung (sog. Kapselmuster) bei Synovitis und Gelenkerguss (z. B. Arthritis, aktivierte Arthrose)?
  - Zeichen für Meniskusschaden (z. B. erstes und zweites Steinmann-Zeichen)?
  - Zeichen für Instabilität von Kreuz- und Seitenbändern („Schubladenphänomen", „Lachmann-Test", seitliche Aufklappbarkeit)?
  - Weichteilschwellung (z. B. bei Thrombose, aber auch Baker-Zyste)?
  - Bein- und Fußpulse palpabel (z. B. bei pAVK, Vaskulitis)?
- *Labor:* BSG, CRP (erhöht bei Arthritis), Harnsäure, Ferritin, Rheumafaktoren, HLA-B27.
- *Röntgen:* Kniegelenke a.-p. in 2 Ebenen:
  - Weichteilschwellung, Gelenkspaltverschmälerung (z. B. bei Arthritis / Bursitis)?
  - Usuren / Erosionen (z. B. bei Arthritis)?
  - Osteophyten / Sklerosierungen (z. B. bei Arthrose)?
  - Fehlstellungen, Deformationen?
- *Röntgen:* Iliosakralgelenke a.-p. oder p.-a., ggf. Becken a.-p. (Sakroiliitis).
- *Arthrosonografie:*
  - Gelenkerguss / Synovialisverdickung (bei Arthritis)?
  - Weichteilschwellung (z. B. bei Bursitis)?
  - Baker-Zyste?

▶ **Weiterführende Diagnostik:**
- *Bei intraartikulärem Erguss und V. a. bakterielle Gonitis:* Gelenkpunktion mit Differenzialzytologie, Kristallanalyse, Grampräparat und Kultur.
- *Röntgen-Spezialaufnahmen,* z. B. gehaltene Aufnahmen (bei V. a. Kreuzbandruptur) oder Patella-Spezialaufnahmen (Tangential- oder Défilé-Aufnahmen bei V. a. Retropatellararthrose).
- *Bei V. a. Spondyloarthritis / Oligoarthritis:* Stufendiagnostik nach Schema (S. 97).
- *Bei Polyarthritis:* Differenzialdiagnostische Abklärung nach Schema (S. 94).
- CT zur ossären Differenzialdiagnose (Tumoren, Femurkopfnekrose).
- Eventuell Szintigrafie (s. Tab. 5.4).
- MRT.

Differenzialdiagnosen und Wegweiser zur Diagnose (s. Tab. 5.4)

Tab. 5.4 • **Differenzialdiagnosen des Knieschmerzes**

Diagnosen	wegweisende Befunde
Gonarthrose (S. 335)	BSG / CRP meist normal. Röntgen: initial exzentrische Gelenkspaltverschmälerung und spitzzipflige Ausziehung der Eminentia intercondylaris und beginnende osteophytäre Randkantenausziehung des medialen Femurkondylus, *später* stärkere Gelenkspaltverschmälerung, Osteophyten, subchondrale Sklerose, Geröllzysten, eventuell Chondrokalzinose
Gonarthritis	Kapselmuster, entzündlicher Gelenkerguss. Röntgen: Gelenkspaltverschmälerung, kollateralarthritische Demineralisation, Baker-Zyste, BSG / CRP erhöht
Löfgren-Syndrom (S. 284)	bihiläre Lymphadenopathie, Erythema nodosum, erhöhter CD 4 / CD 8-Quotient in der BAL, ACE erhöht
Sekundärgonarthrose nach Arthritis	subchondrale Sklerosezeichen und Geröllzysten neben Arthritis-typischen Usuren und Grenzlamellenschwund
Baker-Zyste (S. 121)	mit oder ohne Waden- und Oberschenkelschwellung, Raumforderung in der Kniekehle palpabel, Sono: Nachweis der Zyste in der Kniekehle (bei Füllung durch begleitenden Gelenkerguss)

Tab. 5.4 • **Fortsetzung**

Diagnosen	wegweisende Befunde
Osteochondrosis dissecans	radiologischer Nachweis des demarkierten Dissekates, meist im medialen Femurkondylus, oder des freien Gelenkkörpers („Gelenkmaus")
Morbus Blount (Osteochondrosis deformans tibiae)	Röntgen: Varisierung des proximalen Tibiaanteils im Verlauf, beim häufigeren infantilen Typ „Wachstumsstufenfuge" der proximalen Tibiaepiphyse
Morbus Ahlbäck (spontane Osteonekrose)	plötzlicher stärkster Schmerz, Alter oft > 60 J. Röntgenzeichen frühestens nach 3 Wochen: Abflachung des medialen Femurkondylus (Frühzeichen), später (2 Mo.) von einer Sklerose umgebener Konturdefekt
Morbus Osgood-Schlatter	lokale Schwellung und Schmerz an der Tibiaapophyse in der Adoleszenz. Röntgen: Apophysenfragmentation
Bursitis	Sonografie: Schwellung der prä-, supra- oder infrapatellaren Bursen
Insertionstendopathien	Druckschmerz im Bereich der Muskelansatzstellen
Knochentumoren	Tumornachweis in Röntgen, CT, MRT, Szintigrafie
Osteomyelitis	Frühstadium: Szintigrafie mit Mehrbelegung, später Nachweis des Destruktionsherdes radiologisch (nativ oder CT). BSG, CRP erhöht
Fibromyalgiesyndrom (S. 354)	Myalgien, Tender Points, keine Entzündung
Seitenbandverletzung	vermehrte Aufklappbarkeit des Kniegelenkspaltes, Instabilität. Röntgen / Sono / Arthroskopie: Nachweis von Begleitverletzungen
Kreuzbandverletzung	„vordere / hintere Schublade". Röntgen / Sono / Arthroskopie: Nachweis von Begleitverletzungen
Meniskusschaden	rezidivierende Gelenkergüsse, Atrophie des M. quadriceps, typische Meniskuszeichen (Steinmann-Zeichen I und II, Payr-Zeichen), Arthroskopie
Erkrankungen der Hüfte	Schmerzprojektion auf die Knieregion, Differenzialdiagnose von Hüftschmerzen (S. 98),
Ischialgie	Druckschmerz der Muskulatur der Waden bei Bandscheibenvorfall oder -protrusion

5.5 Schmerzen im Bereich der Füße und Sprunggelenke

Grundlagen

▶ **Definition / Klinik:** Schmerz im Bereich der Füße und Sprunggelenke mit oder ohne gelenkbezogene Schwellung.

Häufige Ursachen

▶ **Arthritis der Sprunggelenke, v. a. bei:**
- Rheumatoider Arthritis einschließlich der Sonderformen.
- Spondylarthropathien.
- Kollagenosen, systemischen Vaskulitiden.
- Kristallarthropathien (z.B Gichtanfall, Chondrokalzinose).
- Löfgren-Syndrom (akute Sarkoidose).
- Bakterieller (septischer) Arthritis.

▶ **Arthritis im Vorfußbereich, v. a. bei:**
- Rheumatoider Arthritis einschließlich der Sonderformen.
- Psoriasisarthritis.
- Kollagenosen (z. B. SLE).
- Reaktiver Arthritis.
- Kristallarthropathien (z. B. Gicht, Chondrokalzinose).
- Chronischer Sarkoidose.
- Bakterieller (septischer) Arthritis.

▶ Bursitis.

▶ **Arthrose:** Insbesondere talokrurale Arthrose und Intertarsalarthrose.

5.5 Schmerzen im Bereich der Füße und Sprunggelenke

Abb. 5.5 • Entzündlicher Fersensporn bei Spondylarthropathie

- **Insertionstendopathien:** Insbesondere degenerativer und entzündlicher Fersensporn (Abb. 5.5).
- **Tendosynovialitis.**
- **Ischämische (aseptische) Knochennekrose:** z. B. Morbus Köhler I (Os naviculare), Morbus Köhler II (Metatarsuskopf II), Morbus Reander (Großzehensesambein).
- Osteochondrosis dissecans (v. a. Talusrolle).
- **Osteoarthropathien:** Chronische Gichtarthritis, Hämophiliearthropathie (v. a. Talokruralgelenke), neurogene Osteoarthropathie, diabetisches Fußsyndrom.
- Knochentumoren, z. B. pigmentierte villonoduläre Synovialitis, Chondrosarkom.
- Frakturen / Bandverletzung, z. B. nach Bagatelltraumen bei Osteoporose.
- **Fußdeformitäten:** Senk-, Spreiz-, Platt-, Hohl-, Spitz-, Klumpfuß.
- Primäre Hautvaskulitis oder sekundäre Hautvaskulitis bei systemischer Vaskulitis.
- **Nervenkompressionssyndrome:** Tarsaltunnelsyndrom.
- Polyneuropathie, z. B. bei systemischer Vaskulitis oder Kollagenose.
- Osteomyelitis.
- Beinvenenthrombose.
- **Selten:** Akromegalie, Amyloidose, Morbus Paget, renale Arthropathie.
- Kompartment-Syndrom.
- Radikuläres Ischiassyndrom.

Diagnostisches Vorgehen

- **Basisdiagnostik:**
  - *Anamnese:*
    - Symmetrisches (bei RA) oder asymmetrisches (z. B. Spondarthritiden) Befallsmuster?
    - Parästhesien, Taubheitsgefühl (bei Kompressionssyndromen, Polyneuropathie).
    - Unfall (insbesondere bei Osteoporose)?
  - *Klinische Untersuchung:*
    - Gelenkschwellung palpabel (z. B. bei Arthritis)?
    - Welche Gelenke sind betroffen (z. B. Großzehengrundgelenk bei Gicht, MTP-Gelenke II–IV bei reaktiver Arthritis, MTP-Gelenke II–V bei adulter RA)?
    - Endgradig schmerzhaft eingeschränkte Beweglichkeit in allen Freiheitsgraden (sog. Kapselmuster) bei Gelenkerguss (z. B. Arthritis, aktivierte Arthrose)?
    - Gelenkdeformitäten / Fehlstellungen (z. B. bei RA bei längerem Verlauf)?
    - Atrophie der Mm. interossei (z. B. bei RA, auch bei Kompressionssyndromen)?
    - Generalisierte Muskelatrophie und Paresen (z. B. bei Polyneuropathie)?
    - Erytheme / Urtikaria (z. B. bei Vaskulitis der Haut)?
  - *Labor:* BSG, CRP (erhöht bei Arthritis), Harnsäure, Rheumafaktoren, ANA, HLA-B27.

5.5 Schmerzen im Bereich der Füße und Sprunggelenke

- *Röntgen:* Vorfuß beidseits in 2 Ebenen, Sprunggelenke in 2 Ebenen:
  - Weichteilschwellung (z. B. bei Arthritis / Bursitis)?
  - Usuren / Erosionen (z. B. bei Arthritis oder erosiver Arthrose)?
  - Osteophyten / Sklerosierungen (z. B. bei Arthrose)?
  - Tophi, Lochdefekte (z. B. bei Gichtarthropathie)?
  - Fersensporn?
- *Arthrosonografie:*
  - Gelenkerguss / Synovialisverdickung (bei Arthritis)?
  - Schwellung (z. B. Tendinitis) / Riss im Bereich von Sehnen (z. B. der ECU-Sehne)?

▶ **Weiterführende Diagnostik:**
- *Gelenkpunktion:* Bei sonografischem Nachweis eines intraartikulären Ergusses (meist nur an den Sprunggelenken möglich), Zytologie (Leukozytose?), Bakteriologie und Gram-Präparat, Kristallanalyse (Harnsäure-, Pyrophosphatkristalle?).
- *Bei Verdacht auf Polyneuropathie:* Neuro-Konsil mit Nervenleitgeschwindigkeit und EMG.
- *Bei Verdacht auf Osteomyelitis:* Szintigrafie.
- MRT (bei V. a. Früharthritis).

Differenzialdiagnosen und Wegweiser zur Diagnose (s. Tab. 5.5)

Tab. 5.5 • Differenzialdiagnosen von Schmerzen der Füße und Sprunggelenke

Diagnosen	wegweisende Befunde
rheumatoide Arthritis (S. 120)	deformierende symmetrische *erosive* Polyarthritis, MTP-Gelenke bevorzugt, radiologisch ähnlich Arthritis psoriatica oder ankylosierende Spondylitis; Ausbreitung von lateral nach medial, regelmäßig gelenknahe Demineralisation. RF oft positiv, BSG und CRP erhöht, anti-CCP-Antikörper positiv
Psoriasisarthritis (S. 52)	Interphalangealgelenke sind bevorzugt befallen, DIP-PIP-MTP-Konkordanz, Nebeneinander von osteodestruktiven und osteoproliferativen Veränderungen; oft Befall im Strahl; Haut- und Nagelpsoriasis
reaktive Arthritis	Urethritis, Konjunktivitis, Mono- oder Oligoarthritis, MTP-Gelenke II–IV bevorzugt, HLA-B27 positiv
Kollagenosen (S. 210)	symmetrische *nicht erosive* Polyarthritis, Deviationen möglich (Jaccoud-Arthritis bei SLE), ANA, Komplementverbrauch, Organbeteiligung, Hautveränderungen (Erytheme, Sklerodermie)
Arthrose (S. 329)	anamnestisch Fehlbelastung oder präarthrotische Deformität. Gelenkspaltverschmälerung, Osteophyten
akuter Gichtanfall	akuter Beginn und stärkster Schmerz, MTP-Gelenk I bevorzugt. Uratkristallnachweis im Gelenkpunktat, humorale Begleitreaktion, Röntgen noch normal
chronische Gicht (S. 289)	Ausbreitung vom I. zum V. MTP-Gelenk, radiologisch: intraossäre Tophi (lochstanzartige Defekte ohne Sklerosesaum), später Mutilation (Hellebardenform des MTP-I-Köpfchens)
neurogene Osteoarthropathie (Charcot-Gelenk) (S. 322)	neurologische Grunderkrankung / Diabetes mellitus, radiologisch reaktionslose konzentrische Osteolyse, periostale Ossifikation, vermehrte Knochenbrüchigkeit und -zerfall, weichteilbedingte Instabilität, meist asymmetrisch
Bursitis	sonografisch Volumenzunahme der Bursa
Tendosynovialitis	Klinik, sonografisch Nachweis von Erguss im Bereich der Sehne, häufig in Malleolennähe
Fersensporn	Fersenschmerz, radiologischer / sonografischer Nachweis der Fibroostose: entzündlich: unscharf begrenzt; degenerativ: scharf begrenzt
aseptische Knochennekrose	radiologisch Konturdefekt am Os naviculare (Köhler I) oder Metatarsuskopf II (Köhler II)
Osteochondrosis dissecans	radiologischer Nachweis von Dissekat und entsprechendem Knochenbett, meist Talusrolle
Nervenkompressionssyndrome	Parästhesien, Muskelatrophien, Hypästhesien im Versorgungsbereich der betroffenen Nerven

Tab. 5.5 • Fortsetzung

Diagnosen	wegweisende Befunde
Polyneuropathie	Parästhesien, Muskelatrophien, Hypästhesien, Nervenleitgeschwindigkeit vermindert
Instabilität / Ruptur des Bandapparates	klinisch, sonografisch und radiologisch vermehrte Aufklappbarkeit
Deformität	klinischer Nachweis der Deformität von Fuß oder Zehen am stehenden Patienten (Platt-, Senk-, Spreiz-, Spitz-, Hohlfuß, Hallux valgus, Krallen- und Hammerzehen)
Phlebothrombose	meist einseitige Beinschwellung, Thrombosenachweis durch Duplexsonografie oder Phlebografie
Ischialgie	Wadendruckschmerz, einseitiger Schmerz, z. T. mit neurologischer Symptomatik wie Paresen (z. B. Zehenheberschwäche)

MTP = Metatarsophalangealgelenke

5.6 Schmerzen im Bereich der Hände und Finger

Grundlagen

▶ **Definition / Klinik:** Schmerz im Bereich der Hände und Finger mit oder ohne gelenkbezogene Schwellung.

Häufige Ursachen

▶ **Arthritis:** Radiokarpal, ulnokarpal, im Handwurzelskelett, und MCP-, PIP- und DIP-Gelenken, v. a. bei:
  • Rheumatoider Arthritis einschließlich der Sonderformen.
  • Psoriasisarthritis.
  • Kollagenosen (z. B. SLE).
  • Kristallarthropathien (z. B. Hämochromatose, Gicht, Chondrokalzinose).
  • Virusinduzierten Arthritiden (z. B. HCV, HIV).
  • Kryoglobulinämie.
▶ **Arthrose:** Polyarthrose (Heberden- und Mittelgelenkarthrose), Rhizarthrose, erosive Polyarthrose.
▶ **Tendosynovialitis bei:**
  • Entzündlich rheumatischen Systemerkrankungen (V. a. RA, Kollagenosen).
  • Stoffwechselkrankheiten (z. B. Hyperlipoproteinämie).
  • Seltener: Infektionen (z. B. Tbc), Traumen.
▶ **Tendovaginopathien:**
  • Als chronisch-entzündliche Reaktion bei Überlastung.
  • *Sonderformen:* Tendovaginitis stenosans (de Quervain), Tendopathia nodosa („schnellender Finger").
▶ **Algodystrophie (Morbus Sudeck).**
▶ **Nervenkompressionssyndrome:**
  • Karpaltunnelsyndrom (N. medianus).
  • Ulnarisrinnen-Syndrom.
  • Loge-de-Guyon-Syndrom (N. ulnaris).
  • Supinatorschlitzsyndrom (N. radialis).
  • Skalenus-Halsrippen-Syndrom.
  • Hyperabduktionssyndrom der Schulter.
▶ Ischämische (aseptische) Knochennekrose, z. B.: Morbus Kienböck (Os lunatum), Morbus de Cuveland (distale Radiusepiphyse).
▶ Diabetische Cheiroarthropathie.
▶ Raynaud-Syndrom.
▶ Degenerative Veränderungen von HWS / BWS mit Wurzelkompressionssyndrom, insbesondere bei Spinalkanalstenose.
▶ HWS-Beteiligung bei RA mit zervikaler Myelopathie.

- Polyneuropathie, z. B. bei systemischer Vaskulitis oder Kollagenose.
- Knochentumoren (z. B. Osteoidosteom).
- Frakturen, z. B. nach Bagatelltraumen bei Osteoporose.
- Armvenenthrombose (Paget-von-Schroetter-Syndrom).
- Selten: Akromegalie, Amyloidose, Morbus Paget, renale Arthropathie.
- Fibromyalgiesyndrom.

Diagnostisches Vorgehen

- **Basisdiagnostik:**
  - *Anamnese:*
    - Morgensteifigkeit: < 30 Min. Arthrose; > 30 Min. oft Arthritis; Beschwerden in anderen Gelenken (Arthritiden)?
    - Symmetrisches (bei RA) oder asymmetrisches (z. B. Spondarthritiden) Befallsmuster?
    - Parästhesien, Taubheitsgefühl (bei Kompressionssyndromen, PNP)?
    - Unfall (insbesondere bei Osteoporose)?
    - Besondere beruflich bedingte Beanspruchung der Finger (z. B. Geiger)?
  - *Klinische Untersuchung:*
    - Gelenkschwellung palpabel (z. B. bei Arthritis)?
    - Welche Gelenke sind betroffen (z. B. MCP- und PIP-Gelenke bei RA, PIP- und DIP-Gelenke bei Polyarthrose)?
    - Eingeschränkt Faustschluss / Streckunfähigkeit / Volarbeugestellung. Auch ohne Erguss ist die Beweglichkeit eingeschränkt!
    - Gelenkdeformitäten / Fehlstellungen (z. B. bei RA bei längerem Verlauf)?
    - Weichteilschwellung (z. B. RA, aber auch Morbus Sudeck)?
    - Atrophie der Mm. interossei (z. B. bei RA, auch bei Kompressionssyndromen)?
    - Generalisierte Muskelatrophie und Paresen (z. B. bei PNP)?
  - *Labor:* BSG, CRP (erhöht bei Arthritis), Rheumafaktoren, ANA.
  - *Röntgen:* Beide Hände (möglichst auf 1 Bild):
    - Weichteilschwellung (z. B. bei Arthritis / Bursitis)?
    - Gelenknahe Osteoporose.
    - Usuren / Erosionen (z. B. bei Arthritis oder erosiver Arthrose)?
    - Osteophyten / Sklerosierungen (z. B. bei Arthrose)?
    - Tophi, Lochdefekte (z. B. bei Gichtarthropathie [Abb. 5.6])?
    - Subperiostale Knochenresorption (bei Hyperparathyreoidismus)?
    - Akroosteolysen (bei Sklerodermie)?
  - *Arthrosonografie:* Gelenkerguss / Synovialisverdickung (bei Arthritis?), Schwellung (z. B. Tendinitis) oder Riss im Bereich von Sehnen (z. B. der Sehne des M. extensor carpi ulnaris)?

Abb. 5.6 • Gichtarthropathie: Lochstanzdefekt und Tophus im Großzehengelenk

Weiterführende Diagnostik:

- *Bei sonografischem Nachweis von intraartikulärem Erguss* (meist nur am Handgelenk möglich): Gelenkpunktion.
- *Bei bekannter RA:* Röntgen HWS in 2 Ebenen und seitliche Funktionsaufnahmen in Inklination und Reklination (HWS-Beteiligung)?
- *Bei V. a. zervikale Myelopathie oder Spinalkanalstenose:* MRT der HWS, neurologisches Konsil.
- *Bei V. a. Myositis oder Kompressionssyndrom:* Neuro-Konsil mit NLG und EMG.
- Bei V. a. Früharthritis und unauffälligem Röntgenbild und Sonografie: MRT (s. Abb. 5.4).

Differenzialdiagnosen und Wegweiser zur Diagnose (s. Tab. 5.6)

Tab. 5.6 • Differenzialdiagnosen von Schmerzen der Hände und Finger

Diagnosen	wegweisende Befunde
rheumatoide Arthritis (S. 120)	deformierende symmetrische, meist *erosive* Polyarthritis, v. a. MCP- und PIP-Gelenke, RF oft positiv, BSG und CRP erhöht
Kollagenosen (S. 210)	symmetrische *nicht erosive* Polyarthritis, Deviationen möglich (Jaccoud-Arthritis bei SLE), ANA, Komplementverbrauch, Organbeteiligung, Hautveränderungen (Erytheme, Sklerodermie)
Psoriasisarthritis (S. 52)	meist DIP-Gelenke isoliert oder DIP-, PIP- und MCP-Gelenke gemeinsam befallen, Nebeneinander von osteodestruktiven und osteoproliferativen Veränderungen, oft Befall asymmetrisch und im Strahl („Wurstfinger"), Psoriasis an Nägeln und Haut; RF negativ
Polyarthrose (S. 337)	Klinik / Röntgen: Heberden-Knoten (DIP-Gelenke) und Mittelgelenkarthrose (PIP-Gelenke)
erosive Arthrose (S. 339)	Röntgen: Erosionen an DIP- und PIP-Gelenken, zystenartige Unterminierung der Gelenkflächen (Möwenschwingenphänomen)
Tendosynovialitis	Klinik, sonografisch Nachweis von Erguss im Bereich der Sehne
Tendovaginopathien	Klinik (z. B. schnellender Finger), Anamnese (Belastung durch Sport oder Beruf)
Algodystrophie (S. 365)	initial diffuse Schwellung, später Haut- und Muskelatrophie, Röntgen: fleckige Osteoporose
Nervenkompressionssyndrome	Parästhesien, Muskelatrophien, Hypästhesien im Versorgungsbereich der betroffenen Nerven
zervikale Myelopathie (S. 348)	HWS-Beteiligung bei RA (z. B. Atlasdislokation), Hypästhesien, Paresen
Spinalkanalstenose	Hypästhesien, Paresen, Muskelatrophien
Polyneuropathie	Parästhesien, Muskelatrophien, Hypästhesien, Nervenleitgeschwindigkeit vermindert
degenerative Wirbelsäulenveränderungen (S. 342)	Röntgen: subchondrale Sklerose, Osteophyten, Uncovertebralarthrose
Fibromyalgiesyndrom (S. 354)	Myalgien, Tender Points, keine Entzündung
Paget-von-Schroetter-Syndrom	einseitige Schwellung von Hand und Arm, Thrombosennachweis durch Duplexsonografie oder Angiografie

5.7 Schulterschmerz

Grundlagen

▶ **Definition / Klinik:** Schmerz im Bereich der Schulter- / Armregion mit oder ohne funktionelle Beeinträchtigung.

5.7 Schulterschmerz

Häufige Ursachen

- **Arthritis:** Schultergelenk (Omarthritis), Akromioklavikulargelenk (AC-Arthritis), Sternoklavikulargelenk (SC-Arthritis), v. a. bei:
  - Rheumatoider Arthritis einschließlich der Sonderformen, insbesondere Spätformen.
  - Psoriasisarthritis, reaktive Arthritiden, andere Spondylarthropathien, SAPHO-Syndrom (Abb. 5.7).
  - Kollagenosen, systemischen Vaskulitiden.
- **Arthrose:** Omarthrose, AC-Gelenk-Arthrose, SC-Gelenk-Arthrose.
- **Entzündlich-rheumatische Systemerkrankung mit muskulärer Manifestation:**
  - Polymyalgia rheumatica (PMR).
  - Polymyositis, Dermatomyositis, Einschlusskörper-Myositis (meist wenig Schmerz).
  - Rheumatoide Arthritis mit myalgiformem Beginn („Alters-RA").
- Bursitis, z. B. Bursitis subacromialis.
- **Periarthropathien:** Periarthropathia humeroscapularis (PHS):
  - PHS acuta, PHS pseudoparetica, PHS simplex, PHS ancylosans.
  - Impingementsyndrom (subakromiale oder subkorakoakromiale Engpasssyndrome).
- Kompressionssyndrome des Plexus brachialis: Skalenus-Halsrippen-Syndrom, Hyperabduktionssyndrom der Schulter.
- Insertionstendopathien / Enthesitis.
- Tendovaginitis / Tendosynovialitis (z. B. Bizepssehne).
- Fibromyalgiesyndrom.
- Primäre Knochentumoren oder Metastasen in Humerus / Schulter.
- Septische / aseptische Humeruskopfnekrosen (Morbus Hass).
- **Vertebragener Schulterschmerz:**
  - Zervikaler Bandscheibenvorfall (fast unerträglicher Schulterschmerz).
  - z. B. Spondylitis, Spondylodiscitis (bei Spondarthritiden, RA, bakterielle Infektion).
  - *Degenerativ:* Osteochondrose, Spondylarthrose, Spondylosis hyperostotica.
  - *Traumatisch* (z. B. BWK-Fraktur bei Osteoporose).
- Trauma: Fraktur, Prellung, Luxation.
- Kardiale / pulmonale Ursachen: KHK, Myokardinfarkt, Perikarditis; Lungenembolie, Pneumothorax, Pleuritis.
- Spannungskopfschmerz, kann ebenfalls in die Schultern ausstrahlen.

Abb. 5.7 • SAPHO-Syndrom. Skelettszintigrafie mit Nachweis einer floriden Arthritis der Sternoklavikulargelenke

5.7 Schulterschmerz

Diagnostisches Vorgehen

▶ **Basisdiagnostik:**
- *Anamnese:*
  - Beschwerden in anderen Gelenken (Arthritiden?) mit symmetrischem (bei RA) oder asymmetrischem (z. B. Spondarthritiden) Befallsmuster?
  - Parästhesien, Taubheitsgefühl (bei Kompressionsyndromen).
  - Unfall (insbesondere Anpralltrauma)?
  - Besondere beruflich bedingte Beanspruchung der Schulter (z. B. bei Arthrose)?
- *Klinische Untersuchung:*
  - Gelenkschwellung (Bursen!) palpabel (z. B. bei Arthritis)?
  - Schmerz beim Beginn der Bewegung (Arthritis).
  - Weichteilschwellung (Bursitis).
  - Endgradig schmerzhaft eingeschränkte Beweglichkeit in allen Freiheitsgraden (sog. Kapselmuster) bei Gelenkerguss (z. B. Arthritis mit Gelenkerguss, aktivierte Arthrose)?
  - Gelenkdeformitäten / Fehlstellungen (z. B. bei RA bei längerem Verlauf)?
  - Fehlstellung / Hypomobilität / Hypermobilität der Wirbelsäule (insbesondere der HWS und BWS)?
  - Schmerzhafte Schulterabduktion („painful arc") nur zwischen 70 und 120° (bei PHS).
  - Auskultation (Stenosegeräusch über der A. subclavia bei Skalenushalsrippensyndrom).
  - Atrophie / Paresen der kleinen Handmuskeln (bei Kompressionssyndromen).
- *Labor:* BSG, CRP (erhöht bei Arthritis), Harnsäure, Ferritin, anti-CCP-Antikörper, Rheumafaktoren, ANA, HLA-B27.
- *Röntgen:* Schultergelenke in 2 Ebenen:
  - Usuren / Erosionen (z. B. bei Arthritis)?
  - Osteophyten / Sklerosierungen (z. B. bei Arthrose)?
  - Weichteilverkalkung (z. B. bei PHS)?
  - Hochstand des Humeruskopfes (z. B. bei Rotatorenmanschettenruptur)?
- *Arthrosonografie:*
  - Gelenkerguss / Synovialisverdickung (bei Arthritis)?
  - Weichteilschwellung (z. B. bei Bursitis)?
  - Weichteilverkalkung (z. B. bei PHS)?
  - Schwellung (z. B. Tendinitis) oder Riss im Bereich von Sehnen (z. B. der Bizepssehne)?

▶ **Weiterführende Diagnostik:**
- *Gelenkpunktion:* Bei sonografischem Nachweis eines intraartikulären Ergusses.
- *Röntgen:* Zielaufnahmen von AC- und / oder SC-Gelenk (bei entsprechender Klinik).
- *MRT:* Bei sonografisch fraglichem Rotatorenmanschettendefekt oder Ganglion.
- *CT:* Zur ossären Differenzialdiagnose (Tumoren, Humeruskopfnekrose).
- *Bei gesicherter Oligo- oder Polyarthritis:* Differenzialdiagnostische Abklärung nach Schema (S. 97, S. 94).
- *Neurologisches Konsil* mit Nervenleitgeschwindigkeit (NLG) und EMG bei V. a. Myositis oder Kompressionssyndrom.

Differenzialdiagnosen und Wegweiser zur Diagnose (s. Tab. 5.7)

Tab. 5.7 • Differenzialdiagnosen des Schulterschmerzes

Diagnosen	wegweisende Befunde
Omarthritis	Kapselmuster, entzündlicher Gelenkerguss
Omarthrose	Röntgen: degenerative Veränderungen
Polymyalgia rheumatica (S. 255)	proximal betonte Myalgien, BSG > 40 mm, Alter > 65 Jahre
Polymyositis / Dermatomyositis (S. 238)	CK erhöht, Muskelschwäche, EMG, ANA, PM / Jo-1-AK, Histologie
Alters-RA (S. 52)	symmetrische Polyarthritis

Tab. 5.7 • **Fortsetzung**

Diagnosen	wegweisende Befunde
Bursitis	Sonografie
Periarthropathia humeroscapularis (S. 359)	„schmerzhafter Bogen" (painful arc) bei Abduktion, periartikuläre Verkalkung, Ruptur / Tendosynovialitis der langen Bizepssehne
Skalenus-Halsrippensyndrom	Parästhesien / Hypästhesien lat. Handkante, ulnare Unterarmseite, 4. und 5. Finger; Hypotrophie / Parese der kleinen Handmuskeln, pathologischer Adson-Test*
Hyperabduktionssyndrom	Anamnese: Maler / Speerwerfer; Schulter / Armschmerz mit Hyperabduktion, Abschwächung des Radialispulses
Tendosynovialitis	Sono: Erguss im Bereich der Sehne
Fibromyalgiesyndrom (S. 354)	Myalgien, Tender Points, keine Entzündung
Spondylitis/Diszitis	Röntgen: Syndesmophyten; CT
degenerative Wirbelsäulenveränderungen (S. 342)	Röntgen: subchondrale Sklerose, Osteophyten, Uncovertebralarthrose, Bandscheibenvorfall
Knochentumoren	Röntgen, CT, MRT, Szintigrafie
aseptische Osteonekrose	Szintigrafie: verstärkte Nuklidanreicherung, CT, MRT, Röntgen
koronare Herzkrankung	EKG, Ergometrie, Echokardiografie
klassisches Schulter-Hand–Syndrom (S. 359)	Schulterperiarthropathie und Algodystrophie der Hand
Hemiparese	durch die Parese bedingter Schulterschmerz, z. B. bei Apoplexie
zervikaler Bandscheibenvorfall (S. 348)	Paresen, Reflexabschwächung / -verlust, dermatombezogene, meist einseitige Sensibilitätsstörung

*Schmerzauslösung bei Rückwärtsneigung des Kopfes und gleichzeitiger Kinnwendung zur kranken Seite, z. T. Verschwinden des Radiuspulses

5.8 Rückenschmerz

Grundlagen

▶ **Definition / Klinik:** Schmerzempfindung im Rücken vertebragener und nicht vertebragener Ursache.

Häufige Ursachen

▶ **Degenerative Veränderungen der Wirbelsäule und angrenzender Gelenke:**
- Spondylarthrose.
- Degenerative Diskopathie: Chondrosis intervertebralis, Osteochondrosis intervertebralis, Unkovertebralarthrose.
- Baastrup-Syndrom (Osteoarthrosis interspinalis).

▶ **Entzündliche Erkrankungen der Wirbelsäule und angrenzender Gelenke:**
- Sakroiliitis bei entzündlich rheumatischer Erkrankung (s. Spondylitis).
- Spondylitis bei entzündlich rheumatischer Erkrankung: Ankylosierende Spondylitis, Spondylitis psoriatica, reaktive Arthritiden mit Wirbelsäulenbeteiligung, chronisch-entzündliche Darmerkrankungen, andere Spondyloarthritiden.
- Entzündliche Wirbelsäulenbeteiligung bei rheumatoider Arthritis (insbesondere HWS-Beteiligung).
- Bakterielle Spondylitis: Spondylitis infectiosa (tuberkulöse und unspezifisch bakterielle), Diszitis, Spondylitis migrans (tuberkulöse und unspezifisch bakterielle), Osteomyelitis vertebralis.

▶ Abnorme Wirbelsäulenstellung und -haltung bei: Skoliose, Kyphose, Paresen, extravertebralen Ursachen (z. B. Beinlängendifferenz o. ä.).

▶ Fehlbildungen und Variationen der Wirbelsäule: Segmentierungsstörungen (Block-, Hals-, Keil-, Flachwirbel), Aplasien (Wirbelkörper, Dens), Assimilationsstörungen, Spaltbildungen (Spina bifida), basiläre Impressionen.

5.8 Rückenschmerz

Leitsymptome

- ▶ **Hypomobilität / Hypermobilität:**
  - Spondylolisthesis vera (ventrale Wirbelverschiebung).
  - Blockierung eines oder mehrerer Wirbelsäulensegmente.
  - Pseudospondylolisthesis.
  - Vertebrale Dorsaldislokation.
- ▶ Morbus Scheuermann (bei Kindern und Jugendlichen).
- ▶ Bandscheibenvorfall, Lumbalwurzelsyndrom.
- ▶ Wirbelsäulenerkrankung bei metabolischen und endokrinen Erkrankungen: Osteoporose, Chondrokalzinose, Hyperparathyreoidismus.
- ▶ Neoplastische Wirbelsäulenveränderungen bei Morbus Paget, primär benignen und malignen Knochentumoren (z. B. Osteosarkom, Hämangiom), Metastasen bei extravertebralem Malignom, Plasmozytom.
- ▶ Traumatische Wirbelsäulenveränderung (z. B. WK-Fraktur bei Osteoporose).
- ▶ Entzündliche und degenerative Veränderungen benachbarter Gelenke (Schulter, Hüfte).
- ▶ Fibromyalgiesyndrom.
- ▶ **Extravertebrale Ursachen von Rückenschmerzen (Auswahl):**
  - KHK, Perikariditis, Aortenaneurysma.
  - Cholezystolithiasis, gastrointestinale Ulzera, Pankreatitis, Nephrolithiasis.
  - Gynäkologische Erkrankungen.
  - Infektionen: Borreliose, Herpes zoster.
- ▶ Psychosomatischer Rückenschmerz ohne organische Ursachen.

Diagnostisches Vorgehen

- ▶ **Basisdiagnostik:**
  - *Anamnese:*
    - Schmerzcharakter (z. B. nächtlicher / Ruheschmerz bei Sakroiliitis, langsam progredienter bewegungsabhängiger und belastungsabhängiger Husten- und Niesschmerz bei Spondylitis und Bandscheibenvorfall, heftiger Dauerschmerz bei bakterieller Diszitis, akuter schlagartiger Beginn bei Belastung / Niesen bei Diskusprolaps)?
    - Beschwerden in stammnahen Gelenken (Arthritiden?) mit symmetrischem (bei RA) oder asymmetrischem (z. B. Spondarthritiden) Befallsmuster?
    - Schmerzausstrahlung in die Beine, sensible oder motorische Ausfälle (z. B. bei Diskusprolaps)?
    - Unfall, Operationen, internistische oder gynäkologische Begleiterkrankungen?
    - Abnahme der Körpergröße bei Osteoporose.
  - *Klinische Untersuchung:*
    - Beinlängenverkürzung, Beckenschiefstand, Skoliose?
    - Hyperkyphose / -lordose (bei Osteoporose)?
    - Starke Druck- / Klopfschmerzhaftigkeit einzelner Segmente (bei Spondylitis)?
    - Thoraxsteife (bei ankylosierender Spondylitis).
    - Druck- oder Bewegungsschmerz (Mennell-Zeichen) der Iliosakralgelenke (Frühzeichen bei ankylosierender Spondylitis)?
    - Beweglichkeit der Wirbelsäule stark eingeschränkt: Schober- und Ott-Zeichen, Finger-Boden- und Kinn-Sternum-Abstand (z. B. bei ankylosierender Spondylitis).
    - Auffälliger neurologischer Befund (Sensibilität, Motorik, Reflexe), Nervendehnungsschmerz (Lasègue-Zeichen) als Hinweise auf Wurzelkompressionssyndrom?
    - Thoraxsteife (bei ankylosierender Spondylitis).
  - *Labor:*
    - BSG, CRP (erhöht bei Arthritis).
    - HLA-B27 (bei ankylosierender Spondylitis).
    - Serumeiweiß-Elektrophorese (monoklonale Gammapathie bei Plasmozytom).
    - Serum-Kalzium mit Albumin, alkalischer Phosphatase (erhöht bei primärem Hyperparathyreoidismus).
  - *Röntgen:* Je nach Schmerzlokalisation HWS, BWS, LWS in 2 Ebenen, Sakroiliakalgelenke. Typische Befunde S. 73.

5.8 Rückenschmerz

Abb. 5.8 • Sakroiliitis bei ankylosierender Spondylitis. MRT: Signalintenses intraossäres Ödem in den gelenknahen Abschnitten des Os sacrum und den Massae laterales bds.

▶ **Weiterführende Diagnostik:**
- *Bei V. a. Spondyloarthritis:* Stufendiagnostik nach Schema (S. 97).
- *Bei fraglicher Sakroiliitis:* MRT (Abb. 5.8) der Sakroiliakalgelenke.
- *Bei V. a. Diskusprolaps und Wurzelkompressionssyndrom* (z. B. bei Spinalkanalstenose): CT oder MRT der betroffenen Segmente und neurologische Untersuchung (ggf. mit NLG / EMG).
- *Bei RA:* Röntgen der HWS seitlich in Inklination und Reklination: Abstand Atlasbogen / Dens axis erweitert? (Atlasdislokation; normal < 3 mm).
- *Bei atlantodentaler Instabilität (Atlasdislokation) und V. a. zervikale Myelopathie bei RA:* Neurologische Untersuchung und MRT der HWS.
- *Bei unauffälligem oder nicht plausiblem Befund an der Wirbelsäule:* Internistische und ggf. gynäkologische Abklärung.
- Psychosomatische Genese des Rückenschmerzes mit in die Differenzialdiagnose einbeziehen.

Differenzialdiagnosen und Wegweiser zur Diagnose (s. Tab. 5.8)

Tab. 5.8 • Differenzialdiagnosen von Rückenschmerzen

Diagnosen	wegweisende Befunde
Chondrosis intervertebralis (S. 75)	reaktionslose Höhenabnahme des Diskusraumes
Osteochondrosis intervertebralis (S. 75)	Diskushöhenabnahme *plus* subdiskale Knochenverdichtung *plus* marginale Spondylophyten
Unkovertebralarthrose (Sonderform der Spondylose)	schaufelförmige Erhebungen der Oberflächen von HWK 3–7 (Sattelform), Beweglichkeit im betroffenen Segment oft aufgehoben
Spondylosis hyperostotica (S. 349)	überschießende generalisierte Verknöcherung vertebralen und extravertebralen Bindegewebes, radiologisch grobe hyperostotische Spondylophyten, Knochenapposition an der Wirbelvorderfläche
Baastrup-Syndrom	Röntgen: verplumpte Dornfortsätze mit Schliffflächen (LWS) – häufig asymptomatisch
ankylosierende Spondylitis (S. 52)	entzündlicher Rückenschmerz, schmerzhaft eingeschränkte Beweglichkeit der WS, ISG-Symptomatik / positives Mennell-Zeichen. HLA-B27-Assoziation in 95 %, BSG-Erhöhung, oft stammnahe Arthritis und Enthesiopathie, Iridozyklitis. Röntgen: uni- oder bilaterale Sakroiliitis (buntes Bild), Syndesmophyten, im Verlauf Kasten- / Tonnenwirbel („Bambusstab"), Andersson- und Romanus-Läsion (Spondylodiszitis) MRT: Knochenödem im Bereich der SI-Gelenke (Abb. 5.8)
Psoriasisarthritis (S. 52)	begleitend Oligo- oder Polyarthritis (oft mit Befall im Strahl), Enthesiopathien, Haut- und Nagelpsoriasis (kann fehlen), meist sind nur einige Segmente befallen. Röntgen: Parasyndesmophyten, buntes Sakroiliakalbild
reaktive Arthritiden (S. 52)	begleitend Urogenitalinfektion oder Enteropathie mit Erregernachweis (z. B. Chlamydien, Mykoplasmen, Yersinien, Salmonellen) und / oder positive Serologie, Oligoarthritis. Röntgen: Wirbelsäule mit Parasyndesmophyten, seltener Sakroiliitis

5.8 Rückenschmerz

Tab. 5.8 • Fortsetzung

Diagnosen	wegweisende Befunde
rheumatoide Arthritis (S. 120) und juvenile chronische Polyarthritis (S. 377)	ventrale Atlasdislokation (Atlantodentaldistanz > 3 mm) mit / ohne zervikale Myelopathie, Densarrosion, rheumatische Spondylodiszitis, knöcherne Ankylose der Wirbelbogengelenke, erosive Arthritis der Intervertebralgelenke
infektiöse Spondylitis	akuter Beginn mit hohem Fieber, lokalisierter Klopfschmerz, BSG / CRP erhöht. Röntgen der Wirbelsäule: Mono-(oligo-)segmentäre reaktionslose Diskushöhenabnahme mit / ohne Deckplattenunschärfe / -erosion, später Gibbus, Sequester. CT: perivertebraler / Psoasabszess. Punktion mit Keimnachweis
• *spezifische Spondylitis (Tbc)* (S. 196)	meist > 3 Segmente, BWS bevorzugt, Alter > 14 Jahre
• *unspezifische Spondylitis*	meist < 3 Segmente befallen, LWS bevorzugt
Osteomyelitis vertebrae	Fieber, BSG / CRP hoch; Röntgen: Osteolysezone im Wirbelkörper, z. T. von Verdichtungssaum umgeben, *ohne* Diskusbeteiligung; später Sequester in Tomografie / CT darstellbar
Spondylitis migrans	subligamentäre Aszension / Deszension einer spezifischen oder bakteriell-unspezifischen Spondylitis zwischen Wirbel und vorderem Wirbellängsband; später Syndesmophyten-ähnliche Wirbel-Osteophyten und knöcherne Ankylose der Wirbelbogengelenke möglich (radiologisch schwierige DD: ankylosierende Spondylitis)
Osteoporose (S. 369)	initial scharf gezeichnete Struktur von Abschlussplatten und Spongiosa der WK, später Keil- und Fischwirbelbildung (v. a. in der LWS), dadurch Hyperkyphose (Gibbusbildung), Hyperlordose und Größenabnahme der Patienten. Quantifizierung der Osteopenie durch Osteodensitometrie (QCT oder DXA). Hydroxyprolin, Pyridinolin und Desoxypyridinolin (Cross-Links) im Urin erhöht
Osteomalazie (S. 373)	diffuser Knochenschmerz, Osteopenie, Fischwirbel, Pseudofrakturen (Looser-Umbauzonen). Vitamin-D_3-Mangel, alkalische Phosphatase und Kalzium erniedrigt; eventuell Symptome der Hypokalzämie
Hyperparathyreoidismus (S. 312)	Kalzium und Parathormon erhöht, subperiostale Resorptionszonen
Morbus Paget (S. 374)	AP deutlich erhöht, oft Hyperkalzämie Röntgen: herdförmige Aufhellungs- und Sklerosezonen. Szintigrafie: gesteigerter Nuklideinbau in die befallenen Herde. Alter > 50 Jahre
Plasmozytom	monoklonale Gammopathie, Plasmazellvermehrung im Knochenmark, BSG-Erhöhung, Röntgen: Osteolysen
osteolytische Metastasen	Röntgen: rundliche, unscharf konfigurierte Konturdefekte, glatt begrenzt, Randsaum, pathologische Frakturen
osteoplastische Metastasen	relativ scharf begrenzte Verdichtung der Spongiosa
osteogene / neurogene Tumoren	Tumordarstellung in Röntgen, CT und Skelettszintigrafie
Fibromyalgiesyndrom (S. 354)	Myalgien, Tender Points, keine Entzündung
Fehlstatik der WS	klinisch, ggf. radiologischer Nachweis einer *primären* Fehlstatik
Fehlbildungen	Darstellung der Fehlbildung im Röntgenbild
Spondylolyse	Dysplasie / Spaltbildung des Wirbelbogens, meist von LWK 5, Wirbel in oberen (Wirbelkörper, Bogenwurzel) und unteren Anteil (hinterer Bogenbereich, Dornfortsätze) zerlegt. Schrägaufnahme: „Hundefigur mit Halsband"
Spondylolisthesis	Röntgen: ventrale Wirbelverschiebung bei Spondylolyse
Pseudospondylolisthesis	ventrale Wirbeldislokation bei erhaltener Kontinuität des Wirbelbogens durch degenerative Bandscheibenveränderungen

Tab. 5.8 • **Fortsetzung**

Diagnosen	wegweisende Befunde
Dorsaldislokation, dorsales Wirbelgleiten mit konsekutiver Lockerung	Röntgen: vertebrale Dorsaldislokation, Höhenabnahme des Diskusraumes, meist LWS oder HWS
Morbus Scheuermann	Beginn: Präpubertät; vermehrte Brustkyphose, keilförmige Wirbelkörper, Schmorl-Knorpelknötchen und / oder Abschlussplattenirregularitäten; Fixierung der befallenen thorakalen Wirbelkörper-Segmente
Diskusprolaps mit Lumbago oder radikulärer Symptomatik (S. 345)	blitzartiger Beginn des Kreuzschmerzes, Akzentuierung beim Husten / Niesen, Schonhaltung mit konvex zur kranken Seite gerichteter Skoliose; begleitend möglich: Dermatombezogene Hypästhesie / Dysästhesie, Reflexabschwächung, Paresen und Myatrophien, meist L5 und S1
pseudoradikuläre Symptomatik (S. 342)	schmerzhafter Hartspann (Tendomyose) im erkrankten Segmentbereich *ohne* Reflexstörungen oder Paresen
Pankreatitis	klinisch „Gummibauch", Amylase / Lipase erhöht, CT, Sonografie
Pyelonephritis / Nierentumor	Hämaturie, Nachweis von Entzündung oder Raumforderung in Sono oder CT des Abdomens
Aortenaneurysma	Darstellung in Sono, Echo, TEE (transösophageales Echokardiogramm) und CT
Ulcus duodeni	Ulkusnachweis in der Gastroskopie
Kolontumor	rektale Untersuchung, Rektoskopie, Koloskopie
retroperitoneale Hämatome oder Fibrose	Nachweis eines Hämatoms oder der Retroperitonealfibrose mit CT oder Abdomen-Sonografie
Ovarial- oder Uterustumor	gynäkologische Untersuchung, Sonografie, CT
psychogener Rückenschmerz	Rückenschmerz ohne Korrelat bei der klinischen Untersuchung sowie weiterführenden Diagnostik einschließlich bildgebender Verfahren
Postdiskotomiesyndrom	Rückenschmerzen durch Verwachsungen bei Z. n. Bandscheibenoperation

5.9 Muskelschwäche, Myalgien

Grundlagen

▶ **Definition / Klinik:** Schwäche und / oder Schmerz der Muskulatur durch primäre Myopathie oder sekundär durch Störung der peripheren Nerven.

Häufige Ursachen von Muskelschmerz

▶ Lokalisierte Tendomyose, bei Stress (psychosoziale Faktoren), Fehlhaltung, Verletzungen, Immobilität (z. B. postoperativ), sekundär bei degenerativer Gelenkerkrankung oder Arthritis und nach Nervenläsion.
▶ Fibromyalgiesyndrom.
▶ Polymyalgia rheumatica.
▶ Rheumatoide Arthritis, v. a. Alters-RA mit myalgiformem Beginn.
▶ Vaskulitiden: Arteriitis temporalis, systemische Vaskulitiden mit Begleitmyositis (z. B. Morbus Wegener).
▶ Kollagenosen: Polymyositis, Dermatomyositis, Einschlusskörper-Myositis, mixed connective tissue disease. Seltener: Begleitmyositis bei SLE, Sjögren-Syndrom oder Sklerodermie.
▶ Eosinophilie-Myalgie-Syndrom.

Häufige Ursachen von Muskelschwäche

▶ Kollagenosen: Polymyositis, Dermatomyositis, Einschlusskörper-Myositis, mixed connective tissue disease. Seltener: Begleitmyositis bei SLE, Sjögren-Syndrom oder Sklerodermie.

- **Neuropathie mit sekundärer Muskelschwäche:**
  - Polyneuropathie, z. B. bei Vaskulitiden, Kollagenosen, RA.
  - Andere Polyneuropathien (z. B. bei Diabetes mellitus) und Mononeuritiden.
  - Nervenkompressionssyndrome.
- Eosinophile Fasziitis (Shulman-Syndrom).
- Granulomatöse Myositis (bei Sarkoidose oder Morbus Crohn).
- Eosinophile Myositis.
- Eosinophilie-Myalgie-Syndrom.
- Paraneoplastische Myositis.
- Parainfektiöse Myositis bei bakterieller, viraler, parasitärer Infektion.
- Myasthenia gravis.
- Progressive Muskeldystrophien (z. B. Typ Duchenne, Gliedergürteltyp und andere).
- Myotonien (z. B. Myotonia congenita, Neuromyotonien).
- Myopathien bei Stoffwechselerkrankungen: Paroxysmale dyskaliämische Lähmungen, Myopathien bei Glykogenstoffwechselerkrankungen, Myopathien bei Lipidstoffwechselstörungen.
- Myopathien bei endokrinen Störungen: Hyper- und Hypothyreose, Morbus Cushing.
- **Medikamenteninduzierte Myopathie:**
  - Glukokortikoide: Steroidmyopathie.
  - Basistherapeutika: D-Penicillamin, Resochin.
  - Andere Medikamente: Vincristin, Disulfiram, Clofibrat.
- Akute oder chronische Myopathie bei chronischem Alkoholabusus.
- Rhabdomyolyse (idiopathische paroxysmale Myoglobinurie).

Diagnostisches Vorgehen

- **Basisdiagnostik:**
  - *Anamnese:*
    - Lokaler und fortgeleiteter Schmerz, Schmerz bei Muskelkontraktion, Muskelsteifigkeit und eingeschränkte Gelenkbeweglichkeit (bei Tendomyosen)?
    - Generalisierter spontaner Muskelschmerz im Verlauf von Sehnen und Sehnenansätzen mit typischer stammnaher Lokalisation (bei Fibromyalgie)?
    - Begleitende vegetative Symptome oder Schlafstörungen (bei Fibromyalgie)?
    - Bekannte rheumatische Grunderkrankung, insbesondere Kollagenose?
    - Parästhesien, Taubheitsgefühl (bei PNP, Kompressionssyndromen)?
    - Beschwerdeführendes Symptom: Muskelschwäche (z. B. bei Polymyositis) oder Muskelschmerz (z. B. bei Polymyalgia rheumatica)?
    - Familiäre Disposition (z. B. bei Muskeldystrophien)?
    - Hautveränderungen (z. B. blauviolettes Erythem an Wangen und Lidern bei Dermatomyositis)?
  - *Klinische Untersuchung:*
    - Lokaler Druckschmerz mit Fortleitung, Muskelverhärtung (bei Tendomyosen)?
    - Schmerz an „Trigger-points" an typischer Lokalisation auslösbar (bei Tendomyosen)?
    - Schmerz an mindestens 11 von 18 definierten „Tender-points" auslösbar (bei Fibromyalgie)?
    - Störungen von Sensibilität, Muskeleigenreflexe reduziert (z. B. bei PNP)?
    - Hinweise auf eine Kollagenose (z. B. Hautefflorezenzen, Arthritiden, Raynaud)?
  - *Labor:* BSG, CRP (erhöht bei Arthritis), ANA, RF, CK, Aldolase (erhöht bei Myositiden).
- **Weiterführende Diagnostik:**
  - *Bei Muskelschwäche:* EMG / NLG zur Differenzierung zwischen muskulärer und neurogener Muskelschwäche.
  - *Bei pathologischem EMG-Befund:* MRT der betroffenen Muskelabschnitte.
  - *Bei pathologischem EMG (Myopathiemuster) und/oder MRT (Muskelödem [Abb. 5.9]):* Muskelbiopsie mit Immunhistochemie (bei Myositis) und Elektronenmikroskopie (z. A. Einschlusskörper-Myositis).

5.9 Muskelschwäche, Myalgien

Abb. 5.9 • MRT der Oberschenkelmuskulatur. Erhöhte Signalintensität betroffener Muskelabschnitte bei Polymyositis

- *Bei V. a. Myositis:* Antisynthetase-Antikörper (Anti-Jo-1, anti-PL-7, anti-PL-12, anti-OJ, Anti-EJ), Anti-Mi-2, Anti-SRP.
- *Ausschluss einer paraneoplastischen Polymyositis:* Gynäkologische Untersuchung, Prostatauntersuchung, Röntgen-Thorax, Abdomensonografie. Bei dringendem Tumorverdacht ergänzende Untersuchungen (CT, Knochenmarkuntersuchung etc.).

Differenzialdiagnosen und Wegweiser zur Diagnose (s. Tab. 5.9 und Tab. 5.10)

Tab. 5.9 • Differenzialdiagnosen von Muskelschmerz

Diagnosen	wegweisende Befunde
Tendomyosen (S. 353)	Schmerz an „Trigger-points" an typischer Lokalisation auslösbar, Muskelverhärtungen, Zucken von Muskel / Haut bei Palpation (twitch response), Muskelverkürzung; CK, EMG, normale Nervenleitgeschwindigkeit
Fibromyalgiesyndrom (S. 354)	Myalgien, Tender Points, keine Entzündung
Polymyalgia rheumatica (S. 255)	Alter > 55 Jahre, proximale Myalgien, Muskelschwäche sekundär. Histo (Temporalarterie): Riesenzellarteriitis, EMG normal. BSG erhöht, CK normal. Komplikationen: sekundäre Gefäßverschlüsse (Erblindung)
Alters-RA (S. 52)	Klinik wie bei PMR, zusätzlich Arthritiden, RF oft positiv
Vaskulitis mit sekundärer Myositis	wie PM, jedoch histologisch Vaskulitis. Zusätzlich Klinik der führenden Vaskulitis (z. B. Morbus Wegener)
Eosinophilie-Myalgie-Syndrom (S. 235)	Myositis, Polyneuropathie, Fieber, Arthralgien, Husten, Dyspnoe und Eosinophilie nach Ingestion von L-Tryptophan

Tab. 5.10 • Differenzialdiagnosen von Muskelschwäche

Diagnosen	wegweisende Befunde
Polymyositis (PM; S. 238)	proximal betonte Muskelschwäche, mäßige muskelkaterähnliche Myalgien, häufig Lungen- und Herzbeteiligung, EMG mit Myopathiemuster, CK erhöht, ANA, Autoantikörper (ENA). Histo: Perivaskuläre und interstitielle Infiltrate, vor allem Lymphozyten, Muskelfasernekrosen. Gehäuft Malignome
Dermatomyositis (S. 238)	wie PM, zusätzlich ödematöse Schwellung der Haut und livid-rötliche Erytheme Mi-2-AK in 20 % vorhanden
Antisynthetasesyndrom (S. 242)	wie PM, Antisynthetase-AK (v. a. Anti-Jo-1) positiv. Fieber, Synovitiden, Raynaud-Syndrom, „Mechanikerhände", interstitielle Lungenerkrankung
Einschlusskörper-Myositis (S. 242)	wie PM, jedoch Männer häufiger betroffen, meist keine Myalgien, mikroskopische Einschlüsse in Zellkern und Zytoplasma, Steroidtherapie meist ohne Effekt
granulomatöse Myositis	nicht verkäsende Granulome mit Riesenzellen vom Langerhans-Typ in der Muskulatur, z. B. bei Sarkoidose oder Morbus Crohn Klinisch meist blander Verlauf

Tab. 5.10 • Fortsetzung

Diagnosen	wegweisende Befunde
eosinophile Myositis	Klinik wie PM, jedoch Histo: eosinophiles Infiltrat, zusätzlich Klinik wie hypereosinophiles Syndrom
eosinophile Fasziitis	schmerzhafte Schwellung und Verdickung der Haut der Extremitäten, Kontrakturen, mäßige Muskelschwäche, Eosinophilie in Blut und Gewebe (v. a. tiefe Faszien), BSG und CK erhöht, EMG verändert
Eosinophilie-Myalgie-Syndrom (S. 235)	Myositis, Polyneuropathie, Fieber, Arthralgien, Husten, Dyspnoe und Eosinophilie nach Ingestion von L-Tryptophan
Paraneoplasie	Abnahme des KG, BSG erhöht, Tumornachweis
parainfektiöse Myositis	bei aktiver Infektion mit Mykoplasmen, Borrelien, Viren (insbesondere HIV) und Trichinose; oft spontane Remission nach 3–4 Wochen
Myopathien bei Endokrinopathie	v. a. proximal betonte Muskelschwäche, bei Hypo- und Hyperthyreosen und Morbus Cushing
toxische Myopathie	generalisierte proximale Muskelschwäche durch Medikamente, u. a. D-Penicillamin, Chloroquin, Cyclosporin A, Lipidsenker (Rhabdomyolyse!)
Steroidmyopathie	proximal betonte Muskelschwäche unter chronischer Glukokortikoidtherapie, CK und EMG normal, Histo: Typ-2-Muskelfaseratrophie
Neuropathien	sekundäre Paresen bei Polyneuropathien oder Mononeuritis; begleitend Dysästhesien und Hypästhesien, z. B. bei Vaskulitiden, RA, Kollagenosen

5.10 Raynaud-Syndrom

Grundlagen

▶ **Definition:** Primär (idiopathisch) oder sekundär, im Rahmen einer anderen Erkrankung auftretende Gefäßspasmen der Digitalarterien.
▶ **Klinik:** Bei Kälteeinwirkung oder psychischem Stress initial Zyanose, dann schmerzhaftes Abblassen der Finger, später (z. B. bei Wiedererwärmung) reaktive Hyperämie (sog. dreiphasiges Raynaud-Syndrom). Dauer: Wenige Minuten bis 1 Stunde.

Häufige Ursachen

▶ Primäres Raynaud-Syndrom.
▶ Kollagenosen: Sklerodermie, systemischer Lupus erythematodes, mixed connective tissue disease, Polymyositis, Dermatomyositis, Sjögren-Syndrom.
▶ Rheumatoide Arthritis und Sonderformen.
▶ Hämatologische Erkrankungen mit Hyperviskosität: Polyzythämie, Kryoglobulinämie, Kälteagglutinine, Paraproteinämie.
▶ Paraneoplastisch.
▶ Nervenkompressionssyndrome: Karpaltunnelsyndrom (N. medianus), Ulnarisrinnen-Syndrom, Loge-de-Guyon-Syndrom (N. ulnaris), Supinatorschlitzsyndrom (N. radialis), Skalenus-Halsrippen-Syndrom.
▶ Arterielle Verschlusskrankheiten: Thrombangiitis obliterans, Morbus de Cuveland (distale Radiusepiphyse).
▶ Neurologische Erkrankungen.
▶ Medikamente: Beta-Blocker, Ergotamin, Bleomycin, Vinblastin, orale Kontrazeptiva.
▶ Intoxikation: Polyvinylchlorid, Schwermetalle.
▶ Traumen: Langjähriges Arbeiten mit Presslufthammer oder Kettensäge, Strahlenschäden (Strahlenangiopathie).

Diagnostisches Vorgehen

▶ **Basisdiagnostik:**
  • *Anamnese:*
    – Bekannte rheumatische Grunderkrankung, insbesondere Kollagenose?
    – Parästhesien, Taubheitsgefühl (bei Kompressionssyndromen).
    – Medikamentenanamnese?
    – Besondere beruflich bedingte Beanspruchung der Finger (z. B. Bauarbeiter)?

- **Klinische Untersuchung:**
  - Typisches Raynaud-Syndrom durch Kältereiz (kaltes Wasser) provozierbar?
  - Hinweise auf eine Kollagenose (z. B. Finger / Handödeme bei Sklerodermie)?
- **Labor:** BSG, CRP (erhöht bei Arthritis), Rheumafaktoren, ANA.
- **Kapillaroskopie:**
  - Kapilläre Stase (verlangsamter Erythrozytenfluss).
  - Dilatation der zuführenden Schlinge, Engstellung der abführenden Schlinge.
  - Megakapillaren, Rarefizierung des Kapillarbetts (bei Sklerodermie)?
▶ **Weiterführende Diagnostik:**
- *Bei V. a. neurologische Erkrankung oder Kompressionssyndrom:* Neuro-Konsil mit Nervenleitgeschwindigkeit.
- *Bei V. a. arterielle Verschlusskrankheit:* Doppler-Sonografie der Arterien.
- Angiografie mit Priscoll zur Differenzierung vasospastischer (Raynaud-Syndrom) und nicht vasospastischer (z. B. Thrombangiitis, Vaskulitis) Gefäßverengungen.

Differenzialdiagnosen und Wegweiser zur Diagnose (Tab. 5.11)

Tab. 5.11 • **Differenzialdiagnose des Raynaud-Syndroms**

Diagnosen	wegweisende Befunde
primäres Raynaud-Syndrom	typische Symptomatik über mindestens 3 Jahre ohne Hinweis auf eine mögliche Grunderkrankung
Kollagenosen (S. 210)	ANA, Komplementverbrauch, Organbeteiligung, Hautveränderungen (Erytheme, Sklerodermie)
rheumatoide Arthritis (S. 120)	symmetrische erosive Polyarthritis, RF
Hyperviskosität	Kryoglobuline, Paraproteine oder Polyzythämie
Paraneoplasie	Abnahme des Körpergewichts, BSG erhöht, Tumornachweis
arterielle Verschlusskrankheit	Doppler-Sono / Angiografie: isolierte Stenosen oder generalisierte Gefäßverengung
Raynaud-Syndrom durch Medikamente	typische Klinik verschwindet nach Weglassen der Medikation, erneutes Auftreten nach Reexposition
Nervenkompressionssyndrome	Parästhesien, Muskelatrophien, Hypästhesien im Versorgungsbereich der betroffenen Nerven
Traumen	langjährige berufliche Belastung (z. B. Arbeit mit Presslufthammer) Ausschluss anderer Ursachen
Intoxikation	Intoxikation mit PVC oder Schwermetall

6 Rheumatoide Arthritis

6.1 Grundlagen, Klinik, Verlauf

Grundlagen

- **Synonym:** Chronische Polyarthritis.
- **Definition:** Die rheumatoide Arthritis (RA) ist eine Systemerkrankung des mesodermalen Gewebes, die hauptsächlich die Gelenke betrifft. Die Kombination von Entzündung, Pannusbildung, Weichteil-, Knorpel- und Knochendestruktion kann zu bleibenden, auch schwerwiegenden Gelenkveränderungen führen; auch innere Organe können mit einbezogen werden.
- **Ätiologie und Pathogenese:**
  - *Genetische Assoziation:*
    - DRB1*0401 (DR 4, Dw4; in 50 % der RA-Fälle).
    - DRB1*0404 (DR4, Dw14; in 30 % der RA-Fälle).
    - DRB1*0101 (DR1, Dw1; in 24 % der RA-Fälle) bei Kaukasiern (in Japan: DRB 1*0405 in 71 %, bei israelischen Juden: DRB1*0101 in 28 %).
    - Hohes genetisches Risiko: DRB1*0401 und 0404 (relatives Risiko 5).
    - Höchstes denkbares genetisches Risiko: Bei Kombination der Gene DRB1*0401 und DRB1*0404.
  - *Auslösemechanismen:* Unbekannt; Virusinfektion (Epstein-Barr-Virus?) oder andere Infektionen (durch Darmbakterien?).
  - Autoimmunerkrankung, bei der unter Verwendung derselben zellulären und humoralen Mechanismen, die dem Immunsystem während einer protektiven Immunreaktion zur Elimination von Mikroorganismen zur Verfügung stehen, körpereigene Gewebe angegriffen und zerstört werden.
  - T-Zellen wie bei allen Autoimmunerkrankungen pathogenetisch von zentraler Bedeutung. Das betrifft sowohl Effektorzellen (v. a. sog. Th 17-Zellen, möglicherweise auch Th 1-Zellen), die entzündungsfördernde Zytokine sezernieren, als auch regulatorische T-Zellen, die bei der RA eine verminderte Funktion zu haben scheinen.
  - B-Zellen spielen ebenfalls eine Rolle in der chronischen Immunreaktion, wobei nicht geklärt ist, welche Funktion der B-Zellen dazu vornehmlich beiträgt. Vermutlich ist die Fähigkeit von B-Zellen, Antigene an T-Zellen zu präsentieren und diese dadurch zu stimulieren, bedeutender als die Zytokinsekretion der B-Zellen. Autoantikörper in der RA sind ohne pathogenetische Bedeutung.
  - Eine Schlüsselrolle haben Zytokine (TNF, IL-6, IL-17, IL-1).
  - *Weitere pathogenetisch eventuell bedeutsame Zusatzfaktoren:* Nikotinabusus (erhöhtes Risiko für die Erkrankung und erhöhtes Risiko für schwereren Verlauf).
- **Epidemiologie:**
  - Prävalenz: 0,8–1 %; häufigste entzündliche rheumatische Erkrankung.
  - Vorkommen bei allen Rassen, in allen Klimazonen, bei allen Konstitutionstypen und allen Berufen.
  - Frauen erkranken 3-mal häufiger als Männer.
  - Hauptmanifestationsalter ist das 3. bis 5. Lebensjahrzehnt, Erkrankung ist jedoch in jedem Lebensalter möglich.

Frühe Symptome

- **Prodromalsymptome:** Im Einzelfall nur selten nachweisbar. Gelegentlich gehen Steifigkeit und Parästhesien dem Ausbruch der Erkrankung voraus. Meist ist die synovitische Schwellung das erste Symptom.
- **Frühsymptome:**
  - Morgensteifigkeit deutlich über 30 Minuten.
  - Schmerzen und / oder Schwellungen in einzelnen Gelenken, meist an den Fingergrund- und Fingermittelgelenken.
  - Kraftlosigkeit, Abgeschlagenheit (Fatigue).
  - Häufig Tenosynovitis (Extensor-carpi-ulnaris-Sehne) und Karpaltunnelsyndrom.

▶ **Atypische Symptome im Frühstadium:**
- Beginn erst im höheren Lebensalter in 20 % über 60 Jahre.
- Beginn nur an großen Gelenken (mindestens in 20 %).
- Beginn monartikulär (in 15 %).
- Beginn asymmetrisch (ca. 30 %).
- Beginn akut, eventuell fieberhaft (ca. 20 %).
- Beginn mit Wirbelsäulenbeschwerden (selten, unter 10 %).

Leitsymptom

▶ Persistierende synovitische Gelenkschwellungen mit Überwärmung, Morgensteifigkeit, Kraftlosigkeit, häufig Überwärmung und früh einsetzender juxtaartikulärer Muskelatrophie, von wechselnd starken Schmerzen begleitet.
▶ Beginn meist schleichend, nicht selten schon früh Gelenkergüsse.
▶ An den Händen, dem „Aushängeschild" des Polyarthritikers, meist symmetrische Schwellungen der Fingergrund- und Mittelgelenke mit einer Präferenz für die MCP-Gelenke II und III, rasch auftretende Atrophie der Mm. interossei (s. Abb. 6.1).
▶ Häufig früher Befall der MTP V (daran denken!).
▶ Schmerz bei tangentialem Druck der MCP-und MTP-Gelenke (Gänslen-Zeichen).

Fortgeschrittene Gelenkveränderungen

▶ Die RA kann alle Gelenke befallen und bezieht auch die Gelenkumgebung mit ein. Die destruktive Potenz der Erkrankung kann Knorpel, Weichteile und Knochen zerstören.
▶ **Veränderungen an allen Extremitätengelenken:**
- Auftreibungen, Fehlstellungen, Lockerungen, Deformierungen, Ankylosen, Subluxationen etc.
- In der Umgebung:
  – Bursitiden.
  – Tenosynovitiden (s. Abb. 6.2).
  – *Rheumaknoten* (s. Abb. 6.3): histologisch zentrale fibrinoide Nekrose, umgeben von Epitheloidzellen, charakteristisch an den Gelenkstreckseiten, häufig des Ellenbogengelenks; selten intrapulmonal; Methotrexat kann Rheumaknoten induzieren; durch antirheumatische Therapie kaum beeinflussbar, ggf. operative Entfernung – DD rheumatoide Nodulosis ohne RA.

Abb. 6.1 • Hände einer 42-jährigen Frau mit seit Kurzem bestehender rheumatoider Arthritis: klassische symmetrische Synovitiden

Abb. 6.2 • Typische Handrücken-Tenosynovitis bei rheumatoider Arthritis

6.1 Grundlagen, Klinik, Verlauf

▶ **Charakteristische Veränderungen der Hände** (s. Abb. 6.5): Atrophie der Mm. interossei, Schwanenhalsdeformität (s. Abb. 6.4), Knopflochdeformität, Tenosynovitis, eventuell Sehnenruptur, 90°/90°-Deformierung des Daumens, volare Subluxation im Handgelenk mit Stufenbildung, eventuell Fingerbeugekontrakturen, Streck- und Faustschlussunfähigkeit, Dislokation des distalen Radius- und Ellenendes, in schweren Fällen Mutilationen, Ulnardeviation (s. Abb. 6.4).

◨ *Beachte:* Ulnare Deviation der Finger ist zwar hochcharakteristisch für RA, aber nicht spezifisch. Sie kommt auch bei SLE, Arthritis psoriatica oder bei schwerer Fingerpolyarthrose (Grundgelenke) vor.

Abb. 6.3 • Rheumaknoten an typischer Stelle bei rheumatoider Arthritis

Abb. 6.4 • a–c Hände im fortgeschrittenen Stadium einer rheumatoiden Arthritis
a) erhebliche symmetrische ulnare Deviation; b) Schwanenhalsdeformität; c) mutilierende rheumatoide Arthritis

6.1 Grundlagen, Klinik, Verlauf

Abb. 6.5 • Veränderungen der Hand bei schwer verlaufender rheumatoider Arthritis nach 11-jährigem Krankheitsverlauf

▶ **Charakteristische Veränderungen der Füße** (s. Abb. 6.6): Abflachung des Fußgewölbes, Lateraldeviation der Zehen, nach plantar „durchgetretene" Metatarsalköpfchen mit Hornschwielen, Aufwölbung und zehenwärts gerichtete „Wanderung" des Vorfußballens, Krallenzehen.

Abb. 6.6 • Veränderungen der Füße bei rheumatoider Arthritis bei einer 64-jährigen Patientin

▶ **Charakteristische Veränderungen am Kniegelenk:**
- Baker-Zyste in der Kniekehle: Poplitealzyste mit Verbindung zwischen dem Gelenkraum und der Bursa der Wadenmuskeln; eventuell hernienartiges Vordringen in die Wade mit „Pseudothrombophlebitis"-Bild.
- Bänderlockerungen und Genua-vara-Stellung.

Abb. 6.7 • Schwere Zervikalarthritis bei weit fortgeschrittener mutilierender rheumatoider Arthritis mit atlanto-axialer Subluxation, subaxialer Subluxation, destruierender Spondylarthritis und Diszitis

6.1 Grundlagen, Klinik, Verlauf

Abb. 6.8 • Kernspintomografische Darstellung der Kompression des Zervikalmarks bei atlanto-okzipitaler und atlanto-axialer Subluxation

▶ **Veränderungen der Halswirbelsäule** (s. Abb. 6.7, Abb. 6.8): In mindestens 30 %, mit zunehmender Krankheitsdauer häufiger; wichtig und oft nicht rechtzeitig beachtet:
- Spondylarthritis.
- Diszitis.
- Atlanto-occipitale und atlanto-axiale Subluxation: In 10 bis über 40 %.
- Vertikale Dislokation des Dens = „pseudobasiläre Invagination oder Impression" (in 5–30 %).
- Subaxiale Subluxation mit entsprechenden klinischen Symptomen: Schmerz im Nacken, Hinterkopf, retroorbital, temporal. Steifigkeit. Neurologische Symptome: Muskelschwäche, Lähmungen, pathologische Reflexe, vertebrobasiläre Insuffizienz, Missempfindungen, Taubheit, Schluckstörungen. u. U. bis zur Querschnittslähmung und tödlicher Halsmarkkompression.

Extraartikuläre Manifestationen

▶ **Allgemein:** Die RA ist ein unabhängiger Risikofaktor für das Auftreten von kardiovaskulären Erkrankungen (kardiovaskuläre Mortalität und Morbidität bei RA 2–5-fach erhöht). Daher strenge Einstellung aller übrigen CV-Risikofaktoren des individuellen Patienten und konsequente antiinflammatorische Therapie zur Vermeidung einer akzellerierten Aterosklerose.
▶ Alle anderen extraartikulären Manifestationen können zeitlich unabhängig von den Gelenksymptomen auftreten, sind aber häufiger bei langjähriger aktiver Erkrankung.
▶ **Allgemeinsymptome:** Müdigkeit, Abgeschlagenheit, Schwäche, Leistungsknick
▶ **Herzbeteiligung:** KHK (s. o.), Perikarditis (klinisch häufig asymptomatisch), selten Myokarditis, Rheumaknoten, Nekrosen.
▶ **Gefäßbeteiligung:** Funktionelle periphere Durchblutungsstörungen und Vaskulitis (Folgen: Hautulzera, Neuropathie, Nekrosen, Gangrän). Vaskulitis (autoptisch in ca. 12 %) ist assoziiert mit männlichem Geschlecht, extraartikulärem Befall, schwerem Verlauf, Rheumafaktoren. Klassisches Bild: Arterielles Ulkus am Unterschenkel.
▶ **Beteiligung des lymphatischen Systems:** Lymphknotenvergrößerung, Milzvergrößerung.
▶ **Beteiligung von Lungen und Pleura:** In postmortem Untersuchungen bis zu 70 % Alveolitis, diese aber selten klinisch bedeutsam; Pleuritis sicca und exsudativa, interstitielle Lungenfibrose, Rheumaknoten in der Lunge.
▶ **Beteiligung des Nervensystems:** Neuropathie (Vaskulitis oder mechanisch mit klassischem Karpaltunnelsyndrom), Myositis.
▶ **Beteiligung der Augen:** Episkleritis, Skleritis, Skleromalazie, Keratitis sicca.
▶ **Blutbildveränderungen:** Meist sekundär treten Anämie, Leukozytose, Thrombozytose auf.
▶ **Beteiligung der Niere:** Subklinische renale Dysfunktion, bioptisch z. T. Glomerulonephritis und Amyloidose.

- **Beteiligung der Psyche:** Depressive Verstimmung, meist sekundär; offenbar nicht durch rein funktionelle Beeinträchtigung, sondern durch Verlust an für die Lebensqualität bedeutenden Aktivitäten.
- **Beteiligung des Gastrointestinaltraktes:** Extraartikuläre Manifestationen scheinen Risikofaktor medikamentös bedingter Magenulzera zu sein.
- **Verschiedenes – meist sekundär:** Blutgerinnungsstörungen, Subazidität, unspezifische Mitreaktion der Leber.
- **Rheumatoide Arthritis und maligne Tumoren:** Mit der Schwere und Dauer der Erkrankung steigt das Risiko für maligne Tumore, insbesondere des lymphatischen Systems. Aber: Kolorektales Karzinom seltener als in der gesunden Bevölkerung (durch nicht steroidale Antiphlogistika?).
- **Rheumatoide Arthritis und Osteoporose** (S. 369):
  - Eine Osteoporose bei RA ist auch ohne Glukokortikoidtherapie bis zu einem gewissen Grade immer zu erwarten; sie korreliert offenbar mit Beweglichkeits- und Muskelmassenverlust.
  - Die Abnahme der Knochendichte bei RA korreliert mit Krankheitsdauer, Krankheitsaktivität, funktioneller Beeinträchtigung.
  - Gravierend wirkt sich die herabgesetzte physische Aktivität aus.
  - Die Glukokortikoid-induzierte Osteoporose addiert sich zu dieser RA-bedingten Osteoporose.

6.2 Diagnostik, Differenzialdiagnosen

ACR(American College of Rheumatology)-Kriterien von 1987 zur Klassifikation der rheumatoiden Arthritis

- **Vorbemerkung:** Diese Kriterien wurden zur Klassifikation, nicht zur Diagnostik eingeführt. Sie ersetzen daher auch nicht eine eingehende klinische und technische Differenzialdiagnostik. Es besteht aber eine hohe Wahrscheinlichkeit, die Diagnose zu treffen; Sensitivität dieser Kriterien 91–94 %; Spezifität: 89 %.
- **Kriterien:**
  - Morgensteifigkeit in und um die Gelenke, Dauer mindestens 1 Stunde vor maximaler Besserung.
  - Weichteilschwellung (Arthritis) von 3 oder mehr Gelenken (von einem Arzt beobachtet).
  - Schwellung (Arthritis) der proximalen interphalangealen, metakarpophalangealen oder Handgelenke.
  - Symmetrische Schwellung (Arthritis).
  - Rheumaknoten.
  - Nachweisbare Rheumafaktoren (mit einer bei normalen Kontrollen in maximal 5 % positiv reagierenden Methode).
  - Im Röntgenbild Erosionen und/oder gelenknahe Osteoporose in Finger- und/oder Handgelenken.
- **Beurteilung:**
  - Symptome 1–4 müssen mindestens 6 Wochen vorhanden sein.
  - Sichere RA: Mindestens 4 Kriterien müssen erfüllt sein.

Gemeinsame ACR / EULAR- (European League Against Rheumatism) Klassifikationskriterien der rheumatoiden Arthritis von 2010

- **Vorbemerkung:** Diese Kriterien erlauben eine frühere Klassifizierung der Erkrankung bei ähnlicher Spezifität wie die 1987 ACR-Kriterien.
- **Voraussetzungen zur Anwendung der neuen Kriterien:** (1) gesicherte Synovitis in mindestens einem Gelenk (2) keine andere Erklärung für die Symptome des Patienten, (3) keine RA-typischen Erosionen im Röntgenbild.
- **Kriterien (4 Domänen):**
  - *Gelenkbeteiligung* (1 mittleres bis großes Gelenk (0 Punkte), 2–10 mittlere bis große Gelenke (1), 1–3 kleine Gelenke (2), 4–10 kleine Gelenke (3), mehr als 10 kleine Gelenke (5))

- *Serologie* (Rheumafaktor (RF) und CCP-Ak negativ (0), RF oder CCP-Ak niedrigtitrig (< 3 x ULN) positiv (2), RF oder CCP-Ak hochtitrig positiv (3))
- *Symptomdauer* (< 6 Wochen (0), > 6 Wochen (1))
- *Akut-Phase-Parameter* (CRP und BKS normal (0), CRP oder BKS erhöht (1))

▶ **Beurteilung:**
- Für die Domäne Gelenkbeteiligung muss mindestens ein Gelenk objektivierbar geschwollen sein.
- Der höchste Wert aus jeder Domäne wird addiert.
- Bei mindestens 6 Punkten kann der Patient als RA-Patient klassifiziert werden.

Anamnese und klinische Untersuchung

▶ **Anamnese:** Insbesondere nach Morgensteifigkeit, Ruheschmerz und rheumatoider Arthritis in der Familie fragen.

▶ **Klinik** (s. oben) und klinische Untersuchung (S. 14).

Labordiagnostik

▶ **Routineparameter:**
- *Entzündungsparameter:*
  - BSG (schon früh erhöht, wichtigster Laborparameter) und CRP erhöht.
  - Anämie (parallel zur Entzündungsaktivität).
  - Serum-Eisen niedrig (parallel zur Entzündungsaktivität).
- *Rheumafaktoren:* Schon im Frühstadium, teilweise vor Ausbruch der Erkrankung, im späteren Verlauf bei 70–80 % nachweisbar.
- *Antikörper gegen citrullinierte Peptide (ACPA):* Am geläufigsten sind Antikörper gegen zyklische citrullinierte Peptide (CCP-Ak); Sensitivität mit > 80 % etwas höher, Spezifität mit 97 % deutlich höher als bei Rheumafaktoren. Das Auftreten von ACPA kann ersten Krankheitsmanifestationen um bis zu 10 Jahre vorausgehen.
- *Antinukleäre Antikörper:* In ca. 30 %.

▶ **Weitere Laborbefunde** – nicht in die Routinediagnostik eingeführt:
- *Erhöht sind:* Serumosteocalcin (parallel zur Entzündungsaktivität); IL-6 (mit zirkadianem Rhythmus, assoziiert mit CRP und Dauer der Morgensteifigkeit); der lösliche Interleukin-2-Rezeptor (sIL-2 R); der Keratansulfatspiegel; die Kollagenabbauparameter (z. B. Pyridinium-Crosslinks) und die Serumhyaluronsäure; lösliches ICAM-1; die Phospholipase A2 (sPLA2; korreliert mit Krankheitsaktivität). Keiner dieser Parameter eignet sich zur Diagnostik, Beurteilung der Erkrankungsaktivität oder Verlaufskontrolle!
- Mikroalbuminämie in fast 30 %.
- Prolactin erniedrigt.
- Gelegentlich: Alkalische Phosphatase erhöht (meist nicht ossären Ursprungs), Zinkspiegel bei aktiver RA erniedrigt, u. U. Kreatin-Kinase assoziiert mit Muskelmasse erniedrigt.

▶ **Weitere Antikörper** – für die Routinediagnostik nicht eingeführt, möglicherweise in Zukunft von Bedeutung:
- Diverse Subgruppen von Rheumafaktoren: IgA-Rheumafaktoren korrelieren mit schwererem und aggressiverem Krankheitsverlauf.
- Antikeratin-Antikörper: Können Krankheitsbeginn vorausgehen und signalisieren schwerere röntgenologische Veränderungen in Kombination mit HLA DRB1*04 oder DRB1*01.
- Antikörper gegen Kollagen Typ II (in 20 %).
- Antiperinukleäre Faktoren (mitunter schon in frühen Krankheitsstadien nachweisbar).
- Antimyeloperoxidase-Antikörper: Meist bei Patienten mit Rheumaknoten und Lungenbeteiligung.
- Anti-Ro-(SS-A)-Antikörper (HLA-DR4-negative Untergruppe? Assoziation mit Goldnebenwirkungen?).
- Weitere bei RA nachweisbare Antikörper gegen: „Heat shock"-Proteine (Hsp60), DnaJ, IR-3 (EBNA-1), Pro-/Filaggrin, Knorpelantigene (HC gp39, Kollagen II, CH65), hnRNP A2-Protein (RA33), Calpastin, Calreticulin, BiP (Heavy chain binding protein), p205 (Synovialmembranantigen).

Röntgendiagnostik

- **Vorbemerkung**: Durch die neueren bildgebenden Verfahren (MRT, Ultraschall) hat die konventionelle Radiologie v. a. in der Frühdiagnostik an Bedeutung verloren. Aufgrund der charakteristischen Befunde und der einfachen Darstellungsmöglichkeit multipler Gelenke ist sie aber weiterhin unverzichtbar.
- **Typische Arthritiszeichen** (S. 71): Frühe Manifestation an den Handgelenken, Finger- und mitunter davor schon an den Zehengrundgelenken.
  - Gelenknahe Osteoporose, nicht obligat.
  - Erosionen (mit Lupe betrachten): Früh und krankheitsspezifisch; treten besonders an Metacarpal- und Metatarsalköpfchen und distalem Ulnaende auf.
  - Pseudozysten.
  - Gelenkspaltverschmälerung.
  - In schweren Fällen: Subluxation, Luxation, Fehlstellungen, selten Mutilationen Abb. 6.9 und Abb. 6.10).
  - Ankylosen kommen vor, sind aber nicht das gesetzmäßige Endstadium.

Abb. 6.9 • Radiologischer Progress bei einer Patientin mit rheumatoider Arthritis; Verlaufsbeobachtung der rechten Hand über 14 Jahre, erstes Bild (links) im Alter von 31 Jahren

Abb. 6.10 • Radiologischer Progress bei rheumatoider Arthritis an den Füßen
a) Frühstadium
b) 13 Jahre später

6.2 Diagnostik, Differenzialdiagnosen

- ▶ **Befunde an den großen Gelenken:** Neben den klassischen Arthritiszeichen (s. o.) sind die Veränderungen von der Anatomie abhängig.
  - *Knie:* Impressionen der Tibiaköpfe.
  - *Hüfte:* Zerstörung des Hüftkopfes bis zur Teilnekrose.
  - *Schulter:* Klassische laterale Usur oder zirkuläre erosive Zerstörung des Humeruskopfes.
    ▷ *Cave:* Am Humeruskopf treten Erosionen auch bei Arthrose auf!
- ▶ **Befunde an der Halswirbelsäule:** Die häufigste Veränderung ist die atlanto-axiale Dislokation; damit einem dieser Befund nicht entgeht, ist eine Aufnahme der HWS seitlich in Ventral- und Dorsalflexion unbedingt erforderlich, ggf. Kernspintomografie.
  ▷ *Beachte:* Nie vergessen, bei länger bestehender rheumatoider Arthritis die Halswirbelsäule auch dann zu röntgen, wenn keine Beschwerden angegeben werden!
- ▶ **Messungen:** Für quantitative Destruktionsmessung gibt es spezielle Indizes, z. B. der modifizierte van der Heijde / Sharp-Score.
- ▶ **Radiologische Progression:**
  - Fällt besonders stark in den ersten 2–3 Jahren der Erkrankung aus. Etwa 70 % der Patienten entwickeln knöcherne Erosionen. Bei diesen sind Erosionen bei 70 % bereits im ersten Jahr und bei 90 % innerhalb der ersten zwei Jahre nachweisbar. Das Progressionsmuster ist sehr variabel. Gelenkerosionen können trotz klinischer Besserung zunehmen.
  - 25 % der Patienten mit Erosionen zeigen über 5 Jahre keinen Progress und ca. 30 % der RA-Fälle verlaufen nicht erosiv.
  - Risikofaktoren für rasche Progression: Hohe Krankheitsaktivität (DAS 28, BSG, Anzahl geschwollener und / oder schmerzhafter Gelenke), IgM-Rheumafaktoren (v. a. hohe Titer), ACPA (v. a. hohe Titer), HLA-DR4, Röntgenveränderungen schon bei Beginn, weibliches Geschlecht, Nikotinabusus, andere genetische Parameter (z. B. IL-4-Rezeptorpolymorphismen).
- ▶ **Periartikuläre Weichteilschwellungen:** Bei guter Bildtechnik sind sie auch im Röntgenbild sichtbar.
  ▷ *Hinweis:* Das radiologische Bild ist ebenso vielfältig wie das klinische Bild. Möglich sind polyzystische Bilder mit multiplen Aufhellungen, frühe reaktionslose Mutilationen, dominierende schwere gelenknahe Osteoporose, rasch einsetzende Handgelenksankylosen mit völligem Freibleiben der Finger, Befall nur einzelner Gelenke oder rasche „Ausheilung" in Arthrose.

MRT

- ▶ Zunehmender Einsatz, z. B. zur Bestimmung des Volumens der Gelenkkapsel und Möglichkeit der Abschätzung der proliferativen Aktivität.
- ▶ Erosionen sind wesentlich sensitiver erfassbar als durch konventionelles Röntgen.
- ▶ Bedeutung des Niederfeld-MRT (0.2 T) für die Diagnostik nicht abschließend geklärt.
- ▶ *Nachteil:* Kosten- und zeitaufwendig.

Sonografie

- ▶ *Vorteil:* gute Verfügbarkeit, dynamische Untersuchung.
- ▶ Frühe und sensitive Erfassung von Kapselschwellungen.
- ▶ Abschätzung der entzündlichen Aktivität durch Erfassung der Hyperperfusion im Doppler- oder Powerdoppler-Modus.
- ▶ Nachweis von Erosionen mit ähnlicher Sensitivität wie die MRT.
- ▶ Klinisch „stumme" Gelenke, die im Ultraschall noch Synovitis-Zeichen zeigen, scheinen für erneute Schübe prädisponiert zu sein.
- ▶ *Nachteil:* Zeitaufwand und Untersucherabhängigkeit.

Diagnostik von Krankheitsaktivität und funktionellem Status

- ▶ **Messung der Krankheitsaktivität:** Empfohlenes „core set" des American College of Rheumatology (ACR) für klinische Prüfungen, auch im klinischen Alltag brauchbar:
  - Zahl der druckschmerzhaften Gelenke.
  - Zahl der geschwollenen Gelenke.
  - Schmerzeinschätzung des Patienten.

- Subjektive Einschätzung der allgemeinen Krankheitsaktivität durch den Patienten.
- Einschätzung der allgemeinen Krankheitsaktivät durch den Arzt.
- Subjektive Einschätzung der physischen Funktionen durch den Patienten.
- Untersuchung auf Akute-Phase-Parameter (BSG, CRP).
- Bei klinischen Studien mit Dauer von 1 Jahr und Studien zur Basistherapie zusätzlich Röntgenaufnahmen oder andere bildgebenden Verfahren.

▶ **Disease Activity Score** (S. 22). DAS 28 und vereinfachte Variationen „Simplified Disease Activity Index" (SDAI) und „Clinical Disease Activity Index" (CDAI).
▶ **Klassifikation des funktionellen Status:** Revidierte Kriterien des American College of Rheumatology (ACR; Weiterentwicklung der Steinbrocker-Kriterien von 1949):
  - *Klasse I:* Vollständig in der Lage, alle üblichen Aktivitäten des täglichen Lebens durchzuführen; Selbstpflege, berufliche und nicht berufliche Tätigkeiten.
  - *Klasse II:* In der Lage zur Durchführung der üblichen Selbstpflege und der beruflichen Aktivitäten, limitiert bei nicht beruflichen Aktivitäten.
  - *Klasse III:* In der Lage, übliche Selbstpflegeaktivitäten durchzuführen, aber limitiert bei beruflichen und nicht beruflichen Aktivitäten.
  - *Klasse IV:* Alle Aktivitäten eingeschränkt.
▶ **Eigenbeurteilung des funktionellen Status durch den Patienten mittels Fragebogen:** HAQ („health assessment questionnaire", S. 24), FFbH („Funktionsfragebogen Hannover", S. 24).

Differenzialdiagnosen

▶ Zahlreiche entzündlich-rheumatische Krankheiten können wie eine RA beginnen; insbesondere Kollagenosen können sich u. U. jahrelang wie ein „Wolf im Schafspelz" als RA tarnen.
▶ Wegen heute früherer Diagnostik (und damit nicht komplett ausgebildeter klinischer Symptomatik) der RA sind auch Oligo- und Monarthritiden zunehmend in die Differenzialdiagnostik mit einzubeziehen.
▶ Neben den Kollagenosen, (para-)infektiösen Gelenkerkrankungen, der Psoriasisarthritis und der ankylosierenden Spondylitis sind alle reaktiven Arthritiden, Kristallarthropathien und auch andere Arthropathien im Rahmen verschiedener Grunderkrankungen auszuschließen.
▶ Die Differenzialdiagnose der RA ist darum aufwendig und schwierig und bedarf einer viel weitergehenden technischen Diagnostik als die RA selbst.

6.3 Therapie, Verlauf und Prognose

Therapiegrundsätze

▶ **Kombinationstherapie:** Die Therapie ist immer eine Kombination aus verschiedenen Medikamenten und Therapieverfahren.
▶ **Therapieentscheidung:** Sie orientiert sich jeweils am individuellen Krankheitsverlauf und der aktuellen Krankheitsaktivität und prognostischen Parametern (ACPA, Erosionen u. a.). Dies erfordert eine regelmäßige Erfassung der Krankheitsaktivität mit validierten Messinstrumenten (z. B. mittels DAS 28, S. 22).
▶ **Ziel:** Erreichen einer vollständigen Remission der Erkrankung oder, soweit dies nicht möglich ist, eines Zustandes mit geringst möglicher Krankheitsaktivität. Sollte das Ziel einer weitgehenden Krankheitsremission nach adäquater Therapiedauer nicht erreicht werden, so ist eine Intensivierung der Behandlung notwendig.
▶ **Empfehlungen der EULAR und der DGRh:** Möglichst früher Beginn einer immunmodulierenden Basistherapie innerhalb der ersten 3 Monate nach Beginn der Erkrankung.
▶ **Therapiekontrolle:**
  - Krankheitsaktivitätsparameter (DAS 28, CDAI, SDAI).
  - Erfassung von Gelenkfunktionalität und Lebensqualität: Das Erfassen ist erforderlich, um sie in Therapieentscheidungen mit einzubeziehen.
  - Die Kontrolle der radiologischen Progression ist ein geeigneter Surrogatmarker zur Erfassung der Langzeitergebnisse.
  - Sonografie und MRT.

6.3 Therapie, Verlauf und Prognose

Therapieprobleme

- **Kein kausales Therapieprinzip:**
  - Eine kausale Therapie ist nach wie vor nicht möglich und zurzeit auch noch nicht absehbar.
  - Die erfolgreichsten, zurzeit verfügbaren Therapien zielen auf Beeinflussung pathogenetischer Mechanismen des Entzündungsprozesses.
- **Individueller Therapieerfolg:** Keine der medikamentösen Therapien ist bei allen Patienten erfolgreich. Die Vorhersage eines Therapieansprechens, wie auch die Vorhersage der Verträglichkeit, ist zum gegenwärtigen Zeitpunkt für keinen Behandlungsansatz möglich.
- **Aufklärung:** Entscheidend ist eine sorgfältige Information des Patienten und der mitbehandelnden Ärzte. Fatal wären die Erzeugung einer Nebenwirkungsangst beim Patienten und die dadurch versäumte rechtzeitige Einleitung einer adäquaten Therapie.
- *Beachte:* Hilfreich sind hier die Informationsblätter für Patienten und Ärzte der Arbeitsgemeinschaft kooperativer Rheumazentren in der Deutschen Gesellschaft für Rheumatologie (Adresse unter www.dgrh.de), die für die einzelnen Medikamente Informationen zu Anwendung, Nebenwirkungen und Überwachungsempfehlungen enthalten.

Nicht steroidale Antirheumatika (NSAR-Therapie)

- Nicht steroidale Antirheumatika (NSAR oder NSAIDs „non steroidal antiinflammatory drugs") sind in der Therapie der RA unverzichtbar.
- Ziel der Langzeittherapie sollte es sein, durch geeignete immunmodulatorische Basistherapien die jeweilige Krankheitsaktivität so zu kontrollieren, dass der Gebrauch von NSAR so gering wie möglich ist.
- *Beachte:* Ein gutes initiales Ansprechen einer Arthritis auf die Gabe von NSAR ist ein indirekter Hinweis für das Vorliegen eines entzündlich rheumatischen Prozesses. Dies sollte daher die Überweisung zum Spezialisten nicht verzögern, sondern eher beschleunigen.
- **Medikamente, Dosierungen und Nebenwirkungen:** S. 434.

Basistherapie (DMARD-Therapie)

- **Indikation:**
  - *Die gesicherte Diagnose einer RA* ist die Indikation zur Einleitung einer krankheitsmodifizierenden Basistherapie (DMARD-Therapie, „disease modifying antirheumatic drugs").
  - *Aktuelle Überlegungen zur frühen Therapie:*
    - Zahlreiche Studien haben gezeigt, dass ein frühzeitiger Beginn einer DMARD-Therapie innerhalb weniger Monate nach Beginn der Symptome den radiologischen Verlauf günstig beeinflusst.
    - Die neuen ACR/EULAR-Klassifikationskriterien wurden entwickelt, um eine frühere Erkennung und Therapie der Erkrankung zu ermöglichen.
    - Auch bei Patienten, die diese Kriterien noch nicht erfüllen („unklassifizierte Arthritis"), ist eine DMARD-Therapie zu erwägen, wenn Risikofaktoren für Persistenz und Erosivität der Gelenkerkrankung bestehen.
    - Risikofaktoren für Erosivität und schlechtes funktionelles Outcome bei rheumatoider Arthritis sind bei Beginn der Erkrankung: Hohe Anzahl entzündeter Gelenke, niedriger sozioökonomischer Status, ausgeprägte Funktionseinschränkung, Nachweis von Rheumafaktoren, Nachweis von ACPA, genetische Merkmale (HLA-DR4 bzw. „shared epitope", IL-4-Rezeptor-Polymorphismen), frühzeitiger Nachweis von Erosionen.
- **Voraussetzungen:**
  - Ausschluss von Kontraindikationen (S. 444).
  - Kooperationsbereitschaft des Patienten.
  - Gesicherte Überwachung durch klinische Untersuchungen und regelmäßige Laborkontrollen.

6.3 Therapie, Verlauf und Prognose

Abb. 6.11 • Therapiealgorithmus der RA (nach Wollenhaupt J et al. Aktualisiertes Therapieschema der Rheumatoiden Arthritis. Akt Rheumatol 2009;34:234–239)

▶ **Wahl des geeigneten Basistherapeutikums (DMARD):**
- Als krankheitsmodifizierende Basistherapeutika (DMARDs) sind für die RA derzeit zugelassen und gebräuchlich: Methotrexat (MTX), Leflunomid, parenterales Gold, Chloroquin und Hydroxychloroquin, Sulfasalazin, Azathioprin und Ciclosporin A.
- Die Wahl des geeigneten Basistherapeutikums richtet sich nach der individuellen Situation des Patienten.
- Das „Anchordrug" der Basistherapie der RA ist MTX. Dieses sollte, sofern keine Kontraindikationen vorliegen, bei allen Patienten als erstes Basistherapeutikum verwendet werden.
- Therapieziel ist das Erreichen eines Stadiums weitgehender Inaktivität (DAS 28 < 3,2), besser noch die Remission (DAS 28 < 2,6). Falls dieses Ziel mit einer gewählten Therapie in ausreichender Dosierung und adäquater Dauer nicht zu erreichen ist, muss die Therapie modifiziert und ggf. intensiviert werden.
- MTX sollte in der Dosis gesteigert (Richtwert: bis zu 25 mg / Woche) und zur Verbesserung der Verfügbarkeit parenteral gegeben werden, bevor es als unwirksam erklärt wird.
- Bei nicht ausreichender Wirksamkeit Wechsel auf ein anderes Basistherapeutikum. Gegebenenfalls auch Kombination mit anderen synthetischen Basistherapeutika.
- Eine gute Wirksamkeit in großen, kontrollierten, klinischen Studien konnte bisher für folgende DMARD-Kombinationen gezeigt werden:
    - Methotrexat + Sulfasalazin + Hydroxychloroquin.
    - Methotrexat + Ciclosporin A.
    - Methotrexat + Leflunomid.
    - ▶ *Hinweis:* Die Wirksamkeit in klinischen Studien bedeutet nicht, dass die Kombinationen zugelassen sind und die Verordnung dieser Kombinationen von den Kostenträgern erstattet werden!
▶ **Dosierung und Nebenwirkungen:** Siehe Beschreibung der jeweiligen Medikamente.

Biologika

▶ **Indikation:** Nicht ausreichendes Ansprechen auf Basistherapeutika; rasch progrediente Erkrankung.
▶ **Voraussetzungen:**
- Ausschluss von Kontraindikationen.
- Kooperationsbereitschaft des Patienten.
- Gesicherte Überwachung durch klinische Untersuchungen und regelmäßige Laborkontrollen.

6.3 Therapie, Verlauf und Prognose

- ▶ **Wahl des geeigneten Biologikums:**
  - Als Biologika sind für die RA derzeit zugelassen: TNF-Antikörper (Infliximab, Adalimumab, Golimumab), ein lösliches TNF-Rezeptorkonstrukt (Etanercept), ein pegyliertes TNF-Ak (Fab)-Fragment (Certolizumab), der IL-1-Rezeptorantagonist Anakinra, der B-Zell-Antikörper Rituximab, ein Inhibitor stimulatorischer T-Zell-Signale (CTLA4-Ig, Abatacept) und ein Antikörper gegen den IL-6 Rezeptor (Tocilizumab).
  - Die Wahl des geeigneten Biologikums richtet sich nach der aktuellen Zulassung und der individuellen Situation des Patienten.

Glukokortikoide

- ▶ **Indikation:** Prinzipiell angezeigt bei Erkrankungsschüben, sehr hoher BSG, viszeraler Beteiligung, Fieber, drohender Bettlägerigkeit bzw. Arbeitsunfähigkeit.
- ▶ **Renaissance der Glukokortikoidtherapie und Neuorientierung:**
  - Nutzung der Glukokortikoide zur frühen Überbrückungstherapie, bevor die Basistherapie greift.
  - Die initiale Kombination mit DMARDs zeigt einen besseren Langzeitverlauf auch nach Absetzen der Glukokortikoide.
  - Intraartikuläre Steroidinjektion zu Therapiebeginn oder im Verlauf bei therapierefraktären Gelenken kann zu anhaltender Entzündungsremission im betreffenden Gelenk führen.
  - Einsatz der Glukokortikoide in niedriger Dosierung (low dose-Therapie) bei milden Verlaufsformen (auch der Alterspolyarthritis).
  - Auch eine niedrig dosierte Glukokortikoidtherapie hat eine nachweisbare inhibierende Wirkung auf die radiologische Gelenkdestruktion.
  - In besonderen Fällen (z. B. partielle Glukokortikoidresistenz, Notwendigkeit von initial höheren Dosen) Bolustherapie (500–1000 mg Prednisolon oder Methylprednisolon als Infusion).
- ▶ **Dosierungen und Nebenwirkungen** S. 439 (orale Therapie) und S. 491 (intraartikuläre Therapie).

In Erprobung befindliche Therapieformen

- ▶ Inhibition von IL-17 und IL-22.
- ▶ Beeinflussung des Osteoprotegerin-RANK-RANKL-Systems.
- ▶ Inhibition von intrazellulären Signalmolekülen (JAK, SYK, p38-MAP-Kinase).

Ernährung und Diät (S. 494)

- ▶ Der wichtigste Faktor, der die Erkrankung beeinflusst, ist der Nikotinabusus.
- ▶ Nachgewiesener pro-inflammatorischer Effekt von tierischen Fettsäuren im Vergleich zu einem eher anti-inflammatorischen Effekt von pflanzlichen Fettsäuern. Daher Empfehlung zu mediterraner Kost und Meidung übermäßigen Konsums tierischer Fette sinnvoll.
- ▶ Mangeldiäten haben genauso wenig wie (exzessive) Supplementation von Vitaminen oder anderen Nahrungsergänzungsprodukten einen nachgewiesenen signifikant positiven Einfluss auf den Verlauf der Erkrankung.
- ▶ Eine Diät sollte die medikamentöse und frühzeitige Behandlung der RA ergänzen, aber keinesfalls ersetzen.

Physikalische Therapie (S. 501)

- ▶ **Grundlagen:**
  - Die Kunst der physikalischen Therapie besteht darin, aus dem Arsenal der verfügbaren Methoden ein individuelles krankheitsspezifisches Programm zusammenzustellen.
  - Die physikalische Therapie der RA muss streng der allgemeinen Krankheitsaktivität angepasst werden.
  - Nachtruhe, Belastbarkeit, Lebensalter, Begleiterkrankungen berücksichtigen.
  - Zu intensive Thermotherapie in Schüben kann katastrophale Verschlechterungen provozieren.

- Eine Überwachung ist ebenso wichtig wie bei der Pharmakotherapie, sowohl bezüglich der Therapiequalität als auch der Verträglichkeit. Arzt und Therapeut müssen Kontakt halten.
▶ **Verfahren:**
- *Schmerzstillung:* Durch Kälte, Wärme und niederfrequente Ströme.
- *Entzündungsdämpfung:*
  – In akuten Phasen durch Kühlung.
  – In subakuten Entzündungsphasen eventuell kühle Wickel, milde Wärme, lauwarme Fangopackungen.
  – Bei chronischen Entzündungen durch Wärmebehandlung.
- *Muskelkräftigung:* Durch Krankengymnastik, eventuell tetanisierende Reizströme, klassische Massage zur Trophikverbesserung (nicht an den Gelenken).
- *Funktionsverbesserung, Gelenkstabilisierung, Kontrakturbeseitigung:* Durch Bewegungstherapie, Unterwassergymnastik, isometrisches Muskeltraining.

Operative Therapie

▶ Die Möglichkeiten der, oft aufwendigen, operativen Rheuma-Orthopädie sind oft verblüffend, besonders auch im Hinblick auf funktionelle Unabhängigkeit und Mobilität.
▶ **Synovektomie** (S. 515) – auch im Frühstadium:
- Die Synovektomie ist der am häufigsten durchgeführte Eingriff.
- *Indikation:* Nach bis 6-monatiger erfolgloser Therapie, einschließlich abgelaufener Basistherapie und ggf. mehrfacher intraartikulärer Steroidinjektion, bei persistierender Synovitis.
- *Technische Weiterentwicklung:* Arthroskopische Synovektomie, Synovektomie mit nachfolgender Radiosynoviorthese.
▶ **Weitere Verfahren:** Tenosynovektomie (Cave: Rupturen der Sehnen) am Handrücken, Korrektureingriffe, Endoprothesenversorgung, Fixation einer atlanto-axialen Dislokation inkl. Spezialeingriffe.

Kurorttherapie (S. 510)

▶ **Indikationen:** Alle Stadien und Funktionsklassen der rheumatoiden Arthritis; die zu erwartenden Erfolge sind aber in Frühstadien größer.
▶ **Kurorttherapie darf niemals die medikamentöse Therapie der RA ersetzen oder hinauszögern!**
▶ **Kontraindikationen:** Viszerale Komplikationen, Herzinsuffizienz, schwere medikamentös kontrollierbare Schübe mit Anämie und schlechtem Allgemeinzustand, lupoide Verläufe mit Fieber und Vaskulitis, mit Einschränkungen im Alter über 70 Jahre.
▶ **Wahl des Kurortes:** Richtet sich u. a. nach dem dort verfügbaren natürlichen Heilmittel, da die Reizintensität sehr unterschiedlich ist: Akratothermen, Schwefelwässer und Moorbäder sind besonders intensiv wirksam und verbieten sich bei hoher Krankheitsaktivität.
▶ Patienten mit RA sollten in der Regel einer stationären, nicht einer ambulanten Kur oder Reha-Maßnahme zugeführt werden.
▶ Die Kur sollte sowohl von rheumatologisch als auch balneologisch qualifizierten Ärzten überwacht werden.
▶ Bei mindestens 60 % der Patienten ist mit zirkaseptanen Befindensverschlechterungen, sog. Kurkrisen, zu rechnen, diese können auch mit einem BSG-Anstieg und Aktivierungszeichen verlaufen.
▶ Die Wirksamkeit und der Nutzen der komplexen Kurorttherapie mit Nutzung ortsspezifischer Heilmittel sind auch durch kontrollierte Studien belegt.
▶ Ambulante und stationäre Kuren und Rehaverfahren sind wesentliche Bestandteile der Rehabilitation.

Weitere Therapieformen

▶ **Ergotherapie** (S. 509): Korbflechten, Weben, Schienenversorgung. Unterricht im Gelenkschutz.
▶ **Synoviorthesen:** Radiosynoviorthese (S. 498), chemisch.

Dokumentation von Therapieerfolg und Remission

▶ **Kriterien des Therapieerfolges (ACR-20-, -50-, -70-Kriterien):**
- ≥ 20 (50, 70) % Verbesserung bei der Zahl schmerzender Gelenke.
- ≥ 20 (50, 70) % Verbesserung bei der Zahl geschwollener Gelenke *und*
- ≥ 20 (50, 70) % Verbesserung bei 3 der folgenden 5 Zeichen:
  - Schmerzbewertung des Patienten (VAS = Visuelle Analogskala).
  - Gesamtbewertung des Patienten (VAS).
  - Gesamtbewertung des Arztes (VAS).
  - Behinderung aus Sicht des Patienten (HAQ, S. 24).
  - Akutphase-Reaktion (CRP, S. 32).

❐ *Beachte:* Die ACR-Kriterien für eine Verbesserung bei RA sind für klinische Studien entwickelt worden. Sie sind weniger geeignet für die Beurteilung des individuellen Patienten, da sie nur relative Werte zur Ausgangssituation liefern.

▶ Besser geeignet ist hier der DAS 28 (S. 22). Eine gute Verbesserung der Aktivität der RA sind eine Reduktion des DAS 28 im Vergleich zum Ausgangswert um > 1,2 *und* ein aktueller Wert von < 3,2.

▶ **Remission – aktuelle Kriterien des American College of Rheumatology (ACR):** Folgende 4 Kriterien dürfen einen Wert von 1 nicht übersteigen:
- Anzahl schmerzhafter Gelenke (von 28 untersuchten).
- Anzahl geschwollener Gelenke (von 28 untersuchten).
- CRP (in mg / dl).
- Gesamtbewertung des Patienten (VAS von 0–10).

Verlauf und Prognose

▶ **Verlauf:**

❐ *Hinweis:* Der Verlauf der RA ist unberechenbar und schwankt in ungewöhnlich weiten Grenzen. Er ist darum bei Stellung der Diagnose auch nicht vorhersehbar. Das typische Krankheitsbild ist immer eine Abstraktion und muss für den Einzelfall nicht zutreffen.

- *Verlaufstypen:* Intermittierender, fluktuierender, konstant aktiver oder progredienter Verlauf, Remission und Mischformen. Dies erlaubt aber keine Klassifizierung im engeren Sinn.
- 10–15 % der Fälle können, u. U. früh im Krankheitsverlauf, in Remission gehen.
- 10–15 % der Fälle verlaufen unkontrollierbar bis maligne.
- 70–80 % verlaufen im Allgemeinen in Schüben mit großer Variationsbreite.
- *Destruktiver Verlauf:* Korreliert mit symmetrischem Beginn in peripheren Gelenken, Nachweis von Rheumafaktoren und ACPA, frühen radiologischen Veränderungen, hoher BSG und CRP und genetischen Faktoren (HLA-DR4 bzw. „shared epitope", ggf. andere genetische Marker). Aber: Die radiologische Progression ist sehr variabel und erlaubt Untergruppierungen (keine, zunehmende, gleichmäßige, abnehmende und undulierende Progredienz).

▶ **Prognose:**
- Eine Prognose ist meist erst nach längerem Krankheitsverlauf möglich. Die Diagnose einer RA bedeutet nicht gesetzmäßig schwere Behinderung, zumal der Krankheitsverlauf heute durch eine erfolgreiche Therapie erheblich modifiziert werden kann.
- *Prognostisch ungünstige Faktoren:* Hohe Krankheitsaktivität (hohes CRP), Rheumaknoten, Rheumafaktoren, ACPA, HLA-DR4, V50-Allel des IL-4-Rezeptorgens, schlechter Funktionsstatus.
- *Prognostisch ungünstige Faktoren für Arbeitsunfähigkeit:* Lebensalter, Schmerzintensität, Zahl geschwollener Gelenke, Zeitdruck am Arbeitsplatz und häufiges Überkopfarbeiten (Mau 1996).

▶ **Mortalität:** Die RA ist in der Regel keine Krankheit, die zum Tode führt. Aber:
- Bei ausgeprägter RA entspricht die Mortalität etwa der bei koronarer Herzerkrankung oder bei Morbus Hodgkin. Die Lebenserwartung ist mit RA im Mittel um etwa 4–7 Jahre kürzer als in einem vergleichbaren Kontrollkollektiv. Sie lässt sich durch die moderne, konsequente antiinflammatorische Therapie normalisieren!

- *Risikofaktoren für erhöhte Mortalität:* Extraartikuläre Manifestation, begleitende kardiovaskuläre Erkrankungen, Beteiligung vieler Gelenke, schlechter Funktionsstatus, niedriges Ausbildungs- und Bildungsniveau, männliches Geschlecht, Rheumafaktoren und erhöhte BSG, Rheumaknoten, hoher Prednisolonverbrauch.
- *Haupttodesursachen:* Nach Autopsien ähnlich denen der Normalbevölkerung.
  - Herzerkrankungen (2–5-fach erhöhte kardiovaskuläre Mortalität), respiratorische Insuffizienz, Infektionen, Malignome (2-fach erhöhtes Risiko), Nierenversagen, gastrointestinale Erkrankungen.
  - RA-bedingt: Generalisierte Vaskulitis und Amyloidose.

6.4 Sonderformen der rheumatoiden Arthritis

Rheumatoide Arthritis mit Beginn im höheren Lebensalter

- ▶ Synonyme: Alters-RA, Spätform einer RA, LORA (late onset rheumatoid arthritis).
- ▶ Betrifft überwiegend Männer.
- ▶ Häufig schlechter Allgemeinzustand, Anämie, frühe Muskelatrophie.
- ▶ Häufig früher Befall von Schultergelenken (polymyalgiformer Beginn).
- ▶ Charakteristische Trias von Schulterschmerzen – schlechter Allgemeinzustand – „Sturzsenkung" muss immer an Spätform einer RA denken lassen, wenn auch die Diagnose „Schulter-Arm-Syndrom bei Malignom" naheliegt.
- ▶ Häufig akuter Beginn mit sehr hoher BSG.

RS 3PE-Syndrom

- ▶ **Definition:** RS 3PE = remitting seronegative symmetrical synovitis with pitting edema. Von McCarty 1985 neu beschriebene Erkrankung als Sonderform einer rheumatoiden Arthritis des höheren Lebensalters mit benignem Verlauf.
- ▶ **Symptomatik:** Plötzlicher Beginn mit ödematösen dorsalen Handrückenschwellungen, Handgelenksynovitis, Tendinitis von Fingerflexoren und eventuell ähnliche Schwellungen an Füßen und Sprunggelenken. Destruktionen kommen nicht vor. Kein Nachweis von Rheumafaktoren.
- ▶ **Diagnostikprobleme:** Das Syndrom ist wahrscheinlich keine Entität, sondern kann eine Ausdrucksform verschiedenartiger rheumatischer Erkrankungen sein, insbesondere der Polymyalgia rheumatica und der LORA.
- ▶ **Therapie und Prognose:** Promptes Ansprechen auf Hydroxychloroquin, Glukokortikoide, nicht steroidale Antiphlogistika, meist Remission im ersten Jahr.

Weitere Sonderformen der rheumatoiden Arthritis

- ▶ Differenzierung und Klassifizierung der RA nach hervortretenden Begleitsymptomen, als Ausdruck unterschiedlicher genetischer und exogener Prägung:
  - „Nodöse" RA: Nachweis von Rheumaknoten.
  - Autoimmune Prägung (z. B. „lupoide" RA): Hervortreten von serologischen Immunphänomenen.
  - „Maligne RA" mit Begleitvaskulitiden.
  - Felty-Syndrom (S. 280): Splenomegalie, Leukozytopenie.
  - Sekundäres Sjögren-Syndrom (S. 243): Sicca-Symptomatik.

7 Spondyloarthritiden

7.1 Grundlagen und Übersicht

Grundlagen

- **Synonyme:** Spondyloarthritiden (SpA), historische Bezeichnung: Seronegative Spondylarthropathien (in Abgrenzung zur RA definiert durch das Fehlen von Rheumafaktoren).
- Die Gruppe der Spondyloarthritiden weist bestimmte pathophysiologische und genetische Gemeinsamkeiten auf, insbesondere die Assoziation mit dem HLA-B27-Allel, weitere Details werden in den Kapiteln zu den jeweiligen Unterformen erläutert.
- Die einzelnen Unterformen der SpA sind durch ein typisches klinisches Manifestationsmuster mit axialer und peripherer Beteiligung und charakteristischen extraartikulären Manifestationen gekennzeichnet.
- Prototyp der SpA ist die ankylosierende Spondylitis (AS).
- Zu unterscheiden sind Spondyloarthritiden mit prädominantem axialen Befall und Spondyloarthritiden mit prädominantem peripheren Befall, dabei bestehen zwischen beiden Formen in 20–40 % der Fälle Überschneidungen (Abb. 7.1).
- **Spondyloarthritiden mit prädominantem axialen Befall:**
  - Ankylosierende Spondylitis = AS (S. 52).
  - präradiografische / frühe Spondyloarthritis (frühere Bezeichnung: undifferenzierte SpA).
- **Spondyloarthritiden mit prädominantem peripheren Gelenkbefall:**
  - Reaktive Arthritis (S. 52).
  - Spondyloarthritis in Assoziation mit Psoriasis (S. 52).
  - Spondyloarthritis in Assoziation mit chronisch entzündlichen Darmerkrankungen, syn. enteropathische Spondyloarthritiden (S. 52).
  - Juvenile Spondyloarthritiden (S. 377).

Abb. 7.1 • Unterformen der Gruppe der Spondyloarthritiden

Abb. 7.2 • Erosive Arthritis der MTP-Gelenke bei chronischer Spondyloarthritis

7.1 Grundlagen und Übersicht

- *Abortivformen* (ohne manifeste Wirbelsäulenbeteiligung):
  - HLA-B27-assoziierte Oligoarthritis.
  - HLA-B27-assoziierte Enthesiopathie.
  - HLA-B27-assoziierte Daktylitis.
  - HLA-B27-assoziierte akute anteriore Uveitis.
- *Verwandte Erkrankungen* (ohne definitive Zuordnung zu anderen Krankheitsentitäten):
  - SAPHO-Syndrom (S. 52).
  - Chronisch-rekurrierende multifokale Osteomyelitis (CRMO).

ASAS-Klassifikationskriterien für die axiale Spondyloarthritis

▶ Die 2009 publizierten neuen Klassifikationskriterien für Patienten mit axialer Spondyloarthritis der „Assessment of SpondyloArthritis international Society" (ASAS) wurden für Patienten mit Rückenschmerzen ≥ 3 Monate und Alter bei Beginn der Symptome < 45 Jahre validiert.
▶ Die Sensitivität der Kriterien (s. Tab. 7.1) liegt bei 82,9 %, die Spezifität bei 84,4 %.

Tab. 7.1 • **ASAS-Kriterien für die axiale Spondyloarthritis (modifiziert nach Rudwaleit M. et al. Z Rheumatol 2009;68:591–593)**

Sakroiliitis in der Bildgebung plus ≥ 1 SpA-Parameter	oder	Sakroiliitis HLA-B27 plus ≥ 2 andere SpA-Parameter
aktive entzündliche Läsion in der MRT mit definitivem Knochenmarködem bzw. Osteitis, vereinbar mit einer SpA–assoziierten Sakroiliitis *oder* definitive röntgenologische Sakroiliitis gemäß den mod. New-York-Kriterien (s. Tab. 7.4)		

Definition der SpA-Parameter:	
entzündlicher Rückenschmerz:	entzündlicher Rückenschmerz gemäß ASAS-Definition (Sieper J. et al. Ann Rheum Dis 2009;68:784–788) – mindestens 4 der 5 Parameter müssen vorhanden sein: (1) Alter bei Symptombeginn < 40 Jahre (2) schleichender Beginn (3) Besserung bei Bewegung (4) keine Besserung in Ruhe (5) nächtlicher Schmerz (mit Besserung durch Aufstehen)
Arthritis:	aktuell vorliegende aktive Arthritis oder frühere Arthritis (von einem Arzt diagnostiziert)
Enthesitis:	aktuell oder früher bestehender spontaner Schmerz oder Druckschmerz am Ansatz der Achillessehne oder der Plantarfaszie am Calcaneus
Uveitis:	aktuell vorliegende oder frühere anteriore Uveitis (von einem Augenarzt diagnostiziert)
Daktylitis:	aktuell vorliegende aktive Daktylitis oder frühere Daktylitis (von einem Arzt diagnostiziert)
Psoriasis:	aktuell vorliegende oder frühere Psoriasis (von einem Arzt diagnostiziert)
Chronisch entzündliche Darmerkrankung (CED):	aktuell vorliegende oder frühere CED (M. Crohn oder Colitis ulcerosa) (von einem Arzt diagnostiziert)
gutes Ansprechen auf NSAR:	deutliche Besserung der Rückenschmerzen 24–48 Stunden nach Einnahme einer adäquaten NSAR-Dosis
positive Familienanamnese für SpA:	Vorliegen von einer der folgenden Erkrankungen bei Verwandten 1. oder 2. Grades: (1) ankylosierende Spondylitis, (2) Psoriasis, (3) akute Uveitis, (4) reaktive Arthritis, (5) chronisch entzündliche Darmerkrankung
erhöhtes C-reaktives Protein (CRP):	CRP oberhalb des oberen Normwertes bei Vorliegen von Rückenschmerzen und Ausschluss anderer Ursachen
HLA-B27:	positiver Test auf HLA-B27 nach Standard-Laborverfahren

- Neben dem Nachweis einer Sakroiliitis im Röntgenbild (wie in den modifzierten New-York-Kriterien s. u.) kann die MRT der Iliosakralgelenke als gleichwertiges bildgebendes Verfahren zum Nachweis einer Sakroiliitis angewendet werden.
- Die ASAS-Kriterien erlauben somit im Gegensatz zu den modifizierten New-York-Kriterien der AS die Klassifizierung von frühen präradiografischen Stadien der axialen SpA.
- Durch die zusätzliche Erfassung von klinischen Charakteristika, der extraartikulären Manifestationen, der Familienanamnese und von Laborparametern („SpA-Parameter") bilden die ASAS-Kriterien das gesamte heterogene Spektrum der Spondyloarthritiden ab.
- Die ASAS-Kriterien ersetzen die bisher gebräuchlichen Klassifikationskriterien der europäischen Spondyloarthritis-Studiengruppe (ESSG) von 1991.

7.2 Ankylosierende Spondylitis (AS)

Grundlagen

- **Synonyme:** Spondylitis ankylosans, Morbus Bechterew.
- **Definition:** Die ankylosierende Spondylitis ist eine chronische, entzündlich-rheumatische Erkrankung mit prädominantem Wirbelsäulenbefall. Sie gilt als Prototyp der Gruppe der HLA-B27-assoziierten Spondyloarthritiden.
- *Beachte:* Der Begriff „ankylosierende Spondylitis" sollte nach den neuen ASAS-Kriterien (Tab. 7.1) für die SpA nur für das fortgeschrittene Stadium einer axialen SpA mit definitivem radiologischen Nachweis einer Ankylosierung der Wirbelsäule verwendet werden.
- Die Krankheit beginnt typischerweise mit einer Sakroiliitis und befällt im Verlauf fakultativ weitere Wirbelsäulenabschnitte. Zudem finden sich häufig eine Beteiligung peripherer Gelenke, der Enthesen und charakteristische extraartikuläre Manifestationen.
- **Ätiologie und Pathogenese:**
  - 90–95 % der Patienten mit AS und ca. 80–90 % der Patienten mit nicht-radiografischer axialer SpA sind HLA-B27 positiv.
  - Die Assoziation der Erkrankung mit dem HLA-B27 spielt vermutlich eine entscheidende pathogenetische Rolle, die genaue Funktion ist jedoch nicht vollständig geklärt.
    - Interaktion zwischen HLA-B27 und bakteriellen Antigenen infolge subklinischer Infektion bzw. Störung der Barrierefunktion der Darmmukosa (in Analogie zur Pathogenese der reaktiven Arthritiden und der enteropathischen SpA).
    - Triggerung einer autoimmunen Entzündungsreaktion gegen autologe Antigene bestimmter Knorpelproteine durch bakterielle Antigene, die an HLA-B27 gebunden sind.
    - Unter Berücksichtigung des Verteilungsmusters möglicherweise zusätzliche mechanische Triggerung durch (Mikro)traumata im Bereich knorpeliger und enthesialer Strukturen.
  - Immunpathologisch liegt eine initiale Entzündungsreaktion im Bereich der Knochen-Knorpel-Grenze und enthesialer Strukturen zugrunde (bei der RA Entzündung der Synovialis).
  - Charakteristisch für die AS und die gesamte Gruppe der SpA ist die Koexistenz von erosiv-destruktiven und osteoproliferativen Veränderungen (Syndesmophyten an der Wirbelsäule)
  - Pathophysiologisches Korrelat der Osteoproliferation („new bone formation") sind vermutlich reaktive fibrotische und ossifizierende Reparaturvorgänge als Folge einer vorangegangenen Entzündung.
  - Bestehende osteoproliferative Veränderungen lassen sich therapeutisch nicht beeinflussen, so dass eine frühere Therapie im Stadium der akuten Entzündung als erfolgversprechender Ansatz gilt und die Prognose der Erkrankung vermutlich anhaltend verbessert.

7.2 Ankylosierende Spondylitis (AS)

▶ **Epidemiologie:**
- Manifestation in den meisten Fällen in der 3. Dekade (80 % vor dem 30. Lebensjahr, nur 5 % nach dem 45. Lebensjahr, HLA-B27-positive Patienten entwickeln die Erkrankung bis zu 10 Jahre früher als HLA-B27-negative Individuen).
- Verhältnis Männer : Frauen = 2 : 1 (Frauen möglicherweise unterdiagnostiziert, da Röntgenveränderungen später im Krankheitsverlauf auftreten).
- Prävalenz der AS zwischen 0,1 und 1,4 % (Europa), für die gesamte Gruppe der SpA liegt die Prävalenz bei 1–2 % (somit etwa gleich häufig wie die RA).
- Prävalenz der Erkrankung korreliert mit der regionalen Prävalenz des HLA-B27 in der Bevölkerung (am höchsten in Nordeuropa).
- Die Diagnose einer AS wird immer noch erst 5–10 Jahre nach Symptombeginn gestellt.

Klassifikationskriterien

▶ Die modifizierten New-York-Kriterien gelten weltweit als Standard für die Klassifikation und Diagnose der AS.
▶ Voraussetzung ist der Nachweis von radiografischen Veränderungen und/oder einer objektivierbaren Einschränkung der Wirbelsäulenbeweglichkeit. Die New-York-Kriterien eignen sich daher nicht für Patienten mit undifferenzierter bzw. früher SpA, sondern primär für Patienten mit etablierter AS.
▶ Die neuen ASAS-Klassifikationskriterien (Tab. 7.1) erfassen hingegen sowohl die SpA mit radiografischen Veränderungen als auch frühe prädiagrafische Stadien und beschreiben somit das gesamte Spektrum der Erkrankung bzw. ein Krankheitskontinuum. Die prädiagrafische SpA kann in eine radiographische SpA bzw. AS übergehen, jedoch durchlaufen nicht zwangsläufig alle Patienten alle Stadien der Erkrankung.
▶ **Modifizierte New-York-Kriterien:**
- *Radiologische Sakroiliitis:*
  - bilateral Grad 2 bis Grad 4 *oder*
  - unilateral Grad 3–4 (Tab. 7.1)
- *und klinisch:*
  - eingeschränkte LWS-Beweglichkeit *und/oder*
  - herabgesetzte Atemexkursion (≤ 3 cm) *und/oder*
  - tief sitzender Rückenschmerz, besser bei Bewegung.
- *Sichere AS:* Radiologisches Kriterium und mindestens 1 klinisches Kriterium sind erfüllt.
- *Mögliche AS:* Radiologisches Kriterium ohne klinische Kriterien oder Vorliegen aller 3 klinischen Kriterien.

Diagnosestellung und Screening

▶ Die Diagnosestellung (nach den modifizierten New-York-Kriterien) erfolgt in den meisten Fällen erst **mehrere Jahre nach Symptombeginn**.
▶ Durch die Anwendung eines validierten **Screening-Algorithmus** bei Patienten mit Rückenschmerzen in der primärärztlichen Versorgung kann die (Verdachts)Diagnose früher gestellt werden.
▶ Die **typische Anamnese des „entzündlichen Rückenschmerzes"** ist dabei wesentliche Voraussetzung für die frühe (Verdachts)Diagnose und die Abgrenzung von Patienten mit Rückenschmerzen nicht entzündlicher Genese (Sensitivität 75 %, Spezifität 76 %) und sollte bei gegebenem Verdacht durch Bildgebung und Labordiagnostik (HLA-B27) ergänzt werden.
▶ Der Einsatz der MRT und die Anwendung der neuen ASAS-Kriterien der axialen SpA sollten in Zukunft ebenfalls zu einer Verbesserung der Diagnosestellung in früheren Krankheitsphasen beitragen.
▶ *Beachte:* Der alleinige Nachweis des HLA-B27-Allels eignet sich aufgrund der hohen Prävalenz des Allels in der gesunden Bevölkerung (8–10 % in Deutschland) und der damit verbundenen geringen Prätest-Wahrscheinlichkeit nicht als Screening-Instrument und sollte nur im Kontext mit klinischen SpA-Parametern und positiven bildgebenden Befunden angefordert und natürlich auch beurteilt werden.

7.2 Ankylosierende Spondylitis (AS)

Klinische Symptomatik

- **Leitsymptom** der AS (und der SpA mit prädominant axialem Befall) ist der über mehrere Monate persistierende sog. „entzündlicher Rückenschmerz" (inflammatory back pain, IBP) (s. Tab. 7.1). Die Beschwerden können der radiologisch nachweisbaren Sakroiliitis monate- bis jahrelang vorausgehen.
- **Schmerzcharakter:** Schmerzzunahme in Ruhe und Besserung bei Bewegung. Nächtliches und morgendliches Schmerzmaximum, z. T. schmerzbedingtes Erwachen in der zweiten Nachthälfte, charakteristische Besserung durch Umherlaufen. Chronische Schmerzen über > 3 Monate, kein akuter Schmerzbeginn.
- **ASAS-Definition des entzündlichen Rückenschmerzes bei Patienten mit chronischen Rückenschmerzen > 3 Monate** (Sieper J. et al. Ann Rheum Dis 2009;68:784–788):
  - (1) Alter bei Symptombeginn < 40 Jahre.
  - (2) Schleichender Beginn.
  - (3) Besserung bei Bewegung.
  - (4) Keine Besserung in Ruhe.
  - (5) Nächtlicher Schmerz (mit Besserung durch Aufstehen).
  - 4 der 5 Parameter müssen vorhanden sein.
- **Schmerzlokalisation:**
  - Schmerzmaximum in der Regel im Bereich der Iliosakralgelenke, zumeist bilateral, selten auch einseitiger Beginn (ca. 10%).
  - Ausstrahlende Schmerzen mit typischen wechselseitigen Gesäßschmerzen.
  - In Abhängigkeit von einer Beteiligung anderer Wirbelsäulenabschnitte zusätzlich Schmerzen im Bereich der Hals- und Brustwirbelsäule sowie des Sternums bzw. der Sternocostalgelenke oder des gesamten knöchernen Thorax.
- **Funktionelle Einschränkungen:**
  - Subjektives Steifigkeitsgefühl im Bereich der Wirbelsäule und des Beckens, insbesondere morgens und nach längeren Ruhephasen.
  - In Abhängigkeit vom Krankheitsstadium manifeste Einschränkung der Beweglichkeit der Wirbelsäule, ggf. in mehreren Bewegungsachsen (Ante- / Retroflexion, laterale Flexion, Rotation), Einschränkung der Thoraxexkursion mit konsekutiver Minderung der Vitalkapazität und restriktiver Ventilationsstörung.
  - Die radiologisch fassbaren strukturellen Veränderungen (s. u.) und die inflammatorische Krankheitsaktivität beeinflussen das Ausmaß der funktionellen Einschränkung unabhängig voneinander, wobei die Krankheitsaktivität in den früheren Stadien im Vordergrund steht und die irreversiblen strukturellen Veränderungen in fortgeschrittenen Phasen der Erkrankung an Bedeutung gewinnen.
- **Periphere Gelenkbeteiligung:**
  - SpA-typisches Manifestationsmuster mit asymmetrischer Monarthritis (24%)/ Oligoarthritis (55%) der unteren Extremitäten, seltener Polyarthritis (21%) (Van der Cruissen B. et al. Ann Rheum Dis 2007;66:1072-1077).
  - Häufig Befall stammnaher Gelenke (Hüfte / Schulter), insbesondere bei fortgeschrittener und langjähriger Erkrankung.
  - Pathogenetisch kann sowohl eine klassische Synovitis (Schwellung / Erguss) als auch eine Enthesitis im Bereich der Kapsel und Sehnenansätze vorliegen (Druck- / Bewegungsschmerz *ohne* klinisch objektivierbare Schwellung).
  - Prävalenz der peripheren Arthritis bei ca. 60% der AS-Patienten (Symptomdauer 18 Jahre) bzw. 38% bei kürzerer Symptomdauer.
  - *Beachte:* Arthritiden können der klinischen Manifestation der Wirbelsäulenbeteiligung sowie dem definitiven Nachweis der Sakroiliitis um Jahre vorausgehen und sollten somit bei fehlenden Hinweisen für eine andere Ursache den Verdacht auf eine SpA mit potenzieller späterer axialer Beteiligung lenken.
- **Enthesitis:**
  - Entzündung im Bereich der knöchernen Insertion von Sehnen, Bändern und Kapseln.
  - **Prävalenz** ca. 40–50% der AS-Patienten, ca. 20% bei Erstvorstellung.
  - Schmerzen bzw. Druckschmerz häufig im Bereich der Fersen (Achillessehne, Plantarfaszie) und der Sitzbeinhöcker, seltener an Trochanter major, Quadrizeps- und Patellarsehne sowie Epicondylus humeri lateralis / medialis.

7.2 Ankylosierende Spondylitis (AS)

- ▶ **Daktylitis:**
  - Schwellung eines Fingers oder einer Zehe infolge einer Tenosynovitis.
  - Prävalenz unter 10 % der AS-Patienten, häufiger Befund bei der Psoriasis-Arthritis.
- ▶ **Extraartikuläre Manifestationen:**
  - **Akute unilaterale Uveitis anterior (Iridozyklitis):**
    – Häufigste extraartikuläre Manifestation, bei ca. 30 % der AS-Patienten (niedrigere Prävalenz bei kürzerer Erkrankungsdauer).
    – Häufig alternierender Befall beider Augen.
    – Leitsymptom: Schmerzhaftes und gerötetes Auge mit Photophobie und passagerer Visuseinschränkung.
  - **Herz-/Gefäßbeteiligung:** selten Aortitis mit Aorteninsuffizienz; bei ca. 5 % AV-Überleitungsveränderung, Veränderungen der diastolischen Funktion.
  - **Urogenitale Beteiligung:** Sterile Urethritis.
  - **Darmbeteiligung:** Klinisch manifeste assoziierte entzündliche Darmerkrankung bei ca. 3–10 % der AS-Patienten, ileokoloskopisch in bis zu 70 % Nachweis entzündlicher Veränderungen.
  - **Osteoporose.**
  - **Seltene Manifestationen:** Lungenfibrose, Amyloidose, IgA-Glomerulonephritis, sekundäre neurologische Komplikationen infolge von Kompressionsyndromen.
- ▶ **Allgemeinsymptome:** Fatique, Leistungsminderung, allgemeines Krankheitsgefühl, reduzierte Lebensqualität („health related quality of life" HRQoL).
- ▶ **Symptome bei fortgeschrittenen Stadien der Erkrankung:**
  - Einschränkung der Wirbelsäulen-Mobilität durch Ankylosierung, Syndesmophytenbildung und Ossifikation von Facettengelenken.
    – Einfluss der Krankheitsdauer: Bei Patienten mit weniger als 10 Jahren Symptomdauer können Syndesmophyten in ca. 25 % der Fälle nachgewiesen werden, bei mehr als 20 Jahren Symptomdauer bei über 60 %.
  - Veränderungen des Habitus und der Körperhaltung bedingt durch statische Veränderungen und funktionelle Einschränkungen mit Vertikalstellung des Beckens, Ausgleich der Lendenlordose, Verstärkung der BWS-Kyphose und der HWS-Lordose, Tendenz zur Beugestellung der Hüft- und Kniegelenke (s. Abb. 7.3).
  - Ggf. Entwicklung von Kontrakturen der Hüft- und Kniebeuger, Atrophie und Überdehnung der Lumbalmuskulatur, Hypotonie der Gesäß- und Nackenmuskulatur.

Abb. 7.3 • Deutliche Veränderungen der Statik und des Habitus bei fortgeschrittener ankylosierender Spondylitis

7.2 Ankylosierende Spondylitis (AS)

Klinische Untersuchung und Assessment

▶ **Statuserhebung bei Diagnosestellung bzw. vor Behandlungsbeginn:**
- Erfassung der Krankheitsaktivität (BASDAI, CRP, BKS) und des funktionellen Status (BASFI, BASMI).
- Erfassung einer potenziellen peripheren Gelenkbeteiligung oder Enthesitis.
- Erfassung von assoziierten Komorbiditäten und extraartikulären Manifestationen.
- Erfassung des röntgenologischen Stadiums nach ASAS-Klassifikationskriterien (s. Tab. 7.5)
  - Stadium I (nicht radiografische Sakroiliitis).
  - Stadium II (radiografische Sakroiliitis).
  - Stadium III (radiografischen Sakroiliitis *mit* aszendierendem Befall der Wirbelsäule).

▶ **Risikostratifizierung und Erhebung ungünstiger prognostischer Faktoren:**
- Initial vorliegende radiologische Strukturveränderungen.
- Schlechter Funktionsstatus (BASFI) und objektivierbare Funktionsdefizite (BASMI).
- Periphere Arthritis, insbesondere Hüftgelenksbeteiligung.
- Erhöhte Entzündungsparameter.
- Unzureichendes Ansprechen auf NSAR.
- Nikotinabusus.

▶ **Verlaufskontrollen und Überwachung der Krankheitsaktivität:**
- Eine regelmäßige Überwachung der Krankheitsaktivität und konsequente Therapieanpassung sind wesentliche Voraussetzung für den Therapieerfolg (siehe ASAS core set, S. 52).
- Häufigkeit der Kontrolluntersuchungen auf individueller Basis, in Abhängigkeit vom Ausmaß der Symptome, der Krankheitsmanifestationen, vom allgemeinen Gesundheitszustand und von der Therapie.

BASDAI: Wie ist es Ihnen in den letzten 7 Tagen ergangen?

Bitte kreuzen Sie auf den nachfolgenden Skalen jeweils eine Zahl an. Auch wenn die Beschwerden (Schmerzen, Müdigkeit) geschwankt haben, entscheiden Sie sich bitte für eine Zahl als Angabe für die durchschnittliche Stärke der Beschwerden.

1. Wie würden Sie Ihre allgemeine Müdigkeit und Erschöpfung beschreiben?
keine Müdigkeit/Erschöpfung 1–2–3–4–5–6–7–8–9–10 sehr starke Müdigkeit/Erschöpfung

2. Wie stark waren Ihre Schmerzen in Nacken, Rücken oder Hüfte?
keine Schmerzen 1–2–3–4–5–6–7–8–9–10 sehr starke Schmerzen

3. Wie stark waren Ihre Schmerzen oder Schwellungen in anderen Gelenken?
keine Schmerzen 1–2–3–4–5–6–7–8–9–10 sehr starke Schmerzen

4. Wie unangenehm waren für Sie besonders berührungs- oder druckempfindliche Körperstellen?
gar nicht 1–2–3–4–5–6–7–8–9–10 sehr stark

5. Wie ausgeprägt war Ihre Morgensteifigkeit nach dem Aufwachen?
gar nicht 1–2–3–4–5–6–7–8–9–10 sehr stark

6. Wie lange dauert diese Morgensteifigkeit im Allgemeinen?
in Stunden 0 – 1/4 – 1/2 – 3/4 – 1 – 1 1/4 – 1 1/2 – 1 3/4 – ≥2 hatte keine

Abb. 7.4 • BASDAI-Score: Der BASDAI wird vom Patienten unbeeinflusst ausgefüllt und dann in drei Schritten ausgerechnet: 1. Umrechnung der Zeitangabe von Frage 6 in eine Skalierung von 0–10: Beispiel: 1/4 Std. = 1,25; 1/2 Std. = 2,5; 3/4 Std. = 3,75; 1 Std. = 5 usw.; 2. Bildung eines Mittelwertes aus Frage 5 und 6; 3. Bildung eines Gesamtmittelwertes aus den Fragen 1–4 und dem Mittel aus den Fragen 5 und 6 (aus Brandt J, Westhoff G, Rudwaleit M, Listing J, Zink A, Braun J, Sieper J. Adaption and validation of the Bath Ankylosing Spondylitis Disease Activity Index (BASDAI) for use in Germany. Z Rheumatol. 2003;62:264–273.)

7.2 Ankylosierende Spondylitis (AS)

- Für die standardisierte Erfassung von Krankheitsaktivität, Funktionsfähigkeit im täglichen Leben und Beweglichkeit bei der klinischen Untersuchung sind standardisierte Messinstrumente wie der BASDAI- und BASFI-Fragebogen verfügbar (s. Abb. 7.4 u. Abb. 7.5).
- *Messung der Funktionseinschränkungen:*
  – Einschränkung der Wirbelsäulenbeweglichkeit in den befallenen Etagen (BASMI, s. Tab. 7.2).
  – Reduktion der respiratorischen Umfangdifferenz (die Thoraxexkursion wird in Ex- und Inspiration in Höhe Th 4–5 gemessen, normale Differenz > 6 cm).
- *Erfassung der nicht-axialen SpA-Manifestationen:*
  – Anzahl druckschmerzhafter und geschwollener Gelenke (tender / swollen joint count).
  – Druckschmerzhaftigkeit im Bereich der Enthesen als Zeichen einer aktiven Enthesitis (Messung z. B. durch MASES, Maastricht Ankylosing Spondylitis Enthesitis Score).

Abb. 7.5 • Fragebogen zur Ermittlung des BASFI (Bath Ankylosing Spondylitis Functional Index); auch der BASFI wird als Mittelwert der Einzelantworten berechnet (aus Ruof J, Sangha O, Stucki G. Evaluation of a German version of the Bath Ankylosing Spondylitis Functional Index (BASFI) and Dougados Functional Index (D-FI). Z Rheumatol. 1999 Aug;58(4):218-225 + Kellner H. Z Rheumatologie 61 (2002) 643–651)

7.2 Ankylosierende Spondylitis (AS)

Tab. 7.2 • **Schema zur Ermittlung des BASMI (Bath Ankylosing Spondylitis Metrology Index)**

	Grad 0	Grad 1	Grad 2
Tragus-Wand-Abstand: Abstand des Knorpels vor dem Gehörgang von der Wand bei aufrecht stehendem Patienten mit Fersen und Gesäßbacken an der Wand, geraden Knien, zurückgenommenen Schultern und maximal zurückgezogenem Kopf bei eingezogenem Kinn.	< 15 cm	15–30 cm	> 30 cm
Lendenwirbelsäulen-Beugung: Schobermaß in der Modifikation von Macrae und Wright: In aufrechter Stellung des Patienten werden zwei Stellen markiert, die 5 cm unterhalb und 10 cm oberhalb des lumbosakralen Übergangs (Verbindungslinie der beiden Lumbalgrübchen) liegen. Der Patient beugt sich mit gestreckten Knien so weit wie möglich nach vorn, und die Verlängerung des Abstands zwischen den Marken wird gemessen.	> 4 cm	2–4 cm	< 2 cm
Halswirbelsäulen-Rotation: Mittelwert der Drehungen nach rechts und links, am auf dem Rücken liegenden Patienten mit einem gegen die Stirn gedrückten Schwerkraft-Winkelmesser gemessen.	> 70°	20–70°	< 20°
Lendenwirbelsäulen-Seitbeugung: Mittelwert aus der Abwärtsbewegung des rechten bzw. linken Mittelfingers entlang eines Bandmaßes, dessen eines Ende am Boden befestigt ist. Der Patient schiebt den Mittelfinger am Bandmaß entlang abwärts, ohne sich nach vorn zu beugen oder die Knie anzuwinkeln.	> 10 cm	5–10 cm	< 5 cm
Knöchelabstand: Der Patient liegt auf dem Rücken und spreizt die Beine mit gestreckten Knien und nach oben gerichteten Fußspitzen so weit wie möglich. Der Abstand zwischen den Fußknöcheln wird gemessen.	> 100 cm	70–100 cm	< 70 cm

- Weitere klinische Untersuchungen: *Mennell-Zeichen*:
    - Wird als positiv definiert, wenn nach Fixierung des Beckens und Überstreckung eines Beines Schmerzen im ISG der ipsilateralen Seite auftreten.
    - Wenig spezifischer Hinweis für Entzündung der Iliosakralgelenke.
    - Als Verlaufsuntersuchung bei SpA/AS nicht sinnvoll, allenfalls orientierende Abgrenzung gegenüber nicht entzündlich bedingten Schmerzen möglich.
- *ASAS core set zur Überwachung der Krankheitsaktivität in der klinischen Routine* (modifiziert nach Van der Heijde D. et al. J Rheumatol. 1999;26:951-954. VAS = visuelle Analogskala; NRS = numeric ranking scale; MASES = Maastricht Enthesitis Score):
    - Körperliche Funktion (BASFI).
    - Schmerzen allgemein *und* nächtliche Schmerzen (letzte Woche) wegen AS (VAS/NRS).
    - Objektivierbare Funktionseinschränkungen (BASMI).
    - Allgemeines Patientenurteil zur Krankheitsaktivität der letzten Woche (VAS/NRS).
    - Anzahl der geschwollenen Gelenke (44 joint count).
    - Validierter Enthesitis score (z. B. MASES).
    - Dauer der Morgensteifigkeit in der letzten Woche (VAS/NRS).
    - CRP oder BSG.
    - Fatigue-Symptomatik (VAS/NRS) (Frage 1 BASDAI).
- ▶ **Outcome-Parameter:**
    - Zur Beurteilung des Therapieansprechens bei AS wurden von der ASAS Erfolgs- und Remissionskriterien entwickelt (s. 144).

Tab. 7.3 • **ASDAS (ankylosing spondylitis disease activity score)** (van der Heijde D et al. Ann Rheum Dis 2008;68:1811-1818)

Rückenschmerzen [0–10] (BASDAI Frage 2)
globale Krankheitsaktivität Patient [0–10]
priphere Gelenkschmerzen / Gelenkschwellung [0–10] (BASDAI Frage 3)
Dauer der Morgensteifigkeit [0–10] (BASDAI Frage 6)
C-reaktives Protein (mg / l) / alternativ BSG (mm / hr)

Berechnung: http://www.asas-group.org/asdas_calculator/asdas.html

Beurteilung:

• ASDAS < 1,3	inaktive Erkrankung
• ASDAS > 1,3 und < 2,1	moderate Krankheitsaktivität
• ASDAS > 2,1 und < 3,5	hohe Krankheitsaktivität
• ASDAS > 3,5	sehr hohe Krankheitsaktivität

- Zudem wurde ein Krankheitsaktivitätsindex (ASDAS) entwickelt und validiert (s. Tab. 7.3), der neben klinischen Parametern das C-reaktive Protein (CRP) berücksichtigt und eine hohe Trennschärfe für die Bewertung der Krankheitsaktivität bei AS aufweist.
- **ASAS-Response-Kriterien** (Andersson JJ. et al. Arthritis Rheum 2001;44:1876-86):
  - Erhoben werden:
    – Allgemeiner Zustand des Patienten auf einer visuellen Analogskala von 0–100.
    – Schmerzen auf einer visuellen Analogskala von 0–100.
    – Funktionsstatus nach BASFI.
    – Entzündung (Beurteilung der Morgensteifigkeit über BASDAI-Score).
  - *ASAS-20 %-Response-Kriterien:*
    – Verbesserung um ≥ 20 % und absolute Verbesserung von ≥ 10 auf einer Skala von 0–100 in ≥ 3 der Domänen.
    – keine Verschlechterung um ≥ 20 % und keine absolute Verschlechterung von ≥ 10 auf einer Skala von 0–100 in der möglicherweise verbleibenden Domäne.
  - *ASAS-40 %-Response-Kriterien:*
    – Verbesserung um ≥ 40 % und absolute Verbesserung von ≥ 20 auf einer Skala von 0–100 in ≥ 3 der Domänen.
    – Keine Verschlechterung um ≥ 20 % und keine absolute Verschlechterung von ≥ 10 auf einer Skala von 0–100 in der möglicherweise verbleibenden Domäne.
  - *ASAS-Remissionskriterien:*
    – Wert < 20 auf einer Skala von 0–100 in jeder der 4 Domänen.

Labordiagnostik

- *Akute-Phase-Parameter:* BSG und CRP, Korrelation mit klinischer Aktivität, als Verlaufsparameter geeignet.
- *HLA-B27:* Bei über 90 % der AS-Patienten nachweisbar; sinnvolle Interpretation nur im Kontext mit dem klinischen Befund bei entsprechend hoher Prätestwahrscheinlichkeit, nicht als Screening-Methode (Nachweis des HLA-B27-Allels bei ca. 8 %–10 % aller gesunden Individuen in Deutschland).

Bildgebung: Röntgen

- Das Ausmaß der strukturellen röntgenologischen Veränderungen in den ISG geht in die international gebräuchlichen modifizierten **New-York-Klassifikationskriterien** ein (Tab. 7.4).
- Aufgrund der zum Teil **mehrjährigen Latenz** bis zur Entwicklung definitiver radiologischer Zeichen werden frühe Stadien der Erkrankung durch das konventionelle Röntgen nicht erfasst.
- Initial bestehende Röntgenveränderungen der ISG und der Wirbelsäule stellen einen wesentlichen **prognostischen Parameter** für die weitere Progression der Erkrankung dar.
- Zur **Basisdiagnostik** bei Verdacht auf AS sollte primär ein konventionelles Röntgenbild der ISG durchgeführt werden (anterior-posteriore **Beckenübersicht** mit Darstellung der Hüftgelenke), der Einsatz von ISG-Zielaufnahmen (nach Barsony) ist aufgrund der Vorteile der MRT-Technik als obsolet anzusehen.

7.2 Ankylosierende Spondylitis (AS)

Tab. 7.4 • Röntgenologische Graduierung der Sakroiliitis nach den mod. New-York-Kriterien

Grad	Veränderung
Grad 0	Keine Veränderung
Grad 1	verdächtige Veränderungen
Grad 2	geringgradige Veränderungen: einzelne Erosionen oder subchondrale Sklerosierungen bei normaler Weite des Gelenkspalts
Grad 3	deutliche Veränderungen: Erosionen, Sklerosierungen, Erweiterung und / oder Verschmälerung des Gelenkspalts, beginnende Ankylosierungen
Grad 4	Ankylose

Abb. 7.6 • Komplett ankylosierte Ileosakralgelenke im Spätstadium einer ankylosierenden Spondylitis

▶ Die röntgenologische Diagnostik der Wirbelsäule richtet sich nach der Lokalisation der klinischen Symptomatik bzw. der Funktionsstörungen:
  • Nach 20 Jahren Erkrankungsdauer finden sich bei bis zu 80 % der Patienten pathologische Veränderungen in der HWS und LWS.
  • Veränderungen an der BWS sind zwar am häufigsten, radiologisch jedoch aufgrund der Überlagerung durch Weichteile und Lunge schlecht beurteilbar.

▶ *Beachte:* Die radiologischen Veränderungen spiegeln den kumulativen Prozess von destruierenden und osteoproliferativen Vorgängen **als Folge der Entzündung** wider. Eine **direkte Visualisierung der entzündlichen Aktivität** ist nur mittels der MRT möglich.

▶ **Radiologische Befunde der Iliosakralgelenke:**
  • Frühstadium: Pseudoerweiterung des Gelenkspaltes, eventuell gelenknahe Osteoporose.
  • Später: Verwaschenheit der Gelenkränder, fleckige Randsklerosen, Usuren („Perlschnurbild", „Rosenkranzbild", „buntes Bild").
  • Fortgeschrittenes Stadium: Umschriebene, terminal komplette Ankylose, u. U. mit noch erkennbaren Gelenkspaltresten).
  • Differenzialdiagnose: Osteitis condensans ilii (typischerweise bilateral darstellbare subchondrale Sklerose, a. e. degenerative Veränderungen, häufig bei Frauen in mittlerem Alter nachweisbar).

▶ **Radiologische Befunde der Wirbelsäule:**
  • *Syndesmophyten* (Verknöcherungen des Anulus fibrosus, u. U. auch des subligamentären Gewebes in Bandscheibennähe (s. Abb. 7.7).
    – In fortgeschrittenen Fällen hochgradige knöcherne Ankylosierung (Bild des „Bambusstabes", Abb. 7.8).
  • Kastenwirbel-Bildung als Zeichen der Spondylitis – Romanus-Läsion („shiny corner") als initiale Läsion und Ausgangspunkt einer späteren Ausbildung von Syndesmophyten.
  • *Diszitis* bzw. *Spondylodiszitis* (Anderson-Läsion, Abb. 7.9), häufig mit Erosion der Wirbelkörperober- und -unterkante.
  • Ggf. entzündliche Veränderungen der Facettengelenke, der *Costovertebralgelenke* und der Symphyse (Erosionen, Gelenkspaltverschmälerung und Ankylosierung).
  • Sehr selten Destruktionen des Dens axis, atlantoaxiale Dislokation bei fortgeschrittener HWS-Beteiligung.

7.2 Ankylosierende Spondylitis (AS)

Abb. 7.7 • a) und b) Radiologische Progredienz bei ankylosierender Spondylitis der Halswirbelsäule, nach 6 Jahren Entwicklung multipler Verknöcherungen des Anulus fibrosus und einer ankylosierenden

Abb. 7.8 • Typische Bambusstabwirbelsäule als Spätstadium einer ankylosierenden Spondylitis, a) a.-p.-Aufnahme; b) seitlich; von B. Manger, Erlangen (aus Alten et al. Merckle Rheumatologie visuell-Rheumatologische Bilddatenbank, Thieme, 2004)

Abb. 7.9 • Aseptische Spondylodiszitis (Anderson-Läsion) mit Deckplattenimpressionen bei LWK 3 und 4; von B. Manger, Erlangen (aus Alten et al. Merckle Rheumatologie visuell-Rheumatologische Bilddatenbank, Thieme, 2004)

7.2 Ankylosierende Spondylitis (AS)

Abb. 7.10 • Entzündliche Erosionen und Sklerosierung der Symphyse bei ankylosierender Spondylitis

Abb. 7.11 • Schwere entzündliche Enthesiopathie des Sitzbeines und des Trochanter minor (48-jähriger Patient mit ankylosierender Spondylitis)

- *Radiologische Differenzialdiagnosen:*
  - degenerative Spondylophyten – scharf begrenzte Ausziehungen mit Ausdehnung nach lateral (Syndesmophyten wachsen in cranialer und caudaler Richtung).
  - erosive Osteochondrose – Bandscheibendegeneration unter Beteiligung und Mitreaktion der knöchernen Endplatten.
  - DISH (diffuse idiopathic skeletal hyperostosis, Morbus Forrestier) – Verkalkung und Ossifikation des vorderen Längsbandes.
- ▶ **Radiologische Befunde periphere Gelenke:**
  - Entzündliche ossifizierende Enthesiopathie: An Fersen- und Sitzbein, mit unscharf begrenzten, z. T. dornartigen Exostosen (Abb. 7.11).
  - Veränderungen ähnlich denen der rheumatoiden Arthritis (127), erosiv-destruierende Verläufe (insb. Hüftgelenk), Übergänge zur Psoriasis-Arthritis (S. 52).
- ▶ **Radiologische Verlaufskontrollen:**
  - Im Gegensatz zur Wertigkeit für die Diagnose hat die konventionelle Röntgenuntersuchung der ISG für Verlaufsuntersuchungen wegen der geringen Sensitivität für Veränderungen wenig Bedeutung.
  - Für die Beurteilung der aktuellen entzündlichen Krankheitsaktivität eignet sich primär die MRT, diese kann bei unklaren Befunden oder fehlendem bzw. nachlassendem Therapieansprechen zur Verlaufsdiagnostik eingesetzt werden.
  - Grundsätzlich gilt in der klinischen Routine die symptomorientierte Indikationsstellung (Schmerzen, Funktionsdefizite, Klärung von Differenzialdiagnosen), zudem sollte stets die therapeutische Relevanz berücksichtigt werden.

Bildgebung: Magnetresonanztomografie (MRT)

- Konventionelles Röntgen und die Computertomografie bilden in erster Linie knöcherne Veränderungen wie Erosionen und Syndesmophyten als Folge der Entzündung ab, durch die MRT können hingegen akute entzündliche Veränderungen dargestellt und aufgrund der hohen Detailauflösung anatomisch zugeordnet werden.
- Indiziert zur frühen Diagnose der Sakroiliitis bei negativem oder fraglichem Röntgenbefund.
- Deutlich höhere Sensitivität und Spezifität gegenüber der Röntgenuntersuchung.
- **Entzündliche Veränderungen:**
    - Flüssigkeitssensitive und fettunterdrückte Sequenzen (STIR, *short tau inversion recovery*): Nachweis des Ödems als Zeichen der aktiven Spondylitis, Osteitis oder Synovitis.
    - Anreicherung von Gadolinium-haltigen Kontrastmitteln (T 1-Wichtung): Darstellung der entzündlich bedingten Mehrdurchblutung in Knochen, Synovia und enthesialen Strukturen.
    - Der Nachweis eines subchondralen Knochenmarksödems der ISG-Gelenke ist Voraussetzung für die MRT-Diagnose einer Sakroiliitis nach den neuen ASAS-Kriterien der SpA (s. Tab. 7.5).
    - Weitere typische Befunde (isoliert jedoch nicht für die Diagnose beweisend) sind die Capsulitis, die Synovitis sowie die Enthesitis.
    - Im Bereich der Wirbelsäule Nachweis einer typischen Spondylitis anterior / posterior oder einer Spondylodiszitis. = Romanus-Läsion

Tab. 7.5 • **Stadieneinteilung der axialen Spondyloarthritis nach den ASAS-Kriterien**

Stadium	Befund
Stadium I	Nicht röntgenologische axiale SpA mit Nachweis einer aktiven Entzündung im Sinne einer Sakroiliitis in der MRT bei fehlendem Nachweis von definitiven Röntgenveränderungen
Stadium II	Definitive röntgenologische Sakroiliitis bei fehlendem Nachweis röntgenologischer Veränderungen der Wirbelsäule im Sinne von Syndesmophyten
Stadium III	Röntgenologischer Nachweis einer Sakroiliitis und Nachweis von Syndesmophyten an der Wirbelsäule

- **Chronische / reparative Veränderungen:**
    - T 1-Wichtung: Fettige Degeneration infolge abgelaufener Entzündungen.
    - Nachweis von knöchernen Erosionen.
- In Studien lässt sich die Verringerung der entzündlichen Veränderungen mittels der MRT unter Therapie auch im kurzfristigen Verlauf objektivieren – in der klinischen Routine kann die MRT daher bei unklaren Befunden oder fehlendem bzw. nachlassendem Therapieansprechen auch zur Verlaufsdiagnostik eingesetzt werden.
- **Stadieneinteilung der axialen Spondyloarthritis nach Röntgen und MRT:**
    - Die Autoren der ASAS-Klassifikationskriterien (Tab. 7.1) schlagen vor, die axiale SpA entsprechend den Befunden der Bildgebung (MRT und Röntgen) nach Stadien zu unterteilen (s. Tab. 7.5).
    - Demnach sollte der Begriff „ankylosierende Spondylitis" konsequenterweise nicht als Diagnose, sondern als Bezeichnung für das fortgeschrittene Stadium einer axialen SpA mit definitivem radiologischem Nachweis einer Ankylosierung der Wirbelsäule verwendet werden.

Bildgebung: weitere Verfahren

- **Ultraschall:** Die objektive Darstellung einer Enthesitis bzw. einer peripheren Arthritis durch die hochauflösende Arthrosonografie hat in der Diagnostik der Spondyloarthritiden zunehmende Bedeutung.
- **Computertomografie:** Hochauflösende Darstellung knöcherner Veränderungen bei bestimmten Indikationen sinnvoll, jedoch keine Darstellung entzündlicher Veränderungen möglich (MRT). Ggf. Einsatz zur CT-gesteuerten Applikation von Kortikosteroiden in die ISG.

- ▶ **Skelettszintigrafie:** Wird aufgrund der Vorteile der MRT nicht routinemäßig durchgeführt (Ausnahme: CRMO und Sapho-Syndrom).
- ▶ **Knochendichtemessung:**
  - AS-Patienten weisen eine erhöhte Prävalenz der Osteoporose und ein erhöhtes Risiko für vertebrale Frakturen auf, die Knochendichteminderung korreliert mit den Akute-Phase-Parametern und der Persistenz der systemischen Entzündung.
  - Die Knochendichtemessung sollte bei radiologischen Zeichen einer Osteoporose, Z. n. Fraktur, langjähriger AS und anhaltend hoher entzündlicher Aktivität sowie bei Vorliegen weiterer Risikofaktoren für eine Osteoporose durchgeführt werden.
  - Bei Vorliegen von Syndesmophyten sind DXA-Messungen an der LWS nicht aussagekräftig (alternativ Anwendung von qCT).

Differenzialdiagnosen

- ▶ **Radiologische Sakroiliitis:**
  - Alle anderen Spondyloarthritiden (insb. axiale Psoriasis-Arthritis, enteropathische ISG-Arthritis, reaktive Arthritis) – Abgrenzung in Einzelfall schwierig, ggf. Überlappungen bzw. Koexistenz der Erkrankungen.
  - Bakterielle Sakroiliitis, Ostitis condensans ilii, Arthrosis sacroiliaca.
- ▶ **Radiologische Spondylitis:**
  - Aszendierender Wirbelsäulenbefall bei anderen Spondyloarthritiden (seltener als ISG-Beteiligung).
  - Bakterielle Spondylitis bzw. Spondylodiszitis.
  - DISH (diffuse idiopathic skeletal hyperostosis, Morbus Forrestier).
  - Osteochondrose.
- ▶ **Rückenschmerzen:** Degenerative Wirbelsäulenleiden einschließlich Bandscheibenvorfall, Osteoporose, ggf. mit Wirbelkörperfrakturen, chronifizierter Rückenschmerz ohne eindeutige Ursache, Somatisierungsstörungen, neuropathische Schmerzsyndrome, überlastungsbedingte oder statisch bedingte Rückenschmerzen.
- ▶ **Arthritis ohne Rückenschmerzen:**
  - Andere rheumatische Erkrankungen (periphere SpA, RA, Gicht u. a.), das Verteilungsmuster gibt häufig wichtige Hinweise für die diagnostische Einordnung der Arthritis.
  - ▶ *Beachte:* Ggf. Auftreten der peripheren Arthritis Jahre vor Manifestation einer axialen Beteiligung.

Therapie der ankylosierenden Spondylitis

- ▶ Die Therapieempfehlungen zur ankylosierenden Spondylitis gelten prinzipiell auch für die undifferenzierte bzw. nicht-radiografische axiale Spondyloarthritis mit Beteilung der Iliosakralgelenke und der Wirbelsäule.
- ▶ Die Therapie der AS bzw. SpA richtet sich nach folgenden Faktoren:
  - *Vorliegende Krankheitsmanifestationen:*
    - Wirbelsäule / Iliosakralgelenke.
    - Periphere Gelenke.
    - Enthesitiden.
    - Extraartikuläre Manifestationen.
  - Prognostische Faktoren.
  - *Krankheitsaktivität / Entzündungsaktivität:*
    - Schmerzen.
    - Funktionsstatus.
    - Strukturelle Schäden (Röntgenprogression, Deformitäten, destruierende Arthritis).
  - Allgemeinzustand und Komorbiditäten.
  - Therapieziele / Erwartungen des Patienten.
- ▶ Eine regelmäßige Überwachung der Krankheitsaktivität und konsequente Therapieanpassung sind wesentliche Voraussetzung für den Therapieerfolg (siehe ASAS core set, S. 144).
- ▶ Die Prinzipien der Therapie wurden in den ASAS / EULAR-Empfehlungen zusammengefasst, Abb. 7.12.

Abb. 7.12 • ASAS/EULAR-Empfehlungen zur Therapie ankylosierenden Spondylitis (nach: Zochling J. et al. Ann Rheum Dis 2006;65:442-452)

neu √ bei Basdai ≥ 4

Verlauf und Prognose

▶ Krankheitsverlauf häufig schubweise und zwischen verschiedenen Patienten sehr variabel, daher im Einzelfall zumeist keine verlässliche Vorhersage möglich.
▶ Die Prognose ist im Wesentlichen abhängig von der Entzündungsaktivität, dem Ausmaß des aszendierenden Wirbelsäulenbefalls und des peripheren Gelenkbefalls (insb. Hüftgelenk) sowie möglichen seltenen Folgekomplikationen (z. B. restriktive Lungenfunktionsstörung, Rückenmarkskompression, Amyloidose).
▶ Erste Studien zur Therapie mit TNF-Inhibitoren konnten zeigen, dass Patienten von einer früheren Therapie profitieren – ähnlich wie bei der RA ist daher neben einer an der Aktivität der Erkrankung orientierten zielgerichteten Therapie v. a. die frühe Diagnosestellung essenziell.
▶ Epidemiologische Untersuchungen belegen eine erhöhte Mortalität unabhängig von möglichen Therapiekomplikationen, insbesondere bedingt durch eine erhöhte kardiovaskuläre Mortalität.

7.3 Psoriasisarthritis (PsA)

▶ **Synonyme:** Psoriasis arthropathica, Psoriasisarthropathie, Psoriasisarthritis.
▶ **Definition:** Die Psoriasis-Arthritis (PsA) ist eine mit der Schuppenflechte (Psoriasis) assoziierte klinisch heterogene entzündliche Gelenkerkrankung aus der Gruppe der Spondyloarthritiden. Die PsA ist durch eine potenzielle Beteiligung von Knochen, Gelenken, Sehnen, Sehnenansätzen (Enthesen) und der Wirbelsäule und das Nebeneinander von destruierenden und osteoproliferativen knöchernen Veränderungen charakterisiert.
▶ **Ätiologie und Pathogenese:**
 • *Genetische Disposition:*
  – Epidemiologische Studien und Untersuchungen bei Zwillingen, die eine eindeutige familiäre Häufung aufzeigen, bestätigen die Bedeutung genetischer Faktoren für die Entwicklung einer Psoriasis und der PsA, deren klinischen Phänotyp sowie der Prognose.
  – HLA-CW6, -CW7, -B39, -B57, -DR7, -B37 und -B38 als Arthritisantigene.
  – HLA-B39, -B27 (mit -DR7), -DQw3 (ohne -DR7) sind mit einem erhöhten Risiko für einen progressiven Verlauf assoziiert, HLA-B22 als protektiver genetischer Faktor.
  – Gehäuftes Vorkommen von HLA-B27 bei Achsenskelettbeteiligung bzw. Sakroiliitis.
 • *Exogene Faktoren:*
  – Manifestation der PsA infolge mechanischer Belastung oder Trauma, insbesondere Enthesitiden treten in Regionen mit erhöhter mechanischer Beanspruchung auf (z. B. Achillessehne), siehe auch Koebner-Phänomen bei der Psoriasis.
  – Assoziation der Streptokokken-Pharyngitis / Tonsillitis mit der Psoriasis (guttata), mögliche pathogenetische Rolle von Streptokokken-Superantigenen und zirkulierenden Anti-Streptokokken-Antikörpern.

7.3 Psoriasisarthritis (PsA)

- Das synoviale Gewebe bei der PsA weist im Gegensatz zur RA eine geringere proliferative und infiltrative Komponente und eine stärkere Vaskularisierung auf.
- Typisches Kennzeichen der Gelenkentzündung bei der PsA ist das gemeinsame Auftreten resorptiver bzw. destruierender und osteoproliferativer Veränderungen.
- Typische Manifestation der PsA (und anderer SpA) ist die Enthesitis, MRT-Studien zeigen ein Knochenmarksödem im Bereich des angrenzenden Knochens, histologische bzw. immunhistochemische Untersuchungen zeigen eine Infiltration mit CD 8 T-Zellen und Makrophagen und eine erhöhte Expression von TNF-alpha.
- HIV / AIDS-Patienten sind überproportional häufig an einer Psoriasis und PsA erkrankt, zumeist kommt es zu schwereren Verläufen der Psoriasis sowie zu schweren Oligoarthritiden und Enthesitiden.

▶ **Epidemiologie:**
- Angaben zur Prävalenz der PsA unter Psoriasis-Patienten variieren je nach Studie zwischen 6 % und 42 % – bei einer Prävalenz der Psoriasis von ca. 1–3 % kann die Prävalenz der PsA somit auf 0,3 %–1 % beziffert werden.
- Erstmanifestation in den meisten Fällen 5–15 Jahre nach Beginn der Psoriasis.
- Erstmanifestation vor der Psoriasis (15–20 % der Fälle).
- Psoriasis-Arthritis sine psoriase (ca. 5 %).
- Hauptmanifestationsalter zwischen 20. und 40. Lebensjahr, prinzipiell in jedem Alter möglich.
  - Bei älteren Patienten seltener axiale Beteiligung.
  - Selten juvenile PsA (in ca. 50 % der Fälle geht die Arthritis der Psoriasis voraus).
- Männer und Frauen erkranken gleich häufig:
  - Männer bei prädominant axialem Befall und Oligoarthritis häufiger betroffen.
  - Frauen bei symmetrischer Polyarthritis häufiger betroffen.
  - Erhöhtes Risiko für eine PsA unter übergewichtigen Psoriasis-Patienten.

Klinik: Symptome und Manifestationsformen

▶ Moll und Wright haben erstmals die verschiedenen Subtypen der Erkrankung beschrieben.
▶ **Psoriasis-Arthritis-Subtypen nach Moll & Wright:**
- *Asymmetrische Mono- / Oligoarthritis:* ~35 %.
- *Symmetrische Polyarthritis:* ~50 %.
- *Beteiligung der distalen Interphalangealgelenke* (DIP): ~5 %.
- *Axiale Manifestation* (Spondylitis und Sakroiliitis): ~5 %.
- *Arthritis mutilans:* < 5 %.

▶ Trotz des klinischen Nutzens der Subklassifikationen zur Beschreibung des Krankheitsstatus ist die Einteilung von Moll und Wright bezüglich der genauen Definition und Klassifikation der Erkrankung für klinischen Studien und für die klinische Routine nicht geeignet.
▶ Entgegen den ursprünglichen Angaben zur Prävalenz der Subtypen geht man neueren Untersuchungen zufolge davon aus, dass die Polyarthritis die häufigste Manifestationsform darstellt.
▶ Zwischen den Subtypen bestehen beim einzelnen Patienten Übergänge im zeitlichen Verlauf (initiale Oligoarthritis, spätere Polyarthritis), zudem können die einzelnen Subtypen nebeneinander auftreten.
▶ **Symptome der Gelenkbeteiligung:**
- In den meisten Fällen schleichender Beginn.
- Da bei der Gelenkbeteiligung nicht primär eine exsudative Synovitis vorliegt, sondern insbesondere initial eine Enthesitis, Periostitis und Capsulitis der periartikulären Strukturen, finden sich häufig keine Ergüsse oder eindeutige Schwellungen, sondern lediglich eine Druckdolenz bzw. ein Bewegungsschmerz in der klinischen Untersuchung.
- Initial häufig asymmetrischer mono- oder oligoartikulärer Befall mit Betonung der unteren Extremitäten (typisch für Erkrankungen aus der Gruppe der SpA), im Verlauf polyartikuläres Befallsmuster.
- Klassisch für die PsA ist der Befall der Finger- und Zehenendgelenke, häufig findet sich diese Manifestation bei einer gleichzeitigen Nagelbeteiligung.

Abb. 7.13 • Typische Veränderungen der Hände bei PsA, ausgesprochen selektiver Endgelenkbefall

Abb. 7.14 • Arthritis mutilans bei fortgeschrittener Psoriasisarthritis

Abb. 7.15 • Daktylitis psoriatica des Zeigefingers; von W. Bolten, Wiesbaden (aus Alten et al. Merckle Rheumatologie visuell-Rheumatologische Bilddatenbank, Thieme, 2004)

- Häufige Konstellation des „Befalls im Strahl", d.h. gleichzeitige Arthritis von MCP-, PIP- und DIP-Gelenken (Verteilungsmuster somit eindeutig von RA abgrenzbar).
- Bei wenigen Patienten findet sich als Form einer fortgeschrittenen destruierenden und resorptiven Gelenkbeteiligung eine Arthritis mutilans mit zum Teil grotesken Deformierungen („Teleskopfinger") und schweren Funktionsdefiziten.

▶ **Daktylitis:**
- In der Regel stark schmerzhafte und berührungsempfindliche diffuse Schwellung (ggf. mit Rötung) eines gesamten Fingers oder von Zehen („Wurstfinger" / „Wurstzehe").
- Je nach Untersuchung Vorkommen bei 16–48 % der PsA-Patienten.
- Klassischer Befund bei der PsA, somit insbesondere Abgrenzung zu RA, Kollagenosen und anderen Arthritiden. Wesentlich seltener auch bei anderen SpA, ähnliche klinische Befunde im Einzelfall bei der Gicht (jedoch andere Pathogenese).
- Morphologisch liegt eine langstreckige Tenosynovitis der Sehnen der Finger oder Zehen mit begleitender ödematöser Weichteilentzündung mit oder ohne begleitende Synovitis vor.
- Prädiktor für radiologische Erosionen.

▷ *Beachte:* Die Daktylitis ist nicht gleichbedeutend mit einer Arthritis aller Fingergelenke!

- ▶ **Enthesitis:**
  - ◘ **Prävalenz** 30–50 % der PsA-Patienten.
  - Typische klassische Manifestation der Gruppe der SpA.
  - MRT-Studien belegen die wesentliche immunpathogenetische Bedeutung des enthesialen Gewebes als Fokus der initialen Entzündung bei der PsA (McGonagle D. et al. Arthritis Rheum 2007;56:2482–2491).
  - Lokalisation im Bereich der knöchernen Insertion von Sehnen, Bändern und Kapseln (Achillessehne, Plantarfaszie, Sitzbeinhöcker, Trochanter major, Quadrizeps- und Patellarsehne, Epicondylus humeri lateralis / medialis u. a.).
  - Schmerzen bzw. Druckschmerz, seltener Schwellung und palpable sekundäre Hyperostosen, bei chronischen und aggressiven Verläufen häufig erosive Veränderungen im Bereich der knöchernen Strukturen.
- ▶ **Symptome der Wirbelsäulenbeteiligung:**
  - Leitsymptom ist ähnlich wie bei anderen SpA mit axialem Befall (entzündlicher Rückenschmerz).
  - Trotz wesentlicher Gemeinsamkeiten stellen die axiale PsA und die klassische AS (mit assoziierter Psoriasis) nach klinischen und radiologischen Aspekten einen unterschiedlichen Phänotyp dar.
  - Die axiale PsA verläuft zumeist milder und langsam progredient.
  - Bei der axialen PsA finden sich sehr häufig asymptomatische radiologische Befunde, zudem findet sich meist eine unilaterale ISG-Arthritis (bei der AS symmetrisch) und seltener klassische Syndesmophyten und eine paravertebrale Ossifikation.
- ▶ **Manifestation der Psoriasis:**
  - Subtypen: Psoriasis vulgaris, pustulosa, erythrodermatica, inversa, intertriginosa.
  - Prädilektionsstellen sind Kapillitium, Knie- und Ellenbogenregion, Sakralregion, Nägel und äußerer Gehörgang.
  - Nagelveränderungen: Polymorphes Bild mit Tüpfelung, Krümelnägeln, Weißfleckung, Querrillen, subungualen Keratosen am Nagelbett, bis zur Onycholyse sowie Bildung von „Ölflecken". Korreliert häufig mit Endgelenkbeteiligung, auch isoliert.
  - Erhöhte Prädisposition für die PsA bei bestimmten Psoriasis-Phänotypen: Kopfhautbefall, Befall der Rima ani und Onychopathie.
  - Der Schweregrad der PsA korreliert nicht mit dem Ausmaß des Hautbefalls.
- ▶ **Extraartikuläre Manifestationen:**
  - Anteriore Uveitis 7–18 % der PsA-Patienten (seltener als bei ankylisierender Spondylitis).
  - Ggf. subklinische entzündliche Darmveränderungen bzw. assoziierte chronisch-entzündliche Darmerkrankung.
  - Die Psoriasis und die PsA sind in hohem Maße mit dem metabolischen Syndrom assoziiert (Adipositas, arterielle Hypertonie, Hyperlipoproteinämie, Diabetes mellitus Typ 2).
  - Zusätzlich gilt die Psoriasis als unabhängiger Risikofaktor für die Entwicklung einer Atherosklerose (persistierende systemische Inflammation).
  - Sekundäre psychiatrische Erkrankungen (Depression, Substanzabusus).

Klassifikationskriterien

- ▶ Für die Klassifikation der PsA wurden vor wenigen Jahren die CASPAR-Kriterien (ClASsification of Psoriatic ARthritis) entwickelt und validiert (Taylor W. et al. Arthritis Rheum. 2006;54:2665-2673).
- ▶ Die CASPAR-Kriterien sind in der Routine praktisch anwendbar und erlauben in Zukunft eine bessere Klassifikation der Erkrankung für klinische und epidemiologische Studien.
- ▶ Neuen Daten zufolge eignen sich diese Kriterien nicht nur bei Patienten mit länger bestehender Erkrankung, sondern auch bei Patienten mit früher PsA.
- ▶ Nach den neuen Kriterien können auch Patienten ohne Psoriasis als PsA klassifiziert werden, zudem stellt ein positiver Rheumafaktor kein Ausschlusskriterium mehr dar.

Diagnostik und Assessment

▶ **Anamnese:**
- Verteilungsmuster der Arthritiden oder Arthralgien (Abgrenzung insbesondere zur RA).
- Hinweise für Daktylitis („Wurstfinger", „Wurstzehe"), Enthesitis (u.a. Fersenschmerzen).
- Inflammatorische Rückenschmerzen.
- Ggf. Einsatz von standardisierten Fragebögen zur Erfassung der Krankheitsaktivität (BASDAI, BASFI bei axialem Befall, HAQ zur Beurteilung des Funktionsstatus).
- Gezielte Frage nach bekannter Psoriasis bzw. unklaren Haut- oder Nagelveränderungen sowie der Familienanamnese für Psoriasis.
- Aufgrund der hohen Prävalenz der PsA bei Patienten mit Psoriasis sollten diese Patienten bereits seitens der behandelnden Dermatologen aktiv auf Symptome einer PsA befragt werden (ggf. auch durch validierte Patientenfragebögen, z.B. ToPAS – „Toronto Psoriatic Arthritis Screening"), um den Patienten bei gegebenem Verdacht dem Rheumatologen vorzustellen.

▶ **Klinische Untersuchung:**
- Die Beurteilung der Aktivität einer PsA und die Definition von Zielkriterien für die Therapie müssen das gesamte klinische Spektrum der Erkrankung erfassen (s. Tab. 7.6).
- Systematische klinische Untersuchung mit Beurteilung von Gelenken, Sehnen, Enthesen und der Wirbelsäule:
  - Tender joint count 78 / Swollen joint count 76 (inklusive DIP-Gelenke).
  - Anzahl der druckschmerzhaften Enthesen (z.B. MASES).
  - Funktionseinschränkungen der Wirbelsäule (BASMI), Mennell-Zeichen.
  - Der DAS 28 eignet sich wegen der nicht berücksichtigten Gelenke der unteren Extremität nicht für die Dokumentation der klinischen Aktivität der PsA.

Tab. 7.6 • **Schema zur Erfassung der Krankheitsaktivität bei Psoriasis-Arthritis (nach: Ritchlin CT. et al. Ann Rheum Dis 2009;68:1387–1394)**

Schweregrad	Mild	Moderat	Schwer
Periphere Arthritis	• <5 Gelenke • keine radiologischen Veränderungen • keine Funktionsstörung • minimaler Einfluss auf QoL • Patienteneinschätzung: mild	• ≥5 Gelenke • radiologische Veränderungen • moderate Funktionseinschränkung • moderater Einfluss auf QoL • Patienteneinschätzung: moderat	• ≥5 Gelenke • schwere radiologische Veränderungen • schwere Funktionseinschränkung • deutlicher Einfluss auf QoL • Patienteneinschätzung: schwer
Psoriasis	• BSA<5% • PASI<5 • asymptomatisch	• Nicht Ansprechen auf topische Therapie • PASI<10 • DLQI beeinflusst	• BSA>10% • PASI>10 • DLQI>10
Axiale Manifestation	• geringe Schmerzen • keine Funktionseinschränkung	• Funktionseinschränkung oder BASDAI>4	• fehlendes Therapieansprechen
Enthesitis	• ≤2 Enthesen betroffen • keine Funktionseinschränkung	• >2 Enthesen betroffen oder Funktionseinschränkungen	• >2 Enthesen betroffen und • fehlendes Therapieansprechen oder schwere Funktionsstörung
Daktylitis	• keine oder geringe Schmerzen • keine Funktionseinschränkung	• Erosivität oder Funktionseinschränkung	• fehlendes Therapieansprechen

QoL „Quality of Life" (Lebensqualität), DLQI (dermatology life quality index), BSA (body surface area), PASI (psoriasis area and severity index)

7.3 Psoriasisarthritis (PsA)

- Prinzipiell muss bei jeder unklaren bzw. nicht-klassifizierten Arthritis eine gründliche Untersuchung der Haut durchgeführt werden, da die Diagnose einer bislang nicht bekannten Psoriasis essenziell für die Diagnose einer PsA ist.
- Insbesondere Untersuchung versteckter Psoriasis-Lokalisationen wie Gehörgang, Bauchnabel, Rima ani, Fußsohlen, Nägel.
- Orientierende Beurteilung der Schwere des Hautbefalls, da diese die Therapieindikation und ggf. die Wahl des Therapeutikums beeinflusst, ggf. genauere Graduierung der Psoriasis (BSA = body surface area; PASI = Psoriasis area and severity Index).

▶ **Labor:**
- Für die PsA gibt es keine krankheitsspezifischen Laborparamater oder serologischen Befunde.
- Abgrenzung zur RA: Rheumafaktoren und ACPA in der Regel nicht nachweisbar, positive Befunde schließen eine PsA jedoch nicht aus.
- Leichte bis moderate Erhöhung von CRP und BSG:
  - Häufig Normalbefunde und keine direkte Korrelation mit der klinischen Aktivität.
  - Erhöhte CRP-Werte sind mit einem ungünstigen prognostischen Verlauf assoziiert.
- Harnsäure bei vielen Patienten erhöht.
  - Ursache: Erhöhter Zellumsatz bei Psoriasis (zudem häufig metabolisches Syndrom).
  - Beachte: Die Gicht stellt insbesondere bei akuten Monarthritiden oder atypischem klinischen Befund eine wichtige Differenzialdiagnose dar – häufig führen die erhöhten Harnsäurewerte jedoch zur Fehldiagnose Gicht und zu einer unnötigen Verzögerung einer effektiven Therapie.

▶ **Röntgen:**
- *Periphere Gelenke* (Abb. 7.16):
  - Asymmetrie der Veränderungen, Befall der Endgelenke.
  - Ankylosen, (Sub-)Luxationen und Mutilationen.
  - Osteolysen mit „Pencil-in-Cup-Phänomen", osteolytische Destruktion der Endphalangen.
  - Im Gegensatz zur RA Fehlen der juxtaartikulären Osteoporose.
  - Proliferative Veränderungen an den Basen von Endgliedern (Abb. 7.19), im Bereich der Nagelplatte, den Metakarpalköpfchen (sog. Protuberanzen, „Wollkragen" u. a.).
  - Diaphysäre Periostossifikationen mit „Begleitschatten" an den Phalangen.
  - Entzündliche Enthesiopathien mit kapsulärer Fibroostitis an Trochanteren, Patella, Klavikula, v. a. Fersenbein.
- *Wirbelsäule:*
  - Iliosakralgelenke: Sakroiliitis bei 20 %, aber weniger ausgeprägt als bei ankylosierender Spondylitis, Bild häufiger asymmetrisch.
  - Halswirbelsäule: Bei bis zu 70 % der Patienten betroffen. Teils erosive Veränderungen wie bei RA, teils ähnlich der ankylosierenden Spondylitis.
  - Ausbildung von Parasyndesmophyten (nicht segmentübergreifende Osteophyten) (s. Abb. 7.20), paravertebrale Ossifikationen, Hyperostosen an den Vorderseiten der Wirbekörper.

▶ **MRT:**
- Die MRT kann sowohl als hochauflösendes Schnittbildverfahren bei der Beurteilung peripherer Gelenke und Enthesen als auch zur Diagnostik der axialen PsA herangezogen werden.
- Besonders beim Nachweis enthesitischer Veränderungen im Bereich der Kapseln und Sehnenansätze sowie beim Nachweis der Osteitis bzw. des begleitenden Knochenmarksödems ist die MRT den anderen Verfahren überlegen, was v. a. in der Frühdiagnostik von Bedeutung ist.
- Siehe auch MRT bei RA (S. 128) und AS (S. 149).

7.3 Psoriasisarthritis (PsA)

Abb. 7.16 • Radiologische Veränderungen der Finger mit charakteristischer Beteiligung der Endgelenke bei PsA

Abb. 7.17 • Periostale osteoproliferative Reaktion am Schaft der Grundphalanx bei PsA

7.3 Psoriasisarthritis (PsA)

1, 2 und 4 = produktive und arrosive Kapselansatzläsionen

1 = spikulöse Ossifikationen ⎤
                                 mit „Protuberanzen"

2 = Bild wie Wollkragen ⎦

3 = diaphysäre Periostossifikation (bei Dactylitis psoriatica)

4 = unscharfe Gelenkflächenarrosion – frühe Osteolyse

5 = späte, mutilierend zuspitzende Osteolyse („pencil in cup")

6 = Synostosierung

Abb. 7.18 • Schematische Darstellung der radiologischen Gelenkveränderungen bei Arthritis psoriatica (nach Müller und Schilling)

Abb. 7.19 • Osteoproliferative Veränderungen an der Basis des Zehenendgliedes (Protuberanzen), gleichzeitig erosive Veränderungen des DIP-Gelenkes

Abb. 7.20 • Parasyndesmophyten am thorakolumbalen Übergang

▶ **Arthrosonografie:**
- Die hochauflösende Arthrosonografie in Kombination mit der Power-Doppler-Technik erlaubt wie bei anderen Arthritiden eine detaillierte Darstellung entzündlicher Veränderungen sowohl in großen als auch in kleinen Gelenken und erlaubt insbesondere gegenüber dem Röntgen auch den Nachweis von frühen entzündlichen Veränderungen.
- Da sich die Gelenke bei der PsA trotz subjektiven Beschwerden häufig klinisch unauffällig präsentieren, eignet sich die Sonografie zur näheren Einschätzung der Krankheitsaktivität und zur Diagnosestellung.
- Daktylitiden (Tenosynovitis) und Enthesitiden lassen sich ebenfalls mit der Sonografie darstellen. Studien konnten zeigen, dass die Sonografie der klinischen Untersuchung bei der Detektion von Enthesitiden überlegen ist.
- Je nach Erfahrung des Untersuchers lassen sich zudem erosive Veränderungen und auch Proliferation und Ossifikationen im Bereich der Gelenkkapsel visualisieren (ggf. wichtig bei differenzialdiagnostischen Fragestellungen).

Differenzialdiagnosen

▶ *Seronegative rheumatoide Arthritis* (S. 120):
- Kein Befall der Fingerendgelenke, symmetrisch polyartikuläres Befallsmuster.
- Im Röntgen typische erosive Veränderungen an Prädilektionsstellen, keine proliferativen Veränderungen, gelenknahe Osteoporose.
- Gegebenenfalls Rheumaknoten und systemische Manifestationen.
- Serologische Parameter.
- Nicht selten kommen rheumatoide Arthritis (S. 120) und Psoriasis gleichzeitig vor, die Abgrenzung ist dann mitunter schwer.

▶ *Erosive Fingerpolyarthrose* (S. 339):
- Charakteristisch ist die Weichteilschwellung im Gegensatz zur knöchernen Verdickung bei der Arthrose (Osteophyten).
- Die Interphalangealgelenke I an Daumen und Großzehe sowie die Zehenendgelenke sind bei der Arthrose nicht betroffen.
- Abgrenzung ggf. durch eindeutige PsA-spezifische radiologische Befunde.

▶ Andere Spondyloarthritiden.
▶ Gicht (S. 289).

Therapie

▶ **Prinzipien der Therapie:**
- Die Wahl der geeigneten Therapie hängt von der Kombination der verschiedenen Manifestationen und der Schwere der Krankheit ab.
    - Die individuelle Therapie richtet sich nach den im Vordergrund stehenden Manifestationen (Arthritis, Spondylitis, Enthesitis, Daktylitis, Haut).
    - Enthesitiden, Daktylitiden und die axiale Manifestation sprechen nach aktueller Evidenzlage nicht oder nur inadäquat auf nicht-biologische DMARDs an.
    - Hautmanifestation und Gelenkerkrankung sollte als gemeinsame Therapieentscheidung von Rheumatologen und Dermatologen gleichermaßen berücksichtigt werden.
- Ungünstige prognostische Faktoren und ein höheres Risiko für eine Progression sollten individuell beachtet werden.
- Die anhaltende Verbesserung des Funktionsstatus und der Lebensqualität gelten als wesentliche Therapieziele.
- Bei der Beurteilung der Krankheitsaktivität und des Therapieansprechens sollten alle Manifestationen des Krankheitsbildes erfasst werden.
- Die „Group for Research and Assessment in Psoriasis and Psoriatic Arthritis" (GRAPPA) hat Therapieempfehlungen für die Psoriasis-Arthritis erarbeitet (Ritchlin CT. et al. Ann Rheum Dis 2009;68:1387–1394). Die Therapieempfehlungen basieren auf einer Konsensbildung von Rheumatologen und Dermatologen und einer systematischen Analyse aller relevanten Publikationen zur Behandlung der PSA (s. Abb. 7.21).

7.3 Psoriasisarthritis (PsA)

Abb. 7.21 • Therapieempfehlungen für die Psoriasis-Arthritis der „Group for Research and Assessment in Psoriasis and Psoriatic Arthritis" (GRAPPA) (nach: Ritchlin CT. et al. Ann Rheum Dis 2009;68:1387–1394)

▶ **Nicht-medikamentöse Maßnahmen:**
- Patientenschulung.
- Physiotherapie.

▶ **Therapie der Psoriasis:**
- Topische Therapie, Vitamin-A-Säure-Derivate, Fumarester, UV-Bestrahlung.
- Systemische Immunsuppression (Methotrexat, Ciclosporin, TNF-Inhibitoren, IL-12 / 23-Blockade mit Ustekinumab) u. a.

▶ **Nicht steroidale Antiphlogistika:**
- Einsatz in der Primärtherapie der axialen Beteiligung, bei Daktylitis und Enthesiopathie, ggf. auch bei milden Arthritiden.
- Kein nachgewiesener krankheits-modifizierender Effekt, somit v. a. als antiphlogistische und analgetische Therapie bei benignen Verläufen und als Zusatztherapie bei o. g. Manifestationen sinnvoll.

▶ **Konventionelle Basistherapeutika (DMARDs):**
- Basistherapeutika wie Methotrexat, Sulfasalazin, Leflunomid und Ciclosporin werden insbesondere bei der peripheren Arthritis eingesetzt.
- Allerdings existieren nur sehr wenige kontrollierte Studien, die Studienlage ist insbesondere für Methotrexat unzureichend, dennoch gilt es nach empirischer Erfahrung als Basistherapeutikum der ersten Wahl.
- Wie bei der AS muss nach Studienlage davon ausgegangen werden, dass DMARDs keine geeignete Therapie für die Achsenskelettbeteiligung darstellen, zudem gibt es keine Evidenz für eine gesicherte Wirksamkeit bei der Enthesitis und der Daktylitis.
- Von einem Nicht-Ansprechen auf DMARDs ist auszugehen, wenn wenigstens ein Präparat innerhalb von 3 Monaten kein adäquates Ansprechen zeigt, in diesem Fall ist nach den gängigen Leitlinien und internationalen Empfehlungen der Beginn einer Therapie mit TNF-Inhibitoren angezeigt.

▶ **Biologika:**
- TNF-Blocker verhindern die Progression der axialen knöchernen Umbauten, reduzieren den entzündlichen Rückenschmerz, haben einen positiven Effekt auf die Langzeitergebnisse der peripheren knöchernen Veränderungen und haben zudem einen positiven Effekt bei der Hautbeteiligung der Erkrankung. In ganz seltenen Fällen wird allerdings der Hautbefall gar nicht beeinflusst oder sogar verstärkt.
- Die für die Psoriasis eingesetzten Biologika Alefacept und Efalizumab haben keinen ausreichenden Effekt auf die Arthritis bei PsA, die Wirksamkeit von Ustekinumab wird gegenwärtig in Studien untersucht.
- Für andere Biologika außer den TNF-Inhibitoren (Rituximab, Abatacept, Tocilizumab) liegen bei der PsA noch keine ausreichende Studien vor (in Einzelfällen off-label-Einsatz, insb. bei Kontraindikationen gegen TNF-Inhibitoren).

- ▶ **Therapie mit ionisierenden Strahlen**: Radiosynoviorthese s. rheumatoide Arthritis (S. 120).
- ▶ **Operative Therapie** s. rheumatoide Arthritis (S. 133).

Verlauf und Prognose

- ▶ Neben schubweisen Verläufen sind episodische und oligosymptomatische Formen ebenso möglich wie chronisch-persistierende Krankheitsbilder.
- ▶ Neueren Untersuchungen zufolge ist die PsA eine schwerer verlaufende Arthritis als früher angenommen.
  - 40–50 % der Patienten mit PsA weisen eine progrediente erosive Arthritis mit radiologisch nachweisbaren Schädigungen auf, Erosionen treten bereits in den frühen Stadien der PsA auf, viele Patienten entwickeln jedoch nie Erosionen.
  - 20 % der Patienten mit Psoriasis-Arthritis entwickeln Deformitäten und Schäden, die zu funktionellen Einschränkungen führen.
  - Einschränkungen der körperlichen Funktion und der gesundheitsbezogenen Lebensqualität (HRQoL) vergleichbar mit RA-Patienten, zudem hohe Krankheitslast durch Psoriasis.
  - PSA-Patienten weisen eine erhöhte Mortalität auf (insbesondere durch kardiovaskuläre Erkrankungen).
- ▶ Variabler und heterogener Verlauf: Somit ist eine Beurteilung der individuellen Prognose zumeist erst nach Verlaufsbeobachtung möglich.
- ▶ In mehreren Studien wurde Parameter identifiziert, die mit einer ungünstigen klinischen oder radiologischen Prognose bzw. einem schlechteren Therapieansprechen assoziiert waren.
- ▶ **Ungünstige prognostische Parameter bei Patienten mit Psoriasis-Arthritis** (Gladman D et al. J Rheumatol. 1995;22:675-679):
  - Unzureichendes Ansprechen auf NSAR und DMARD.
  - Hohe Anzahl befallener Gelenke.
  - Früher Nachweis von Gelenkerosionen im Röntgenbild und progredienter Verlauf.
  - Schlechter Funktionsstatus (HAQ).
  - Erhöhtes CRP.
  - Weibliches Geschlecht.
  - Beginn im Kindesalter oder jungen Erwachsenenalter.

7.4 Pustulöse Arthroosteitiden (SAPHO-Syndrom und CRMO)

Grundlagen

- ▶ **Synonyme:** PAO (pustulöse Arthroosteitis), Spondarthritis hyperostotica pustulopsoriatica, AHS-Syndrom (aquirierte Hyperostose), SCCH (sternokostoklavikuläre Hyperostose), Tietze-Syndrom.
- ▶ **Definition:**
  - Die Gruppe der pustulösen Arthroosteitiden ist eine Entität, die erst in den letzten Jahren anhand von größeren Kollektiven eingehend beschrieben wurde.
  - Die pustulösen Arthroosteitiden sind kein einheitliches Krankheitsbild, die klinischen Manifestationen präsentieren sich individuell häufig sehr heterogen und im Verlauf variabel. Gemeinsam ist den verschiedenen Unterformen der Erkrankung jedoch das typische Verteilungsmuster sowie die Assoziation mit bestimmten Dermatosen.
  - Das Vollbild des SAPHO-Syndroms beschreibt einen Symptomkomplex aus osteoartikulären und dermatologischen Manifestationen:
    - S = Synovitis
    - A = Akne (Acne conglobata, Acne fulminans)
    - P = Pustulosis
    - H = Hyperostosis
    - O = Osteitis / Osteomyelitis und Periostitis

7.4 Pustulöse Arthroosteitiden (SAPHO-Syndrom und CRMO)

- Die CRMO (chronische rekurrierende multifokale Osteomyelitis) galt lange Zeit als reaktiv-postinfektiöse selbstlimitierende Erkrankung des Kindes- und Jugendalters und wurde aufgrund der gemeinsamen klinischen Charakteristika als juvenile Form des SAPHO-Syndroms gewertet. Vor allem aufgrund verbesserter diagnostischer Möglichkeiten wird das Krankheitsbild jedoch zunehmend auch bei Erwachsenen beschrieben.
- ▶ **Epidemiologie:**
  - Prävalenz gleichzeitiger osteoartikulärer Läsionen bei Patienten mit pustulösen Dermatosen in Japan 10 %, in Europa möglicherweise 15 %.
  - Beginn im mittleren Lebensalter, wohl aber auch schon im Jugendalter möglich.
  - Frauen erkranken häufiger als Männer (bei der Akne-assoziierten Form häufiger Männer).

Ätiologie und Pathogenese

- ▶ Pathogenese weitgehend ungeklärt.
- ▶ **Genetische Disposition:** In Europa bis zu 30 % HLA-B27-assoziiert, in Japan nicht; in letzter Zeit Haplotyp B35-Cw4 nachgewiesen.
- ▶ **Autoimmunologische postinfektiöse / parainfektiöse Pathogenese:** Durch Persistenz von Keimen, analog zu reaktiven Arthritiden und Spondyloarthritiden?
- ▶ Diskutiert wird eine reaktive sterile Osteomyelitis infolge antigener Triggerung durch hypovirulente hautständige Keime (Propionibacterium acnes, Koagulase-negative Staphylokokken).
- ▶ Enteropathische Form mit assoziierter chronisch-entzündlicher Darmerkrankung (Dissemination von Darmbakterien?).

Klinik

- ▶ **Leitsymptom** ist der fokale Schmerz, je nach Lokalisation ggf. mit lokaler Schwellung (Hyperostose und Weichteilschwellung) und Überwärmung.
- ▶ **Charakteristisches Befallsmuster** mit Beteiligung des Sternums, der Clavikulae und der Costotransversalgelenke; fakultativ periphere Arthritis, in 30 % Wirbelsäulenbefall mit Sakroiliitis, Symphysitis.
- ▶ **CRMO:** Schmerzen im Bereich der langen Röhrenknochen und der Beckenknochen. Wirbelsäulenbefall mit multifokaler Spondylitis, ggf. begleitende Spondylodiszitis. Selten Koxitis. Bei Kindern häufig multiple Lokalisationen, bei der adulten Form zumeist oligosymptomatische Verläufe.
- ▶ In der Regel keine Allgemeinsymptome wie Fieber (außer bei Acne fulminans).
- ▶ **Kutane Manifestationen** unabhängig vom Verlauf der Osteitis:
  - Palmoplantare Pustulose (PPP), seltener klassische Psoriasis vulgaris, in 70 % beginnt die Pustulose bis zu zwei Jahre vor oder nach der Arthroosteitis, in Einzelfällen sogar 12 bis 20 Jahre.
  - Acne fulminans oder Acne conglobata.

Diagnostik

- ▶ **Labor:**
  - Keine krankheitsspezifischen Laborparameter.
  - Fakultativ uncharakteristische Erhöhung der humoralen Entzündungsparameter (CRP).
  - Unauffälliges Blutbild.
  - Selten erhöhte alkalische Phosphatase.
- ▶ **Bildgebende Verfahren:**
  - *Kontrastmittelgestützte MRT* mit entzündungssensitiven Sequenzen (s. Abb. 7.23).
  - *Ultraschall* mit Dopplersonografie.
  - *3-Phasen-Skelettszintigrafie* (typisches Verteilungsmuster mit Befall des Sternums): S. Abb. 7.24.
  - *Röntgen:* Läsionen und Hyperostosen im Bereich der Röhrenknochen. „Fibroostitis" sternoklavikulär (entzündliche Enthesiopathie). Spindelige oder kolbige Auftreibung des proximalen Klavikulaendes mit Sklerosierung, Aufhellungen, manchmal Ankylose.

7.4 Pustulöse Arthroosteitiden (SAPHO-Syndrom und CRMO)

Abb. 7.22 • Plantare Pustulose bei Arthroosteitis pustulosa (51-jähriger Patient)

Abb. 7.23 • Knochenmarksödem mit beginnender Destruktion im Bereich der Brustwirbelsäule bei einem Patienten mit CRMO und assoziierter palmoplantarer Pustulose. a) MRT BWS transversal (T1-Wichtung, fettunterdrückt, nach Gabe von Kontrastmittel), b) MRT BWS sagittal (von M. Treitl, Institut

Abb. 7.24 • Typische szintigrafische Mehranreicherung im Bereich der Sternoklavikular- und Kostosternalgelenke bei SAPHO-Syndrom (Stierhornform) (von B. Manger, Erlangen [aus Alten et al. Merckle Rheumatologie visuell-Rheumatologische Bilddatenbank, Thieme, 2004])

▶ **Histologie:** Nachweis der Osteitis (sterile lympho-plasmazelluläre Entzündung)
▶ **Differenzialdiagnosen:**
  • Andere Spondyloarthritiden, insbesondere axiale Psoriasis-Arthropathie.
  • Bei CRMO bakterielle Osteomyelitis, Langerhans-Histiozytose, Knochentumoren.

Prognose und Verlauf

▶ Heterogene Krankheitsverläufe bei allen Formen des SAPHO-Syndroms.
▶ **Spondarthritis hyperostotica pustulo-psoriatica:** Zumeist chronischer Verlauf, selten Defektheilungen, chronifiziertes Schmerzsyndrom (ggf. multifokale Periostitis).

- **CRMO:** In der Regel rekurrierender Verlauf mit mehrmonatigen beschwerdefreien Intervallen, seltener subakute Verläufe mit spontaner Heilung und chronisch-persistierende Verläufe mit wechselnder Krankheitsaktivität. Insbesondere bei Kindern häufig destruierende Verläufe infolge Spondylitis oder Koxitis, epiphysäre Entwicklungsstörungen. Frakturgefährdung bei unbehandelter Spondylitis.

Therapie

- Keine kontrollierten klinischen Studien vorliegend.
- NSAR bei milden Fällen.
- Lokale Steroidinjektion bei Sternoklavikulargelenksarthritis.
- Azithromycin (Makrolid-Antibiotikum) bei begleitender Akne, zusätzlich wird ein antiphlogistischer und immunmodulatorischer Effekt postuliert.
- Bisphosphonate (Pamidronat i. v., Alendronsäure p. o.), Calcitonin s. c.
- TNF-Inhibitoren bei refraktären Fällen oder Komplikationen.
- Glukokortikoid-Stoßtherapie bei akuten Schüben, nicht als Dauertherapie.

7.5 Enteropathische Arthritiden: Arthritis bei Morbus Crohn und Colitis ulcerosa

Grundlagen

- **Synonym für Morbus Crohn:** Ileitis regionalis.
- **Definition:** Oligoarthritis im Rahmen einer Colitis ulcerosa oder eines Morbus Crohn. Aufgrund von symptomatischen Parallelen den Spondyloarthritiden zugeordnet (S. 136).
- **Ätiologie und Pathogenese:**
  - Familiäre Häufung.
  - Bei Morbus Crohn wurde eine Assoziation mit HLA-B16, HLA-B18 und HLA-B62 beobachtet.
  - Bei Colitis ulcerosa Assoziation mit HLA-1 und HLA-B21.
  - Nachweis von HLA-B27 nur bei Sakroiliitis.
  - Auslösung einer Immunreaktion durch enterales Antigen? Infektion?
- **Epidemiologie:**
  - *Colitis ulcerosa:* Prävalenz 50–100 Fälle / 100 000 Einwohner. Arthritis bei 12–15 % der Patienten, in 10 % vor der Darmsymptomatik. Männer und Frauen erkranken gleich häufig.
  - *Morbus Crohn:* 10 (–20?)% der Patienten, Frauen etwas häufiger, mit Morbus Crohn erkranken an einer Arthritis.

Klinik, klinischer Befund

- **Manifestation der Colitis ulcerosa:**
  - *Intestinale Manifestationen:* Blutige Durchfälle, Bauchschmerzen, Fieber, Gewichtsverlust, Tenesmen, Übelkeit mit Brechreiz. Gutartige und fulminante Verläufe möglich.
  - *Extraintestinale Manifestationen:* Uveitis, Stomatitis aphthosa (häufiger als bei Kolitis ohne Arthritis), Pseudopolypen, Erythema nodosum (bei 25 %). Enthesiopathien an Ferse und Knie.
  - *Gelenksymptomatik:*
    - Die Arthritis beginnt meist plötzlich kurz nach einem Kolitisschub, später eventuell synchron.
    - Akute asymmetrische Oligoarthritis oder Arthralgie mit Bevorzugung der großen Gelenke und der unteren Extremitäten, besonders Knie- und Sprunggelenke. Auch Monarthritis möglich. Migratorischer Verlauf.
    - Bei chronischer Kolitis häufiger.
- **Manifestation des Morbus Crohn:**
  - *Intestinale Symptomatik:* Sehr variabel und je nach Befall vom Mund bis zum Anus möglich. Durchfälle, Gewichtsverlust, Bauchschmerzen, Fieber, Fistelbildung in 15 %.

7.5 Enteropathische Arthritiden: Arthritis bei Morbus Crohn und Colitis ulcerosa

Abb. 7.25 • Pyoderma gangraenosum bei M. Crohn mit Arthritis

- *Extraintestinale Manifestationen:* Ähnlich Colitis ulcerosa, gelegentlich Pyoderma gangraenosum.
- *Gelenksymptomatik:* Ähnlich Colitis ulcerosa, Arhritis ist aber häufig subakut und die Schübe mit den Exazerbationen des Darmleidens nicht so eng gekoppelt wie bei der Kolitis-Arthritis. In 75 % Kniegelenke beteiligt.
- ❯ *Beachte:* Die Kombination einer Darmfistel mit Oligoarthritis muss immer an eine Crohn-Arthritis denken lassen.

Diagnostik und Differenzialdiagnosen

- ▶ **Klinik:** s. oben.
- ▶ **Labor:**
  - BSG erhöht.
  - Blutbild: Leukozytose, kolitisbedingte Anämie, manchmal ungewöhnlich hohe Thrombozytose.
  - Keine Rheumafaktoren.
- ▶ **Synovialdiagnostik** (S. 67): Entzündlicher Befund (400 bis 40 000 Zellen / μl, über 80 % Granulozyten).
- ▶ **Differenzialdiagnosen:**
  - Reaktive postenteritische Arthritiden (S. 52): Erregerserologie, nur flüchtige Enteritissymptomatik.
  - Rheumatisches Fieber (S. 52): Hoher ASL-Titer, Streptokokkeninfekt, keine Darmsymptomatik.
  - Gicht (S. 289): Perakute Monarthritis.
  - Rheumatoide Arthritis (S. 120): Symmetrische Arthritis, Rheumafaktoren.
  - Selten Arthritis bei Kollagenkolitis.

Therapie

- ▶ **Nicht steroidale Antiphlogistika** (S. 434):
  - ❯ *Cave:* Mögliche Verschlechterung der enteralen Symptomatik; kontrolliert probieren.
- ▶ **Glukokortikoide:** Eventuell intraartikulär (S. 491); oral fast nie nötig. Im Vordergrund steht immer die Behandlung der Darmerkrankung. Falls diese den Einsatz von Glukokortikoiden erfordert, bessern sich die Gelenksymptome bei enteropathischen Arthritiden gleich mit.
- ▶ **Sulfasalazin** (S. 454): In manchen Fällen wird sowohl die Darmerkrankung als auch die Arthritis günstig beeinflusst.
- ▶ **Methotrexat** (S. 444): Wurde in Einzelfällen versucht; eine Beurteilung der Wirksamkeit ist noch nicht möglich.
- ▶ **Physikalische Therapie:** Kühlung der Gelenke, nur kurzfristige Ruhigstellung.
- ▶ **Bei enteropathischer Spondylitis** s. ankylosierende Spondylitis (S. 138).

- **Infliximab** ist für die Therapie des Morbus Crohn zugelassen und wirkt auch gut auf die Gelenk- und Wirbelsäulensymptomatik bei Morbus-Crohn-Arthritis.
- **Etanercept** hat in einer kontrollierten Studie keinen signifikanten Effekt auf die Darmsymptomatik bei Morbus Crohn gehabt.

Prognose

- **Arthritis bei Colitis ulcerosa:** Nach 1(–2) Monaten Remission, nur selten diskrete radiologische Residuen in Form von Knorpelläsionen. Selten Schübe über 1 Jahr. Ein- bis zweimalige Rezidive pro Jahr möglich. Eine Proktokolektomie verhindert diese nicht, kann aber die Kolitis-Arthritis günstig beeinflussen.
- **Arthritis bei Morbus Crohn:** In der Regel komplette Remission.

Spondylitis bei Colitis ulcerosa und Morbus Crohn

- **Kolitis-Spondylitis:**
  - Bei Colitis ulcerosa ist unabhängig von einer Arthritis in bis zu 20% eine Sakroiliitis, in 4–7% eine komplette ankylosierende Spondylitis (AS) nachweisbar. Diese unterscheidet sich nicht von der genuinen AS.
  - Bei Kolitis-Sakroiliitis in 10%, bei Kolitis-Spondylitis in ca. 60% HLA-B27 nachweisbar.
  - Die AS kann der Kolitis jahrelang vorausgehen. Wenn AS von Polyarthritis begleitet ist, sind Hüft-, Knie- und Schultergelenke häufiger befallen als bei genuiner AS.
- **Crohn-Spondylitis:**
  - Sakroiliitis (s. Abb. 7.26) und Spondylitis gleich häufig wie bei Colitis ulcerosa, die Spondylitis kann der Darmaffektion um Jahre vorausgehen.
  - HLA-B27 ist hier seltener nachweisbar als bei genuiner ankylosierender Spondylitis.

Abb. 7.26 • Ausgeprägte Sakroiliitis bei Morbus Crohn (Kontrastmittelreste im Darm sichtbar)

- **Ankylosierende Spondylitis und Morbus Crohn:** Der ungewöhnlich häufige Nachweis von Morbus-Crohn-ähnlichen Veränderungen bei ankylosierender Spondylitis lässt zwar an eine pathogenetische Verwandtschaft denken; man sollte dennoch die enteropathischen Arthritiden von einer ankylosierenden Spondylitis abgrenzen.

7.6 Enteropathische Arthritiden: Arthritis bei Sprue

Grundlagen

- **Synonym:** Glutenenteropathie, einheimische Sprue, Zöliakie.
- **Definition:** Glutenüberempfindlichkeit mit Zottenreduktion und vermehrter Kryptentiefe im Dünndarm, was zu einem Malabsorptionssyndrom führt.
- **Ätiologie und Pathogenese:**
  - Initiierung einer Immunreaktion durch Gluten in der intestinalen Mukosa, die zur T-Zell-Infiltration, Zottenverlust und Induktion von IgA-Antikörpern gegen Endomysium und Gewebstransglutaminase führt.
  - Assoziation mit HLA-DR3 und HLA-DQw2.
- **Epidemiologie:** Arthritiden werden in bis zu 30% der Patienten mit Sprue beschrieben.

Klinik, klinischer Befund

▶ **Gelenksymptomatik**: Am häufigsten Befall von Hüften, Knien, Schultern, LWS, seltener Ellbogen, Hand- und Sprunggelenke.
▶ **Weitere Manifestationen**:
  • *Intestinale Manifestationen*: Durchfälle, Gewichtsverlust, Meteorismus, Abdominalschmerzen.
  • *Folgen der Malabsorption*: Knochenschmerzen, Frakturneigung, Tetanie, Anämie, Parästhesien, Blutungsneigung.
  • *Sonstiges*: Assoziation mit Dermatitis herpetiformis.

Diagnostik und Differenzialdiagnosen

▶ **Klinik:** s. oben.
▶ **Labor:** Immunologische Parameter. Nachweis von (IgA-)Antikörpern gegen Gliadin, Endomysium und Gewebstransglutaminase.
▶ **Dünndarmbiopsie:** Zottenverlust und Elongation der Kryptendrüsen.
▶ **Differenzialdiagnose:**
  • Andere enteropathische Arthritiden.
  • Reaktive Arthritiden bei Infektion mit Enteritiserregern.

Therapie und Prognose

▶ Nicht steroidale Antiphlogistika.
▶ Eine glutenfreie Diät bessert die gastrointestinale Symptomatik und Arthritis.
▶ Bei längerem Bestehen der Erkrankung und Nichteinhalten einer Diät gehäuftes Auftreten von malignen Tumoren, insbesondere von Lymphomen.

7.7 Enteropathische Arthritiden: Intestinale Bypass-Arthritis

Grundlagen

▶ **Synonym:** Bypass-Arthritis-Dermatitis-Syndrom.
▶ **Definition:** Nach Anlegen eines jejunokolischen oder jejunoilealen Bypasses (zur Fettsuchtbehandlung) auftretende Oligoarthritis.
▶ *Hinweis:* Dieses Krankheitsbild ist hauptsächlich von historischem und pathogenetischem Interesse, da Bypassoperationen zur Adipositastherapie nicht mehr eingesetzt werden.
▶ **Ätiologie und Pathogenese:** ungeklärt. Darmanastomose selbst? Abnormes Bakterienwachstum? Bakteriell-infektiös? Immunkomplexvermittelt?
▶ **Epidemiologie:**
  • Bei 15–30 (bis 50?)% der Bypassoperierten.
  • Männer und Frauen sind gleich häufig betroffen.

Klinik, klinischer Befund

▶ **Gelenksymptomatik:** 3–27 Monate postoperativ akuter Beginn meist polyartikulär und symmetrisch als Arthralgie oder als Arthritis. Häufig betroffen sind die Hände und Füße, auch Knie- und Sprunggelenke.
▶ **Weitere Manifestationen:**
  • Meist Fieber und allgemeines Krankheitsgefühl.
  • In 30% Raynaud-Syndrom; in bis zu 80% makulopapulöse Dermatitis, später Pusteln (DD: Gonorrhö); seltener Erythema nodosum.
  • Selten Tenosynovitis.

Diagnostik und Differenzialdiagnosen

▶ **Anamnese** (diagnostisch wegweisend) und **Klinik:** (s. o.).
▶ **Labor:**
  • Entzündungsparameter: BSG und CRP erhöht.
  • Immunologische Parameter: Immunkomplexe, Immunglobuline, Komplementfraktionen, Antikörper gegen Koli und Bacteroides fragilis, IgA (gelegentlich erhöht).

- ▶ **Darmbiopsie:** Unspezifische chronische Entzündung.
- ▶ **Differenzialdiagnosen:**
  - Andere enteropathische Arthritiden.
  - Arthritis-Dermatitis-Syndrom bei Gonokokkensepsis (S. 192).

Therapie und Prognose

- ▶ **Therapie:**
  - Nicht steroidale Antiphlogistika (S. 434).
  - Glukokortikoide (S. 439).
  - Antibiotika: Die Wirksamkeit auf die Arthritis ist umstritten.
  - Operativ: Reanastomosierung des Darmes.
- ▶ **Prognose:**
  - Nach 2 Wochen bis 30 Monaten kommt es zur Remission.
  - Komplette Remission durch Reanastomosierung des Darmes.
  - Rezidive sind häufig.
  - Diskutiert wird ein möglicher Übergang in eine rheumatoide Arhritis.

7.8 Enteropathische Arthritiden: Arthritis bei Morbus Whipple

Grundlagen

- ▶ **Synonym:** Lipodystrophia intestinalis.
- ▶ **Definition:** Seltene, bakteriell induzierte Darm- und Multisystemerkrankung mit z. T. schweren Allgemeinsymptomen und häufig begleitender Arthritis.
- ▶ **Ätiologie und Pathogenese:**
  - Tropheryma Whippelii: Gramlabil, den Aktinomyzeten zugeordnet; bisher nicht kultivierbar.
  - Entzündung des oberen Dünndarmes mit resultierender Malabsorption; Arthritis wahrscheinlich durch bakterielle Aussaat bedingt. Zusätzliche immunologische Faktoren?
- ▶ **Epidemiologie:**
  - Selten.
  - Familiär gehäuft.
  - Männer erkranken 10-mal häufiger als Frauen.
  - Prädilektionsalter 25–50 Jahre.

Klinik, klinischer Befund

- ▶ **Manifestation der Lipodystrophia intestinalis:**
  - *Klassische Whipple-Trias* (komplette Trias häufig erst im Spätstadium): Malabsorption, Durchfälle, Gewichtsverlust.
  - *Weitere Manifestationen:* Häufig schubweiser Befall der verschiedensten Organe und Systeme mit Pneumonie, Pleuritis, Perikarditis, Aszites, Leber- und Milzvergrößerung, selten ZNS-Symptome, Fieber, Ödeme, generalisierte Lymphknotenschwellungen, Thyreoiditis, subkutane Knoten, Purpura, in 20–50 % Hyperpigmentierung der Haut, Augensymptome, rezidivierende Infekte, z. B. der Nasennebenhöhlen, u. a.
- ▶ **Gelenksymptomatik:**
  - Keine Koinzidenz mit Diarrhöen. Nicht selten gehen die Gelenkbeschwerden den anderen Krankheitssymptomen jahrzehntelang voraus.
  - In 70–90 % akute, sehr schmerzhafte Arthritis oder Arthralgie. Befall meist als migratorische Oligo- oder Polyarthritis.
  - In 4–7 % Sakroiliitis; in Einzelfällen auch Spondylitis.

Diagnostik und Differenzialdiagnosen

- ❐ *Beachte:* Häufig Fehldiagnosen, da der Morbus Whipple sehr selten und seine Symptomatik sehr vielseitig ist, daher: Bei diagnostisch unklaren und therapieresistenten Arthritiden immer an Morbus Whipple denken, es kann lebensrettend sein.
- ▶ **Klinik:** s. oben.

- **Labor:** Blutbild (Anämie).
- **Stuhldiagnostik:** Steatorrhoe.
- **Xylosebelastungstest:** Malabsorption.
- **Dünndarmbiopsie:** Diagnostisch richtungweisend durch Nachweis PAS-positiver Einschlüsse in Makrophagen, auch in zahlreichen anderen Organen. Nachweis von bakterieller 16 S rRNA mit PCR-Technik, erstmals auch in Blut und Synovia gelungen. In seltenen Fällen kann die Duodenalhistologie negativ sein.
- **Differenzialdiagnosen:**
  - Arthritis bei Morbus Crohn und Colitis ulcerosa (S. 164) (Biopsie).
  - Arthritis bei Sprue.
  - Reaktive postenteritische Arthritiden (S. 52).
  - Selten Arthritis bei Kollagenkolitis.
  - Sarkoidose (S. 284).

Therapie

- **Antibiotika:**
  - Antibiose in jedem Fall langfristig nötig, Anhaltspunkt 1 Jahr.
  - Doxycyclin 200 mg / d.
  - Eventuell Kombination von 3 × 1 Mega I. E. Penicillin mit 1 g Streptomycin initial, dann einjährige Weiterbehandlung mit Trimethoprim / Sulfamethoxazol mit Folsäuresubstitution insbesondere bei ZNS-Beteiligung (Tetracycline sind nicht liquorgängig!).
- **Therapiekontrolle:** Halbjährliche Duodenalbiopsie.

Prognose

- Ohne Behandlung fast immer tödlich.
- Durch Antibiotika rasche Remission aller Symptome, auch der Gelenkbeschwerden. Rezidive sind aber möglich.

7.9 Reaktive Arthritiden: Grundlagen und Übersicht

Grundlagen

- **Definition:** Bei der reaktiven Arthritis (ReA) handelt es sich um eine entzündliche Gelenkerkrankung infolge einer extraartikulären, meist eine Schleimhaut betreffende Infektion durch bestimmte bakterielle Erreger. In Bezug auf die primäre Infektion werden im Wesentlichen die postenteritische und die posturethritische Arthritis unterschieden. Die Diagnose basiert auf der typischen klinischen Symptomatik in Kombination mit dem Nachweis oder der Anamnese einer vorausgegangenen Infektion.
  - *Beachte:* Als „Reiter-Syndrom" wurde in der Literatur und in der klinischen Praxis die Trias von Arthritis, Urethritis und Augenbeteiligung (Konjunktivitis oder Uveitis) bezeichnet. Nach heutigem Kenntnisstand und unter Berücksichtigung der Klassifikation der Spondyloarthritiden lässt sich das Krankheitsbild einer Unterform der reaktiven Arthritis bzw. einer undifferenzierten Spondyloarthritis zuordnen. Der Begriff „Reiter-Syndrom" sollte zudem aus historischen und didaktischen Gründen heute nicht mehr verwendet werden.
- **Ätiologie und Pathogenese:**
  - Die detaillierte Pathogenese der reaktiven Arthritis ist bislang noch nicht vollständig geklärt.
  - Reaktive Arthritiden treten zumeist mehrere Tage bis Wochen nach einer urogenitalen oder gastrointestinalen Infektion mit intrazellulären Erregern auf.
  - Nachdem die Bakterien bzw. die Erregerbestandteile über das mukokutane Epithel in den Organismus eindringen, wandern diese vermutlich über Monozyten und andere antigenpräsentierende Zellen über die Zirkulation in die Synovia ein.
  - Im Gegensatz zur infektiösen Arthritis können bei der ReA die Erreger nicht mittels Kultur angezüchtet werden. Moderne Amplifikationsmethoden belegen jedoch, dass bakterielle Antigene im Gelenk über längere Zeit persistieren können bzw. dass eine wiederholte bzw. chronische Erreger- bzw. Antigendissemination z. B. aus dem Darm erfolgt.

- *Genetische Disposition:* Das HLA-B27-Allel ist bei 40–60 % der Patienten mit einer reaktiven Arthritis nachweisbar. Es wird davon ausgegangen, dass die bakteriellen Antigene bei Individuen mit dieser genetischen Prädisposition eine durch antigenpräsentierende Zellen und T-Zellen vermittelte inflammatorische Reaktion hervorrufen.
- Folgende Erreger können eine Arthritis auslösen:
  - Postenteritische Arthritis: Yersinia enterocolitica (Serotyp 03 [= Typ I] bis 09 [=Typ V]) und Y. pseudotuberculosis (Serotypen I–IV), Salmonella typhimurium, S. enteritidis, S. cholerae suis, S. heidelbergii und S. paratyphi, Shigella flexneri, S. dysenteriae und S. sonnei (selten), Campylobacter jejuni und C. coli, Clostridium difficile, Hafnia alvei.
  - Posturethritische Arthritis: Chlamydia trachomatis, Ureaplasma urealyticum, Mycoplasma genitalium und M. hominis.
  - Wesentlich seltener findet sich eine reaktive Arthritis nach respiratorischen Infektionen wie einer Pharyngitis, Sinusitis oder Bronchitis (Chlamydia pneumoniae).

▶ *Hinweis:* Die in diesem Kapitel beschriebenen klassischen reaktiven Arthritiden weisen gemeinsame klinische Charakteristika mit anderen Erkrankungen aus der Gruppe der Spondyloarthitiden und eine genetische Assoziation mit HLA-B27 auf, zudem sind sie mit einem bestimmten Erregerspektrum assoziiert (s. o.). Die reaktive Arthritis muss daher als definierte Krankheitsentität nosologisch und aufgrund wesentlicher pathogenetischer Unterschiede von anderen Erreger-assoziierten entzündlichen Gelenkerkrankungen abgegrenzt werden. So zählen die Borrelien-Arthritis (Lyme-Arthritis), das nur noch selten zu beobachtende, durch Streptokken ausgelöste rheumatische Fieber sowie die durch eine direkte Infektion des Gelenks ausgelöste Gonokokken-Arthritis *nicht* zur Gruppe der Spondyloarthritiden und sollten daher konsequenterweise nicht als „reaktive Arthritis" bezeichnet werden. Die in der Regel selbstlimitierenden parainfektiösen Arthritiden und Arthralgien bei Virusinfektionen sind ebenfalls nicht der klassischen reaktiven Arthritis zuzuordnen.

▶ **Epidemiologie:**
- Auftreten einer reaktiven Arthritis bei 1–3 % der Patienten nach enteralen und urogenitalen Infektionen.
- Prävalenz ca. 40 / 100 000 Erwachsene. Die jährliche Inzidenz der posturethritischen Arthritis wird auf ca. 4 / 100 000, die der postenteritischen Arthritis auf 5 / 100 000 geschätzt.
- Bei HLA-B27-positiven Personen besteht ein 50–100-fach erhöhtes Krankheitsrisiko für Entwicklung einer reaktiven Arthritis nach Infektion mit dem assoziierten Erregerspektrum.

Klinik

▶ Die klassischen reaktiven Arthritiden nach Urogenital- und / oder Darminfektionen weisen die folgenden für Erkrankungen aus der Gruppe der SpA typischen klinischen Gemeinsamkeiten auf:
- Meist oligoartikuläre oder monoartikuläre asymmetrische Arthritis mit Betonung der unteren Extremitäten.
- Beteiligung des Achsenskeletts bei bis zu 30 % der Patienten, in der Regel bei HLA-B27-positiven Patienten:
  - Zumeist Sakroiliitis.
  - Seltener Befall der proximalen Abschnitte der Wirbelsäule.
- Enthesiopathien (Achillessehne, Plantarfaszie) mit Fersenschmerzen, seltener andere Lokalisationen.
- Tenosynovitiden an verschiedenen Lokalisationen (häufig untere Extremitäten).
- Daktylitis (v. a. der Zehen).
- *Extraartikuläre Manifestationen:*
  - Augenbeteiligung: Konjunktivitis und Uveitis.
  - Haut- und Schleimhautbeteiligung: Erythema nodosum, Keratoderma blenorrhagicum (Abb. 7.27), Balanitis circinata (Abb. 7.28), sterile Urethritis.
▶ Trotz der typischen klinischen Charakteristika zeigen sich insbesondere in der Initialphase häufig ein heterogenes Bild sowie ein variabler Verlauf über Wochen und Monate.

Abb. 7.27 • Keratoderma blennorrhagicum bei Spondyloarthritis

Abb. 7.28 • Balanitis circinata bei Spondyloarthritis mit Urethritis

- ▶ **Manifestation des urogenitalen Infektes:**
  - *Bei Männern:* Urethritis, möglicherweise mit aszendierender Infektion und Epididymitis, Prostatitis, Orchitis, Proktitis.
  - *Bei Frauen:* Urethritis oder Zervizitis (oft asymptomatisch), gelegentlich Zystitis, Salpingitis und Endometritis.
- ▶ **Manifestation des gastrointestinalen Infektes:**
  - Häufig nur abortive, flüchtige Hinweise auf Infektionen mit nur geringen abdominellen Beschwerden, z. T. klinisch inapparent verlaufend.
  - Abdominelle Schmerzen, Fieber, Erbrechen und Druckschmerz im rechten Unterbauch als Folge einer mesenterialen Lymphadenitis oder terminaler Ileitis (Pseudoappendizitis). Bei ausgedehnter Enteritis ggf. protrahierte auch wässrige, jedoch nur selten schleimige oder blutige Durchfälle, Dauer ca. 1–10 Tage.
  - Das Ausmaß der gastrointestinalen Infektion steht in keinem Zusammenhang mit der Schwere der reaktiven Arthritis.
- ▶ **Verlauf und Prognose:**
  - In den meisten Fällen (50–65 %) günstige Prognose mit niedriger Krankheitsaktivität unter antiphlogistischer Therapie oder selbstlimitierendem Verlauf innerhalb von wenigen Monaten.
  - In bis zu 30 % der Patienten, insbesondere bei Nachweis von HLA-B27, kommt es zu rezidivierenden und chronischen Verläufen. Dabei ist bei einzelnen Patienten über mehrere Jahre der Übergang in eine ankylosierende Spondylitis (AS) möglich.

Diagnostik

- ▶ **Anamnese:** Gezielte Frage nach in den letzten Wochen und Monaten durchgemachten urogenitalen, gastrointestinalen oder respiratorischen Infektionen sowie gezielte Frage nach extraartikulären Manifestationen und anderen SpA-Parametern (s. o.).

- **Labor:**
  - HLA-B27 in 40–60 % der Fälle bei reaktiven Arthritiden nach urogenitalen und gastrointestinalen Infektionen nachweisbar, prognostische Relevanz (s. o.).
  - Rheumafaktoren und ACPA nicht nachweisbar.
  - Unspezifische moderate bis deutliche Erhöhung der humoralen Entzündungsparameter, bei ca. 30 % fehlend.
- **Bildgebung:**
  - Einsatz von Ultraschall und ggf. MRT in Analogie zu anderen (frühen) Arthritiden bzw. Spondyloarthritiden.
  - Sowohl im Bereich der peripheren Gelenke als auch der Ilioskralgelenke ist die Röntgendiagnostik in der Frühphase der Erkrankung häufig nicht wegweisend, allenfalls zur Abgrenzung gegenüber anderen Erkrankungen (rheumatoide Arthritis, Arthrose). Bei den zumeist selbstlimitierenden und auch bei chronischen Verläufen finden sich in der Regel keine röntgenologisch nachweisbaren knöchernen Veränderungen wie Erosionen.
- **Mikrobiologische Diagnostik:**
  - In mindestens 20 % ist eine vorangehende Infektionen nicht definitiv nachweisbar, in diesen Fällen ist die Klassifizierung letztlich allein vom klinischen Befund und Manifestationsmuster abhängig.
  - ▶ *Der serologische Erregernachweis* ist aufgrund variabler Antikörperbildung schwierig interpretierbar. Eine positive Serologie hat u. a. aufgrund des hohen Durchseuchungstiters insbesondere bei unklarer Klinik keine sichere diagnostische Wertigkeit, zudem resultiert in den meisten Fällen keine therapeutische Konsequenz (Ausnahme: Chlamydien-Urethritis).
  - Die Durchführung einer serologischen Untersuchung sollte daher nur bei adäquater Prätestwahrscheinlichkeit, also bei typischer Klinik und Anamnese einer vorausgegangenen Infektion erfolgen:
    – IgM-Antikörper: In der Frühphase der Infektion nachweisbar.
    – IgG-Antikörper: Nach der Frühphase (2–4 Wochen) erstmals nachweisbar. Für den positiven Nachweis der Infektion wird ein Titeranstieg um 3–4 Stufen gefordert.
    – IgA-Antikörper: Vor allem bei Schleimhautbeteiligung; als Hinweis auf vor Kurzem durchgemachte oder persistierende Infektionen.
  - ▶ *Der direkte Nachweis des auslösenden Erregers* bei postenteritischer Arthritis ist in der Regel nicht möglich, da die Infektion in den meisten Fällen bereits abgelaufen ist und die Erreger nach Sistieren der Durchfälle nicht mehr ausgeschieden werden. Sinnvoll ist lediglich die Identifizierung von (asymptomatischen) Salmonellendauerausscheidern bei positiver Salmonellenserologie (und entsprechender Anamnese).
  - ▶ *Der direkte Nachweis von Chlamydien* bei der Chlamydien-Urethritis gelingt über die PCR aus dem Morgenurin. Die urogenitale Chlamydieninfektionen ist häufig asymptomatisch, zudem besteht in der jungen Bevölkerung eine hohe Durchseuchungsrate von ca. 10 %.
  - Die möglicherweise im Gelenk persistierenden Erreger bzw. Erregerbestandteile können im Gegensatz zur infektiösen Arthritis nicht mittels Kultur nachgewiesen werden. Molekularbiologische Amplifikationsverfahren wie die PCR bieten jedoch die Möglichkeit, sehr geringe Konzentrationen bakterieller DNA im Gelenk bzw. in der Synovialflüssigkeit nachzuweisen. Dies stellt jedoch kein Routineverfahren in der Diagnostik dar und sollte auf unklare persistierende oder therapierefraktäre Fälle begrenzt werden.

Therapie

- **Antiphlogistische bzw. immunsuppressive Therapie:**
  - Bei milden Fällen nicht steroidale Antiphlogistika.
  - Systemische (initial 20–30 mg Prednisolon / d) oder intraartikuläre Therapie mit Glukokortikoiden.
  - Bei chronischen Verläufen: Therapieversuch mit DMARDs, hierbei besteht die beste Evidenzlage für Sulfasalazin, alternativ kann eine Therapie mit Methotrexat erfolgen.

- Bei DMARD-refraktären Fällen oder bei einer Sakroiliitis mit unzureichendem Ansprechen auf NSAR muss analog zur AS eine Therapie mit TNF-Inhibitoren erwogen werden.
- Physikalische und physiotherapeutische Maßnahmen in allen Stadien der Erkrankung.
- Radiosynoviorthese und Synovektomie bei therapieresistenten Synovitiden.

▶ **Antibiotische Therapie:**
- Für die antibiotische Therapie ist kein Einfluss auf die Symptomatik oder den Verlauf der Arthritis belegt, eine Therapie mit Antibiotika ist daher bei fehlenden klinischen Hinweisen für eine Erregerpersistenz nicht sinnvoll. Bei persistierender Diarrhö oder Erregernachweis (Salmonellen) Therapie mit Ciprofloxacin.
- Bei nachweisbarer urogenitaler Chlamydieninfektion (PCR im Urin) ist eine Therapie obligat, da zum einen die Gefahr einer sexuell übertragenen Reinfektion besteht („ping-pong-Infektion"), zudem stellt die Chlamydieninfektion bei der Frau ein hohes Infertilitätsrisiko dar.
  – Tetrazykline (Doxycyclin 200 mg/d) über 7 Tage oder Azithromycin einmalig 1 g.
  ▶ *Beachte:* Die Sexualpartnerin / der Sexualpartner sollte mitbehandelt werden.

Differenzialdiagnosen

▶ Andere HLA-B27-assoziierte Spondyloarthritiden:
- Beginnende ankylosierende Spondylitis, ggf. akute Exazerbation einer vorbestehenden AS infolge einer Infektion.
- Enteropathische Spondyloarthritis.
- Psoriasis-Arthritis.

▶ Seronegative rheumatoide Arthritis.
▶ Lyme-Arthritis (serologischer Nachweis erforderlich).
▶ Disseminierte Gonokokken-Infektion (DGI) mit Arthritis (Urethralabstrich, Kultur, typische Klinik).
▶ Akutes rheumatisches Fieber (nach Streptokokken-Infekt).
▶ Septische Arthritis (bei unklarer Monarthritis ist eine Synoviaanalyse mit Gram-Färbung und Kultur zum definitiven Ausschluss einer infektiösen Arthritis obligat!).
▶ Unspezifische flüchtige Arthralgien und Arthritiden bei viralen Infektionen.
▶ Arthritis urica bzw. Pseudogicht (Synoviaanalyse mit Kristallnachweis).
▶ Degenerative Gelenkerkrankungen.

7.10 Reaktive Arthritis: Chlamydien-Arthritis

Grundlagen

▶ **Definition:** Die Chlamydien-Arthritis ist eine reaktive (postinfektiöse) Arthritis nach einem urogenitalen oder respiratorischen Chlamydieninfekt. HLA-B27 ist in 40–60 % der Fälle nachweisbar.
▶ **Ätiologie:**
- *Chlamydia trachomatis:* Erreger der Urogenitalinfektion.
- *Chlamydia pneumoniae:* Erreger der respiratorischen Infektion, erst kürzlich als Arthritis auslösend erkannt.

▶ **Pathogenese:** Genetische Disposition und besondere immunologische Reaktionsweise s. reaktive Arthritiden (S. 169).
▶ **Epidemiologie:**
- *Prävalenz der Chlamydieninfektionen:* 1–10 %, bei Großstadtpopulationen eventuell höher.
- *Inzidenz der posturethritischen Chlamydien-Arthritis:* 4,6/100 000 Einwohner/Jahr.
- *Prävalenz der Chlamydien-Arthritis:* Unbekannt und sehr variabel, da abhängig von urogenitalen Chlamydieninfektionen.
- *Epidemiologie der Chlamydia-pneumoniae-Infektion:* Schwer abschätzbar, da sich fast jeder Mensch im Laufe des Lebens infiziert. Reaktive Arthritiden wurden bisher aber nur als Einzelfälle berichtet.

7.10 Reaktive Arthritis: Chlamydien-Arthritis

Klinik, klinischer Befund

- **Manifestation des urogenitalen Infektes:**
  - *Bei Männern:* Urethritis, möglicherweise mit aszendierender Infektion und Epididymitis, Prostatitis, Orchitis, Proktitis.
  - *Bei Frauen:* Urethritis oder Zervizitis (oft asymptomatisch), gelegentlich Zystitis, Salpingitis, Endometritis und Perihepatitis.
- **Manifestation des respiratorischen Infektes:** Als Pharyngitis, Laryngitis und Bronchitis, seltener als Sinusitis, Pneumonien. Häufig symptomarm und unspezifisch.
- **Latenzzeit:** Tage bis einige Wochen zwischen Infektion und Arthritis.
- **Gelenksymptomatik:**
  - Klassische Oligoarthritis, in 10–15 % mono- oder polyartikulärer Befall.
  - Besonders die untere Extremität ist betroffen, Handgelenk- und Fingergelenkbefall sind jedoch ebenfalls möglich.
  - Strahlenbefall charakteristisch (wie bei Arthritis psoriatica S. 151).
  - Meist sehr starke Schmerzhaftigkeit der befallenen Gelenke und ihrer Umgebung, gelegentlich gichtähnliche, hochakute Symptomatik.
  - Enthesiopathie mit Sehnenansatzschmerz an der Ferse.
  - Gelegentlich Rückenschmerz vom Entzündungstyp mit Sakroiliitis.
- **Extraartikuläre Manifestation:**
  - Begleitende Konjunktivitis, Uveitis anterior, auch Episkleritis und Keratitis.
  - *Selten:* Myokarditis, Endokarditis, Peritonitis, Meningoenzephalitis.

Diagnostik

- **Anamnese:** Vorausgegangene urogenitale oder respiratorische Infektion?
- **Klinik:** s. oben.
- **Labor – Entzündungszeichen:** BSG und CRP erhöht, bei ca. 30 % fehlend.
- **Erregernachweis, Serologie:**
  - *Direkter Erregernachweis:* Im Abstrich bei Urogenitalinfektion oder in der bronchoalveolären Lavage bei pulmonaler Infektion Anzüchtung der Erreger. In letzter Zeit zunehmender Nachweis mit molekularbiologischen Amplifikationsverfahren (PCR) im Morgenurin.
  - *Serologischer Nachweis:* Chlamydien-Antigen auch im Morgenurin mit ELISA-Technik nachweisbar. Eine Differenzierung von Chlamydia-trachomatis- und Chlamydia-pneumoniae-spezifischen Antikörpern ist bisher nur in wenigen Labors möglich.
    - *Beachte:* Der alleinige Nachweis von Chlamydia trachomatis erlaubt nicht die Diagnosestellung, da die Prävalenz asymptomatischer urogenitaler Chlamydieninfektionen hoch ist (vgl. Epidemiologie).

Therapie

- **Antibiotika** (beeinflussen nicht die Arthritis):
  - *Bei noch nachweisbarer urogenitaler Chlamydieninfektion:* Tetrazykline (Doxycyclin 200 mg / d) über 7 Tage oder Azithromycin einmalig 1 g.
    - *Achtung:* Der Sexualpartner soll mitbehandelt werden.
  - *Bei bronchopulmonalen Chlamydia-pneumoniae-Infektionen:* z. B. Roxithromycin 300 mg / d über 14 Tage.
- **Arthritisbehandlung:**
  - Nicht steroidale Antiphlogistika (S. 434).
  - Glukokortikoide (S. 439): Nicht immer wirksam; initial 20–30 mg Prednisolon / d.
  - Bei chronischen Verläufen: Therapieversuch mit Sulfasalazin (S. 454), in schweren therapieresistenten Fällen auch mit Methotrexat (S. 444) sinnvoll.

Prognose

- Die Arthritis verläuft außerordentlich variabel: Kurzfristige Ausheilung, mehrmonatige Rezidive, eventuell Chronifizierung.
- Nach einem Jahr: In der Regel noch bei 40 % Arthritiszeichen nachweisbar.
- Chlamydia-pneumoniae-induzierte Arthritiden: Aussagen sind noch nicht möglich.

7.11 Reaktive Arthritiden: Yersinia-Arthritis

Grundlagen

- **Definition:** Die Yersinia-Arthritis ist eine nach einer Infektion mit Yersinien auftretende reaktive Arthritis, in 70–80 % ist sie mit HLA-B27 assoziiert. Symptomatologische Überlappungen und Ähnlichkeiten mit anderen reaktiven Arthritiden sind möglich.
- **Ätiologie:**
  - *Yersinia (früher Pasteurella) enterocolitica* – nur folgende Stämme besitzen humanmedizinische Bedeutung:
    - Serotyp 03 und 09 (nach Winblad) oder der 0-Gruppen I und V (nach Knapp und Thal).
    - In den USA Serotyp 08 bzw. 0-Gruppe VI.
    - ◘ *Beachte:* Kreuzreaktionen mit Brucellen.
  - *Yersinia pseudotuberculosis:*
    - Serotyp I, seltener II bis V. Beachte Kreuzreaktionen zwischen Typ II und IV mit Salmonellen der Gruppen B bzw. D und von Typ VI mit Escherichia coli 055.
    - Serotyp VI bisher nur in Japan.
- **Pathogenese:**
  - Genetische Disposition: HLA-B27. Bei HLA-B27-positiven Familienangehörigen ist gehäuft eine ankylosierende Spondylitis nachweisbar.
  - Die Infektion wirkt nur als Triggermechanismus, bisher wurden weder lebende Yersinien noch genetisches Material (DNA, RNA) in Gelenken nachgewiesen, jedoch sind antigene Strukturen (YOP1 = Yersinia outer membrane protein 1) identifiziert worden.
  - Immunpathogenetische Reaktionsmechanismen: Unbekannt.
- **Epidemiologie:**
  - In den nördlichen Ländern ist die Yersinia-Arthritis eine der häufigsten reaktiven Arthritiden und muss daher bei allen postenteritischen Gelenkentzündungen bedacht werden. Keine exakten Angaben, da offenbar ungewöhnliches Nord-Süd-Gefälle:
    - In Skandinavien häufigste reaktive Arthritis, in der Schweiz viel seltener beobachtet.
    - Finnland: ⅓ der Yersiniainfizierten bekommt eine Arthritis und $1/10$ bis $1/8$ aller Erythema-nodosum-Fälle sind durch Yersiniainfektion bedingt.
  - In 11 % bakteriologisch-serologisch untersuchter Arthritis- und Arthralgiefälle finden sich positive Agglutinationsreaktionen (ausgelesenes Krankengut aus Bluteinsendungen).
  - Hierzulande erkranken offenbar mehr Männer. Territorial sind die Verhältnisse vermutlich unterschiedlich und hängen auch von der Art des Erregers ab. Kinder sind auch betroffen.
  - Häufung in der kalten Jahreszeit.

Klinik, klinischer Befund

- **Erstsymptom Yersinieninfektion:** Im klinischen Alltag nicht selten nur abortive, flüchtige Hinweise auf Infektionen mit nur geringen abdominellen Beschwerden, z.T. unbemerkt verlaufend. Die Schwere der Infektion korreliert nicht mit der Schwere der folgenden Arthritis.
  - *Als Pseudoappendizitis:* Infolge mesenterialer Lymphadenitis oder akuter terminaler Ileitis treten abdominelle Schmerzen, Fieber, Leukozytose, Erbrechen und Druckschmerz im rechten Unterbauch auf.
  - *Als Enteritis:* Starke, auch wässrige, jedoch nur selten schleimige oder blutige Durchfälle mit und ohne Fieber, ebenfalls Erbrechen, bis zum Bild des akuten Abdomens, hohe BSG, Leukozytose. Dauer der Durchfallphase 1–10 Tage.
  - Die dritte Form der Yersinieninfektion (septikämisch-typhöses Bild) vor Arthritiden wurde bisher nicht beobachtet.
- **Latenzzeit:** 1–3(–30) Tage zwischen Abdominalsymptomatik und Arthritis.

7.11 Reaktive Arthritiden: Yersinia-Arthritis

- ▶ **Gelenksymptomatik:**
  - Akute, meist asymmetrische Oligoarthritis mit erheblicher Synovitis und Ergüssen; auch als Monarthritis, nur selten als Polyarthritis.
  - Besonders untere Extremität betroffen: Knie-, Sprung-, Zehengelenke, aber auch Hand- und Fingergelenke.
  - Nicht selten migratorischer Charakter.
  - In ca. 30 % heftige Rückenschmerzen, wie bei akuter Sakroiliitis.
- ▶ **Weitere Manifestationen:**
  - Häufig Fieber.
  - Konjunktivitis, Iritis (ca. 5 %).
  - Herzbeteiligung: Karditis, EKG-Veränderungen, selten Valvulitis und Perikarditis.
  - Erythema nodosum: Bei uns offenbar selten.
  - Urethritis: Bei bis zu 20 % der Patienten?
  - Selten: Pharyngitis und Enthesiopathie an den Fersen.

Diagnostik

- ▶ **Klinik:** s. oben.
- ▶ **Labor – Entzündungszeichen:** BSG stark erhöht, häufig Leukozytose und Anämie.
- ▶ **Erregernachweis und Serologie:**
  - *Agglutinationsreaktionen auf Yersinien:* Mit Widal-Reaktion unter Benutzung bestimmter Testantigene werden vorwiegend IgM-Antikörper erfasst:
    – Verdächtig auf Infektion: Titer ab 1:40 bis 1:80.
    – Positiv ab Titer 1:160 oder 4-facher Titeranstieg.
    – Titermaxima bei Yersinieninfektionen 1–2 Wochen nach Krankheitsbeginn. Abfall dann über Monate; in besonderen Fällen Persistenzen über Jahre.
  - *Im Immunoblot und mit ELISA-Technik:* Differenzierung der Antikörper nach Immunglobulinklasse möglich; hier offenbar Korrelation mit persistierenden IgA-Antikörpern.
  - *Speziallabor:* Nachweis von klassenspezifischen zirkulierenden Antikörpern gegen virulenzassoziierte Antigene sowie von Yersinien in Darm- und Lymphknotenbiopsien.
  - *Erregernachweis im Stuhl:* Nur zu Beginn der abdominellen, ggf. auch der arthritischen Krankheitsphase möglich. Sehr schwierig, für die Diagnostik entbehrlich und bei vorangegangener Antibiotikatherapie zwecklos.
- ▶ **Synovialdiagnostik** (S. 67): Entzündliches Exsudat mit hohem Granulozytenanteil.

Differenzialdiagnosen

- ▶ **Rheumatisches Fieber** (S. 52): Kombination mit Erythema nodosum, Pharyngitis und Karditis.
- ▶ Andere reaktive Arthritiden.
- ▶ **Beginnende ankylosierende Spondylitis** (S. 138):
  - Auch eine Aufpfropfung einer Yersinia-Arthritis auf eine bestehende ankylosierende Spondylitis ist möglich.
  - In besonderen Fällen Nachweis einer schon existierenden bisher unbekannten ankylosierenden Spondylitis durch Yersinia-Arthritis.
- ▶ Seronegative rheumatoide Arthritis (S. 120).

Therapie

- ▶ **Nicht steroidale Antiphlogistika** (S. 434).
- ▶ **Glukokortikoide:** Nur kurzfristig oral (initial 20–30 mg Prednisolon / d; S. 439), besser intraartikulär (S. 491) in die hauptsächlich betroffenen Gelenke.
- ▶ **Antibiotika:** Bei florider Infektion Ciprofloxacin 2 × 500 mg / d p. o. Der Arthritisverlauf bleibt unbeeinflusst.
- ▶ **Bei chronischen Verlaufsformen:** Versuch einer Basistherapie, z. B. mit Sulfasalazin (S. 454) oder Methotrexat (S. 444). Bei Übergang in andere Entitäten (z. B. RA) s. dortige spezifische Therapie.

Prognose

- Bei 50–65 % Ausheilung innerhalb von 1–20 Wochen.
- In 30 % rezidivierender Verlauf.
- In 5–20 % chronischer Verlauf.

7.12 Reaktive Arthritiden: Salmonellen-, Shigellen- und Campylobacter-Arthritis

Salmonellen-Arthritis

- **Definition:** Reaktive postenteritische Arthritis nach Infektion mit Salmonellen. In 60–80 % Assoziation mit HLA-B27.
- **Ätiologie:** Infektion mit Salmonella typhimurium, S. enteritidis, S. cholerae suis und S. heidelbergii.
- **Pathogenese** s. Yersinia-Arthritis (S. 175).
- **Epidemiologie:** In 7–8 % nach Salmonellosen.
- **Klinik, klinischer Befund:**
  - Gastroenteritis, z. T. blande Symptomatik.
  - Latenzzeit: 1–2 Wochen (z. T. auch weniger) bis zum Auftreten der Gelenksymptomatik.
  - Gelenksymptomatik: Oligoarthritis mit besonderer Beteiligung der unteren Extremitäten; Monarthritis und migratorischer Verlauf möglich.
  - Tiefsitzende Rückenschmerzen (in über 40 %).
  - Extraartikuläre Manifestationen: In 20 % Konjunktivitis und / oder Urethritis, selten Karditis.
  - Eine HLA-B27-Assoziation ist korreliert mit einer Sakroiliitis, extraartikulären Manifestationen und einer erhöhten BSG.
- **Diagnostik – Labor:**
  - BSG erhöht.
  - Serologie: Salmonellen-Agglutinationsreaktionen sind nur bei ca. 50 % positiv.
    Beachte: Kreuzreaktionen mit anderen Enteritiserregern.
  - Stuhlkulturen: Wichtig für die Diagnostik!
  - PCR – nicht für Diagnostik: In der Synovia konnten Salmonellen-DNA und Salmonella-spezifisches Antigen nachgewiesen werden.
- **Differenzialdiagnosen:**
  - Andere reaktive Arthritiden.
  - Bakteriell-metastatische Salmonellen-Arthritis.
- **Therapie:**
  - Antibiotika nur bei noch florider Infektion. Mittel der Wahl: Ciprofloxacin 2 × 500 mg / d p. o. für 10–14 Tage (in schweren Fällen 2–3 × 400 mg i. v. bis 3–5 Tage bis zur Fieberfreiheit).
  - Weiteres s. Yersinien-Arthritis (S. 176).
- **Prognose:** Wie bei Yersinia-Arthritis (S. 177).

Shigellen-Arthritis

- **Definition:** Reaktive Arthritis nach Shigelleninfektion, nicht selten in ein Reiter-Syndrom übergehend. In 70–80 % Assoziation mit HLA-B27.
- **Ätiologie:** Infektion mit Shigella flexneri, S. dysenteriae und selten S. sonnei.
- **Pathogenese** s. Yersinia-Arthritis (S. 175).
- **Epidemiologie:** Sehr selten.
- **Klinik, klinischer Befund:**
  - Darminfektion: Diarrhöen.
  - Latenzzeit: 4 Wochen bis zum Auftreten einer Gelenksymptomatik.
  - Manifestation am Bewegungsapparat s. Salmonellenarthritis (S. 177).
  - Extraartikuläre Manifestationen: Selten Karditis, Pleuritis, Stomatitis. Nach Infektion mit Shigella flexneri oft Urethritis und Konjunktivitis.

▶ **Diagnostik – Labor:**
- BSG erhöht.
- Serologie: Nachweis agglutinierender Antikörper.
- Stuhlkulturen: Nur in frühen Phasen eventuell positiv.

▶ **Differenzialdiagnosen** s. Yersinia-Arthritis (S. 176).

▶ **Therapie:**
- Antibiotikatherapie s. Salmonellen-Arthritis (S. 177).
- Weiteres s. Yersinia-Arthritis (S. 176).

▶ **Prognose:** Wie bei Yersinia-Arthritis (S. 177).

Campylobacter-Arthritis

▶ **Definition:** Seltene, seit 25 Jahren bekannte, reaktive Arthritis nach Infektion mit Campylobacter jejuni (fetus; gramnegativ). Eine HLA-B27-Assoziation besteht in 60–70 %.

▶ **Pathogenese** s. Yersinia-Arthritis (S. 175).

▶ **Epidemiologie:** 1–3 % nach Infektion.

▶ **Klinik, klinischer Befund:**
- Darminfektion: Wässrige Durchfälle, manchmal auch schwere Enteritis ähnlich Colitis ulcerosa mit Blut- und Schleimbeimengungen, Fieber, Allgemeinsymptomen.
- Latenzzeit: 4 Tage bis 4 Wochen bis zum Auftreten der Arthritis.
- Oligoarthritis oder Polyarthritis wie bei Salmonellenarthritis (S. 177).
- Extraartikuläre Manifestationen: Selten Urethritis, Konjunktivitis, selten Karditis.

▶ **Diagnostik – Labor:**
- Serologie: In Speziallabors.
- Erregerkultur: Sehr schwierig.

▶ **Therapie:**
- Antibiotika bei noch nachgewiesener Infektion, z. B. mit Erythromycin 3 × 500 mg / d p. o. für 10–14 Tage.
- Weiteres s. Yersinia-Arthritis (S. 176).

▶ **Prognose:** Wie bei Yersinia-Arthritis (S. 177).

▶ **Weitere Therapieformen:** Gilt für alle chronischen reaktiven Arthritiden – ähnlich der Behandlung bei rheumatoider Arthritis (S. 129):
- *Physikalische Therapie* (S. 501):
  - Die meist starken Schmerzen sprechen gut auf Kryotherapie an.
  - Frühzeitiges isometrisches Muskeltraining ist wegen Gefahr der Muskelatrophie notwendig, meist jedoch erst nach Abklingen der akuten Entzündungserscheinungen am Gelenk wirksam.
- Radiosynoviorthese (S. 498) bei therapieresistenten Synovitiden.
- Operative Therapie (S. 514) bei chronischen Verläufen.
- *Kurorttherapie und Rehabilitation* (S. 510 und 512; nur bei chronischen Fällen indiziert):
  - Dominierende therapieresistente Dermatose kann Kontraindikation sein.
  - Bei destruierenden Arthritiden berufsfördernde Maßnahmen, in schweren Fällen selbst in jungen Jahren vorzeitige Berentung nötig.

8 Weitere bakteriell bedingte Arthritiden

8.1 Rheumatisches Fieber

Grundlagen

- **Synonyme:** Streptokokkenrheumatismus.
- **Definition:** Das rheumatische Fieber ist eine klassische (postinfektiöse) reaktive Arthritis nach Infektion der oberen Luftwege mit Streptokokken, meist als Angina tonsillaris. Am Gelenk hinterlässt es keine bleibenden Schäden, die Manifestationen am Herzen als Karditis sind für die Prognose jedoch entscheidend.
- **Ätiologie und Pathogenese:**
  - *Genetische Prädisposition:* HLA-B5; HLA-DR2, 3 und 4, v. a. bei Karditis; HLA-DR1 und DRw6 bei Schwarzafrikanern.
  - *Betahämolysierende Streptokokken der Gruppe A* (nach Lancefield): Besonders virulent sind die Streptokokken mit M-Protein Typ 1, 3, 5, 6, 18, 14, 19, 24, 27, 29.
  - *Pathomechanismus:* Ungeklärt. Gestörte Zytokin-Regulation? Stimulation zytotoxischer T-Zellen? Kreuzreaktionen zwischen Herzgewebe und Streptokokken? Schädigung durch Immunkomplexe? Direkte kardiotoxische Wirkung von Streptokokkentoxin?
- **Epidemiologie:**
  - Bis Mitte der 1950er-Jahre war das rheumatische Fieber die häufigste entzündlich-rheumatische Erkrankung des Jugendalters, 1–3% der Kinder und Jugendlichen erkrankten nach einem Streptokokkeninfekt.
  - Seither kontinuierlicher Rückgang. Durch Penicillin-Einführung? Bessere hygienische Verhältnisse? Änderung der immunologischen Reaktionsweise? Rückgang in Europa durch Veränderung der Streptokokken?
  - Inzidenz in Ländern mit hohem Lebensstandard in den letzten Jahren ca. 0,23–1,88 Fälle / 100 000 Kinder und Jugendliche / Jahr.
  - ▶ *Wichtig:* In Ländern mit niedrigerem Lebensstandard ist das rheumatische Fieber, u. a. durch schlechte Wohnraumbedingungen und häufigere Streptokokkeninfekte, noch immer Problem 1. Ranges. Es darf daher nicht in Vergessenheit geraten.

Klinik, klinischer Befund

- **Streptokokkeninfekt:** Angina, Pharyngitis, Lymphadenitis, Fieber; bei 20% nur leichter Katarrh. Kann auch blande oder asymptomatisch verlaufen und wird in 30% nicht bemerkt.
- **Latenzzeit:** 10–20 Tage, dann Ausbruch der Erkrankung.
- **Allgemeinsymptome:** Hohes Fieber (40° und mehr), Schweißausbrüche und stark reduziertes Allgemeinbefinden.
- **Akute Polyarthritis** großer Gelenke mit stärkster Schmerzempfindlichkeit, Rötung, Überwärmung und auch Ergüssen; meist Migration der Beschwerden.
  ▶ *Cave:* In 50–60% nur Arthralgien.
- **Karditis:**
  - Bei Kindern früher in 80%, jetzt noch in ca. 30%. Erwachsene in 15% der Fälle betroffen.
  - Nicht fieberadäquate Tachykardie (auch nachts), Abschwächung des 1. Herztons.
  - Herzgeräusche: Häufig Holosystolikum über der Herzspitze als Hinweis auf eine Mitralklappenbeteiligung; auch Galopprhythmen, bei Perikarditis (10–20% der Fälle) Lokomotivgeräusch.
  - In schweren Fällen: Myogene Dilatation und Insuffizienz.
- **Hautbeteiligung:**
  - *Erythema marginatum:* Bläulichrote ringförmige Flecken, insbesondere am Rumpf. Hochcharakteristisch und diagnostisches Kriterium. Bei Kindern in 20%, bei Erwachsenen nur selten.
  - *Subkutane Knötchen:* An Knochenvorsprüngen, z. B. am Unterarm, Darmbeinkamm, Gelenken, auftretend. Diagnostisches Kriterium.

- *Selten:*
  - Erythema exsudativum multiforme: Typisch sind kokardenförmige Plaques mit bläulichem Zentrum und hellrotem Rand an den Streckseiten der Extremitäten, Handflächen und Fußsohlen.
  - Erythema nodosum (S. 271).
- ▶ **Chorea minor:** Typisch sind Hyperkinesien und eine allgemeine Hypotonie der Muskulatur. Es handelt sich um eine Spätkomplikation, die nach Monaten als Ausdruck einer Meningitis bzw. Enzephalitis schleichend auftritt. Gelegentlich ist sie die einzige Manifestation des rheumatischen Fiebers 2–3 Monate nach Infektion. Bei Kindern trat sie früher in 50 %, heutzutage in 5 % der Fälle auf.
- ▶ **Abortive Verlaufsformen** sind nicht selten und erschweren die Diagnostik.

Diagnostische Kriterien nach Jones (52)

Tab. 8.1 • **Diagnostische Kriterien des rheumatischen Fiebers**

Hauptkriterien	Nebenkriterien
Karditis	Fieber
Polyarthritis	Arthralgie
Chorea minor	vorausgegangenes rheumatisches Fieber oder rheumatische Herzerkrankung
Erythema anulare	BSG- und CRP-Erhöhung, Leukozytose
subkutane Knötchen	Verlängerte PQ-Zeit im EKG

außerdem Hinweis auf vorangegangene Streptokokkeninfektion: Anstieg von ASL oder anderen Streptokokkenantikörpern; Nachweis von A-Streptokokken im Rachenabstrich, abgelaufener Scharlach

Beurteilung: Ein rheumatisches Fieber ist hochwahrscheinlich, wenn zwei der Hauptkriterien oder ein Haupt- und zwei Nebenkriterien zutreffen und ein Streptokokkeninfekt vorausgegangen ist.

Diagnostik

- ▶ **Anamnese:** Streptokokkeninfekt? Aber sogar bei nachgewiesenen rheumatischen Vitien ist die Anamnese oft leer.
- ▶ **Klinik** s. oben.
- ▶ **Labor:**
  - *Entzündungszeichen:* BSG und CRP stark erhöht (aktivitätskorreliert).
  - *ASL-Titer:*
    - In 80–90 % auf über 400, mitunter bis auf mehrere Tausend IE erhöht. Nur der Titerverlauf ist entscheidend. Das Maximum des Anstieges ist nach ca. 3–4 Wochen erreicht, die Titerhöhe korreliert nicht mit der Schwere der Erkrankung.
    - In 10 bis 20 % normal, dann bei dringendem klinischem Verdacht andere Streptokokkenantikörper untersuchen.
    - Erneuter Titeranstieg kann Rezidive signalisieren.
    - Gefahr der Fehlinterpretation: Erhöhter ASL ohne sonstige Krankheitszeichen deutet nur verstärkt die immunologische Auseinandersetzung mit Streptokokken an.
  - *Weitere Parameter* (nicht diagnostisch bedeutsam): Gegen Herzantigene sowie gegen Kardiolipin gerichtete Antikörper sind bei 80 % in der akuten Phase nachweisbar. Gelegentlich antinukleäre Antikörper. Gammaglobuline und Immunglobuline sind erhöht. Selten pathologischer Urinsedimentsbefund (spontane Rückbildung) sowie in 60 % Hinweise auf eine gestörte Leberfunktion bei Erwachsenen.
- ▶ **EKG:** Bei Karditis AV-Verlängerung, ST- und T-Veränderungen, selten auch Blockbildungen.
- ▶ **Echokardiografie:** Zum Nachweis einer Perikarditis und Endokarditis.

Differenzialdiagnosen

- ▶ Im Kindesalter: Morbus Still (S. 383): Schwere Allgemeinerkrankung.
- ▶ Andere reaktive Arthritiden, v. a. Yersinia-Arthritis (S. 175; auch mit Pharyngitis und Herzbeteiligung).

- Bakterielle Endokarditiden: Keimnachweis, Klappen-Vegetationen.
- Akut beginnende rheumatoide Arthritis (S. 120): Keine Herzbeteiligung, kein Streptokokkeninfekt.
- Löfgren-Syndrom bei Sarkoidose.

Therapie

- **Medikamentöse Therapie:**
  - *Behandlung des Streptokokkeninfektes:* Einmalige i. m. Injektion von Benzathin-Penicillin G (600 000 Einheiten bei Kindern, 1,2 Millionen bei Erwachsenen) oder 1–2 × 1 Mio. IE Benzylpenicillin oder 4 × 1 Mio. IE Penicillin G i. v. für 10–14 Tage als Initialtherapie, besonders bei mangelhafter Compliance. Alternativ: Penicillin V (250 000 Einheiten, 3–4 × / d). Bei Penicillin-Unverträglichkeit: Erythromycin (bei Kindern von 8–14 Jahren: 3 × 500 mg, bei Jugendlichen über 14 Jahren und Erwachsenen: 3–4 × täglich 500 mg). Dosierungen variieren im Schrifttum erheblich!
  - *Behandlung der Arthritis:* Die Daten zur antiphlogistischen Therapie des rheumatischen Fiebers stammen aus den 1950er- und 1960er-Jahren, als traditionell mit hohen Dosen von Salizylaten behandelt wurde. Aufgrund des Wirkmechanismus ist von einer gleich guten antiphlogistischen Wirkung von nicht steroidalen Antirheumatika (z. B. Diclofenac, Ibuprofen) bei besserer gastrointestinaler Verträglichkeit auszugehen.
  - *Behandlung einer Karditis:* Trotz Fehlens kontrollierter Studien üblicherweise 40–60 (bis 100) mg Prednisolon / d. Steroiddosis je nach Klinik, aber nicht zu früh, in kleinen Schritten reduzieren. Bei jedem Zeichen der wiederaufflackernden Karditis Dosen wieder erhöhen.
  - *Dauer der Behandlung:* Individuell sehr unterschiedlich und abhängig von klinischen Befunden, BSG, CRP. Antiphlogistika in der Regel nach 6–8 Wochen reduzierbar.
  - *Behandlung der Chorea minor:* Sedativa.
  - *Behandlung einer Herzinsuffizienz:* Symptomatisch.
- **Physikalische Therapie (S. 501):**
  - *Im akuten Stadium:*
    - Bettruhe mit kontrakturverhütender Lagerung: Arme leicht abduzieren, Handgelenke in Neutralstellung, zur Spitzfußprophylaxe Fußbrett, Kasten oder Schuhe, keine Knierolle(!), gute Polsterung der hochschmerzhaften Gelenke. Nur kurzzeitige Immobilisierung, sobald möglich Gelenke 1-mal am Tag passiv durchbewegen.
    - Atemtherapie.
    - Thromboseprophylaxe: Anspannen der Beinmuskulatur, rhythmische Fußbewegungen, Venenausstreichungen.
  - *In späteren Stadien:* Seitens der Gelenke meist keine Therapie nötig. Krankengymnastische Bewegungstherapie und Mobilisierung vom Befund abhängig.
- **Rezidivprophylaxe** – auch bei reaktiver Post-Streptokokken-Arthritis (PSRA, s. u.):
  - *Fokussanierung:* Tonsillektomie im Intervall unter Penicillinschutz und nur bei nachgewiesener chronischer Tonsillitis. Ggf. Zahnextraktion unter gleichen Schutzmaßnahmen.
  - *Prophylaxe von Streptokokkeninfekten:*
    - Benzathin-Penicillin (1,2 Mio. IE alle 3 Wochen) oder orale Prophylaxe mit 250 000 IE Penicillin V 2 × / d beim Erwachsenen oder 1 × / d bei Kindern.
    - *Cave:* Mangelhafte Compliance.
    - Alternative auch hier: Erythromycin oder Sulfonamide.
  - *Dauer der Prophylaxe:*
    - 5 Jahre nach der letzten Attacke für alle Personen unter 18 Jahren, wenn keine Karditis vorlag.
    - Lebenslang für alle Patienten mit sicherer klinisch nachgewiesener rheumatischer Herzerkrankung.
    - Kontinuierlich auch für Patienten, die immer wieder Streptokokkeninfekten ausgesetzt sind.

– Engmaschige klinische Überwachung in den ersten fünf Jahren, da hier Rezidive besonders häufig. Bei jedem Infekt sorgfältige Untersuchung unter Einschluss des Antistreptolysin-Gehaltes mit Verlaufstiterbestimmung. Sofortige Behandlung von Streptokokkeninfekten schon im Anfangsstadium.

Prognose

- Das rheumatische Fieber heilt in der Regel innerhalb von 2–3 Monaten folgenlos aus. Seltene Mehrfachrezidive oder ein protrahierter Verlauf wurden früher u. a. als sekundär-chronische Arthritis fehlinterpretiert.
- **Gelenkerkrankung** bleibt ohne Folgen für das Gelenk. Ausnahme ist die sehr seltene Jaccoud-Arthritis mit nicht-erosiver Ulnardeviation der Finger bei rezidivierenden Verläufen.
- **Bei Vorliegen einer Karditis** bestimmt diese die Prognose: 1 % Frühletalität bei Kindern, auch „Mors subitus" bei schwerer Myokarditis; 4 % Spätletalität durch Vitien.
- **Prävention von Streptokokkeninfektionen** kann – im Gegensatz zu anderen reaktiven Arthritiden – Rezidive verhindern. Ohne strenge Penicillinprophylaxe muss heutzutage in 3–4 % (früher ca. 20 %) mit Rezidiven gerechnet werden.
- **Mortalität:** In manchen Teilen der Welt sind die kardiovaskulären Folgeerscheinungen unverändert Hauptursache der Morbidität und Mortalität.

Benigne Form des Erwachsenenalters (PSRA)

- **Synonym:** Poststreptococcal reactive arthritis (PSRA), reaktive Post-Streptokokken-Arthritis. Wahrscheinlich handelt es sich nur um eine altersbedingte Modifikation oder Erkrankung bei veränderter Immunlage.
- In Einzelfällen gleichzeitiges Auftreten von rheumatischem Fieber und PSRA?
- **Ätiologie:** Auslösung auch durch beta-hämolytische Streptokokken der Gruppe C und G?
- **Pathogenese:** Eventuell Assoziation mit HLA-DRB1*01.
- **Klinik:** Kann wegen atypischen Verlaufs übersehen werden.
  - Beginn schon 10 Tage nach Streptokokkeninfekt.
  - Arthritis, gelegentlich auch Arthralgien bis 2 Monate oder länger anhaltend.
  - Die diagnostischen Kriterien nach Jones (S. 180) können außer der Arthritis fehlen.
  - Eine Karditis kommt seltener vor.
- **Therapie:**
  - Acetylsalicylsäure wirkt geringer als beim rheumatischen Fieber.
  - Vorsichtshalber auch hier Penicillin-Therapie und Rezidivprophylaxe.

8.2 Borrelien-Arthritis

Grundlagen

- **Synonyme:** Lyme-Arthritis, Lyme-Borreliose (zuerst beobachtet in dem Ort „Lyme" in Connecticut).
- **Definition:** Die Borrelien-Arthritis ist eine durch Borrelien (nach Zeckenstich) ausgelöste infektiöse Allgemeinerkrankung, die ganz verschiedene Organsysteme befällt und sich durch eine ungewöhnliche Variationsbreite der Arthritis auszeichnet. 1976 wurde sie erstmalig beschrieben.
- **Ätiologie:**
  - *Borrelia burgdorferi:*
    - Spirochäte, 1982 entdeckt.
    - In Europa durch Stich der Schildzecke Ixodes ricinus, in den USA Ixodes dammini, scapularis, pacificus / in Asien persulcatus übertragen; möglicherweise auch durch Fliegen, Mücken, Bremsen.
    - Zwischen amerikanischen und europäischen B.-burgdorferi-Arten gibt es Unterschiede bezüglich der Antigene.
    - Reservoirs: Mäuse, Reh- und Rotwild.
  - *Weitere Borrelienstämme:* Borrelia garinii und afzelii (nur in Europa).

▶ **Pathogenese:**
- *Genetische Disposition:* Möglich; HLA-DR2 in USA gehäuft korreliert, auch HLA-DR4 (assoziiert mit chronischer Arthritis).
- Nach Infektion der Haut hämatogene und lymphogene Verbreitung des Erregers in fast alle Organe (auch Synovialis).
- *Immunologie:* Indiz für eine gestörte Immunantwort ist das Missverhältnis von wenigen nachweisbaren Erregern einerseits und ausgedehnten histologischen Veränderungen und immunologischen Vorgängen andererseits. Beteiligung von Zytokinen wahrscheinlich. Mimikry-Phänomen durch Ähnlichkeit zwischen spirochaetalen und synovialen Proteinen?
- Die Erreger persistieren auch in den Gelenken. Eine Entscheidung, ob mehr reaktive postinfektiöse oder mehr echte infektiöse Arthritis, ist noch nicht möglich.

▶ **Epidemiologie:**
- *Durchseuchung* von Zeckenarten mit Borrelien weltweit sehr unterschiedlich:
  – In Europa: Lyme-Borreliose inzwischen in fast allen Ländern beschrieben; Infektionsorte gehäuft an Flussläufen und in Naherholungsgebieten der großen Städte.
  – In USA: Viele Endemiegebiete bekannt.
- *Inzidenz und Prävalenz:* z. Zt. nicht abschätzbar. Vermutlich wurden viele Fälle von Borrelien-Arthritis bisher übersehen.
  – In USA: In 8 Staaten 91 % der 16 461 berichteten Fälle 1996. Inzidenz schwankt regional zwischen 100–1247 Fällen / 100 000 Einwohner.
  – In Europa: In England 200 Fälle / Jahr, in Deutschland geschätzte Inzidenz 30 000 bis 60 000 Fälle / Jahr (ubiquitär, aber nicht endemisch).
- Frühe Krankheitsformen der Borreliose treten gehäuft im Sommer, chronische ohne jahreszeitliche Bindung auf.

Klinik, klinischer Befund

▶ **Stadium I der Lyme-Borreliose – frühe lokalisierte Infektion, nach Tagen bis Wochen:**
- *Erythema chronicum migrans – Früh- und Leitsymptom* (Abb. 8.1):
  – In mindestens 50 bis 70 %, bei Kindern sogar in 90 %.
  – Besonders häufig in Achsel- und Leistenregion sowie im Kniebereich. Beginn als rote Papel oder Macula, die sich ausbreitet, kann zentral abblassen und dadurch ringförmig werden. Größe sehr variabel.
  – Ohne antibiotische Behandlung Rückbildung in 4 Wochen.
- *Grippeähnliche Begleitsymptome:* Müdigkeit, Fieber, Kopfschmerzen, Nackenschmerzen, Arthralgien und Myalgien möglich.
- *Gelegentlich:* Leber-, Milz- und Lymphknotenvergrößerungen.

Abb. 8.1 • Erythema chronicum migrans nach Zeckenstich in der Kniekehle. a: seitlich, b: von dorsal; von B. Manger, Erlangen (aus Alten et al. Merckle Rheumatologie visuell-Rheumatologische

8.2 Borrelien-Arthritis

Abb. 8.2 • Ausgeprägte schmerzarme Schwellung (Hydrops) des rechten Knies bei Borrelienarthritis

Abb. 8.3 • Baker-Zyste der Kniekehle im sonografischen Querschnitt (selber Pat. wie Abb. 8.2)

- ▶ **Stadium II – frühe Disseminierung, nach Wochen bis Monaten:**
  - *Lymphozytom der Haut* (Synonym Lymphadenitis cutis benigna): Wird z. T. auch zum Stadium I gerechnet.
  - *Neurologische Manifestationen:* Fazialisparese (klassisch), lymphozytäre Meningoradikulitis Bannwarth, Meningitis, Enzephalitis, Myelitis.
  - *Arthralgien*, gelegentlich auch schon Arthritis und Enthesiopathien.
  - *Manifestationen an den Augen:* Konjunktivitis, Uveitis, Papillitis, Panophthalmitis.
  - *Manifestationen am Herzen* (bei 10 %): AV-Block, milde Perikarditis, linksventrikuläre Dysfunktion, Thoraxschmerz, Dyspnoe und Palpitationen. Die Herzbeteiligung wurde früher unterschätzt.
- ▶ **Stadium III – Spätstadium / chronische Lyme-Borreliose, nach Monaten bis Jahren:**
  - ▣ *Beachte:* Das Spätstadium der Lyme-Borreliose kann sich ohne nachweisbare frühere Stadien entwickeln. Die einzelnen Entwicklungsstadien können mit Pausen nacheinander auftreten, aber auch fließend ineinander übergehen.
  - *Klassische Borrelien-Arthritis:* Tritt im Stadium III der Lyme-Borreliose auf. Arthralgien, Myalgien und Enthesiopathien (insgesamt häufig) sind aber schon in früheren Stadien möglich. Die Arthralgien des Stadium I können auch persistieren, dadurch wird das klinische Bild noch unübersichtlicher.
    – Äußerst variables Bild, keine typische Verlaufsform.
    – Befallsmuster: Meist mon- oder oligoartikulär. Kleine und große Gelenke befallen, in 80 % Kniegelenksbefall. Auch Daktylitis (Wurstfinger und -zeh) beschrieben.
    – Rötung über den Gelenken eher selten.
    – Intermittierender Verlauf: Zwischen den Stunden bis Tage andauernden Beschwerden liegen freie Intervalle von Tagen bis Monaten.
    – Neben eher schmerzarmen Arthritiden mit großen Ergüssen sind auch sehr schmerzhafte Arthralgien möglich.
    ▣ *Achtung:* Auch wie Hydrops intermittens (S. 325).
  - *Allgemeinsymptome:* Abgeschlagenheit, Müdigkeit, Kopfschmerzen, Nackensteifigkeit, Myalgien, Durchfälle etc.
  - *Weiteres:* Chronische Enzephalomyelitis, Polyneuropathie, Kardiomyopathie und Keratitis. Acrodermatitis chronica atrophicans Herxheimer.
- ▶ **Weitere Manifestationen:** Selten interstitielle Myositis (in allen Stadien), Fasciitis (Stadium II und III).

Diagnostik

- ▶ *Hinweis:* Die Überdiagnose und -therapie der Lyme-Borreliose ist z. Zt. ein größeres Problem als Unterdiagnose und -behandlung.
- ▶ **Anamnese und Klinik:** Die Lyme-Borreliose (und -Arthritis) ist immer eine klinische Diagnose, die Serologie ist nur die Bestätigung. Keine Diagnosestellung nur durch Ausschluss oder Serologie.
  - *Anamnese:*
    - Gezielt nach Zeckenstich fragen. Nur 30 % der Exponierten können sich an einen Zeckenstich erinnern.
    - Vorangegangene neurologische Störungen oder Erkrankungen? Meningopolyneuritis innerhalb von 2 Jahren vor Arthritis ist ebenfalls ein Schlüssel zur Diagnose.
    - Erythema chronicum migrans?
    - Wenn Zeckenstich und / oder Erythema chronicum migrans nicht eruierbar sind, ist die Diagnose schwierig und wird auch in Epidemiegebieten häufig nicht gestellt.
  - *Klinik* s. oben.
- ▶ **Labor:**
  - *Entzündungsparameter:* Die BSG ist eher gering erhöht.
  - *Blutbild:* Anämie, Leukozytose, Linksverschiebung.
  - *Serologie:*
    - Allgemein üblich und richtungweisend: Spezifische IgM-Antikörper sind frühestens 1–2 Wochen nach Symptomenbeginn und Auftreten des Erythema chronicum migrans nachweisbar. Später: IgG-Antikörper, eher mit systemischen Manifestationen assoziiert, in Spätstadien fast immer nachweisbar. In der Regel Abfall der IgM-Antikörper (auch bei unbehandelten Patienten) nach 4–6 Monaten. Methoden: Immunfluoreszenz und ELISA-Technik.
    - Spezifizierung der positiven Resultate: Durch ELISA mit gereinigten oder rekombinanten Antigenen sowie Westernblot (Immunoblot): Nach elektrophoretischer Auftrennung der Borrelien-Proteine Nachweis von Antikörpern gegen einzelne Proteinbande. Immunoblot ist aufwendiger, aber aussagekräftiger. Von relativ hoher diagnostischer Spezifität: Antikörper gegen die Oberflächenproteine 31 kD (OspA) und 34 kD (OspB), gegen 41 kD (Flagellin-Protein) sowie 23 kD (OspC).
  - *Fallstricke der Serologie:*
    - Die Serologie ist bisher nicht standardisiert, Ergebnisse verschiedener Labors sind daher nicht vergleichbar.
    - Die Serologie kann am Anfang noch negativ sein oder bei frühem (inadäquatem) Einsatz von Antibiotika, trotz fortbestehender aktiver Infektion, auch negativ bleiben.
    - Z. T. hohe Durchseuchungstiter (bestimmte Regionen, Waldarbeiter): Die Kombination von erhöhten Antikörpern und Gelenkbeschwerden kann dabei zufällig sein.
    - Sog. natürliche Antikörper: Gegen homologe antigene Epitope anderer Organismen? Signifikante Antikörperspiegel im Immunoblot dadurch auch ohne Borrelien-Exposition möglich.
    - Seropositivität kann nach erfolgreicher Behandlung persistieren, ohne dass dies Hinweis auf aktive Infektion ist.
    - Einen falsch-positiven Anti-Borrelien-ELISA-Test gibt es auch bei einigen anderen entzündlichen Gelenkerkrankungen (z. B. rheumatoide Arthritis, SLE).
    - Lang dauernde Symptome einer scheinbar vorliegenden Lyme-Borreliose können nicht in jedem Fall dieser Erkrankung zugeordnet werden, wenn nur IgM-Antikörper nachweisbar sind; andererseits sprechen nachweisbare IgG-Antikörper bei nur weniger lang dauernder Krankheit eher für eine frühere Exposition.
  - *Direkter Erregernachweis* z. B. in Synovia oder Blut ist schwierig, aufwendig und zur Routinediagnostik daher nicht geeignet.
  - *Erregernachweis mit PCR* – noch nicht für Routinediagnostik geeignet:
    - Nachweis von Erreger-DNA aus Synovia, Blut oder Urin.

- Mit der PCR kann aber nicht zwischen lebenden und toten Organismen unterschieden werden. Ein positiver DNA-Nachweis beweist nicht die aktive Infektion und erlaubt auch nicht die Diagnosestellung, sondern zeigt nur das Vorhandensein von Erregerbestandteilen an.
- Eine negative PCR in der Synovia schließt auch bei therapieresistenter Lyme-Borreliose nicht die intraartikuläre Persistenz aus.
- Ein falsch positiver Befund ist in weniger als 5% durch Kontamination denkbar.

▶ **Synoviadiagnostik** (S. 67): Entzündungs-Konstellation mit 10 000–75 000 Leukozyten/µl (meist Neutrophile).

▶ **Röntgen:** In seltenen chronischen Fällen Erosionen, gelenknahe Osteoporose, Zysten.

Differenzialdiagnosen

❒ *Hinweise:* Durch Verbesserung der diagnostisch-serologischen Methoden ist der Ausschluss anderer Erkrankungen möglich und das Spektrum der Erkrankung klarer und überschaubarer.

▶ Alle anderen reaktiven Arthritiden (S. 169): Die Borrelien-Arthritis (und Lyme-Borreliose) ist eine sichere Infektionskrankheit, Übergangsformen zu reaktiven Arthritiden machen jedoch nach wie vor eine exakte Zuordnung schwer.
▶ Psoriasisarthritis (S. 151) ohne Psoriasis.
▶ Seronegative rheumatoide Arthritis (S. 120): Symmetrie des Gelenkbefalls, kleine Gelenke betroffen.
▶ Kristallarthropathien (S. 289): Meist akute Monarthritis mit Hautrötung.
▶ Palindromer Rheumatismus (S. 325) und Hydrops intermittens (S. 325).
▶ Löfgren-Syndrom (S. 284): Biliäre Lymphknotenvergrößerungen.
▶ Fibromyalgie (S. 354).

Therapie und Prophylaxe

▶ **Antibiotische Therapie der Borreliose:** Die Empfehlungen sind sehr unterschiedlich, eine absolut verlässliche und standardisierte Therapie gibt es nicht. Therapieversager sind möglich, die beobachtete Therapieresistenz korreliert mit HLA-DR4. In besonderen Fällen kann es 1–3 Wochen nach Therapiebeginn zu einer Jarisch-Herxheimer-Reaktion kommen (Fieber, Frösteln, Müdigkeit, Kopfschmerz, Myalgie).
  • *Bei Erythema chronicum migrans:* Unter oralen Gaben von Doxycyclin (200 mg/d, 21–30 Tage) und Amoxicillin (3 × 500 mg/d, 21–30 Tage) Ausheilung; eine Chronifizierung wird verhindert.
  • *Bei etablierter Lyme-Arthritis:*
    – Behandlungsversuch mit Doxycyclin auch hier gerechtfertigt (Empfehlung der Kommission Qualitätssicherung der Deutschen Gesellschaft für Rheumatologie), bei Versagen oder auch primär parenterale (i. v.) Therapie mit Ceftriaxon (2 g/d, 14–30 Tage) oder Cefotaxim (3 × 2 g/d, 14–30 Tage). Sehr wirksame Therapie, Therapieversagen könnte für Fehldiagnose sprechen.
    – Ebenfalls empfohlen: Penicillin G (4 × 5 Mega I. E./d, 14–30 Tage).
    – In Erprobung: Cefuroxim Axetil (dem Doxycyclin gleichwertig), Azithromycin (offenbar weniger wirksam als Amoxicillin).
  • *Bei Neuroborreliose:* Primärtherapie mit Ceftriaxon 2 g/d, 14–30 d aufgrund der Liquorgängigkeit.
  • *In der Schwangerschaft:* Amoxicillin (3–4 × 500 mg/d), Cefuroxim i. v. (2 × 500 mg/d), in schweren Fällen Penicillin i. v., Cefotaxim, Ceftriaxon.

▶ **Therapie der Arthritis:**
  • Nicht steroidale Antiphlogistika (S. 434).
  • Glukokortikoide (S. 439 und S. 491):
    – Oral vor adäquater antibiotischer Behandlung möglicherweise riskant wegen paralysierender Wirkung auf Antibiotika (initial 20–30 mg Prednisolon/d).
    – Intraartikuläre Glukokortikoidinjektionen sind oft verblüffend wirksam.
  • Basistherapeutika sind noch nicht erprobt.
  • Synovektomie (S. 515): Oft gute Erfolge.
  • Physikalische Therapie: Wie bei anderen Arthritiden, s. rheumatoide Arthritis (S. 120).

- **Therapieerfolg:** Hauptsächlich klinisch beurteilen, da Antikörper persistieren können. Eine Behandlung ist nicht immer verlässlich, Therapieversagen möglich.
- **Prophylaxe:**
  - Vermeidung von Zeckenexposition: z. B. Schutzkleidung in Waldgebieten.
  - Nach Stich Zecke vorsichtig mit einer Pinzette unter Drehung entfernen. Keine prophylaktischen Antibiotikagaben.
  - Verschiedene Impfverfahren sind im Versuch.

Prognose

- Vollremission jederzeit durch Antibiotika möglich mit Persistenz der Symptome für 6 Monate oder mehr. Auch spontane Remissionen sind häufig.
- In 10 % sind rezidivierende und lange chronische Verläufe zu erwarten, auch primär ist ein chronischer Verlauf möglich.
- In seltenen Fällen erosive Gelenkerkrankung.
- **Post-Lyme-Syndrom:** Wird in letzter Zeit zunehmend beobachtet, überwiegend klinisch als Fibromyalgie bzw. chronisches Müdigkeitssyndrom imponierend, gelegentlich begleitet von Gedächtnis- und Konzentrationsproblemen, Schlafstörungen und Stimmungsschwankungen sowie Arthralgien. Im Einzelfall ist ein kausaler Zusammenhang der unspezifischen Symptome mit der Borrelienexposition sehr schwer herzustellen.

8.3 Septische Arthritiden: Grundlagen und Übersicht

Grundlagen

- **Definition:** Arthritiden, die durch eine direkte Erregerinvasion in das Gelenk und in seine Umgebung zustande kommen. Sie können primär oder sekundär sowie lokalisiert oder generalisiert auftreten.
- **Beachte:** Die Erreger breiten sich im Gelenk aus, damit verbunden ist die Gefahr der raschen Gelenkzerstörung durch die eitrige Gelenkentzündung, die fast immer eine Behandlung als Notfall erfordert.
- **Ätiologie:**
  - *Erreger:*
    - Häufigste (bezogen auf 100 % positive Befunde): Staphylokokken (60 %). Gonokokken und Streptokokken (20 %). Gramnegative Keime (ca. 15 %): Pseudomonas, Proteus, Serratia, Hämophilus.
    - *Weitere:* Anaerobier (Bacteroides, Clostridien), Mykobakterien (M. tuberculosis und atypische Mykobakterien), Mykoplasmen und noch zahlreiche andere Keime. Selten auch Pilze oder Viren (zumeist als reaktive Arthritiden).
    - *Bei Kindern:* Häufig Staphylococcus aureus; im Alter unter 2 Jahren Haemophilus influenzae.
  - *Disponierende Faktoren:*
    - Assoziierte Erreger s. Tab. 8.2.
    - Weitere: Malignome, Kachexie, Stoffwechselentgleisungen, medikamentöse und / oder physikalische Immunsuppression, vorangegangene Antibiotikatherapie.
- **Pathogenese:**
  - Hämatogene Infektion bei Bakteriämie und Sepsis durch gelenkferne Herde oder benachbarte Osteomyelitis.
  - Lymphogen aus der Umgebung.
  - Posttraumatisch.
  - Gelenkpunktion und / oder intraartikuläre Injektion, postoperativ.
  - Herkunft bzw. Herd unbekannt.
- **Epidemiologie:**
  - Jährliche Inzidenz in Schweden: 10 Fälle / 100 000 Einwohner.
  - Postoperative Infektion: Diszitis, z. B. nach Bandscheibenoperation in < 1 %. Nach Endoprothesen-Implantation in 1 %.

Tab. 8.2 • **Disponierende Faktoren und assoziierte Erreger bei infektiösen Arthritiden**

disponierende Faktoren	Erreger
Gelenkerkrankungen, z. B. rheumatoide Arthritis	Staphylococcus aureus und gramnegative Erreger
Gelenkoperationen, z. B. bei infizierten Endoprothesen	Staphylokokken und Streptokokken
Alkoholismus, Leberzirrhose	gramnegative Erreger, Streptococcus pneumoniae
Diabetes mellitus	grampositive und gramnegative Erreger
myeloproliferative Erkrankungen	gramnegative Erreger, Aeromonas hydrophila
HIV-Infektion	Staphylococcus aureus und Streptococcus pneumoniae, oft auch andere Keime
Drogenabhängigkeit (besonders Heroin)	Pseudomonas aeruginosa, Serratia marcescens
Immunsupprimierte und Patienten mit Hypo- oder Agammaglobulinämie	Mykoplasmen und Ureaplasmen

Klinik, klinischer Befund

▶ **Gelenksymptomatik:**
- Akute, meist Mon- oder Oligoarthritis mit Rötung, Schwellung, Überwärmung und sehr starken Schmerzen von gichtähnlicher Intensität. Mitunter auch blande oder maskierte Symptomatik, besonders bei Immunsupprimierten und Patienten mit Diabetes mellitus.
- Besonders häufig betroffen: Kniegelenke und andere große Gelenke. Bei Hüftgelenkbefall Schonhaltung des Beins in Flexion und Außenrotation.

▶ **Allgemeinsymptomatik:** Zeichen der Allgemeininfektion mit Fieber, Schüttelfrost und schlechtem Allgemeinzustand, besonders bei Kindern. Können aber auch fehlen.

▶ **Bei bekanntem Infektionsherd bzw. infektiöser Grunderkrankung:**
- *Infektiöse Bursitis:* Meist an Ellbogen und Knie. Plötzlicher Beginn mit hohem Fieber und Zeichen der akuten Arthritis, s. oben. Operative Sanierung später notwendig. Eine infizierte Bursitis olecrani kann zur Armamputation führen.
- *Infizierte Gelenkendoprothese:*
  - Früh nach Operation meist durch Staphylokokken und Streptokokken; hohes Fieber, Eitersekretion aus Operationswunde, sehr reduzierter Allgemeinzustand.
  - Nach abgeschlossener Wundheilung: Schmerzen und Weichteilschwellung.
- *Infektiöse Sakroiliitis:* Am häufigsten bei Frauen mit gynäkologischen Erkrankungen z. B. nach Abort oder Abrasio mit sekundärer Infektion, manchmal mit gleichzeitiger Symphysitis. Starke Schmerzhaftigkeit. Ausheilung meist in Ankylose.
- *Infektiöse Spondylitis* (durch diskrete Symptomatik unterschätzt):
  - Meist bei älteren Menschen (50–70 Jahre) und an der LWS.
  - Ausgang meist benachbarte Diszitis oder hämatogen.
  - Mitunter auch akuter Beginn mit Fieber und Rückenschmerzen sowie Ausstrahlung in den Brust- und Bauchraum, dadurch Fehldiagnose Herzinfarkt, Pleuritis, Cholezystitis etc. möglich.
  - Druckschmerz und Klopfschmerz über befallenen Wirbelkörpern.
  - Nur selten neurologische Komplikationen.

Diagnostik

▶ **Klinik** s. oben.
▶ **Labor:**
- Entzündungsparameter: BSG, CRP und Akut-Phase-Proteine (erhöht), Procalcitonin.
- Blutbild: Leukozytose mit Linksverschiebung.
- Blutkulturen.

8.3 Septische Arthritiden: Grundlagen und Übersicht

Abb. 8.4 • Septische Arthritis des Handgelenkes mit massiver Entkalkung und Destruktionen bereits 14 Tage nach Beginn der Symptome

Abb. 8.5 • Bakterielle Sakroiliitis mit einseitiger Destruktion des Ileosakralgelenkes (Schichtaufnahme)

- **Gelenkpunktion obligat** (vgl. Synoviadiagnostik S. 67): Synovia graugelb bis eitrig. Viskosität verringert. Glukose niedrig. Leukozyten > 20 000 / µl (bis 50 000 / µl und mehr), überwiegend Granulozyten, Lymphozytenanteil unter 25 %. Synoviakulturen (s. Erregernachweis).
- **Erregernachweis:**
  - *Kulturen:* Sind diagnostisch richtungsweisend.
    - ▶ *Wichtig:* Bei jedem Verdacht auf eine Gelenkinfektion müssen schnell Blut- und Synoviakulturen abgenommen und mikrobiologisch untersucht werden. Cave: Antibiotika-Anbehandlung.
  - Mikroskopische Untersuchung der Synovia (s. Abb. 8.7) mit Gram- und Ziehl-Neelsen-Färbung, wenn möglich.
  - Ein negativer Keimnachweis schließt eine Infektion nicht aus. Der Nachweis gelingt nicht immer (z. B. Neisseria), dann serologische Spezialmethoden einsetzen. Zunehmend Einsatz von PCR-Techniken zum Erregernachweis.
- **Biopsie:** Bei Befall von Wirbeln, Iliosakralgelenken, Beckenknochen ggf. Punktion, um Material zu gewinnen.
- **Röntgen** (s. Abb. 8.4):
  - *Frühstadium:* Höchstens Weichteilschwellung (s. Abb. 8.8) und Ergusszeichen.
  - *Später:* Hinweise auf Knorpelschwund, Osteolysen, oft abenteuerliche Gelenkzerstörungen (s. Abb. 8.5).
  - *Fortgeschrittene Stadien:* Mitunter Ankylose.
- **Szintigrafie** (S. 83):
  - Die Dreiphasen-Technetium-Szintigrafie ist häufig schon vor dem Röntgenbefund positiv; Hinweis auch auf klinisch asymptomatische Herde.
- **CT und MRT:** Wertvolle Zusatzinformation zur Ausdehnung des infektiösen Prozesses und zum Grad der Knorpel-, Knochen- und Weichteil-Destruktion (s. Abb. 8.6b).
- **Sonografie** (S. 84): Bei Befall der Hüft- und Schultergelenke unabdingbare frühdiagnostische Maßnahme.

Diagnostische Probleme bei bestehender rheumatoider Arthritis

- Unter einer Glukokortikoidbehandlung ist das Erkennen eines Pyarthros sehr schwer, da klinische Entzündungszeichen fehlen können und die Leukozytose im Blutbild wegen der Steroidtherapie ohnehin vorhanden ist.

8.3 Septische Arthritiden: Grundlagen und Übersicht

Abb. 8.6 • Bakterielle Spondylodiszitis.
a: konventionelle Röntgenaufnahme
b: Computertomografie

Abb. 8.7 • Zellreicher, nahezu ausschließlich granulozytärer Erguss bei septischer Arthritis

Abb. 8.8 • Septische Arthritis durch Staphylokokken (starke Weichteilverdichtung supra-patellar und popliteal) bei vorbestehender RA

8.3 Septische Arthritiden: Grundlagen und Übersicht

Differenzialdiagnosen

- Akute reaktive Arthritiden (Übersicht S. 169): Kein Nachweis vitaler Erreger, positive Serologie.
- Akuter oligoartikulärer Schub einer rheumatoiden Arthritis (S. 120): Punktat.
- Akuter Anfall bei Gicht oder Pseudogicht (S. 289): Punktat, Kristallnachweis.

Therapie

▶ **Wichtig:** Es handelt sich um einen klassischen rheumatologischen Notfall, daher muss man früh und aggressiv therapieren, um Destruktionen oder septische Komplikationen zu verhindern. Es ist eine enge Abstimmung zwischen internistischem und orthopädischem Rheumatologen oder Chirurgen erforderlich. Die Behandlung muss immer stationär erfolgen.
- **Medikamentöse Therapie – Antibiotika** s. Tab. 8.3.
  - *Dauer der medikamentösen Therapie:* Antibiotika mindestens 2–4 Wochen geben, bei gonorrhoischer Arthritis 2 Wochen. Orale (Weiter-)Behandlungen sind möglich mit Flucloxacillin (3 × 1 g), Clindamycin (3 × 600 mg), Ciprofloxacin (3 × 500 mg) oder Tavanic (1 × 500 mg).

Tab. 8.3 • Antibiotika nach Art des Erregers*

Erreger	Antibiotika	Alternativen
unbekannt, Notwendigkeit raschen Handelns	Aminopenicillin / Betalaktamasehemmstoff, z. B. Unacid (3 × 3 g)	Reserve-Betalaktam, z. B. Cefotaxim (3 × 2 g) + Flucloxacillin (3 × 4 g)
Gonokokken	Ceftriaxon (1 × 2 g)	
Staphylococcus aureus	Flucloxacillin (3 × 4 g)	Clindamycin (3 × 900 mg) oder Fosfomycin (3 × 5 g)
Koagulase-negative Staphylokokken	Vancomycin (2 × 1 g für 6 Wochen)	
Streptokokken	Penicillin G (3 × 10 Mio. E)	Clindamycin (3 × 600–900 mg)
Hämophilus influenzae	Ampicillin (3 × 4 g)	Bei Betalaktamasebildung: Cefotaxim (3 × 2 g)
Pseudomonas aeruginosa	Ceftazidim (3 × 2 g) + Tobramycin (1 × 3–5 mg / kg KG); Tobramycin nicht länger als 2 Wochen.	Imipenem / Cilastatin (3 × 1 g) oder Fluorochinolone, z. B. Ciprofloxacin (3 × 500–750 mg p. o.)
Enterobakterien	Reserve-Cephalosporine, z. B. Cefotaxim (3 × 2 g), eventuell zusätzlich Gentamicin (1 × 3–5 mg / kg KG); Gentamicin nicht länger als 2 Wochen	
Brucellen	Fluorochinolone, z. B. Ciprofloxacin (3 × 500 mg p. o.)	
bei infizierten Gelenkendoprothesen (Staphylococcus aureus oder epidermidis)	Behandlungsversuch mit Vancomycin (2 × 1 g für 6 Wochen)	Fosfomycin (3 × 5 g) + Fusidinsäure (3 × 0,5–1 g) oder Rifampicin (2 × 0,3 g); bei Rezidiv Entfernung der Prothese und nach weiterer 6-wöchiger Antibiotikatherapie Implantation einer neuen Prothese
Mycobacterium tuberculosis	Isoniazid (5 mg / kg KG) und Rifampicin (10 mg / kg KG) und Pyrazinamid (25 mg / kg KG) und Ethambutol (25 mg / kg KG); jeweils in oraler Einmalapplikation für mindestens 3 Monate	Streptomycin 1000 mg / d Moxifloxacin 400 mg / d
Pilzinfektionen	Amphotericin B (1 mg / kg KG) als 2-Stunden-Infusion für 6 Wochen, eventuell + Flucytosin (100–500 mg / kg KG p. o.)	Fluconazol (1 × 800 mg)

* alle Dosierungen gelten / d und als i. v.-Gabe, soweit nicht anders angegeben

- *Antibiotikatherapie in der Schwangerschaft:*
  - Erlaubt: Betalaktam-Antibiotika, Erythromycin, Isoniazid, Ethambutol und Fusidinsäure.
  - Sicherheit nicht erwiesen, in Tierversuchen jedoch keine Hinweise auf teratogene oder embryotoxische Wirkungen: Glykopeptide, Fosfomycin, Carbapeneme, Monobactam, Betalaktamasehemmer, Amphotericin B, Fluconazol und die neueren Makrolide.
  - Potenziell teratogen bzw. fetotoxisch: Aminoglykoside, Gyrasehemmer, Tetrazykline, Cotrimoxazol, Chloramphenicol und Rifampicin.

▶ **Zusatzmaßnahmen:**
- *Lokalbehandlung:* Wiederholte Punktionen oder besser noch kontinuierliche Saugdrainage zur Eiterentleerung. Keine lokalen Antibiotikaspülungen wegen der Gefahr einer chemischen Synovitis. In besonderen Fällen chirurgische Drainage.
- *Physikalische Therapie* (S. 501 ff): Kurzfristige (!) Ruhigstellung des Gelenkes, eventuell mit Schienung in Funktionsstellung. Soweit möglich, das Gelenk mindestens einmal täglich durchbewegen (Gefahr rascher Versteifung!). Lokale Kryotherapie, wenn sie vertragen wird. Nach Rückgang der akuten Infektion vorsichtige Krankengymnastik.
- *Bei Ruhigstellung Thromboseprophylaxe.*
- *Bei chronischer Infektion* u. U. Arthrotomie und Synovektomie.

▶ **Empfehlungen der Deutschen Gesellschaft für Rheumatologie:**
- Bei synovialen Leukozytenzahlen von 20 000 bis 30 000 / μl Gelenk ruhigstellen und kühlen. Intravenöse antibiotische Therapie vorwiegend mit breitem Spektrum: Cephalosporin oder Kombinationstherapie bis zum Vorliegen von Keimbestimmung und Resistenzbestimmung. Bei weiterem Ansteigen von CRP und Leukozytenzahl Abbruch des konservativen Behandlungsversuches.
- Bei Leukozytenzahlen über 35 000 / μl sofortige operative Revision.
- Bei konservativ innerhalb von 3 Tagen nicht beherrschbaren akuten Infektionen ist also eine operative Therapie erforderlich:
  - Bei Frühinfekten mit fehlender massiver synovialer oder ossärer Beteiligung ausgiebige arthroskopische Spülung, ggf. Teilsynovektomie, lokale Antibiotika-Anwendungen, Einlegen von Drainagen.
  - Bei eindeutiger ossärer oder massiver synovialer Beteiligung primär offenes Vorgehen mit sorgfältigem Debridement mit Synovektomie, eventuell zusätzlich Spül-Saugdrainage, lokale Antibiotika-Einlagen.
  - Bei akuter Infektion eines alloplastisch versorgten Gelenkes: Bei schneller Intervention gleichartiger Behandlungsversuch mit Bevorzugung der offenen Revision. Bei chronischen Infekten offenes Gelenkdebridement mit Ketteneinlage und Entfernung des Implantates.

Prognose

▶ **Bei frühem Einsetzen der antibiotischen Therapie** innerhalb weniger Tage heilt die Arthritis in der Regel aus.
▶ **Bei verspäteter Diagnosestellung** bleibende Destruktionen und Defekte.
▶ **Bei bereits bestehender rheumatoider Arthritis** hohe Mortalität von über 20 %. Ein Pyarthros wird nicht selten erst postmortal diagnostiziert (vgl. Differenzialdiagnosen).

8.4 Septische Arthritiden: Gonokokken-Arthritis

Grundlagen

▶ **Definition:** Infektiöse Arthritis durch Infektion mit Neisseria gonorrhoeae, meist im Rahmen einer Gonokokkensepsis.
▶ **Ätiologie:** Neisseria gonorrhoeae; früher bestimmte Stämme mit hoher Penicillinempfindlichkeit, jetzt auch zunehmend Penicillase-produzierende Stämme mit verschiedenen Untertypen.

- **Pathogenese:**
  - Bakterielle Absiedlung im Gelenk induziert Synovitis.
  - Vermutlich ähnliche Mechanismen wie bei den reaktiven Arthritiden: Nur in 50 % sind Erreger aus der Synovia anzüchtbar; immunologische Faktoren (diskutiert werden Immunkomplexe).
- **Epidemiologie:**
  - Häufigkeit der Gonokokken-Infektionen: 200 Millionen weltweit pro Jahr.
  - Die Häufigkeit der Arthritis ist identisch mit der Prävalenz septischer Infektionen: Bei bis zu 3 % der Frauen und 0,7 % der Männer. Tendenz abnehmend.
  - Meist sind junge Frauen unter 40 Jahren betroffen. Auffallende zeitliche Koinzidenz mit Menstruation oder Schwangerschaft. Meist bei asymptomatischen Gonokokkenträgern.
  - Risikofaktoren: Drogenabhängigkeit, HIV-Infektion, Diabetes, maligne Erkrankungen.

Klinik, klinischer Befund

- **Klassische Verlaufsform:** Arthritis (oder Arthralgie-)Tenosynovitis-Dermatitis-Syndrom:
  - *Gelenksymptomatik:* Typisch sind initiale Polyarthralgien, dann wandernde Polyarthritis; Knie- und Handgelenke sind am häufigsten betroffen; auch Monarthritis möglich.
  - *Tenosynovitis* (bei 68 %) an Handrücken, Füßen, Achillessehnen.
  - *Pathognomonische Hautveränderungen* (in 70 %) (s. Abb. 8.9): Meist an den Extremitäten Dermatitis mit wenigen Papeln, die sich in Vesikel und Pusteln umwandeln, auch hämorrhagische Blasen. Berührungsempfindlichkeit. Histologisch Vaskulitis und Erythema nodosum.
  - Häufig Fieber.
- **Viszerale Manifestationen:** Endokarditis, Meningitis, Myokarditis, Perihepatitis.
- **In besonderen Fällen:** Monarthritis ohne Begleitsymptome. In 15 % symmetrische Polyarthritis.

Diagnostik

- *Wichtig:* An eine Gonokokken-Arthritis denken, sie wird auch heute noch in vielen Fällen nicht diagnostiziert.
- **Klinik** s. oben.
- **Labor:** Entzündungsparameter (BSG erhöht, Leukozytose).
- **Synoviadiagnostik** (S. 67): Granulozytenreich (35 000–60 000 Zellen / µl); in 25 % der purulenten Ergüsse Nachweis gramnegativer intrazellulärer und extrazellulärer Kokken. Eine Gram-Färbung der Synovia in jedem Fall versuchen.

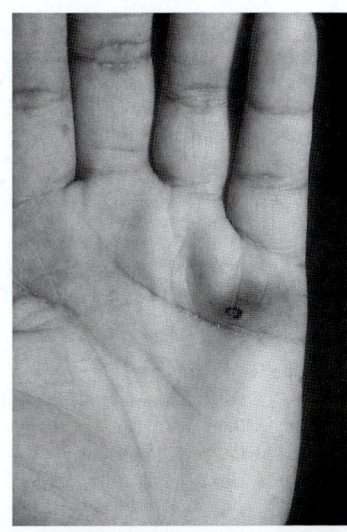

Abb. 8.9 • Typische Hauterscheinung bei Gonokokkenarthritis

- ▶ **Erregernachweis** (oft nur sehr schwer möglich):
  - *Kultur:* Schwierige Spezialverfahren:
    - Blut- und Synovia: In höchstens 50 % ist der Erreger anzüchtbar.
    - Abstrich von Urethra und Hautläsionen, bei Frauen zusätzlich aus der Cervix.
  - *PCR:* Nachweis von Erreger-DNA; Spezifität 96 %, bis zu 4 % falsch positive Ergebnisse.
- ▶ **Röntgen:** Meist keine pathognomonischen Befunde an den betroffenen Gelenken. Bei Chronifizierung Gelenkspaltverschmälerung und Destruktion, besonders der Handgelenke.

Differenzialdiagnosen

- ▶ Neisseria-meningitidis-Arthritis: In 2–10 % nach Meningokokkeninfektion, mit ähnlichen Hauterscheinungen, aber seltener Tenosynovitis.
- ▶ Andere reaktive und infektiöse Arthritiden: Andere Keime, spezifische Serologie.

Therapie

- ▶ **Antibiotika:**
  - Ceftriaxon (1–2 g / d i. v.) bis zur klinischen Besserung, dann eventuell orale Therapie (z. B. Ciprofloxacin).
  - Bei Penicillinempfindlichkeit Penicillin G (10 Mio. I. E. / d) parenteral.
  - Bei Mischinfektionen mit Chlamydien Doxycyclin (S. 174).
  - Den Partner möglichst mitbehandeln, sonst Ping-Pong-Infektionen.
  - Bei penicillinempfindlichen schwangeren Frauen: Erythromycin 500 mg alle 6 Stunden p. o.
- ▶ **Zusatzmaßnahmen:**
  - Abpunktion purulenter Synovia, ggf. Kochsalzspülung (S. 191).
  - Bettruhe und kurzfristige Lagerung des Gelenkes auf eine Schiene. Sobald möglich, mit dem Durchbewegungen der Gelenke beginnen.
  - Kryotherapie (z. B. kühle Wickel).
  - Analgetika und Thromboseprophylaxe.

Prognose

- ▶ Unter einer antibiotischen Therapie tritt im Allgemeinen innerhalb von 2 Tagen eine Besserung auf. Chronische Verlaufsformen und Übergänge in eine postgonorrhoische reaktive Arthritis mit Gelenkzerstörung und Ankylose sind möglich.

8.5 Septische Arthritiden: Tuberkulöse Arthritis

Grundlagen

- ▶ **Definition:** Durch Mycobacterium tuberculosis ausgelöste Gelenkinfektion mit Bildung des charakteristischen epitheloidzelligen Granulationsgewebes.
- ▶ **Pathogenese:**
  - Meist hämatogene Aussaat von einem tuberkulösen Herd bei Organtuberkulose.
  - Hämatogen, lymphogen oder fortgeleitet von einer Knochentuberkulose.
- ▶ **Epidemiologie:**
  - Die Inzidenz der Tuberkulose ist in verschiedenen Ländern sehr unterschiedlich. Die Häufigkeit kaum abschätzbar; es besteht eine Tendenz zur Zunahme.
  - Manifestation bevorzugt im 4. und 5. Lebensjahrzehnt.
  - Männer erkranken doppelt so häufig wie Frauen.
  - Risiko-Patienten: Immunsupprimierte, Unterernährte, Ältere und HIV-Infizierte.

Klinik, klinischer Befund

- ▶ **Gelenksymptomatik:**
  - In 80 % chronische Monarthritis mit Schwellung und Steifigkeit, multipler Gelenkbefall in < 10 %.
  - Besonders die gewichtstragenden Gelenke, wie Knie- und Hüftgelenke, sind betroffen; klinisch Hinken oder Schonhaltung.
  - Schmerzen können fehlen.

8.5 Septische Arthritiden: Tuberkulöse Arthritis

Abb. 8.10 • Tuberkulöse Daktylitis

Abb. 8.11 • Szintigrafische Anreicherung im Bereich des Daumens und Handgelenkes bei tuberkulöser Weichteil- und Gelenkinfektion (selber Pat. wie Abb. 8.10)

- Nicht ungewöhnlich sind torpide Handgelenk-Arthritiden mit oder ohne Tenosynovitis mit nur geringen Schmerzen und raschen Destruktionen im Röntgenbild.
- Besonders bei Kindern: Daktylitis (Spina ventosa) (s. Abb. 8.10 und Abb. 8.11).
▶ **Karpaltunnelsyndrom.**
▶ **Sakroiliitis und Spondylitis** s. tuberkulöse Spondylitis (S. 196).
▶ **Ponçet-Rheumatismus:** Früher beschrieben, jetzt kaum mehr beobachtet; als reaktive Arthritis (?) in Form einer akuten, folgenlos ausheilenden Polyarthritis, möglicherweise Fehlinterpretation einer Sarkoidose-Arthritis. Meist Monarthritis, selten oligo- und polyartikulär. Heilt unter Chemotherapie aus. Pathogenetisch besondere Immunlage denkbar, ähnlich der experimentellen Adjuvans-Arthritis der Ratte.
▶ **Spezifische Zusatzsymptome der Tuberkulose** je nach Organbefall.

Diagnostik

▶ Anamnese (eine Tbc ist in bis zu 40 % eruierbar) und Klinik (s. o.).
  ▶ *Beachte:* Wegen der ungewöhnlichen, oft schleichenden Symptomatik wird die tuberkulöse Arthritis leicht übersehen.
▶ **Labor:**
  - BSG: z. T. erhöht.
  - Quantitativer Tuberkulin-Test nach Mendel-Mantoux.
  - In-vitro-Assays beruhend auf Interferon-gamma-Freisetzung.
▶ **Gelenkpunktion** (Synoviadiagnostik S. 67): Gemischtzelliger Erguss mit 10 000–20 000 / µl Zellen. Nachweis von Keimen im Ziehl-Neelsen-Präparat. Versuch der kulturellen Anzüchtung und PCR.
▶ **Synovialisbiopsie:** Charakteristisches histologisches Bild und Anzüchtung von Erregern aus dem Gewebe oder PCR mit Nachweis von Erreger-DNA; diagnostisch meist beweisend.
▶ **Nachweis tuberkulöser Herde** durch eingehende klinische Diagnostik (Lunge, Niere, Skelett). In 30 % ist eine Lungen-Tuberkulose nachweisbar, in 20 % gibt es Hinweise auf andere Herde. In 50 % ist aber kein tuberkulöser Herd auffindbar.
▶ **Röntgen:** An den betroffenen Gelenken Gelenkspaltverschmälerung und Destruktionen mit reaktionslosen Zysten, Einbrüchen, Osteomyelitiszeichen. In der Umgebung Weichteilschwellung und gelenknahe Osteoporose.

Differenzialdiagnosen

▶ Reaktive Arthritiden: Serologie.
▶ Blande verlaufende andere infektiöse Arthritiden: Keimnachweis.

Therapie

▶ **Antibiotika** s. Tab. 8.3.
▶ **Physikalische Therapie** (S. 501): Wichtig ist Krankengymnastik. Keine Wärmeanwendungen, da ungewollte Hyperämisierung.
▶ **In besonderen Fällen chirurgische Intervention:** Synovektomie (S. 515), Ausräumung von Herden vor allem bei tuberkulöser Osteomyelitis. Bei Gelenkzerstörung Endoprothesen-Implantation (S. 517).

Prognose

▶ Im Einzelfall nicht vorhersehbar, da von vielen Parametern abhängig. Durch tuberkulostatische Therapie jedoch generell gut.

8.6 Septische Arthritiden: Tuberkulöse Spondylitis (Wirbelsäulentuberkulose)

Grundlagen

▶ **Definition:** Durch Mycobacterium tuberculosis ausgehende Infektion mit Diszitis und Wirbelkörperosteomyelitis.
▶ **Ätiologie und Pathogenese** s. tuberkulöse Arthritis (S. 194).
▶ **Epidemiologie:**
  • Häufigste Form der osteoartikulären Tuberkulose.
  • Manifestation meist im 3. Lebensjahrzehnt.

Klinik, klinischer Befund

▶ Oft schleichender Beginn.
▶ **Hauptsymptome:** Rückenschmerzen, Muskelverspannungen, lokaler Druckschmerz, neu auftretende Kyphose, Symptome einer Nervenwurzelkompression.
▶ In 25 % Hinweise auf Rückenmarkkompression.
▶ Eher selten: Fieber, Mattigkeit, Gewichtsverlust. Letzteres deutet eher auf Organtuberkulose.

Diagnostik und Differenzialdiagnosen

▶ **Klinik** s. oben.
▶ **Labor:** BSG meist erhöht, positiver Tuberkulin-Hauttest, In-Vitro-Interferon-gamma-Release-Assays.
▶ **Erregernachweis:** Nachweis von Mykobakterien aus Knochengewebe oder Abszess mikroskopisch, kulturell, mit PCR; in 40–70 % positiv.
▶ **Röntgen:**
  • In frühen Stadien: Meist kein pathologischer Befund.
  • Deckplatteneinbrüche ohne Reaktion (DD: Schmorl-Knötchen, hier Randsklerose), andere Diszitiszeichen, Wirbelkörperosteomyelitis, Wirbelkörperkompressionen.
  • In 50–90 % paraspinale Abszesse (CT).
  • Eine einseitige, rasch destruktive Sakroiliitis tuberculosa ist nicht selten.
    ▣ *Beachte:* Jede persistierende einseitige Sakroiliitis ist auf Tbc verdächtig.
  • Radiologische Veränderungen können über 1 Jahr nach Beginn der tuberkulostatischen Therapie persistieren: Scheinbares Therapieversagen.
▶ **MRT** (S. 81): In frühen Stadien wertvoll, besonders bei Verdacht auf Rückenmarkkompression.
▶ **Differenzialdiagnosen:** Andere bakterielle Spondylitiden und Osteomyelitiden, maligne Tumoren.

Therapie

▶ **Konservative Therapie:**
- Medikamentöse Therapie: Bei Ruhigstellung Thromboseprophylaxe. Weiteres s. tuberkulöse Arthritis (S. 194).
- Nach initialer Bettruhe (3–6 Wochen) Ruhigstellung im Gips-Korsett für 3 Monate.

▶ **Operative Therapie:**
- Indiziert bei neurologischen Ausfällen, multiplen Wirbelkörperdestruktionen mit Gibbusbildung und größeren paravertebralen Abszessen.
- Postoperative Korsettruhigstellung für 1 Jahr.

Prognose

▶ Unter adäquater Pharmakotherapie kommt es, allerdings später als bei einer Arthritis, zur Ausheilung.

8.7 Weitere infektiöse (septische) Arthritiden

Arthritis bei Brucellose

▶ **Definition:** Septische oder reaktive Arthritis bei Brucellose. Ob es eine reaktive Brucella-Arthritis im engeren Sinn wirklich gibt, wird noch diskutiert, aber für wahrscheinlich gehalten. In 25 % ist bei den reaktiven Formen eine HLA-B27-Assoziation nachweisbar.
▶ **Ätiologie:** Brucella melitensis, suis, abortus, canis. Übertragung durch infizierte Milch oder Tierbestandteile. Meist Berufsinfektion in der Landwirtschaft und fleischverarbeitenden Industrie und Veterinärmedizin.
▶ **Epidemiologie:** Genaue Zahlen sind nicht bekannt, offenbar tritt die Brucella-Arthritis häufiger bei chronischer Brucellose auf. Die reaktive Arthritis ist sehr selten.
▶ **Klinik, klinischer Befund bei der septischen Arthritis:**
- *Allgemeinsymptome:* Schwächegefühl, Frösteln, Kopfschmerz, Anorexie, Schweißausbrüche, Gewichtsabnahme.
- *Extraartikuläre Manifestationen:* Seltener neurologische und ophthalmologische Komplikationen. In mehr chronischen Fällen Leber- und Milzvergrößerung.
- *Sakroiliitis:* Häufigste Gelenkmanifestation. Meist einseitig mit starker Druckschmerzhaftigkeit des Iliosakralgelenkes. Bei gleichzeitiger Diszitis Verwechslung mit ankylosierender Spondylitis möglich, eventuell Szintigramm ratsam.
- *Migratorische Arthritis* (ca. 30 %): Als Monarthritis der Gelenke der unteren Extremität oder auch als Polyarthritis. Besonders durch B. melitensis. Vor allem bei Frauen, Kindern und jungen Erwachsenen im akuten Stadium.
- *Spondylitis* (10 %): Als bakterielle Diszitis sowie als Osteomyelitis in Wirbelkörpern und Bandscheiben, hierbei Röntgenbild der Wirbelsäule ähnlich wie bei der Tuberkulose (S. 136).
- *Weitere Manifestationen am Bewegungsapparat:* Osteomyelitis auch in Becken und langen Röhrenknochen. Seltener Bursitis.
▶ **Klinik bei der reaktiven Arthritis:**
- Kombination von Arthralgien, Myalgien und Rückenschmerzen.
- Rezidivierend tritt eine selbstlimitierte Polyarthritis auf.
- Es kann sich ein für die ankylosierende Spondylitis typisches Bild entwickeln (S. 136).
▶ **Diagnostik:**
- *Anamnese:* Berufliche Disposition.
- *Bei reaktiver Arthritis:* Im Labor Nachweis von Immunkomplexen (in 90 %).
- *Bei septischer Arthritis:*
  - Labor: BSG und CRP (erhöht), Blutbild (Leukozytopenie und Lymphozytose, auch Panzytopenie), Brucella-Antikörpertiter (> 1:160; je stärker der Titeranstieg, umso wahrscheinlicher ist die Infektion).
  - Erregernachweis aus Blut, Knochenmark, Gewebe.
  - Synoviadiagnostik (S. 67): Entzündliche Konstellation.

▶ **Therapie:**
- *Antibiotika* s. Tab. 8.3. Bei reaktiver Arthritis Antibiotika nur bei Verdacht auf noch floride Infektion.
- *Bei Wirbelsäulenbeteiligung einer septischen Arthritis:* Ruhigstellung in Gipsschale und Thromboseprophylaxe. Manchmal, z. B. bei Abszessen, sind Operationen notwendig.

▶ **Prognose:**
- *Septische Arthritis:* Die Prognose der osteoartikulären Brucellose ist im Allgemeinen gut, unter Antibiotikatherapie kommt es meist innerhalb von 6 Wochen zur Ausheilung. Die Rezidivquote der Arthritis beträgt bei zu kurzer Therapie aber ca. 10 %.
- *Reaktive Arthritis:* Da bisher nur Einzelkasuistiken bekannt sind, sind Verlauf und Prognose schwer abschätzbar; in der Regel kommt es vermutlich zur Remission.

Arthritis durch atypische Mykobakterien

▶ **Ätiologie:** Infektion mit M. marinum (Schwimmbad- oder Fischzüchtergranulom) oder anderen atypischen Mykobakterien.
▶ **Klinik:** Daktylitische Schwellung, Tenosynovitiden, Arthritiden, granulomatösen Hautveränderungen meist der oberen Extremität nach Kontakt mit kontaminiertem Wasser (Anamnese!). Erregernachweis durch spezielle Kulturbedingungen (bei 32 °C) oder PCR.

▶ *Cave:* Steroidinjektionen oder handchirurgische Eingriffe vermeiden!
▶ *Hinweis:* Nach intravesikaler Applikation von BCG (Bacillus Calmette-Guerin, abgeschwächter Stamm von Mykobacterium bovis) im Rahmen der Therapie eines Harnblasenkarzinoms können reaktive Arthritiden meist in Form einer Oligoarthritis großer Gelenke auftreten.

Lepra-Arthritis

▶ **Ätiologie:** Mycobacterium leprae.
▶ **Pathogenese:** Ungeklärt.
- *Bei der tuberkuloiden Lepra (Typ 1):* Zellvermittelte Immunreaktionen?
- *Bei der lepromatösen Lepra (Typ 2):* Direkte Bakterienwirkung? Mycobacterium gelegentlich in Synovialis nachweisbar.
- *Diskutiert wird außerdem:* Antibakterielle Therapie und Freisetzung von mykobakteriellen Antigenen durch Tod der Bakterien? Interleukin-4-Expression?

▶ **Epidemiologie:**
- Prävalenz der Lepra: Weltweit sehr unterschiedlich, in den Entwicklungsländern Südasiens: 2 / 1000 Einwohner.
- Häufigkeit der Arthritis bei Lepra: Insgesamt 1–5 %; bei akuter Lepra jedoch 60 % Gelenksymptome und 40 % symmetrische Polyarthritis. Generell bei allen Lepraformen möglich.
- Männer erkranken doppelt so häufig wie Frauen.

▶ **Klinik, klinischer Befund:**
- *Symmetrische Polyarthritis:* Vorwiegend bei akuter Lepra, mit besonderer Beteiligung der Finger- und Handgelenke, aber auch großer Gelenke, sehr ähnlich der rheumatoiden Arthritis. Dauer: Tage bis Wochen bis Monate, manchmal auch Jahre. Persistierende und progressive Verläufe möglich.
- *Arthritis von eher reaktivem Typ:* Bei lepromatöser Lepra unter antimikrobieller Therapie, assoziiert mit Erythema nodosum leprosum, ebenfalls akutes Auftreten und symmetrischer Gelenkbefall.
- *Sakroiliitis:* In über 50 %, meist bilateral.
- *Weitere Manifestationen an den Bewegungsorganen:* Fingeratrophie, Autoamputation, Fußulzera, Charcot-Gelenke als Folge der Neuropathie, selten diffuse Handschwellung.
- *Extraartikuläre Manifestationen:* Konjunktivitis und Iritis, Orchitis, Schwellungen und Entzündungen an den Eintrittsstellen der Mykobakterien, z. B. Haut, Nerven, Augen, Nase etc. Das Auftreten eines Erythema nodosum leprosum kann auch von erheblichen grippeähnlichen Allgemeinsymptomen begleitet sein. Selten kutane Vaskulitis, Enthesiopathie.

▶ **Diagnostik:**
- *Labor:* BSG (erhöht), Blutbild (Anämie), Rheumafaktoren (je nach Stadium in 0–40 %, vor allem bei chronischen Formen), antinukleäre Antikörper (in 0–30 %, ebenfalls bei chronischen Formen).
- *Synoviadiagnostik* (S. 67): Die Befunde sind sehr variabel (von nicht entzündlich bis purulent).
- *Erregernachweis:* Meist schwierig. Charakteristisches Granulationsgewebe.
- *Röntgen:* In Einzelfällen sind erosive Veränderungen im Röntgenbild nachweisbar.

▶ **Therapie und Prognose:**
- *Bei akuter symmetrischer Polyarthritis ohne Erythema nodosum leprosum:* Besserung unter antimikrobieller Therapie, jedoch insgesamt Prognose nicht gut, meist keine Remission, chronische Deformierungen über Jahre hinweg möglich. Kein gutes Ansprechen auf nicht steroidale Antiphlogistika.
- *Arthritis mit Erythema nodosum leprosum:* Nicht steroidale Antiphlogistika (S. 434), in schweren Fällen Thaliomid.
- Physikalische Therapie (S. 501).

Arthritiden bei Parasiteninfektionen

▶ **Erreger:** Strongyloiden, Ancylostomiasis (Hakenwurm), Dracunculus medinensis (Medinawurm), Filarien, Anisakiasis (Heringswurm), Schistosomiasis (Bilharziose; Immunkomplexarthritis?), Taenia saginata (Rinderbandwurm), Echinokokken, Toxoplasmen, Amöben.
▶ Arthritiden durch Parasiteninfektionen sind in der Rheumatologie in Europa von geringer Bedeutung.

9 Viral bedingte Arthritiden

9.1 Grundlagen und Übersicht

Grundlagen

- **Definition:** Virusbedingte Arthritiden sind häufige, die verschiedensten Infektionen begleitende Reizzustände mit meist sehr guter Prognose, daher ist eine differenzialdiagnostische Abgrenzung von anderen Arthritiden besonders wichtig.
- **Terminologie:** Virusbedingte Arthritiden gehören einerseits zu den infektiösen, andererseits aber auch zu den reaktiven Gelenkentzündungen. Erreger sind im Gelenk aber meist nicht nachweisbar. Eine scharfe Abgrenzung von einer echten Gelenkinfektion ist nicht ohne Weiteres möglich, da in Einzelfällen Viren oder Virusbestandteile isoliert werden konnten. Eine Virusätiologie anderer rheumatischer Krankheiten kann nicht ausgeschlossen werden.
- **Ätiologie:**
  - *Häufig:*
    - Hepatitis-B-Virus (S. 201) und Hepatitis-C-Virus (S. 202).
    - Parvovirus B19 (Erythema-infectiosum-Virus) (S. 204).
    - Rötelnvirus, auch durch Impfung (S. 207).
    - Arboviren der Gruppe A (Alphaviren): Rossriver-Virus, Chikungunya-Virus, O'Nyong-Nyong-Virus, Sindbis- und Mayarovirus, Dengue-Fieber, Omsker Fieber, Pappataci-Fieber u. a. (s. Spezialliteratur).
  - *Weniger häufig:*
    - Mumpsvirus (S. 209).
    - Pockenvirus, auch durch Impfung.
    - Enteroviren: Coxsackie, ECHO Typ 6 und 9.
  - *Selten:* Adenovirus Typ 7, Parainfluenzaviren, Influenza-Virusgruppe (Myxoviren), Herpesviren (Herpes simplex Typ I, Epstein-Barr-Virus, Zytomegalievirus), HIV, HTLV-1.
- **Pathogenese:**
  - Immunologische Mechanismen: Kreuzreaktionen zwischen viruskodierten Proteinen und Selbstantigenen (molekulares Mimikry). Zelluläre Immunreaktionen gegen Virus-modifizierte Zelloberflächen-Antigene. Induktion von antiviralen Immunreaktionen mit Aktivierung von Zytokinen. Immunkomplexe.
  - Die direkte Schädigung der Synovialzellen ist eher selten.
  - Diskutiert wird: Beeinflussung der Apoptose.
  - Keine HLA-Assoziation.
- **Epidemiologie:**
  - Je nach Infektion in 0,1–70 % nach Virusinfektionen.
  - Männer und Frauen erkranken gleich häufig.

Klinik, klinischer Befund

> **Hinweis:** Klassische klinische Entzündungszeichen können fehlen, eine blande Symptomatik ist keine Rarität.

- **Gelenksymptomatik:**
  - Breites Spektrum von flüchtigen Arthralgien bis zu schweren, wochenlang anhaltenden Arthritiden.
  - Beginnt z. T. schon im Prodromalstadium, wenn die Diagnose einer Virusinfektion noch unklar ist, dadurch diagnostische Probleme; Symptome können aber auch erst spät im Krankheitsverlauf einsetzen.
  - Eine Abgrenzung von den viele Virusinfektionen begleitenden ziehenden Gliederschmerzen ist nicht immer möglich.
- **Hauterscheinungen:** Oft gleichzeitig mit Gelenkbeschwerden treten z. B. Exantheme und Enantheme auf.
- **Allgemeinsymptomatik:** z. B. Abgeschlagenheit und Fieber.

Diagnostik

- **Anamnese:** Allgemeinsymptome? Vorangegangene oder bestehende Hauterscheinungen? Auslandsaufenthalte oder Impfungen? Die Anamnese kann aber bezüglich Virusinfektionen leer sein.
- **Klinik** s. oben.
- **Labor:**
  - Entzündungsparameter: Können fehlen. BSG ist häufig normal, z. T. erhöht.
  - Blutbild: Häufig reaktive Lymphozytose.
  - Rheumafaktoren: Bei Röteln-Arthritis und Hepatitis-C-Arthritis häufig, bei Mumps und Hepatitis-B-Arthritis selten, sonst nicht nachweisbar.
  - Serologie: Diagnostisch richtungweisend, aber nicht immer verlässlich.
- **Synoviadiagnostik** (S. 67): Je nach Infektion granulozytäres oder lymphozytäres Exsudat mit Zellzahl von 10 000–25 000 / μl mit großen Schwankungen, in Einzelfällen auch sehr zellarme Synovia (unspezifisch).

Differenzialdiagnosen

- Frühe rheumatoide Arthritis.
- Andere reaktive Arthritiden (S. 169): Erregerserologie.
- Infektiöse Arthritiden (S. 182): Erregernachweis.
- Kollagenosen (Übersicht S. 210): Serologie, ggf. Organbeteiligung u. a.

Therapie und Prognose

- **Therapie:**
  - Meist ist keine spezifische Therapie möglich.
  - Bei stärkeren Arthralgien und Arthritiden nicht steroidale Antiphlogistika (S. 434).
  - Passager Schonung oder in akuten Fällen kurzfristige Bettruhe empfohlen.
- **Prognose:** In der Regel kommt es nach unterschiedlich langer Dauer zur völligen Remission. In Ausnahmen, z. B. bei Röteln-Arthritis, sind eine Chronifizierung und auch Destruktionen möglich.

9.2 Hepatitis-B-Arthritis

Grundlagen

- **Ätiologie:** Hepatitis-B-Virus (HBV, Hepatitis-DNA-Virus).
- **Pathogenese:** Ungeklärt. Immunkomplexe? Direkte Effekte im Gelenk? HBsAg wurde in synovialen Deckzellen nachgewiesen.
- **Epidemiologie:**
  - *Prävalenz der HBV-Infektion:* Weltweit sehr unterschiedlich, in den USA 0,1 %, in China 10 %.
  - *Arthritis bei HBV-Infektion:* In 10–30 % der Infektionen; Frauen erkranken etwas häufiger, Kinder selten.

Klinik, klinischer Befund

- **Gelenksymptomatik:**
  - Tritt meist im Prodromalstadium (1–12 Tage nach Allgemeinsymptomen) auf. Die Arthritis hört in der Regel mit Ausbruch des Ikterus auf, kann diesen aber auch überdauern.
  - Meist akut beginnende symmetrische, sehr schmerzhafte Polyarthritis, mitunter aber auch verzetteler, migratorischer und asymmetrischer Verlauf.
  - Schwellung, Rötung, Druckschmerzhaftigkeit.
  - Am häufigsten sind die Fingergelenke befallen.
- **Allgemeinsymptomatik:** Abgeschlagenheit, Appetitlosigkeit, Übelkeit und Erbrechen, Fieber, Schüttelfrost, Muskelschmerzen, gelegentlich Lymphknotenschwellungen.
- **Hauterscheinungen:** Exantheme, urtikariell in 50 %, makulopapulös und auch mit Petechien kombiniert, begleiten häufig die Gelenksymptome. Selten subkutane Knoten.

Diagnostik

- ▶ **Klinik** s. oben.
- ▶ **Labor:**
  - BSG und Blutbild meist uncharakteristisch, gelegentlich Leukozytose, häufig relative Lymphozytose.
  - Transaminasen erhöht.
  - Rheumafaktoren in 15 %.
  - Antinukleäre Antikörper (ANA) in 10 %.
  - u. U. Komplementverminderungen.
  - *Hepatitisserologie:*
    - Suchtest: HBs-AG und Anti-HBc.
    - Bei Antikörpernachweis Differenzierung IgG – IgM.
    - Nachweis viraler DNA.

Differenzialdiagnosen

- ▶ S. 202.

Therapie und Prognose

- ▶ **Therapie:** Symptomatisch nicht steroidale Antiphlogistika (S. 434); Diclofenac aber wegen potenziell ungünstiger Wirkungen eher meiden.
- ▶ Zur Therapie der Hepatitis B mit Interferon-α und anderen antiviralen Substanzen s. gastroenterologische / hepatologische Literatur.
- ▶ **Prognose:** Gesamtdauer der Beschwerden 1–3 Wochen; bei chronischer Hepatitis sind aber auch prolongierte Verläufe möglich.

9.3 Hepatitis-C-Arthritis

Grundlagen

- ▶ **Ätiologie:** Hepatitis-C-Virus (RNA-Virus), gehört zu den Flaviviren, die auch das Dengue- und Gelbfieber verursachen. Durch Mutation des Virus verschiedene Subtypen mit unterschiedlicher geografischer Verteilung. Die Übertragung des Virus erfolgt parenteral, perinatal und durch Schleimhautkontakt.
- ▶ **Pathogenese:** Ungeklärt. Chronische Immunkomplexkrankheit? Transformation von B-Zellen?
- ▶ **Epidemiologie:** Prävalenz seropositiver Menschen in westlichen Ländern ca. 1 %, in anderen Ländern, z. B. Japan, bis 50 %.

Klinik, klinischer Befund

- ▶ **Gelenksymptomatik** (bei akuter Infektion in 10 % zu erwarten): Akut beginnende Polyarthritis vom Typ der rheumatoiden Arthritis: Befall von Finger- und Handgelenken, Schulter, Knie- und Hüftgelenken.
- ▶ Bei Arthritis auch häufig palmare Tenosynovitis und Karpaltunnelsyndrom.
- ▶ **Assoziationen zu anderen Erkrankungen / Symptomen:**
  - *Bei vielen Patienten ist eine Kryoglobulinämie nachweisbar* (s. Diagnostik); 20 % dieser Patienten haben eine Assoziation mit: Leukozytoklastischer Vaskulitis (meist als Purpura), Raynaud-Syndrom, Polyneuropathie, membranoproliferative Glomerulonephritis, auch systemische Vaskulitis, Polyarthritis und Polyarthralgien.
  - *Sjögren-Syndrom* (Keratokonjunktivitis sicca, Xerostomie, Parotisschwellung; S. 243): Bei bis zu 40 % der HCV-Patienten. Davon haben 50 % eine positive Histologie aus Drüsenbiopsie der Mundschleimhaut und bei 80 % ist HCV-RNA im Speichel nachweisbar. Umgekehrt sind bei 20 % der Patienten mit Sjögren-Syndrom HCV-Antikörper nachweisbar.
  - *Fibromyalgie-Symptome:* Bei 10 % der Patienten. Umgekehrt finden sich bei Fibromyalgie-Patienten (S. 354) in ca. 15 % HCV-Antikörper.

- *Weitere mögliche Assoziationen:* Panarteriitis nodosa (durch begleitende HBV-Infektion bedingt? S. 258) sowie Polymyositis und Dermatomyositis (S. 238), SLE (S. 210), Autoimmun-Thyreoiditis, rheumatoide Arthritis (S. 120), Entstehung einer idiopathischen Lungenfibrose.
- *Bei Patienten mit Antikardiolipin-Antikörpern* (ca. 20 %): Thromboembolische Komplikationen.

Diagnostik

- **Klinik:** S. 202.
- **Labor:**
  - *Entzündungsparameter:* Häufig nicht erhöht.
  - *Rheumafaktoren:* In 70 % bei chronisch Infizierten nachweisbar, ⅓ davon haben Kryoglobuline.
  - *Antinukleäre Antikörper* bei bis zu 50 %.
  - *Antikardiolipin-Antikörper* in 20 %.
  - *Kryoglobuline:* Häufig, eventuell bei bis zu 50 % der HCV-Infizierten, unabhängig von dem Auftreten einer Arthritis. Meist Klasse 2 nach BROUET, d. h. Gemisch von monoklonalen und polyklonalen Kryoglobulinen, aber auch Typ III. 80–90 % der früher als essenzielle gemischte Kryoglobulinämien bezeichneten Erkrankungen sind HCV-bedingt.
  - *Hepatitisserologie:* Anti-HCV als Suchtest, ist bei frischer (6–8 Wochen nach Infektion = diagnostische Lücke) oder früherer Infektion positiv. Bei negativem Befund und weiter bestehendem Verdacht HCV-RNA.
    - ❐ *Beachte:* Die Untersuchung auf eine mögliche Hepatitis-C-Infektion sollte zur Routine-Differenzialdiagnostik chronisch-entzündlicher Arthritiden gehören.

Differenzialdiagnosen

- Als eigenständige Erkrankung ohne Assoziation mit HCV-Infektion: Vaskulitiden, Sjögren-Syndrom, Fibromyalgie, Antiphospholipidsyndrom, Purpura u. a.
- Reaktive Arthritiden (S. 169).
- **Rheumatoide Arthritis (S. 120) ohne Destruktionen:**
  - Gemeinsamkeit: Kombination von Rheumafaktoren und nichtdestruierender symmetrischer Polyarthritis.
  - Bei rheumatoider Arthritis soll in 10 % HCV-Infektion nachweisbar sein. Sind manche nicht destruierende RA-Fälle in Wirklichkeit chronische HCV-Infektionen?
- Die Abgrenzung der Krankheitsfälle mit gemischten Kryoglobulinämien ohne HCV-Infektionen von solchen mit HCV-Infektionen ist manchmal schwierig.

Therapie

- **Therapie der Hepatitis C:**
  - Zur Therapie der Hepatitis C mit Interferon-α und Ribavirin oder anderen antiviralen Substanzen siehe gastroenterologische / hepatologische Literatur.
  - *Bei Nichtansprechen der Patienten mit Kryoglobulinen* auf antivirale Therapie: Immunsuppressive Therapie; bei kryoglobulinämischer Vaskulitis z. B. Cyclophosphamid (S. 459).
- **Therapie der Arthritis:**
  - Nicht steroidale Antiphlogistika (S. 434), falls vom Leberbefund zu verantworten.
  - Geringe Glukokortikoiddosen (S. 439).
    - ❐ *Cave:* HCV-Infektion kann ohne gleichzeitige antivirale Therapie verschlechtert werden.

Prognose

- **Arthritis:** Keine Destruktionen, aber Ansprechen auf Therapie nicht immer günstig. Chronische Verläufe sind möglich.
- **Chronifizierung der Infektion** (bei 70 %): Chronisch aktive Hepatitis, Zirrhose (25 %), hepatozelluläres Karzinom (insgesamt 4 %).

9.4 Parvovirus-B19-Arthritis

Grundlagen

- **Ätiologie:** Humanes Parvovirus B19 (HPV-B19): Einzelstrang-DNA-Virus der Familie Parvoviridiae zugehörig. Übertragung durch Atemwegssekrete.
- **Pathogenese:** Ungeklärt. Direkte Wirkungen des Virus? Virus-DNA wurde in der Synovia nachgewiesen, bei persistierender chronischer Affektion auch im Knochenmark. Immunkomplexe?
- **Epidemiologie:**
  - Bei 60 % der Bevölkerung sind B19-Antikörper nachweisbar.
  - Eine Neuinfektion ist im Erwachsenenalter 8-mal häufiger als im Kindesalter.
  - 60 % der infizierten Frauen und 30 % der Männer bekommen eine Arthropathie.
  - Hauptmanifestationsalter: 30. bis 50. Lebensjahr.

Klinik, klinischer Befund

- **1. Stadium:** Eine Woche nach Infektion Allgemeinsymptome wie bei einem grippalen Infekt und Lymphknotenschwellungen (Phase der Virämie).
- **2. Stadium** (nach 3 Wochen):
  - *Gelenksymptomatik:*
    - Akute Arthralgien: Auffallende Diskrepanz zwischen extremen Schmerzen und oft nur diskretem klinischem Befund.
    - Polyarthritis, meist ebenfalls akut, mit Befall peripherer Gelenke, insbesondere der kleinen Fingergelenke, Handgelenke, der Kniegelenke und der Fußgelenke, häufig symmetrisch.
    - Klassischer migratorischer Charakter.
    - Mitunter diffuse Schwellung der Finger.
    - Zunehmende Steifigkeit im Tagesverlauf.
  - *Selten:* Exanthem, besonders an den Extremitäten, meist flüchtig.
- **Bei Kindern:**
  - Erythema infectiosum (Synonym: Ringelröteln): Als Hauptsymptom an Gesicht, Extremitäten und Gesäß. Durch zentrales Abblassen girlandenförmige Figuren.
  - Nur in 3 % eher asymmetrische Arthralgien und Arthritiden.
- **Auslösung anderer Erkrankungen:** Aplastische Krisen bei hämolytischen Anämien, Knochenmarkaplasie bei Immundefizienz, vaskuläre Purpura, Hydrops fetalis.

Diagnostik

- **Anamnese** (die primäre Infektion kann völlig unbemerkt verlaufen) und Klinik (s. oben).
- **Labor:**
  - *Entzündungsparameter:* Akut BSG und CRP meist normal, bei chronischen Verläufen erhöht.
  - *Blutbild:* 10–17 Tage nach Infektion vorübergehender Abfall von Retikulozyten, Hämoglobin, ggf. auch der Thrombozyten, Neutrophilen und Lymphozyten; nach 3 Wochen Retikulozytose.
  - *Rheumafaktoren:* Passager nachweisbar.
    - *Cave:* Bereits vorhandene Rheumafaktoren können falsch positive Befunde für IgM-Parvovirus-Antikörper vortäuschen. Darum Gefahr der Fehldiagnose einer B19-Infektion bei seropositiver rheumatoider Arthritis.
  - *Weitere Antikörper:* dsDNA und ss-DNA-Antikörper in über 60 %.
  - *Serologie:* Antikörper-Nachweis durch ELISA. IgM-Antikörper (spezifisch) treten ca. 12 Tage nach der Infektion auf und sind bis zu 2–3 (5) Monate nachweisbar. IgG-Antikörper sind bei bis zu 60 % der erkrankten Erwachsenen ab ca. 3 Wochen nach Infektion mit jahre- bis lebenslanger Persistenz nachweisbar.
- **Erregernachweis:** Der Virusnachweis aus dem Serum ist bereits in der Inkubationszeit durch DNA-Hybridisierung und sensitive PCR möglich (wird zunehmend eingesetzt).
- **Synoviadiagnostik** (S. 67):
  - Zur Diagnostik nicht notwendig; aber z. B. zum Ausschluss infektiöser Arthritiden.
  - Leicht entzündliches Bild mit Dominanz der Lymphozyten.

Differenzialdiagnosen

- **Andere virusinduzierte Arthritiden:** Serologie.
- **Kollagenosen** (Übersicht S. 210): Allgemeinerkrankungen, Antikörperprofile. Scheinbar aber auch Triggerung einiger Fälle von Lupus erythematodes disseminatus durch eine vorangehende B19-Infektion.
- **Rheumatoide Arthritis** (S. 120):
  - Bei Übergang einer IgM-Antikörper-positiven B19-Virusarthritis in eine seropositive RA: Koinzidenz oder echte chronische B19-Arthritis?
  - Sind andererseits manche Fälle mit seronegativer RA und nachweisbaren B19-Antikörpern vielleicht chronische B19-Arthritiden?
  - Scheinbar Triggerung einiger Fälle von RA durch vorangegangene B19-Infektion.
- **Borreliose**: Die Differenzialdiagnose kann oft sehr schwierig sein. Interpretation der Borrelienserologie S. 185.

Therapie

- Eine echte antivirale Therapie ist bisher nicht verfügbar.
- **Therapie der Arthritis:**
  - Adäquate physikalische Therapie im akuten Schub, z. B. Kältetherapie, Durchbewegen der Gelenke.
  - Nicht steroidale Antiphlogistika (S. 434).

Prognose

- In der Regel klingt die Arthritis innerhalb von 2–4 Wochen ab, manchmal persistieren die Symptome über Monate.
- **Chronifizierung:**
  - Insgesamt auf bis zu 20 % veranschlagt, gelegentlich Assoziation mit HLA-DR4.
  - In Einzelfällen klinisches Bild der rheumatoiden Arthritis (s. Differenzialdiagnosen).
  - Bei Kindern: Chronische Arthritiden sind sehr selten; eventuell kommt es zu Rezidiven des Exanthems.

9.5 Arthritis bei HIV-Infektion (AIDS-Arthritis)

Grundlagen

- **Definition:** Mit sehr variabler Häufigkeit auftretende, ganz verschiedene rheumatische Erkrankungen imitierende Gelenk- und Wirbelsäulensymptome, die eine HIV-Infektion begleiten.
- **Ätiologie:** Human immunodeficiency virus (HIV), den Retroviren zugehörig. Eventuell sind andere begleitende Infektionen mitbeteiligt.
- **Pathogenese:**
  - Die verschiedenen rheumatischen Symptome entstehen vermutlich heterogen.
  - Bei HLA-B27-assoziierten Formen wahrscheinlich direkte pathogenetische Rolle des Virus im Gelenk, HIV p24-Antigen wurde in Synovialzellen nachgewiesen.
  - Fraglich verstärkte Infektanfälligkeit gegen andere Arthritiden auslösende Keime (z. B. Yersinien).
  - Immundysregulation durch CD 8-Zellen.
- **Epidemiologie:**
  - Große Variabilität der Angaben aufgrund unterschiedlicher Krankheitsstadien und ganz verschiedener analytischer Methoden. Kollektive der publizierten Fälle nicht vergleichbar.
  - Gesamtrate rheumatologischer Manifestationen bei HIV-Infektionen: Bis 60 %, Arthralgien bis 40 %.
  - Asymmetrische Polyarthritis, häufig mit HLA-B27 assoziiert (ca. 30 %).
  - Psoriasisarthritis (ca. 2 %).
  - Variable Arthritiden (monartikulär, oligoartikulär, polyartikulär) in 10 %.
  - Die Abgrenzung der einzelnen Arthritisformen voneinander ist sehr schwer mit erheblichen Überlappungen zwischen der Psoriasisarthritis und reaktiver Arthritis sowie Gelenkbeschwerden bei Psoriasis.

- Begleitende unterschiedliche Infektionen mit opportunistischen Keimen, z. B. Candida albicans, Herpes simplex genitalis und Herpes zoster, aber auch Shigellen, Chlamydien, Yersinien machen die Zuordnung noch schwieriger, zumal auch begleitende septische Arthritiden möglich sind.

Klinik, klinischer Befund

▶ **Hinweis:** Die klinischen Bilder sind insgesamt ungewöhnlich und variabel und von den klassischen Krankheitsverläufen bestimmter Entitäten abweichend.
- ▶ **Echte HIV-assoziierte Arthritis:** Subakute Oligoarthritis mit starken Schmerzen auch am übrigen Bewegungsapparat (Knochenschmerzen) und schwerer Funktionseinschränkung. Es sind besonders die Knie- und Sprunggelenke befallen. Keine eindeutige Synovialitis.
- ▶ **Echte HIV-assoziierte symmetrische Polyarthritis:** Große Ähnlichkeit zur rheumatoiden Arthritis. Fast ausschließlich bei Männern; ebenfalls sehr akut beginnend.
- ▶ **Osteonekrosen.**
- ▶ **HIV-assoziierte Sicca-Symptomatik:** Bei HIV-Infektion kann sich eine diffuse infiltrative Lymphozytose (DILS) verschiedener innerer Organe (7), einschließlich der Speicheldrüsen entwickeln. Obwohl das klinische Bild einem Sjögren-Syndrom ähnelt, finden sich histopathologisch vermehrt CD 8 + T-Zellen (statt der CD 4 + T-Zellfoci beim klassischen Sjögren-Syndrom) in der Lippendrüsenbiopsie. Anti-Ro/SS-A und -La/SS-B-Autoantikörper bzw. Rheumafaktoren sind in der Regel nicht nachweisbar.
- ▶ **Assoziationen mit anderen rheumatischen Erkrankungen:**
  - *Reaktive Arthritis* (S. 169): Ungewöhnlich schwerer Verlauf mit Erosionen und Osteolysen, aber weniger Sakroiliitis.
  - *Psoriasisarthritis* (S. 151):
    – Psoriasis kommt bei AIDS gehäuft vor, über 30 % dieser Patienten haben auch eine PsA.
    – Häufig durch schwere Enthesiopathie und Daktylitis charakterisiert.
    – HIV-infizierte Psoriasis-Patienten haben ein höheres Risiko für opportunistische Infektionen.
  - Undifferenzierte Spondyloarthritiden (S. 136): Relativ häufig und schwer. Achillessehnenbeteiligung seltener. Assoziation mit HLA-B27.
  - Poly- und Dermatomyositis (S. 238), Sjögren-Syndrom (S. 243).
  - Vaskulitis: Nekrotisierende Arteriitis und nicht nekrotisierende Arteriitis, Polyarteriitis nodosa, Purpura Schoenlein-Henoch, Hypersensibilitätsvaskulitis, Mischformen.
  - Seit der Einführung der antiretroviralen Kombinationstherapie („highly active antiretroviral therapy", HAART) gegen Ende der 90er-Jahre hat sich das Spektrum rheumatologischer Manifestationen bei HIV-Infektion drastisch gewandelt. Die Inzidenz von HIV-bedingten Arthritiden, Myositiden und des DILS nahm um 70–80 % gegenüber der prä-HAART Ära ab.
  - Stattdessen ist ein neues „Syndrom der Immunrekonstitution" in den Mittelpunkt des Interesses gerückt. Einige Monate nach Beginn einer HAART können durch die Rückkehr immunkompetenter T-Zellen autoimmune Reaktionen (Sarkoidose, M. Basedow, RA, SLE) verstärkt auftreten. Es wird diskutiert, dass es sich möglicherweise um Patienten mit einer genetischen Disposition oder einer bereits vorbestehenden milden Erkrankung handelt, die sich vorher aufgrund der HIV-induzierten Immunsuppression nicht manifestierten.

Diagnostik und Differenzialdiagnosen

- ▶ **Anamnese:** Bekannte HIV-Infektion. Bei jeder seronegativen Arthritis bei Risikogruppen für HIV-Infektion sollte man an das Vorliegen einer AIDS-assoziierten Arthritis denken.
- ▶ **Klinik** s. oben.
- ▶ **Labor:**
  - Entzündungsparameter: BSG und CRP (beides erhöht).
  - HLA-B27: Bei reaktiven Arthritiden gehäuft assoziiert.

- HIV-Serologie.
- *Diverse Autoimmunphänomene:* Immunkomplexe, antinukleäre Antikörper, Rheumafaktoren, Antikardiolipin-Antikörper, verschiedene Antikörper gegen Blut-, Gehirn- und Parietalzellen. Andererseits bei AIDS-assoziiertem Sjögren-Syndrom keine SSA- oder SSB-Antikörper.

▶ **Differenzialdiagnosen:**
- Rheumatoide Arthritis (S. 120).
- Reaktive Arthritiden und andere Spondyloarthritiden (Übersicht S. 169).
- Kollagenosen (Übersicht S. 210).
- Infektiöse Arthritiden (Übersicht S. 182).

Therapie

▶ **HIV-induzierte Arthropathie und Arthritis im engeren Sinne:**
- *Nicht steroidale Antiphlogistika* (S. 434).
- *Glukokortikoide:*
  - Intraartikulär (S. 491): Oft verblüffend gut wirksam.
  - Systemisch (S. 439): In mittleren Dosen gelegentlich wirksam, in hohen Dosen wegen möglicher Immunsuppression riskant.
- *Basistherapie:*
  - Einzelne positive Erfahrungen mit Antimalarika (S. 452).
  - Niedrigdosiertes Methrotrexat (S. 444) kann die Erkrankung verschlimmern; in besonderen Fällen ist die Gabe unter Antibiotika-Prophylaxe jedoch möglich.

▶ **HIV-assoziierte PsA:** In Einzelfällen sehr gute Wirksamkeit von Auranofin (S. 465), zusätzlich blieben über 24 Monate opportunistische Infektionen aus.

▶ **HIV-assoziiertes reaktive Arthritis:**
- Positive Einzelfallbeobachtungen zu einer Therapie mit Etretinat, wie auch mit Sulfasalazin (S. 454).
- Erste positive Erfahrungen mit Ciclosporin (S. 457).

▶ Bei Immun-Rekonstitutionssyndrom: Steroide.

Prognose

▶ Je nach Art der rheumatologischen Manifestation sehr unterschiedlich. Es wurden sowohl Ausheilungen der Arthritiden als auch schubweise Verläufe mit Verschlechterungen, auch im Röntgenbild, nachgewiesen.

9.6 Weitere virale Arthritiden

Röteln-Arthritis

▶ **Ätiologie:** Rötelnvirus.

▶ **Pathogenese:** Ungeklärt. Direkte Wirkungen des Virus am Gelenk oder an Lymphozyten? Immunkomplexe? Rubella-Virus kann in Synoviozyten und Lymphozyten jahrelang persistieren.

▶ **Epidemiologie:**
- In den letzten Jahren treten Rötelninfektionen mehr bei jungen Erwachsenen auf.
- Arthritis nach Rötelninfektion bei ⅓ bis ⅙ der erkrankten Frauen. Bei erwachsenen Männern und Kindern viel seltener.

▶ **Klinik, klinischer Befund:**
- *Gelenksymptomatik:* Beginnt meist kurz nach Beginn des Exanthems (6 Tage vor bis 6 Tage danach) mit akuter symmetrischer Polyarthritis v. a. der Finger-, Hand- und Kniegelenke. Nicht selten kommt es auch nur zu Arthralgien, gelegentlich auch Periarthritis mit Rötung.
- Manchmal Karpaltunnelsyndrom und Tenosynovitis.
- *Extraartikuläre Manifestationen:* Nach einer Inkubationszeit von durchschnittlich 18 Tagen und Prodromalsymptomen treten Zeichen der Rötelninfektion mit charakteristischem morbilliformem Exanthem, mittelfleckigem Enanthem, Lymphknotenschwellungen, geringem Fieber und Störungen des Allgemeinbefindens auf.

- **Diagnostik:**
  - *Klinik* s. oben.
  - *Labor:* BSG (erhöht) und Blutbild (Leukozytose). Selten Nachweis von Rheumafaktoren. Positive Serologie: Auftreten von IgM-Antikörpern 8–21 Tage nach Symptomenbeginn, sie verschwinden nach 5 Wochen.
  - *Erregernachweis:* Kulturen, z. B. durch Rachenabstrich.
- **Therapie:**
  - Symptomatisch: Nicht steroidale Antiphlogistika (S. 434).
  - Selten sind kleine Glukokortikoid-Dosen notwendig (S. 439).
- **Prognose:** In der Regel komplettes folgenloses Sistieren der Gelenkbeschwerden nach maximal 1 Monat. In seltenen Fällen auch Auslösung einer chronischen Arthritis oder fraglich sogar einer rheumatoiden Arthritis (S. 120).

Postvakzinale Röteln-Arthritis

- **Ätiologie:** Verantwortlich sind durch Impfung applizierte Rötelnvirusstämme verschiedener Art und Herkunft, insbesondere Impfstamm HPV77/DK12, ebenfalls häufig (in 15%) löst RA 27/3 eine Arthritis aus.
- **Pathogenese:** Ungeklärt. Direkte Wirkungen des Impfvirus? Immunkomplexe?
- **Epidemiologie:**
  - Gelenkbeschwerden treten in 5–10% nach Rötelnimpfung auf.
  - Bei Frauen zwischen dem 2. und 4. Lebensjahrzehnt kommt es in 40% zu Arthritiden; bei Kindern nur in 3%.
- **Klinik, klinischer Befund:**
  - *Beginn der Symptome:* Meist ca. 2 Wochen nach der Impfung (8–55 Tage).
  - *Symptome:* Ähnlich natürlicher Rötelninfektion (S. 207), auch mit Hauterscheinungen. Aber häufiger Kniegelenkbeteiligung (50%) und Karpaltunnelsyndrom (über 30%). Mitunter Myalgien und Neuropathiesymptome, z. B. Parästhesien. Symptome einer brachialen oder lumbalen Radikuloneuropathie sind auch bei Kindern nicht selten.
- **Diagnostik:**
  - Anamnese und Klinik (s. o.) sind wegweisend.
  - Labor: BSG (gelegentlich erhöht), Blutbild (Leukozytose); Rheumafaktoren und antinukleäre Antikörper sind selten nachweisbar.
- **Therapie** s. Rötelnarthritis (S. 207).
- **Prognose:**
  - Die Gelenksymptome bestehen in der Regel Tage bis maximal 3 Wochen.
  - Bei bestimmten Rötelnimpfstämmen kommen in 10–30% der Fälle mit Kniegelenkbeteiligung rezidivierende Verläufe über 3–5 Jahre vor, aber auch dabei kommt es nicht zu Destruktionen.

Humane T-Zell-Leukämie-induzierte Arthritis.

- **Synonym:** HTLV-1-Arthritis.
- **Ätiologie:** Infektion mit dem onkogenen Retrovirus HTLV-1.
- **Epidemiologie:**
  - Kommt v. a. in Japan vor, dort sind 26% der Einwohner HTLV-1-positiv.
  - Rheumatische Manifestation wurden erst in neuerer Zeit beobachtet.
- **Klinik, klinischer Befund:**
  - Kombination von Oligoarthritis mit knotigen Effloreszenzen der Haut.
  - Bei Frauen ist auch eine chronische Oligoarthritis mit Beteiligung von Schulter- und Kniegelenken möglich.
  - Gelegentlich Assoziation mit Sjögren-Syndrom und mit tenosynovialer Nodulosis.
- **Diagnostik:**
  - Hautbiopsie: Nachweis von Viruspartikeln in den Hautläsionen.
  - Synovialdiagnostik (S. 67): Histologisch Synovialzellproliferation. Nachweis von HTLV-1-Provirus-DNA in Synovialzellen.
- **Therapie:** Symptomatisch. In Einzelfällen ist Interferon-α erfolgreich.

Mumps-Arthritis

- **Ätiologie:** Mumpsvirus, gehört zu den Paramyxoviren.
- **Epidemiologie:**
  - Eine Arthritis ist als seltene Komplikation bei Mumps in ca. 0,5 % zu erwarten, besonders bei Epidemien.
  - Am häufigsten sind Männer im Alter von 20–30 Jahren betroffen. Männer erkranken insgesamt häufiger als Frauen.
- **Klinik, klinischer Befund:**
  - In der Regel zunächst Parotitis, diese kann aber auch fehlen oder erst nach der Gelenksymptomatik auftreten.
  - 1–2 Wochen später mon- oder oligoartikulärer Beginn der Arthritis. Meist sind große Gelenke betroffen mit Rötung, Schwellung und Überwärmung, z. T. auch nur Arthralgien.
  - Tenosynovitis möglich.
  - Unspezifische Begleitsymptome: Schüttelfrost und Fieber, Nackensteifigkeit, Pharyngitis, Übelkeit, Myalgien u. a.
  - Orchitis: Bei bis zu 60 % der Patienten mit Arthritis.
- **Diagnostik – Labor:** BSG (variabel, mitunter stark erhöht), Blutbild (Leukozytose) und Serologie (Nachweis von Virusantikörpern).
- **Therapie:** Andere nicht steroidale Antiphlogistika (S. 434), ggf. auch niedrig dosierte Glukokortikoide (S. 439).
- **Prognose:** Die Arthritis heilt meist nach einigen Wochen, u. U. auch erst nach Monaten folgenlos aus.

Enterovirus-Arthritiden

- **Ätiologie:** Coxsackie-Viren (A9, B1–B6) und ECHO-Viren (Typ 6 und 9).
- **Pathogenese:** Ungeklärt. Weder Viren noch Immunkomplexe bisher nachgewiesen.
- **Epidemiologie:** Selten, vermutlich in 1 Promille der Infektionen. Dunkelziffer wahrscheinlich.
- **Klinik, klinischer Befund:** Arthralgien oder Arthritiden. Immer Fieber, häufig Pharyngitis, pleuritische Schmerzen, Exanthem.
- **Diagnostik:** Serologie.
- **Prognose:** Spontane Rückbildung in 10–15 Tagen.

Varizellen-Arthritis

- **Ätiologie:** Varicella-Zoster-Virus.
- **Epidemiologie:** Selten; bei Herpes zoster nur Einzelkasuistiken.
- **Klinik, klinischer Befund:** Auftreten der Gelenksymptomatik 1–5 Tage nach oder auch vor dem Exanthem; am häufigsten Kniegelenkbefall, manchmal mit Rötung und Schwellung.
- **Diagnostik – Labor:** BSG (eventuell erhöht), wenn möglich Serologie. Die Viren sind in der Regel nicht anzüchtbar.
- **Differenzialdiagnose:** Sekundäre septische Arthritis.
- **Prognose:** Komplette Remission nach 1 Woche.

Herpes-simplex-Arthritis

- **Ätiologie:** Herpes-simplex-Virus Typ 1.
- **Epidemiologie:** Selten, nur Einzelkasuistiken.
- **Klinik, klinischer Befund:** Akute Monarthritis, begleitet von herpetiformem Hautausschlag.
- **Prognose:** Dauer 2 Wochen bis 4 Monate.

Epstein-Barr-Virus-Arthritis

- **Ätiologie:** Epstein-Barr-Virus im Rahmen einer infektiösen Mononukleose.
- **Epidemiologie:** In 2 % der Mononukleosis infectiosa zwar Arthralgien, eigentliche Arthritis aber extrem selten (Einzelkasuistiken).
- **Klinik, klinischer Befund:** Mon- oder oligoartikulärer Befall großer Gelenke oder symmetrische Polyarthritis. Dauer der Gelenkbeschwerden 8 Tage bis 4 Monate.
- Selten ANA (?), positive Erregerserologie.

10 Kollagenosen

10.1 Grundlagen und Übersicht

Grundlagen

- **Definition:** Kollagenosen sind systemische Bindegewebserkrankungen, bei denen die verschiedensten Immunphänomene und rheumatologischen Symptome auftreten. Ihre Bedeutung haben sie weniger wegen der Gelenkbeteiligung, sondern wegen der häufig schweren Manifestationen an den inneren Organen.
- *Beachte:* Kollagenosen stellen die wichtigste Differenzialdiagnose zur rheumatoiden Arthritis (S. 120), der häufigsten entzündlich-rheumatischen Erkrankung, dar.
- **Ätiologie und Pathogenese:** Unbekannt; teils sichere, teils wahrscheinliche Immunpathogenese.

Übersicht

- Ursprünglich umfasste der 1942 geprägte Begriff „Kollagenosen" (Gemeinsamkeit fibrinoide Nekrose) nach Klemperer auch die rheumatoide Arthritis und das rheumatische Fieber.
- **Kollagenosen im heutigen Sinne:**
  - Systemischer Lupus erythematodes disseminatus (s. u.).
  - Progressive systemische Sklerodermie (S. 226).
  - Dermatomyositis und Polymyositis (S. 238).
  - Mixed connective tissue disease (S. 236).
  - Sjögren-Syndrom (S. 243).
- Aufgrund der aktuellen pathogenetischen Vorstellungen sollte anstelle des historisch geprägten Begriffes „Kollagenosen" besser die Bezeichnung „systemische Autoimmunopathien" gewählt werden.

Gemeinsamkeiten

- Zahlreiche Immun- und Autoimmunphänomene.
- Klinische, serologische und pathologische Überlappungen.
- Der Verlauf ist ungewöhnlich variabel.
- Die Gelenkerkrankung ist prognostisch meist günstig.
- Die Prognose ist von der Organbeteiligung abhängig.

10.2 Systemischer Lupus erythematodes (SLE)

Grundlagen

- **Synonyme:** Lupus erythematodes oder erythematosus disseminatus, systemicus, generalisatus oder visceralis.
- **Definition:** Generalisierte, häufig schwere entzündlich-rheumatische Erkrankung mit Befall zahlreicher Organsysteme und Autoimmunpathogenese. Der SLE gilt als typisches Modell einer Autoimmunkrankheit.
- **Ätiologie und Pathogenese:**
  - Genetische Disposition: Familiäre Häufung, Assoziationen mit HLA-A1, -A10, -B8, -B15, -B18, -B19, -DR2, -DR3, C4 A-Null-Allele. Bei Lupusnephritis HLA-DR2, DQW1, DQβ1, Fc-gamma-Rezeptoren.
  - Viren (Retroviren werden als Auslöser diskutiert).
  - Beeinflussung durch: Hormonelle Faktoren (Östrogene) und diverse Umweltfaktoren (ultraviolette Strahlung, bakterielle Infektion, Medikamente).
  - Die Immunbalance ist hochgradig gestört mit Hyperreaktivität der B-Zellen und Verringerung der T-Lymphozyten-Aktivität: Durch polyklonale B-Zellaktivierung und Durchbrechen der Toleranz gegen körpereigene Strukturen (ausgelöst durch unbekannte Triggermechanismen) werden zahlreiche Antikörper gegen Körper-Antigene produziert.
  - Komplementfraktionen sind verringert.

10.2 Systemischer Lupus erythematodes (SLE)

- Diskutiert werden: Dysregulation der IL-10-Produktion, Phagozytosedefekt, Ovulation, orale Kontrazeptiva, Schwangerschaft u. a.
- Die Pathogenese der ZNS-Beteiligung ist noch unklar.
- Sehr wahrscheinlich ist der SLE eine Immunkomplexerkrankung: Ablagerungen von Immunkomplexen finden sich in Organen (Niere) und der Haut.

▶ **Epidemiologie:**
- *Gesamt-Prävalenz:* Im Mittel in Europa 25–27/100 000 Einwohner, bei Asiaten 49/100 000, bei Bewohnern Afrikas und der Karibik-Region über 200/100 000 Einwohner.
- *Inzidenz:* Bei weißen Männern 0,4, bei Frauen 3,5, bei afrikanisch-amerikanischen Frauen 9,2 Fälle/100 000 Einwohner/Jahr. In den letzten 4 Jahrzehnten hat sich die Inzidenz verdreifacht. Neuerkrankungen sind häufig im Frühjahr und Sommer; Erstmanifestation häufig nach intensiver Ultraviolettexposition (Sonnenbad) oder Infektion.
- Es erkranken zu 80–90 % Frauen.
- *Prädilektionsalter:* 3. Lebensjahrzehnt. Das mittlere Alter bei Diagnose beträgt 30 Jahre.

Viszerale Manifestationen (SLE)

▶ **Allgemeinsymptomatik:**
- *Häufige Frühsymptome:* Müdigkeit, Schwäche, andere Allgemeinsymptome.
- *Fieber* (in 90 %): Der SLE ist eine häufige Ursache ungeklärten Fiebers.
- Gewichtsabnahme (in 85 %).

▶ **Hauterscheinungen** (in 85 %):
- *Klassisches Schmetterlingserythem* (in 40–50 %) (Abb. 10.1).
- *Morbilliformes Exanthem:* Ähnelt einem Arzneimittelexanthem, tritt besonders nach UV-Exposition auf.
- *Subakuter kutaner Lupus erythematodes:* Ist gekennzeichnet durch ausgedehnte, nicht vernarbende erythematosquamöse Plaques, die zur Konfluenz neigen. Sie sind durch Licht provozierbar und treten symmetrisch besonders an Armstreckseiten und am Stamm auf.
- *Diskoider Lupus* (in 20 %): Geht der Generalisation oft voraus (Abb. 10.2).
- *Orale und nasopharyngeale Schleimhautulzera.*
- *Vaskulitis der Haut:* Geht einher mit Ulzera, Purpura, Livedo reticularis, Gangrän, subkutanen Knoten (wie Rheumaknoten, 10 %) und dermalen Infarkten (Abb. 10.3, Abb. 10.4).
- *Weitere:* Urtikaria, Raynaud-Syndrom (in 20–30 %), Photosensibilität, Nagelfalzveränderungen, Blasenbildung (auch hämorrhagisch, „bullöser" LE), selten subkutane Verkalkungen und Pannikulitis (Abb. 10.5).

▶ **Haarausfall** (in bis zu 70 %).

Abb. 10.1 • Typisches Schmetterlingserythem mit Aussparung der Nasolabialfalten; von B. Manger, Erlangen (aus Alten et al. Merckle Rheumatologie visuell-Rheumatologische Bilddatenbank, Thieme, 2004)

10.2 Systemischer Lupus erythematodes (SLE)

Abb. 10.2 • Diskoider Lupus an der Stirn mit vernarbender Alopezie

Abb. 10.3 • Kutane Vaskulitis im Bereich der Zehen bei SLE

Abb. 10.4 • Wie ausgestanzt wirkende Ulcera cruris durch Vaskulitis der Hautgefäße bei SLE

Abb. 10.5 • Durch Sonnenlicht induziertes Exanthem im Dekolleté-Bereich bei SLE

10.2 Systemischer Lupus erythematodes (SLE)

▶ **Lupusnephritis** (in 50 %) (Abb. 10.6):
- Die Lupusnephritis ist klinisch meistens stumm.
- *Leitbefund:* Persistierende Proteinurie > 0,5 g / 24 h oder Zylindrurie mit Nachweis von Erythrozyten, Hämoglobin, granulären oder gemischten Zylindern.
- Die Lupusnephritis kann auch in transplantierten Nieren auftreten, klinische und serologische Aktivitätszeichen können fehlen.
- Histologische Einteilung und Diagnostik s. Diagnostik (S. 218).

Abb. 10.6 • Schweres nephrotisches Syndrom bei Lupusnephritis

▶ **Lungenbeteiligung:**
- *Lupuspneumonitis* (in 10 %): Infiltrationen, Zwerchfellhochstand, Plattenatelektasen (Abb. 10.7).
- Pulmonale Hypertonie (je nach Krankheitsdauer bis zu 40 %).
- Pleuraergüsse (in 40 %).
- „Shrinking-lung"-Syndrom.

Abb. 10.7 • Akute Lupuspneumonitis mit beidseitigen Infiltrationen; von B. Manger, Erlangen (aus Alten et al. Merckle Rheumatologie visuell-Rheumatologische Bilddatenbank, Thieme, 2004)

▶ **Herzbeteiligung:**
- Echokardiografische Veränderungen (in ca. 60 %).
- *Klappenveränderungen* (in 40 %): Meist an der Mitralklappe mit Regurgitationsstörungen, nicht infektiöse verruköse Veränderungen (in 4 %).
- *Endokarditis Libman-Sacks:* Früher häufig, heute klinisch weniger bedeutsam.
- *Perikarditis mit Perikarderguss* (in 25 %): Häufig mit Myokarditis (s. u. und Abb. 10.8).
- *Myokardiale Veränderungen* (in 20 %): Oft ohne klinisches Korrelat.

10.2 Systemischer Lupus erythematodes (SLE)

Abb. 10.8 • Perikarditis mit Perikarderguss bei SLE; von B. Manger, Erlangen (aus Alten et al. Merckle Rheumatologie visuell-Rheumatologische Bilddatenbank, Thieme, 2004)

Abb. 10.9 • Zerebrale Kernspintomografie mit multiplen Kontrastmittelanreicherungen bei ZNS-Lupus

▶ **ZNS-Beteiligung** (in 20–50 %) (Abb. 10.9):
  • *Diffuse Veränderungen:* Akute Verwirrtheitszustände und Desorientierung, Psychosen, Depressionen, affektive Veränderungen, Krampfanfälle, kognitive Dysfunktion. Schwere Kopfschmerzen (in 10 %) gelten als ZNS-Beteiligung, wenn sie rezidivierend sind.
  • *Fokale Erkrankung:* Zerebrovaskuläre Anfälle, Krampfanfälle, kraniale Neuropathien, Myelitis transversa.
  • *Bewegungsstörungen:* Chorea, Athetose, zerebellare Ataxie, Parkinson-ähnliche Symptome.
  • *Psychiatrische Störungen* sind auch mit sozialem Stress und Mangel an sozialer Unterstützung korreliert und nicht mit der systemischen Krankheitsaktivität assoziiert.
▶ **Beteiligung des peripheren Nervensystems:**
  • Neuropathien (in 15 %): Polyneuropathie, Mononeuritis multiplex, autonome Neuropathie.
  • Guillain-Barré-Syndrom.
▶ **Weitere Manifestationen:**
  • Gastrointestinale Beschwerden (in bis zu 30 % Bauchschmerzen, Durchfälle, Nausea, Dickdarmulzera durch Arteriitis mesenterialis), Lymphknotenvergrößerungen (in 50 %), Konjunktivitis und Episkleritis (in 15 %), Lebervergrößerung (in 30 %), Splenomegalie (in 20 %), Parotisvergrößerungen (in 8 %).
  • *Mit unterschiedlicher Häufigkeit:* Herzinfarkt durch Vaskulitis der Herzkranzgefäße, Thrombophlebitis, Thrombosen (siehe auch sekundäres Antiphospholipidsyndrom, Pankreatitis, Menstruationsanomalien, diverse Allergien und Osteonekrosen (in bis zu 30 %).

Abb. 10.10 • Jaccoud-Arthropathie mit ausgeprägten Fehlstellungen ohne erosive Gelenkdestruktionen

Manifestationen am Bewegungsapparat (SLE)

- ▶ **Arthritis und / oder Arthralgien** (in 90 %):
  - Symmetrischer Befall der proximalen Interphalangealgelenke (in 80 %), Kniegelenke (70 %), Handgelenke, MCP-Gelenke, Sprunggelenke, Ellbogengelenke, Schultergelenke (nur in 50 %).
  - Oligoarthritis und Monarthritis kommen ebenfalls vor.
  - Zwischen massiver Synovitis mit Erguss und Arthralgie sind alle Übergänge möglich.
  - Morgensteifigkeit (in 50 %).
- ▶ **Begleitende Tenosynovitis:** Auch als Frühsymptom häufig.
- ▶ **Jaccoud-Arthropathie** (in 10 %): Durch Sehnen- und Muskelbeteiligung entwickeln sich eine Schwanenhalsdeformität oder eine Ulnardeviation (Abb. 10.10). Dabei kann es auch zur Luxation der Gelenke kommen, Destruktionen bleiben aber aus.
- ▶ **Myalgie:** In 30 %, histologisch auch Myositis mit lymphozytärer Vaskulitis und Typ-II-Faseratrophie.
- ▶ **Fibromyalgie** (in über 20 %): Wird in den letzten Jahren zunehmend beobachtet, sie ist nicht mit der Aktivität des SLE korreliert; kann den Patienten stärker beeinträchtigen als die Grundkrankheit.

Diagnostik: Kriterien (SLE)

- ▶ **Wichtig:** Der SLE sollte früh, möglichst in inkompletten Stadien, erkannt und von anderen vergleichsweise harmloseren rheumatischen Krankheiten abgegrenzt werden.
- ▶ **Klinik** s. oben.
- ▶ Revidierte Klassifikationskriterien des American College of Rheumatology von 1997 (Tab. 10.1).
- ▶ **Aktivitäts-Indizes:** Zur Bestimmung der Aktivität existieren mehrere Indizes, die eine Berechnung anhand von Labordaten und klinischen Parametern ermöglichen.
  - Systemic Lupus activity measure (SLAM): 24 klinische Parameter und 8 Labordaten, drei Schweregrade, Punktsystem (maximal 82 Punkte).
  - British Isles Lupus assessment group (BILAG): Beurteilung der Aktivität u. a. nach therapeutischer Interventionsnotwendigkeit, 86 klinische und Laborparameter für 8 Organsysteme separat, Skala mit 4 Kategorien.
  - Systemic Lupus erythematosus disease activity index (SLEDAI): 24 Parameter, 9 Organsysteme, Gewichtungsfaktoren (maximal erreichbarer Wert 105).
  - European Consensus Lupus Activity Measurement (ECLAM).
  - Index für irreversible Organschädigungen: SLICC-ACR Damage Score.

Diagnostik: Labor (außer Autoantikörper, s. 216) (SLE)

- ▶ **Entzündungsparameter:** BSG erhöht; CRP auch im Schub oft nur gering erhöht, kann aber bei plötzlicher Erhöhung eine interkurrente Infektion ankündigen.
- ▶ **Serumeiweiß-Elektrophorese:** Aktivitätsabhängige, uncharakteristische Vermehrung von α_2-Globulinen und Gammaglobulinen.
- ▶ **Blutbild:**
  - *Normochrome Anämie:* Aktivitätsabhängig.
  - *Leukozytopenie:* In fast 50 %, sehr spezifisch. In 20 % unter 4000 Leukos / mm^3, bei hoher Aktivität als Lymphozytopenie < 1500 mm^3, auch Neutropenie.

10.2 Systemischer Lupus erythematodes (SLE)

Tab. 10.1 • **ACR-Klassifikationskriterien (1982, modifiziert 1997)**

Kriterium	Definition
Schmetterlingsexanthem	flaches oder erhabenes Exanthem beider Wangen, die Nasolabialfalten aussparend
diskoide Hautläsionen	erythematöse erhabene Flecken mit keratotischer Schuppung und atrophischen Narben
Photosensitivität	Hautrötung infolge einer ungewöhnlichen Reaktion auf Sonnenlicht (anamnestisch oder beobachtet)
Ulzerationen	orale oder nasopharyngeale Ulzerationen (ärztlich beobachtet)
Arthritis	nicht erosive Arthritis von zwei oder mehr Gelenken (Druckschmerz, Schwellung oder Erguss)
Serositis	Pleuritis Perikarditis
Nierenerkrankung	persistierende Proteinurie (>0,5 g/d oder >3+ und darüber, falls nicht quantifiziert) Zylindrurie (Erythrozyten, Hämoglobin)
neurologische Erkrankung	Krampfanfälle nicht medikamentöse oder metabolisch bedingte Psychose
hämatologische Erkrankung	hämolytische Anämie (mit Retikulozytose) Leukozytopenie (<4000/µl) Lymphozytopenie (<1500/µl) Thrombozytopenie (<100 000/µl)
immunologische Befunde	Anti-dsDNA-Antikörper Anti-Sm-Antikörper Anti-Phospholipid-Antikörper
antinukleäre Antikörper	erhöhte Titer nicht medikamentöser Genese

- *Leukozytose:* Nur ausnahmsweise im Schub und im Fieber; DD: Glukokortikoidinduziert.
- *Thrombozytopenie* (in ca. 20–30 %): Meist nur mäßiggradig (100 000 bis 150 000 Zellen/mm³), schwere Thrombozytopenie mit Purpura ist selten (in 5 %).
- ▶ **Komplement** (S. 40): gesamthämolytische Aktivität (CH 100), einzelne Komplementfraktionen (C 3, C 4) und deren Spaltprodukte (C 3d bzw. C 4d), im Urin C 3d (erniedrigt). Die Komplementerniedrigung korreliert mit der Krankheitsaktivität und einer Nierenbeteiligung und ist dann oft proportional dem Titer an DNA-Antikörpern. C 4d und C 3b sind besonders wichtig, v. a. wenn C 3 und C 4 trotz Aktivität normal sind. DD: Genetische Komplementdefekte als möglicher ätiologischer Faktor des SLE.
- ▶ **Coombs-Test:** Die Diagnose einer Coombs-positiven autoimmunhämolytischen Anämie (in 10 %) wird aufgrund der Hämolyse und dem positiven Coombs-Test (Bestimmung in EDTA-Blut) gestellt.
- ▶ **Gerinnungsparameter:** Partielle Thromboplastinzeit (PTT) kann durch Phospholipidantikörper verlängert sein.
- ▶ **Immunkomplexe** (S. 38): Können im Serum und/oder Gewebe nachgewiesen werden.
- ▶ **Kryoglobuline** (S. 39): IgG- und IgM-Typ (Typ III, selten).

Autoantikörper (SLE)

- ▶ **Obligatorisches Screening:** Antinukleäre Antikörper (ANA, S. 44): Positiver Nachweis in 90 %. Homogenes Fluoreszenzmuster auf Hep-2-Zellen (nicht SLE-spezifisch). Nur jeder 4. Nachweis von ANA ist auf einen SLE zurückzuführen.
- ▶ **Weitgehend krankheitsspezifische ANA:**
  - *Anti-dsDNA-Antikörper:* In 60–90 % nachweisbar.
    - Bei hohen Titern handelt es sich um einen diagnostischen Marker.
    - Assoziiert mit Nephritis und ZNS-Beteiligung. Exazerbationen können u. U., v. a. bei IgG-Antikörpern, vorausgesagt werden.

- IgA-dsDNA-Antikörper sind assoziiert mit Nierenbeteiligung, Gelenkbeteiligung, Hypokomplementämie und Nachweis von Immunkomplexen.
- **LE-Zellen** werden nicht mehr für die klinische Diagnostik verwendet und sind heute nur noch von historischem Interesse.
- *Antikörper gegen Sm-Antigen* (in 10–30%): Sind ebenfalls mit Nephritis und ZNS-Beteiligung assoziiert. Sehr spezifisch!

▶ **Nicht krankheitsspezifische ANA:**
- *Antikörper gegen Histon* (in 50–70%): Gerichtet sind die Antikörper gegen die Histone H1, H2 A, H2 B, H3, H4. IgG-Antikörper sind mit DNA-Antikörpern assoziiert, der klinische Wert ist jedoch begrenzt.
- *Antikörper gegen Ro (SS-A)* (in 20–60%):
  – Assoziiert mit Sjögren-Syndrom, Pneumonitis, Lymphopenie, leukozytoklastischer Vaskulitis, ANA-negativem SLE u. a.

  ▶ *Wichtig:* Bei Schwangeren besteht ein höheres Risiko, ein Kind mit neonatalem Lupus zu gebären. Bei 100% der Mütter von Kindern mit angeborenem Herzblock sind Antikörper gegen Ro(SS-A) nachweisbar, in 43% mit Tod des Fetus assoziiert.
- *Antikörper gegen La (SS-B)* (in 15–40%): Ebenfalls assoziiert mit Sjögren-Syndrom, teilweise mit neonatalem LE, nur selten mit Arthritis.
- *Antikörper gegen U1-RNP* (in 10%): Häufiger und charakteristisch bei der Mixed connective tissue disease. Assoziiert mit Raynaud-Phänomen und Myositis.

▶ **Antiphospholipid-Antikörper** (S. 56):
- Antikardiolipin-Antikörper (in 10–30%): Assoziiert mit Thrombosen, Thrombozytopenie, rezidivierenden Aborten, zerebrovaskulären Erkrankungen, Livedo reticularis. Speziell IgG-Antikörper assoziiert mit neurologischen Erkrankungen, Epilepsie, tiefer Venenthrombose und neuropsychiatrischer Lupuserkrankung sowie fetalem Tod. Charakteristisch für Antiphospholipid-Syndrom (S. 223).
- Lupusantikoagulans: Aussage ähnlich Antikardiolipin-Antikörper.
- Falsch positive Luesreaktionen (in 25%): Durch Antikardiolipin-Antikörper und Lupusantikoagulans.

▶ **Antineutrophile zytoplasmatische Antikörper** (ANCA, S. 54):
- *cANCA* (in 10%): Keine Assoziation mit Krankheitsaktivität oder Vaskulitis.
- *pANCA* (in 25%): Assoziiert mit proliferativer Nephritis.

▶ **Antikörper gegen ribosomales P- Protein (Anti-P):** In 10–20%, bei Asiaten in bis zu 30–40%. Eine Assoziation mit ZNS-Lupus wird diskutiert.

▶ **Anti RA33-Antikörper:** Eventuell assoziiert mit erosiver Arthropathie und Fehlen von Hautbeteiligung.

▶ **Antifibronectin-Antikörper** (in 30%): Assoziiert mit muskuloskelettaler Beteiligung.

▶ **Antinucleosomen-Antikörper:** Bei gleichzeitigem Histon- und DNA-Antikörper bei Lupusnephritis.

▶ **Antikörper gegen Lipocortin vom Typ IgG und IgM:** Keine Korrelation zu klinischen Befunden.

▶ **Antikörper gegen die „Collagen like Region of C 1q"** (in 35%): Assoziiert mit Urtikaria-Vaskulitis-Syndrom.

▶ **Antikörper gegen humanes rekombinantes Erythropoietin** (in 15%): Assoziiert mit schwerer Anämie und aktiver Krankheit.

▶ **Antikörper gegen Ribonukleoprotein p67-Polypeptid** (in 40%): Assoziiert mit klinischen Symptomen der MCTD (S. 236), insbesondere Myositis, fibrosierender Alveolitis, Raynaud-Syndrom, Sklerodaktylie.

▶ **Antikörper gegen vaskuläre Endothelzellen (aETA):** Assoziiert mit aktivem SLE, speziell mit pulmonaler Hypertonie, digitaler Vaskulitis, Raynaud-Syndrom und Serositis.

▶ **Antikörper gegen diverse Organe:** Unspezifisch, insbesondere gegen die Schilddrüse (besonders Antithyreoglobulin-Antikörper).

▶ **Antikörper gegen Gerinnungsfaktoren:** Gegen Faktoren II, VIII, IX, XII sowie in über 20% gegen Prothrombin.

▶ **Weitere:** Antikörper gegen Erythrozyten, Leukozyten, Thrombozyten, Immunglobuline (Rheumafaktoren in 30%).

Diagnostik bei ZNS-Beteiligung und Lupusnephritis (SLE)

▶ **ZNS-Beteiligung:**
- *SPECT und MRT:* Mittel der Wahl, sie sind jedoch nicht spezifisch und untereinander sowie mit der Krankheitsaktivität und Serologie häufig nicht korreliert:
  - MRT: Hohe Intensitäts-Spots auf T2-gewichteten Bildern. Bei diffusem Befall: Symmetrisch verteilte Bezirke verstärkter Signal-Intensität in der subkortikalen weißen Substanz. Bei fokalem Befall: Regional verstärkte Signalaktivitäten.
  - SPECT (Single Photon-Emission Computed Tomography) mit ^{99m}Tc-Hexamethylpropylen-Amin-Oxim: Dreidimensionale Darstellung möglich, zeigt vor allem zerebrale Hypoperfusion an.

▶ **Diagnostik der Lupusnephritis:** Die Sicherung der Diagnose erfolgt durch eine Nierenbiopsie, wichtig ist diese auch hinsichtlich der Mortalität. Bioptische WHO-Klassifikation s. Tab. 10.2.

Tab. 10.2 • **Bioptische WHO-Klassifikation der Lupusnephritis**

Stadium	Histologie
I	normale Glomeruli
II	rein mesangiale Veränderungen
IIIa	fokale segmentale Glomerulonephritis
IIIb	fokale proliferative Glomerulonephritis
IV	diffuse Glomerulonephritis
V	diffuse membranöse Glomerulonephritis
VI	fortgeschrittene sklerosierende Glomerulonephritis

Diagnostikprobleme (SLE)

▶ **Klinisches Bild und Verlauf:**
- Der SLE ist ein „Chamäleon" und die Frühdiagnose trotz diagnostischer Kriterien oft sehr schwer. Der SLE kann sich jahrelang oligosymptomatisch, z. B. als rheumatoide Arthritis tarnen.
- Der Verlauf variiert vom extrem schleichenden Beginn bis zu einem explosiven Start mit Multisystembefall innerhalb von Tagen.

▶ **Hauterscheinungen:**
- Die Patienten, die einen Rheumatologen wegen ihrer Gelenkbeschwerden aufsuchen, haben meistens keine Hauterscheinungen, die anderen suchen primär häufig einen Dermatologen auf.
- Der SLE kann als „idiopathische" thrombozytopenische Purpura beginnen.

▶ **Laborbefunde und klinische Aktivität** sind nicht unbedingt korreliert. Schübe können in manchen Fällen durch einen vorausgehenden Anstieg der ds-DNA-Antikörper angezeigt werden.

▶ **Gleichzeitiges Vorkommen mit rheumatoider Arthritis:** Selten, aber offenbar möglich.

▶ **Beurteilung des Outcome bei SLE:** Für die Outcome-Beurteilung bei SLE-Patienten wird es zunehmend bedeutungsvoll, nicht nur die Überlebensrate oder Beurteilung einzelner Organsysteme zu berücksichtigen, sondern v. a. das Gesamtbefinden des Patienten. Das vom American College of Rheumatology entwickelte Scoresystem ermöglicht die Erfassung chronischer Schäden an verschiedenen Organsystemen, die entweder durch die Erkrankung selbst oder durch die erforderliche Therapie induziert wurden (Tab. 10.3).

Differenzialdiagnosen (SLE)

▶ Andere Kollagenosen (Übersicht S. 210).
▶ Rheumatoide Arthritis (S. 120).
▶ Hämatologische Systemerkrankungen.
▶ Medikamenten-induzierter SLE (S. 222) und Pseudolupussyndrom.
▶ Infektionen, Sepsis.
▶ Komplementdefektsyndrom: Bei negativem ANA-Test daran denken.

10.2 Systemischer Lupus erythematodes (SLE)

Tab. 10.3 • SLICC-Damage-Index

Auge	Katarakt Optikusatrophie oder retinale Veränderungen
ZNS	kognitive Störungen oder Psychose Krampfanfälle > ½ Jahr zerebrovaskuläre Ereignisse *(bis 2 P.)* periphere Neuropathie Querschnittsmyelitis
Niere	GFR < 50 % Proteinurie > 3,5 g / 24 h oder terminale Niereninsuffizienz *(3 P.)*
Lunge	pulmonale Hypertonie Lungenfibrose „shrinking lung syndrome" pleurale Fibrose Lungeninfarkt oder -resektion
Herz	Angina pectoris oder Bypass Myokardinfarkt *(bis 2 P.)* Kardiomyopathie Vitium Perikarditis > ½ Jahr oder -ektomie
Gefäße	Claudatio > ½ Jahr kleinere Gefäßdefekte größere Gefäßdefekte (Amputation) *(bis 2 P.)* Phlebothrombose oder postthrombotisches Syndrom
Gastrointestinal(GI)-Trakt	Infarkt oder Resektion (unterer GI-Trakt) *(bis 2 P.)* Mesenterialinfarkt chronische Peritonitis Striktur oder OP (oberer GI-Trakt) Pankreasinsuffizienz oder -pseudozysten
Bewegungsapparat	Muskelatrophie oder -schwäche deformierende Arthritis Osteoporose mit Fraktur aseptische Knochennekrosen *(bis 2 P.)* Osteomyelitis Sehnenruptur
Haut	vernarbende Alopezie ausgedehnte Vernarbungen Ulzera (nicht venös) > ½ Jahr
Gonadeninsuffizienz	
Diabetes mellitus	
Malignom	*(bis 2 P.)*

Kumulativer Index, bei dem jede neu hinzukommende Organschädigung mit einem Punkt bewertet wird (Ausnahme die in kursiv angegebenen Schädigungen, bei denen maximal zwei Ereignisse gezählt werden)

Medikamentöse Therapie

- ▶ **Allgemein gilt:**
  - Die Stellung der Diagnose bedeutet nicht automatisch notwendige Therapie, aber sorgfältige lebenslange engmaschige Überwachung. Besonders wichtig sind Patienteninformation und psychologische Führung.
  - Die Pharmakotherapie des SLE muss streng aktivitätsbezogen und nicht nur allein nach den Laborbefunden erfolgen.
  - ❐ *Cave:* Zu früher Einsatz von Immunsuppressiva bei den meist jungen Patienten.
  - Überwachung der Therapie: Regelmäßige Untersuchungen von Komplement, Anti-DNA-AK und Organfunktionen sind notwendig.
- ▶ **Bei geringer Entzündungsaktivität ohne Organbeteiligung:**
  - Nicht steroidale Antiphlogistika (S. 434).
  - Antimalariamittel: Hydoxychloroquin (200–400 mg/d) oder Chloroquin (250 mg/d). Auch bei schwereren Verläufen eines SLE mit viszeraler Beteiligung wirkt sich eine

Medikation mit Hydroychloroquin/Chloroquin positiv auf Verlauf und Outcome der Erkrankung aus.

- **Bei mittlerer und hoher Entzündungsaktivität ohne Befall von ZNS, Niere und Herz, aber z. B. mit Serositis:**
  - Nicht steroidale Antiphlogistika (S. 434).
  - Glukokortikoide (S. 439): Initial 30–100 mg Prednisolon.
  - Bei hohem bleibendem Glukokortikoidbedarf in nicht zu tolerierendem Bereich: Azathioprin (2 [–3]mg/kg KG/d; S. 450), Cyclosporin 3–5 mg/kg KG, Mykophenolat 2 g/d, Methotrexat 12–25 mg/Woche, insbesondere bei Serositis.
  - Antimalariamittel (S. 452).
- **Bei hoher Entzündungs- und allgemeiner Krankheitsaktivität mit Organbeteiligung** (Polyserositis und/oder Herz-, Nieren-, ZNS-Befall):
  - Glukokortikoide (S. 439): Initial hohe Dosen, z. B. 100–1000 mg Prednisolon.
  - Cyclophosphamid (S. 459): alle 3–6 Wochen i. v.-Bolustherapie mit 500–1000 mg/m^2/d (Überwachung und Schutz der Harnblase S. 461) oder 6 Boli mit 15–20 mg/kg KG alle 3–4 Wochen, alternativ orale Langzeittherapie mit 100–150 mg (Toxizität höher als bei i. v.-Bolusgabe)
- **Hinweise zur Glukokortikoid- und Zytostatikatherapie:** Dauer und Dosis richten sich nach klinischen und Laborparametern. Eine mögliche intravenöse Prednisolon- oder Methylprednisolon-Bolustherapie mit sehr hohen Dosen soll im Allgemeinen nicht länger als eine Woche durchgeführt werden. Die Dosisreduktion bis zur individuellen Erhaltungsdosis muss schrittweise erfolgen. Bei Glukokortikoid-Langzeittherapie und immunsuppressiver Therapie immer an mögliche interkurrente Infektionen denken!
- **Begleitende Organkomplikationen** (Hypertonie, ZNS-Komplikationen etc.): In üblicher Weise mitbehandeln.
- **Bei Lupusnephritis der Klasse III und IV** (s. Klinik): Die Cyclophosphamid-Bolustherapie mit 500 bis 1000 mg/m^2 alle vier Wochen ist den anderen Therapieverfahren überlegen, sie muss aber früh einsetzen. Auch hinsichtlich der Erhaltung der Langzeitnierenfunktion ist Cyclophosphamid (S. 459) besser als Prednisolon (S. 439). Azathioprin (S. 450) ist hier höchstens dem Prednisolon vergleichbar.
- **Bei ZNS-Beteiligung:** Eskalation der Therapie in gleicher Weise wie beim aktiven Lupus: Glukokortikoide (S. 439), Azathioprin (S. 450), Cyclophosphamid (S. 459). Die Bedeutung extrakorporaler Verfahren (Plasmapherese, Immunadsorption) ist nicht gesichert; sie werden jedoch bei schweren Schüben experimentell eingesetzt. Bei thrombotischer thrombozytopenischer Purpura ist die Plasmapherese mit Ersatz von fresh frozen Plasma die Therapie der Wahl.
- **Bei Gravidität:**
  - Nicht steroidale Antiphlogistika wegen der Möglichkeit des vorzeitigen Schlusses des Ductus Botalli vermeiden.
  - Glukokortikoide (S. 439): Postpartal eventuell Dosiserhöhung je nach Aktivität.
- **Weitere Therapieansätze:**
  - *Ciclosporin A* (S. 457): In ersten Studien in einer Dosierung von 3–5 mg/d ist es offenbar bei Lupusnephritis gut wirksam (Rückgang von Proteinurie und Anti-DNA-Antikörpern). Unerwünschte Nebenwirkungen: Hypertonie in 40 %, Hypertrichose in 30–40 %, Nephrotoxizität in 10 % zu erwarten.
  - *Mycophenolat-Mofetil* (2–3 g/d): Studien zeigen gute Wirksamkeit in der Induktions- und Erhaltungstherapie bei Lupusnephritis. Häufige Nebenwirkung: Gastrointestinale Unverträglichkeit. Bislang jedoch nicht für die Indikation SLE zugelassen. Gleicher Wirkmechanismus: Natrium-Mycophenolat.
  - *Methotrexat* (S. 444): In niedriger Dosierung (7,5–15 mg/Woche) anscheinend Rückgang der Aktivität, eventuell ist eine Dosisreduktion der Glukokortikoide möglich. Besonders wirksam bei der Kombination von Arthritis, Dermatitis und Myositis, nicht hingegen bei ZNS-Beteiligung. Denkbar als Alternative zur Antimalarika-Therapie. Therapie erscheint erfolgversprechend.
    - ❒ *Cave:* Bei eingeschränkter Nierenfunktion Dosisreduktion.
  - *Dapson:* Beginn mit 50 mg/d, Steigerung bis 150 mg/d. Dapson ist v. a. bei kutanen Manifestationen indiziert. Die Therapie ist nebenwirkungsreich (Hepatopathie, Methaemoglobinämie).

- *Immunglobuline intravenös:* Versuchsweise bei Thrombozytopenie 300–400 mg / kg KG / d für 5 aufeinanderfolgende Tage, eventuell dann monatliche Erhaltungstherapie. Rezidive der Thrombozytopenie sind nicht zu verhindern. Einsatz intravenöser Immunglobuline versuchsweise auch in Krankheitssituationen, in denen sich eine immunsuppressive Therapie verbietet (Schwangerschaft, Infekte).
- *G-CSF:* Wirksam bei SLE und Neutropenie und Infektion (48 Mio. E / d s. c.).
- Für den B-Zell-Antikörper Rituximab gibt es zwar zahlreiche Fallberichte über einen erfolgreichen Einsatz bei SLE, dies konnte in kontrollierten Studien jedoch bislang nicht bestätigt werden (weitere B-Zell-Antikörper: Ocrelizumab, Epratuzumab).
- Das am meisten Erfolg versprechende Prinzip erscheint derzeit die Inhibition der B-Zell-Aktivierung zu sein. Belimumab, ein Antikörper gegen das BLyS / BAFF-Protein zeigte Effektivität zur Unterdrückung von SLE-Aktivität bei mittelgradig schweren Fällen, wenn es zusätzlich zu einer Standard-Immunsuppression gegeben wurde (ähnlicher Wirkmechanismus: Atacicept).
- Weitere in Erprobung befindliche Therapien: Toleranzinduktion (Abetimus, Lupuzor), Inhibition von T-Zell-Kostimulation (Abatacept, anti-CD 154), Zytokinantagonisten (Interferon-alpha, TNF, Interleukin-6 Rezeptor).

Physikalische Therapie (SLE)

▶ **Bei dominierenden Arthralgien und Arthritiden:** Örtliche Kryotherapie (S. 506), Ruhigstellung nur kurzfristig für 1–3 Tage.
▶ **Bei Organkomplikationen mit drohender Bettlägerigkeit:** Atemtherapie, Thromboseprophylaxe und Krankengymnastik (S. 502).

Prophylaxe (SLE)

▶ Bei Frauen: Östrogene können schubauslösend wirken. Soweit möglich nicht hormonelle antikonzeptive Verfahren einsetzen.
▶ Ultraviolett- und Reizklima-Exposition vermeiden.
▶ SLE-provozierende Medikamente (S. 222) vermeiden.

Prognose und Rehabilitation (SLE)

▶ Der Verlauf ist bei Diagnosestellung grundsätzlich nicht vorhersehbar.
▶ **Allgemeine Prognose:** Deutlich besser als früher angenommen, da abortive und inkomplette Krankheitsbilder häufiger früher erkannt werden, z. B. latenter, inaktiver oder oligosymptomatischer Lupus.
▶ **5-Jahres-Überlebensrate:** Durch verbesserte Diagnose und Therapie, auch bei Organbeteiligung über 95 %, 10-Jahres-Überlebensrate ca. 90 %.
▶ **Individualprognose:** Sie ist vom Organbefall (ZNS, Niere) abhängig. Prognostisch ungünstig ist ein früher oder primärer Nieren- und ZNS-Befall sowie ein frühzeitig komplettes Krankheitsbild und häufige Schübe.
▶ **Prognose bei ZNS-Beteiligung:** Die Prognose der kognitiven Dysfunktion ist eher gut, es treten keine irreversiblen neurologischen Schäden auf. Letalität bis zu 20 %.
▶ **Mortalität:**
  - Auch in den letzten Jahren ist die Mortalität noch 2- bis 3-mal höher als bei der nicht an SLE erkrankten Bevölkerung.
  - Korreliert mit höherer Mortalität sind: Schwarze Rasse, höheres Alter bei Beginn, Thrombozytopenie, Nieren- und Lungenbeteiligung sowie hohe Krankheitsaktivität.
  - Häufigste Todesursache (in je 30 %): Infektionen, kardiovaskuläre Ereignisse.
▶ **Rehabilitation:**
  - Nach 3–4 Jahren sind noch 40 % der SLE-Patienten arbeitsfähig, eine Anpassung der Arbeitsbedingungen ist aber oft notwendig.
  - Prädiktoren für vorzeitige Arbeitsunfähigkeit: Hohe Krankheitsaktivität bei Diagnosestellung, niedriges Einkommen und Berufe, die Kraft erfordern.

10.3 Besonderheiten und Sonderformen des SLE

SLE und Begleiterkrankungen

- Herpes zoster: Vor allem unter immunsuppressiver Therapie. Im Allgemeinen benigne, kann aber auch schwer verlaufen.
- Es treten gehäuft urogenitale Mycoplasmeninfektionen und Infektionen mit Pneumocystis carinii, auch bei HIV-negativen Patienten, auf.
- Kortisonunabhängige Osteoporose (in über 10 %).

SLE und Schwangerschaft

- Der SLE ist prinzipiell keine Kontraindikation für eine Schwangerschaft.
- Die Fertilität gegenüber Gesunden ist nicht beeinträchtigt.
- Eine Erstmanifestation während der Gravidität oder postpartal ist mit einer schweren Verlaufsform assoziiert.
- Exazerbationen postpartal sind häufig.
- Hohes Graviditätsrisiko bei Beteiligung von Nieren, Herz, ZNS.
- Eine Schwangerschaft bei SLE stellt grundsätzlich eine Risikoschwangerschaft dar.
- Insbesondere bei vorgeschädigter Niere und unzureichend kontrollierter Krankheitsaktivität ist von einem erheblichen Risiko für Mutter und Kind auszugehen.
- Bei Ro (SS-A) / La (SS-B)-positiven Müttern besteht das Risiko der Entwicklung eines kongenitalen Herzblocks beim Kind.
- In besonderen Fällen: Induktion eines neonatalen Lupus (S. 407).

SLE und maligne Tumoren

- Das generelle Malignomrisiko ist offenbar nicht signifikant erhöht, eventuell sogar niedriger als bei der rheumatoiden Arthritis und generalisierten Sklerodermie.
- Dennoch gehäuft Assoziation mit lymphoproliferativen Tumoren, vor allem Morbus Hodgkin. Die Diagnose ist wegen der vielfältigen Symptomatik der Grundkrankheit sehr schwierig.

Sekundäres Antiphospholipidsyndrom

- **Definition:** Sonderform des SLE mit nachweisbaren Phospholipid-Antikörpern bzw. Kardiolipin-Antikörpern (verantwortlich für falsch positive Lues-Reaktionen) sowie Lupusantikoagulans. Von diesem sekundären Antiphospholipidsyndrom muss ein primäres Antiphospholipidsyndrom, als wahrscheinlich eigenständige Erkrankung ohne SLE-Symptome, abgegrenzt werden (S. 223).
- **Klinische Assoziation:** Arterielle und venöse Thrombosen, rezidivierende Aborte und Thrombozytopenien.
- *Beachte:* Antiphospholipid-Antikörper kommen beim SLE aber auch häufig ohne entsprechende klinische Symptomatik vor. Der Nachweis allein ist keine Indikation für die medikamentöse Therapie. Die präventive Gabe von 100 mg ASS ist bei hohen Antiphospholipid-Antikörpertitern jedoch ratsam.
- **Therapie:** Nach thromboembolischen Ereignissen Antikoagulanzien-Therapie (Marcumar).

Medikamenteninduzierter SLE

- **Definition:** Durch verschiedene Medikamente ausgelöster reversibler SLE mit nachweisbaren antinukleären Antikörpern jedoch ohne ZNS- und Nierenbeteiligung.
- **Ätiologie:** Medikamente, die einen SLE auslösen können, s. Tab. 10.4.
- **Pathogenese:** Unbekannt (enzymatisch? allergisch?). Patienten sind meist „Langsam-Azetylierer".
- **Epidemiologie:**
  - Exakte epidemiologische Daten fehlen. Unter Procainamid-Therapie sind bei 80–100 % ANA und bei 25 % Lupus-ähnliche Symptome (nur in 4 % schwer) nachweisbar.
  - Männer erkranken häufiger als Frauen.
- **Klinik, klinischer Befund:** Arthralgien, Arthritis, Exanthem, Serositis, Myalgien, Leber- und Milzvergrößerung wie beim SLE (S. 210).

Tab. 10.4 • **Medikamente, die einen SLE auslösen können**

Medikamentengruppe	Medikamente
Antibiotika	Penicillin, Streptomycin, Tetracycline
Chemotherapeutika	INH, Sulfonamide, Griseofulvin, Nitrofurantoin
Antiepileptika	Phenytoin, Hydantoine, Primidon, Trimethadion, Ethosuximid u. a.
Antiarrhythmika	Procainamid, Practolol
Antihypertensiva	Reserpin, α-Methyldopa, Hydralazin
Psychopharmaka	Chlorpromazin
Thyreostatika	Thiouracilderivate
antirheumatische Basistherapeutika	Gold, D-Penicillamin
verschiedene	Kontrazeptiva, Allopurinol u. a., fraglich auch Interferon, TNF-Blocker

▶ **Diagnostik:**
- LE-Zellen und Anti-ssDNA-Antikörper.
- Keine Anti-dsDNA-Antikörper.
- Pathognomonisch: Antikörper gegen Histon in 90 %.

▶ **Prognose:** Komplette Remission nach Absetzen des verursachenden Medikamentes.

Weitere SLE-Sonderformen (SLE)

▶ SLE bei angeborenem Mangel an Komplementfaktoren (oft mit Sjögren-Syndrom und anderer Organbeteiligung, z. B. Hyperthyreose).
▶ SLE mit Hypogammaglobulinämie.
▶ SLE als Initialsymptom einer HIV-(AIDS-)Infektion.
▶ SLE mit rheumatoider Arthritis.

10.4 Primäres Antiphospholipidsyndrom

Grundlagen

▶ **Definition:** Kombination von rezidivierenden arteriellen und venösen Thrombosen, Neigung zu Aborten und Thrombozytopenie mit Nachweis von Antiphospholipid-Antikörpern. Das primäre tritt im Gegensatz zum sekundären Antiphospholipidsyndrom (bei SLE) ohne Symptome einer anderen Autoimmunerkrankung auf.

▶ **Ätiologie und Pathogenese:**
- Immunpathogenese mit vermehrter Autoantikörperproduktion? Vermehrung von CD 4-Zellen und Verringerung von Memory-CD 4-Zellen.
- Der Mechanismus der Thrombose ist noch unklar: Durch „tissue factor" von Monozyten?

▶ **Epidemiologie:**
- Prävalenz unbekannt.
- Familiäre Häufung wurde in Einzelfällen beschrieben, z. B. bei Verwandten von SLE-Patienten, ohne dass diese an einem SLE leiden.
- Überwiegend erkranken Frauen.
- Zu erwarten bei ca. 30–50 % der Patienten mit Antikardiolipin-Antikörpern und 30 % der Menschen mit nachweisbarem Lupusantikoagulans.

Klinik, klinischer Befund

▶ **Rezidivierende arterielle und venöse Thrombosen:** Mit entsprechenden klinischen Folgen. Je nach Lokalisation treten Lungenembolie, Hirninfarkt oder Verschlüsse von retinalen, koronaren, mesenterialen und peripheren Arterien und Venen auf.
  ◨ *Wichtig:* Ungewöhnliche Schlaganfälle bei jungen Menschen (ohne Risikofaktoren) sind u. U. oligosymptomatische Verlaufsformen eines Antiphospholipidsyndroms.

10.4 Primäres Antiphospholipidsyndrom

Abb. 10.11 • Livedo reticularis bei primärem Antiphospholipd-Syndrom

- **Nierenbeteiligung** (in ca. 20 %?): Bioptisch Thrombosen der kleinen Gefäße, Mesangiolyse, endotheliale Ablagerungen, Ischämie der Glomeruli. An den Arteriolen: Mediahypertrophie, Intima-Verdickung, Thrombose und Fibrose der Arteriolen (im Sinne einer thrombotischen Mikroangiopathie). Klinisch breites Spektrum zwischen Fehlen von Symptomen bis zur massiver Proteinurie, Niereninsuffizienz und Hypertonie.
- **Hautbeteiligung:** Livedo reticularis (s. Abb. 10.11), Akrozyanose, Capillaritis (syn. Atrophie blanche, wie bei chronisch-venöser Insuffizienz meist an den Knöcheln), Raynaud-Syndrom, oberflächliche Thrombophlebitis, Hautnekrosen, Gangrän.
- **Neurologische Symptome:** Als Folge der Thrombosen und Embolien. Seltener treten Chorea, ischämische Attacken, Epilepsie und Myelitis transversa (ähnlich SLE) auf.
- **Herzklappenveränderungen:** Meist an der Mitral- und Aortenklappe, gelegentlich mit Aorteninsuffizienz (Libman-Sacks-Endokarditis).
- **Schwangerschaftskomplikationen:** Treten in 20 % bei Frauen mit Antiphospholipidsyndrom auf. Es kommt zu rezidivierenden Spontanaborten, intrauterinem Fruchttod und Frühgeburten.

Diagnostik und Differenzialdiagnosen

- **Klinik** s. oben.
- **Vorläufige Klassifikationskriterien** s. Tab. 10.5.
- *Beachte:* Ein SLE (S. 210) muss immer ausgeschlossen werden.
- **Labor:**
  - Blutbild (Thrombozytopenie) und Gerinnungstests (PTT verlängert).
  - *Pathognomonisch:* Antiphospholipid-Antikörper (S. 56) finden sich in praktisch 100 %. Sie sind aber nicht krankheitsspezifisch, sondern finden sich mit unterschiedlicher Häufigkeit auch beim SLE (v. a. beim sekundärem Antiphospholipidsyndrom) und anderen entzündlich-rheumatischen Erkrankungen einschließlich der rheumatoiden Arthritis, Sjögren-Syndrom, Polymyositis, Polymalgia rheumatica u. a. Beschrieben ist aber auch ein sog. Antiphospholipid-Antikörper-negatives Antiphospholipidsyndrom, das nur die klinischen Symptome dieser Erkrankung aufweist.
    – Nachweis der Antiphospholipid-Antikörper mittels Gerinnungstests oder mit ELISA-Technik.
    – Nachweis des Lupusantikoagulans (hemmt phospholipidabhängige Gerinnungsprozesse) im Screening-Test mit aktivierter partieller Thromboplastinzeit.

Tab. 10.5 • Revidierte Kriterien zur Definition des Antiphospholipid-Syndroms von 2006

Klinische Kriterien

1. Vaskuläre Thrombose:
Eine oder mehrere Episoden einer arteriellen, venösen Thrombose oder einer Thrombose in kleinen Gefäßen in einem beliebigen Gewebe oder Organ

2. Schwangerschaftsmorbidität:
- Eine oder mehrere ungeklärte Fehlgeburten eines morphologisch unauffälligen Fetus ab der 10. Gestationswoche
oder
- Eine oder mehrere Frühgeburten eines morphologisch normalen Kindes ab der 34. Gestationswoche aufgrund einer schweren Präeklampsie oder Eklampsie oder einer schweren plazentaren Insuffizienz
oder
- Drei oder mehrere aufeinanderfolgende ungeklärte, spontane Aborte vor der 10. Gestationswoche

Laborkriterien

- Lupus Antikoagulans
Nachweis eines Lupus Antikoagulans im Plasma an zwei oder mehreren Zeitpunkten mit mindestens 12-wöchigem Abstand. Es muss ein Testverfahren entsprechend den Richtlinien der International Society on Thrombosis and Hemostasis (Scientific Subcommittee on Lupus Antikoagulants / Phospholipid-Dependent Antibodies) verwendet werden.

- Antiphospholipid-Antikörper
Nachweis von Antikardiolipin-Antikörpern des Isotyps IgG oder IgM mit hohen oder mittleren Titer im Blut an zwei oder mehreren Zeitpunkten mit mindestens 12-wöchigem Abstand mittels standardisiertem ELISA für β_2-Glykoprotein I-abhängige Antikardiolipin-Antikörper.

- Anti-β_2-Glycoprotein-I-Antikörper
Nachweis von Anti-β_2-Glycoprotein-I-Antikörpern des Isotyps IgG oder IgM (mit einem Titer > der 99 % Perzentile) im Blut an zwei oder mehreren Zeitpunkten mit mindestens 12-wöchigem Abstand mittels standardisiertem ELISA

Die Diagnose Antiphospholipid-Antikörper-Syndrom muss erwogen werden, wenn jeweils mindestens ein klinisches und ein Laborkriterium vorliegt.

- Antikardiolipin-Antikörper reagieren mit einem Phospholipid-β_2-Glykoproteinkomplex. Besonders wichtig: Antikardiolipin-Antikörper vom IgG-Typ.
- Nachweis von Antikörpern gegen β_2-Glykoprotein 1 (natürlicher Inhibitor der Blutgerinnung).
- Falsch positive Luesreaktion (Untersuchung ist nicht mehr üblich).

▶ **Differenzialdiagnosen:**
- Sekundäres Antiphospholipidsyndrom, z. B. beim SLE (S. 222).
- Andere mit Thrombosen und Thrombozytopenien einhergehende Erkrankungen.

Therapie

▶ **Beim Nachweis von Antiphospholipid-Antikörpern ohne Symptome** s. sekundäres Antiphospholipidsyndrom (S. 222).
▶ **Nach arteriellen und venösen Thrombosen** s. sekundäres Antiphospholipid-Syndrom (S. 222).
▶ **Bei notwendiger Bettruhe:** Heparin-Gabe.
▶ **Bei akuten Gefäßverschlüssen und Fehlen von Kontraindikationen:** Fibrinolyse.
▶ **Beim sog. „katastrophalen" therapieresistenten lebensgefährlichen Antiphospholipidsyndrom:** Plasmapherese, hohe Glukokortikoid-Dosen (S. 439), ggf. Cyclophosphamid und ebenfalls Antikoagulation.
▶ **Bei drohenden Aborten:** In Einzelfällen subkutane Heparin-Gaben, monatliche intravenöse Immunglobulin-Gaben oder Prednisolon (20–40 mg / d) sind wirksam zur Verhinderung eines Abortes.
▶ **Bei Frauen mit bereits wiederholtem Spontanabort:** Therapie mit niedermolekularem Heparin zusammen mit 100 mg Acetylsalicylsäure empfohlen.

- ▶ **Zusatzbehandlung:** Von eventuellen Begleiterkrankungen, z. B. Hypertonie, Fettstoffwechselstörung und Diabetes. Vermeidung von Nikotin, Absetzen kontrazeptiver Hormone (Empfehlungen der Deutschen Gesellschaft für Rheumatologie).

Prognose

- ▶ Verlauf und Prognose der Erkrankung werden von den Folgen und Lokalisationen der Thrombosen bestimmt.
- ▶ In Einzelfällen beim „katastrophalen" Antiphospholipidsyndrom tödlicher Ausgang durch nicht beherrschbare Thrombosen trotz multipler Therapie.

10.5 Systemische Sklerose (SSc)

Grundlagen

- ▶ **Synonym:** Progressive systemische Sklerose.
- ▶ **Definition:** Generalisierte (systemische) fibrosierende und sklerosierende Erkrankung des kollagenen Bindegewebes mit besonderer Beteiligung von Haut, Blutgefäßen, Lungen, Gastrointestinaltrakt und Niere, aber auch anderer Organe sowie rheumatischen Gelenksymptomen.
- ▶ **Ätiologie und Pathogenese:**
  - *Genetische Disposition:* Beschrieben sind territorial unterschiedliche Assoziationen mit HLA-A9, B8, DR1, DR3, DR5, DRw52, Bw52, DR2, DR4.
  - *Diskutiert werden:* Weitere endogene Faktoren sowie eine Triggerung durch Chemikalien (Vinylchlorid, Trichloräthylen, Bleomycin, Toluol, Pentazocin, biogene Amine, Silikon?) und Quarzstaub.
  - *Von zentraler Bedeutung:* Aktivierung des Immunsystems mit resultierender Endothel-Läsion, Fibroblasten-Proliferation und Stimulation der Matrix-Synthese.
- ▶ **Pathologie:**
  - Starke Vermehrung der Kollagensynthese in der Haut und in zahlreichen Organen.
  - Zunehmende Fibrose des Bindegewebes mit entzündlichen und degenerativen Gefäßveränderungen (Intimazellproliferation).
- ▶ **Epidemiologie:**
  - Die PSS kommt weltweit bei allen Rassen vor.
  - Inzidenz: 4–14 Fälle / Mio. Einwohner / Jahr, schwarze Frauen und Quarzstaub-Exponierte erkranken häufiger.
  - Prävalenz der PSS: 100–140 Fälle / Mio. Einwohner. Die Diagnosestellung nimmt in den letzten Jahrzehnten zu.
  - Prävalenz des Raynaud-Syndroms: 3–5 %.
  - Frauen erkranken 3-mal häufiger als Männer. Kinder sind selten betroffen.
  - Hauptmanifestationsalter: 30.–50. Lebensjahr.

Einteilung und Klassifikation

- ▶ **Dermatologische Einteilung:** Sehr variabel; im Allgemeinen wird wie folgt abgegrenzt:
  - *1. Einteilung:*
    - Zirkumscripte Sklerodermie: Herdförmig (Morphaea) und linear (Sclerodermie en coup de sabre).
    - Generalisierte Sklerodermie: *Typ I* Akrosklerodermie (Befall der Akren bis zum Handgelenk) und *Typ II* (proximal aszendierende Sklerodermie mit Übergreifen auf Unterarme) und *Typ III* (diffuse Körperstamm-Sklerodermie zentrifugal oder zentripetal).
  - *2. Einteilung:*
    - Limitierte kutane Sklerodermie: Beschränkung der Hautveränderungen auf Partien distal der Ellenbogen und Kniegelenke, aber mit Einbeziehung von Gesicht und Hals.
    - Diffuse kutane Sklerodermie: Hautverdickungen proximal der Ellbogen und Knie.

> **Anmerkung:** Die als „CREST-Syndrom" bezeichnete Symptomenkonstellation, definiert durch die Kombination aus Calcinosis cutis (C), Raynaud-Symptomatik (R), Ösophagusbeteiligung (E), Sklerodaktylie (S) und Teleangiektasien (T), wird nicht mehr als eigenständige Krankheitsentität angesehen, sondern aktuell unter die kutane limitierte Sklerodermie eingeordnet.

Klinik, klinischer Befund

▶ **Pathognomonische Hautbeteiligung** (in praktisch 100 %):
- *Allgemein:* Beginn an den Fingern. Ödem (s. Abb. 10.12), Induration, Atrophie, danach zunehmende Fibrosierung mit „Engerwerden" der Haut, straffer Spannung, nicht mehr abhebbaren Hautfalten, Atrophie des subkutanem Fettgewebes, Pigmentverschiebung, im Extremfall „Panzerbildung" mit Verhärtung des gesamten Integuments.
- *Sklerodaktylie:* Anfangs diffuse Wurstfinger mit livider Verfärbung, später krallenartig fixierte Beugestellung der Finger, „Madonnenfinger" durch konische Zuschärfung, rattenbissähnliche Nekrosen der Fingerkuppen (Abb. 10.13).
- *Im Gesicht:* Mikrostomie, Lippenatrophie, periorale Hautfältelung („Tabaksbeutelmund"), maskenhafter Gesichtsausdruck mit reduzierter Mimik (s. Abb. 10.14), Teleangiektasien, u. U. Lidschlussprobleme, Zungenbandverkürzungen und -sklerosierung, Schleimhautbeteiligung.
- *Bei Befall des gesamten Integuments:* Zunehmende Verhärtung und Straffung der Haut.
- *Begleitende subkutane Verkalkungen:*
  - Thibièrge-Weissenbach-Syndrom: Gröbere, nicht disseminiert auftretene Verkalkungen.

▶ **Raynaud-Syndrom** (in > 90 %): Häufiges Früh- und Erstsymptom, das u. U. lange vor dem eigentlichen Krankheitsbeginn an den Fingern oder auch den Zehen auftritt. Durch Kälte oder Stress arterielle Vasokonstriktion mit Weißwerden der Finger, dann Zyanose und reaktive Vasodilatation mit Rötung, Schwellung, klopfenden und brennenden Schmerzen.

> **Beachte:** Jedes neu aufgetretene Raynaud-Syndrom nach dem 25. Lebensjahr ist auf SSc verdächtig.

Abb. 10.12 • Frühstadium einer systemischen Sklerose mit diffuser ödematöser Schwellung

Abb. 10.13 • Fingerkuppennekrose (Rattenbissnekrose)

10.5 Systemische Sklerose (SSc)

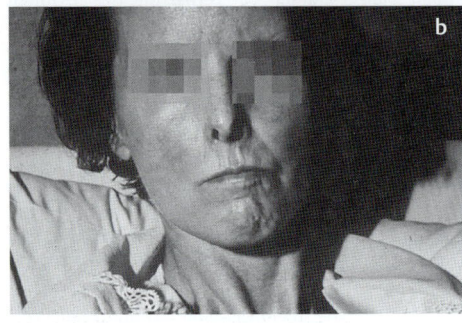

Abb. 10.14 • Verschmälerter Weichteilsaum und zuckerhutartige Zuspitzung des Fingerendgliedes II bei systemischer Sklerose; b charakteristische Gesichtsveränderungen durch die Hauterkrankung

- **Gelenksymptomatik** (30–60 %):
  - Schmerzen, Schwellung, Krepitation und Steifigkeit.
  - Echte Synovitiden treten meistens nur flüchtig, symmetrisch und an den kleinen Gelenken auf.
  - Die Abgrenzung gegen die bei progredienter Sklerodaktylie auftretenden Gelenkschmerzen durch die zu straffe Haut ist z. T. schwer.
  - Deformierungen sind meistens durch die Hautveränderungen bedingt. In seltenen Fällen aber auch destruktiver Verlauf wie bei der rheumatoiden Arthritis, häufig sind dann Rheumafaktoren nachweisbar.
- **Ösophagusstarre** (in 90 %): Tritt häufig früh auf. Es kommt zu Atonie, Starre, Peristaltikmangel, gastroösophagealem Reflux und Ösophagitis (in 30 %), Dysphagie und Retrosternalschmerzen. Serologisch gehäuft Hinweis auf Helicobacter pylori-Infektion (Abb. 10.15).
- **Lungenbeteiligung** (in 60 %, autoptisch über 80 %): In allen Krankheitsstadien kann es zu Dyspnoe, Husten, pleuritischem Schmerz und Lungenfunktionsstörungen kommen (Abb. 10.16).
- **Magen-Darm-Beteiligung:** Diarrhöen, Krämpfe, Malabsorption, Hypomobilität mit vermehrtem Bakterienwachstum und selten auch Magenatonie.
- **Skelettmuskelbeteiligung:** Myopathie, Schwäche, Myalgie, Atrophie, u. U. echte Polymyositis, häufiger lokalisierte Myositis.
- **Herzbeteiligung** (in 20 %, autoptisch in 70 %): Perikarditis (auch mit Erguss), Herzinsuffizienz, Rhythmusstörungen, Ischämie und Infarkt durch Gefäßverengungen. Bei Autopsien ist in 35 % eine Myokardfibrose nachweisbar. Die Herzbeteiligung kann auch sekundär durch die Lungenerkrankung (pulmonale Hypertonie) bedingt sein.
- **Gefäßbeteiligung:**
  - Neben den häufigen peripheren Gefäßerkrankungen und -verschlüssen kommen auch makrovaskuläre Erkrankungen, aber ohne Arteriosklerose, vor.
  - Pulmonal arterielle Hypertonie (PAH, „Lungenhochdruck") durch Wandveränderungen der Pulmonalarterien.
- **Nierenbeteiligung** (in bis zu 20 % schwer): Niereninsuffizienz, renale Hypertonie, Proteinurie, Erythrozyturie. Nierenversagen oft rasch progredient. Ursachen: Ischämie und Niereninfarkte. Selten: Renale Krisen. Zeichen schlechter Prognose.
- **Sjögren-Syndrom** (in 20–30 %): Xerostomie, Keratoconjunctivitis sicca.
- **Hypothyreose** (in 25 %): Oft mit Schilddrüsenantikörpern.

10.5 Systemische Sklerose (SSc)

Abb. 10.15 • Ösophageale Dysfunktion mit Starre und Atonie

Abb. 10.16 • Lungengerüsterkrankung im Spätstadium einer Sklerodermie

▶ **Weitere Manifestationen:** Leberbeteiligung (primäre biliäre Zirrhose, Pankreatitis, selten ZNS- und Augensymptome.

Diagnostik

▶ **Klinik** s. oben.
▶ **Klassifikationskriterien** (s. Tab. 10.6).
❐ *Beachte:* Klassifikationskriterien sind keine diagnostischen Kriterien und lassen in der Frühdiagnose meist im Stich.
▶ **Labor:**
 • *Entzündungsparameter:* Der Anstieg von BSG, CRP und Akute-Phase-Proteinen ist abhängig von der Entzündungsaktivität und dem Organbefall.
 • *ANA-Screening:* Beim obligatorischen Antikörperscreening können in über 90 % ANA nachgewiesen werden. Ein negativer Test macht das Vorliegen einer systemischen Sklerose unwahrscheinlich. Charakteristisch sind ANA mit homogenem, nukleolären oder geflecktem Fluoreszenzmuster.
 • *Antikörper gegen verschiedene definierte nukleäre Antigene* (s. Tab. 10.7; vgl. Kapitel Labordiagnostik S. 40).

Tab. 10.6 • Klassifikationskriterien der systemischen Sklerose (ARA 1980)

Hauptkriterium: Sklerodermie proximal der Fingergrundgelenke
Nebenkriterien: Sklerodaktylie grübchenförmige Narben oder Substanzverlust der distalen Fingerweichteile bilaterale basale Lungenfibrose
zur Diagnose müssen entweder das Hauptkriterium oder mindestens zwei der Nebenkriterien erfüllt sein

10.5 Systemische Sklerose (SSc)

Tab. 10.7 • Antikörper-Diagnostik bei systemischer Sklerose

Antikörper	Häufigkeit	Assoziation
Anti-Scl-70 (Anti-Topoisomerase I)	40 %	frühe viszerale Beteiligung, schwerer Krankheitsverlauf (diffus kutane systemische Sklerose)
Anti-Zentromer (Anti-CENP-B)	20–40 %	limitierte kutane systemische Sklerose
Anti-RNA-Polymerase	5–20 %	schwerer Krankheitsverlauf, Nierenbeteiligung, schlechte Prognose
Anti-Fibrillarin (U3 snRNP)	2–5 %	Muskelbeteiligung, pulmonale Hypertonie, hochspezifisch für Sklerodermie
Anti-Th (To)	5–10 %	limitierte kutane Beteiligung
Anti-PM-Scl	1–10 %	Polymyositis
Anti-U1-nRNP	5–15 %	Sharp-Syndrom, MCTD
Anti-Q	2–5 %	Polymyositis

▶ **Hinweis:** Die verschiedenen Autoantikörper treten in der Regel nicht gleichzeitig auf.
▶ *Seltenere Antikörper:*
  • Rheumafaktoren können in 20–30 % nachgewiesen werden.
  • Antikörper gegen Endothelzellen (meist vom Typ IgG) (in ca. 25 %): Vor allem bei diffuser Sklerodermie. Korreliert mit digitaler Ischämie und pulmonaler arterieller Hypertonie und mit sekundärem Sjögren-Syndrom.
  • Weitere: Anti-Myeloperoxidase-AK (selten, eventuell assoziiert mit Vaskulitis, Nierenbeteiligung. Häufiger bei silikatexponierten Menschen [in 27 %] auch ohne Kollagenose). Nur sehr selten: Antikörper gegen native DNA und Sm. Vermehrter Nachweis von Zytomegalie-Virus-Antikörpern.
▶ *Weitere Laborbefunde je nach Organbeteiligung,* z. B. CK-Erhöhung (Myositis), Erhöhung der Nierenfunktionsparameter (Nierenbeteiligung), Erhöhung der Leberenzymaktivitäten (Leberbeteiligung), Blutgasanalyse (respiratorische Partial- / Globalinsuffizienz bei Lungenfibrose und / oder pulmonaler Hypertonie).
▶ **Je nach Klinik sind folgende weitere Untersuchungen indiziert:**
  • *Röntgen-Thorax:* Bei Lungenbeteiligung Lungenfibrose und -infiltrate, Wabenlunge, entzündliche fibrosierende Alveolitis (geht der Fibrose voraus) und pulmonale Hypertension (in 5 %).
  • *Röntgen der Gelenke:* Pathognomonisch sind Akroosteolysen (in bis zu 50 %) als Zeichen der Sklerodaktylie (s. Abb. 10.14).
  • *Sonografie:* Abdomen, Thorax (bei Pleuraerguss), Arthrosonografie (bei Arthritiden).
  • *Echokardiografie:* Perikarderguss, pulmonale Hypertonie (einmal pro Jahr obligatorisch).
  • *Thalliumszintigrafie:* Zum Nachweis einer Myokardbeteiligung (u. U. prognostisch bedeutsam).
  • *Lungenfunktion mit CO-Diffusionskapazität (DLCO):* Restriktive Ventilationsstörung. Die Diffusionskapazität ist bei einer Fibrose erniedrigt und dann als Verlaufsparameter geeignet. Selektiver Abfall oder DLCO bei normalen Lungenvolumina als Risikofaktor für PAH.
  • *Bei Dyspnoe und / oder pathologischem Befund im Röntgen-Thorax:* HR-CT der Lunge (Lungenfibrose und / oder Milchglasinfiltrate).
  • *Bei Schluckstörungen:* Ösophagusmanometrie / -pH-Metrie und Ösophagus-Breischluck (Mobilitätsstörungen / Spasmus / Reflux bei Ösophagusbeteiligung), Ösophagusszintigrafie.
  • *Muskelbiopsie:* Eventuell lokalisierte Myositis, u. U. echte Polymyositis, histologisch diffus und herdförmig.
  • *Kapillaroskopie:* Wertvoll zur Diagnostik eines Raynaud-Syndroms im Frühstadium.
    – Stadium I: Kapilläre Stase, Aneurysmata.
    – Stadium II: Megakapillaren, Hämorrhagien.
    – Stadium III: Megakapillaren mit Kaliberschwankungen, atypische Kapillaren.
    – Stadium IV: Rarefiziertes Gefäßbett, avaskuläre Felder.

▶ **Quantifizierung der Hautveränderungen.** Beim modifizierten Rodnan Skin Score wird an 17 Stellen palpiert, Einteilung in Grad 0–3.

Differenzialdiagnosen

- ▶ Vinylchlorid-Krankheit u. a. durch Chemikalien-induzierte Syndrome.
- ▶ Toxisches Speiseölsyndrom (S. 235).
- ▶ Chronische Graft-versus-host-Krankheit.
- ▶ Paraffin- und Silikonarthropathie (S. 234).
- ▶ Generalisierte Form der zirkumskripten Sklerodermie (Morphaea) mit Unterformen.
- ▶ Alle anderen Kollagenosen (Übersicht S. 210).
- ▶ Eosinophile Fasziitis (S. 233).
- ▶ Mixed connective tissue disease (S. 236).

Therapie

- ▶ **Allgemein:** Die Therapie der PSS ist sehr schwierig und oft unbefriedigend. Angriffspunkte sind das Gefäßsystem, das Immunsystem und die Fibrose. Die Therapie muss multidisziplinär erfolgen. Eine Betreuung, die auch eine psychologische Führung und Begleitung der oft schwer leidenden Patienten mit einschließt, muss lebenslang gewährleistet sein.
- ▶ **Bei limitierter Sklerodermie ohne Organbeteiligung:** Häufig sind eine Verbesserung der Mikrozirkulation und eine begleitende physikalische Therapie ausreichend. Eine engmaschige Überwachung ist aber notwendig.
- ▶ **Medikamentöse Therapie:**
  - *Raynaud-Syndrom:*
    – Vasoaktive Substanzen wie Kalziumantagonisten (z. B. Nifedipin retard 20–30 mg / d), Losartan, Prostaglandin-Analoga (verschiedene Protokolle z. B. Iloprost [Ilomedin] 50–150 µg / d p. o. oder 0,5–2 ng / kg KG / min über 6 Stunden an 5 aufeinanderfolgenden Tagen – Abheilung von Ulzera beobachtet – oder Prostavasin 60 µg in 3 Stunden über 1–2 Wochen). Bisher gibt es nur Kurzzeitstudien von bis zu drei Wochen.
    – Zur Prävention ischämischer Fingerkuppennekrosen: Bosentan 2 × 62,5–125 mg/d.
    – Versuch auch: Lokal Nitro-Salben.
    – Falls eine Therapie mit Betablockern läuft, diese absetzen.
    – Zur Therapie kritischer akraler Ischämien laufen Therapiestudien mit Sildenafil.
  - *Grundkrankheit:*
    – Glukokortikoide (S. 439) sind nur in Dosen < 10 mg / d Prednisolonäquivalent erlaubt, da sie eine renale Krise provozieren kann.
    – Cyclophosphamid: Moderater Effekt auf Lungen- und Hautmanifestationen. *Cave:* Langzeittoxizität.
    – Methotrexat (7,5–15 mg / Woche; S. 444): In offenen Studien für die Hautbeteiligung als günstig erwiesen, längerfristige kontrollierte Studien mit grenzwertiger oder ohne statistische Signifikanz.
    – Mycophenolat: In offenen Studien geringe Effekte.
  - *Lungenbeteiligung:*
    – Cyclophosphamid (S. 459): Moderate Effekte in kontrollierten Studien.
    – Mykophenolat in offenen Studien effektiv.
  - *Pulmonal arterielle Hypertonie (PAH):*
    – Wirksamkeit von Endothelinrezeptorblockern (Bosentan, Sitaxentan) in mehreren kontrollierten Studien gezeigt.
    – Wirksamkeit von Sildenafil in einer kontollierten Studie gezeigt.
    – Wirksamkeit von Epoprostenol in einer kontrollierten Studie gezeigt. Ein plötzliches Absetzen kann lebensbedrohlich sein.
  - *Muskelbeteiligung:* Glukokortikoide in niedriger Dosis (S. 439).
  - *Nierenbeteiligung:* Besonders wichtig ist die Behandlung der renalen Hypertonie und der renalen Krise. Hier müssen rasch hochdosierte ACE-Hemmer (z. B. Captopril) eingesetzt werden, da dadurch die Prognose wesentlich gebessert werden kann.
  - *Ösophagusbeteiligung:* Omeprazol, Metaclopramid.

- *Therapie und Prophylaxe der Hauterkrankung:*
  - Sorgfältige Hautpflege mit heparinoid- und hyaluronidasehaltigen Externa.
  - Vermeidung von Nikotin.
  - Bei Hautulzera: Verbesserung der Rheologie, Prophylaxe durch Bosentan.
  - Bei infizierten Nekrosen Antibiotika.
- *Experimentelle Therapie:*
  - Einzelbeobachtungen zum erfolgreichen Einsatz von TNF-Blockern bei therapierefraktärer Arthritis.
  - Stammzellen-Transplantation: Eine multizentrische kontrollierte Studie steht vor dem Abschluss.

▶ **Physikalische Therapie** (S. 501):
- Hauthyperämisierende Maßnahmen: Bindegewebsmassage, CO_2-Bäder, niederfrequente Stromformen.
- ➲ *Vorsicht* mit Wärme und Kälte bei ischämischen Hautbezirken.
- Auflockerung des Hautbindegewebes: Ultraschall, auch in Kombination mit Krankengymnastik, weiche Massagen.
- Kontrakturbehandlung und Mobilisation: Krankengymnastik auch unter Wasser.
- Bei Lungen- und Herzbeteiligung: Atemtherapie (Atemgymnastik), eventuell Inhalation mit Sole, dosierte „Kreislauf-Gymnastik".
- In frühen Stadien: Manuelle Lymphdrainage.

▶ **Von guter Wirkung auf Funktion und Psyche:** Ergotherapie (S. 509), psychologische Führung.

▶ **Kurorttherapie** (S. 510):
- Voraussetzung für die kombinierte balneophysikalische Behandlung ist eine ausreichende kardiale und allgemeine Belastbarkeit ohne schwere viszerale Beteiligung.
- *Heilmittel:* CO_2-Quellen, Thermen, Schwefelwasser und Radonbäder.
  ➲ *Cave:* Moorbäder.

Prognose

▶ Der Verlauf ist extrem variabel, eine Prognose ist u. U. erst nach mehrjähriger Beobachtung möglich.

▶ Die Prognose der diffus kutanen Form ist schlechter als die der limitiert kutanen Form der systemischen Sklerose.

▶ Prognostisch ungünstig für Haut und Gelenke: Hautverdickungen bereits vor Raynaud-Syndrom, rapid zunehmende und diffuse Hautbeteiligung am Stamm.

▶ Prognostisch ungünstig hinsichtlich der Lebenserwartung: Herz-, Nieren- und Lungenbeteiligung, Anämie sowie männliches Geschlecht und höheres Alter über 64 Jahre.

10.6 Sklerodermieartige Erkrankungen

Silikosklerodermie

▶ **Definition:** Die Silikosklerodermie ist eine nach einer Silikatexposition auftretende sklerodermieartige Erkrankung in Kombination mit einer pulmonalen Silikose.

▶ **Ätiologie:** Silikatstaubinhalation. Der Kausalzusammenhang zwischen Silikose bzw. Quarzstaubexposition und Sklerodermie ist gegenwärtig weder beweis- noch widerlegbar, die Indizien sprechen dafür. In der Anamnese von PSS-Patienten ist eine Silikatexposition allerdings ohnehin ungewöhnlich häufig.

▶ **Epidemiologie:** Exakte Daten sind nicht verfügbar. Die Assoziation zwischen Quarzstaub-Exposition und Sklerodermie wurde bei Arbeitern in Kohlebergwerken, Goldminen und bei Steinmetzen beobachtet.

▶ **Klinik, klinischer Befund:**
- *Pulmonale Silikose:* Sie entwickelt sich durchschnittlich 15 Jahre nach einer Silikatexposition.
- *Sklerodermiforme Hautveränderungen* treten meistens nach, manchmal aber auch vor der Silikose auf. Die Symptome sind: Sklerodaktylie, Raynaud-Syndrom, Lungenfibrose.

▶ **Diagnostik – Labor:** 50 % der Silikat-Exponierten haben Anti-Topoisomerase-AK (Scl70-AK).

Eosinophile Fasziitis

▶ **Synonym:** Shulman-Syndrom.
▶ **Definition:**
- Die Frage, ob es sich um eine eigenständige Erkrankung handelt, ist noch nicht geklärt. In Einzelfällen wurde als Sonderform eine „Multisystemkrankheit" beschrieben. Ähnlichkeiten bestehen zu dem Eosinophilie-Myalgie-Syndrom (S. 235) und dem toxischen Speiseölsyndrom (S. 235).

▶ **Ätiologie und Pathogenese:**
- Wahrscheinlich Immunpathogenese.
- In Einzelfällen wurde Trichloräthylen als Auslöser beschrieben, diskutiert wird auch L-Tryptophan.

▶ **Epidemiologie:** Bisher sind erst mehrere Hundert Fälle, meist bei jungen Erwachsenen, publiziert worden.

▶ **Klinik, klinischer Befund:**
- Erstsymptom: Meist Schmerzen, Schwellung und Druckschmerzhaftigkeit an den Händen, Unterarmen, Füßen und Beinen.
- Hautbeteiligung: Zunehmend schwere sklerodermieähnliche Induration der Haut der Extremitäten und des Stammes mit Pigmentstörungen, „Groove sign" (Furchen-Zeichen, Abb. 10.17), Bewegungseinschränkungen der Hände und Füße. Ein Raynaud-Syndrom kommt meistens nicht vor.
- Myalgien und Arthralgien.
- Häufig Karpaltunnelsyndrom und Flexionskontrakturen der Hände.
- Häufig Fieber und Gewichtsverlust.
- Mögliche Koinzidenz mit malignen Tumoren.
- In besonderen Fällen: Thrombozytopenie, aplastische Anämie und myelodysplastische Syndrome.

▶ **Diagnostik:**
- *Klinik* s. oben.
- *Labor:*
  - Blutbild: Diagnostisch richtungsweisend ist eine Eosinophilie von bis zu 50 % der Granulozyten im peripheren Blut.
  - Zirkulierende Immunkomplexe (in 50 %).
  - Rheumafaktoren (in 10 %), antinukleäre Antikörper (in 20 %).
  - Mitunter Erhöhung von Muskelenzymen.
- *Biopsie:* Sie muss so tief sein, dass Faszien- und Muskelgewebe enthalten sind. Histologische Befunde sind Entzündung, Fibrose, Rundzellinfiltrationen, Eosinophilie und Kollagenvermehrung.
- *MRT* (S. 81).

Abb. 10.17 • „Groove sign" (Einziehung der Haut über den Venen) bei eosinophiler Fasziitis; von K. Krüger, München (aus Alten et al. Merckle Rheumatologie visuell-Rheumatologische Bilddatenbank, Thieme, 2004)

▶ **Therapie:**
- *Nicht immer nötig:* Spontanremissionen mit einer Ausheilung innerhalb 2–3 Jahren kommen vor.
- *Glukokortikoide* (10–20 mg Prednisolon/d, S. 439): Bewirken meist eine drastische Besserung. Da aber eine bereits etablierte Fibrosierung nicht mehr beeinflusst wird, ist die Gabe nur in Frühstadien sinnvoll.
- *Im Versuch:* Cimetidin, Einzelbeobachtungen mit Hydroxychloroquin, Methotrexat, D-Penicillamin, Ciclosporin, Ketotifen.
- *Bei Kontrakturen und Bewegungseinschränkungen:* Physikalische Therapie (S. 501 ff).

▶ **Prognose:** In Einzelfällen entwickeln sich später viszerale Gefäßveränderungen wie bei PSS.

Pseudosklerodermie: Silikon-Arthropathie

▶ **Definition:** Seltene Pseudosklerodermie nach Mammaplastik mit Silikon- oder Paraffininstillation mit ähnlichen Symptomen wie bei der Sklerodermie, dem SLE und der rheumatoiden Arthritis.

▶ **Entwicklung:** 1964 erstmals als „human adjuvant disease" (analog zur Adjuvans-Erkrankung der Ratte) beschriebenes Syndrom mit Fieber, Hypergammaglobulinämie, Gewichtsverlust und Arthralgien nach Silikon- oder Paraffin-Plastik. 1982 erste Publikation einer Bindegewebskrankheit, danach ca. 80 Fälle, meist Sklerodermien, veröffentlicht.

▶ **Ätiologie und Pathogenese:**
  ➥ *Hinweis:* Trotz zahlreicher Kasuistiken ist die Kausalitätsfrage noch offen und diesbezüglich auch unter gutachterlichen Aspekten Zurückhaltung geboten.
- *Genetische Disposition:* Wird vermutet; eine Assoziation mit HLA-DR7, HLA-DR53, auch bei zwei HLA-identischen Schwestern, wurde beobachtet.
- *Organosilikone:* Gemische ganz verschiedener Polymere (meist Polydimethylsiloxan), die aber im Tierexperiment nicht als Adjuvans wirken.
- *Diskutiert wird:* Adjuvansähnliche Wirkungen der synthetischen Substanzen mit Induktion eines Autoimmunprozesses? Verschleppung von Silikonpartikeln in die Gelenke? Dadurch Induktion von Entzündung und Bindegewebsproliferation? Auslösung von Fibroblasten-Proliferation und Kollagen-Produktion durch Silizium ähnlich der Silikose?

▶ **Epidemiologie:**
- Meist erkranken Frauen im 3. und 4. Lebensjahrzehnt.
- In der Anamnese wurde früher häufig Tuberkulose beschrieben.
- Tatsächliche Angaben zur Häufigkeit und Zusammenhangsfrage sind nach wie vor nicht möglich. Gründe:
  – Die berichteten Fallzahlen sind sehr klein und z. T. inkomplett. Meist wurden retrospektive Studien analysiert.
  – Die Prävalenz ist gering, zur Frage eines erhöhten Risikos bräuchte man größere Zahlen.
  – Die tatsächliche Zahl silikonimplantierter Frauen ist nicht bekannt. Geschätzte Häufigkeit: Seit 1962 in Kanada 1–2 Mio. Frauen; ca. 50% der Frauen sind unter 35 Jahre alt. Zwischen Silikoninjektion und Prothesenimplantation bestehen außerdem erhebliche Unterschiede.
  – Zwischen Implantation und Erkrankung z. T. erhebliche Zeitverzögerung.
  – In mehreren großen Studien war die Prävalenz von Bindegewebserkrankungen bei silikonimplantierten Frauen nicht signifikant höher als bei nichtsilikonimplantierten, und auch bei ersten prospektiven Studien ergab sich kein erhöhtes Risiko. Aber: Endgültige Aussagen zum erhöhten Risiko und zur Zusammenhangsfrage sind noch nicht möglich.

▶ **Klinik, klinischer Befund:**
- *Latenzzeit:* Zwischen 2 und 23 Jahren. Bei kritischer Prüfung von Einzelfällen bestanden manchmal schon vorher Symptome.
- *Häufigstes Symptom:* Fieber und Arthritis oder Arthralgie.

- Auffallend häufig Fibromyalgie-ähnliche Symptome.
- Assoziationen zu anderen rheumatischen Erkrankungen: Sklerodermie (bei > 50%), seltener MCTD oder systemischer Lupus erythematodes, mitunter rheumatoide Arthritis.
- Selten: Polymyositis, Lungenfibrose, Proteinurie, Sjögren-Syndrom, Hashimoto-Thyreoiditis, Raynaud-Syndrom, Sarkoidose, palindromer Rheumatismus.

▶ **Diagnostik – Labor:** BSG (erhöht), Serumeiweiß-Elektrophorese (Hypergammaglobulinämie), Rheumafaktoren (in ca. 50%), antinukleäre Antikörper (auf Hep2-Zellen in 60%, auf Mäusenieren in 30%), Anti-DNA-AK (in 8%). In Einzelfällen: Anti-RNP-Antikörper, Antizentromer-Antikörper, Antikörper gegen Kollagen und Silicon, SS-A- und SS-B, Scl-70 und Antikardiolipin-AK (zunehmend mit Implantationsdauer).

▶ **Therapie:**
- In milden Fällen: Nicht steroidale Antiphlogistika (S. 434).
- Die Entfernung der Fremdkörper hat meist keinen Einfluss auf die Erkrankung. In Einzelfällen kam es zu einer Verbesserung der Symptomatik mit Senkung der ANA-Titer, in einem Fall aber auch zur Verschlechterung einer Sklerodermie.

Nephrogene systemische Fibrose

▶ **Definition:** Eine im Jahr 2000 erstmals beschriebene fibrosierende Erkrankung, die nur bei Patienten mit schwerer chronischer Niereninsuffizienz auftritt.

▶ **Ätiologie und Pathogenese:** Die Krankheit wird durch Akkumulation von Gadolinium (Gd) aus MRT-Kontrastmitteln in den betroffenen Geweben ausgelöst. In Kontrastmitteln liegt das Gd in Form von Chelaten vor. Bei schwerer Niereninsuffizienz ist die Ausscheidung dieser Chelate beeinträchtigt und die Gd-Ablagerung im Gewebe stimuliert die Fibrogenese.

▶ **Epidemiologie:** Nur bei schwerer Niereninsuffizienz (Dialysepatienten). Keine Häufung bzgl. Alter, Geschlecht, Abstammung. Die meisten Fälle wurden bisher bei Verwendung von Gd-diamid (Omniscan) beobachtet.

▶ **Klinik:** Fibrotische Plaque-förmige Hautveränderungen meist an den Extremitäten, teils erythematös, teils bräunlich. Auftreten meist einige Wochen nach Gd-Exposition. Proximale Zunahme mit Beteiligung von Muskeln, Diaphragma, Lunge und Herz möglich.

▶ **Diagnostik:** Kein spezifischer Labortest. Erhöhte Entzündungsparameter. In der Hautbiopsie Vermehrung der CD 34$^+$-Fibrozyten.

▶ **Therapie und Prognose:** Meist chronisch progredient mit schlechter Prognose, daher strenge Indikationsstellung für Gd-haltige Kontrastmittel bei Niereninsuffizienz. Falls dies nicht vermeidbar ist, rasche Dialyse nach MRT-Untersuchung.

Weitere Pseudosklerodermien

▶ **Definition:** Es handelt sich um weitere, durch chemische Substanzen induzierte sklerodermieartige Krankheitsbilder, z. T. mit Gelenk- und Organbeteiligung.

▶ **Ätiologie:** Diverse Chemikalien, z. B. Vinylchlorid, Kunstharze, Lösungsmittel, aromatische Kohlenwasserstoffe, aliphatische Kohlenwasserstoffe, Arzneimittel, Mineralien, Paraffin, Silikon, verunreinigtes Speiseöl, Kokain.

▶ **Pathogenese:** Diskutiert werden direkte toxische Wirkungen und die Umstimmung des Immunsystems.

▶ **Übersicht:** s. Tab. 10.8.
- Das toxische Speiseölsyndrom und das Eosinophilie-Myalgie-Syndrom werden aufgrund der klinischen Parallelen und der vermutlich gemeinsamen exogen-toxischen Genese mit der eosinophilen Fasziitis (S. 233) zur Gruppe zusammengefasst und als verwandt angesehen.

Tab. 10.8 • **Pseudosklerodermien**

Erkrankung	Ätiologie	Klinik, klinischer Befund	Besonderheit	Diagnostik	Therapie
Polyvinylchlorid-Krankheit	Polyvinylchloriddämpfe (beruflich)	Raynaud-Syndrom und sklerodermieartige Hautveränderungen, Akroosteolyen, Gelenkkapselverdickung an den Interphalangealgelenken, Fibrose der Leberpforte und Splenomegalie	keine Beteiligung von Ösophagus, Niere, Herz	zirkulierende Immunkomplexe, in der Kapillaroskopie sklerodermieähnliche mikrovaskuläre Veränderungen, radiologisch erosive und sklerosierende Veränderungen der Iliosakralgelenke	symptomatisch, Expositionsprophylaxe
toxisches Speiseölsyndrom	verunreinigtes (denaturiertes) Rapsöl	Allgemeinsymptome, Exanthem, Myalgien und Lungenödem (akut z. T. tödlich), später u. a. disseminierte Sklerodermie und Leberschäden	1981 in Südspanien bei 20 000 Einwohnern aufgetreten	im Blutbild Eosinophilie, Thrombozytopenie, auch Thrombozytose, Fettstoffwechselstörungen, erhöhte Leberenzymaktivitäten, ANA, in chronischen Fällen Basalmembran-Antikörper, Antiphospholipid-Antikörper (in 20–30 %)	Glukokortikoide bei interstitiellem Lungenödem
Eosinophilie-Myalgie-Syndrom	L-Tryptophan, Metabolit dessen? 5-Hydroxy-Tryptophan, L-Lysin und Niacin?	Leitsymptom – Myalgien; Husten, Dyspnoe, Pruritus, Ödeme, Muskelschwäche, Sklerodermie (in 25 %), Arthritiden	bisher in den USA 1700 Fälle bekannt, 85 % Frauen	Hauptkriterien: Eosinophilie über 1000 / μl mit generalisierten schweren Myalgien ohne Hinweis auf Infektion oder Tumor. Antiphospholipid-Antikörper (in 20 %), Biopsie	Absetzen von Tryptophan (nicht immer wirksam), Glukokortikoide bei pulmonaler Beteiligung, auch spontane Besserung, häufig aber Residuen

10.7 Mixed connective tissue disease (MCTD)

Grundlagen

- **Synonym:** Sharp-Syndrom.
- **Definition:** Es handelt sich um eine sehr symptomreiche und bunte Mischkollagenose mit Zügen sowohl einer rheumatoiden Arthritis, eines Lupus erythematodes disseminatus, einer PSS und einer Polymyositis mit charakteristischem und weitgehend spezifischem Nachweis von Antikörpern gegen U1-RNP (S. 237).
- **Ätiologie und Pathogenese:** Ungeklärt. Die Assoziation mit HLA-DR4 spricht für eine genetische Disposition. Diskutiert werden Retroviren, Störung der Immunregulation oder der Endothelzellfunktion.
- **Epidemiologie:**
  - Exakte Zahlen zur Inzidenz und Prävalenz sind wegen der schwierigen differenzialdiagnostischen Abgrenzung nicht bekannt. Die Prävalenz beträgt vermutlich 10 Fälle / 100 000 Einwohner.
  - Frauen erkranken 9-mal häufiger als Männer.
  - 10 % der Patienten sind Kinder.

Klinik, klinischer Befund

- **Raynaud-Syndrom** (90 %): Bei 25 % der Patienten ist es das Erstsymptom, es kann schon Jahre vor der kompletten Erkrankung auftreten.
- **Polyarthritis oder Polyarthralgien** (über 90 %): Der Verteilungstyp ist wie bei der rheumatoiden Arthritis (S. 120), symmetrisch an Hand-, Finger- und Kniegelenken. Erosionen und Deformierungen sind selten.

10.7 Mixed connective tissue disease (MCTD)

Abb. 10.18 • Sklerodermie-ähnliche Hautveränderungen an den Händen mit Z-Deformität der Daumen bei MCTD

- **Hautveränderungen** (in 40 %): Verschiedenartig, ähnlich wie beim Lupus erythematodes (S. 210), auch diffuse Sklerodermie und Alopezie.
- **Sjögren-Syndrom** (10–20 %).
- **Diffuse Hand- und Fingerschwellungen:** Wie im frühen (ödematösen) Stadium der Sklerodermie und hochcharakteristisch. Klinisch imponieren sie als Wurstfinger und „puffy hands". In 85 % auch Sklerodaktylie, u. U. mit Akroosteolysen.
- **Myositis** (in 80 %): Schwäche und Druckschmerzhaftigkeit proximaler Muskeln.
- **Allgemeinsymptomatik:** Lymphknotenvergrößerungen (ca. 40 %), Hepato- und Splenomegalie (20 %) und Fieber (30 %).
- **Herzbeteiligung** (20–30 %): Meist Perikarditis.
- **Lungenbeteiligung:** In 80 %; bei 70 % asymptomatisch. Pleuritis in 35 %.
  Cave: Pulmonale Hypertonie (ähnlich häufig wie bei der systemischen Sklerose S. 226).
- **Nierenbeteiligung** (selten, unter 5 %, bei Kindern häufiger): Immunkomplexnephritis. Prognose ist z. T. schlecht.
- **Ösophagusmotilitätsstörungen** (in 80 %): Bei 70 % asymptomatisch, s. SSc (S. 226).
- **Beteiligung des Gastrointestinaltraktes** (mit Malabsorption) ähnlich der SSc ist selten.
- **Beteiligung des Nervensystems** (10 %): Oft Trigeminusneuralgie, aber auch schwere zerebrale Störungen.

Diagnostik

- **Klinik:** Minimalverläufe (Raynaud, Arthralgie, Myalgie, Handschwellungen) können jahrelang bestehen, dann ist nur die Arbeitsdiagnose „noch nicht klassifizierbare Kollagenose" möglich.
- **Diagnostische Kriterien:** Drei verschiedene Kriterien-Sets mit unterschiedlicher Sensitivität und Spezifität sind im Gebrauch. Die Kriterien nach Alarcón-Segovia (s. Tab. 10.9) sind offenbar am meisten sensitiv und spezifisch, Überlappung mit anderen Bindegewebserkrankungen kommen hier nur in 16 % vor.

Tab. 10.9 • Diagnosekriterien der mixed connective tissue disease (nach Alarcón-Segovia, 1987)

serologisches Kriterium: positive Anti-RNP-Antikörper: Titer ≥ 1 : 1600
klinische Kriterien: Handödeme, Synovitis, Myositis, Raynaud-Syndrom, Sklerodactylie
zur Diagnose müssen das serologische und mindestens drei der klinischen Kriterien erfüllt sein

- **Labor:**
  - *Entzündungsparameter:* BSG, CRP erhöht.
  - *Blutbild:* Anämie, Leukozytopenie, bei Kindern auch Thrombozytopenie.
  - *Gammaglobuline:* Vermehrt.
  - *Bei Myositis:* Erhöhung von Serum-Muskelenzymen.
  - *Antinukleäre Antikörper* (100 %): Hoher Titer, IgG-Typ, gesprenkeltes Fluoreszenzmuster.
  - *Antikörper gegen U1-RNP* (100 %) (S. 236): Positiver Immunfluoreszenz-Titer > 1:1000. Der Nachweis der Antikörper mittels ELISA. Anti-U1-RNP-AK sind hoch-

charakteristisch und diagnostisch richtungsweisend, aber leider nicht krankheitsspezifisch. Sie kommen auch beim SLE (in 30–40%), bei der systemischen Sklerose, rheumatoiden Arthritis und Polymyositis vor. Nur 50–70% der Patienten mit hohen Titern haben eine Mixed connective tissue disease.
- *Weitere Antikörper:* Anti-dsDNA-Antikörper (ca. 10%) als Abgrenzung vom SLE, Sm-Antikörper fehlen. Rheumafaktoren (60%).

▶ **Je nach klinischem Befund sind weitere Organuntersuchungen indiziert:** EMG und Muskelbiopsie, kardiale und pulmonale Untersuchungen, Ösophagusdiagnostik u. a.

Diagnostikprobleme

▶ Die Termini „mixed connetive tissue disease", „Mischkollagenose" (besser „undifferenzierte Kollagenose") und „Overlap-Syndrom" werden leider häufig gleichgesetzt. Die beiden Letzteren sind aber Gattungsbegriffe und umfassen außer der MCTD auch andere Erkrankungen. Jede undifferenzierte Kollagenose kann noch nach Jahren in eine definierte übergehen.

Differenzialdiagnosen

▶ Alle anderen Kollagenosen (Übersicht S. 210): Die Abgrenzung ist häufig unmöglich.
▶ Rheumatoide Arthritis (S. 120).

Therapie

▶ **Bei dominierender Gelenksymptomatik:** Nicht steroidale Antiphlogistika (S. 434), ggf. Antimalarika.
▶ **Bei dominierendem Raynaud-Syndrom** s. SSc (S. 226).
▶ **Bei schwerer systemischer Erkrankung** (Vaskulitis, Myositis, fibrosierende Alveolitis): Glukokortikoide in höherer Dosierung (S. 439).
▶ **Bei dominierenden Handödemen, therapieresistenter Arthritis und Pleuritis:** Niedrig dosierte Glukokortikoide (S. 439). Glukokortikoide sind offenbar besser wirksam als früher angenommen. Bei Myositis: Prednisolon 1 mg / kg KG / d.
▶ **Als Basistherapie bei fibrosierender Alveolitis, Nephritis, systemischer Vaskulitis:** Zusätzlich zu Glukokortikoiden auch Immunsuppressiva, z. B. Cyclophosphamid (1–2 mg / kg KG / d; S. 459), auch als Bolustherapie (Cyclophosphamid als Infusion von 500 mg–1 g alle 2–4 Wochen unter engmaschiger Kontrolle). Kontrollierte Versuche stehen noch aus. Alternative: Azathioprin (2 mg / kg KG / d) zur Glukokortikoid-Einsparung, eventuell im Anschluss an die Cyclophosphamid-Therapie. Methotrexat ist im Versuch, z. B. bei Myositis.
▶ **Bei Kindern:** Meist schwerer Verlauf, deswegen oft Langzeit-Glukokortikoid-Therapie nötig (S. 439).
▶ **Physikalische Therapie** (S. 501): Je nach dominierender Symptomatik.

Prognose

▶ Die ursprüngliche Annahme einer besseren Prognose gegenüber dem SLE (S. 210) wurde widerlegt, sie ist eher schlechter. Nur in 60% ist die Prognose gut.
▶ Die pulmonale Hypertonie kann letal enden.
▶ Die Häufigkeit auch schwerer Nierenbeteiligung (Nephritis, Vasulopathie) wurde früher unterschätzt.
▶ Selten: Übergang in SLE (S. 210) oder PSS (S. 226).
▶ Die Mortalität ist abhängig vom Organbefall, nach 6–12-jährigem Verlauf beträgt sie 13%.

10.8 Dermatomyositis, Polymyositis

Grundlagen

▶ **Definition:** Es handelt sich um eine generalisierte entzündliche Erkrankung der quergestreiften Muskulatur, bei der Dermatomyositis auch mit Hautbeteiligung, die allein oder auch begleitend zu anderen Autoimmunerkrankungen auftreten. Auffal-

lend ist eine Syntropie mit malignen Tumoren bei der Dermatomyositis, wahrscheinlich auch bei der Polymyositis.
- **Ätiologie und Pathogenese:** Ungeklärt, diskutiert werden: Genetische Disposition (Assoziation mit HLA-B8, DR3, B14, B40, DRW52 u. a.)? Erreger (Viren, Toxoplasmen, Bakterien)? Störungen der zellvermittelten Immunreaktionen? Autoantikörper?
- **Epidemiologie:**
  - Selten: 2–10 Neuerkrankungen / 1 Mio. Einwohner / Jahr.
  - Frauen erkranken 2–3-mal häufiger als Männer.
  - Das mittlere Lebensalter (45–60 Jahre) wird bevorzugt. Im Kindesalter gibt es eine eigene Verlaufsform (S. 408).

Klinik, klinischer Befund

- **Beginn:** Die Erkrankung tritt meist schleichend innerhalb von 3–6 Monaten auf, selten manifestiert sie sich akut mit Rhabdomyolyse und Myoglobinurie. Allgemeinsymptome (Müdigkeit, Gewichtsabnahme, Fieber) sind möglich.
- **Manifestationen an der Muskulatur:**
  - *Initial- und Leitsymptom:* Proximal betonte Muskelschwäche, die symmetrisch am Schulter- und Beckengürtel auftritt (s. Abb. 10.19). Verbunden damit ist ein erschwertes Aufstehen vom Sitzen und Liegen, Treppensteigen und Hochheben der Arme.
  - Distale Muskelschwächen treten eher im späteren Verlauf auf.
  - Muskelkaterartiger Muskelschmerz und Muskelatrophie (beides in 50 %).
- **Gelenksymptomatik:** Polyarthritis und Arthralgien ohne Erosionen (in 40 %) mit meist symmetrischem Befall von Hand-, Knie- und Fingergelenken und Morgensteifigkeit.
- **Begleitende Malignome:**
  - Meist Karzinome an Mamma, Magen, Bronchien, Ovarien.
  - Die Neoplasien können der Myositis vorangehen und treten mit zunehmenden Lebensalter häufiger auf. Sie können so klein sein, dass sie klinisch initial nicht erfassbar sind.
  - Die Häufigkeit begleitender Malignome und ihre quantitative Zuordnung zur Dermatomyositis werden unverändert kontrovers diskutiert. Neoplasien der Ovarien kommen offenbar bei Dermatomyositis häufiger vor.
- **Lungenbeteiligung** (5–10 %): Lungenfibrose und Alveolitis (s. Jo-1-Syndrom, S. 242).
- **Herzbeteiligung** (in 20–30 %): Arrhythmien, Blockbilder, Kardiomyopathie.
- **Weitere Manifestationen:** Raynaud-Syndrom (30 %). Bei entsprechendem Organbefall (in 10–15 %) Dysphagie, Dysphonie und selten Strabismus. Selten auch Darmbeteiligung.

Abb. 10.19 • Atrophie des medialen Anteils des rechten Musculus quadriceps bei Polymyositis

10.8 Dermatomyositis, Polymyositis

Abb. 10.20 • Periorbitales Ödem und livide Verfärbung (heliotropes Exanthem); von R. Alten, Berlin (aus Alten et al. Merckle Rheumatologie visuell-Rheumatologische Bilddatenbank, Thieme, 2004)

Abb. 10.21 • Nagelfalzveränderungen und Gottron-Papeln über dem Fingerendgelenk bei Dermatomyositis

▶ **Bei Dermatomyositis polymorphe Hautbeteiligung:**
- *Charakteristisch* ist ein periorbitales Ödem mit rötlich-livider Verfärbung auch der Augenlider ("heliotropes" Exanthem, s. Abb. 10.20).
- *Erythematöse Dermatitis:* Manifestiert sich als rötliche schuppende Papeln, besonders über den Handrücken, über den metacarpophalangealen und proximalen Interphalangealgelenken und auch im Bereich der Kniegelenke, Ellenbogen, inneren Knöchel, des Gesichtes, des Nackens und des oberen Rumpfes.
- *Facies myopathica:* Die Kombination von Hautveränderungen mit der mimischen Starre führt zu einem tieftraurigen, weinerlichen und verzweifelten Gesichtsausdruck.
- *Weinrot-livide Erytheme* (ggf. mit Ödem) treten an den Schultern, am Rücken und an den Oberarmstreckseiten auf.
- Atrophien, Schwellung, Rötung und Teleangiektasien am Nagelfalz (s. Abb. 10.21).
- Mundschleimhautulzera (in 20 %).
- *Weitere Manifestationen:* Teleangiektasien, Atrophien, Ulzerationen, ausgedehnte Schuppungen, Pigmentverschiebungen, sklerodermieartige Verhärtungen, raue Haut mit Rhagaden an den Fingerspitzen ("mechanics hands").

▶ **Bei chronischem Verlauf:** Kontrakturen, Verkalkungen.

Diagnostik

▶ **Klinik** s. oben.
▶ **Klassifikationskriterien** s. Tab. 10.10.
▶ **Labor:**
- Entzündungsparameter: BSG (erhöht) und Akute-Phase-Proteine (je nach Aktivität vermehrt).

10.8 Dermatomyositis, Polymyositis

Tab. 10.10 • **Klassifikation der Dermatomyositis und Polymyositis (nach Bohan und Peter, 1975, modifiziert nach Targoff, 1997)**

- Symmetrische Schwäche der proximalen Muskulatur.
- Erhöhungen der Serumspiegel von einem oder mehreren Skelettmuskelenzymen: Creatinkinase, Aspartat-Amino-Transferase, Alanin-Amino-Transferase, Laktat-Dehydrogenase, Aldolase.
- Elektromyografisch kurze, kleine polyphasische Aktionspotenziale, Fibrillationen, positive scharfe Wellen, insertionale Irritabilität und bizarre hochfrequente Entladungen.
- Histologisch Nekrosen von Typ-I- und Typ-II-Muskelfasern, Myophagie, perifaszikuläre Atrophie, entzündliches Infiltrat (interstitiell oder perivaskulär).
- Nachweis eines myositisspezifischen Antikörpers.
- Dermatomyositis-typische Hautveränderungen: Periorbitale livide Erytheme und Ödeme, erythematöse Dermatitis (Gesicht, Hals, Hände, Nagelfalz).

Eine **Dermatomyositis** kann angenommen werden bei typischen Hauterscheinungen und zwei weiteren Kriterien, wobei der Nachweis entzündlicher Muskelveränderungen im MRT Kriterium 3 oder 4 ersetzen.

Eine **Polymyositis** gilt als gesichert bei Vorliegen der Kriterien 1 bis 4.

- *Hochcharakteristisch:* Erhöhung der Kreatinkinase und anderer Muskelenzyme (LDH, GOT, Aldolasen). Kreatinkinase ist Aktivitätskriterium und Therapieparameter, aber:
  - ▶ *Beachte:* Eine Polymyositis kann selbst in schweren Fällen auch ohne Kreatinkinase-Erhöhung verlaufen!
- Antinukleäre Antikörper (20%), Rheumafaktoren (30%).
- Erhöhung von löslichen Interleukin-2-Rezeptoren (sIL-2 R) und Serum-Interleukin-Rezeptor-Antagonist (IL-1ra) aktivitäts-assoziiert.
- *Myositis-spezifische Antisynthetase-Antikörper:*
  - Anti-Jo-1-Antikörper (Antigen: Histidyl-tRNA-Synthetase) in 20–40%.
  - Anti-PL-7-Antikörper (Antigen: Threonyl-tRNA-Synthetase) in 3%.
  - Anti-PL-12-Antikörper (Antigen: Alanyl-tRNA-Synthetase) in 3%.
  - Anti-EJ-Antikörper (Antigen: Glycyl-tRNA-Synthetase) in 2%.
  - Anti-OJ-Antikörper (Antigen: Isoleucin-tRNA-Synthetase) in 2%.
  - Anti-Leucyl-tRNA-Synthetase in unter 2%.
  - Anti-Lysyl-tRNA-Synthetase in unter 2%.
  - Antikörper gegen Glutamyl-tRNA-Synthetase in unter 2%.
- *Weitere Myositis-spezifische oder -assoziierte Autoantikörper (selten):* Anti-SRP-Antikörper, Anti-FER-Antikörper, Anti-KJ-Antikörper, Anti-Mi-2-Antikörper, Anti-MAS-Antikörper.
- Urinuntersuchung: Kreatin- und Myoglobinurie im Schub.
- ▶ **EMG:** Polyphasie, Myopathiebild, Fibrillationen, pathologische Spontanaktivität.
- ▶ **MRT** (S. 81): Indiziert bei klinischem Verdacht, wenn noch keine Erhöhung der Kreatininkinase sichtbar. In T2-gewichteten Bildern ist eine Entzündung u. U. schon vor dem Laborbefund sichtbar (ggf. zur Festlegung der Biopsieregion sinnvoll).
- ▶ **Muskelbiopsie:**
  - Myositis: Zellinfiltration, Faserverquellung, Zerfall und Nekrosen von Muskelfasern, Phagozytosen, Regenerationszeichen, Atrophie, ungleiche Fasergröße. In fortgeschrittenen Stadien Fibrose.
  - In 20% kann die Biopsie negativ sein.
- ▶ **Ausschluss eines Malignoms:**
  - ▶ *Beachte:* Ein begleitender Tumor kann dem Nachweis entgehen, wenn nicht gezielt danach gesucht wird → Röntgen, Abdomen-Sono, Tumormarker u. a.

Differenzialdiagnosen

- ▶ Sekundäre Myositis bei anderen rheumatischen Erkrankungen: Systemische Sklerose (S. 226), SLE (S. 210), Sjögren-Syndrom (S. 243), rheumatoide Arthritis (S. 120)
- ▶ Polymyalgia rheumatica (S. 255).
- ▶ Paraneoplastische Myositis: Sie ist nicht von einer Myositis mit Tumor unterscheidbar. Es gibt auch eine „Dermatomyositis ohne Myositis" als paraneoplastisches Syndrom.
- ▶ Neurologische Systemerkrankungen.
- ▶ Begleitende Myositiden bei Virusinfektion.

- Infektiöse Myositis, z. B. Pyomyositis, meist durch Staphylococcus aureus.
- Idiopathische eosinophile Myositis: Muskelschmerz und Krämpfe, Extremitätenschwellung, Eosinophilie.

Therapie

- **Medikamentöse Therapie:**
  - *Beachte:* Im Wesentlichen ist die Therapie empirisch, da es bisher nur wenige kontrollierte Studien gibt. Wegen der großen Variabilität des klinischen Bildes sollte immer ein individueller Behandlungsplan erstellt werden.
  - *Mittel der Wahl sind Glukokortikoide* (S. 439):
    - Initial 1–2 mg/kg KG Prednisolon-Äquivalent für mehrere Wochen geben, dann die Dosis vorsichtig reduzieren.
    - Initial kann auch für 2–3 Tage ein Bolus von 1 g Prednisolon oder Methylprednisolon per infusionem gegeben werden.
    - Kontrollparameter sind Kreatinkinase und die Muskelkraft.
    - Dauer der Therapie: Mindestens 2–3 Jahre.
    - Differenzialdiagnostisches Problem: Kortison-Myopathie!
  - *In therapieresistenten Fällen:* Methotrexat (10–20–40 mg/Woche p.o. oder i.v.; S. 444), Azathioprin (2–3 mg/kg KG; S. S. 450), Cyclosporin A (3 mg/kg KG) oder Cyclophosphamid (S. 459).
  - *Bei Dermatomyositis:* Gute Erfahrungen wurden mit i.v.-Immunglobulinen (1–2 g/kg KG) gemacht.
- **Physikalische Therapie:**
  - In akuten Fällen nur kontrakturverhütend lagern und die Gelenke vorsichtig passiv durchbewegen. Alles andere ist kontraindiziert.
  - Später ist die vorsichtige Krankengymnastik mit Atemgymnastik von essenzieller Bedeutung.
- **Operative Therapie:** In seltenen Fällen kommt es zur Remission der Erkrankung nach Tumorentfernung.

Verlauf und Prognose

- Der Verlauf ist äußerst variabel: Es gibt perakute Verläufe mit Tod im Schock wie auch protrahierte Fälle mit Kontrakturen und Verkalkungen.
- Exakte prospektive Studien zur Prognose fehlen. Mit zunehmendem Alter wird die Prognose aber schlechter.
- Funktionelle Prognose: Am besten für die Dermatomyositis, am schlechtesten für die Einschlusskörper-Myositis (s. u.).
- Überlebensprognose: Am besten bei der Einschlusskörper-Myositis (s. u.) und der Kollagenosen-Begleitmyositis, bei Antisynthetase-Myositiden (s. u.) ist sie aufgrund der Lungenbeteiligung schlechter.
- 30–40 % der Patienten starben früher, vor der Möglichkeit einer Glukokortikoidtherapie, in den ersten Jahren (ohne Malignome). Heute beträgt die 5-Jahres-Überlebensrate etwa 90 %.
- Bei Begleitmalignomen ist der Tod nicht selten durch die Myositis bedingt.

Myositis-Sonderformen

- **Jo-1-(Antisynthetase-)Syndrom:**
  - *Grundlagen:* Die Erkrankung beginnt meistens im Frühjahr, ätiologisch wird eine Infektion mit Pico-RNA-Viren diskutiert.
  - *Klinik, klinischer Befund:*
    - Myositis (bis 90 %), fibrosierende Alveolitis (70 %) und Polyarthritis (70–80 %).
    - Das Syndrom beginnt gelegentlich wie ein Virusinfekt mit Abgeschlagenheit, Gewichtsverlust und Gliederschmerzen, begleitend treten Sklerodaktylie, Handödeme, Karpaltunnelsyndrom und Raynaud-Syndrom auf. Handdeformationen entstehen durch Gelenksubluxationen ohne Erosionen.
  - *Labor:* Jo-1-Antikörper oder andere Aminoacyl-tRNA-Synthetase-Antikörper (S. 240), gelegentlich auch antinukleäre Antikörper, DNA-Antikörper, U1-nRNP-Antikörper, SS-A-Antikörper.

- **Einschlusskörper-Myositis:**
  - *Grundlagen:* Die Ätiologie ist unklar. Männer erkranken dreimal so häufig wie Frauen, meistens nach dem 50. Lebensjahr.
  - ➔ *Wichtig:* In bis zu 15 % der Fälle ist die Einschlusskörper-Myositis mit systemischen Autoimmunkrankheiten assoziiert.
  - *Klinik, klinischer Befund:*
    - Leitsymptom: Es entwickelt sich schleichend an den Beinen eine proximal betonte Muskelschwäche, die z. T. auch die Arme betrifft. Gelegentlich kommt ein asymmetrisches Befallsmuster vor.
    - Gelegentlich Myalgien und Schluckstörungen, keine Herzbeteiligung.
  - *Diagnostik:*
    - Frühbefund: Durch eine erhebliche Quadrizepsschwäche fehlt der Patellarsehnenreflex.
    - Kreatinkinase: Normal oder nur mäßig erhöht.
    - EMG: Fibrillationen als pathologische Spontanaktivität, polyphasische myopathische Potenziale, gelegentlich auch neuropathische Potenziale.
    - Histologisch: Im Gegensatz zur Poly- und Dermatomyositis können hypertrophische Fasern mit Vakuolen und eosinophile hyaline Einschlüsse im Zytoplasma nachgewiesen werden.
    - Diagnostisch ebenfalls verwertbar: Kein Ansprechen auf höherdosierte Glukokortikoide.
  - *Prognose und optimale Therapie* sind mangels Erfahrungen noch unklar.

Aktuelle Tendenzen

▶ Neue Informationen über Myositis-assoziierte Autoantikörper mit Definition von Untergruppen (z. B. verschiedene Antisynthetasesyndrome) sowie eine den aktuellen Erkenntnissen angepasste bessere Klassifikation und Nomenklatur lassen auch eine bessere Individualisierung der Therapie erwarten.

10.9 Sjögren-Syndrom

Grundlagen

- ▶ **Definition:** Das Sjögren-Syndrom ist das Modell einer „Autoimmun-Exokrinopathie" mit den Leitsymptomen Keratoconjunctivitis sicca und Xerostomie (Sicca-Syndrom), das die verschiedensten exokrinen Drüsen einbezieht und bei dem charakteristische Autoantikörper (Ro [SS-A] und La [SS-B]) nachgewiesen werden können. Durch Lymphozyten-Infiltrationen, die die Drüsenepithelien ersetzen, geht die Sekretionsleistung zurück. Das Sjögren-Syndrom kann für sich allein (primär) auftreten oder andere Autoimmunkrankheiten (sekundär) begleiten.
- ▶ **Ätiologie und Pathogenese:**
  - *Diskutiert werden:*
    - Genetische Disposition: Assoziation mit HLA-B8, HLA-DR3, HLA-Dw3, DR5, DR11, DRw52, DRw53, DRB1*1101 oder 1104 u. a.
    - Virale Genese z. B. durch HTLV-1, Hepatitis C, Epstein-Barr, Zytomegalie, HIV.
    - Störung humoraler und zellvermittelter Immunreaktionen.
  - *Autoimmun-Exokrinopathie:* Andauernde Immunreaktionen durch oligo- und monoklonale Hyperaktivität.
- ▶ **Pathologie:**
  - Lymphoplasmazelluläre Entzündung von Speichel-, Tränen- und anderen exokrinen Drüsen, u. U. mit Bildung sog. myoepithelialer Inseln und Drüsenatrophie.
  - u. U. Generalisation mit Lymphknotenbeteiligung (Pseudolymphom).
  - *Seltener:* Übergang in Malignom in Speicheldrüsen, Lymphknoten und lymphatischen Organen.
- ▶ **Epidemiologie:**
  - Die tatsächliche Inzidenz und Prävalenz sind wegen abortiver Formen als Sicca-Syndrom nicht abschätzbar. Geschätzte Zahlen: Inzidenz 1 Fall / 1250 Frauen, In Griechenland Prävalenz 0,6 %, in China je nach angewandten Kriterien 0,33–0,77 %.

- 90 % der Patienten sind Frauen.
- Das Sjögren-Syndrom tritt in allen Lebensaltern, mit einer Hauptmanifestation bei 50 Jahren auf.
- *Assoziationen:* Am häufigsten ist eine Assoziation mit der rheumatoiden Arthritis (50–60 %); weiterhin SLE, systemische Sklerose, Mixed connective tissue disease, Vaskulitis, gemischte Kryoglobulinämie, destruierende nichteitrige Cholangitis (primär biliäre Zirrhose; über 50 %), chronisch aktive Hepatitis (35 %), Hashimoto-Thyreoiditis, Dermato- und Polymyositis, primäre Hypothyreose.

Klinik, klinischer Befund

▶ **Keratoconjunctivitis sicca:** Augentrockenheit, Fremdkörpergefühl, konjunktivale Injektion, Hornhautdefekte, mangelnder Tränenfluss.
▶ **Xerostomie:**
  - Mundtrockenheit, Ankleben der Zunge, auch Pharyngitis und Laryngitis, Unmöglichkeit, trockene Kekse zu essen, Neigung zu Karies, Zungenbrennen, Schluckbeschwerden, Durstgefühl u. a.
  - Der normale Speichelpool unter der Zunge fehlt.
  - *Folgen:* Atypische Karies (80 %), Zungen-Fissuren (70 %), Candidiasis (70 %).
▶ **Weitere Symptome durch die Manifestation an Drüsen:**
  - *An der Parotis:* Ein- oder doppelseitige Vergrößerung (in 60 %) (s. Abb. 10.22).
  - *Im Bereich der Atmungsorgane:* Rezidivierende Bronchitis, Tracheitis, Rhinitis sicca.
  - *An den Gastrointestinalorganen:* Hyp- und Anazidität des Magens, Pankreasfunktionsstörungen, auch Pankreatitis.
  - *An den Urogenitalorganen:* Trockenheit der Scheidenschleimhaut.

Abb. 10.22 • Schwellung der submandibularen Speicheldrüsen und Ohrspeicheldrüsen bei Sjögren-Syndrom

▶ **Extraglanduläre Manifestationen:**
  - *Allgemeinsymptome* (in 60–70 %): Subfebrile Temperaturen, Myalgien, Arthralgien.
  - *Fibromyalgie-Symptome* (in über 40 %): Mit multiplen „tender points", begleitet auch von erhöhter Depressivität.
  - *Lungenbeteiligung:* Pneumonitis und interstitielle Lungenfibrose.
  - *Leberbeteiligung:* Sklerosierende Cholangitis, primäre biliäre Zirrhose.
  - ZNS-Symptome, Neuropathie, Mononeuritis multiplex.
  - *Nierenbeteiligung:* Interstitielle Nephritis, Glomerulonephritis, Amyloidose, Vaskulitis, renal tubuläre Azidose.
  - *Vaskulitis* (10 %): z. B. als Purpura, aber auch generalisierte Vaskulitis mit viszeraler Beteiligung möglich (s. Abb. 10.23).
  - *Weitere Manifestationen:* Autoimmun-Thyreopathie, Raynaud-Phänomen (40 %), Lymphknotenvergrößerung (20 %) und Entwicklung von Lymphomen (Pseudolymphome). Selten ist eine Herzbeteiligung, dabei kommt es zu einer asymptomatischen Perikarditis und einer linksventrikulären diastolischen Dysfunktion.

10.9 Sjögren-Syndrom

Abb. 10.23 • Vaskulitis der Beine bei Sjögren-Syndrom

Diagnostik

- ▶ **Klinik** s. oben.
- ▶ **Klassifikationskriterien:** Es existieren zahlreiche national verschiedene Klassifikationskriterien, dies erschwert die Diagnostik. Die europäischen Klassifikationskriterien (s. Tab. 10.11) sind 1993 publiziert und inzwischen auch in größeren Fallzahlen evaluiert worden. Sie basieren auf subjektiven (anamnestischen) und objektiven Befunden.

Tab. 10.11 • Europäische Klassifikationskriterien des Sjögren-Syndroms

Kriterien 1–6	subjektive durch Befragung erhobene und objektive Befunde
1. okuläre Symptome: mindestens eine positive Antwort erforderlich	persistierende lästige Augentrockenheit > 3 Monate?
	wiederholtes Fremdkörpergefühl (Sand oder Grieß) in den Augen?
	Einsatz von künstlichen Tränen > 3 / Tag?
2. orale Symptome: mindestens eine positive Antwort erforderlich	tägliches Mundtrockenheitsgefühl > 3 Monate?
	wiederholt persistierende geschwollene Speicheldrüsen im Erwachsenenalter?
	häufiger Einsatz von Flüssigkeiten zum Schlucken trockener Speisen?
3. Augenbefunde: ein positives Resultat erforderlich	Schirmer-Test: ≤ 5 mm in 5 Minuten (s. u.)
	positiver Bengalrosa-Test: ≥ 4 Punkte (s. u.)
4. Lippenbiopsie: Befund muss erfüllt sein	charakteristische Histologie mit Fokus-Score ≥ 1 (s. u.)
5. Speicheldrüsentest: ein positives Resultat erforderlich	Speicheldrüsenszintigrafie
	Sialografie der Parotis
	nicht stimulierter Speicheldrüsenfluss ≤ 1,5 mm in 15 Minuten
6. Labor: Befund muss erfüllt sein	Anti-Ro(SS-A)- und / oder Anti-La(SS-B)-Antikörper

positive Klassifikation:
1. primäres Sjögren-Syndrom bei 4 der 6 Kriterien
2. sekundäres Sjögren-Syndrom bei Kriterium 1 oder 2 und zwei der Kriterien 3 bis 5

Ausschlussliste: bereits existierende Lymphome, HIV-Infektion, Sarkoidose, Graft versus host disease, Sialoadenose, Einnahme von Antidepressiva oder Antihypertensiva, Neuroleptika, Parasympathikolytika.

- **Labor:**
  - *Entzündungsparameter:* BSG (fast immer erhöht), CRP (häufig normal).
  - *Blutbild:* Anämie (in 25%), Leukozytopenie (20%), Eosinophilie (25%).
  - *Elektrophorese:* Hypergammaglobulinämie (80%), auch Hypogammaglobulinämie.
  - *Kryoglobuline:* Gelegentlich ist eine Kryoglobulinämie, meist als gemischte Form Typ II nachweisbar.
  - *Immunkomplexe* (vermehrt).
  - *Charakteristisch:*
    - Antikörper gegen La(SS-B)-Antigene (50–70% bei primärem Sjögren-Syndrom) sind ein immunologisch-diagnostisches Charakteristikum, sie korrelieren mit dem bioptischem „Focus-Score" (s. u.).
    - Antikörper gegen Ro(SS-A)-Antigene (50–70%, auch beim SLE).
  - *Multiple weitere Antikörper* (nicht spezifisch):
    - Rheumafaktoren (90%): z. B. IgA-RF.
    - Antinukleäre Antikörper (70%).
    - Antikörper gegen Speicheldrüsengangsepithel (50%).
    - Schilddrüsenantikörper (35%).
    - Antiphospholid-Antikörper (20%).
    - Anti-Hepatitis-C-Antikörper (10%).
    - Anti-Fc-Gamma-Rezeptor-III-Antikörper: Korreliert mit nicht-erosiver Arthritis, Raynaud-Syndrom, Lungenbeteiligung.
    - Gelegentlich DNA-Antikörper.
  - *Im Speichel:* IL-6-Konzentrationen erhöht, Aktivitätsparameter.
- **Untersuchungen auf Keratokonjunctivitis sicca:**
  - *Schirmer-Test:* Tränenbenetzung eines in den unteren Bindehautsack eingelegten Filterpapierstreifens unter 5 mm in 5 Minuten ist pathologisch. Die Testangaben sind aber nicht einheitlich.
  - Anfärbung der Hornhautdefekte mit 1% Bengalrotlösung oder Fluorescein. Punktbewertung (van Bijesterveld-Score) der epithelialen Defekte unter Spaltlampen-Betrachtung, mehr als 4 Punkte sind pathologisch.
- **Untersuchungen auf Xerostomie / Speicheldrüsenveränderungen:**
  - Messung der stimulierten Speichelsekretion durch Zitronensaft.
  - Sialografie, Speicheldrüsenszintigrafie, Speicheldrüsensonografie, besonders aussagekräftig ist die MRT mit Hinweisen auf eine Vergrößerung, Strukturveränderungen und Stadium einer Speicheldrüsenvergrößerung.
- **Biopsie:**
  - Eine Speicheldrüsenbiopsie wird meist an der Unterlippe vorgenommen, zusätzlich kann eine Tränendrüsenbiopsie erfolgen.
  - Fokale Aggregate von mindestens 50 Lymphozyten, Plasmazellen und Makrophagen sind nahe den Acini nachweisbar und ersetzten diese. Focus-Score: Zahl der Foci / 4 mm^2 Drüsengewebe.

Diagnostikprobleme

- Die diagnostischen Tests zur Objektivierung von Keratoconjunctivitis sicca und Xerostomie werden auch heute noch sehr verschieden angegeben.
- Die einzelnen Methoden werden international sehr unterschiedlich gewichtet und auch die quantitativen immunhistologischen Kriterien werden z. T. kontrovers diskutiert.
- Der Ausdruck Xerophthalmie wurde ursprünglich für die Vitamin-A-Mangelkrankheit am Auge verwendet.

Differenzialdiagnosen

- Andere Speicheldrüsenerkrankungen und Tumoren.
- Andere lymphoproliferative Erkrankungen.
- Virusinfektionen.
- **Sicca-Syndrom aus anderer Ursache:** Ein Sicca-Syndrom kann auch medikamentös bedingt sein. In der Bundesrepublik Deutschland leiden 8–10 Mio. Menschen am „Syndrom des trockenen Auges".

Therapie

- ❑ *Beachte:* Grundsätzlich ist eine lebenslange sorgfältige Überwachung notwendig.
- ▶ **Augen- und Schleimhautbeschwerden:** Symptomatisch gibt man künstliche Tränen aus Methylzellulose und künstlichen Speichel, man empfiehlt häufiges Trinken, weiche Kontaktlinsen, Zahnpflege, eventuell mit fluoridhaltigen Zahnpasten, Zuckerreduktion als Kariesprophylaxe, Luftbefeuchtung. Bei Candidiasis kann z.B. lokal Nystatin eingesetzt werden.
- ▶ Die Gabe des Parasympathomimetikums Pilocarpin (bis zu 4 × 5 mg / d) kann die Augen- und Mundtrockenheit symptomatisch lindern.
- ▶ **Vaginaltrockenheit:** Symptomatischer Einsatz von Gelen.
- ▶ **Bei sekundärem Sjögren-Syndrom:** Die Therapie der begleitenden rheumatischen Erkrankung erfolgt wie üblich. Primär Gabe nicht steroidaler Antiphlogistika, empfohlen werden auch Antimalaria-Medikamente (S. 452) bei Arthritis und Arthralgien.
- ▶ **Bei dominierender Vaskulitis und Lungen- oder Nierenbeteiligung:** Glukokortikoide (S. 439), Immunsuppressiva, Cyclophosphamid (1,5 mg / kg KG / d; S. 459).
- ▶ **Bei Malignität:** Je nach Lokalisation Chemotherapie, Operation, Bestrahlung.
- ▶ **Gezielte Therapie eventueller Komplikationen:** Infektionen, pannöse Augenentzündung, Katarakte und Glaukom.

Prognose

- ▶ **Primäres (unkompliziertes) Sjögren-Syndrom:** Therapieresistent, aber benigne.
- ▶ **Bei sekundärem Sjögren-Syndrom,** v.a. bei gleichzeitiger RA, scheint die Mortalitätsrate etwas höher zu sein als beim primären (unkomplizierten) Sjögren-Syndrom.
- ▶ **In besonderen Fällen Generalisation:** Auch nach jahrzehntelangem Verlauf kann die Erkrankung generalisieren, dabei entwickeln sich multiple Lymphome, eine Spleno- und Hepatomegalie sowie lymphozytäre Infiltrationen der Lunge, Niere, Knochenmark und Muskeln. Die Prognose ist schlecht.
- ▶ **Maligne Lymphome:** Sie können auch noch nach jahrelangem Verlauf, auch ohne vorangegangene benigne lymphatische Generalisation entstehen. Das Risiko, an einem malignen Non-Hodgkin-Lymphom zu erkranken, ist auf das über 50-fache erhöht.

11 Vaskulitiden

11.1 Grundlagen und Übersicht

Definition

▶ Die Vaskulitiden sind eine inhomogene Gruppe ätiologisch, pathogenetisch und pathologisch ganz verschiedener Erkrankungen mit äußerst variabler klinischer Symptomatik und erheblichen Überlappungen in Verlauf und Krankheitsbild. Trotz verschiedener neuer Klassifikationen und Nomenklaturen gibt es immer wieder Abgrenzungsprobleme. Je nachdem ob man nach der Art des Gefäßbefalls, nach einer unterschiedlichen Immunpathogenese oder nach pathologisch-histologischen Kriterien eine Einteilung vornimmt, ergeben sich ganz unterschiedliche Konstellationen, was im Einzelfall die Diagnostik erheblich zu erschweren vermag.

Klassifikation

1. **Primäre, systemische Vaskulitiden** (eigenständige Erkrankungen mit einer Vaskulitis als Leitsymptom): Einteilung nach der Größe der befallenen Gefäße (Ergebnisse der internationalen Konsensuskonferenz in Chapel Hill, North Carolina, 1992, Abb. 11.1):
   - *Vaskulitis großer Gefäße* (large vessel vasculitis):
     – Riesenzell-(Temporal-)Arteriitis (S. 253): Granulomatöse Arteriitis der Aorta und ihrer Hauptäste mit einer Prädilektion für die extrakraniellen Äste der Carotis.
     – Takayasu-Arteriitis (S. 251): Granulomatöse Entzündung der Aorta und ihrer Hauptäste.
   - *Vaskulitis von Gefäßen mit mittlerem Durchmesser* (medium size vessel vasculitis):
     – Klassische Panarteriitis nodosa (Synonym: Polyarteriitis nodosa; S. 258): Nekrotisierende Entzündung der mittelgroßen und kleinen Arterien ohne Glomerulonephritis oder Vaskulitis in Arteriolen, Kapillaren oder Venolen.
     – Kawasaki-Syndrom (S. 413): Arteriitis, die die mittelgroßen und kleinen Arterien befällt und mit einem mukokutanen Lymphknotensyndrom assoziiert ist.
   - *Vaskulitis kleiner Gefäße* (small vessel vasculitis):
     – Wegener-Granulomatose (S. 263): Granulomatöse Entzündung mit Befall des Respirationstraktes und nekrotisierender Vaskulitis kleiner bis mittelgroßer Gefäße (Kapillaren, Venolen, Arteriolen und Arterien).
     – Churg-Strauss-Syndrom (S. 266): Eosinophilenreiche und granulomatöse Entzündung im Bereich des Respirationstraktes sowie nekrotisierende Vaskulitis kleiner bis mittelgroßer Arterien, assoziiert mit Asthma und Eosinophilie.

Abb. 11.1 • Übersichtsabbildung modifiziert nach der Chapel-Hill-Konferenz 1994

- Mikroskopische Polyangiitis (S. 261): Nekrotisierende Vaskulitis der kleinen Gefäße mit wenig oder keinen Immunkomplexablagerungen mit Befall kleiner Gefäße (Kapillaren, Venolen oder Arteriolen).
- Schönlein-Henoch-Purpura-Vaskulitis (S. 268): Hauptsächlich IgA enthaltende Immunkomplexablagerungen und Befall kleiner Gefäße.
- Essenzielle kryoglobulinämische Vaskulitis: Vaskulitis der kleinen Gefäße (Kapillaren, Venolen oder Arteriolen), assoziiert mit nachweisbaren Serum-Kryoglobulinen.
- Kutane leukozytoklastische Angiitis: Isolierte kutane leukozytoklastische Angiitis ohne systemische Vaskulitis oder Glomerulonephritis.
2. **Sekundäre Vaskulitiden:** Eine Vaskulitis tritt als Begleitsymptom einer Grundkrankheit auf.
  - *Vaskulitis bei anderen rheumatischen Erkrankungen:* Rheumatoide Arthritis, Kollagenosen, Morbus Behçet.
  - Diskutiert: Aortitis bei Spondylarthropathien.
  - Paraneoplastische Vaskulitis.
  - Vaskulitis bei Infektionskrankheiten (z. B. Virusinfektion).
  - Vaskulitis durch Medikamente (z. B. Hydralazin).
  - Vaskulitis nach Organtransplantationen.
3. **Weitere Vaskulitiden:** Übergangsformen, Mischformen, nicht klassifizierbare Vaskulitiden.

Probleme der Einteilung der primären Vaskulitiden

- Die Klassifikation wurde eingeführt, um eine gemeinsame diagnostische Sprache zu sprechen und unter Berücksichtigung des unterschiedlichen Gefäßbefalls zu versuchen, einzelne Erkrankungen voneinander abzugrenzen.
- „Mikroskopische Polyangiitis" bedeutet: „Mikroskopische" Gefäße müssen, mittelgroße und kleine können aber auch beteiligt sein. Andererseits dürfen bei der klassischen Panarteriitis nodosa keine „mikroskopischen" Gefäße beteiligt sein, deswegen auch keine Glomerulonephritis.
- Dem Terminus „mikroskopische Polyangiitis" wurde gegenüber „mikroskopischer Polyarteriitis" der Vorzug gegeben, weil häufig keine Vaskulitis der Arterien nachweisbar ist.
- Eine Wegener-Granulomatose kann „nicht granulomatös" als mikroskopische Polyangiitis beginnen und sich erst später zur Wegener-Granulomatose entwickeln.
- Limitierte Formen der Wegener-Granulomatose lediglich in Form von granulomatösen Entzündungen ohne sichere Vaskulitis fallen damit aus der Vaskulitis-Nomenklatur heraus.
- **Fazit:** Die Nomenklatur-Einteilung verschiedener Vaskulitiden nach der befallenen Gefäßgröße kann damit immer nur ein Kompromiss sein.

Einteilung nach der Pathogenese

- Die folgende Einteilung ist nur ein Versuch, da Ätiologie und Pathogenese der verschiedenen Vaskulitiden erst teilweise bekannt sind.
- **Immunkomplexvermittelte Vaskulitiden:** Meist sekundäre Vaskulitiden bei SLE, Hepatitis B und C, Kryoglobulinämien und Tumoren.
- **Pauci-immune Vaskulitis:** Immunkomplexe sind nur geringfügig oder gar nicht nachweisbar („pauci"=[nur] wenige, einige; Plural von lat. paucus), bezieht sich nicht auf andere Immunphänomene, wie z. B. zellvermittelte Immunreaktionen. Charakteristisch sind Antikörper gegen neutrophile Granulozyten (ANCA), Monozyten und Endothelzellen.
  - *c-ANCA* (S. 54): Sehr starke Assoziation mit Wegener-Granulomatose (S. 263); Zielantigen ist die Proteinase 3, deswegen auch als PR3-ANCA bezeichnet.
  - *p-ANCA* (S. 54): Bei den pauci-immunen Vaskulitiden meist Antikörper gegen Myeloperoxidase (MPO-ANCA). Enge Assoziation zur mikroskopischen Polyangiitis (in 60% MPO-ANCA) (S. 261).
- **Durch T-Zellen vermittelte Vaskulitis,** z. B. granulomatöse Riesenzellarteriitis.
- **Infektiöse und neoplastische Vaskulitiden:** Durch direkte Einwirkung von Erregern und Tumorzellen.

11.1 Grundlagen und Übersicht

Ätiologie, Pathogenese und Pathologie

- **Ätiologie:** Von Infektionen und Medikamenten abgesehen unbekannt.
- **Pathogenese:**
  - Immunkomplexe und Antikörper s. pathogenetischer Einteilungsversuch (oben); auch Endothelzell-Antikörper.
  - Komplementfraktionen.
  - Infektionen von Endothel-Zellen.
  - Exogene Faktoren (physikalisch, chemisch).
- **Pathologie:**
  - *Leukozytoklastisch:* Hypersensitivitätsangiitiden, z. B. Schönlein-Henoch.
  - *Nekrotisierend:* Panarteriitis-nodosa-Gruppe.
  - *Granulomatös:* Wegener-Granulomatose, Churg-Strauss-Syndrom, Riesenzellarteriitis, Takayasu-Arteriitis.
  - *Riesenzellen:* Riesenzellarteriitis, Takayasu-Arteriitis.
  - *Folgen:* Wandzerstörung, Organinfarkte, Thrombosen, Obliterationen.

Klinik, klinischer Befund

- **Hautbeteiligung:**
  - Bei vielen Vaskulitiden einziger Manifestationsort.
  - Polymorphe Veränderungen: Erytheme, Papeln, Purpura, Livedo, Raynaud-Syndrom, Ulzera, Gangrän u. a.
- **Beteiligung des peripheren Nervensystems:** Neuropathie, Mononeuritis multiplex.
- **Beteiligung des ZNS und innerer Organe:** Extrem variabel.

Diagnostikprobleme

- Die Diagnose ist wegen der Symptomenvielfalt und Überlappungen meist schwer.
- Charakteristische oder spezifische Laborbefunde fehlen. Ausnahme: ANCA-assoziierte Vaskulitiden.
- Viele Vaskulitiden kommen als systemische und lokale Variante vor, was die Differenzialdiagnose zusätzlich erschwert. Ein Nachweis durch eine Biopsie sollte unbedingt angestrebt werden.

Therapie

- **Glukokortikoide** (S. 439): Besonders wirksam sind sie bei systemischen nekrotisierenden Vaskulitiden, der Riesenzellarteriitis, der Takayasu-Arteriitis, begrenzt wirksam bei der Polyarteriitis.
- **Immunsuppressiva:** Als Mittel der 2. Wahl zur Glukokortikoideinsparung oder als Basistherapie.
- **Zytostatika:** Sie sind bei rasch progredienten Verläufen mit viszeraler Beteiligung (v. a. Herz und Niere), bei Glukokortikoid-Resistenz oder zu hohem Glukokortikoidverbrauch indiziert. Cyclophosphamid (S. 459) ist das Standard-Präparat.
- **In akuten Fällen:** Plasmapherese (Effekt bisher nur teilweise dokumentiert).
- **Symptomatische Therapie:** Je nach Organbefall (Herzinfarkt, Asthma etc.).
- **Bei sekundären Vaskulitiden:** Behandlung der Grundkrankheit.
- **Aktuelle Tendenz:**
  - Wegen der hohen Rate gefährlicher Nebenwirkungen durch eine Cyclophosphamid-Dauertherapie wird eine Stadien- und Aktivitäts-adaptierte Therapie versucht.
  - Statt sehr aggressiver Therapie (Ausnahme sind schwere Verläufe) Cyclophosphamid-Bolustherapie, eventuell low-dose-Methotrexat-Therapie. Bei Virus-Ätiologie eventuell Interferon-α, hochdosierte Immunglobulin-Therapie (s. bei den einzelnen Krankheitsbildern).

11.2 Takayasu-Arteriitis

Grundlagen

- **Synonyme:** Aortenbogen-Syndrom, pulseless disease.
- **Definition:** Die Takayasu-Arteriitis ist eine granulomatöse Entzündung (Riesenzellarteriitis) der Aorta und ihrer Hauptäste bei jüngeren Patienten unter 50 Jahren.
- **Ätiologie:** Unbekannt. Diskutiert werden Infektion mit Spirochäten, Tuberkelbakterien, Streptokokken.
- **Pathogenese:** Eine genetische Disposition ist fraglich, bei japanischen Patienten wurde gehäuft eine Assoziation mit HLA-Bw52 gefunden.
- **Epidemiologie:**
  - Die Inzidenz wird auf 2,6 Fälle / Mio. Einwohner / Jahr geschätzt, die Prävalenz ist nicht bekannt.
  - 80–90 % der Betroffenen sind Frauen.
  - Krankheitsbeginn: Meist zwischen 10 und 30 Jahren.

Klinik, klinischer Befund

- **Allgemeinsymptome:** In Frühphasen können Müdigkeit, Gewichtsverlust und geringes Fieber auftreten.
- **Symptome arterieller Durchblutungsstörungen** der oberen Extremitäten, seltener der unteren Extremitäten mit Claudicatio intermittens.
- **Hypertonie** (in 30 %): Sie kann ein Hinweis auf eine Nierenarterienstenose sein.
- **Kardiale Manifestation:** Aorteninsuffizienz und koronare Herzerkrankung sowie Herzinsuffizienz.
- **Sehstörungen** (in 30 %).
- **Gelenksymptomatik:** In 50 % treten Arthralgien oder eine milde vorübergehende Arthritis auf.
- **Hautveränderungen:** Sie sind ähnlich wie beim Erythema nodosum (S. 271).

Diagnostik

- **Klinische Untersuchung:** Bei der Auskultation kann man v. a. über den Karotiden, der abdominellen Aorta und seltener über den Femoralgefäßen multiple Stenosegeräusche feststellen. Pulse fehlen oder sind verringert und es besteht eine Pulsasymmetrie über 30 mmHg zwischen dem linken und rechten Arm.
- **Klassifikationskriterien** (American College of Rheumatology) s. Tab. 11.1.
- **Labor:** In aktiven Phasen sind BSG und CRP erhöht, im Blutbild ist eine Anämie und eventuell eine leichte Leukozytose nachweisbar.
- **Echokardiografie.**
- **Angiografie** (s. Abb. 11.2): Befunde s. Klassifikationskriterien; selten auch Pulmonalarterien-Beteiligung und Glomerulonephritis.
- **Doppler-Sonografie** (s. Abb. 11.3): Verdickung der betroffenen Arterienwand und Einengung des Lumens (z. B. A. carotis, A. subclavia).
- **MRT mit Gadolinium** der Aorta (sichtbare Wandverdickung).
- **Positronen-Emissionstomografie** mit ^{18}F-Fluorodeoxyglukose.

Tab. 11.1 • **Klassifikation der Takayasu-Arteriitis (ACR)**

Alter bei Beginn bis 40 Jahre
Claudicatio-Symptomatik speziell der oberen Extremitäten unter Belastung
herabgesetzte Pulse in einer oder beiden Brachialarterien
systolische Blutdruckdifferenz über 10 mmHg zwischen beiden Armen
auskultatorisch nachweisbare Stenosegeräusche über einer oder beiden Aa. subclaviae oder der abdominellen Aorta
arteriografisch Verengung oder Verschluss der gesamten Aorta, ihrer Hauptäste oder von großen Arterien der oberen und unteren Extremitäten ohne sonstige Ursache
zur Klassifikation müssen 3 von 6 Kriterien erfüllt sein

11.2 Takayasu-Arteriitis

Abb. 11.2 • Takayasu-Arteriitis mit Stenose an den Abgängen der linken A. carotis und A. subclavia

Abb. 11.3 • Dopplersonografie bei langstreckigem Befall der A. subclavia bei Takayasu-Arteriitis.
a Longitudinalschnitt
b Transversalschnitt

Therapie

- **Therapie der Wahl sind Glukokortikoide** (S. 439):
  - *Initialtherapie:* Prednisolon (40–60 mg) oder äquivalentes Glukokortikoid. Nach dem Rückgang von BSG und CRP sollte die Dosis reduziert werden.
  - *Langzeittherapie:* Eine niedrigdosierte Glukokortikoidtherapie kann eine Progredienz verhindern.
- **In glukokortikoidresistenten Fällen:** Zusätzlich oder allein Cyclophosphamid (S. 459) oder niedrig dosiertes Methotrexat (20 mg/Woche; S. 444), TNF-Blocker sind in Erprobung.
- **Therapie der Folgeerkrankungen:** z. B. medikamentöse Therapie einer sekundären Hypertonie oder Gefäßtransplantation bei Gefäßläsionen.

Prognose

- Unter einer Glukokortikoidtherapie kommt es in 50 % zur Remission, Rezidive sind aber häufig.

- Bei komplikationslosem Verlauf (Fehlen von sekundärer Hypertonie, Aortenklappeninsuffizienz, Aorten- und arteriellen Aneurysmen) beträgt die 15-Jahre-Überlebenszeit über 95 %.

11.3 Riesenzellarteriitis

Grundlagen

- **Synonym:** Arteriitis temporalis, Morbus Horton, Arteriitis cranialis.
- **Definition:**
  - Die Arteriitis temporalis ist eine granulomatöse Arteriitis (Riesenzellarteriitis) der Aorta und ihrer Hauptäste. Besonders häufig sind die nach kranial vom Aortenbogen abgehenden Gefäße, mit Bevorzugung der extrakraniellen Äste der Karotis, betroffen.
- **Ätiologie und Pathogenese:** Ungeklärt.
  - *Genetische Disposition:* Möglich, beschrieben sind Assoziationen mit HLA-DR4, HLA-DRB1*0401, *0101, *0102.
  - Möglicherweise Auslösung durch zusätzliche endogene und exogene Faktoren (eventuell Viren, Zytokine, T-Zellen). Parvovirus B19 wird als ätiologisches Agens diskutiert.
- **Epidemiologie:**
  - Die Angaben sind sehr variabel, durchschnittlich liegt die Inzidenz zwischen 27–140 Fälle / 100 000 Einwohner im Alter über 50 Jahre mit Nord-Süd-Gefälle.
  - Häufigste Vaskulitis.
  - Frauen erkranken doppelt so häufig wie Männer.

Klinik, klinischer Befund

- In 75 % ist der Beginn akut oder subakut.
- **Leitsymptom – diffuse Kopfschmerzen** (in bis zu 70 %): Diese treten sehr variabel auf und sind häufig von einem Spannungsgefühl der Kopfhaut begleitet.
- **Bei Befall der Arteria temporalis**: Die Temporalregion ist tastbar verdickt und druckdolent (s. Abb. 11.4), Pulsationen fehlen.
  - *Beachte:* Ein Befall der Arteria temporalis ist nicht obligat (s. Definition).
- **Allgemeinsymptomatik:** Fieber, Gewichtsverlust, Schlaflosigkeit; Nachtschweiß, Abgeschlagenheit.
- Kauschmerzen (40 %), Zungenschmerzen und Schluckstörungen als Zeichen einer „Claudicatio" der betroffenen Muskulatur.
- **Sehstörungen** (in bis zu 30 %): Es kann zur Miose, Ptose, Gesichtsfelddefekten, Doppelbildern, Amaurosis fugax und zur Visusminderung bis zur Erblindung kommen.
- Je nach Vaskulitislokalisation kann es zu peripheren und zentralen neurologischen und psychischen Symptomen kommen.

Abb. 11.4 • Tastbare Verhärtung der Temporalarterie; von R. Alten, Berlin (aus Alten et al. Merckle Rheumatologie visuell-Rheumatologische Bilddatenbank, Thieme, 2004)

- **Polymyalgie** (50 %): Kann vor, mit und nach der Arteriitis cranialis auftreten (s. Polymyalgia rheumatica S. 255).
- **Gelenksymptomatik:** Gelenkbeschwerden sind nicht obligat, Synovitis (15 %).
- **Arteriitiszeichen:** Schwellung, Rötung, Pulsverlust.

Diagnostik

- **Klinik** s. oben.
- **Klassifikationskriterien** (American College of Rheumatology) s. Tab. 11.2.

Tab. 11.2 • **Klassifikation der Riesenzellarteriitis (ACR 1990)**

Alter bei Krankheitsbeginn gleich oder über 50 Jahre
erstmaliger Beginn oder neue Art eines lokalisierten Kopfschmerzes
palpatorischer Druckschmerz der Temporalarterie oder herabgesetzte Pulsation, nicht verursacht durch Arteriosklerose der Zervikalarterien
erhöhte BSG nach Westergren gleich oder über 50 mm in der 1. Stunde
pathologischer Biopsiebefund mit nachweisbarer Vaskulitis charakterisiert durch Überwiegen mononukleärer Zellinfiltration oder granulomatöser Entzündung, gewöhnlich mit vielkernigen Riesenzellen
zur Klassifikation müssen mindestens 3 der 5 Kriterien erfüllt sein

- **Labor:**
  - BSG (erhöht), Blutbild (Leukozytose, Anämie), CRP erhöht.
  - In 20 % Antikardiolipin-Antikörper, häufig IL-6-Erhöhung (Aktivitätsanzeiger); analog löslicher IL-2-Rezeptor (sIL-2 R).
- **Temporalisbiopsie** (s. Abb. 11.5):
  - Die Diagnose einer Riesenzellarteriitis kann in 60 % histologisch gesichert werden.
  - Eine vorherige Doppler-Sonografie ist ratsam.
  - Bei histologischem Nachweis einer Vaskulitis der Vasa vasorum der Arteria temporalis besteht der dringende Verdacht auf eine systemische Vaskulitis.
  - Eine geplante Temporalisbiopsie sollte niemals Grund für eine Verzögerung des Therapiebeginns sein.

Abb. 11.5 • Histologischer Befund einer Arteriitis temporalis mit Nachweis von Riesenzellen

Diagnostikprobleme

- **Bezug zur Polymyalgia rheumatica** (S. 255): Die Beziehung zwischen der Arteriitis temporalis und der Polymyalgia rheumatica ist noch nicht geklärt (s. Diagnostikprobleme bei Polymyalgia rheumatica, S. 257). Wenn eine Arteriitis temporalis ohne eine Polymyalgia rheumatica auftritt, kann sie erhebliche diagnostische Schwierigkeiten machen. Man sollte versuchen die Erkrankungen wie folgt voneinander zu trennen: *1.* lokalisierte Arteriitis temporalis, *2.* Polymyalgia rheumatica, *3.* Kombination von 1. + 2.

Differenzialdiagnosen

- **Takayasu-Arteriitis** (S. 251): Sie ähnelt der Riesenzellarteriitis / Arteriitis temporalis, die Patienten sind aber jünger.
- **Andere Vaskulitiden** (Übersicht S. 248).
- **Andere Gefäßkrankheiten.**

Therapie

- ▶ **Therapie der Wahl sind Glukokortikoide** (S. 439):
  - *Bei Arteriitis ohne sichere Augen- und Zerebralgefäßbeteiligung:* 40–60 mg Prednisolon / d, empfohlen auch 1 mg / kg KG / d. Die Tendenz geht zu einer individuellen Dosierung.
  - *Bei Augenbeteiligung und Komplikationen:* 250–500 mg (oder auch Bolus mit 1 g) Prednisolon oder Methylprednisolon i. v.
  - *Dosisreduktion:* Je nach Klinik und BSG / CRP wird die Dosis vorsichtig bis zur auszutestenden Erhaltungsdosis reduziert (Ziel: < 10 mg).
  - ▶ *Beachte:*
    - Wegen der Erblindungsgefahr darf die Glukokortikoidtherapie nicht verzögert einsetzen. Cave: „Freitagspatienten".
    - Nebenwirkungen der Glukokortikoidtherapie S. 441. Wegen des meist höheren Alters besonders risikoreich!
    - Zu rasche Dosisreduktion oder plötzliches Absetzen kann eine Erblindung provozieren und tödlich sein.
- ▶ **Bei hohem Glukokortikoidbedarf als Erhaltungsdosis:** Zur Dosisreduktion können zusätzlich Methotrexat 10–20 mg / Woche (S. 444), versuchsweise auch Azathioprin 2 mg / kg KG (S. 450) gegeben werden.
- ▶ Der Einsatz von TNF-Blockern und von Tocilizumab zeigte in Einzelbeobachtungen gute Ergebnisse.

Prognose und Komplikationen

- ▶ **Prognose:**
  - Unter einer Glukokortikoidtherapie heilt die Riesenzellarteriitis in der Regel nach Monaten bis Jahren aus. In den ersten zwei Jahren kommt es aber nicht selten zu Exazerbationen, darum Vorsicht mit zu früher Dosisreduktion.
  - Bioptisch (Temporalarterie) positive Fälle scheinen schwerer zu verlaufen als bioptisch negative.
- ▶ **Komplikationen:**
  - *Erblindung:* Kann ganz plötzlich („über Nacht") auftreten!
  - *Irreversible craniale Ischämie:* Warnzeichen sind Amaurosis fugax, Doppelbilder. Die BSG kann eventuell normal sein.
  - *An der Aorta:* Aneurysma dissecans der Aorta (meist tödlich), Aorteninsuffizienz und -ruptur.
  - *Mesenterialinfarkt* bei Beteiligung der abdominellen Arterien.

11.4 Polymyalgia rheumatica

Grundlagen

- ▶ **Definition:** Es handelt sich um eine meist hochentzündliche Erkrankung des höheren Lebensalters, die mit Schultergürtel- und / oder Beckengürtelmyalgien einhergeht. Nicht selten ist sie mit einer Vaskulitis, meist als Arteriitis temporalis, vergesellschaftet.
- ▶ **Ätiologie und Pathogenese:** Ungeklärt.
  - *Genetische Disposition:* Möglich, beschrieben sind Assoziationen mit HLA-DR4 und HLA-DRB1.
  - *Diskutiert werden außerdem:* Virusinfektionen (z. B. Parvovirus B19), Mycoplasmen-Infektionen, andere Umweltfaktoren, Vermittlung durch aktivierte T-Zellen und Immunkomplexe und eine altersbedingte besondere Reaktion des Immunsystems.
- ▶ **Epidemiologie:**
  - *Inzidenz:* In Minnesota bei Personen > 50 Jahren ca. 50 Fälle / 100 000 Einwohner / Jahr, in Dänemark ca. 40 Fälle / 100 000 Einwohner / Jahr, in Norwegen 112 Fälle / 100 000 Einwohner / Jahr.
  - *Prävalenz:* 7 Fälle / 1000 Einwohner über 50 Jahre.
  - Frauen erkranken 2–3-mal häufiger als Männer.

- Die Patienten sind mindestens 50 Jahre alt, das klassische Erstmanifestationsalter liegt bei über 60 Jahren, Einzelbeobachtungen bei jüngeren Patienten sind beschrieben.

Klinik, klinischer Befund

- ▶ **Krankheitsbeginn:** Meist plötzlich innerhalb von Tagen bis 2 Wochen.
- ▶ **Allgemeinsymptomatik:** Fieber, Abgeschlagenheit, Gewichtsabnahme (über 50%).
- ▶ **Manifestationen am Bewegungsapparat:**
  - Heftige und quälende bilaterale Nacken-Schulter-Oberarm-Schmerzen, häufig auch im Beckengürtel-Oberschenkel-Bereich. Die Nackenschmerzen können, eventuell persistierendes, Erstsymptom sein. Die Schmerzen treten verstärkt nachts und morgens auf und sind von Steifigkeit und einer Bewegungsbehinderung begleitet.
  - Die passive Beweglichkeit der Gelenke ist nicht beeinträchtigt, die subjektive Muskelschwäche ist durch Schmerzen verursacht. Die schmerzbedingte Schonhaltung der Schultergelenke kann aber zur sekundären Schultersteife führen (Periarthropathia humeroscapularis „ankylosans").
  - In ca. 20% treten benigne, meist flüchtige, mitunter auch symmetrische Synovitiden einzelner Gelenke auf. Dabei kann es zu Gelenkergüssen, aber nicht zu Destruktionen kommen. Arthroskopisch ist in 80% am Schultergelenk eine Synovitis nachweisbar, sonografisch findet sich häufig eine Synovitis der langen Bizepssehne.
  - *Seltener:* Synovitisches Karpaltunnelsyndrom (14%).
  - *In prospektiven Studien:* In 12% distale Extremitätenschwellung („pitting edema"), wahrscheinlich durch Tenosynovitis, in 3% auch reine distale Tenosynovitis.
- ▶ **Charakteristisch:** Die Patienten versuchen jede Bewegung zu vermeiden, sind oft verzweifelt und in mindestens 50% in einer ausgesprochen depressiven Verstimmung.
- ▶ **Arteriitis cranialis** (S. 253): Eine Arteriitis cranialis, meist mit Befall der Arteria temporalis, kommt in 20% vor, histologisch ist sie auch ohne klinische Hinweise in 10–15% nachweisbar. Sie kann der Polymyalgia lange vorausgehen, aber auch erst Monate bis Jahre später, auch unter Steroidtherapie auftreten.
  - ❐ *Beachte:* Es kann ganz plötzlich zur Erblindung kommen!
- ▶ Kein pathologischer neurologischer Befund.
- ▶ **Aktuelle Tendenz:**
  - Zunehmend häufig werden atypische Fälle mit einer ungewöhnlichen Schmerzsymptomatik und einem chronischen, u. U. 10 Jahre und länger dauernden Verlauf beschrieben.
  - Die Hypothese, dass die Polymyalgia rheumatica ein paraneoplastisches Syndrom sei, wurde widerlegt. Maligne Tumoren treten nicht häufiger als bei ähnlich altersverteilter Normalbevölkerung auf. Eine Tumorsuche ist in der Primärdiagnostik dennoch oft allein aufgrund differenzialdiagnostischer Erwägungen sinnvoll.

Diagnostik

- ▶ **Klinik** s. oben.
- ▶ **Labor:**
  - Entzündungsparameter: „Sturzsenkung" mit BSG meist um 80–100 mm / 1. Stunde. In 20% der Fälle kann die BSG unter 30 mm sein, meistens sind dann andere Akute-Phase-Proteine erhöht. In 1% sind BSG und CRP normal.
  - Blutbild: Häufig Anämie.
  - IL-6 (erhöht): Der Parameter ist als Aktivitätsanzeiger verwendbar.
  - Lösliche IL-2-Rezeptoren: Befunde korrelieren mit BSG und CRP.
  - Antikardiolipin-Antikörper (in 20%).
  - Gelegentlich Erhöhung von Leberenzymen (uncharakteristisch). Muskelenzyme normal. Rheumaserologie unauffällig.
  - IL-10-Erhöhung offenbar mit milderer Verlaufsform assoziiert.
- ▶ **Farbduplexsonografie der Temporalarterien:** Echoarmer Saum (Wandödem?), Wandverdickung.

▶ **Temporalisbiopsie:**
- Bei einem Hinweis auf eine Arteriitis oder Augensymptome ist eine Biopsie unbedingt notwendig, ansonsten wird ihre Notwendigkeit kontrovers diskutiert.
- ◳ *Beachte:* Die Biopsie muss großzügig (hinterer Ast) und möglichst vor einer Glukokortikoidtherapie erfolgen, sie darf den Beginn einer Therapie aber nicht verzögern. Positive Befunde in der Biopsie sind auch noch bis zu drei Tagen nach Therapiebeginn zu erwarten.
- Histologisch Riesenzellarteriitis.
- Ein positiver Biopsiebefund ist nicht mit einem besonders schweren klinischen Befund korreliert. Der Biopsiebefund kann trotz klinischer Arteriitis – Symptomatik (technisch bedingt?) negativ sein.

Diagnostikprobleme

▶ **Bezug zur Arteriitis cranialis** (S. 253): Polymyalgia rheumatica und Arteriitis cranialis überlappen sich. Ob sie Ausdruck der gleichen Grunderkrankung oder zwei verschiedene Erkrankungen sind (reine Polymyalgia rheumatica ohne Arteriitis [in 80 %] und Polymyalgia rheumatica mit Arteriitis), ist nicht geklärt.
▶ Die Polymyalgia rheumatica mit normaler BSG ist zwar selten, bereitet dann aber erhebliche diagnostische Schwierigkeiten. In 7 % ist die BSG unter 40 mm / 1. Stunde.

Differenzialdiagnosen

▶ Polymyositis (S. 238).
▶ Paraneoplastische Polymyalgie.
▶ Akute Schulterperiarthropathie mit BSG-Erhöhung aus anderer Ursache.
▶ Kollagenosen (Übersicht S. 210) und Vaskulitiden (Übersicht S. 248).
▶ Fibromyalgie (S. 354) mit hoher BSG aus anderer Ursache.
▶ *Spätform der rheumatoiden Arthritis:* Klassische Trias = Schulterschmerzen, Sturzsenkung, Allgemeinsymptome. Die Differenzialdiagnose ist wegen begleitender Synovitiden bei der Polymyalgia und polymyalgiformer Verläufe bei der rheumatoiden Arteriitis oft sehr schwierig. Die Tendenz geht zur Verwischung der Grenzen zwischen den beiden Erkrankungen, es wird diskutiert, ob es sich eventuell um Ausdrucke der gleichen Grundkrankheit handelt. Man sollte aber an der Trennung beider Krankheiten festhalten.
▶ RS 3PE-Syndrom (S. 135): Diese Sonderform einer spät auftretenden RA ist wahrscheinlich häufig eine Polymyalgia rheumatica.

Therapie

▶ **Glukokortikoide** (S. 439): Sie sind in jedem Fall als Therapie der ersten Wahl zwingend und absolut indiziert.
- *Unkomplizierte Polymyalgia rheumatica ohne Vaskulitis:*
  – 15 mg Prednisolon / d initial, dann – nicht zu schnell! – die Dosis über Wochen auf die auszutestende Erhaltungsdosis reduzieren. Ziel: < 10 mg, wenn möglich 5–7 mg.
- *Polymyalgia rheumatica mit Arteriitis, Kopfschmerz etc.:* 60–250 mg Prednisolon/d, wegen Gefahr der raschen Erblindung auch als einmaliger Bolus von 1 g Prednisolon oder Methylprednisolon gerechtfertigt.
- ◳ *Cave:* Nebenwirkungen (S. 441). Eine Osteoporose beginnt sehr früh und ist zum Teil offenbar auch entzündungsbedingt. Darum Prophylaxe mit Kalzium und Vitamin D.
- *Dauer der Therapie:*
  – Mindestens 1 Jahr, in der Regel jedoch 1–3 Jahre, nicht selten sogar 4 Jahre und mehr.
  – ◳ *Achtung:* Vorzeitiges brüskes Absetzen der Glukokortikoide vermag offenbar eine Arteriitis zu provozieren. Andererseits verhindert eine Steroidtherapie nicht eine spätere Arteriitis.
  – Das Absetzen der Glukokortikoide nach jahrelanger Gabe kann bei den meist älteren Menschen schwierig sein (Gewöhnungseffekt!).

- ▶ **Zusatzmedikation:**
  - Bei hohem Glukokortikoid-Verbrauch oder mangelhafter Kontrolle insbesondere des vaskulitischen Prozesses kann zusätzlich Methotrexat (10–20 mg / Woche, auch i. v.; S. 444), Azathioprin (2 mg / kg KG; S. 450) gegeben werden. Diese Medikamente sind auch Alternativen, wenn Glukokortikoide kontraindiziert sind.
  - Eventuell nicht steroidale Antiphlogistika (S. 434).
- ▶ **Im Versuch:** Glukokortikoide mit veränderter Galenik und Freisetzung des Wirkstoffs in der zweiten Nachthälfte.

Prognose

- ▶ In der Regel heilt die Polymyalgia rheumatica unter einer Steroidtherapie innerhalb von 1 bis 3 oder mehr Jahren aus, längere Verläufe sind beschrieben.
- ▶ Rezidive sind v. a. bei vorzeitiger zu starker Dosisreduktion möglich. Die Gefahr einer Vaskulitis ist immer gegeben.
- ▶ Schwere neurologische Komplikationen der Vaskulitis sind nicht vorhersehbar. Wenn sie auftreten, ist die Prognose schlecht.

11.5 Klassische Panarteriitis nodosa

Grundlagen

- ▶ **Synonym:** Polyarteriitis nodosa.
- ▶ **Definition:**
  - Generalisierte Entzündung kleiner und mittlerer Arterien mit fibrinoiden Nekrosen, Leukozyteninfiltrationen und schweren Zerstörungen der ganzen Arterienwand mit variablem klinischem Bild je nach Organbefall. Am häufigsten sind die Haut, Gelenke, periphere Nerven, Darm und Niere betroffen.
- ▶ **Ätiologie und Pathogenese:**
  - *Diskutiert werden:* Medikamente, Infektionen, Hepatitis B und C-Virusantigene, Immunkomplexe, ANCA, Antiendothelzell-Antikörper, Komplementdefekte.
  - In der Pathogenese sind Zytokine von zentraler Bedeutung.
- ▶ **Epidemiologie:**
  - Die Panarteriitis nodosa ist eine seltene Krankheit mit einer Inzidenz von 0,5–0,9 / 100 000 Einwohnern / Jahr, in Hepatitis-B-Endemiegebieten ist sie häufiger.
  - Männer erkranken doppelt so häufig wie Frauen; v. a. im mittleren Lebensalter.

Klinik, klinischer Befund

- ▶ **Allgemeinsymptomatik:** Fieber (in 70 %), Appetitlosigkeit, Gewichtsverlust.
- ▶ **Arthritis und Arthralgien** (in 20–50 %): Meistens werden große Gelenke asymmetrisch befallen. Die Arthritis ist nicht destruierend.
- ▶ **Hautbeteiligung** (in 40 %): Rötung oder Purpura (in 30 %), Livedo reticularis und auch Finger- und Zehennekrosen (s. Abb. 11.6).
  - ❐ *Beachte:* Die in 15 % tastbaren Knötchen sind nicht das Äquivalent der histologischen Veränderungen und trotz des Namens der Erkrankung kein diagnostisches Kriterium.
- ▶ **Myalgie** (in 30 %).
- ▶ **Nierenbeteiligung** (in 70 %): Hypertonie, Nephritissymptomatik, Niereninsuffizienz. Bioptisch: Glomerulitis oder Ischämie.
- ▶ **Herzbeteiligung** (in 40 bis über 50 %): Stumme oder manifeste Infarkte, Angina pectoris, Hypertrophie, Dilatation, Rhythmusstörungen u. a.
- ▶ **Hypertonie** (in über 50 %).
- ▶ **Beteiligung des Gastrointestinaltraktes** (in 40 %) (s. Abb. 11.7): Koliken, Darmblutungen durch Mesenterialarterienbefall, Erbrechen, Durchfall, Ikterus, Perforation mit akutem Abdomen.
- ▶ **Leberbeteiligung** (in 30–40 %, nach Autopsiebefunden in über 60 %): Vergrößerung, Infarkte.
- ▶ **ZNS-Beteiligung** (in 20–30 %): Synkopen, psychische Veränderungen, vielgestaltig.
- ▶ **Beteiligung des peripheren Nervensystems** (in über 60 %): Neuropathie, Mononeuritis multiplex mit Paresen und Sensibilitätsstörungen.

11.5 Klassische Panarteriitis nodosa

Abb. 11.6 • Ischämische Zehennekrosen bei Panarteriitis nodosa

Abb. 11.7 • Ischämische Dünndarmnekrose bei Befall der A. mesenterica im Rahmen einer Panarteriitis nodosa (intraoperativer Befund)

- Schmerzen oder Druckempfindlichkeit des Hodens.
- Seltener:
  - Lungenbeteiligung: Dyspnoe, Husten, Hämoptoe, Infarkte, Abszesse, Asthma bronchiale.
  - Augenbeteiligung: Skleritis, Retinopathie.

Diagnostik

- Klinik: Die Panarteriitis nodosa gehört wegen ihrer ungewöhnlichen Variabilität und Überlappung mit anderen Vaskulitisformen zu den am schwierigsten diagnostizierbaren Vaskulitiden. Verdächtig ist immer die ungewöhnliche Kombination einer schweren Allgemeinerkrankung mit Symptomen einzelner oder verschiedener Organe.
- Klassifikationskriterien s. Tab. 11.3.

Tab. 11.3 • **Klassifikationskriterien der Panarteriitis nodosa 1990 (American College of Rheumatology)**

Gewichtsverlust > 4 kg
Livedo reticularis
Schmerz- oder Druckschmerzhaftigkeit des Hodens
diffuse Myalgien (außer Schulter- und Hüftgürtel) oder Muskelschwäche oder Druckschmerzhaftigkeit der Beinmuskeln
Mononeuropathie oder Polyneuropathie
diastolischer Blutdruck > 90 mmHg
Harnstofferhöhung > 40 mg/dl oder Kreatinin > 1,5 mg/dl
Nachweis von Hepatitis-B-Surface-Antigen oder Antikörper im Serum
arteriografisch: Aneurysmata oder Verschlüsse der Viszeralarterien
bioptischer Nachweis von Granulozyten und mononukleären Leukozyten in der Wand kleiner oder mittelgroßer Arterien
zur Klassifikation müssen 3 der 10 Kriterien erfüllt sein

> *Beachte:* Die Klassifikationskriterien beschreiben nicht das volle Spektrum der Erkrankung und sind darum zur Diagnosestellung bei einem individuellen Patienten nicht geeignet.
- **Labor:**
  - *Entzündungsparameter:* BSG und CRP (stark erhöht).
  - *Blutbild:* Erhebliche Leukozytose, auch mit Eosinophilie, Thrombozytose. Anämie.
  - *Serologie:* Rheumafaktoren (in 20%), zirkulierende Immunkomplexe (in 60%), Kryoglobuline (in 25%), HBs-Antigen (in 40%), HCV-Serologie (in 20% positiv).
  - *Sonstige Parameter:* Je nach Organbeteiligung, besonders wichtig sind die Nierenwerte.
- **Angiografie:** Hochcharakteristisch sind bis zu 1 cm große Aneurysmata in Niere, Leber und Viszeralarterien. Auch segmentale Stenosen sind hier sichtbar.
- **Biopsie:**
  - Histologischer Nachweis der Panarteriitis durch gezielte (oder blinde) Biopsie aus Haut, Muskel, Testes oder Niere bei entsprechenden Veränderungen (s. Abb. 11.8).
  - Nachweis von Immunkomplexen in Gefäßwand und Niere.
- **Neurologisch:** EMG und Messung der Nervenleitungsgeschwindigkeit mit anschließender evtl. gezielter Biopsie.

Abb. 11.8 • Histologischer Befund mit Entzündung einer mittelgroßen Arterie bei Panarteriitis nodosa

Differenzialdiagnosen

- Alle anderen Vaskulitiden (Übersicht S. 248).
- Alle anderen Kollagenosen (Übersicht S. 210).
- Andere Systemerkrankungen verschiedenster Art.

Therapie

> *Beachte:* Frühere Therapiestudien schlossen Fälle von (jetzt abgetrennter) mikroskopischer Polyangiitis mit ein, deswegen besteht eine gewisse therapeutische Unsicherheit. Die Therapie ist abhängig von Erkrankungsaktivität, Organbefall und Alter.
- **Glukokortikoide** (S. 439): Prednisolon 1 mg (oder mehr) / kg KG / d. Nach Besserung der Beschwerden die Dosis auf die auszutestende Erhaltungsdosis reduzieren. In besonderen Fällen kann initial 1 g Prednisolon oder Methylprednisolon / d gegeben werden.
- **Bei viszeralem Befall:** Cyclophospamid (2 mg / kg KG / d) (auch als Bolus i. v.) und Prednisolon kombiniert nach Fauci-Schema (S. 460). Nach Remission Azathioprin (S. 450); Methotrexat (S. 444) ist im Versuch.
- **Bei Virusinfektion:** Bei Patienten mit noch aktiver HBV-Infektion wurde ein positiver Effekt von antiviraler Therapie oder Interferon-α und Plasmapherese beschrieben. Auch bei Hepatitis-C-assoziierten Patienten (z. B. mit Begleit-Kryoglobulinämie) ist eine antivirale Therapie und Interferon-α sinnvoll.
- **Behandlung des Organbefalls:** Je nach Klinik.
- **Operative Therapie:** Bei Organkomplikationen, z. B. akutem Abdomen.

Prognose

- **5-Jahres-Überlebensrate:** Unter Glukokortikoidtherapie und Cyclophosphamid konnte sie auf fast 80% gesteigert werden.
- **Rezidive** sind in ca. 40% zu erwarten.

- ▶ **Prognostisch ungünstige Faktoren:** Alter über 65 Jahre, renale und gastrointestinale Komplikationen sowie Kardiomyopathie.
- ▶ **Mortalität:** Ohne Behandlung starben früher fast 90 % der Patienten innerhalb der ersten 5 Jahre nach Ausbruch der Erkrankung.

11.6 Mikroskopische Polyangiitis

Grundlagen

- ▶ **Synonym:** Mikroskopische Polyarteriitis.
- ▶ **Definition:**
  - Generalisierte nekrotisierende, nicht granulomatöse Entzündung kleiner und v. a. „mikroskopischer" Gefäße (Arteriolen, Kapillaren, Venolen) mit besonderer Beteiligung der Nieren. Immunkomplexablagerungen können nur selten in den Gefäßen nachgewiesen werden.
  - Die mikroskopische Polyangiitis wird erst seit 1992 von der Panarteriitis nodosa abgegrenzt.
  - Sie gehört mit der Wegener-Granulomatose (S. 263) und dem Churg-Strauss-Syndrom (S. 266) zu den ANCA-assoziierten Vaskulitiden.
- ▶ **Ätiologie und Pathogenese:** Unbekannt. Eine pathogenetische Bedeutung von Antikörpern gegen neutrophile zytoplasmatische Antigene (ANCA) ist sehr wahrscheinlich.
- ▶ **Epidemiologie:**
  - Die Häufigkeit der Erkrankung ist nicht abschätzbar, da sie bisher mit der Polyarteriitis nodosa zusammen untersucht wurde.
  - Frauen zu Männer 1,5:1.
  - Hauptmanifestationsalter: 40–60 Jahre.

Klinik, klinischer Befund

- ▶ **Prodromalsymptome:** Sie sind der Wegener-Granulomatose ähnlich (S. 263) und gehen der eigentlichen Vaskulitis manchmal jahrelang voraus. Es kommen rezidivierende Sinusitiden, Arthralgien und Myalgien und Allgemeinsymptome wie Abgeschlagenheit, Appetitlosigkeit, Gewichtsverlust und Fieber vor.
- ▶ **Haupt- und Leitsymptom – Glomerulonephritis** (in 100 %).
- ▶ **Pulmorenales Syndrom:** Es kann sich ein schweres Krankheitsbild mit rapid progredienter Glomerulonephritis und pulmonalen Hämorrhagien durch Kapillarentzündung der Lungen und der Nieren entwickeln (s. Abb. 11.9). Es besteht die Gefahr eines Nierenversagens mit letalem Ausgang.

Abb. 11.9 • Nierenbefall bei mikroskopischer Polyangiitis (pathologisches Präparat)

- **Weitere Manifestationen:** Purpura, Neuropathie, Episkleritis (20 %), Lungenveränderungen (30 %), gastrointestinale Symptome (30 %).
- **Abortivformen:** Sind möglich, z. B. Mikrohämaturie, Hämoptysen und Allgemeinsymptome.

Diagnostik

- **Klinik** s. oben.
- **Labor:**
  - Entzündungsparameter: BSG und CRP (erhöht).
  - Blutbild: Anämie, Thrombozytose.
  - Kreatinin und Harnstoff (erhöht).
  - p-ANCA (Antikörper gegen Myeloperoxidase) in 60 %.
  - c-ANCA (Antikörper gegen Proteinase 3) in 40 %.
  - Weitere Antikörper: In bis zu 40 % antiendotheliale Antikörper und Antikardiolipin-Antikörper.
  - Urinbefund: Proteinurie, Erythrozyturie, Zylinder als Hinweise auf Glomerulonephritis.
- **Nierenbiopsie:**
  - Indiziert bei klinischen Hinweisen auf Nierenbeteiligung.
  - Befund: Fokale segmental nekrotisierende Glomerulonephritis mit Halbmondbildung.

Differenzialdiagnosen

- Alle anderen Vaskulitiden (Übersicht S. 248).
- Alle anderen Kollagenosen (Übersicht S. 210).
- Nieren- und Lungenerkrankungen anderer Ursache.

Therapie

- Die Therapie der ANCA-assoziierten Vaskulitiden (mikroskopische Polyangiitis, Wegener'sche Granulomatose und Churg-Strauss-Syndrom) orientiert sich weniger an der zugrunde liegenden Krankheitsentität als vielmehr nach dem Schwere- und Ausbreitungsgrad der Erkrankung. Daher werden die Therapieansätze für die drei genannten Krankheitsbilder hier gemeinsam abgehandelt.
- Die EULAR empfiehlt eine Kategorisierung der ANCA-assoziierten Vaskulitiden wie in Tab. 11.4.
- Die Kombination von **Prednisolon** (1 mg/kg KG/d) und **Cyclophosphamid** 2 mg/kg KG/d p. o. wird seit 1970 zur Remissionsinduktion bei ANCA-assoziierten Vaskulitiden eingesetzt.
  - Prednisolon (1 mg/kg KG/d, ggf. auch i. v.-Gaben von Methylprednisolon in höherer Dosierung) ist Bestandteil jeder Induktionstherapie. Diese Dosis sollte für einen Monat beibehalten werden und innerhalb der ersten 3 Monate schrittweise auf nicht weniger als 15 mg/d reduziert werden. Als Erhaltungstherapie werden Dosen von < 10 mg/d eingesetzt.
  - Randomisierte Studien zeigten, dass mit einer i. v.-Pulstherapie mit Cyclophosphamid höhere Remissionsraten zu erzielen sind als mit der oralen Therapie bei

Tab. 11.4 • Kategorisierung der ANCA-assoziierten Vaskultiden nach EULAR-Empfehlung

Kategorie	Definition
lokalisiert	Beteiligung des oberen und/oder unteren Respirationstraktes ohne andere systemische Beteiligung oder Allgemeinsymptome
früh systemisch	systemische nicht organ- oder lebensbedrohende Manifestation
generalisiert	systemische Manifestation mit Bedrohung der Niere (Kreatinin < 5,6 mg/dl) oder eines anderen Organs
schwer	Versagen der Niere (Kreatinin > 5,6 mg/dl) oder eines anderen vitalen Organs
refraktär	Fortschreitende Erkrankung, die nicht auf Glukokortikoide und Cyclophosphamid anspricht

gleichzeitig geringerer kumulativer Dosis und Toxizität, allerdings möglicherweise mit etwas höherem Rezidivrisiko.
- Die Standarddosierung der i. v.-Cyclophosphamidtherapie erfolgt derzeit nach dem EUVAS-Schema mit drei Infusionen zu 15 mg / kg KG (max. 1,2 g) im Abstand von je 2 Wochen, dann weitere 3–6 Infusionen im Abstand von 3 Wochen (evtl. Dosisreduktion entsprechend Alter und Nierenfunktion).
- Bei i. v.-Cyclophosphamidtherapie sollte routinemäßig auf eine antiemetische Behandlung und Prohylaxe der hämorrhagischen Zystitis geachtet werden (ausreichend Flüssigkeitszufuhr, Gabe von Mesna).
- Mit Cyclophosphamid behandelte Patienten sollten außerdem eine Pneumocystis-Prophylaxe mit Trimethoprim 800 mg / Sulfamethoxazol 160 mg jeden 2. Tag erhalten.
▶ Zwei kontrollierte Studien konnten aktuell zeigen, dass der B-Zell-Antikörper **Rituximab** in der Induktionstherapie bei generalisierter Erkrankung dem Cyclophosphamid gleichwertig eingesetzt werden kann. Die Rolle von Rituximab bei lokalisierter Erkrankung oder in der Erhaltungstherapie ist noch unklar.
▶ Bei rasch fortschreitendem Nierenversagen hat sich ein zusätzlicher **therapeutischer Plasmaaustausch** in einer Studie als effektiv erwiesen.
▶ **Methotrexat** 20–25 mg / Woche (plus Glukokortikoide) ist eine Alternative als Induktionstherapie bei nicht organ- oder lebensbedrohender Erkrankung und normaler Nierenfunktion.
▶ Nach Erreichen einer Remission sollte eine **Erhaltungstherapie** mit Azathioprin 2 mg / kg KG / d oder Methotrexat 20–25 mg / Woche oder Leflunomid 20–30 mg / d für mindestens 18 Monate erfolgen. Mycophenolat-Mofetil wurde bisher in offenen Studien zur Remissionserhaltung eingesetzt.
▶ Eine zusätzliche Therapie mit **Trimethoprim / Sulfamethoxazol** kann das Risiko für einen erneuten Schub verringern. Patienten mit chronischer Besiedelung der Nase mit S. aureus sollten eine topische Antibiotikabehandlung erhalten.
▶ Bei refraktären Verlaufsformen kommen aufgrund von Ergebnissen offener Studien die folgenden anderen immunmodulatorischen Therapien infrage: i. v. Immunglobuline, 15-Deoxyspergualin, Infliximab, anti-Thymozytenglobulin.

Prognose

▶ Die Prognose wird wesentlich durch die Nierenbeteiligung bestimmt.
▶ 5-Jahres-Überlebensrate ca. 60 %.
▶ Todesfälle treten meist innerhalb des ersten Jahres, u. U. durch Infektion, auf.

11.7 Wegener'sche-Granulomatose

Grundlagen

▶ **Definition:**
- Die Wegener'sche-Granulomatose ist eine sehr variable, histologisch durch Granulome und eine nekrotisierende Vaskulitis kleiner und mittelgroßer Gefäße gekennzeichnete Erkrankung mit besonderer Beteiligung der Atemwege und der Nieren. Ohne Behandlung endet sie meistens tödlich.
- Sie ist der Hauptvertreter der drei ANCA-assoziierten Vaskulitiden, zu denen auch die mikroskopische Polyangiitis (S. 261) und das Churg-Strauss-Syndrom (S. 266) gehören.
    ▶ *Hinweis:* Im Jahr 2011 wurde von den europäischen und amerikanischen rheumatologischen Fachgesellschaften empfohlen, anstelle des Eigennamens „Wegener'sche Granulomatose" zukünftig die Krankheitsbezeichnung „Granulomatose mit Polyangiitis" zu verwenden. Inwieweit sich diese sprachlich etwas sperrige Konstruktion im täglichen Gebrauch durchsetzen wird, bleibt abzuwarten.
▶ **Ätiologie und Pathogenese:**
- *Genetische Disposition:* Möglich, beschrieben sind Assoziationen mit HLA-B8, DR2, HLA-DR1, DR1-DQW1.
- Das auslösende Agens ist unbekannt, diskutiert werden inhalative Allergene oder Staphylococcus aureus.

11.7 Wegener'sche-Granulomatose

- Immunkomplexe? Granulozytenfunktionsstörung?
- Durch ANCA-induzierte Aktivierung neutrophiler Granulozyten Induktion von Zytokinkaskaden und nekrosierender Entzündung der Gefäßwand.

▶ **Epidemiologie:**
- *Geschätzte Inzidenz:* 0,5–1 Fälle / 100 000 Einwohner / Jahr mit erheblichen ethnischen Unterschieden. Prävalenz in USA: 3 Fälle / 100 000 Einwohner.
- Männer und Frauen erkranken gleich häufig.
- Mittleres Erkrankungsalter: 40 Jahre.

Klinik, klinischer Befund

> *Hinweis:* Bei ⅓ der Patienten ist der Verlauf ausgesprochen biphasisch (Initial- und Generalisationsstadium).

- ▶ **Klassische Befundtrias:** Granulom, Vaskulitis, Glomerulitis. Die Trias ist nicht immer primär erkennbar, abortive Fälle sind möglich.
- ▶ **Initialstadium (Monate bis Jahre):** Dieses Stadium kann jahrelang anhalten. Es treten eine chronische, auch hämorrhagische Rhinitis, Sinusitis, Otitis und seltener Ulzerationen der Mundhöhle, Tränenwegsstenosen, eventuell auch Lungeninfiltrationen auf.
- ▶ **Aktive Generalisationsphase:**
  - *Allgemeinsymptomatik,* z. T. schwerwiegend mit Fieber (30 %) und Gewichtsverlust.
  - *Lungenbeteiligung:* Noduläre multiple Lungeninfiltrationen mit Kavernenbildung (in 80–90 %), bei 30 % ist die Lungenbeteiligung asymptomatisch.
  - *Nierenbeteiligung* (bis 85 %): Nephritis.
  - *Gelenksymptomatik* (in bis zu 70 %): Arthralgien oder Arthritiden, mitunter symmetrischer Befall, ähnlich der rheumatoiden Arthritis. Destruktionen sind sehr selten.
  - *Beteiligung der Atemwege und der Gingiva* (65 %): Sinusitis, Tracheitis, Pharyngitis, Gingivitis, Laryngitis, Bronchitis, Rhinitis (auch hämorrhagisch).
  - *Augenbeteiligung* (bis 60 %): Konjunktivitis, Uveitis, Episkleritis, Skleritis, retroorbitales Granulom.
  - *Hautefloreszenzen* (bis zu 50 %): Granulome, Ulzerationen, Bläschen, Papeln, Nekrosen, Purpura.
  - *Weitere Manifestationen:* Hypertonie, Otitis (25 %), Haarausfall. Selten Mononeuritis multiplex (15 %), ZNS-Beteiligung, Gastrointestinalbeteiligung, Perikarditis, Kardiomyopathie, Sjögren-Syndrom.
  - *Typisches Spätsymptom:* Sattelnasenbildung (s. Abb. 11.10).
  - *Sekundärinfektionen,* z. B. mit Staphylokokken.

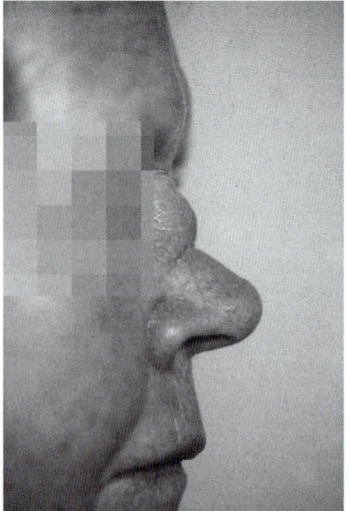

Abb. 11.10 • Typische Sattelnase bei Morbus Wegener durch Destruktion des knorpeligen Nasenskelettes

Diagnostik und Differenzialdiagnosen

- ▷ **Beachte:** Bei gleichzeitiger Erkrankung von Atemwegen und Nieren muss immer an die Wegener'sche Granulomatose gedacht werden.
- ▶ **Klassifikationskriterien** (American College of Rheumatology) s. Tab. 11.5.
  - ▷ **Beachte:** Die Klassifikationskriterien beschreiben nicht das volle Spektrum der Erkrankung und sind darum zur Diagnosestellung bei einem individuellen Patienten nicht geeignet.

Tab. 11.5 • **Klassifikationskriterien der Wegener'schen Granulomatose (ACR 1990)**

Entzündung in Nase oder Mund mit schmerzhaften oder schmerzlosen oralen Ulzera oder purulenter oder blutiger nasaler Sekretion
pathologischer Thoraxröntgenbefund mit Knoten, Infiltrationen, Kavernen
pathologisches Urinsediment mit Mikrohämaturie (> 5 Erys im Blickfeld) oder Erythrozyten-Zylindern
bioptisch nachgewiesene granulomatöse Entzündung in arteriellen Gefäßwänden oder perivaskulär oder extravaskulär (in Arterien oder Arteriolen)
zur Klassifikation müssen mindestens 2 der 4 Kriterien erfüllt sein

- ▶ **Labor:**
  - *Entzündungsparameter:* BSG und CRP (erhöht).
  - *Blutbild:* Leukozytose, Thrombozytose.
  - *Antineutrophile zytoplasmatische Antikörper (cANCA) – Zielantigen Proteinase 3:*
    - Sie sind hochcharakteristisch und weitgehend spezifisch.
    - In der aktiven Initialphase sind sie in 60%, in der aktiven Generalisationsphase in über 90% mit Fluoreszenz oder ELISA nachweisbar.
    - Sie sind ein sensiter Marker für die aktive Erkrankung. Als Anzeiger von Exazerbationen sind Titeranstiege aber nur bedingt geeignet.
  - *Weitere Antikörper:* Rheumafaktoren (in 50%), antinukleäre Antikörper (unterschiedlich häufig). Selten Anti-Endothelialzell-Antikörper, Antikörper gegen Serin-Protease.
  - *Bei begleitender Infektion:* Procalcitonin-Spiegel erhöht.
  - *Urindiagnostik:* Proteinurie, Hämaturie, im Sediment Zylinder.
- ▶ **Biopsie:**
  - Histologisch können Granulome und / oder eine Vaskulitis im Hals-Nasen-Ohren-Bereich nachgewiesen werden, die Entzündung kann aber auch nicht granulomatös beginnen und die Vaskulitis kann fehlen.
  - Bei negativen Befund und weiterbestehendem Verdacht sollte die Biopsie wiederholt werden.
- ▶ **Bildgebende Diagnostik:**
  - Röntgen-Thorax: Charakteristische pulmonale Befunde (s. Klassifikationkriterien) (s. Abb. 11.11).
  - MRT des Kopfes: Frage nach Granulomen im HNO-Bereich (s. Abb. 11.12).
  - HR-CT der Lunge, ggf. bronchoalveoläre Lavage.
- ▶ **Differenzialdiagnosen:** Alle anderen generalisierten Vaskulitiden (Übersicht S. 248) und Lupus erythematodes disseminatus (S. 210).

Therapie

Siehe: Mikroskopische Polyangiitis Kap. 11.6.

Prognose

- ▶ Unbehandelt starben früher über 80% der Patienten im ersten Jahr der Erkrankung, meist an Nierenversagen.
- ▶ Durch die Einführung der Cyclophosphamid-Steroidtherapie konnte die Überlebenszeit drastisch verlängert werden und eventuell sogar eine jahrelange Vollremission erreicht werden. Rezidive sind aber jederzeit möglich.
- ▶ Infektionen (z. B. Staphylokokken-Sinusitis) können Rezidive vortäuschen.
- ▶ Bei Nieren- und auch Lungenbeteiligung ist die Prognose schlecht.

Abb. 11.11 • Ausgedehnte Lungeninfiltrationen bei Morbus Wegener

Abb. 11.12 • ZNS-Beteiligung bei Morbus Wegener durch Infiltration des entzündlichen granulomatösen Gewebes von den Nasennebenhöhlen in die vordere Schädelgrube

11.8 Churg-Strauss-Syndrom

Grundlagen

▶ **Synonym:** Vaskulitis Churg-Strauss.
▶ **Definition:**
  • Das Churg-Strauss-Syndrom ist eine seltene Erkrankung, in der eine generalisierte nekrotisierende Vaskulitis kleiner Gefäße und Granulombildung mit einer Asthmasymptomatik kombiniert sind.
  • Die Erkrankung gehört mit der Wegener'schen Granulomatose (S. 263) und der mikroskopischen Polyangiitis (S. 261) zu den ANCA-assoziierte Vaskulitiden. Überlappungen bestehen auch zu anderen Vaskulitiden.
▶ **Ätiologie und Pathogenese:**
  • Unbekannt, eventuell ähnlich der Wegener-Granulomatose (S. 263). Diskutiert werden inhalierte Antigene sowie Vakzination.
  • ANCAs stimulieren Granulozyten und induzieren Zytokin-Kaskade.
▶ **Epidemiologie:**
  • Sehr selten, 20% der systemischen Vaskulitiden.
  • Inzidenz- und Prävalenzdaten sind nicht verfügbar.
  • Männer zu Frauen 1:3.
  • Das Ersterkrankungsalter liegt durchschnittlich bei 40 Jahren.

Klinik, klinischer Befund

▶ **Klassische Symptome- und Befundkombination** (im Sinne der Erstbeschreibung): Eosinophilie, generalisierte Vaskulitis, Asthma bronchiale (in 100%) und allergische Rhinitis.

- **In der Prodromalphase:** Oft nur Asthma, Polyposis und allergische Rhinitis. Ersteres kann dem Ausbruch der Erkrankung jahrelang vorausgehen.
- **Allgemeinsymptome:** Fieber, Gewichtsverlust.
- **Hauterscheinungen** (in 60 %): Subkutane Knoten, Petechien, Purpura, Nekrosen.
- **Lungenbeteiligung:** Lungeninfiltrate, auch nodulär und mit Einschmelzung.
- **Weitere Manifestationen:** Gelenkbeschwerden (in ca. 30 %), Mono- und Polyneuropathie, abdominelle und kardiale Symptome (in 25 % Herzinsuffizienz), z. T. Nierenbeteiligung.

Diagnostik

- **Klinik** s. oben.
- **Klassifikationskriterien** (American College of Rheumatology) s. Tab. 11.6.

Tab. 11.6 • **Klassifikationskriterien des Churg -Strauss-Syndroms (ACR 1990)**

Asthma
Eosinophilie über 10 % im Differenzialblutbild
Allergie-Anamnese (z. B. allergische Rhinitis)
Mononeuropathie oder Polyneuropathie
wandernde oder flüchtige Lungeninfiltrate im Thorax-Röntgenbild (keine bleibenden Infiltrationen!)
anamnestische oder manifeste chronische Nasennebenhöhlen-Affektion
bioptisch nachweisbare extravaskuläre Eosinophilie um Arteriolen oder Venolen
zur Klassifikation müssen 4 Kriterien vorhanden sein

- **Labor:**
  - *Entzündungsparameter:* BSG (erhöht).
  - *Blutbild:* Hochcharakteristisch und diagnostisches Kriterium ist die massive Bluteosinophilie (5000–20 000 / μl). Weitere Befunde sind Anämie und Leukozytose (bis 60 000 / μl).
  - *ANCA* (in 60 %): Meist pANCA, Zielantigen: Myeloperoxidase.
  - *In aktiven Phasen:* Erhöhter löslicher Interleukin-2-Rezeptor (sIL-2 R), IgE-haltige zirkulierende Antikörper Eotaxin-3.
  - IgE-Ablagerungen in befallenen Gefäßen.
- **Viszerale Diagnostik:**
  - *Lungendiagnostik:* Lungenfunktion, Röntgen-Thorax und HR-CT Lunge (s. Abb. 11.13) bei Erstdiagnostik. Falls Letzteres pathologisch: Bronchoalveoläre Lavage (eosinophile Alveolitis) (s. Abb. 11.14).
  - Je nach klinischem Befund kardiale Diagnostik (Echo, 24 Stunden-EKG, bei entsprechender Klinik Koronarangio, ggf. Myokardbiopsie), neurologische Untersuchung, ggf. NLG und EMG.

Abb. 11.13 • Flüchtige pulmonale Infiltrate bei Churg-Strauss-Syndrom (Computertomografie)

Abb. 11.14 • Histologischer Nachweis einer granulomatösen Vaskulitis im Lungengewebe (selber Patient wie Abb. 11.13)

Differenzialdiagnosen

- Andere generalisierte Vaskulitiden (Übersicht S. 248): Der Hauptunterschied zur Wegener-Granulomatose und Panarteriitis nodosa sind das Asthma bronchiale und die Eosinophilie.
- Andere „hypereosinophile Syndrome".
- Andere Granulomatosen.

Therapie

Siehe: Mikroskopische Polyangiitis Kap. 11.6.

Prognose

- 1-Jahres-Überlebensrate 90%, 5-Jahres-Überlebensrate 60%.
- Die Prognose ist offenbar ähnlich der Panarteriitis nodosa (S. 258).
- Die häufigste Todesursache sind kardiale Manifestationen.

11.9 Purpura Schönlein-Henoch

Grundlagen

- **Definition:** Es handelt sich um eine benigne, leukozytoklastische oder auch nekrotisierende Vaskulitis kleiner Gefäße (Kapillaren, Venolen oder Arteriolen) mit nachweisbaren IgA-enthaltenden Immunkomplexen. Die Erkrankung manifestiert sich insbesondere an der Haut, am Darm und an den Glomeruli mit begleitenden rheumatischen Symptomen.
- **Ätiologie:** Unbekannt. Diskutiert werden: Verschiedene bakterielle und virale Erreger (Streptokokken, Mycoplasmen, Yersinien, Legionellen, diverse Viren einschließlich Parvovirus B19), Medikamente (Antibiotika, Chinin, Chinidin) und andere Allergene (Nahrungsmittel, Insektenstiche) sowie Kälteexposition.
- **Pathogenese:** Klassische Form einer immunkomplexvermittelten Vaskulitis vom Typ der Hypersensitivitätsangiitis (Synonym: Hypersensitivitätsvaskulitis).
- **Epidemiologie:**
  - Es ist die häufigste, im Allgemeinen aber auch die harmloseste Vaskulitis des Kindes- und Jugendalters.
  - Die Inzidenz wird bei Kindern im Schulalter auf ca. 13 Fälle / 100 000 Einwohner / Jahr geschätzt, bei Erwachsenen ist die Erkrankung viel seltener.
  - Jungen und Mädchen erkranken gleich häufig, meistens im Alter zwischen 4 und 11 Jahren.
  - Die Purpura Schönlein-Henoch tritt gehäuft im Frühjahr, Herbst und Winter auf.

Klinik, klinischer Befund

- **Infektion der oberen Atemwege:** In 50% erstes Symptom.
- **Leitsymptom – palpable Purpura** (in 100%): Die kutane Vaskulitis tritt v. a. an den Beinen und am Gesäß auf (s. Abb. 11.15).
- **Gelenkbeschwerden** (in 70%): Meistens besteht eine akute Arthritis der Knie- und Sprunggelenke. Destruktionen oder andere Folgeschäden kommen nicht vor. Die Arthritis und Arthralgie kann der Purpura vorausgehen.

Abb. 11.15 • Purpura Schönlein-Hennoch mit petechialen Blutungen an den Füßen

- **Fieber** (in 70 %).
- **Beteiligung des Gastrointestinaltraktes** (in 70 %): Bauchschmerzen, Erbrechen, Übelkeit, Hämatemesis und Meläna, selten große Blutungen.
- **Ödeme:** Sie sind häufig und treten an den Füßen und unteren Extremitäten, aber auch an den Händen, am Kopf, periorbital und am Skrotum auf.
- **Nierenbeteiligung** (in 40–50 %): Hämaturie, Proteinurie, selten Nierenversagen. Histologisch: Glomerulitis, auch Glomerulonephritis.
- **Weitere Manifestationen:** Hypertonie (in 10 %); selten ZNS-Beteiligung, Lungenbeteiligung mit Hämoptysen.

Diagnostik

- **Klinik** s. oben.
- **Klassifikationskriterien** (American College of Rheumatology) s. Tab. 11.7.

Tab. 11.7 • Klassifikationskriterien Purpura Schoenlein-Henoch (ACR 1990)

palpable Purpura (ohne Thrombozytopenie)
Alter unter oder bis 20 Jahre bei Krankheitsbeginn
„bowel angina": diffuse Bauchschmerzen, die nach den Mahlzeiten zunehmen, oder Hinweise auf Darmischämien einschließlich blutiger Diarrhöen
bioptisch nachweisbare Granulozyten in den Wänden der Arteriolen oder Venolen
zur Klassifikation müssen mindestens 2 der 4 Kriterien nachweisbar sein

- **Labor:**
  - Gesamtkomplement (erniedrigt).
  - Serum-IgA-Spiegel (erhöht), nachweisbare zirkulierende IgA-Immunkomplexe, auch IgA-Rheumafaktoren.
  - In Einzelfällen sind Anti-Ro(SS-A)-Antikörper und Antikardiolipin-Antikörper nachweisbar.
- **Hautbiopsie:** IgA-Ablagerungen in Immunkomplexen.

Differenzialdiagnosen und Abgrenzung zu anderen Erkrankungen

- **Differenzialdiagnosen:**
  - Andere Purpuraformen.
  - Andere Vaskulitiden.
- **Abgrenzung:** Die Abgrenzung zur Hypersensitivitätsvaskulitis (S. 270), dieser Terminus ist z. Zt. zudem umstritten, ist unklar. Hauptunterschied ist, dass die Hypersensitivitätsvaskulitis häufiger bei Erwachsenen und mit Mon- und Oligoarthritis vorkommt und eine Organbeteiligung seltener ist. Eine leukozytoklastische Vaskulitis ist aber bei beiden Erkrankungen, falls diese überhaupt zu separieren sind, nachweisbar.
- **Cave:** Bei Erwachsenen kann eine Purpura Schönlein-Henoch als Paraneoplasie bei hämatolymphatischen und soliden Malignomen auftreten.

Therapie

- **Symptomatisch:** Meistens ist eine symptomatische Therapie ausreichend. Bei Gelenkschmerzen werden nicht steroidale Antiphlogistika (S. 434) empfohlen.
  - **Cave:** Nicht steroidale Antiphlogistika bei Niereninsuffizienz.
- **Bei abdominellen Beschwerden, Ödemen, Nephritis:** Glukokortikoide (0,5–1 mg/kg KG/d; S. 439); allerdings sind sie nicht immer effektiv.
- **In Einzelfällen versucht:** Cyclophosphamid, Plasmapherese, Ciclosporin.

Prognose

- **Klassischer Verlauf:** In über 90 % der Fälle kommt es nach 1–2 Wochen zur Remission, Rezidive sind jedoch noch über Monate möglich.
- **In seltenen Fällen:** Es kann, manchmal auch noch nach Jahren, eine Niereninsuffizienz resultieren. Als Risikoanzeiger gilt die Kombination Hämaturie + Proteinurie.

11.10 Kutane Vaskulitis

Grundlagen

- **Definition:**
  - Kutane Vaskulitiden der Haut sind Entzündungen der kleinen und mittelgroßen nutritiven Hautgefäße, die primär auf die Haut beschränkt sein können oder auch sekundär im Rahmen von systemischen Vaskulitiden auftreten können.
  - Eine einheitliche Nomenklatur für Hautvaskulitiden existiert nicht. Häufig handelt es sich um sekundäre Vaskulitiden. Kutane und generalisierte Vaskulitis können auch gleichzeitig vorkommen.
- **Einteilung:**
  - Kutane leukozytoklastische Angiitis.
  - *Small vessel vasculitis:*
    - Seit der Chapel-Hill-Konsensuskonferenz 1992 ist es ein eigener Terminus.
    - Es handelt sich um eine auf die Haut beschränkte Vaskulitis mit dem histologischen Bild einer nekrotisierenden Vaskulitis. Es sind perivaskuläre neutrophile Infiltrate mit „Kern-Abfall" von neutrophilen Leukozyten, Immunglobuline und Komplementablagerungen im Gefäß nachweisbar.
    - Eine systemische Vaskulitis muss ausgeschlossen sein, da auch bei der Wegener-Granulomatose, der mikroskopischen Arteriitis und der Schönlein-Henoch-Purpura eine leukozytoklastische Vaskulitis auftreten kann.
  - *Primär rein kutane Vaskulitis:* Diese kann jederzeit später in eine generalisierte Vaskulitis übergehen.
  - Erythema nodosum (S. 271).
  - *Hypersensitivitätsvaskulitis:* Nach der Klassifikation des American College of Rheumatology (1990) handelt es sich um eine Vaskulitis meist bei älteren Menschen und wahrscheinlich durch Medikamente ausgelöst mit histologischem Nachweis von peri- oder extravaskulären Granulozyten. Der Terminus wurde in der Chapel-Hill-Konferenz 1992 verlassen, da diese Form meist mit der mikroskopischen Polyangiitis (S. 261) oder der kutanen leukozytoklastischen Angiitis (s. o.) identisch ist.
  - *Hypokomplementämisches urtikarielles Vaskulitis-Syndrom:* Dieses ist gekennzeichnet durch ein teils juckendes, teils brennendes urtikarielles Exanthem, das länger als bei der normalen chronischen Urtikaria anhalten und Hyperpigmentierungen hinterlassen kann. Charakteristischer Laborbefund ist eine ausgeprägte Erniedrigung der Komplementfaktoren C3 und C4, histologisch lässt sich eine leukozytoklastische Vaskulitis nachweisen. Arthralgien/Arthritiden, Uveitis, Episkleritis, Glomerulonephritis und abdominelle Schmerzen können auftreten. In manchen Fällen lassen sich Autoantikörper gegen die Komplementkomponente C1q finden. Überlappungen und Übergänge zum SLE sind beschrieben.
  - Paraneoplastische Vaskulitiden.
- **Ätiologie:** Ungeklärt. Allergisch? Medikamente? Infektionen? Malignome?
- **Pathogenese:** Zirkulierende Immunkomplexe, Zytokine, vasoaktive Amine.

Klinik, klinischer Befund

- Palpable Purpura.
- Urtikarielle Läsionen.
- Erytheme, Veränderungen ähnlich dem Erythema multiforme.
- Knoten, Ulzerationen, Nekrosen.
- Livedo reticularis.

Diagnostik

- **Klinik** s. oben.
- **Labor:**
  - *Bei reiner kutaner Vaskulitis:* Leicht erhöhte Entzündungsparameter (BSG, CRP), sonst keine pathologischen Laborbefunde.
  - *Zum Ausschluss einer generalisierten Vaskulitis:* Weitere Organdiagnostik: Niere, Lunge, ZNS usw.
- **Hautbiopsie:** Ein histologischer Befund sollte unbedingt angestrebt werden.

Therapie

- **Ursachen beseitigen:**
  - Absetzung auslösender Medikamente, u. a. Antibiotika, Antiarrhythmika, Antiepileptika, nicht steroidale Antiphlogistika, Allopurinol, intramuskuläres Gold.
  - Behandlung einer zugrunde liegenden Infektion.
- **Spezifische Therapie:**
  - *Bei milden Verläufen (lediglich Purpura):* Eine spezifische Therapie ist häufig nicht notwendig.
  - *Bei diffusen Hautveränderungen:* Glukokortikoide (S. 439), initial 10–30 mg Prednisolon / d, bei Hinweisen auf Generalisierung bis zu 1 mg / kg KG / d. Nach Besserung wird die Dosis reduziert.
  - *In hartnäckigen Fällen:* Azathioprin (S. 450), Cyclophosphamid (S. 459), Methotrexat (S. 444), Ciclosporin (S. 457).

Prognose

- **Bei reiner Erkrankung der Haut:** Die Prognose ist gut. Ein chronisch-rezidivierender Verlauf, auch mit Glukokortikoid-Resistenz, kommt nur in Einzelfällen vor.
- **Bei Generalisation mit Organbeteiligung:** Die Prognose wird durch die viszeralen Manifestationen bestimmt.

11.11 Erythema nodosum

Grundlagen

- **Definition:**
  - Das Erythema nodosum ist eine charakteristische Hauterkrankung die selbstständig, aber auch als typisches Begleitsymptom verschiedener rheumatischer Erkrankungen auftreten kann.
  - Früher wurde sie den Vaskulitiden zugeordnet, jetzt wird sie auch als Pannikulitis klassifiziert.
- **Ätiologie und Pathogenese:**
  - *Genetische Disposition:* Möglich, es wurden gehäuft eine Assoziation mit HLA-B8 und auch ein familiäres Auftreten beschrieben.
  - *Entzündliche Erkrankungen verschiedenster Art:* Morbus Behçet, Colitis ulcerosa, Morbus Crohn, Sarkoidose (Löfgren-Syndrom).
  - *Medikamentöse Antigene:* Sexualhormone, Sulfonamide, Antirheumatika, Impfstoffe u. a.
  - *Infektiöse Genese:* Streptokokken (in Mitteleuropa z. Zt. am häufigsten), Meningokokken, Diphtherie, Tuberkulose, Leptospirose, Lepra, Salmonellen, Yersinien, verschiedene Pilze und Protozoen.
  - *Gravidität.*

- *Immunologie:* Es handelt sich um die klassische Form einer zellvermittelten Immunreaktion mit Zellinfiltration, Riesenzellen und Granulomen im Panniculus adiposus, initial möglicherweise mit Immunkomplexvaskulitis.
▶ **Epidemiologie:**
- Die tatsächliche Häufigkeit ist nicht bekannt, die Prävalenz wird auf 2,4 / 100 000 Einwohner geschätzt.
- Frauen erkranken 3–4-mal häufiger als Männer.
- Erkrankungsalter meist 25–40 Jahre.

Klinik, klinischer Befund

▶ **Prodromalzeichen:** Fieber (mäßig bei bis zu 70 %), Gelenkbeschwerden, andere Allgemeinsymptome.
▶ **Hauterscheinungen:** Meist plötzliches Aufschießen von multiplen 2–5 cm großen schmerzhaften subkutanen Knoten von hellroter bis livider oder gelb-bräunlicher Farbe mit straffer Spannung der Haut darüber. Die Knoten treten an beiden Unterschenkeln und hier bevorzugt an den Streckseiten auf, Beugeseiten und Arme können auch befallen sein.
▶ **Gelenksymptomatik:** Häufig äußerst schmerzhafte Schwellung der Gelenke unter der befallenen Haut, besonders im Knie- und Knöchelbereich (s. Abb. 11.17). Möglich sind auch Arthralgien der Handgelenke, Finger, Schultern, Ellenbogen und Hüftgelenke. Die Symptomatik kann z. B. nach banalen Streptokokkeninfekten (s. Abb. 11.16) ohne andere rheumatologische Grunderkrankung auftreten.
▶ **Bei sekundärem Erythema nodosum:** Symptome der Grundkrankheit (Sarkoidose, Morbus Crohn, Yersinia-Arthritis u. a.), s. dort.

Abb. 11.16 • Erythema nodosum nach Streptokokkeninfekt

Abb. 11.17 • Erythema nodosum im Sprunggelenkbereich (Periarthritis) bei Sarkoidose

Diagnostik

❏ *Beachte:* Unter rheumatologischen Aspekten ist das Erythema nodosum immer vieldeutig, eine eingehende diagnostische Abklärung ist unbedingt notwendig.
▶ **Klinik** s. oben.
▶ **Labor:** BSG (erhöht), Blutbild (Leukozytose), Antistreptolysin-O-Titer (bei Streptokokken-induziertem Erythema nodosum erhöht).
▶ **Histologie:** Immunhistologischer Nachweis von Immunkomplexen (meist um Venolen).
▶ **Röntgen:** Thorax.
▶ **Koloskopie.**

Differenzialdiagnosen der Grunderkrankung beim Begleitsymptom

- ▶ **Häufigste rheumatologische Grunderkrankungen:** Akute Sarkoidose (Löfgren-Syndrom, S. 284), Yersinia-Arthritis (S. 175).
- ▶ **Seltener:** Enteropathische Arthritiden (S. 164), reaktive Salmonellen- und Campylobacter-Arthritis (S. 177), Morbus Behçet (S. 276), rheumatisches Fieber (S. 179).
- ❏ *Beachte:* Das Auftreten eines Erythema nodosum bei HIV-positiven Patienten kann Hinweis auf Tuberkulose sein.

Therapie

- ▶ **Allgemeine Therapie:** Bettruhe, Kompressionsverbände, Salbenverbände (z. B. mit topischen Antiphlogistika).
- ▶ **Medikamentöse Therapie:**
  - Behandlung einer eventuell vorhandenen Grunderkrankung.
  - Nicht steroidale Antiphlogistika (S. 434).
  - Glukokortikoide (S. 439): Nach Ausschluss von Infektionen und bei bekannter Ursache, z. B. bei Sarkoidose.
- ▶ **Physikalische Therapie** (S. 501 ff):
  - Kühle Wickel und Kryotherapie (wenn verträglich).
  - Vorsichtiges Durchbewegen der Gelenke, auch während der Bettruhe.

Prognose

- ▶ Spontan oder unter symptomatischer Therapie heilt die Erkrankung meistens in 4–8 Wochen ab.
- ▶ Selten gibt es protrahierte Verläufe mit Remissionen ohne gravierende Allgemeinsymptomatik.

11.12 Sekundäre Vaskulitiden

Vaskulitis bei rheumatoider Arthritis (RA)

- ▶ **Ätiologie und Pathogenese:**
  - *Genetische Disposition:* Möglich, häufig sind HLA-DR4 und HLA-DRB1 nachweisbar.
  - *Auslösende Faktoren:* Diskutiert werden Cytomegalie-Virus, Glukokortikoid-Langzeittherapie und das Absetzen einer Glukokortikoidtherapie.
  - Immunkomplexe.
- ▶ **Pathologie:** Nekrotisierende generalisierte Vaskulitis vom Panarteriitis-nodosa-Typ (S. 258). Befallen werden kleine und mittelgroße Gefäße von Extremitäten, peripheren Nerven, gelegentlich auch von Organen. Die Beteiligung von Venolen wurde beschrieben. Immunglobuline und Komplement wurden in arteriellen Gefäßwänden nachgewiesen.
- ▶ **Epidemiologie:** Eine Vaskulitis tritt besonders häufig korreliert mit folgenden Faktoren bei RA auf: Männliches Geschlecht, schwerer Verlauf, extraartikuläre Manifestationen, Gelenkdestruktionen, hohe Rheumafaktoren-Titer und intensive Pharmakotherapie.
- ▶ **Klinik, klinischer Befund:**
  - *Häufigste Form – Hautveränderungen* (s. Abb. 11.18): Singuläres arterielles Unterschenkelulkus (Pyoderma gangraenosum), Livedo reticularis, Raynaud-Syndrom,

Abb. 11.18 • Sekundäre Vaskulitis bei rheumatoider Arthritis: Fingerkuppennekrose

Purpura, Nekrosen, Gangrän, Nagelbettveränderungen. Häufiger als sonst üblich kommen Rheumaknoten vor.
- *Rheumatische Neuropathie* (auch als Mononeuritis multiplex), sie entsteht durch eine Vaskulitis der Vasa nervorum der Beine z. B. im Peroneusgebiet. Selten kommt die Neuropathie auch an anderen Extremitäten vor.
- *Selten schwere generalisierte Vaskulitis,* die nicht von einer Panarteriitis nodosa (S. 258) zu unterscheiden ist, und/oder massive Gangrän großer Extremitätenbezirke.
- *Viszerale Beteiligung an:* Herz, Lunge, Leber, Nieren, Lymphknoten u. a.

▶ **Diagnostik:**
- Anamnese (Grunderkrankung) und Klinik (s. o.).
- Labor S. 125.
- Biopsie: N. suralis bei Neuropathie, Haut bei kutaner Vakulitis.
- Angiografie bei Durchblutungsstörungen (Nekrosen, Gangrän).

▶ **Diagnostikprobleme:**
- Der tatsächliche Zusammenhang zwischen RA und Vaskulitis ist noch unklar, da eine Vaskulitis der Synovialis histologisch schon in frühen Krankheitsstadien nachweisbar ist und somit zur RA gehört.
- Rheumaknoten sind sehr wahrscheinlich auch Folge einer lokalen Vaskulitis, werden aber nicht zu den Vaskulitiden gerechnet.
- Ein echter Übergang einer RA in eine Panarteriitis nodosa (S. 258) ist denkbar.

▶ **Therapie:**
- *Bei lokaler Manifestation* (Nagelfalz-Nekrosen, arterielle Bein-Ulzera): Intensivierte RA-Therapie (S. 129), Lokalbehandlung.
- *Bei Generalisation:*
  – Hohe Prednisolondosen, auch als Bolustherapie (S. 439).
  – Cyclophosphamid (500 mg/m^2, einmal pro Monat [bis zu 6 Monate]) vgl. Panarteriitis nodosa (S. 260), TNF-Hemmer, andere Biologika.
- *Zusätzlich:* Acetylsalicylsäure zur Thrombozyten-Aggregations-Hemmung.
  ▶ *Cave:* Erhöhtes Ulkusrisiko.

▶ **Prognose:** Die Prognose der vaskulitischen Neuropathie ist quoad vitam gut, bei kutaner Vaskulitis und bei viszeraler Beteiligung schlecht.

Vaskulitis bei systemischem Lupus erythematodes (SLE)

▶ **Ätiologie und Pathogenese:** Ungeklärt, Immunkomplexe?
▶ **Pathologie:**
- Meistens handelt es sich um den Typ der „small-vessel-vasculitis" der Haut, selten kann auch eine Vaskulitis vom Typ der Panarteriitis nodosa im zentralen Nervensystem vorliegen.
- Selten thrombotische Verschlüsse größerer Extremitätenarterien.

▶ **Epidemiologie:** Exakte Daten sind nicht verfügbar. Im Vergleich zu den anderen Organmanifestationen eher selten.

▶ **Klinik, klinischer Befund:**
- Hautbeteiligung (s. Abb. 11.19): Häufigste Manifestation ist das Raynaud-Syndrom. Außerdem kommen Purpura, chronische Ulzera, papulonekrotische Veränderungen, Fingerspitzen-Infarkte und Gangrän vor.
- Mononeuritis multiplex.
- Arteriitis der Mesenterialgefäße.
  ▶ *Cave:* ZNS-Beteiligung.
- Thrombosen s. Antiphospholipidsyndrom (S. 223).

▶ **Diagnostik:**
- Anamnese (Grunderkrankung) und Klinik (s. o.).
- Labor S. 215.

▶ **Therapie:**
- *Bei Raynaud-Syndrom:* Vasodilatantien, auch Ileoprost, Schutz vor Kälteexposition.
- *Bei Pyoderma gangraenosum:* Cyclophosphamid-Bolus (500 mg/m^2 einmal pro Monat [bis zu 6 Monate]) (S. 459).

▶ **Prognose:** Die Prognose ist abhängig von der Lokalisation und dem Organbefall.

11.12 Sekundäre Vaskulitiden

Abb. 11.19 • Vaskulitis der Hände bei SLE

Vaskulitis bei Kryoglobulinämie

▶ **Definition:** Es handelt sich um eine nekrotisierende leukozytoklastische Vaskulitis der kleinen Gefäße („small vessels") einschließlich glomerulärer Kapillaren durch Ablagerung von Kryoglobulinen in den Gefäßwänden.

▶ **Ätiologie und Pathogenese:**
- In über 90 % liegt eine Hepatitis-C-Virusinfektion vor, vermutet wird auch Hepatitis-B-Virusinfektion, Myelom, Makroglobulinämie Waldenström und maligne Lymphome als Ursache.
- Durch Ablagerung von Immunkomplexen, die IgG und Kryoglobuline Typ II oder Typ III (S. 39) enthalten, wird eine generalisierte Vaskulitis induziert.

▶ **Epidemiologie:** Keine exakten Daten verfügbar, wahrscheinlich jedoch aufgrund der Häufigkeit der Hepatitis C häufiger als früher angenommen.

▶ **Klinik, klinischer Befund:**
- Hauterscheinungen: Purpura (100 %), gelegentlich mit schweren Ulzerationen an den Beinen, Urtikaria, Raynaud-Syndrom, u. U. mit akralen Nekrosen (s. Abb. 11.20).
- Bauchschmerzen (in 20 %) durch gastrointestinale Vaskulitis.
- Lymphknotenvergrößerung, Milzvergrößerung.
- Arthralgien (in 70 %), Arthritis nur selten.
- Symmetrische Polyneuropathie (in 20 bis über 80 %), eher selten Mononeuritis multiplex.
- Selten: Hyperviskositätssyndrom.
- Häufiges Spätsyndrom bei schweren Verläufen: Membranoproliferative Glomerulonephritis (in 10–30 %) mit Hypertonie.

Abb. 11.20 • Hepatitis-C-assoziierte kryoglobulinämische Vaskulitis mit Fingerkuppennekrosen

▶ **Diagnostik:**
- *Klinik* s. oben.
- *Labor:*
  - Nachweis der Kryoglobuline: Technik (S. 39). Die Kryoglobulin-Differenzierung und -Quantifizierung ist bisher nicht standardisiert.
  - ▶ *Achtung:* Das Serum muss bei 37 °C ins Labor transportiert werden.
  - BSG (erhöht), Blutbild (mäßiggradige Leukozytose, gelegentlich Eosinophilie), Transaminasen (häufig erhöht).
  - Rheumafaktoren (häufig hohe Titer).
  - Komplementfraktionen: C 1, C 4 und C 2 erniedrigt bei normalen C 3 und C 9.

- Hepatitis-C-Serologie (in über 90 % Virus-RNA-Nachweis; S. 202) und Hepatitis-B-Serologie (S. 201).
- Urinuntersuchung: Proteinurie als Hinweis auf Nierenbeteiligung.
- *Hautbiopsie:* In vaskulitischen Hautläsionen bei Patienten mit Typ-II-Kryoglobulinämie ist das Hepatitis-C-Virus nachweisbar.

▶ **Diagnostikprobleme:** Angesichts der Häufigkeit einer nachweisbaren Hepatitis-C-Virusinfektion ist die Abgrenzung zwischen ursprünglich „primärer" und „sekundärer" Kryoglobulinämie sehr schwierig.

▶ **Therapie:**
- *Bei milden Verläufen:* Niedrigdosierte Glukokortikoide (0,1–0,2 mg/kg KG/d Prednisolon-Äquivalent; S. 439).
- *Bei renaler und viszeraler Beteiligung:* Cyclophosphamid (S. 459) und Glukokortikoide (S. 439), auch Plasmapherese.
- *Bei zugrunde liegender Hepatitis-C-Virusinfektion:* Interferon-α, antivirale Therapie.
- Adäquate Behandlung einer entsprechenden Grundkrankheit.

▶ **Prognose:**
- Meist episodischer Verlauf, ein chronischer Verlauf mit rezidivierender palpabler Purpura der unteren Extremitäten und guter Prognose ist auch möglich.
- Die generelle Prognose ist hauptsächlich von der zugrunde liegenden Erkrankung abhängig.

11.13 Morbus Behçet

Grundlagen

▶ **Definition:** Der Morbus Behçet ist eine systemische Vaskulitis von Arterien und Venen aller Größen mit variablem Organbefall, insbesondere der Augen, Haut und Schleimhäute. Besonders häufig ist er in der Mittelmeerregion und in Asien (Türkei, Iran, Japan).

▶ **Ätiologie und Pathogenese:**
- *Genetische Disposition:* Möglich, Assoziationen sind territorial, ethnisch und symptomatologisch unterschiedlich beschrieben mit folgenden HLA-Antigenen: Hauptassoziation mit HLA-B51 (besonders bei schweren Verläufen), DR5 und DR7 (bei Briten und ZNS-Befall), B12 und DR2 (ebenfalls bei ZNS-Befall), gelegentlich HLA-B27 (bei Sakroiliitis).
- *Exogene Faktoren:* Virusinfektion?
- Störung der immunologischen Homöostase mit Immunkomplexvaskulitis und charakteristischer Tendenz zu überschießenden Entzündungsreaktionen.

▶ **Epidemiologie:**
- Die exakte Inzidenz ist durch die territorial erheblichen Unterschiede nicht bekannt. Die Prävalenz in der Türkei und Japan beträgt 10–15 Fälle/100 000 Einwohner.
- Männer und Frauen erkranken gleich häufig.
- Hauptmanifestationsalter: 20–40 Jahre.

Klinik, klinischer Befund

▶ Das Krankheitsbild ist sehr variabel, z. T. bildet sich das Vollbild erst nach Jahren aus.

◩ *Klassische Trias (Leitsymptome):*
- Orale Ulzera bei Stomatitis aphthosa (fast 100 %) (s. Abb. 11.21): Die Stomatitis aphthosa ist von einer benignen rezidivierenden Aphthose grundsätzlich nicht zu unterscheiden. Die Aphthen entstehen meist aus einer roten Papel, die zerfällt. Für Morbus Behçet sprechen mehr als 5 Aphthen pro Schub und ihre Lokalisation an der hinteren Mundhöhle und im Bereich physiologischerweise verhornter Schleimhaut. Typisch sind sog. große („Major"-)Aphthen, die bereits Ulzera entsprechen und erst nach Wochen narbig ausheilen. Die oralen Ulzerationen sind immer schmerzhaft.
- Genitalulzera (80 %) (s. Abb. 11.22): Im Bereich der Vulva und Vagina können sie manchmal schmerzlos sein.
- Uveitis (mindestens 60–70 %): Klassisch ist eine Hypopyoniritis.

Abb. 11.21 • Orale Aphthen bei M. Behçet; von W. Bolten, Wiesbaden (aus Alten et al. Merckle Rheumatologie visuell-Rheumatologische Bilddatenbank, Thieme, 2004)

Abb. 11.22 • Aphthen am Skrotum bei M. Behçet; von W. Brückle, Bad Nenndorf (aus Alten et al. Merckle Rheumatologie visuell-Rheumatologische Bilddatenbank, Thieme, 2004)

▶ **Hautbeteiligung:**
- Unspezifische hyperergische Hautreaktion: Nachweis mit Pathergie-Test (s. Diagnostik).
- Follikulitis (80 %), Erythema nodosum (50 %), sterile Pusteln und Pyodermien, Ulzera und Papeln.

▶ **Gastrointestinale Beteiligung:** Ulzera, Meteorismus, Durchfälle, Malabsorption, Morbus-Crohn-ähnliche Veränderungen, Ösophagusulzera.

▶ **Vaskulitis großer Gefäße:** Thrombophlebitis superficialis, arterielle Verschlusskrankheit, Gangrän, Aneurysma, Vena-cava-Thrombose u. a. Angiografisch sind gehäuft Gefäßverschlüsse und Aneurysmen nachweisbar.

  ❏ *Cave:* Aneurysmaperforation.

▶ **ZNS-Beteiligung:**
- *Parenchymatös:* subakute sterile Meningoencephalitis mit Kopfschmerzen, Hirnnervenläsionen, zerebelläre und pyramidale Symptome, kognitive Dysfunktion, Psychosen, Krampfanfälle, extrapyramidale Symptome, zerebraler Pseudotumor, MS-ähnliche Läsionen im Rückenmark.
- *Vaskulär (bessere Prognose):* subakute oder chronische Thrombosen der zerebralen Sinusvenen, Hirndrucksymptome, wie Kopfschmerz, Stauungspapille und Visusverlust durch Optikusatrophie.

  ❏ *Beachte:* Neu auftretender Kopfschmerz ist ein Alarmzeichen bei M. Behçet, das dringend abgeklärt werden sollte.

▶ **Augenbeteiligung:** Iritis, Konjunktivitis, Keratitis, Chorioretinitis, Periphlebitis retinae, Vaskulitis retinalis, Glaskörperblutungen. Komplikationen sind Glaukom, Katarakt und Erblindung.

  ❏ *Beachte:* Es kommt nicht selten zur Erblindung; in Japan ist der Morbus Behçet sogar die Hauptursache für erworbene Blindheit.

▶ **Arthralgie und / oder Arthritis** (in 50 %): Meist kommt es zur Oligoarthritis mit Befall von bis zu 4 Gelenken, monartikuläre Verläufe sind möglich. Am häufigsten sind die Knie-, Sprung- und Handgelenke betroffen. Die Schübe sind subakut und dauern meistens 2–3 Monate. Destruktionen kommen nicht vor.

- **Wirbelsäulenbeteiligung:** Sakroiliitis (10–30 %), ankylosierende Spondylitis (5–10 %).
- **Weitere Manifestationen:** Häufig Fieber. Epididymitis (5 %), aseptische Knochennekrose. Selten Glomerulonephritis, Neuropathie, Sjögren-Syndrom, Lungenbeteiligung (Infiltrationen, Aneurysmen, Thrombosen und Infarkte). Myositis und kardiale Beteiligung (endomyokardiale Fibrose, stumme Myokardischämien).

Diagnostik und Differenzialdiagnosen

- **Klinik** s. oben.
- **Klassifikationskriterien** (Internationale Studiengruppe) s. Tab. 11.8.
  - Die internationalen diagnostischen Kriterien decken nur den „harten Kern" der Symptome ab und spiegeln nicht die enorme, territorial unterschiedliche, Variabilität der Symptomatik wider.
  - Die orogenitale (bipolare) Aphthose scheint als diagnostisches Kriterium unabdingbar.

Tab. 11.8 • **Klassifikationskriterien des Morbus Behçet (1990)**

Hauptkriterium (obligat):
rezidivierende orale Ulzerationen und Aphthen, auch herpetiform, die mindestens dreimal innerhalb eines Jahres auftreten
Zusatzkriterien:
rezidivierende Genitalulzera, auch aphthös (vom Arzt oder Patienten beobachtet)
entzündliche Augenläsionen: vordere und hintere Uveitis, Zellen im Glaskörper bei Spaltlampenuntersuchung oder Retinavaskulitis
Hautläsionen: Erythema nodosum, Pseudofollikulitis, papulöse, pustulöse oder akneiforme Veränderungen (von einem Arzt beobachtet, jenseits der Pubertät und ohne vorangegangene Glukokortikoidtherapie).
positiver Pathergie-Test (von einem Arzt abgelesen nach 24–48 Stunden)
zur Klassifikation müssen das Hauptkriterium und 2 Zusatzkriterien erfüllt sein

- **Labor:**
  - *Entzündungsparameter:* BSG (meist erhöht), Akute-Phase-Proteine (vermehrt).
  - *Keine spezifischen Befunde:* Es gibt zwar zahlreiche, z. T. widersprüchliche immunologische Phänomene, diese sind diagnostisch aber nicht relevant. In 50 % Antiendothelzell-Antikörper.
- **Pathergie-Test:**
  - Eine intrakutane Injektion von 0,1 ml NaCl oder ein einfacher Nadelstich mit einer 20-G-Kanüle an der Innenseite des Unterarms führt zu einer Hautreaktion. Als positiv wird eine nach 24 bis 28 Stunden ablesbare über 2 mm große Papel bewertet.
  - In 60 bis 70 % fällt der Test bei Japanern und Türken, selten in Nordeuropa und USA positiv aus. Der charakteristische positive Pathergietest kann beim selben Patienten variabel ausfallen und ist in verschiedenen Ländern ebenfalls verschieden häufig positiv.
- **Augenarztkonsil.**
- **Angiografie:** Bei Durchblutungsstörungen.
- **Kardiopulmonale Röntgen- und Funktionsdiagnostik** je nach klinischem Befund.

Differenzialdiagnosen

- Andere Vaskulitiden (Übersicht S. 248) und Kollagenosen (Übersicht S. 210).
- Spondylarthropathien (Übersicht S. 136) mit Schleimhautbeteiligung.
- Ulzerationen und Aphthen aus anderer Ursache.
- Bei gastrointestinaler Beteiligung: Morbus Crohn (S. 164), Colitis ulcerosa (S. 164).

Therapie

- **Grundsätzliches:** Angesichts des variablen Verlaufs muss die Therapie immer individuell sein.
- **Behandlung der Ulzera an Haut und Schleimhäuten:** Sie werden lokal mit Anästhetika und Glukokortikoiden (auch als Haftcremes oder -salben) behandelt.
- **Bei schweren Verläufen:**
  - *Glukokortikoide* (30–50 mg Prednisolon-Äquivalent; S. 439): Können versucht werden. Sie wirken aber nicht immer verlässlich und werden auch wegen der Gefahr einer Verschlechterung der Augenerkrankung durch Förderung von Katarakt und Glaukom z. Zt. eher weniger eingesetzt.
  - *Colchicin* (0,5–1,0 mg/d, initial eventuell 1,5 mg/d): Es wurden positive Erfahrungen mit dieser unverändert anerkannten Therapie gemacht, in kontrollierten Studien ist ihre Wirksamkeit jedoch nicht eindeutig unter Beweis gestellt.
  - *Azathioprin* (2,5 mg/kg KG/d; S. 450).
  - *Thalidomid* (100–300 mg/d): Ist bei schweren oralen und genitalen Ulzera eindeutig wirksam, in 81 % wird eine komplette Remission beobachtet. Aber in 14 % kommt es zur Neuropathie sowie in 44 % zu anderen Nebenwirkungen.
- **Bei Augenbeteiligung:**
  - Mittel der Wahl ist z. Zt. Ciclosporin A (3–5 mg/kg KG/d). *Cave:* Hinweise für gehäufte ZNS-Beteiligung unter Ciclosporin A. Nebenwirkungen S. 458.
  - Auch Azathioprin (S. 450) scheint wirksam zu sein, v. a. in frühen Stadien.
- **Gastrointestinale Beteiligung:** Sulfasalazin (2–6 g/d; S. 454).
- **ZNS-Beteiligung:** Glukokortikoide sind hier in jedem Fall ratsam (60–100 mg Prednisolon-Äquivalent; S. 439). Bei parenchymatöser Beteiligung Immunsuppressiva, bei vaskulärer Beteiligung steht die Antikoagulation im Vordergrund.
- **Bei schwerer systemischer Vaskulitis:** Cyclophosphamid (2–2,5 mg/kg KG/d), auch als Bolustherapie.
  - Interferon-α: Hat in Studien sehr gute Ergebnisse in Hinblick auf Augenbeteiligung und Arthritis gezeigt.
  - TNF-Blocker: Konnten in Fallberichten und kleinen Studien die Uveitis ebenfalls sehr positiv beeinflussen.
- **Besonders wichtig:** Symptomatische Behandlung der Folgen der generalisierten Vaskulitis. Trotz häufiger Thrombosen werden Antikoagulanzien nicht generell empfohlen, stattdessen wird die zugrunde liegende Vaskulitis mit Immunsuppressiva behandelt.
- **Therapie einer Arthritis:** Da sie eher benigne ist, kann sie meist gut mit nicht steroidalen Antiphlogistika (S. 434) behandelt werden. Ein Einsatz von Azathioprin, Sulfasalazin oder Interferon ist nur selten notwendig.

Prognose

- In der Regel ist der Verlauf benigne. Die 3–4 % Letalität sind hauptsächlich durch Komplikationen (z. B. ZNS-Befall) bedingt.
- Mit zunehmendem Lebensalter werden die Exazerbationen seltener.
- Eine Augenentzündung kann therapierefraktäres, dominierendes Symptom sein und zur Erblindung führen.

12 Arthritissonderformen mit Beteiligung anderer Organsysteme

12.1 Felty-Syndrom

Grundlagen

- **Definition:** Das Felty-Syndrom ist sehr wahrscheinlich eine besonders stark immunologisch geprägte Variante der seropositiven nodösen rheumatoiden Arthritis mit Splenomegalie und Leukozytopenie.
- **Ätiologie und Pathogenese:**
  - *Genetische Faktoren:* Möglich, beschrieben ist eine Assoziation mit HLA-DR4.
  - *Ursache der Splenomegalie:* Unbekannt.
  - *Ursache der Leukozytopenie:* Multiple sowohl humorale als auch T-Zell-vermittelte Immunmechanismen.
- **Epidemiologie:**
  - Ca. 3 % der Fälle mit rheumatoider Arthritis.
  - Frauen erkranken doppelt so häufig wie Männer.
  - Manifestation im 5.–7. Lebensjahrzehnt.

Klinik, klinischer Befund

- **Grundkrankheit:** Seropositive, häufig progredient destruktive rheumatoide Arthritis (S. 120) mit hohen Rheumafaktorentitern und Rheumaknoten. Bei einem Drittel der Patienten kann die Arthritis wenig aktiv sein.
- **Splenomegalie:** Häufig, aber nicht obligat.
- **Vaskulitis:** Chronische, meist sekundär infizierte Unterschenkelulzera.
- **Rezidivierende Infektionen:** Furunkulose, pulmonale Infektionen, Harnwegsinfekte. Der Verlauf kann tödlich sein.
- **Weitere Manifestationen:** Gewichtsabnahme (in 70 %), sekundäres Sjögren-Syndrom (in 50 %), Hepatomegalie (40 %), Lymphadenopathie (20 %). Selten Perikarditis, Episkleritis und Neuropathie.
- **Malignome:** Es besteht ein erhöhtes Risiko für Malignome, besonders für ein Non-Hodgkin-Lymphom.

Diagnostik und Differenzialdiagnosen

- **Klinik** s. oben.
- **Labor:**
  - *Blutbild:* Leukozytopenie von 500–4500 Leukozyten / µl mit verringertem Granulozytenanteil, nicht selten tritt dieser Befund „fluktuierend" auf; seltener Thrombozytopenie.
  - *Weitere Befunde:* Diverse Antikörper gegen Granulozyten, ferner Immunkomplexe, Kryoglobuline, Rheumafaktoren (100 %), antinukleäre Antikörper (70 %), antineutrophile zytoplasmatische Antikörper (ANCA, 75 %), gelegentlich DNA-Antikörper.
- **Röntgen:** Destruktive Veränderungen.
- **Abdomensonografie:** Diagnostik und Kontrolle der Splenomegalie und Hepatomegalie.
- **Knochenmarkpunktion:**
  - Zur differenzialdiagnostischen Abklärung einer hämatologischen Systemerkrankung oder toxischen Knochenmarkschädigung.
  - Befund: Oft hyperzellulär mit Ausreifungsstörungen.
- **Differenzialdiagnosen:**
  - *Andere Erkrankungen mit Splenomegalie:* Einschließlich lymphoproliferative Erkrankungen, Amyloidose, Sarkoidose und chronische Infektionen.
  - Non-Hodgkin-Lymphom mit „large granular lymphocytes" (LGL), Synonym: T-gamma-lymphoproliferatives Syndrom.

Therapie

- **Glukokortikoide** (S. 439): Sie wirken aber nicht immer auf die Granulozytopenie.
  Cave: Infektionen.
- **Bei Versagen der Glukokortikoidtherapie:**
  - Parenterale Goldtherapie (S. 454): Bessert die hämatologischen Veränderungen, ist in Studien bewährt.
  - Methotrexat: Dosierung S. 445.
  - In Einzelfällen wurde auch Ciclosporin erfolgreich eingesetzt, da es keine knochenmarksupprimierenden Effekte aufweist.
- **Bei rezidivierenden Infektionen:** Positive Ergebnisse wurden bei der Therapie mit Granulozyten-Kolonie-stimulierendem Faktor (rHuG-CSF) verzeichnet. Parallel zu Methotrexat werden sie in einer Dosierung von 5 µg / kg KG / d s. c. bis zum Anstieg der Neutrophilen ≤ 1000 / µl gegeben und dann abgesetzt. Bisher nur Einzelfälle.
- **Splenektomie:** Sie ist nur in Sonderfällen bei rezidivierenden Infektionen indiziert, sonst unzuverlässig.

12.2 Still-Syndrom des Erwachsenen

Grundlagen

- **Synonym:** Adulte Form des Morbus Still.
- **Definition:** Offenbar eigenständige Erwachsenenform eines kindlichen Morbus Still mit den Hauptsymptomen Fieber, Arthralgien und Exanthem.
- **Ätiologie und Pathogenese:** Aktivierung des Inflammasoms aus ungeklärter Ursache. Diskutiert werden:
  - *Genetische Disposition:* Möglich, beschrieben sind Assoziationen mit HLA-DR2, -DR4, -DR7 und HLA-B35.
  - *Infektionen:* Einzelassoziationen mit Röteln, Epstein-Barr-Virus, Zytomegalie-Virus, Mumps, Parainfluenza, Parvovirus B19, auch Yersinien und Mykoplasmen.
  - *Mögliche Risikofaktoren:* Psychischer Stress, Kohlenstaub-Exposition.
- **Epidemiologie:**
  - Selten, mehrere Hundert Fälle sind beschrieben. Die tatsächliche Prävalenz ist sicher höher, in Frankreich wird sie z. B. – retrospektiv – auf 0,16 Fälle / 100 000 Einwohner geschätzt.
  - In 80 % beginnt die Erkrankung im Alter von 16–35 Jahren.

Klassifikationskriterien des Still-Syndroms des Erwachsenen nach Yamaguchi (1992) (Tab. 12.1)

Tab. 12.1 • **Klassifikationskriterien des Still-Syndroms des Erwachsenen nach Yamaguchi (1992)**

Major-Kriterien
• Fieber > 39 °C, Dauer 1 Woche oder länger
• Arthralgien über mindestens 2 Wochen Dauer
• typisches Exanthem
• Leukozytose (> 10 000 µl, > 80 % Granulozyten)

Minor-Kriterien
• Halsschmerzen
• Lymphadenopathie und / oder Splenomegalie
• Leberdysfunktion (Erhöhung der Transaminasen und / oder LDH nach Ausschluss hepatotoxischer Noxen einschließlich Medikamente)
• negative Rheumafaktoren und negative antinukleäre Antikörper
Die Diagnose des adulten Still-Syndroms (AOSD) erfordert das Vorliegen von 5 oder mehr Kriterien, davon mindestens 2 aus der Major-Gruppe.

Ausschlusskriterien
• Infektionen
• Malignome
• entzündliche rheumatische Erkrankungen

12.2 Still-Syndrom des Erwachsenen

Abb. 12.1 • Typisches hellrotes, leicht erhabenes Exanthem am Oberarm bei Morbus Still. Typisch ist auch der isomorphe Reizeffekt (verstärktes Auftreten durch mechanische Irritation)

Klinik, klinischer Befund

- ❏ *Hinweis:* Das komplette Krankheitsbild zeigt sich oft erst nach längerer Zeit.
- ▶ **Leitsymptom – Fieber** (in über 95 %): Oft bestehen monatelang septische Temperaturen bis über 39°; mit einem Maximum am Abend. Das Fieber kann den anderen Symptomen, auch den Gelenkbeschwerden, monatelang vorangehen.
- ▶ **Arthralgien und Arthritis** (über 95 %): Meist sind die großen Gelenke, in 40 % aber auch die Fingergelenke betroffen. An den Knie-, Hand- und Hüftgelenken ist der Verlauf gelegentlich destruktiv.
- ▶ **Exantheme** (90 %) (s. Abb. 12.1): Makulopapulöse, selten juckende lachsrosafarbige Exantheme, die meistens abends mit dem Fieberanstieg an Stamm und Extremitäten auftreten.
- ▶ **Pharyngitis** (in 70 %): Charakteristisches Frühsymptom.
- ▶ **Weitere extraartikuläre Manifestationen:** Lymphadenopathie (60 %), Splenomegalie (50 %), Hepatomegalie (30–40 %), Gewichtsverlust (35 %), Perikarditis (25 %), Pleuritis (25 %), Lungeninfiltrationen (Pneumonitis; in 10 %); selten Abdominalsymptome, Nierenbeteiligung und Haarausfall.

Diagnostik

- ▶ **Klinik** s. oben.
- ▶ **Labor:**
  - BSG (erhöht).
  - Blutbild: Anämie in 70 %, in über 90 % Leukozytose bis 30 000 / µl (Granulozyten) und Thrombozytose.
  - Leberenzymaktivitäten (in 60 % erhöht).
  - Charakteristisch: Hyper-Ferritinämie > 3000, manchmal > 10 000 µg / l, u. U. assoziiert mit Hämophagozytose; als Aktivitätsparameter geeignet.
  - Erhöhung löslicher IL-2-Rezeptoren, Interleukin-18 ↑.
  - Rheumafaktoren oder antinukleäre Antikörper sind nicht nachweisbar.

Differenzialdiagnosen

- ▶ Infektionen aller Art (können aber auch gleichzeitig vorliegen).
- ▶ Kollagenosen (Übersicht S. 210).
- ▶ Malignome.
- ▶ Rheumatisches Fieber (S. 179).

Therapie

- **Nicht steroidale Antiphlogistika** (S. 434): Acetylsalicylsäure ist offenbar besonders gut wirksam, auch Indometacin ist erprobt.
  Cave: Leberfunktion.
- **Glukokortikoide** (S. 439): 20–30 mg Prednisolonäquivalent, wenn erforderlich auch höhere Dosen (1 mg/kg KG/d).
- **Bei chronischen Verläufen:** Methotrexat (5–20 mg/Woche; S. 444), Azathioprin (2–3 mg/kg KG/d) und Ciclosporin (3–5 mg/kg KG/d; S. 457).
- Bei fehlendem Ansprechen auf Kortikosteroide und Immunsuppressiva ist der Einsatz von Biologika gerechtfertigt. Am besten belegt ist die gute Wirksamkeit für IL-1-Hemmer (Anakinra 100 mg s.c./d). TNF-Antagonisten haben ebenfalls in einem Teil der berichteten Fälle eine Remission induzieren können. Aktuell auch Fallberichte zu gutem Ansprechen auf Tocilizumab.

Prognose

- Es treten monophasische (ca. 40%) und multiphasische Verläufe (ca. 40%) mit Remissionen und Rezidiven über Monate bis Jahre auf.
- In ca. 20% kommt es zum Übergang in einen chronischen Verlauf mit schweren erosiven Arthritiden (v. a. Hand-, Hüft- und Kniegelenke).
- In bis zu 5% werden letale Verläufe beschrieben. Eine lebensbedrohliche Komplikation ist der Übergang in ein Makrophagen-Aktivierungssyndrom (hämophagozytisches Syndrom), gekennzeichnet durch einen Abfall von Leukozyten- und Thrombozytenwerten, Anstieg der Triglyzeride und extrem hohe Ferritinwerte.

12.3 Caplan-Syndrom

Grundlagen

- **Definition:** Das Caplan-Syndrom ist eine Sonderform der Pneumokoniose (Silikose) bei Patienten mit rheumatoider Arthritis mit Bildung besonders großer intrapulmonaler Knoten.
- **Ätiologie und Pathogenese:** Unklar; diskutiert wird eine besondere immunologische Reaktionsweise auf Silikate und andere Stäube (Asbest- und Schleifstaub) durch eine bestehende rheumatoide Arthritis.
- **Epidemiologie:**
  - Früher erkrankten 35–40% der RA-Patienten, die gleichzeitig Bergarbeiter in Kohleminen waren.
  - Heute handelt es sich durch den Rückgang der Silikose um eine Rarität.

Klinik, klinischer Befund

- **Manifestationen der rheumatoiden Arthritis** S. 120.
- **Manifestationen an der Lunge:** Mit der rheumatoiden Arthritis beginnend oder ihr, u. U. erst nach Jahren, folgend bilden sich 0,5–5 cm große dichte intrapulmonale Rundherde. Gelegentlich schmelzen diese (Kavernisierung) folgenlos oder mit Streifenschwielenbildung ein, u. U. konfluieren sie zu großen Konglomeraten.

Diagnostik und Diagnostikprobleme

- **Diagnostik:**
  - *Klinik* s. oben.
  - *Labor* s. rheumatoide Arthritis (S. 125).
- **Diagnostikprobleme:** Bei Bergarbeitern mit Lungenfibrose wurden gehäuft Rheumafaktoren gefunden, ohne dass eine manifeste rheumatoide Arthritis vorlag.

Differenzialdiagnosen

- Multiple Rheumaknoten in der Lunge.
- Tumoren in der Lunge.
- Rundherdpneumokoniosen anderer Genese, u. U. auch mit Nachweis von Rheumafaktoren.

- Lungenfibrose: Die Silikose kann einer Lungenfibrose, z. B. bei rheumatoider Arthritis, ähneln.
- Silikotuberkulose: Heute selten, früher bei rheumatoider Arthritis manchmal durch Steroidtherapie begünstigt.

Therapie und Prognose
- Es ist keine spezielle Therapie notwendig; die Prognose ist günstig.

12.4 Arthritis bei akuter Sarkoidose: Löfgren-Syndrom

Grundlagen
- **Definition:** Gelenkbeteiligung im Rahmen einer akuten Sarkoidose mit der klassischen Trias Arthritis, bihiläre Lymphknotenvergrößerung und Erythema nodosum.
- **Ätiologie und Pathogenese:**
  - *Genetische Disposition:* Möglich, HLA-DR3 ist gehäuft nachweisbar.
  - *Arthritisursache:* Epitheloidzellgranulome in der Synovialis, allergisch-hyperergische Mitreaktion des Gelenkes? T-Zellaktivierung?
  - *Sarkoidoseursache:* Abnorme Reaktion auf Mykobakterien? Störung der immunologischen Homöostase durch T-Zell-Depression?
- **Pathologie:** Nicht verkäsende Granulome mit Makrophagen und CD 4-Zellen.
- **Epidemiologie:**
  - *Sarkoidose:*
    - Sie kommt weltweit mit Inzidenzen zwischen 10 und 50 Fällen / 100 000 Einwohner / Jahr vor.
    - Die Inzidenz akuter Sarkoidosefälle wird in der Bundesrepublik Deutschland auf 2000 Fälle / Jahr geschätzt.
  - *Gelenkbeteiligung bei Sarkoidose:* Insgesamt haben ca. 20 % der Patienten bei akuter Sarkoidose eine Gelenksymptomatik. Die Inzidenz der Sarkoidose-Arthritis wird in Oslo auf 2,9 Fälle / 100 000 Einwohner / Jahr geschätzt.

Klinik, klinischer Befund
- **Allgemeinsymptomatik:** Fieber, gestörtes Allgemeinbefinden und Muskelschmerzen.
- **Gelenksymptomatik:**
  - Eine Arthritis tritt symmetrisch fast immer an den Sprunggelenken (s. Abb. 12.2), ferner an den Kniegelenken und seltener auch an anderen Gelenken auf. Meistens ist das Krankheitsbild akut mit Rötung, Schwellung und starker Druckdolenz.
  - Die Arthritis wird häufig von einer Periarthritis begleitet, diese ist von dem ebenfalls schmerzhaftem Erythema nodosum schwer abgrenzbar.
  - *Bei Sprunggelenkbefall:* Eine Arthritis wird häufig durch ein Erythema nodosum nur vorgetäuscht. Sonografisch ist eine Synovitis eher selten, gelegentlich kommt eine begleitende Tenosynovitis vor.
- **Erythema nodosum** (in 70 %): Tritt eventuell erst später auf.
- **Lungenbeteiligung:** Im Stadium der Hiluslymphknotenvergrößerung meist symptomlos.

Abb. 12.2 • Schwellung und stark druckdolente periartikuläre Rötung und Schwellung des Sprunggelenkes bei Löfgren-Syndrom

Diagnostik

- **Klinik** s. oben.
- **Labor:**
  - *Entzündungsparameter:* BSG (erhöht) und Akute-Phase-Proteine (vermehrt).
  - *Blutbild:* Leukozytose, mitunter Eosinophilie.
  - *Angiotensin-converting-Enzym* (ACE): Eine Erhöhung ist unspezifisch, nicht verlässlich und diagnostisch nicht relevant. Der Parameter kann aber als Aktivitätsparameter zur Therapiekontrolle eingesetzt werden.
  - Löslicher IL-2-Rezeptor im Serum erhöht.
  - Leberenzymaktivitäten ggf. erhöht.
  - Kalzium und Harnsäure (sind gelegentlich erhöht).
- **Röntgen-Thorax:**
  - *Befund:* Symmetrische, seltener einseitige Hiluslymphknotenvergrößerung (s. Abb. 12.3) mit polyzyklischer scharfer Begrenzung. Auch ein ein- oder doppelseitiger mediastinaler Lymphknotenbefall ist möglich.
  - *Problem:*
    - Eine radiologisch nachweisbare Hiluslymphknotenvergrößerung kann u. U. erst Wochen nach der Arthritis auftreten.
    - Der Hilusbefall kann einseitig sein oder gegenüber dem mediastinalem Befall zurücktreten.

Abb. 12.3 • Bihiläre Lymphadenopathie bei Löfgren-Syndrom mit Gelenkbeteiligung

- **Biopsie:**
  - Bei akuter Sarkoidose ist eine Biopsie häufig nicht notwendig, jedoch diagnostisch beweisend.
  - Klassisches Epitheloidzellgranulomgewebe.
- **Bronchoskopie mit bronchoalveolärer Lavage:**
  - Diagnostisch wertvoll.
  - Nachweis einer lymphozytären Alveolitis mit erhöhtem CD 4 / CD 8-Zellen-Quotienten.
- **Weitere Tests und Befunde (für die Diagnostik entbehrlich):**
  - Positiver Kveim-Test: Entwicklung eines Epitheloidzellgranuloms nach Injektion von Sarkoidgewebe (obsolet).
  - Verminderte Tuberkulinempfindlichkeit.

Differenzialdiagnosen

- Andere lymphoproliferative und granulomatöse Erkrankungen.
- Reaktive Arthritiden, insbesondere Yersinia-Arthritis (S. 175).
- Erythema nodosum aus anderer Ursache (S. 271).
- Infektionen, auch Tbc.

Therapie

- **Grundlagen:** Eine Überwachung der Patienten ist im Hinblick auf die eventuelle Entwicklung einer chronischen Sarkoidose notwendig.
- **Arthritis:** Nicht steroidale Antiphlogistika (S. 434) und lokale Kryotherapie (falls es vertragen wird u. U. stundenlange Kühlung; S. 506).

- **Sarkoidose:**
  - Eine Therapie ist nur bei Persistenz und Hinweisen auf Organbeteiligung indiziert.
  - Glukokortikoide (S. 439): Initial 20–60 mg Prednisolonäquivalent, dann auf Erhaltungsdosis ausschleichen.
- **Erythema nodosum** S. 271.

Prognose

- **Arthritis:** Die Arthritis hat eine sehr gute Prognose, sie bildet sich meist innerhalb von Wochen bis Monaten zurück, protrahierte Verläufe und Destruktionen sind Raritäten.
- **Sarkoidose:** Sie bildet sich bei ⅔ der Patienten spontan zurück, Rezidive des gesamten Syndroms sind aber möglich. Bei Entwicklung einer chronischen Sarkoidose S. 286.

12.5 Rheumatische Symptome bei chronischer Sarkoidose

Grundlagen

- **Epidemiologie:** Die Prävalenz der chronischen Sarkoidose in der Bundesrepublik Deutschland wird auf 30 000 Patienten geschätzt. Eine Gelenkbeteiligung tritt bei 5–10 % auf.

Klinik, klinischer Befund

- **Rheumatische Symptome:**
  - Gegenüber der akuten Sarkoidose (S. 284) manifestiert sich die Arthritis eher asymmetrisch an kleineren Gelenken, wobei auch die Fingergrundgelenke betroffen sein können. Eine Sarkoidose-Daktylitis kann ebenfalls vorkommen. Die Beschwerden halten meistens nur eine Woche an, treten aber chronisch-rezidivierend auf. Destruktionen sind selten.
  - *Knochensarkoidose* (Ostitis cystoides multiplex Jüngling): Diese seltene Manifestation führt zu Osteolysen und Osteosklerosen (s. Abb. 12.4).
  - *Sarkoidosemyopathie:* Granulome, Verkalkungen (s. Abb. 12.5). Eine asymptomatische Muskelbeteiligung wird in 50–80 % beschrieben. Selten tritt eine akute Myositis mit CK-Erhöhung auf.
- **Viszerale Manifestationen der Sarkoidose:** Manifestationen treten an zahlreichen Organen, z. B. Herz, Lunge (Lungenfibrose), Leber, ZNS, Augen (als Uveitis), Parotis (Schwellung) auf.
  Beachte: Die chronische Sarkoidose ist im Stadium I (Hiluslymphknotenvergrößerung) häufig symptomlos.
- **Hautbeteiligung:** Lupus pernio mit violett-rötlichen chronischen Infiltraten an der Nasenspitze, seltener an Wangen und Ohren.

Diagnostik

- **Klinik** s. oben.
- **Labor:**
  - Akute Entzündungszeichen (BSG und CRP) je nach Aktivität erhöht.
  - Rheumafaktoren und antinukleäre Antikörper (ANA) sind z. T. nachweisbar.
  - Kalzium (↑), ACE (↑), löslicher IL-2-Rezeptor (↑).
- **Nachweis der generalisierten Sarkoidose:**
  - Biopsien: Je nach Organbefall transbronchiale Biopsie, Leberbiopsie, Biopsie im Rahmen einer Mediastinoskopie u. a. (vgl. Löfgren-Syndrom, S. 284).
  - MRT je nach Organbefall.

Differenzialdiagnosen

- Lungenfibrosen aus anderer Ursache.
- Vaskulitiden (Übersicht S. 248) und Kollagenosen (Übersicht S. 210).
- Andere granulomatöse oder Lymphknotenerkrankungen.
- Eventuell vorhandene Knochenzysten bei Sarkoidose haben meist andere Ursachen als eine Knochensarkoidose.

Abb. 12.4 • Ostitis cystoides multiplex Jüngling als Manifestation einer Knochensarkoidose; von I. Kötter, Tübingen (aus Alten et al. Merckle Rheumatologie visuell-Rheumatologische Bilddatenbank, Thieme, 2004)

Abb. 12.5 • Darstellung eines subretinalen Granuloms bei Sarkoidose (Fluoreszenzangiografie)

Therapie und Prognose

- **Therapie:** Glukokortikoide (S. 439). Bei chronischer Arthritis können versuchsweise auch Immunsuppressiva und Zytostatika eingesetzt werden.
- **Prognose:** Die Prognose der Gelenk-, Muskel- und Knochenbeteiligung ist meistens günstig, bei Organbeteiligung beträgt die Letalität 4 %.

12.6 Arthritis bei multizentrischer Retikulohistiozytose

Grundlagen

- **Synonyme:** Lipoid-Dermato-Arthritis, Riesenzell-Histiozytose, Retikulo-Histiozytom, normocholesterinämische Xanthomatose.
- **Definition:** Es handelt sich um eine meist von einer mutilierenden Polyarthritis begleitete Systemerkrankung mit Bildung multipler histiozytärer Knoten in Haut und Schleimhäuten.
- **Ätiologie und Pathogenese:** Unbekannt. Es werden exzessiv Zytokine in Synovialzellen produziert.
- **Epidemiologie:**
  - Sehr selten, es wurden erst ca. 100 Fälle beschrieben.
  - Frauen erkranken 3-mal häufiger als Männer.
  - Erkrankungsbeginn meist im 5. Lebensjahrzehnt.

Klinik, klinischer Befund

- **Arthritis:** Bei ⅔ der Patienten ist das Erstsymptom eine der rheumatoiden Arthritis ähnliche symmetrische Polyarthritis. Diese betrifft die großen und peripheren Gelenke, Wirbelsäulen- und Kiefergelenke und mit auffallender Prädilektion die distalen Interphalangealgelenke. Der Verlauf ist häufig schwer und es treten Mutilationen, u. a. „Teleskop-Finger", auf.
- **Allgemeinsymptomatik:** Häufig bestehen Fieber und ein Krankheitsgefühl, die Patienten verlieren Gewicht.

- **Hautbeteiligung:** Gleichzeitig mit der Arthritis oder später treten multiple livid-rote bis braunrote oder gelbe ein bis mehrere cm große Knoten über den Gelenken (Hände), am Körperstamm sowie als Schleimhautpapeln an Mund und Nase auf.
- **Weitere extraartikuläre Manifestationen:** Gelegentlich Pleura- und Perikarderguss sowie Lungeninfiltrate, Augenbeteiligung, systemische Vaskulitis, Skelettmuskelbeteiligung als Myositis, Tenosynovitis und Dupuytren-Kontraktur.
- **Begleitende Neoplasie** (in 25%).

Diagnostik

- **Labor:**
  - BSG (erhöht) und Blutbild (Anämie in ⅓ der Fälle).
  - Leichte bis mittelgradige Hypercholesterinämie (in 20–30%).
  - Gelegentlich sind Rheumafaktoren nachweisbar.
- **Synoviadiagnostik** (S. 67):
  - Punktieren, wenn ein Erguss vorhanden ist.
  - Schaumige Makrophagen.
- **Histologie:**
  - Zur Diagnostik reicht die Biopsie eines Hautknotens.
  - Große lipidhaltige Histiozyten und vielkernige Riesenzellen finden sich in der Haut, im Knochenmark, Lymphknoten, Muskel und Endokard. Histochemisch sind es PAS-positive Zellen.
- **Röntgen:**
  - *Charakteristisch* sind randständige, flache Erosionen, die sich über den ganzen Gelenkspalt (besonders der Fingerendgelenke) ausbreiten, später ist eine Gelenkspalterweiterung nachweisbar.
  - *Weitere Befunde:* Frühe und schwere atlantoaxiale Dislokation, Erosion der distalen Klavikulaenden, nicht verkalkte Weichteilknoten; kaum gelenknahe Osteoporose; meist rasche Entwicklung von Mutilationen.

Therapie

- **Glukokortikoide** (S. 439): Diese haben keine Wirkung auf die Hautveränderungen.
- **Bei aggressiven Verläufen:** Cyclophosphamid (S. 459) oder Chlorambucil.
- **Neuere Studien:** Niedrig dosiertes Methotrexat (S. 444), auch in Kombination mit Hydroxychloroquin (S. 452), Cyclophosphamid (S. 459) oder Infliximab (S. 470).

Prognose

- Die Prognose ist im Allgemeinen günstig, Spontanremissionen sind möglich. Es kommen aber auch schwere Verlaufsformen vor.
  - *Beachte:* Tumoren.
- Die Behinderungen durch Mutilationen können erheblich sein.

13 Arthropathien und Spondylopathien bei Stoffwechselkrankheiten

13.1 Gicht

Grundlagen

- **Synonym:** Arthritis urica.
- **Definition:** Die Gicht ist eine als Folge einer Hyperurikämie auftretende akute, z. T. auch chronische (tophöse) kristallinduzierte Arthritis. Sie kann sich an der Niere als Uratnephrolithiasis und u. U. als Uratnephropathie manifestieren.
- **Ätiologie und Pathogenese:**
  - *Genetische Disposition:* Eine Assoziation mit HLA-B14 ist bei schwarzen Südafrikanern beschrieben.
  - *Exogene Faktoren:* Über- und Falschernährung, extremes Fasten.
  - *Hyperurikämie:*
    - Primäre Hyperurikämie: Idiopathische Hypoexkretion von Harnsäure (in > 90 %), selten echte Überproduktion aufgrund diverser biochemischer Störungen.
    - Sekundäre Hyperurikämie: Folge anderer Erkrankungen mit Zellzerfall, z. B. Hämoblastosen, Nierenkrankheiten, Hyperlaktazidämien, Ketoazidosen sowie durch Medikamente (Diuretika, Calcineurin-Antagonisten).
  - *Akuter Gichtanfall:*
    - Auslösende Faktoren sind vermehrte Purinzufuhr (Fest- und Fettmahlzeiten), Fasten, Alkohol, Diuretika, Insulin, Penicillin, Urikosurika, Allopurinol, Infekte, Operationen, Traumen, ungewohnte körperliche Anstrengungen u. a.
    - ▶ *Cave:* Dosisänderungen aller den Harnsäurepool verändernden Medikamente.
    - Durch Kristallphagozytose Aktivierung des Inflammasoms und anderer Entzündungsmediatoren.
- **Epidemiologie:**
  - *Inzidenz und Prävalenz:* In Europa und den USA haben bis zu 20 % der Bevölkerung eine Hyperurikämie und 2,8 % der Männer sowie 0,4 % der Frauen im Alter von 30–59 Jahren eine Gicht. Die Inzidenz beträgt 1,7 Fälle / 1000 Einwohner / Jahr. Die Prävalenz ist altersabhängig, Mittelwerte sind daher nicht sehr aussagekräftig. Die Gichtprävalenz ist aber auch vom Lebensstandard abhängig.
  - *Frauen* erkranken seltener an Gicht (im gebärfähigen Alter ist Gicht eine Rarität). Nach der Menopause Zunahme.
  - *Manifestationsalter:* 4. bis 6. Lebensjahrzehnt, zunehmend früher.

Klinik: Stadien und Übersicht

- **Krankheitsstadien:**
  - Asymptomatische Hyperurikämie.
  - Akuter Gichtanfall.
  - Chronische (tophöse) Gicht.
- **Klassische Trias:** Hyperurikämie, Gichtanfälle (s. u.), Tophi (s. u.).
- **Atypische Manifestationen:** Nicht selten manifestiert sich die Gicht atypisch in Form rezidivierender Kniegelenksergüsse.
- **Nierenbeteiligung:**
  - *Uratnephrolithiasis* (in 10–20 %): In 10–20 % geht sie der Arthritis voraus.
  - *Uratnephropathie:* Sie entwickelt sich bei einer tophösen Gicht (in bis zu 70 %) durch Uratablagerung im Interstitium und in den Tubuli mit chronischer Entzündung und Untergang von Nierenparenchym (sehr selten).
- **Begleitkrankheiten:**
  - *Metabolisches Syndrom:* Übergewicht (über 50 %), Hypertonie (40–80 %), Kohlenhydratstoffwechselstörungen (30–60 %), Fettstoffwechselstörungen (40–60 %), Arteriosklerose.
  - *Weitere:* Fettleber (60–90 %), Spondylosis hyperostotica (20 %), manisch depressive Verstimmungen.

Abb. 13.1 • Akuter Gichtanfall im Bereich des Großzehengrundgelenkes (Podagra)

Abb. 13.2 • Tophöse Gicht mit multiplen Kalziumurattophi im Bereich beider Hände

Klinik: Gichtanfall

- **Akute Monarthritis** (initial in 90 % der Fälle):
  - *Symptomatik:* Diese beginnt meistens nachts mit intensiver Schwellung, starker Rötung und Druckdolenz. Begleitend treten eine Periarthritis und oft ein starkes kollaterales Ödem auf. Die Schmerzen sind so stark, dass der Druck der Bettdecke oder das Zuschlagen einer Tür im Zimmer nicht ertragen wird.
    - *Merke:* Es gibt kaum eine andere Gelenkkrankheit, die so schmerzhaft ist wie die Gicht.
  - *Lokalisation:* In mindestens 50 % wird zuerst das Großzehengrundgelenk befallen (Podagra) (Abb. 13.1), auch später ist dieses Gelenk noch in 80 % beteiligt. Es folgen in abfallender Häufigkeit initial andere Fußgelenke, Sprunggelenke, Handgelenke (Abb. 13.2), Kniegelenke, andere Gelenke der oberen Extremität. Insgesamt sind Manifestationen an den Gelenken der unteren Extremität 10-mal häufiger als an der oberen.
- **Polyartikulärer Anfall:** Initial selten (ca. 10 %), später häufiger.
- **Extraartikulärer Anfall:** Manifestation als Bursitis oder Tendovaginitis.
- **Allgemeinsymptomatik:** Häufig bestehen Fieber und andere Symptome.
- **Dauer des Anfalls:** In leichten Fällen bestehen die Beschwerden für Stunden bis 2 Tage, in schwereren bis zu 14 Tage, in fortgeschrittenen Stadien können sie auch bis zu mehreren Wochen anhalten.
- **Folgen:** Initial bilden sich die Symptome folgenlos zurück. Da die Kristalle aber nach Erreichen des Gelenkes dort zurückbleiben, kann in der Synovialis eine leichte, klinisch unbemerkte Entzündung persistieren.
- **Klassischer Verlauf:** Das Auftreten der Anfälle variiert ungewöhnlich stark zwischen einem einmaligen Anfall bis zu kontinuierlich fortschreitenden, selten auch fulminanten fieberhaften Verläufen. Die Anfallsintervalle schwanken zwischen Monaten und Jahren, in der Regel verkürzen sie sich mit Übergang in die chronische Gicht.

Abb. 13.3 • Weichteiltophus an der Ohrhelix

Klinik: Tophi

▶ **Vorkommen:**
- Tophi entwickeln sich nach einer Krankheitsdauer von 5–15 (Grenzwert 3–40) Jahren. Früher kamen sie mit zunehmender Krankheitsdauer bei 50–70 % der Gichtpatienten vor, durch die moderne Pharmakotherapie heute nur bei ca. 10 %.
- Die Gefahr einer schweren tophösen Gicht ist größer bei frühem Beginn, langer Krankheitsdauer, mangelhafter Behandlung, häufigen Anfällen, hohen Serumharnsäurewerten und polyartikulärem Befall.

▶ **Lokalisation:**
- *Weichteiltophi:* Füße, Ohrmuscheln (s. Abb. 13.3), Bursen (häufig finden sich große Tophi in der stark sackartig vergrößerten Bursa olecrani mit Bildung einer schweren Bursitis), Sehnen oder subkutanes Gewebe.
- *Knochentophi:* Auch an den Gelenken.
- Kreidige Uratmassen schimmern oft durch die Haut (Abb. 13.5, Abb. 13.6).

▶ **Schmerzen:** Tophi selbst sind schmerzlos, es können sich aber manchmal stark schmerzhafte Anfälle auflagern.

▶ **Folgen:**
- *Deformierungen:* In schweren Gichtfällen entstehen groteske Deformierungen und irreguläre monströse Verdickungen der Finger- und Zehengelenke.
- *Arthropathien:* Durch Gelenktophi können schwere destruierende Arthropathien entstehen, bei denen es durch die sekundäre Arthrosenbildung auch zwischen den Anfällen zunehmend zu Arthralgien kommt. Fortbestehende Anfälle sind andererseits manchmal weniger schmerzhaft als nur kurzfristig auftretende.
- *Ulzerationen der Tophi:* Nicht selten, dabei kann es zu Infektionen kommen.

Diagnostik

▶ **Klinik** s. oben.

▶ **Labor:**
- Harnsäure: > 7 mg / dl (420 µmol / l) (= Hyperurikämie, in > 95 %).
- ▶ *Cave:* Zum Zeitpunkt des akuten Gichtanfalls liegt die Serum-Harnsäure in ca. 30 % im Normbereich.
- Entzündungsparameter: Im Anfall ist die BSG erhöht und die Akute-Phase-Proteine sind vermehrt.
- Blutbild: Im Anfall besteht z. T. eine erhebliche Leukozytose.
- Nierenretentionswerte (bei Nierenbeteiligung erhöht).
- Urindiagnostik:
  – Harnsäure: Kann bei einer echten Vermehrung der Harnsäuresynthese (selten) erhöht nachweisbar sein.
  – Bei Nierenbeteiligung: Proteinurie, pathologisches Sediment.

▶ **Synoviadiagnostik** (S. 67):
- Leukozytenerhöhung (10 000 bis 40 000 Zellen / µl).
- Diagnostisch beweisend sind von Leukozyten phagozytierte Uratkristalle (Abb. 13.4). Polarisationsoptisch sind die nadelförmigen Kristalle (Länge 10–20 µm) negativ doppelbrechend und je nach Kompensatorachse gelb oder blau gefärbt.

13.1 Gicht

Abb. 13.4 • Mikroskopischer Nachweis von phagozytierten Uratkristallen in der Synovialflüssigkeit, (a) im Nativpräparat, (b) im Polarisationsmikroskop

- **Bei fehlendem diagnostischem Beweis durch die Synoviadiagnostik:** Für die Verdachtsdiagnose sind verwertbar: Monartikulärer Beginn, Erreichen des Beschwerdemaximums in 6 bis 12 Stunden, exzessive Druck- und Spontandolenz, Rötung (für andere Gelenkleiden ungewöhnlich), promptes Ansprechen auf Colchicin (allerdings können auch die Pseudogicht und Apatit-Kristallarthropathien ansprechen) Hyperurikämie und eine Blutleukozytose.
- **Gelenksonografie:**
  - *Unspezifisch:* Synovitis, erosive Knochenveränderungen.
  - *Spezifisch:* Nachweis von periartikulären Tophi, „Doppelkontur-Phänomen" (Ablagerung von Natriumurat auf der Oberfläche des hyalinen Gelenkknorpels).
- **Röntgen:**
  - *Im Anfall:* Nur Weichteilverdickung.
  - *Im chronisch-tophösen Stadium:*
    – Typisch: Stanzlochdefekte, Usuren, tophöse Zerstörung (s. Abb. 13.5) mit Bildung aufgebrochener Zysten, überhängende Knochenränder (an maligne osteolytische Prozesse erinnernd) und Osteophyten. Gelenknahe Osteoporose und Gelenkspaltverschmälerungen (s. Abb. 13.6) sind eher selten.
    ▷ *Hinweis:* Unter Umständen nur radiologisches Bild der Arthrose (S. 329)!
    – Selten: Aseptische Knochennekrosen und Zysten bei Iliosakralgelenkbeteiligung.
- **Dual-Energy-Computertomografie (DECT):** Identifikation und farbkodierte, dreidimensionale Darstellung von Natriumurat-Ablagerungen im periartikulären Weichteilgewebe (Abb. 4.17).

Differenzialdiagnosen

- **Im Anfall:** Pseudogicht (S. 294), infektiöse Arthritis, Erysipel, Phlegmone, Thrombophlebitis, andere akute Arthritiden, die mit Hautrötung einhergehen, andere akute Bursitiden, Arthritis psoriatica.
- **Bei chronisch-tophöser Gicht:** Rheumatoide Arthritis (S. 120), Arthritis psoriatica (S. 151), andere deformierende Formen chronischer Arthritiden, Fingergelenkspolyarthrose.

Abb. 13.5 • Radiologische Darstellung eines Gichttophus mit großer Erosion des MCP-Gelenks V durch Druck von außen

Abb. 13.6 • Degenerative Veränderungen des Großzehengrundgelenkes links mit Gelenkspaltverschmälerung und Sklerosierung bei chronischer Arthritis urica

Therapie

- ▶ **Asymptomatische Hyperurikämie:**
  - Alle internationalen Therapieempfehlungen weisen darauf hin, dass nur die Symptome des Patienten (rezidivierende Anfälle, chronische Arthropathie, Tophi), nicht jedoch die asymptomatische Hyperurikämie eine Therapieindikation darstellen.
  - Zunehmend gibt es epidemiologische Hinweise für ein gesteigertes kardiovaskuläres Risiko und eine Abnahme der Nierenfunktion bei lange bestehender ausgeprägter Hyperurikämie. Interventionelle Studien liegen jedoch bislang nicht vor.
- ▶ **Im Anfall** (jeweils für einige Tage):
  - *Nicht steroidale Antiphlogistika* (S. 434): Diclofenac, Indometacin, Etoricoxib in maximaler Dosierung.
  - *Colchicin:* 3 × 0,5 mg / d.
    - ▭ *Beachte:* Die Toxizität ist bei eingeschränkter Nierenfunktion erhöht.
  - *Glukokortikoide* (S. 439): Sie sind in schweren therapieresistenten Fällen indiziert (Prednisolon 0,5 mg / kg KG / d p. o., ggf. intraartikulär).
  - ▭ *Beachte:* Im Gichtanfall kein Neubeginn einer Therapie mit Urikostatika oder Urikosurika und keine Dosisänderung einer bereits laufenden Therapie mit diesen Medikamenten.
  - *Physikalische Therapie:* Kurzfristige Ruhigstellung der betroffenen Gelenke und Kryotherapie.

- **Nach dem Anfall, als lebenslange Dauertherapie:**
  - Ziel ist eine Senkung der Serum-Harnsäure auf Werte von dauerhaft < 6 mg / dl.
  - *Diätische Maßnahmen:* Purinarme Kost, Alkohol(v. a. Bier)-Restriktion.
  - Vitamin C (500 mg / d) hat eine leichte harnsäuresenkende Wirkung.
  - *Urikostatika:* Allopurinol (S. 484) 100–300 mg / d (angepasst an die Nierenfunktion), passager auch bis 600 mg / d.
    - ▶ *Beachte:* Febuxostat (80–120 mg / d) ist ein seit 2010 verfügbarer Xanthinoxidasehemmer, der in Studien effektiver zur Harnsäuresenkung war als Allopurinol. Febuxostat kann auch bei Hautreaktionen auf Allopurinol und bei mäßiggradiger Niereninsuffizienz (bis zu einer Kreatinin-Clearance von 30 ml / min) gegeben werden. Ein Einsatz bei Unverträglichkeit oder mangelndem Ansprechen von Allopurinol wird empfohlen.
  - *Urikosurika* (S. 483):
    - Bei nicht ausreichender Allopurinolwirkung kann eine Kombinationstherapie mit einem Urikosurikum, z. B. Benzbromaron (100 mg p. o. / d), erfolgen.
    - Auf eine ausreichende Flüssigkeitszufuhr (≥ 2 l / d) achten.
    - ▶ *Beachte:* Urikosurika sind bei Nierenbeteiligung (Uratnephropathie, Nierensteine) kontraindiziert.
- **Anfallsprophylaxe:** Paradoxerweise kommt es in den ersten Monaten nach Beginn einer neuen harnsäuresenkenden Therapie gehäuft zu Gichtanfällen durch die Mobilisierung von Uratdepots. Daher sollte für 6 Monate parallel zur Harnsäuresenkung eine Anfallsprohylaxe mit niedrig dosiertem Colchicin (1–2 × 0,5 mg / d) oder nicht steroidalen Antirheumatika durchgeführt werden.
- **Chronische Gelenkgicht:**
  - *Medikamentöse Therapie:* Kontinuierliche Fortsetzung der Pharmakotherapie (s. o.).
  - *Physikalische und Kurorttherapie:* Wie bei chronischer rheumatoider Arthritis (S. 133).
  - *Operative Therapie:* Tophusentfernung bei besonderer Größe oder störender Lokalisation.
  - *Im Versuch:* Auflösung großer Tophi durch wiederholte Infusion von Polyäthylenglycol-gekoppelter rekombinanter Urikase.

Prognose

- Gicht ist heute fast immer heilbar, die Patienten halten aber häufig die empfohlene Therapie nicht ein.
- Ein Übergang in schwere tophöse Verlaufsformen ist abhängig von der Krankheitsdauer und der Höhe der Harnsäurewerte.

13.2 Chondrokalzinose

Grundlagen

- **Synonyme:** Pyrophosphat-Arthropathie, Pseudogicht.
- **Definition:** Durch Ablagerungen von Kalziumpyrophosphat-Dihydrat (CPPD) in Knorpel und (seltener) in anderen Geweben kommt es bei der Chondrokalzinose zu einem variablen klinischen Bild und typischen radiologischen Zeichen.
- **Ätiologie und Pathogenese:**
  - *Hauptdispositionsfaktor:* Lebensalter.
  - *Primäre, hereditäre Chondrokalzinose:* Durch angeborenen Metabolisierungsdefekt für Pyrophosphat.
  - *Sekundäre, symptomatische Chondrokalzinose:* Durch erworbene Pyrophosphat-Stoffwechselstörung (sekundäre, symptomatische Chondrokalzinose) bei Gicht, Hämochromatose, Hyperparathyreoidismus, Hypothyreose, Hypophosphatasämie, Trauma, Hypomagnesiämie. Häufig auch bei Arthrose, die pathogenetische Beziehung ist hier unklar (CPPD-Ablagerung induziert nicht zwangsläufig Knorpeldegeneration). Offenbar können ganz verschiedene Gelenkerkrankungen zu einer konsekutiven Chondrokalzinose disponieren.
    - ▶ *Hinweis:* Die Abgrenzung zwischen primären und sekundären Formen ist häufig schwierig!

- *Entzündungsauslösung:* Ähnlich wie bei der Gicht (S. 289). Im Pseudogichtanfall Kristall-Arthritis, im chronischen Verlauf eventuell Gewebezerstörung. Die Mechanismen der Gewebezerstörung sind dabei unklar, diskutiert wird eine persistierende Synovitis, wobei größere Kristalle offenbar eher eine Entzündung auslösen als kleine.
- ▶ **Epidemiologie:**
  - Die Häufigkeit ist altersabhängig: Generell kommt die Chondrokalzinose bei ca. 1 % der Bevölkerung vor, bei 60–70-Jährigen in 6 %, bei über 80-Jährigen in über 30 % (meist als sporadische Meniskusverkalkungen).
  - Frauen: Männer = 1,5 : 1.

Klinik, klinischer Befund

- ▶ **Asymptomatischer Verlauf:** Am häufigsten ist die symptomfreie und radiologisch zufällig entdeckte Chondrokalzinose.
- ▶ **Akute Manifestationen – Pseudogichtanfall:**
  - Ein Pseudogichtanfall wird durch Traumen provoziert und manifestiert sich als akute Monarthritis, seltener als Oligoarthritis, mit Schwellung, Rötung, Überwärmung. Am häufigsten sind die Kniegelenke (50 %), weniger häufig die Hand-, Ellenbogen- und Fußgelenke, kaum die Großzehengrundgelenke, betroffen. Parallel kann Fieber auftreten. Der Anfall dauert Tage (bis Wochen), danach kommt es zur Remission.
  - Polyartikuläre Formen findet man eher bei „familiärer" Chondrokalzinose und bei metabolischen oder endokrinologischen Grunderkrankungen.
- ▶ **Chronische Veränderungen:**
  - In 10 % bestehen chronische Gelenkbeschwerden, die an eine seronegative rheumatoide Arthritis (S. 120) erinnern und Wochen bis Monate anhalten. Äußerliche Deformierungen der Hände wie bei der RA kommen vor, sind aber nicht durch Destruktionen bedingt.
  - *Arthrose:* In 50 % manifestiert sich die Chondrokalzinose klinisch und radiologisch als Arthrose. Wenn sich entzündliche Schübe aufpropfen, ist sie von einer aktivierten Arthrose nicht zu unterscheiden.
  - *Schwere destruierende Arthropathie* (ca. 20–30 %?): Meistens bei älteren Frauen kommt es zur dieser monartikulären Manifestation an Knie-, Hüft- und Schultergelenken mit Erosionen, Destruktionen, Fehlstellungen, Knocheneinbrüchen und Nekrosen (Bild des „neuropathischen" Gelenkes).
- ▶ **Bei primären Formen:** Hier gibt es offenbar zwei verschiedene Verläufe:
  - Manifestation in der 3. und 4. Lebensdekade mit florider polyartikulärer Chondrokalzinose.
  - Manifestation in der 6. und 7. Lebensdekade: Oligoartikulärer Befall meist einschließlich der Kniegelenke.
- ▶ **Extraartikuläre Manifestationen:** Gelegentlich kommt bei der chronischen Chondrokalzinose eine Tenosynovitis im Bereich der Handgelenke vor.
- ▶ **Wirbelsäulenbeteiligung:** Eine Chondrokalzinose der Bandscheiben ist meist asymptomatisch.
- ▶ **Beteiligung des Atlantodentalgelenks** („Crowned-Dens-Syndrom"): Heftige Nackenschmerzen am kraniozervikalen Übergang mit erhöhten Entzündungsparametern.
  - *Cave:* Fehldiagnose Polymyalgia rheumatica. Ein definitiver Nachweis der peridentalen Verkalkungen ist nur mittels CT möglich!

Diagnostik

- ▶ **Klinik** s. oben.
- ▶ **Diagnostikkriterien:** Radiologisch evidente Chondrokalzinose und / oder mikroskopischer Kristallnachweis.
- ▶ **Labor:**
  - Außer unspezifischen Entzündungszeichen bei primärer Chondrokalzinose keine Abweichungen.
  - Bei sekundären Formen pathologische Veränderungen im Rahmen der Grundkrankheit.

13.2 Chondrokalzinose

▶ **Synoviadiagnostik** (S. 67):
- *Diagnostisch beweisend:* Nachweis von Kalziumpyrophosphat-Dihydrat-Kristallen (CPPD), eine Phagozytose ist für die Diagnostik unerheblich. Die Kristalle sind schwach positiv doppelbrechend, rechtsdrehend, polymorph, entweder Stäbchen mit parallelen Rändern und < 5 µm groß oder Fadenkristalle bis 20 µm oder rhomboide Stäbchen (auch plump).

▶ **Gelenksonografie**:
- Streifige Verkalkungen innerhalb des hyalinen Gelenkknorpeks (am besten erkennbar an den Feurkondylen).

▶ **Röntgen:**

▷ *Hinweis:* Eine radiologisch nachweisbare Chondrokalzinose muss nicht mit klinischen Befunden korreliert sein!

- *Kalkablagerungen:*
  - Streifen- oder punktförmige Kalkeinlagerungen im Faserknorpel, z. B. in den Menisci, Disci articulares des Handgelenks, Anulus fibrosus der Bandscheiben, Symphyse (s. Abb. 13.7).
  - Streifige Kalkimprägnation des hyalinen Knorpels am Knie- und Hüftgelenk. Sie sind durch einen „leeren" Saum von der Grenzlamelle getrennt, da die mittleren Knorpelteile zuerst verkalken. Die Beurteilung sollte mit einer starken Lichtquelle erfolgen (vgl. Abb. 13.8).

▷ *Cave:* Bei zu harten Aufnahmen kann der Befund entgehen.

Abb. 13.7 • Verkalkung des Faserknorpels des Discus triangularis im Handgelenk bei Chrondrokalzinose

Abb. 13.8 • Verkalkung des hyalinen Knorpels des femuro-patellaren Gleitlagers bei Chondrokalzinose

- Seltener: Trichterförmige streifige Kalkeinlagerungen, die von den Sitzbeinen nach kaudal ziehen (ob sie sich in der Adduktorenmuskulatur oder in der umgebenden Faszie befinden, ist unklar) und Verkalkungen in Synovialis, Bändern, Sehnen.
- *Arthrotische Veränderungen:* Häufig klassische Arthrosezeichen (S. 73), seltener destruktive Arthropathie mit Humuskopfnekrose.

Differenzialdiagnosen
- ▶ Gicht (S. 289), besonders im Anfall.
- ▶ Rheumatoide Arthritis (S. 120), besonders bei chronischen Verläufen.
- ▶ Aktivierte Arthrose (S. 329).
- ▶ Infektiöse Arthritis, besonders bei Fieber.
- ▶ Neuropathische Gelenkdestruktion.

Therapie
❐ *Beachte:* Bei latenter Chondrokalzinose ist keine Therapie erforderlich.
- ▶ **Medikamentöse Therapie:**
  - *Im Anfall (Alternativen):*
    - Nicht steroidale Antiphlogistika (S. 434).
    - Colchicin.
    - Glukokortikoide intraartikulär (S. 491) oder p. o.
  - *Bei chronisch-rezidivierenden Verläufen:*
    - Eventuell Prophylaxe mit Colchicin (0,5–1 mg / d) wie bei Gicht (S. 289).
    - Radiosynoviorthese (S. 498) bei persistierender, auch auf intraartikuläre Glukokortikoid-Injektionen nicht ansprechender Synovitis.
    - Bei schweren generalisierten entzündlichen Schüben kann man 20–30 mg Prednisolon geben.
  - *Bei sekundärer Chondrokalzinose:* Adäquate Behandlung der Grundkrankheit.
- ▶ **Physikalische Therapie** (S. 501)**:**
  - *Pseudogichtanfall:* Akut Kryotherapie und kurzfristige Ruhigstellung.
  - *Bei nicht entzündeten Arthrosen:* Wärmeapplikationen und Krankengymnastik.
- ▶ **Operative Therapie** (S. 514): Sie ist u. U. bei einer destruierender Arthropathie indiziert.

13.3 Periarthropathia calcarea generalisata

Grundlagen
- ▶ **Synonyme:** Hydroxylapatit-Ablagerungskrankheit, basische Kalziumphosphat-Ablagerungskrankheit, Apatit-Rheumatismus.
- ▶ **Definition:**
  - Kristallarthropathie durch Ablagerung kristallinen basischen Kalziumphosphats (Hydroxylapatit, BKP) periartikulär, peritendinös sowie in Sehnen und Sehnenansätzen mit einer Pseudogicht-Symptomatik.
  - Die Gesamtgruppe der apatitbedingten Arthropathien und Periarthropatien ist schlecht definiert und schwer von anderen Erkrankungen abzugrenzen.
- ▶ **Ätiologie und Pathogenese:**
  - Wahrscheinlich genetische Disposition: Erbliche Häufung, Assoziation mit HLA-A2, Bw35.
  - Die Pathophysiologie der Ablagerungen ist unbekannt.
  - Die Periarthritis wird wohl durch die Phagozytose der Kristalle oder durch die Penetration von Kristalldepots in Gewebespalten oder Bursen ausgelöst.
- ▶ **Epidemiologie:**
  - Insgesamt selten, auf 2 % der Röntgenbilder einer Rheumaklinik.
  - Frauen erkranken häufiger als Männer.
  - Hauptmanifestationsalter: 2. bis 4. Lebensjahrzehnt.

Klinik, klinischer Befund

- **Pseudogichtanfall:**
  - *Symptome* s. Chondrokalzinose (S. 294).
  - *Lokalisation:* Am häufigsten betroffen sind die Schultergelenke, es folgen Hüft-, Ellenbogen-, Hand- und Sprunggelenke.
- **Selten:** Die Krankheit kann auch asymptomatisch oder primär chronisch beginnen.

Diagnostik

- **Klinik** s. oben.
- **Labor:** Im Anfall sind die Entzündungsparameter erhöht, sonst sind keine spezifischen pathologischen Befunde nachweisbar.
- **Synoviadiagnostik:**
  - Bei Ergüssen immer Punktion; Röntgen-Kristall-Analyse und Elektronenmikroskopie nur bei differenzialdiagnostischen Schwierigkeiten.
  - Die chemische Zusammensetzung der Kristalle ist variabel, es handelt sich um Kristallgemische, deren exakte Analyse schwer bis unmöglich ist.
  - Basisches Kalziumphosphat (BKP) kann nur elektronenoptisch, nicht lichtmikroskopisch, nachgewiesen werden.
  - Seltener Zufallsbefund sind phagozytierte rundliche Einschlussgebilde.
  - Röntgen-Kristallanalysen der Synoviakristalle.
- **Diagnostikprobleme beim Nachweis von BKP-Kristallen:**
  - *Vorkommen:* Bei Arthrosen (in 30–60%, korreliert mit einer Progredienz), rheumatoider Arthritis (S. 120), Chondrokalzinose (S. 294).
  - Sie sind u. U. bei Gelenkerkrankungen sekundärer Natur oder Ausdruck der Gelenkdestruktion.
  - Die Entität einer eigenen BKP-Arthropathie, im Gegensatz zur Periarthropathie, ist noch nicht bewiesen.
- **Röntgen:**
  - An den betroffenen Gelenken schalenförmige, schollige, auch milchig-homogene oder knollig wirkende periartikuläre und peritendinöse Kalkablagerungen.
  - Seltener kommt es zur Wirbelsäulenbeteiligung mit Bandscheibenverkalkung.
  - Die Kalkablagerungen können nach dem Anfall verschwinden, gleichzeitig aber neue an anderer Stelle entstehen.

Differenzialdiagnosen

- Periarthropathia calcarea localisata, wenn sie an mehr als einem Gelenk auftritt.
- Sekundäre Periarthropathia calcarea bei Dialysepatienten, Hyperparathyreoidismus, neuropathischen Gelenkdestruktionen.
- Andere Kalzinosen (226) z. B. bei SSc.

Therapie und Prognose

- **Therapie:**
  - *Medikamentöse Therapie:* Colchicin, nicht steroidale Antiphlogistika (S. 434) oder Glukokortikoide (S. 439) mit z. T. unbefriedigendem Erfolg.
  - *Physikalische Therapie* (S. Kap. 35.0): Kryotherapie, bei chronischen Verläufen Bewegungstherapie.
  - *Bei Persistenz großer Depots mit Beschwerden:* Es kann versucht werden, die Depots mit Stoßwellen-Lithotripsie oder operativ zu entfernen.
- **Prognose:** Remissionen sind offenbar möglich. Im Verlauf der Krankheit werden die Anfälle häufiger.

13.4 Apatit-Arthritis, Milwaukee-Schulter

Apatit-Arthritis

- **Definition:** Sehr seltene, bisher nur zufällig nachgewiesene Kristallarthritis, die durch basisches Kalziumphosphat (Apatit) induziert wird.
- **Ätiologie und Pathogenese:** Unbekannt.

- **Epidemiologie:** Die Patienten sind relativ jung (30–40 Jahre).
- **Klinik, klinischer Befund:**
  - Pseudogichtanfall s. Chondrokalzinose (S. 295).
  - Selten: Erosive Arthritiden und Arthrosen.
- **Synoviadiagnostik** s. Periarthropathia calcarea generalisata (S. 297).
- **Therapie:** Medikamentöse und physikalische Therapie s. Periarthropathia calcarea generalisata (S. 297).
- **Prognose:** Die Krankheit verläuft in Schüben, größere Kollektive sind noch nicht untersucht worden.

Milwaukee-Schulter

- **Synonyme:** Idiopathische destruktive Schultergelenkarthritis, rapid destruierende Schulterarthropathie.
- **Definition:** Wahrscheinlich handelt es sich um eine Mischform einer Apatit-Arthropathie mit einer Periarthropathie der Schulter unter Beteiligung auch der Kniegelenke. Ob es sich um eine eigenständige Erkrankung handelt, ist noch nicht endgültig geklärt.
- **Ätiologie und Pathogenese:**
  - Die Ätiologie ist multifaktioriell: Traumen und Überlastungen, Läsionen der Rotatorenmanschette, Kalziumpyrophosphat-Dihydrat(CPPD)-Ablagerungen, Denervierung, Dialyse.
  - Es kommt zu sekundären Apatitablagerungen mit Kristallarthritis.
- **Epidemiologie:**
  - Inzidenz und Prävalenz sind unbekannt.
  - Zu 80 % erkranken Frauen, meist um die 70 Jahre.
- **Klinik, klinischer Befund:**
  - *An der Schulter:* Die Beschwerden beginnen meist langsam an beiden Schultern unter Bevorzugung des dominierenden Armes. Es treten ein variables Schmerzsyndrom (stumm bis Ruheschmerz), eine Bewegungseinschränkung und eine Instabilität der Schultergelenke auf, nicht selten kommt es zu Schwellung und zum Gelenkerguss.
  - *Weitere Manifestationen:* In bis zu 50 % ist das Kniegelenk mit radiologischen Veränderungen beteiligt. In letzter Zeit wird auch die Beteiligung anderer Gelenke beschrieben.
- **Diagnostik:**
  - *Labor:* Keine spezifischen pathologischen Befunde.
  - *Synoviadiagnostik* (S. 67):
    - Niedrige Leukozytenzahlen.
    - Kristallnachweis s. Periarthropathia calcarea generalisata (S. 297).
  - *Sonografie des Schultergelenks* (S. 84): Zerstörung der Rotatorenmanschette.
  - *Röntgen:*
    - Schultergelenk: Arthrosezeichen, periartikuläre Verkalkungen, Subluxation des Humeruskopfes nach oben, Erosionen und subchondrale Zysten an Insertionen.
    - Bei Beschwerden auch das Kniegelenk röntgen: Häufig Arthrosezeichen.
- **Differenzialdiagnosen:**
  - Periarthropathie des Schultergelenks (S. 359): Die Abgrenzung von schweren Verläufen ist sehr schwierig.
  - Periarthropathia calcarea generalisata (S. 297) und Chondrokalzinose (S. 294).
  - Posttraumatische Rotatorenmanschettenläsionen mit sekundärer Verkalkung.
  - Rheumatische Omarthritiden.
- **Therapie:**
  - *Medikamentöse und physikalische Therapie* s. Periarthropathia calcarea generalisata (S. 298).
  - *Operative Therapie:* Bei Gelenkzerstörung kann eine Arthroplastik erforderlich sein.
  - *Prävention:* Gelenkschutz!
- **Prognose:** Sie ist schwer abschätzbar, trotz radiologischer Destruktionen wurden klinisch asymptomatische Verläufe beschrieben.

13.5 Hämochromatose-Arthropathie

Grundlagen

- **Definition:** Arthropathie durch Hämosiderinablagerung im Gelenkbereich bei primärer hereditärer (erblicher) Hämochromatose.
- **Ätiologie und Pathogenese:**
  - *Genetische Disposition:*
    - Das für die Regulation der Eisenaufnahme der gastrointestinalen Mukosa wichtige HFE-Gen ist auf dem Chromosom Nr. 6 (Abschnitt p21.3) in Nachbarschaft zu den HLA-Genloci lokalisiert. Bis zu 90 % der Patienten mit Hämochromatose weisen hier eine homozygote Mutation an der Position 282 mit einem Austausch der Aminosäure Cystein gegen Tyrosin (C 282Y) auf. Selten findet sich im HFE-Gen eine weitere Mutation (H63D), die ebenfalls den Eisenstoffwechsel beeinflusst.
    - Die Genfrequenz der (Häufigkeit heterozygoter Genträger) liegt in der weißen Bevölkerung Mittel- und Nordeuropas bei 1:20, die homozygoter Genträger bei 1:400. Der Erbgang ist autosomal-rezessiv.
    - Assoziation mit HLA-A3 (in 70 %) und -B7, -B14.
  - *Störung der Eisenbilanz:* Durch gesteigerte intestinale Resorption kommt es zu einer massiven Hämosiderinablagerung in zahlreichen Organen, u. a. auch in die Synovialis und in Chondrozyten.
  - Der pathogenetische Mechanismus der Gewebe- und Gelenkdestruktion ist noch unklar.
- **Epidemiologie:**
  - *Hämochromatose:* Sie ist mit einer Prävalenz von 3–5 Fällen / 1000 Einwohner und einer jährlichen Inzidenz von 2–4 Fällen / 100 000 Einwohner eine der häufigsten Erbkrankheiten in Europa. Männer und Frauen erkranken gleich häufig.
  - *Arthropathie:* Mindestens 50 % der Hämochromatose-Patienten. Männer : Frauen = 5–10:1. Erstmanifestation in 70 % zwischen dem 35. und 60. Lebensjahr.

Klinik, klinischer Befund

- **Arthropathie:**
  - *Hinweis:* In 30 % gehen die Gelenkbeschwerden, häufig um Jahre, einer Organmanifestation voraus.
  - *Lokalisation:* Hauptsächlich sind die MCP-Gelenke II und III (symmetrisch) betroffen, aber auch Fingermittel- und Fingerendgelenke, Handgelenke, Kniegelenke und Schultergelenke können beteiligt sein. In 25 % sind die Hüftgelenke betroffen, mitunter kommt es zu einem raschen Knorpelschwund. Andere Gelenke sind selten beteiligt.
  - *An den MCP-Gelenken:* Es tritt eine eher derbe und nicht sehr dolente Verdickung auf, die langsam progredient ist. Schmerzen und eine kurze Morgensteifigkeit können ihr vorausgehen. Begleitend zu der Verdickung kommt es zur Beuge- und Streckbehinderung. Akute Entzündungszeichen fehlen.
  - *Chondrokalzinose:* Sie ist gleichzeitig bei 30–50 % der Patienten, auch an asymptomatischen Gelenken, nachweisbar. Dabei kann es zu Pseudogichtanfällen kommen (S. 294).
- **Organmanifestation der Hämochromatose:**
  - *Leberbeteiligung:* Lebervergrößerung, Zirrhose (30 %) und 200-fach erhöhtes Risiko, an einem Leberzellkarzinom zu erkranken.
  - *Weitere Manifestationen:* Bronzediabetes (Abb. 13.9), Kardiomyopathie, endokrine Dysfunktion (Hypogonadismus), Allgemeinsymptome wie Müdigkeit und Schwächegefühl u. a.

Diagnostik

- **Klinik** s. oben.
- **Labor:**
  - Nachweis der C 282Y-Mutation (oder weiterer Mutationen) im HFE-Gen.
  - Ferritin (erhöht, > 500 ng / ml), Transferrin-Sättigung (> 55 %, über 75 % beweisend), Serumeisen (> 170 µg / 100 ml).

13.5 Hämochromatose-Arthropathie

Abb. 13.9 • Hyperpigmentierung der Handlinien bei Hämochromatose (Bronzediabetes)

- Rheumafaktoren: Gelegentlich positiv.
- Hypogonadotroper Hypogonadismus.
▶ **Röntgen:**
  - An den diagnostischen Leitgelenken (MCP II und III):
    – Subchondrale Sklerose und Zysten und Erosionen.
    – Gelenkspaltverschmälerung und Unregelmäßigkeit.
    – Osteophyten, mit ungewöhnlicher Haken-ähnlicher Form und „squaring" der Metakarpalköpfchen (s. Abb. 13.10), arthroseähnlich.
  - *An großen Gelenken* (Hüft- und Schultergelenken): u. U. Knorpelschwund und gewellte Gelenkränder mit ungewöhnlichen Zystenbildungen.
  - *Weitere Befunde:*
    – Chondrokalzinose (S. 294).
      ▶ *Beachte:* Eine Chondrokalzinose ist eventuell das einzige Zeichen der Hämochromatose-Arthropathie!
    – Gelegentlich diffuse Osteoporose, jedoch nicht gelenknah.

Abb. 13.10 • Hämochromatose-typische Veränderungen an den MCP-Gelenken der Finger II und III mit Sklerosierung, Osteophytenbildung und Chondrokalzinose

▶ **Szintigrafie der Gelenke:**
  - Bei multiplen Gelenkbeschwerden indiziert.
  - Nicht selten kann man auch an radiologisch noch unauffälligen Gelenken eine Anreicherung erkennen.
▶ **Organbiopsien:**
  - Die Wertigkeit der Leberbiopsie zur Diagnosestellung ist durch den jetzt möglichen genetischen Mutationsnachweis geringer, wohl aber bei der Primärdiagnostik zur Feststellung einer bereits eingetretenen Zirrhose weiterhin indiziert.
  - Histologisch ist eine massive Hämosiderose in zahlreichen Organen und in der Synovialis nachweisbar.
▶ **CT bzw. MRT der Organe:**
  - Untersuchung der Leber zur Diagnostik, der endokrinen Organe bei entsprechenden Funktionsstörungen (s. Abb. 13.11).
  - Nachweis der Eisenüberladung in Leber, Milz, Pankreas, Lymphknoten, Hypophyse, Herz.

Abb. 13.11 • Computertomografie des Oberbauches bei Hämochromatose: hyperdenses Leberparenchym (85 Hounsfield-Einheiten)

Differenzialdiagnosen

- Polyarthrose der Fingergelenke (S. 337).
- Chondrokalzinose (S. 294) und andere Kristallarthropathien.
- Rheumatoide Arthritis (S. 120).
- Arthritis psoriatica (S. 151.
- Sekundäre Hämochromatosen durch multiple Bluttransfusionen, portocavale Anastomosen und nutritive Eisenüberladung.

Therapie

- **Therapie der Arthritis:**
  - *Symptomatisch* mit Analgetika (z. B. Paracetamol; S. 487) oder nicht steroidalen Antiphlogistika (S. 434).
  - ⊐ *Cave:* Leberbeteiligung.
  - *Physikalische Therapie* s. Fingerpolyarthrose (Wärme und Bewegung; S. 339).
- **Therapie der Hämochromatose:** Möglichst frühzeitige wöchentliche Aderlässe von 500 ml bis zur Normalisierung des Serumferritins, dann in größeren Abständen (4–8-mal pro Jahr). Dabei müssen das Hämoglobin und der Hämatokrit überwacht und Alkohol vermieden werden. Diese Therapie hat meist keinen, auch nicht prophylaktischen, Einfluss auf die Arthropathie; in Einzelfällen wurde radiologisch ein „Auffüllen" von Zysten beobachtet.

Prognose

- **Arthropathie:** Sie verläuft langsam progredient, bei Frauen im Menstruationsalter und bei Blutspendern verzögert. Destruktionen sind selten, rasche und ungewöhnliche Gelenkzerstörungen sind aber möglich. Patienten mit Hämochromatose haben signifikant häufiger und in früherem Lebensalter Gelenkersatzoperationen als die Allgemeinbevölkerung.
- ⊐ *Beachte:* Durch eine frühzeitige Diagnose einer Hämochromatose-Arthropathie vor den Organmanifestationen ist es möglich, die Lebenserwartung zu verlängern.
- **Hämochromatose:** Die Prognose wird wesentlich durch die Organmanifestationen bestimmt (Leberbeteiligung!).

13.6 Oxalose-Arthropathie

Grundlagen

- **Definition:** Arthropathie durch Kalziumoxalatablagerung im Gelenkbereich bei primärer und sekundärer Oxalose.
- **Ätiologie und Pathogenese:**
  - *Primäre Oxalose:* Angeborene Enzymdefekte.
  - *Sekundäre Oxalose:* Durch Langzeitdialyse bei terminalem Nierenversagen, Askorbinsäuregaben, entzündliche Dünndarmerkrankungen, externe biliäre Drainage.
- **Pathologie:**
  - Kalziumoxalat-Monohydrat- oder -Dihydratablagerungen in der Synovialis, in Knorpel, Knochen und in inneren Organen.
  - Überlagerung mit Folgen des sekundären Hyperparathyreoidismus.

13.6 Oxalose-Arthropathie

Abb. 13.12 • Röntgenaufnahme der Hände eines 39-jährigen Mannes mit primärer Oxalose und Oxalose-Arthropathie; multiple Oxalat-Tophi und Zeichen des Hyperparathyreoidismus

▶ **Epidemiologie:**
- *Primäre Oxalose:* Extrem selten (ca. 200 Fälle).
- *Sekundäre Oxalose:* Renale Oxalatablagerungen sind bei Dialysepatienten häufig, eine Arthropathie sehr selten.

Klinik, klinischer Befund

▶ **Manifestationen am Bewegungsapparat:**
- Gichtähnliche akute Arthritiden (Pseudopodagra, s. Gicht S. 289).
- Chronische Kniegelenkarthritiden.
- Tenosynovitis (auch mild verlaufende Handsynovitiden), Olekranonbursitis, Karpaltunnelsyndrom, Enthesiopathien.
- Meniskusverkalkungen, Chondrokalzinose.

▶ **Hautbeteiligung:**
- Miliare oder auch gröbere subkutane Oxalatdepots.
- Bei primärer Oxalose können sich große subkutane Oxalat-Tophi an Fingern, Penis, Ellenbogen mit früh beginnender chronischer Arthropathie (s. Abb. 13.12) entwickeln (DD: Rheumaknoten).

▶ **Viszerale Manifestationen:** Bei Ablagerungen in den Organen kann z. B. eine Oxalat-Kardiomyopathie oder totale Kalzinose der Nieren resultieren.

Diagnostik

▶ **Klinik** s. oben.
▶ **Labor:**
- Keine für die Arthropathie spezifischen Laborbefunde.
- Nierenfunktionsparameter (pathologisch), Parathormon (erhöht).

▶ **Synoviadiagnostik** (S. 67):
- Bei Ergüssen und in unklaren Fällen indiziert.
- Kristallografischer, polarisationsoptischer und histochemischer Nachweis von Kalziumoxalat in Synovia und Synovialis.

▶ **Röntgen:**
- Verkalkungen durch Oxalatablagerungen.
- Ossäre Zeichen des Hyperparathyreoidismus (S. 312).

Therapie

▶ Nicht steroidale Antiphlogistika (S. 434): Diese sind aber kaum wirksam und können die Nierenfunktion verschlechtern.
▶ Alternativ versuchsweise Colchicin (s. Gicht, S. 289).

13.7 Amyloidose-Arthropathie

Grundlagen

▶ **Definition:** Arthropathie durch Ablagerung von Amyloid in Synovialis und periartikulärem Weichteilgewebe.
▶ **Ätiologie und Pathogenese:**
- *Amyloid Typ AA* – Ablagerungen bei chronischen Infektionen (z. B. Osteomyelitis) sowie bei juveniler chronischer Arthritis, ankylosierender Spondylitis, Morbus Crohn und Colitis ulcerosa, Morbus Behçet, SLE und anderen Kollagenosen, rheumatoider Arthritis und familiärem Mittelmeerfieber.
- *Amyloid Typ AL* bei Plasmozytom und Morbus Waldenström.
- *Amyloid Typ AB* (= $β_2$-Mikroglobulin-Amyloidose) bei Dialyse.

Klinik, klinischer Befund

▶ **Gelenksymptomatik:**
- Schmerzen und Schwellungen an Schulter-, Hand-, Knie- und Fingergelenken mit teigiger „Pseudosynovitis" (Schulterpolster).
- Morgensteifigkeit ist kürzer als bei der rheumatoiden Arthritis.
- Neigung zu Gelenkkontrakturen.
▶ **Mögliche Begleitsymptome:**
- *Subkutane Knoten* (in 70 %): Ähnlich der rheumatoiden Arthritis.
- *Karpaltunnelsyndrom:* Tritt häufig begleitend auf, bei der Hämodialyse-Amyloidose in 90 %.
- *Symptome der allgemeinen Amyloidose:* Nephropathie, Herzbeteiligung, gastrointestinale Symptome, Leber- und Milzvergrößerung, Neuropathie.
- *Bei der Hämodialyse-Amyloidose:* Destruktive Spondylopathie (mit Densfraktur, Zysten), persistierende Gelenkergüsse, pathologische Frakturen und Zeichen des sekundären Hyperparathyreoidismus.

Diagnostik

▶ **Klinik** s. oben.
▶ **Labor:**
- Keine für die Amyloidose-Arthropathie charakteristischen Befunde.
- Bei Mittelmeerfieber (S. 418) und anderen sekundären Amyloidoseformen durch Grundkrankheit und Organbefall bestimmt.
▶ **Biopsie:** Der histologische Nachweis von Amyloid in Haut, Schleimhaut (auch Lippenbiopsie) sichert die Diagnose (Rektumbiopsie).
▶ **Röntgen:** Osteoporose (in 87 %, S. 369), selten Erosionen, Osteolysen, Wirbeldestruktionen, Zeichen des Hyperparathyreoidismus (S. 312).

Differenzialdiagnosen

▶ Alle anderen rheumatischen Arthritiden.

Therapie

▶ **Gelenkbeschwerden:** Symptomatisch mit nicht steroidalen Antiphlogistika (S. 434) und eventuell Glukokortikoiden (S. 439).

Abb. 13.13 • Zystische Läsionen im Tibiakopf als Zeichen der Amyloidablagerungen bei AL-Amyloidose

- **Amyloidose:**
  - *Bei AL-Amyloidose:* Prednisolon (S. 439) + Melphalan, hämatologische Therapie der Grunderkrankung.
  - *Bei sekundärer Amyloidose:* Aggressive Therapie der Grundkrankheit; bei rheumatoider Arthritis z. B. Azathioprin, Cyclophosphamid; bei Mittelmeerfieber Colchicin.
    - *Beachte:* Bei der Hämodialyse-Amyloidose kann eine Nierentransplantation auch die Schmerzen bessern.

Prognose
- Die Prognose der Arthropathie ist gut, die Gesamtprognose wird durch den Organbefall bestimmt.

13.8 Diabetische Arthropathie

Grundlagen
- **Synonyme:** Cheiroarthropathie, diabetische Sklerodaktylie, Syndrom der „steifen Hand".
- **Definition:** Möglicherweise metabolisch bedingte Fingergelenksteifigkeit vorwiegend bei Typ-I-Diabetikern, mitunter mit Hautverdickung von der Art einer Sklerodaktylie.
- **Ätiologie und Pathogenese:** Ungeklärt. Diskutiert werden eine vermehrte Einlagerung von glykosyliertem Kollagen in die Haut und die diabetische Mikroangiopathie.
- **Epidemiologie:** Bei 40% aller insulinbehandelten Diabetiker, meist Typ I. Besonders häufig bei Patienten, die zu Retinopathie, Nephropathie und Neuropathie neigen.

Klinik, klinischer Befund
- **Steifigkeitsgefühl der Finger- und Handgelenke:** Meist beginnt die Erkrankung mit diesem Symptom, ohne dass schon ein klinischer Befund fassbar ist.
- **Sklerodaktylie-ähnliches Bild:** Häufig kommt es zu einer Hautverdickung und Beugekontrakturen der Finger; die Hände können nicht mehr flach aneinandergelegt werden. Bei schweren Kontrakturen kann es zu einer erheblichen Behinderung kommen.
- **Begleitend:** Häufig Neuropathie und Vaskulopathiesymptome (Schmerz, Parästhesien).

Diagnostik und Differenzialdiagnosen
- **Diagnostik:**
  - *Klinik* s. oben.
  - *Laborbefunde* entsprechend der Grunderkrankung.
- **Differenzialdiagnosen:**
  - Andere Diabetessymptome am Bewegungsapparat, z. B. Karpaltunnelsyndrom, Neuropathie, Reflexdystrophie (S. 365), Dupuytren-Kontraktur.
  - Diabetische neuropathische Arthropathie im Sinne eines Charcot-Gelenkes: Meist schmerzlose, destruierend-osteolytische Fußveränderungen.
  - Systemische Sklerose.

Therapie
- Einstellung des Diabetes und physikalische Therapie (Bewegungsübungen).

Prognose
- Die Prognose ist generell gut. Präventive Fingergymnastik ist aber notwendig.

13.9 Rheumatische Symptome bei Hyperlipoproteinämien

Grundlagen

- **Definition:** Bei verschiedenen Hyperlipoproteinämien auftretende Gelenk- und Sehnenbeteiligung durch Lipidablagerungen in Gelenk- und Sehnennähe.
- **Ätiologie und Pathogenese:**
  - Für Fettstoffwechselstörung genetische Disposition.
  - Pathogenese der Arthritis unklar.
  - Gelenkerosionen durch Druck von benachbarten Sehnen-Xanthomen.

Klinik und Diagnostik bei Hyperlipoproteinämie Typ IIa

- **Klinik, klinischer Befund:**
  - *Xanthome:* Sie entstehen in Sehnen (Achillessehne, Patellarsehnen, Hand- und Fußextensorsehnen) und im Periost, sie können verkalken und periartikuläre kortikale Druckusuren verursachen.
  - *Gelenksymptomatik:*
    - Bei homozygoten Patienten: In 50 % kommt es zu einer wandernden Polyarthritis vom Gichttyp, die sich besonders an den Sprunggelenken und Füßen manifestiert.
    - Bei heterozytogen Patienten: Rezidivierende Tendinitis achillea, manchmal auch Monarthritis.
- **Diagnostik:**
  - *Labor:* LDL-Erhöhung, starke Cholesterin-Erhöhung, in der Lipid-Elektrophorese ist β-Lipoprotein vermehrt.
  - *Röntgen:* Verkalkung von Xanthomen, gelegentlich Erosionen. Aus differenzialdiagnostischen Gründen ist Röntgen immer indiziert.

Klinik und Diagnostik bei Hyperlipoproteinämie Typ IV

- **Klinik, klinischer Befund:**
  - Asymmetrische Oligoarthritis kleiner und großer Gelenke einschließlich der Fingergelenke. Diese ist teils milde und persistierend, teils rezidivierend. Begleitend treten Morgensteifigkeit und Hyperästhesien auf.
  - Eine Assoziation mit Gicht ist nicht selten.
- **Diagnostik:**
  - *Labor:* VLDL-Erhöhung, mäßige Erhöhung von Cholesterin und Triglyzeriden. In der Lipid-Elektrophorese ist Prä-β-Lipoprotein vermehrt.
  - *Synoviadiagnostik* (S. 67): Nachweis von Schaumzellen.
  - *Röntgen:* Juxtaartikuläre stanzlochartige Knochenzysten.

Differenzialdiagnosen

- Andere rheumatische Oligoarthritiden (besonders reaktive Arthritiden).

Therapie

- Am wichtigsten ist die Behandlung der Grundkrankheit.
- Symptomatisch: Nicht steroidale Antiphlogistika (S. 434).
- Gegebenenfalls operative Entfernung besonders großer und kosmetisch oder mechanisch störender Xanthome.

Prognose

- Die Prognose der Gelenkbeteiligung ist generell gut.
- Die Gesamtprognose wird von der zugrunde liegenden Stoffwechselstörung bestimmt.

13.10 Ochronose (Alkaptonurie)

Grundlagen

- **Definition:** Hereditäre Störung des Tyrosinstoffwechsels mit Ablagerung von Homogentisinsäure in Knorpel, Bandscheiben, Gefäßendothel und in inneren Organen mit konsekutiver Arthropathie und Spondylopathie.
- **Ätiologie und Pathogenese:** Autosomal-rezessiv vererbter Mangel an Homogentisinsäureoxidase. Durch Ablagerung der polymerisierten Homogentisinsäure als bräunliches Pigment vorzeitige Knorpeldegeneration, deren Mechanismus noch unbekannt ist.
- **Epidemiologie:** Selten, 1 Fall / 1 Mio. Einwohner. In bestimmten Regionen („Ochronose-Sippen") kommt die Ochronose gehäuft vor.

Klinik, klinischer Befund

- **Braunfärbung des Urins:** Durch ausgeschiedene, an der Luft oxydierte Homogentisinsäure (Alkaptonurie); kann als Frühsymptom schon im Säuglingsalter vorhanden sein (Verfärbung der Windeln).
- **Braunfärbung von Gewebe:** Ab dem 30. Lebensjahr kann es zu einer bräunlichen Verfärbung von Haut, Skleren und eventuell Ohrknorpel kommen (Abb. 13.14).
- **Manifestationen am Bewegungsapparat** – ab dem 40. Lebensjahr:
  - Lumbalgien und Gelenkbeschwerden, besonders der Kniegelenke (in 50 % Kniegelenkergüsse), Schulter- und Hüftgelenke.
  - Enthesiopathien vom degenerativen Typ.
  - Mitunter begleitende Gelenkchondrokalzinose und Apatitablagerungen.

Diagnostik

- **Anamnese:** Gezielt nach familiärer Belastung fragen.
- **Klinik** s. oben.
- **Labor:** Durch Oxidation oder Alkalisierung verfärbt sich der Urin von der Oberfläche nach unten hin braun. Ein quantitativer Nachweis der Homogentisinsäure ist möglich.
- **Röntgen:**
  - Oft rasch destruierende Arthrosen.
  - Verkalkung der Bandscheiben (Bild der „gefüllten Waffel"), ventrale Synostose von Wirbelkörpern.
  - Gelegentlich Chondrokalzinose und periartikuläre Verkalkungen.
- **Synoviadiagnostik** (S. 67): Nicht entzündliche Synovia (100–700 Zellen / μl).

Differenzialdiagnosen

- **Ankylosierende Spondylitis** (S. 138): Die Röntgenbilder sind sehr ähnlich.
- **Weitere:** Arthrosen (S. 329), Chondrokalzinose (S. 294).

Abb. 13.14 • Verfärbung von Ohrknorpel (a) und Skleren (b) durch Ablagerung von Homogentisinsäure bei Ochronose *(Merckle Rheumatologie visuell, 3. Auflage, Diagnose Ochronose, Bild 3 und 4)*

Therapie

- Es gibt keine kausale Therapie.
- **Medikamentöse, physikalische und operative Therapie** s. degenerative Wirbelsäulenerkrankungen (S. 343) und Arthrosen (S. 331). Die Wirkung von Ascorbinsäuregaben ist umstritten.
- **Bei Kniegelenkergüssen:** Eventuell Glukokortikoide intraartikulär.

Prognose und Prävention

- Die Erkrankung ist nicht heilbar, die Prognose aber günstig. Präventiv: Schutz vor Gelenküberlastung, Übergewicht vermeiden.

14 Arthropathien bei endokrinologischen Erkrankungen

14.1 Arthropathie bei Akromegalie

Grundlagen

- ▶ **Definition:** Durch Somatotropin ausgelöste Wachstumsstimulation an Knorpel, Knochen und Weichteilen mit gravierenden morphologischen und funktionellen Konsequenzen.
- ▶ **Ätiologie und Pathogenese:** Meist eosinophiles Hypophysenadenom.
- ▶ **Epidemiologie:**
  - Selten; Prävalenz 50–60 Fälle / Mio. Einwohner.
  - Erstmanifestation 20–40 Jahre, häufiger bei Frauen.

Klinik, klinischer Befund

- ▶ **Gelenksymptomatik:**
  - Häufig betroffene Gelenke: Knie-, Schulter-, Hüft- und Handgelenke.
  - Im Frühstadium: Knorpelverdickung, Hypermobilität, Ergüsse.
  - Später: Deformitäten, Steifigkeit, knöcherne Hypertrophie (arthroseähnlich, aber mit u. U. grotesken Verformungen).
  - Die Schmerzen halten mitunter wochenlang an.
  - Ungewöhnliche Krepitation.
- ▶ **Lumbalgien** (in 50 %): Sie sind durch z. T. ungewöhnliche anatomische Veränderungen der Wirbelsäule in Verbindung mit Hypermobilität bedingt.
- ▶ **Weitere Begleitsymptome:** Neuropathie, Karpaltunnelsyndrom (50 %), Raynaud-Syndrom (30 %). Myopathie (in 50 %).
- ▶ **Klinische Symptome der Akromegalie:** Vergrößerung von Händen und Füßen, Verdickung der Haut, Hirsutismus, Vergröberung der Gesichtszüge und Vergrößerung der Zunge und innerer Organe.

Diagnostik

- ▶ **Klinik** s. oben.
- ▶ **Labor:**
  - Keine für die Gelenk- und Wirbelsäulen-Symptomatik charakteristischen Laborbefunde.
  - Erhöhte STH-Basalspiegel, STH unter Glukosebelastung nicht supprimiert.
  - IGF-1 erhöht.
- ▶ **Röntgen:**
  - An den Gelenken:
    - Initial: Gelenkspaltverbreiterung (!), Vergrößerung und Vergröberung der Knochen, Osteophyten, vergröberte Trabekelzeichnung, periostale Knochenneubildung.
    - Später: Arthrose-ähnliches Bild mit hypertrophisch-hyperostotischen Osteophyten und Deformierungen (s. Abb. 14.1 und Abb. 14.2).

Abb. 14.1 • Röntgenaufnahmen der Kniegelenke bei einem 45-jährigen Patienten mit Akromegalie; Verbreiterung des radiologischen Kniegelenkspalts, Vergröberung und Vergrößerung der Knochenstruktur, beginnende Arthrosen

Abb. 14.2 • Radiologische Veränderungen der Hände bei Akromegalie mit ausgeprägten hyperostotischen Osteophyten und periostalen Proliferationen

- *An der Wirbelsäule:*
  - Normal hohe oder verbreiterte (!) Zwischenwirbelräume (u.U. mit Verkalkung), gröbere knöcherne Dornen an den Wirbelkörpervorderflächen, verstärkte Konkavität der Wirbelkörperhinterflächen. Mitunter Spondylosis hyperostotica (S. 349).
  - Vermehrte BWS-Kyphose.
- *Am Schädel:* Klassische Hyperostosis frontalis interna.
- *Sehnen- und Bandansätze:* z.T. grobe Ossifikationen als Hinweis auf eine Enthesiopathie (S. 358).
- ▶ MRT: Nachweis des Hypophysenadenoms.

Differenzialdiagnosen

- ▶ Schwere Arthrosen (S. 329).
- ▶ Primäre und sekundäre Chondrokalzinose (S. 294).
- ▶ Neuropathische Gelenkveränderungen.
- ▶ Spondylosis hyperostotica (S. 349).

Therapie

- ▶ Behandlung der Grundkrankheit, dadurch bessern sich eventuell auch die Gelenkbeschwerden.
- ▶ Symptomatische Therapie ähnlich wie bei Arthrosen (S. 331) und degenerativen Wirbelsäulenleiden (S. 343), ggf. endoprothetischer Gelenkersatz.

Prognose

- ▶ Die hyperostotischen Veränderungen sind prinzipiell irreversibel, aber eine symptomatische Verbesserung auch der Gelenkbeschwerden ist möglich.

14.2 Arthropathie bei Hypoparathyreoidismus

Grundlagen

- ▶ **Definition:** Durch einen Mangel an Nebenschilddrüsenhormon bedingte Skelettveränderungen, meist mit Erniedrigung des Kalziumspiegels.
- ▶ **Ätiologie und Pathogenese:**
  - Meist sekundär nach Strumaresektion oder Strumektomie (besonders bei mehreren Operationen) oder Bestrahlung der Halsorgane (sog. iatrogener thyreopriver Hypoparathyreoidismus).
  - Sehr selten primär durch angeborene Hypoplasie der Nebenschilddrüsen.

- **Epidemiologie:** Manifestationen am Bewegungsapparat kommen nur bei einem langjährigen, unterschwelligen, klinisch nicht diagnostizierten Hypoparathyreoidismus vor.

Klinik, klinischer Befund

- **„Pseudo"-ankylosierende Spondylitis:**
  - Belastungsabhängige Rückenschmerzen im BWS- und LWS-Bereich.
  - Zunehmende subjektive Steifigkeit.
- Schmerzen in der Umgebung großer Gelenke (Schulter, Hüftgelenkaußenregion).
- **Symptome der Hypokalzämie:**
  - Bei massivem Mangel an Parathormon kann es zu Parästhesien, Hyperreflexie, Chvostek- und Trousseau-Zeichen und Neigung zu Tetanie kommen.
  - Meist wird ein jahrelang bestehender (chronischer) Hypoparathyreoidismus nicht diagnostiziert, weil die klassischen Zeichen der Hypokalzämie fehlen können.
- **Kataraktbildung:** Bei chronischem Hypoparathyreoidismus.

Diagnostik

- **Klinik** s. oben.
- **Labor:**
  - Serumkalzium erniedrigt, eventuell Serumphosphat erhöht.
  - Parathormon erniedrigt.
- **Röntgen:**
  - *Befunde am Achsenskelett:*
    - Typisch sind Verknöcherungen des Anulus fibrosus bis hin zur Entwicklung eines kompletten Bambusstabes (nicht zu unterscheiden von einer typischen ankylosierenden Spondylitis).
    - Kombination mit hyperostotischen Brückenbildungen wie bei Spondylosis hyperostotica (S. 349), z. T. auch gemischt spondylotisch-hyperostotische und spondylitische Brückenbildungen.
    - Ausgedehnte und ungewöhnliche Bänderverknöcherungen.
    - Iliosakralgelenke: Eine Sakroiliitis fehlt (wichtigster Unterschied zur ASP), manchmal Pseudoerweiterung des Gelenkspaltes und oberhalb der Iliosakralgelenke Bänderverknöcherungen.
  - *Befunde an den großen Gelenken* (Schulter- und Hüftgelenke): Periartikuläre Kalkablagerungen (Periarthropathia calcarea).
  - *Weitere Befunde:* Ossifizierende, z. T. hyperostotisch anmutende Insertionstendopathien.

Differenzialdiagnosen

- SAPHO-Syndrom (S. 161).
- Spondylosis hyperostotica (S. 349).
- Ankylosierende Spondylitis ohne Sakroiliitis (S. 138).

Therapie

- Je nach Kalziumspiegel Kalzium (1000 mg / d) und Vitamin D_3 (Dosierung nach Kalziumspiegel / Zielgröße: 2,3–2,5 mmol / l) mit u. U. hohen Dosen (z. B. 40 000 IE / d) zur oralen Langzeitsubstitution.
- Nicht steroidale Antiphlogistika (S. 434) oder Analgetika (S. 487) zur Schmerzbekämpfung.
- **Wichtig:** Intensive physikalische Therapie wie bei der ankylosierenden Spondylitis (S. 138).

Prognose

- Die radiologischen Veränderungen sind prinzipiell irreversibel, die Beschwerden sprechen aber auf konservative Behandlung gut an.

14.3 Arthropathie bei Hyperparathyreoidismus

Grundlagen

- **Definition:** Durch eine Nebenschilddrüsenüberfunktion bedingte Skelett- und Gelenkveränderungen mit Störung des Kalzium- und Phosphatstoffwechsels.
- **Ätiologie und Pathogenese:**
  - *Primärer Hyperparathyreoidismus:* Nebenschilddrüsenadenom oder -hyperplasie.
  - *Sekundärer Hyperparathyreoidismus:* Durch Hypokalzämie, vor allem bei Niereninsuffizienz.
- **Epidemiologie:**
  - *Primärer Hyperparathyreoidismus:* Relativ häufig, Inzidenz 2,5–3 Fälle / 10 000 Einwohner / Jahr.
  - Die Erkrankung manifestiert sich meistens im 6. Lebensjahrzehnt, grundsätzlich ist eine Erkrankung in jedem Alter möglich.
  - Männer:Frauen = 3:2.

Klinik, klinischer Befund

- **Manifestationen am Bewegungsapparat:**
  - Diffuse Knochenschmerzen, Osteopenie und Frakturen.
  - Erosive Arthropathie: Auch bei Fehlen von Resorptionszonen. Kommt bei 20 % der Patienten, die dialysepflichtig sind, vor. Ähnelt Usuren wie bei rheumatoider Arthritis.
  - Hypermobilität der Gelenke und der Wirbelsäule.
  - Spondylosis hyperostotica.
  - Ostitis fibrosa generalisata cystica von Recklinghausen (Abb. 14.3) (selten).
  - In 20 % Chondrokalzinose mit Pseudogichtanfällen.
  - Muskelschwäche und -schmerz.
- **Bei sekundärem Hyperparathyreoidismus zusätzlich** (besonders bei Dialysepatienten): Renale Osteopathie, extraartikuläre Verkalkungen durch Apatitablagerungen.
- **Begleitsymptome:** Gastrointestinale Manifestationen, Gewichtsverlust, abdominelle Beschwerden, Nephrolithiasis, extraartikuläre Verkalkungen (Apatit).

Diagnostik

- **Klinik** s. oben.
- **Labor:**
  - *Allgemein:* Parathormon erhöht.
  - *Bei primärem Hyperparathyreoidismus:* Hyperkalzämie, Hypophosphatämie, hohe alkalische Phosphatase, bei Nierenbeteiligung Kreatinin und Harnstoff erhöht.
  - *Bei sekundärem Hyperparathyreoidismus:* Kalzium normal bis erniedrigt (!), Serumphosphat / Kreatinin / Harnstoff bei renaler Genese erhöht, alkalische Phosphatase meist erhöht.

Abb. 14.3 • Ostitis fibrosa generalisata cystica von Recklinghausen (braune Tumoren im Bereich beider Tibiaschäfte bei primärem Hyperparathyreoidismus)

▶ **Röntgen:**
- Osteoporose.
- Knochenzysten.
- Subperiostale Knochenresorption an Femur, Tibia, Phalangen, v. a. an den Metakarpalköpfchen (diese sind von einer rheumatoiden Arthritis u. U. nicht zu unterscheiden).
- Gelegentlich buntes Iliosakralgelenk, Bild wie bei Sakroiliitis.

Differenzialdiagnosen
▶ Hyperkalzämien aus anderer Ursache.
▶ Andere metabolische Arthropathien: Chondrokalzinose (S. 294).
▶ Radiologischer Handbefund: Arthritis psoriatica (S. 151), rheumatoide Arthritis (S. 120).

Therapie
▶ Behandlung der Grundkrankheiten.
▶ Symptomatische Therapie der Gelenk- und Skelettbeschwerden mit nicht steroidalen Antiphlogistika (S. 434) und/oder Analgetika (S. 487) bei Schmerzen und Behinderung.

Prognose
▶ Die Prognose der Skeletterkrankungen ist prinzipiell günstig. Wegen der oft erheblichen Schmerzen ist aber häufig eine Langzeitbehandlung notwendig.
▶ Die Gesamtprognose wird von der Grundkrankheit (Niereninsuffizienz) bestimmt.

14.4 Arthropathie und Myopathie bei Schilddrüsenfunktionsstörungen

Grundlagen
▶ **Definition:** Durch Hyper- oder Hypothyreose induzierte Arthro- und Osteopathie oder Myopathie.
▶ **Epidemiologie:** Bei Hyperthyreose treten Beschwerden am Bewegungsapparat erst nach etwa einjähriger Krankheitsdauer auf, mitunter (ca. 1 %) auch erst nach einer erfolgreichen Behandlung der Hyperthyreose.

Klinik, klinischer Befund bei Hyperthyreose
▶ **Thyreotoxische Myopathie** (in 70 %) mit Muskelschwäche.
▶ **Thyreoide Akropachie** (selten): Zeichnet sich durch Trommelschlegelfinger, periostale Ossifikationen an Phalangen und Unterarmknochen und schmerzhafte Weichteilschwellungen aus.
▶ **Begleitend:** Häufig Exophthalmus und ein lokalisiertes Myxödem prätibial, u. U. Schulterperiarthropathie (S. 298), „High-turnover"-Osteoporose (S. 369), Reflexdystrophie (S. 365).

Klinik, klinischer Befund bei Hypothyreose
▶ **Gelenksymptomatik:**
- Besonders beim generalisierten Myxödem kommt es zu Arthralgien, gelegentlich auch zu Arthritiden. Gelenkergüsse kommen vor, Entzündungssymptome sind gewöhnlich nicht sehr ausgeprägt.
- *Charakteristisch:* Destruierende Veränderungen an den Fingermittel- und Endgelenken und Zehenendgelenken wie bei destruierender Polyarthrose. Diese können sich bei unerkannter Hypothyreose über Jahre entwickeln.
- *Selten:* Destruierende Arthropathien vom Typ der neuropathischen („Charot")-Arthropathie, u. U. mit Einbruch des Tibiakopfes.
▶ **Myopathie:** Proximaler Muskelschmerz, Schwäche, gelegentlich auch Hypertrophie mit Laborveränderungen (CK-Erhöhung).

- **Weitere Manifestationen:** Tenosynovitis der Beugesehnen, Karpaltunnelsyndrom (ca. 10%), gelegentlich Hüftkopfnekrose (durch Hypercholesterinämie?). Chondrokalzinose und Hyperurikämie, in der Regel ohne Symptomatik.

Diagnostik

- **Klinik** s. oben.
- **Labor:** Keine für die Arthropathie spezifischen pathologischen Laborbefunde.
- **Röntgen:** Destruierende Veränderungen s. Klinik (oben).

Differenzialdiagnosen

Beachte: Eine Hypothyreose kann Folge einer Hashimoto-Autoimmun-Thyreoditis sein (assoziiert mit HLA-B8, Aw30, DR3, DR5, antimikrosomalen und Schilddrüsen-Antikörpern). Diese kann ihrerseits mit einer ähnlichen Polyarthritis wie bei der rheumatoiden Arthritis einhergehen, aber auch zahlreiche andere rheumatische Krankheiten begleiten.

Therapie und Prognose

- **Therapie:** Behandlung der Grundkrankheit. Symptomatische Behandlung der Beschwerden des Bewegungsapparates s. Arthrosen (S. 331).
- **Prognose:** Die Prognose der muskuloskelettalen Symptome bei Schilddrüsenerkrankungen ist generell gut; die adäquate Stoffwechseleinstellung bessert die Beschwerden deutlich.

15 Arthropathien bei anderen Allgemeinerkrankungen

15.1 Arthropathie bei Hämophilie

Grundlagen

- **Definition:** Durch rezidivierende Gelenkblutungen induzierter akuter Hämarthros und chronische destruierende Arthropathie.
- **Ätiologie und Pathogenese:**
  - Hämophilien A und B (hereditärer Faktor-VIII- und -IX-Mangel).
  - Spontane oder posttraumatische Gelenkblutung, im Rezidivfall mit Pannusbildung, Arthritis und Arthrose.
- **Epidemiologie:**
  - *Hämophilie:* 1 Fall / 10 000 Männer (in 80 % Hämophilie A).
  - *Arthropathie:* Bei 50–90 % der Hämophiliepatienten. Gelenksymptome treten meist zwischen dem 1. und 5. Lebensjahr nach Bagatelltraumen auf.

Klinik, klinischer Befund

- **Prodromalsymptome:** Schmerzen und Steifigkeit.
- **Akuter Hämarthros:** Schwellung, Überwärmung, starke Schmerzen und Schonhaltung des Gelenkes. Parallel treten Fieber und Laborveränderungen (s. dort) auf. Die Beschwerden dauern Tage an.
- **Lokalisation:** Meist monoartikulärer Befall, am häufigsten ist das Kniegelenk betroffen, es folgen Sprung-, Ellenbogen-, Schulter-, Hüftgelenke und die kleinen Gelenke. Möglich ist auch ein Befall von zwei Gelenken.
- **Bei subakutem und chronisch-rezidivierendem Verlauf:** Bild einer subakuten oder chronischen Arthritis (persistierende Schwellung). Eine Gelenkblutung kann subklinisch verlaufen und gleich in eine schwere Arthropathie übergehen. Dabei kommt es zu einer schweren Muskelatrophie, persistierender Schwellung, Krepitation, Beugekontrakturen und u. U. Subluxationen.
- **Extraartikuläre Blutungen:** Blutungen treten auch im Muskel (Iliopsoas, Gastrocnemius) sowie subperiostal und intraossär auf, dabei kann es zum „Pseudotumor"- und Kompressionssyndrom kommen.
- **Gefürchtete Komplikation:** Septische Arthritis (meist durch Staphylococcus aureus).

Diagnostik

- **Klinik** s. oben.
- **Labor:**
  - Beim Hämarthros Leukozytose.
  - Für die Arthropathie keine weiteren spezifischen pathologischen Befunde.

Abb. 15.1 • Sekundäre Arthrose mit ausgeprägter Zystenbildung nach wiederholten Gelenkblutungen bei Hämophiliearthropathie

- **Röntgen** (immer indiziert):
  - *Im akuten Stadium:* Weichteilschwellung und Ergusszeichen.
  - *Im chronischen Stadium:* Asymmetrische Gelenkspaltverschmälerung, Sklerosierung, Zystenbildung, auch nekrotisierende Veränderungen, sekundäre Arthrosen. Vorzeitiger Epiphysenschluss.
  - u. U. Bildung von „Pseudotumoren" mit massiver Phalangosteolyse.
- **MRT (fakultativ) und Sonografie (immer indiziert):** Gute Darstellung von Blutungen, Zysten und Pseudotumoren.

Differenzialdiagnosen

- Akute Arthritiden aller Art.
- Posttraumatischer Hämarthros.
- Villonoduläre Synovitis (S. 376).

Therapie

- **Akuter Hämarthros:**
  - Wichtigste Maßnahme ist die Substitution von Gerinnungsfaktoren.
  - Erst danach und nur, wenn eine Entlastung gewinnbringend ist, darf eine Gelenkpunktion gemacht werden.
    Cave: Intraartikuläre Infektion.
  - Zusätzlich können Analgetika (S. 487), aber keine Salizylate (!), gegeben werden.
    Cave: Alle NSAR, die die Cyclooxygenase 1 inhibieren, bewirken auch eine (reversible) Thrombozytenaggregationshemmung.
  - Bettruhe, Hochlagerung und Kryotherapie des betroffenen Gelenkes.
  - Nach Abklingen der akuten Symptome: Isometrisches Muskeltraining.
- **Chronische Arthropathien:**
  - Kontrakturverhütung und intensive Krankengymnastik ohne Traumatisierung des Gelenkes!
  - Eventuell Synovektomie (S. 515), Radiosynoviorthese (S. 498). In besonderen Fällen ist ein endoprothetischer Gelenkersatz oder Arthrodese indiziert.
  - Nicht steroidale Antiphlogistika sollten nur mit Zurückhaltung eingesetzt werden, da ihr Einfluss auf die Blutungsneigung nicht vorhersehbar ist.
- **Prävention:** Gelenkentlastung, wenn möglich Gelenkschutz.

Prognose

- Nach dem 10. Lebensjahr treten Gelenksymptome seltener auf.

15.2 Arthropathie bei Sichelzellanämie und Thalassämie

Grundlagen

- **Definition:** Durch hereditäre Hämoglobinopathien, wahrscheinlich hauptsächlich über Gefäßverschlüsse ausgelöst, treten ganz unterschiedliche Beschwerden am Bewegungsapparat auf.

Klinik und Diagnostik bei Sichelzellanämie

- **Klinik, klinischer Befund:**
  - *Bei Kleinkindern:* „Hand-Fuß-Syndrom" mit perakuter diffuser symmetrischer Schwellung und Überwärmung von Händen und/oder Füßen, ähnlich einer „Daktylitis". Begleitend tritt Fieber auf. Die Beschwerden dauern 1–3 Wochen.
  - Oligoarthritis mit Gelenkerguss und Fieber; erosive Verlaufsformen kommen vor.
  - Starke Knochenschmerzen (nekrosebedingt?), Femurkopfnekrosen.
  - Infektiöse Arthritiden und Osteomyelitis.
  - Hyperurikämie (in 40%) und Gicht.
  - Symptome der Grunderkrankung.
- **Diagnostik:**
  - *Klinik* s. o.
  - *Labor:* Leukozytose beim „Hand-Fuß-Syndrom" (bis 50 000 Zellen/μl!) und bei der Oligoarthritis.

- *Röntgen:*
  - Vergröberung der trabekulären Knochenstruktur.
  - Wirbelkörperverformungen mit Eindellungen der Wirbelkörperdeckplatten sowie Kompressionen.
  - Protrusio acetabuli an den Hüftgelenken.

Klinik und Diagnostik bei Thalassämie

▶ **Klinik, klinischer Befund:**
- *Bei β-Thalassaemia major:* Schmerzen und Schwellungen durch osteomalazieähnliche Veränderungen und Mikrofrakturen, gelegentlich auch arthritisähnliche Symptomatik. Betroffen sind die Sprunggelenke, Knie- und Schultergelenke.
- *Bei Thalassaemia minor:* Offenbar ist selten eine echte Arthritis nicht tragender Gelenke möglich.
- Durch zahlreiche Bluttransfusionen sind Hämochromatose-Arthropathie-ähnliche Veränderungen auslösbar (S. 300).
- Hyperurikämie und Gicht treten gehäuft auf (S. 289).
- Symptome der Grunderkrankung.

▶ **Diagnostik:** Anamnese, Klinik (s. o.).

Therapie

▶ Symptomatisch: Nicht steroidale Antiphlogistika (S. 434).
▶ Therapie der Grundkrankheit.

Prognose

▶ Die Prognose der Gelenkbeteiligung bei Thalassämien wird von der Grundkrankheit bestimmt: Die Veränderungen bei der β-Thalassaemia major sind meist schwerer und treten im Kindes- und Jugendalter auf.

15.3 Paraneoplastische Arthropathien

Grundlagen

▶ **Definition:** Verschiedenartige rheumatische Symptome, die als Fernmanifestation von malignen Tumoren entstehen. Sie sind echten rheumatischen Erkrankungen z. T. sehr ähnlich.

▶ **Ätiologie und Pathogenese:**
- *Auslöser:* Diverse Karzinome (vor allem Bronchialkarzinom, Karzinom des Gastrointestinaltraktes, der Mamma und Ovarien), Lymphome, Leukämien, myelodysplastische und myeloproliferative Erkrankungen, monoklonale Gammopathien, angioimmunoblastische Lymphadenopathie u. a.
- Der Pathomechanismus der rheumatischen Beschwerden ist unklar.

▶ **Epidemiologie:** Exakte Daten sind nicht verfügbar.

Klinik, klinischer Befund

▶ **Gelenksymptomatik:**
- Echte, u. U. akut beginnende, mehr asymmetrische oder auch der RA ähnliche Oligo- und Polyarthritis.
- Eine Arthritis kann der klinischen Manifestation des Tumors vorausgehen.
- *Sonderform:* Hypertrophe Osteoarthropathie (S. 318).

▶ **Extraartikuläre Manifestationen:**
- *Algodystrophie* (S. 365): Auch als, u. U. beidseitiges, Schulter-Hand-Syndrom (z. B. bei Ovarialkarzinom).
- Neuropathien, Myopathien, Myositis (s. Dermatomyositis S. 238), myasthenische Syndrome.
- *Bei Ovarialkarzinom:* Mitunter wurde an den Fingern ein ähnliches Bild wie bei der systemischen Sklerose (S. 226) beobachtet.

▶ **Weitere beschriebene Krankheitsbilder:** Polymyalgia-rheumatica-ähnliche Bilder, Lupus-ähnliche Syndrome, Vaskulitiden, eosinophile Fasziitis, selten Polychondritis, Antiphospholipid-Antikörper-Syndrom.

Differenzialdiagnosen

- Direkt lokal vom Tumor ausgelöste rheumatische Symptome, z. B. Skelettschmerzen bei Plasmozytom und Morbus Waldenström.
- Rheumatische Symptome als Folge sekundärer tumorinduzierter Veränderungen, z. B. Gicht beim Plasmozytom und bei Leukämien.
- Tumoren als Therapiefolge (z. B. durch Cyclophosphamid).

Therapie

- Die Therapie der Grundkrankheit hat aus verständlichen Gründen in jedem Fall Vorrang.
- Nicht steroidale Antiphlogistika (S. 434) sind meist ausreichend, u. U. können auch Glukokortikoide (S. 439) gegeben werden.

Prognose

- Die Prognose der paraneoplastischen Syndrome ist prinzipiell gut (Ausnahme: Vaskulitiden).
- Die Gesamtprognose wird von der zugrunde liegenden Tumorerkrankung bestimmt.
- *Beachte:* Nach erfolgreicher Therapie bzw. Entfernung des Tumors bilden sich die paraneoplastischen Beschwerden zurück. Ein Wiederauftreten kann ein Tumorrezidiv anzeigen.

15.4 Hypertrophe Osteoarthropathie

Grundlagen

- **Synonyme:** Marie-Bamberger-Syndrom.
- **Definition:** Fingerendgliedveränderungen und Periostosen von Röhrenknochen bei verschiedenen (häufig intrathorakalen) Grunderkrankungen und intrathorakalen Tumoren; deswegen auch den paraneoplastischen Syndromen zugerechnet.
- **Ätiologie und Pathogenese:**
  - Sekundäre Formen:
    - Als klassische Paraneoplasie bei meist intrathorakalen Tumoren (bronchial, pleural, ösophageal, andere).
    - Bei hypoxischen Lungen- und Herzerkrankungen.
    - Bei Infektionen (z. B. Lungenabszess, Tbc, Endokarditis).
    - Selten bei entzündlichen Darm-, Leber- oder Schilddrüsenerkrankungen.
    - Lokal bei infizierten Gefäßprothesen im abhängigen Stromgebiet.
  - Bei benignen Grunderkrankungen kann es durch arteriovenöse Shunts zur Ausschwemmung von Megakaryozytenfragmenten in die peripheren Gefäße kommen, die dort die „platelet derived growth factor" (PDGF) freisetzen oder die Produktion von „vascular endothelial growth factor" (VEGF) durch Endothelzellen bewirken. VEGF wiederum führt zu Fibroblastenwachstum an den Fingerspitzen und zur periostalen Osteoblastenstimulation. Bei Malignomen können VEGF oder PDGF direkt von den Tumorzellen gebildet werden.
  - Primäre, hereditäre Form: Der zugrunde liegende genetische Defekt sind Mutationen des Enzyms 15-Hydroxyprostaglandin-Dehydrogenase und dadurch ein gestörter Abbau von Prostaglandin E2 (PGE2). Die erhöhten PGE2-Spiegel wiederum führen neben Finger- und Knochenveränderungen zu Hautverdickungen, Hyperhidrose („Pachydermoperiostose") und persistierendem Ductus arteriosus Botalli.
- **Epidemiologie:**
  - Exakte Inzidenz und Prävalenz sind nicht bekannt.
  - In der Regel sind intrathorakale Malignome zu erwarten (s. Abb. 15.2). Umgekehrt wird das Syndrom bei Bronchialkarzinomen in 1 % beobachtet.

15.4 Hypertrophe Osteoarthropathie

Abb. 15.2 • Adenokarzinom im rechten Lungenoberlappen bei hypertropher Osteoarthropathie

Klinik, klinischer Befund

- Bei nicht malignen intrathorakalen Prozessen entwickelt sich die Symptomatik langsam, bei Malignomen meistens rasch.
- **Fingerveränderungen:**
  - Meistens symmetrische, kolbige Auftreibung der Finger- und Zehenendglieder („Clubbing", Trommelschlegelfinger) mit Uhrglasnägeln (Abb. 15.3).
  - Initial oft Nagelbetterweichung, periunguales Hämatom, Teleangiektasien, Hyperhidrosis.
  - Starkes Schwitzen und intensive Überwärmung der Fingerspitzen an den ödematös-proliferativ veränderten Endgliedweichteilen.
- *Beachte:* „Pseudotrommelschlegelfinger" können sich ausbilden, wenn es infolge resorptiver Prozesse der distalen Phalanx (Hyperparathyreoidismus, Sklerodermie, Sarkoidose o. a.) zu einer Verkürzung und Verplumpung des Fingerendgliedes kommt.

Abb. 15.3 • Trommelschlegelfinger (a) und -zehen (b) mit Uhrglasnägeln bei hypertropher Osteoarthropathie

15.4 Hypertrophe Osteoarthropathie

- **Arthralgien oder Arthritis:** Knie-, Fingergrund-, Hand-, Ellenbogen- und Sprunggelenke werden symmetrisch befallen und sind oft sehr schmerzhaft. Es kommt zur Überwärmung, Rötung und Schwellung.
- **Periostitis:** Ungewöhnliche periostal-ossifizierende Reaktion mit Bildung neuen subperiostalen Knochens. Es sind v. a. die distalen Diaphysenregionen der langen Knochen (Beine, Unterarme, weniger häufig auch der Phalangen) betroffen, die Veränderungen sind oft schmerzhaft.
- **Hautveränderungen:** Pachydermie und diverse andere Veränderungen, z. B. Seborrhoe, Follikulitis, Hyperhidrosis.

Diagnostik

- **Klinik** s. oben.
  > *Beachte:* Bei jeder hypertrophen Osteoarthropathie muss nach einer auslösenden Grundkrankheit gefahndet werden.
- **Labor:**
  - Entzündungsparameter (BSG, CRP) erhöht, Leuko- und Thrombozytose.
  - Alkalische Phosphatase bei starker periostaler Knochenneubildung erhöht.
  - Je nach Grunderkrankung zusätzliche pathologische Werte.
- **Röntgen:**
  - *Finger- und Zehenendphalangen:* Hypertrophe Veränderungen mit „büschelig" und pilzähnlich aussehenden Nagelplatten, auch Akroosteolysen.
  - *Diaphysen der langen Röhrenknochen (auch Phalangen):* Ausgedehnte subperiostale Knochenneubildung, die durch einen feinen Spalt von der alten Kortikalis getrennt ist (s. Abb. 15.4). Mitunter ist der neue Knochen zwiebelschalenförmig aufgespalten.
- **Szintigrafie:** Charakteristischer Befund ist eine perikortikale ^{99m}Tc-Bisphosphonatanreicherung.

Abb. 15.4 • Röntgenaufnahmen des lateralen Vorfußes bei einer hypertrophischen Osteoarthropathie mit typischer subperiostaler Knochenneubildung; 64-jähriger Patient mit Bronchialkarzinom

Differenzialdiagnosen

- Thyreogene Akropachie (S. 313).
- Periostitiden aus anderer Ursache, z. B. Lues, Osteomyelitis, juvenile Arthritiden, PsA.

Therapie und Prognose

- Behandlung der Grundkrankheit, insbesondere der malignen Tumoren: Nach operativer Tumorentfernung oder Bestrahlung sowie nach erfolgreichen Herzoperationen bilden sich die Symptome meist zurück.
- Symptomatisch: Nicht steroidale Antiphlogistika (S. 434), in besonderen Fällen sind Glukokortikoide (S. 439) in niedriger bis mittlerer Dosierung notwendig.
- In Einzelfällen: Bisphosphonate, Octreotid.

15.5 Arthropathie bei Hypo- und Agammaglobulinämie

Grundlagen

- **Definition:** Rheumatische Gelenkbeschwerden bei Hypo- und Agammaglobulinämie.
- **Ätiologie und Pathogenese:**
  - Hereditäre Immundefekterkrankungen.
  - Erworbene Immundefekterkrankungen (seltener).
- **Epidemiologie:** Bei beiden Formen der Hypo- und Agammaglobulinämie ist in 10–20 % eine Arthritis zu erwarten.

Klinik, klinischer Befund

- **Typische Gelenksymptomatik:** Das klinische Bild ist meist eine Oligoarthritis der größeren Gelenke. Die Arthritis verläuft meistens nicht erosiv oder destruierend.
- **Symptome der Grunderkrankung:** Zeichen der mangelhaften Immunabwehr (Infektionen der verschiedensten Art, vor allem im Bereich der Atemwege).

Diagnostik

- **Klinik** s. oben.
- **Labor:**
  - Charakteristisch ist eine extreme Verminderung aller Immunglobuline und Antikörper.
  - Bei Hypogammaglobulinämie die Immunglobuline quantitativ bestimmen lassen, ggf. auch Ig-Subklassen-Bestimmung und Immunelektrophorese.
  - Zusätzlich sind mitunter auch die zellvermittelten Immunreaktionen vom verzögerten Typ verringert.
- **Synoviadiagnostik** (S. 67) zum eventuellen Keimnachweis; der Nachweis einer Infektion muss immer versucht werden (auch mit PCR).
- **Biopsie** (keine Routineuntersuchung): Das histologische Bild der Synovialis ist zwar ähnlich wie bei einer rheumatoiden Arthritis, Plasmazellen kommen aber nicht vor.

Differenzialdiagnosen

- Aufgepfropfte septische Arthritis bei Immundefekt. Hauptkeime: Mykoplasmen, Ureaplasma urealyticum, seltener auch Streptococcus pneumoniae, Hämophilus influenzae, Viren und Pilze.
  - **Merke:** Auch wenn man wegen z. B. nur blander Synovitis keine infektiöse Arthritis vermutet, liegt häufig eine Mykoplasmeninfektion vor!
- Andere septische (Übersicht S. 182) und reaktive Arthritiden (S. 169) sowie Kollagenosen (Übersicht S. 210).

Therapie

- **Substitution von Gammaglobulinen:**
  - Dosis: 200–400 (– 600) mg / kg KG Immunglobuline i. v. alle 3–4 Wochen.
  - Die Gelenkbeschwerden sprechen oft sehr gut auf diese Therapie an.
- Infektionsprophylaxe.
- Antibiotika bei nachgewiesener Infektion je nach Keimnachweis.

Prognose

- Chronische Verläufe mit Zerstörung der großen Gelenke sind, trotz Therapie der Grunderkrankung, offenbar häufiger als früher angenommen.

15.6 Arthropathie bei Allergien

Grundlagen

- **Definition:** Meist flüchtige entzündliche Mitreaktion der Gelenke bei manifesten Allergien.
- **Ätiologie und Pathogenese:** Parasitosen, Serumkrankheit, Impfungen, Medikamenten- und Nahrungsmittelallergien (z. B. Milch und andere Eiweiße).
- **Epidemiologie:** Keine exakten Daten verfügbar; schätzungsweise 1 % der entzündlich-rheumatischen Erkrankungen sollen durch eine Medikamentenallergie ausgelöst sein.
- *Beachte:* Manche vom Patienten beobachtete Verschlechterung einer bestehenden RA durch Aufnahme bestimmter Nahrungsmittel ist durch eine (meist unbekannte) Nahrungsmittelallergie bedingt.

Klinik, klinischer Befund

- **Gelenksymptomatik:**
  - In engem Zusammenhang mit einer Allergenzufuhr treten episodisch einmalig oder wiederholt Gelenkschwellungen mit Ergussbildung und meist nur geringen Schmerzen auf. Sie dauern höchstens 1–2 Wochen.
  - Bei schweren Verläufen (Stephens-Johnson-Syndrom): Polyarthritis und Fieber.
- **Hautbeteiligung:** Häufig Urtikaria oder Exantheme.

Diagnostik

- **Klinik** s. oben.
- **Labor:** Keine für die Gelenkbeteiligung spezifischen Befunde.
- **Synoviadiagnostik** (S. 67):
  - Punktion bei Ergüssen in jedem Fall angezeigt.
  - Häufig Leukozytenvermehrung mit hohem Eosinophilenanteil („eosinophile Synovitis").

Differenzialdiagnosen

- **Urtikarielle Vaskulitis:** Hier immunkomplexvermittelte histologisch nachweisbare leukozytoklastische Vaskulitis. Die Abgrenzung von einer einfachen Urtikaria-Arthropathie ist wohl nicht immer möglich.
- Andere Vaskulitiden (Übersicht S. 248) mit Hauterscheinungen.
- Rheumatoide Arthritis mit aufgepfropfter Nahrungsmittelallergie.

Therapie

- **Therapie der Arthritis:** Analgetika (S. 487) oder NSAR (S. 434).
- **Therapie der Allergie:** Antihistaminika, in schweren Fällen Prednisolon in mittlerer Dosis (S. 440).

Prognose

- Meist benigner Verlauf, keine chronische Synovitis, keine Gelenkdestruktionen. Die Beschwerden können aber jahrelang rezidivieren.

15.7 Neuropathische Arthropathie

Grundlagen

- **Definition:** Bei verschiedenen Erkrankungen des zentralen und peripheren Nervensystems auftretende Arthropathien.

15.7 Neuropathische Arthropathie

Abb. 15.5 • Destruierend-osteolytische Charcot-Arthropathie bei diabetischem Fuß

▶ **Ätiologie und Pathogenese:**
- *Auslösende Erkrankungen:* ZNS-Erkrankungen wie Tabes dorsalis, Syringomyelie, Myelopathien, Tumoren etc. sowie periphere Neuropathien bei Diabetes, Amyloidose, Lepra u. a.
- Durch den Verlust der Oberflächen- und Tiefensensibilität werden die Gelenke ständig traumatisiert. Eventuell Störung neurovaskulärer Reflexe mit resultierender Hyperämie und Knochenresorption.

▶ **Epidemiologie:**
- Am häufigsten bei diabetischer Neuropathie (0,1–0,5 % der Diabetiker).
- Bei Tabes dorsalis in 5–10 %, bei Lepra in 15 %, bei Syringomyelie in 20–25 %.

Klinik, klinischer Befund

▶ **Gelenksymptomatik:**
- *Akutes Stadium* (in 50 % der Fälle): Rötung, Schwellung und Überwärmung.
- *Chronisches Stadium:* Häufig kommt es schleichend zu schweren Gelenkzerstörungen („Charcot-Gelenke") mit resultierender Instabilität und grotesken Fehlstellungen (s. Abb. 15.5).

  ▷ *Beachte:* Trotz der akuten Symptomatik oder der z. T. erheblichen Gelenkzerstörungen haben die Patienten wenige oder keine Schmerzen.

- *Lokalisation:*
  - Bei Tabes dorsalis: Meistens tragende Gelenke.
  - Bei Syringomyelie: Hauptsächlich obere Extremitäten.
  - Bei diabetischer Neuropathie: Meistens Fußgelenke, seltener Sprunggelenke (hier u. U. auch Osteolysen).

▶ **Symptome der Grundkrankheit:** Charakteristische neurologische Symptome und fast immer gestörte Trophik.

Diagnostik

▶ **Klinik** s. oben.
▶ **Labor:** Keine speziellen pathologischen Befunde.
▶ **Röntgen:** Hochgradige, an Osteomyelitis erinnernde irreguläre Destruktionen, z. T. schwere sekundäre Arthrosen.
▶ **Szintigrafie:**
- Bei Befall mehrerer Gelenke ist ein Ganzkörper-Skelettszintigramm in jedem Fall indiziert.
- Pathologische Befunde können z. T. früher als im Röntgen erfasst werden.

Differenzialdiagnosen

▶ Knochennekrosen.
▶ Kristallarthropathien (z. B. Gicht, S. 289) mit destruierendem Verlauf.
▶ Septische Arthritiden (infektiöse Arthritiden, S. 182).
▶ Schwere posttraumatische Arthrosen.
▶ Neuropathie + Myopathie + destruierende Arthropathie bei Hypothyreose.

Therapie

- Behandlung der Grundkrankheit, soweit möglich.
- Bei Schmerzen Analgetika oder NSAR (S. 434).
- **Physikalische Therapie** (S. 501 ff): Im akuten Stadium sollten die Gelenke kurzzeitig ruhiggestellt werden, anschließend und im chronischen Stadium sind Krankengymnastik, Unterwasser-Bewegungstherapie, analgesierende Stromformen und Muskeltraining indiziert.
- **Zusätzlich:** Gelenkschutzmaßnahmen, orthopädische Hilfsmittel (Orthesen, Entlastungsstützen) und ggf. operative Maßnahmen.

16 Gelenkerkrankungen unsicherer nosologischer Zuordnung

16.1 Hydrops intermittens

Grundlagen

- **Synonym:** Intermittierender Hydrarthros.
- **Definition:** Weitgehend periodisch auftretende Gelenkergüsse offenbar nicht entzündlicher Form ohne erkennbare Grunderkrankung.
- **Ätiologie und Pathogenese:** Unklar, diskutiert werden eine konstitutionell bedingt vermehrte synoviale Gefäßpermeabilität, Allergien und Borreliose.
- **Epidemiologie:** Der Hydrops intermittens wird nur noch selten gesehen, die meisten Fälle waren wahrscheinlich unerkannte Borreliosefälle.

Klinik, klinischer Befund

- In regelmäßigen Zeitabständen von 1–4 Wochen (bei Frauen z. T. mit der Menstruation gekoppelt) kommt es zu schmerzarmen Gelenkergüssen. Diese betreffen meistens ein Kniegelenk, können aber auch bilateral oder an anderen größeren Gelenken auftreten. Klinisch sind keine Entzündungszeichen nachweisbar. Die Ergüsse werden innerhalb von 2–4 Tagen resorbiert.

Diagnostik

- **Klinik** s. oben.
- **Beachte:** Der Hydrops intermittens ist eine Ausschlussdiagnose, die mitunter erst nach Jahren oder sogar retrospektiv gestellt wird.
- **Labor- und Röntgenbefunde** sind unauffällig. Da aber eine RA, Kollagenose, reaktive Arthritis und Spondylarthritis ausgeschlossen werden müssen, ist eine aufwendige Labordiagnostik notwendig (Antikörper-Screening, antibakterielle Serologie, Röntgenaufnahme der Iliosakralgelenke).

Differenzialdiagnosen

- **Im Frühstadium:** Fast jede entzündlich-rheumatische Gelenkerkrankung.

Therapie

- Sowohl intraartikuläre Glukokortikoide wie nicht steroidale Antiphlogistika oder Synovektomie sind meist erfolglos.

Prognose

- Die Anfälle können unvorhersehbar sistieren, aber auch lebenslang rezidivieren.

16.2 Palindromer Rheumatismus

Grundlagen

- **Definition:** Meist aperiodisch auftretende, anfallsartige akute Arthritiden und juxtaartikuläre Weichteilentzündungen ohne dauerhafte Gelenkschädigung trotz Rezidivhäufigkeit.
- **Ätiologie und Pathogenese:** Unbekannt, in manchen Fällen Prodromalstadium oder atypische Manifestation einer rheumatoiden Arthritis.
- **Epidemiologie:**
  - Mittleres Erkrankungsalter 40 Jahre, aber in jedem Alter möglich.
  - Frauen erkranken doppelt so häufig wie Männer.

Klinik, klinischer Befund

- **Gelenksymptomatik:**
  - In sehr variablen Zeitabständen treten anfallsartig, meist am späten Nachmittag, eine akute Monarthritis oder Oligoarthritis mit charakteristischer Rötung auf.

- Meistens am Kniegelenk, seltener an Handgelenken, Handrücken, Fingergelenken, Schultergelenken u. a.
- Die Anfälle dauern 1–4 Tage.
▶ **Begleitende Manifestationen:**
- Entzündliche Reizzustände an Fersen, Fingerkuppen, distalen Phalangen, ferner an Achillessehnen, Beuge- und Streckseiten des Unterarms.
- Periartikuläre Schwellungen, die an ein Angioödem erinnern.
- Mitunter auch vorübergehende Knötchenbildungen an Hand- und Fingersehnen.

Diagnostik

▶ **Klinik** s. oben.
◪ *Beachte:* Der palindrome Rheumatismus ist eine Ausschlussdiagnose und wird häufig leider erst retrospektiv erkannt.
▶ **Labor:** Bis auf eine BSG-Beschleunigung keine pathologischen Laborbefunde. Selten Rheumafaktoren (s. u.).
▶ **Röntgen:** Keine spezifischen Röntgenveränderungen.

Differenzialdiagnosen

▶ Rheumatoide Arthritis (S. 120): Es ist möglich, dass es sich in vielen Fällen des palindromen Rheumatismus um eine initial atypische rheumatoide Arthritis handelt.
▶ Hydrops intermittens (S. 325).
▶ Kristallarthropathien, z. B. Gicht (S. 289).
▶ Andere „episodische" Syndrome mit Gelenkschmerzen, z. B. Arthropathien bei Allergien (S. 322).
▶ Borreliose (S. 182) und andere reaktive Arthritiden (Übersicht S. 169).

Therapie

▶ **Nicht steroidale Antiphlogistika** (S. 434): Bei regelmäßiger Einnahme sind sie mitunter auch prophylaktisch wirksam.
▶ **In Einzelfällen** (Therapieresistenz, schwere Verläufe) sind Glukokortikoide (S. 439) nötig in niedriger bis mittlerer Dosierung.
◪ *Hinweis:* Sowohl NSAR wie Glukokortikoide sind aber oft nicht wirksam.
▶ Erfolg versprechender Einsatz von Chloroquin und Hydroxychloroquin (S. 452) wie bei der rheumatoiden Arthritis (S. 129).
▶ Einzelne positive Erfahrungsberichte mit Colchicin-Prophylaxe.

Prognose

▶ Die Anfälle verlaufen nicht destruktiv, in 10 % kommt es zur völligen Remission.
▶ **Übergänge in andere systemische Erkrankungen:**
- *Rheumatoide Arthritis* (in über 30 %): Nach 2–20 Jahren. Prognostisch verwertbar sind eine persistierende BSG-Beschleunigung, frühes Auftreten von Rheumafaktoren und früher Befall der Hand- und PIP-Gelenke.
▶ Selten in SLE oder andere Kollagenose übergehend.

16.3 Rezidivierende Polychondritis

Grundlagen

▶ **Definition:**
- Seltene Erkrankung mit schubweiser Entzündung des Knorpels von Ohr und Nase, u. U. auch von Trachea und Larynx sowie von Gelenken und Augen.
▶ **Ätiologie und Pathogenese:**
- *Genetische Disposition:* Möglich, eine Assoziation besteht mit HLA-DR4.
- *Eine Polychondritis kann begleitend bei verschiedenen rheumatischen Erkrankungen auftreten:* Systemischer Lupus erythematodes, rheumatoide Arthritis, Vaskulitis, Sjögren-Syndrom, juvenile chronische Arthritis, Sklerodermie, Morbus Behçet, Churg-Strauss-Syndrom, ankylosierende Spondylitis, Psoriasisarthritis.

16.3 Rezidivierende Polychondritis

Gelenkerkrankungen unsicherer nosologischer Zuordnung

▶ *Beachte:* Die Kombination von Symptomen eines M. Behçet mit denen einer rezidivierenden Polychondritis wird auch alc MAGIC („mouth and genital ulcers with inflamed cartilage") bezeichnet.
- Durch die Knorpelentzündung werden Knorpelfragmente frei, diese induzieren und perpetuieren einen Autoimmun-Prozess (Autoimmunreaktion gegen Kollagen Typ II?).

▶ **Epidemiologie:**
- Sehr selten; die Inzidenz wird auf 3,5 Fälle / 1 Mio. Einwohner / Jahr geschätzt.
- Hauptmanifestationsalter: 40–50 Jahre.
- Männer und Frauen erkranken gleich häufig.

Klinik, klinischer Befund

▶ Die Erkrankung beginnt meistens akut mit Fieber und verläuft in Schüben.
▶ **Gelenksymptomatik:**
- In initial 30 %, später bei über 70 % kommt es zu einer asymmetrischen subakuten Arthritis eines oder mehrerer großer Gelenke. Diese verläuft meistens nicht destruierend und tritt episodisch auf.
- Am häufigsten sind die Sprung-, Hand- und Fingergelenke betroffen.
- Vorderes Thoraxwandsyndrom: Es entsteht durch Befall des Manubriosternalgelenkes, der sternoclavicularen und kostochondralen Gelenke.

▶ **Pathognomonische Knorpelentzündungen** (anfangs in 40 %, später bis zu 90 %):
- Beidseitige Ohrknorpelentzündung mit hochgradiger Schwellung und Rötung mit Abknicken der Ohrmuschel nach wiederholten Attacken (s. Abb. 16.1). Der äußere Gehörgang wird mit einbezogen und es kann auch zu einer Otitis media kommen.
- Nasenknorpelentzündung mit Sattelnasenbildung (initial bei 20 %, später bei bis zu 60 %).

▶ **Weitere Manifestationen:**
- Allgemeinsymptome: Fieber, Gewichtsabnahme, Nachtschweiß.
- Hauterscheinungen: Erythema nodosum, Livedo reticularis, Purpura u. a.
- Augenbeteiligung (in 60 %): Sie kann das erste Symptom sein. Am häufigsten Episkleritis, aber es sind verschiedene Manifestationen (z. B. Episkleritis, Konjunktivitis, Iritis, Keratitis, Chorioretinitis, Exophthalmus, Optikusneuritis u. a.) möglich.
- Nierenbeteiligung (in 20 %).
- Gefäß- und Herzbeteiligung:
  – Leukozytoklastische Vaskulitis.
  – Aorteninsuffizienz (in 10–15 %), Aorten-Aneurysmen.
  – Mitralklappenveränderungen, Rhythmusstörungen.
- Neurologische Beteiligung: In 40 % kochleäre und / oder vestibuläre Funktionsstörungen (Hörverlust, Tinnitus, Schwindel) und andere ZNS-Symptome.
- Gefürchtete Komplikation ist die in 20–50 % auftretende entzündliche Lyse und Kollaps von Tracheal-, Bronchial- und Rippenknorpeln.

Diagnostik

▶ **Klinik** s. oben.
▶ **Labor:**
- BSG (in > 90 % erhöht) und Blutbild (Anämie in 50 %).

Abb. 16.1 • Abknickende Ohrmuschel nach wiederholten Schüben einer rezidivierenden Polychondritis

- *Autoantikörper:*
  - Rheumafaktoren (in 10–30 % positiv) und antinukleäre Antikörper (ANA) sind meistens bei einer sekundären Polychondritis aufgrund der Grunderkrankung nachweisbar.
  - Antikörper gegen Kollagen Typ II (in 30 %).
- ▶ **Biopsie:**
  - Aus befallenen Knorpelpartien zur Sicherung der Diagnose.
  - Perichondritis, mononukleäre und gelegentlich granulozytäre Zellinfiltration an der Bindegewebsknorpelgrenze.
- ▶ **Nierenbiopsie:**
  - Indiziert bei klinischen Hinweisen auf Nierenbeteiligung.
  - Proliferierende Glomerulonephritis, auch interstitielle Nephritis.

Differenzialdiagnosen

- ▶ Wegener-Granulomatose (S. 263).
- ▶ Knorpelentzündungen aus anderer Ursache (Infektionen, Lues, Lepra).
- ▶ Bei dominierender Augenbeteiligung: Rheumatoide Arthritis (S. 120), Morbus Behçet (S. 276), Polyarteriitis nodosa (S. 258).

Therapie

- ▶ **Glukokortikoide** (S. 439): Prednisolon (initial 0,5–1 mg / kg KG / d); in schweren Fällen, besonders bei Beteiligung des Respirationstraktes, Bolusgabe von 1000 mg Prednisolon oder Methylprednisolon i. v. Anschließend Einstellung auf kleinstmögliche Erhaltungsdosis.
- ▶ **In leichten Fällen** (nur einseitiger Befall ohne Organbeteiligung) reicht u. U. die Therapie mit nicht steroidalen Antiphlogistika (S. 434) aus.
- ▶ **Bei hohem Prednisolonbedarf oder Versagen bzw. Unverträglichkeit von Glukokortikoiden:** Azathioprin (S. 450), Cyclophosphamid (S. 459), Ciclosporin (S. 457) oder Methotrexat (bis 20 mg / Woche) zusätzlich zur Glukokortikoidtherapie.
- ▶ TNF-Blocker und Anakinra in therapiefraktären Einzelfällen erfolgreich.
- ▶ **Bei Kollaps der oberen Atemwege:** Tracheotomie und tracheale Stent-Implantation.

Prognose

- ▶ Die Prognose ist sehr variabel. In schweren Fällen ist die Lebenserwartung verkürzt. 5-Jahres-Überlebensrate: 74 %; 10-Jahres-Überlebensrate: 55 %.
- ▶ Mögliche Todesursachen: Infektionen, Herzversagen, Ateminsuffizienz, systemische Vaskulitis, maligne Erkrankungen oder Nierenversagen.

17 Degenerative Gelenkerkrankungen

17.1 Arthrose: Allgemeines

Grundlagen

▶ **Synonyme:** Arthrosis deformans, Osteoarthrosis, Osteoarthritis.
▶ **Definition:** Polyätiologische degenerative Erkrankung einzelner oder mehrerer Gelenke mit Beginn im Gelenkknorpel (weder einfache Abnutzungskrankheit noch simple Alterung).
▶ **Ätiologie:**
- *Primäre Arthrosen:* Genetische Prädisposition, endokrinologische Faktoren, Stoffwechselstörungen? Bei familiärer generalisierter Arthrose (Einzelfälle!) Mutation im Typ-II-Prokollagen-Gen (autosomal-dominanter Erbgang).
- *Sekundäre Arthrosen:* Präarthrotische Deformitäten (Fehlbildungen, Fehlstellungen, Epiphysenlösungen, aseptische Nekrosen, Traumen, Morbus Paget und andere Knochenerkrankungen), ferner Gelenkentzündungen, Stoffwechselerkrankungen/endokrinologische Faktoren, Ernährungsfaktoren (Alkohol, Gicht, Fettstoffwechselstörungen, übermäßige Zufuhr gesättigter Fette?), Adipositas, mechanische Überlastungen (Mikrotraumen), Instabilitäten, Hypermobilität, neuromuskuläre Imbalance, Alterung, Immobilisierung, Erkrankungen des Nervensystems, Synovektomie.
- Der Einfluss von Kristallablagerungen (Apatit, Pyrophosphat) ist eher unwahrscheinlich.

▶ **Pathogenese:**
- *Chondrozytendysfunktion:*
  - Diese ist von zentraler Bedeutung – die inadäquate Syntheseleistung des Chondrozyten führt zur Verschiebung des Knorpelstoffwechsels hin zum Katabolismus, die zur Abnutzung des Knorpels führt und sekundär alle Gewebe des Gelenkes mit einbeziehen kann.
  - Mechanismus: Ein veränderter Chondrozyten-Phänotyp führt zur Syntheseschwäche, die Interleukin-1-vermittelte Synthese von Metalloproteinasen und IL 6 zur Entzündung und damit zur Zerstörung der Kollagenfaser-Vernetzung, zum Verlust der „Viskoelastizität" der Synovialflüssigkeit und zur Störung der Knorpelmatrix-Homöostase.

▶ **Pathologie:**
- *Frühe Stadien:* Demaskierung der Kollagenfibrillen durch ein Missverhältnis zwischen Knorpel-Belastung und -Belastbarkeit.
- *Spätere Stadien:* Auffaserung des Knorpels (Fibrillation), Risse, Abrieb, Bildung einer „Knochenglatze", Eröffnung des Markraumes, sekundäre Detritus-Synovitis, sekundäre Chondrokalzinose, Knochendeformierung und osteophytäre Knochenneubildung, Bildung von Geröllzysten.

▶ **Klassifikation** (Möglichkeiten der Einteilung):
- Gelenkmanifestation: Monartikulär, oligoartikulär, polyartikulär-generalisiert.
- Primäre (= idiopathische) und sekundäre Arthroseformen (s. u.).
- Besonderheiten: Entzündet, erosiv, atrophisch, destruktiv, Arthrose mit Chondrokalzinose, Sonderformen.

▶ **Epidemiologie:** (wegen der Zunahme mit dem Lebensalter sind absolute Angaben nicht möglich):
- *Inzidenz:*
  - Koxarthrose 40–80 Fälle/100 000 Einwohner/Jahr, Gonarthrose 160–240/100 000 Einwohner/Jahr, Handarthrosen 100/100 000 Einwohner/Jahr.
  - Frauen : Männer = 1,7:1.

▶ *Beachte:* Zwischen pathologisch-anatomischer, radiologischer und klinisch relevanter Arthrose bestehen große Häufigkeitsunterschiede! (Beispiel: 48 % der objektivierbaren Gonarthrosen stehen nur 30 % mit subjektiven Beschwerden gegenüber).

17.1 Arthrose: Allgemeines

- *Prävalenz:* Im 2. Lebensjahrzehnt 4 %, im 7. Lebensjahrzehnt > 80 %. Eine symptomatische *und* radiologische Gonarthrose liegt bei ca. 6 % der Erwachsenen über 30 Jahre vor. Die Arthrose ist die häufigste Gelenkerkrankung.
- ▶ **Sozialmedizinische Aspekte:** Wegen der enormen Häufigkeit der Arthrosen sind sie ein eminenter gesundheitspolitischer Kostenfaktor.

Klinik, klinischer Befund

❐ *Beachte:* Nur 20–30 % der Patienten mit radiologisch nachweisbaren Arthrosen haben auch subjektive Beschwerden (→ „stumme" oder latente Arthrose). Phasen mit Beschwerden und beschwerdefreie Intervalle wechseln sich ab. Überraschend ist oft die Diskrepanz zwischen schwereren radiologischen Veränderungen und fehlenden Beschwerden.

- ▶ **Mögliche Prodromi:** Steifigkeit, Kälteempfindlichkeit.
- ▶ **Leitsymptom Schmerz:**
  - *Schmerzursachen:*
    - Periartikuläre Tendomyosen sowie Reizzustände periartikulärer Sehnen- und Bandansätze = dekompensierte Arthrose.
    - Sekundäre Entzündung = aktivierte Arthrose.
    - Gelenkkapseldehnung, Reizergüsse, Druckerhöhung im subchondralen Knochen, eventuell Mikrofrakturen.
  - *Allgemein:* Morgensteifigkeit (< 30 Minuten!), Bewegungseinschränkung, Wetterfühligkeit, Krepitation.
  - *Frühtrias:* Anlaufschmerz (!), Ermüdungsschmerz, Belastungsschmerz.
  - *Spättrias:* Dauerschmerz, Nachtschmerz, Muskelschmerz. (Bei Untersuchung auch „Endphasenschmerz" und Bewegungsschmerz sowie periartikulärer Druckschmerz).
- ▶ **Fortgeschrittene und schwere Fälle:**
  - Knöcherne Verdickung und Deformierung, Instabilität, Muskelatrophie, Ermüdbarkeit, Fehlstellungen, periartikuläre Druckdolenzen, Muskelkontrakturen.
  - Versteifung in Fehlstellungen (eine echte Ankylose ist selten!), nur noch Wackelbewegungen sind möglich.
- ▶ **Aktivierte sekundär entzündete Arthrose:** Klassische Entzündungssymptome (synovitische Schwellung, Erguss, Überwärmung).

Diagnostik

- ▶ **Labor** (v. a. zum Ausschluss anderer Erkrankungen wichtig!):
  - Bei aktivierter Arthrose eventuell passager leichte BSG-Beschleunigung, sonst keine spezifischen pathologischen Befunde (Untersuchungen aber wichtig für Differenzialdiagnose!).
  - Zum Ausschluss einer entzündlich-rheumatischen Erkrankung: Rheumafaktoren, ANA-Screening, Erregerserologie.
- ▶ **Synoviadiagnostik** (S. 67): Zellzahl meist < 1000 / µl, Granulozytenanteil < 50 %.
- ▶ **Röntgen** (S. 71):
  - Asymmetrische („exzentrische") Gelenkspaltverschmälerung.
  - Subchondrale Sklerosierung.
  - Osteophytenbildung, Geröllzysten.
  - In schweren Fällen grobe Deformierung.
  - Gelegentlich sekundäre Chondrokalzinose.
- ▶ **Fakultative Diagnostik:**
  - *Szintigrafie* (^{99m}Tc):
    - Indikation: Sekundäre Entzündung, polyartikuläre Arthrosen.
    - Beurteilung: Vaskularisation, Osteoblasten-Aktivität.
  - *Sonografie* (S. 84): Indiziert zum Nachweis von Entzündungen (Synovialis-Verdickung, Ergüsse, z. B. der Hüftgelenke), von Baker-Zysten und begleitenden Bursitiden.
  - *MRT* (S. 81):
    - Indikationen: Vor allem zur Beurteilung der Knorpeldicke und -qualität, in Zukunft auch zur Progredienzbeurteilung.

– Beurteilung: Nachweis von Knorpeldefekten, Knorpeldicke, Wassergehalt des Knorpels (Matrix-Schädigung), akute Synovitis, Knochennekrosen, periartikuläre Läsionen.
▶ *Hinweis:* Verfahren zur exakten Messung der Knorpeldicke gewinnen zunehmend an Bedeutung (aktuell v. a. in Therapiestudien).
- *Spezielle Labortests (keine Routinediagnostik)* zur Frühdiagnose einer Arthrose (Nachweis von Knorpelabbauprodukten): Keratansulfat ↑ (keine gute Korrelation mit Klinik und Synovia-Spiegeln), Hyaluronsäure, Aggrecan-Produkte, Kollagen-Crosslinks, Matrix-Proteine eventuell ↑, extrazelluläres anorganisches Pyrophosphat eventuell ↑ (mit guter radiologischer Prognose bei Gonarthrose korreliert), in der Synovia Vermehrung von Osteocalcin, Pyrophosphat, basischem Kalziumphosphat, mRNA für Kollagenase, Stromelysin, Tissue Inhibitor of Metalloproteinase (TIMP), Keratansulfat-Epitop.

Differenzialdiagnosen

▶ Bei entzündlicher Aktivierung: Alle Arthritiden.
▶ Kristallarthropathien (u. U.; S. 289).
▶ Blande rheumatoide Arthritis (S. 120).

Therapie – Grundlagen

▶ *Hinweis:* Eine zufriedenstellende Arthrosetherapie ist nach wie vor nicht möglich – die Arthrose bleibt ein Problem ersten Ranges.
▶ **Therapieziele:**
 - *Hauptziele der aktuellen Arthrosetherapie:* Schmerzbeseitigung, Verbesserung der Gelenkfunktion, verminderte Progredienz morphologischer Veränderungen.
 - *Primärziel einer zukünftigen Therapie* (in Ansätzen erkennbar): Kausal in die Chondrozytendysfunktion eingreifende Therapieformen mit 1) Hemmung der Gewebedestruktion (z. B. Hemmung von Zytokinen und Proteasen) und 2) Stimulation des Gewebe-„Repair".
▶ **Therapie-Indikation:** Erst die schmerzhafte Arthrose soll therapiert werden, nicht die „stumme" oder „latente" Arthrose (hier sind Präventivmaßnahmen angezeigt)!

Medikamentöse Therapie

▶ **Analgetika** (S. 487): Zur Schmerzstillung bei entzündlich nicht gereizten Gelenken (dekompensierten Arthrosen), hier den nicht steroidalen Antiphlogistika offenbar gleichwertig.
▶ **Nicht steroidale Antiphlogistika**:
 - *Indikationen:*
   – Zur Schmerzstillung bei entzündlich nicht gereizten Arthrosen alternativ zu Analgetika.
   – Zur Behandlung der entzündeten (aktivierten) Arthrose.
 - *Prinzip:* Entzündungshemmung als Form der Chondroprotektion. Immer wieder diskutierte mögliche knorpelschädigende Wirkungen bestimmter Antiphlogistika werden diskutiert, sind aber nicht überzeugend nachgewiesen.
 - *Empfehlungen der Arzneimittelkommission der Deutschen Ärzteschaft:*
   – Keine Dauerbehandlung, sondern nur befristet während Schmerzperioden (gilt auch für Analgetika!).
   – Anpassung der Dosierung an den Schmerzrhythmus, keine „automatische" Behandlung rund um die Uhr.
   – Einzeldosis so niedrig wie möglich, aber so hoch wie nötig.
   – Bei Patienten im höheren Alter: Bevorzugung von Substanzen mit kurzer Halbwertszeit, engmaschige Überwachung von Gastrointestinaltrakt und Nierenfunktion, altersadaptierte Dosisreduktion.
 - *Nebenwirkungen, Kontraindikationen, Dosierungen* S. 434.
▶ **Intraartikuläre Glukokortikoide:**
 - *Indikation:* Aktivierte Arthrose.
 - *Spezielle Kontraindikation:* Arthrose *ohne* Entzündung (*Cave:* Knorpelschädigung!).

17.1 Arthrose: Allgemeines

- ▷ *Beachte:* Nur befristet anwenden (maximal 3 Injektionen in mindestens 2–4-wöchentlichen Abständen).
- *Nebenwirkungen, allgemeine Kontraindikationen, Dosierungen* S. 491.
- ▶ **Chondroprotektiva:**
  - *Substanzen:* Meist Glykosaminoglykane, andere „Knorpelbausteine", z. B. Glukosaminoglykan-Polysulfat, Diacerein, Chondroitinsulfat, S-Adenosylmetionin u. a.
  - *Wertung:* Die knorpelprotektive Wirkung ist weiterhin umstritten.
  - *Nebenwirkungen, Kontraindikationen, Dosierungen* S. 485.
- ▶ **Intraartikuläre Hyaluronsäurepräparate:**
  - *Indikation:* Entzündlich nicht gereizte Arthrose.
  - *Prinzip:* „Viskosupplementation" (Verbesserung der Schmiereigenschaften der Synovia). Den Knorpelabbau hemmende Effekte sind tierexperimentell nachgewiesen.
  - *Nebenwirkungen, Kontraindikationen, Dosierungen* S. 485.
- ▶ **Perkutan applizierbare Antiphlogistika** (Cremes, Salben, Gels etc.):
  - *Prinzip:* Penetration in periartikuläre Schichten, u. U. mit Einspareffekt auf Antiphlogistika und Analgetika.
  - *Wertung:* Therapeutisch wirksame Konzentrationen in großen Gelenken sind nicht zu erwarten, bei kleinen Gelenken aber denkbar. Applikation 1–2 × täglich, über längere Zeit möglich. Nebenwirkungen und Kontraindikationen S. 492.
- ▶ **Hyperämika:** Mögliche (?) reflektorische Wirkungen auf tiefe Gelenkgefäße; subjektiv angenehm wegen Wärmewirkung, jedoch kaum kontrollierte klinische Studien.

Physikalische Therapie, konservativ-orthopädische Maßnahmen

- ▶ **Physikalische Therapie** (S. 501 ff):
  - ▷ *Hinweis:* In vielen Fällen ist die physikalische Therapie gegenüber der medikamentösen Therapie vorrangig.
  - *Angriffspunkte + Therapieformen:*
    - Trophische Störung: Wärme, Bewegungstherapie (Krankengymnastik, Unterwassergymnastik, Gang- und Haltungsschulung), Niederfrequenztherapie.
    - Dekompensationserscheinungen an Bändern, Sehnen und Muskeln: Massagen, Bewegungstherapie, Niederfrequenztherapie, Wärme, Ultraschall.
    - Sekundäre Entzündung: Kryotherapie, passagere Ruhigstellung.
- ▶ **Konservativ-orthopädische Maßnahmen:**
  - *Festes Schuhwerk* mit Pufferabsätzen, orthopädische Schuhzurichtung, ggf. Ausgleich einer Beinverkürzung.
  - *Hilfsmittel* (z. B. Arthrodesenstuhl). Überraschend wirksam ist häufig ein Gehstock mit eindeutiger Gelenkentlastung.
  - *Orthesen* bei Arthrosen der oberen Extremitäten (zur Stabilisierung von Hand- oder Daumensattelgelenken).
  - *Stützstrümpfe* bei begleitender venöser Insuffizienz.

Operative Therapie

- ▷ *Beachte:* Die Indikation zu diesen Maßnahmen wird vom Orthopäden gestellt.
- ▶ Korrektur präarthrotischer Deformitäten, z. B. Umstellungsosteotomie.
- ▶ „Gelenktoilette": Knorpelglättungen, Abtragung von Osteophyten, Meniskektomien, eventuell Gelenkspülung (Lavage) im Rahmen von Arthroskopien.
- ▶ Denervierungsoperation, Débridement.
- ▶ Endoprothetische Versorgung (S. 517).

Radiotherapie

- ▶ **Entzündungsbestrahlung** (S. 499): In besonderen Fällen bei chronischem arthrotischen Reizgelenk (wenn andere konservative Behandlungen erfolglos waren) indiziert.
- ▶ **Radiosynoviorthese** (S. 498): In Erprobung bei chronisch-aktivierten (entzündeten) Arthrosen mit persistierenden Reizergüssen.

Rehabilitation und Prävention

▶ **Rehabilitation, Kurorttherapie** (S. 510):
- *Leichtere Fälle:* Ambulante („offene") Badekur *oder* „Kompaktkur" mit begleitender physikalischer Therapie in Schwefel-, Moor-, Sole- und allen Thermalbädern.
- *Schwere Fälle* (= polyartikulärer Befall): Klinisch-stationär geführte Kur oder stationäre medizinische Rehamaßnahme.
- Zur Nachbehandlung nach operativen Eingriffen (Anschlussheilbehandlung, medizinische Rehamaßnahme).

▶ **Präventionsmaßnahmen:**
- *Vermeiden:* Übergewicht, Überlastungen und Nässe, kalte Zugluft, unebene Wege, Auskühlen der Gelenke.
- *Ratsam:*
  - Gewichtsabnahme, Sauna, Schwimmen, Kuren, Gymnastik, Gehhilfe, Schuhe mit weichen Sohlen.
  - Fraglich: Östrogene bei Frauen zur Gonarthrose-Prävention? Vitamin-C-Zufuhr?

Neuer Therapieansatz

▶ Gentherapie durch Injektion von autologen Zellen ins Gelenk, die zuvor mit Genen transfiziert wurden, die antiinflammatorische Effekte haben (noch nicht routinemäßig einsetzbar).

Prognose

▶ Verlauf und Prognose sind außerordentlich variabel und im Einzelfall nicht vorhersehbar.
▶ Arthrosen können jahrelang klinisch stumm verlaufen und nur passager „dekompensieren", aber auch rasch progredient zu erheblichen Gelenkdestruktionen führen.
▶ Zur sorgfältigen Verlaufsbeobachtung und Dokumentation sind zur Abschätzung der Progredienz besonders wichtig:
- Schmerzfunktionsindex nach Lequesne, visuelle Schmerzanalogskala, Patienten- und Untersucherurteil, WOMAC-Index, Osteoarthris-Index u. a.
- Verbesserung von Tests zur quantitativen Bestimmung von „Degradations-Parametern" des Knorpelstoffwechsels.
- Verfeinerung und Verbesserung der Knorpeldicke-Messverfahren.

17.2 Koxarthrose

Grundlagen

▶ **Definition:** Arthrose des Hüftgelenks. *Sonderform* (sehr selten): Malum coxae senile = rasch destruierende Koxarthrose.
▶ **Ätiologie und Pathogenese:**
- In 20 % primär (idiopathisch), in 80 % sekundär.
- *Wichtigste präarthrotische Deformitäten:* Angeborene Hüftdysplasie und -luxation, Coxa vara et valga, Morbus Perthes, Epiphysiolysis capitis femoris, Osteochondrosis dissecans, Koxitis, metabolische Arthropathien (Ochronose, Gicht), Femurkopfnekrose, posttraumatisch, Protrusio acetabuli (s. Abb. 17.1).

Abb. 17.1 • Ausgeprägte Koxarthrose beidseits mit Protrusio acetabuli

17.2 Koxarthrose

▶ **Epidemiologie:** Bei ca. 5% der Bevölkerung (radiologisch), objektive Manifestation in 10% zwischen 30 und 40 Jahren, mit dem Alter zunehmend.

Klinik, klinischer Befund

▶ **Schmerzen:**
- *Subjektive Schmerzlokalisation:*
  - Leiste, Trochanter major, Außen-, Vorder- und Innenseite des Oberschenkels, z. T. ischiasartig.
  - Häufig Knieschmerz (auch als alleiniges Symptom, dann oft verkannt! → sog. röntgennegative Kniearthritis).
  - Bei jungen Patienten oft nur therapieresistente Lumbalgie!
- *Schmerzauslösung* beim Anlaufen, Gehen auf unebenem Boden, Bergaufgehen, Treppensteigen (dabei objektiv oft Verkürzungs- und Schonhinken mit positivem Trendelenburg-Zeichen).
- *Objektive Schmerztests:* Endphasenschmerz, Bewegungsschmerz, Stauchungsschmerz, Adduktoren-/Leisten-Druckschmerz (Frühzeichen, aber nicht spezifisch!) und Druckschmerz am Trochanter major.

▶ **Bewegungseinschränkung:**
- *Typische Befunde:* Am frühesten Beeinträchtigung der Abduktion/Außenrotation sowie Innenrotation/Extension, die Beugefähigkeit ist am längsten erhalten. In fortgeschrittenen Fällen Beugekontraktur im Hüftgelenk (Untersuchung in Bauchlage) mit Hyperlordose der LWS sowie positivem Trendelenburg-Zeichen.
- *Objektive Tests:*
  - Neutral-Null-Methode.
  - Viererzeichen: Messung des Abstandes Kniegelenk – Unterlage bei Abduktion/Außenrotation des befallenen Beines nach Aufsetzen der Ferse des befallenen Beines auf das Knie des gesunden Beines.
  - Beinspreizabstand etc.

Diagnostik

▶ **Allgemeine diagnostische Maßnahmen** S. 329.
▶ **Klassifikationskriterien** (American College of Rheumatology): Hüftgelenkschmerzen *und* mindestens 2 der folgenden 3 Symptome:
- BSG < 20 mm / 1. Stunde.
- Femorale oder Acetabulum-Osteophyten im Röntgenbild.
- Gelenkspaltverschmälerung im Röntgenbild.

▣ *Beachte:* Die Kriterien sind sehr sensibel und spezifisch, aber wie alle Klassifikationskriterien nicht für die Frühdiagnose geeignet!

▶ **Röntgen**
- s. Abbildungen im Kapitel Röntgendiagnostik, S. 71.
- Zusätzlich eventuell:
  - Flache Wulstbildung an der Schenkelhalsbasis (Plaque-Zeichen).
  - Osteophyten an der Fovea capitis.
  - u. U. auch konzentrische Gelenkspaltverschmälerung statt der typischen exzentrischen.
  - In schweren Fällen: Subluxation und Deformierung des Femurkopfes.

Differenzialdiagnosen

▶ Koxitis bei entzündlich-rheumatischen Erkrankungen.
▶ Radikuläres Ischiassyndrom z. B. bei Bandscheibenvorfall.
▶ Erkrankungen in der Gelenkumgebung (z. B. Blasenkarzinom), Sakroiliitis.
▶ Femoralhernie.

Therapie

▶ S. 331; Stockentlastung ist besonders wichtig!

Verlauf und Prognose

▶ **Allgemein:**
- Individuell sehr variabler und nicht vorhersehbarer Verlauf mit möglicherweise jahrelanger Beschwerdefreiheit.
- Im Endstadium erheblicher Verlust an kardiovaskulärer Kondition (Risikofaktor für koronare Herzkrankheit?).

▶ **Prädilektionsfaktoren für Progredienz:**
- Initiale Gelenkspaltdicke < 2 mm.
- Femurkopfwanderung nach oben und lateral.
- Weibliches Geschlecht.
- Alter bei Beginn > 65 Jahre.
- Schlechter Funktionsindex nach Lequesne.

▶ **Komplikationen:** Protrusio acetabuli, Hüftkopfnekrose, Zusammenbruch großer Geröllzysten, „Pfannenwanderung", „Abschmelzen" des Hüftkopfes.

17.3 Gonarthrose

Grundlagen

▶ **Definition:** Arthrose des Kniegelenks (Tibiofemoralarthrose und / oder Femoropatellararthrose). *Sonderform:* Liparthrose sèche mit Pannikulose.

▶ **Ätiologie und Pathogenese:**
- *Meist sekundär:* Achsenfehlstellungen, posttraumatische und postoperative Gelenkinkongruenz, Bandläsionen, Osteochondrosis dissecans, Genu recurvatum, Genu varum et valgum, Kniegelenkentzündung, neurologische Erkrankungen, metabolische Arthropathien, Meniskusläsionen und -entfernung.
- *Risikofaktoren für retropatellare (femoro-patellare) Arthrose:* Patellafehlbildungen, Patellaluxation, Chondromalazie der Patella.
- *Bestimmte Berufe und Sportarten,* z. B. Fußball, Gewichtheben.
- *Speziell bei Frauen:* Höheres Risiko bei Übergewicht und höherem Alter (Östrogentherapie hat hier offenbar einen protektiven Effekt).

▶ **Epidemiologie:**
- Die Kniegelenkarthrose ist die häufigste Extremitätenarthrose (75%). Oft assoziiert mit Fingerpolyarthrose.
- Ab 45. Lebensjahr in 50%, ab 70. Lebensjahr in 100%.
- Frauen : Männer = 4 : 1.

Klinik, klinischer Befund

▶ **Subjektive Angaben des Patienten:**
- *Schmerzen* subpatellar, peripatellar und periartikulär (Pes anserinus) mit Ausstrahlung in den Unterschenkel und in die Oberschenkelrückseite (Früh- und Spättrias S. 330). Oft „rhythmische" Schmerzen an bestimmten Tagen, abends und am Wochenende.
- *Schmerzbedingte Behinderung* beim Treppenabgehen, Treppensteigen, bei längerem Gehen und Tragen schwerer Lasten.
- *Klassische Beschwerden:* Erschwertes Aufstehen nach längerem Sitzen.

▶ **Objektive Befunde:**
- Krepitation, Schmerzauslösung durch Patellakompression und -verschiebung sowie bei endgradiger forcierter Beugung.
- Bei Aktivierung Befund wie bei Arthritis (hier oft rasche Atrophie des M. quadriceps).
- Häufig Kombination mit Varikosis.
- In fortgeschrittenen Fällen schwere Varus- oder Valgusfehlstellung, Chondrokalzinose, Bandinstabilität, grobe Deformierung.
- Klassische Arthrosezeichen (S. 73) im Röntgenbild.

Diagnostik

- **Allgemeine diagnostische Maßnahmen** S. 330; im Labor bei Übergewicht ggf. höhere Insulinspiegel, bei Frauen mit früher Gonarthrose oft CRP-Erhöhung.
- **Klassifikationskriterien** (American College of Rheumatology): Kniegelenkschmerzen *und* radiologisch nachweisbare Osteophyten *und* mindestens 1 der folgenden 3 Symptome:
  - Alter > 50 Jahre.
  - Morgensteifigkeit bis maximal 30 Minuten.
  - Krepitation bei Bewegung.

  Beachte: Die Kriterien sind sensibel und spezifisch, aber wie alle Klassifikationskriterien nicht für die Frühdiagnose geeignet.
- **Röntgen** (s. Abb. 17.2 und Abb. 17.3): In fortgeschrittenen Fällen Gelenkzerstörung mit Aufhebung des Gelenkspaltes und Subluxationsstellung.

Abb. 17.2 • Mediale Gelenkspaltverschmälerung mit Sklerosierung und Osteophytenbildung bei Gonarthrose; von B. Manger, Erlangen (aus Alten et al. Merckle Rheumatologie visuell-Rheumatologische Bilddatenbank, Thieme, 2004)

Abb. 17.3 • Ausgeprägte postarthritische Arthrose beider Kniegelenke bei juveniler idiopathischer Arthritis; von B. Manger, Erlangen (aus Alten et al. Merckle Rheumatologie visuell-Rheumatologische Bilddatenbank, Thieme, 2004)

Differenzialdiagnosen

- Gonarthritis jeder Ursache.
- Gelenknahe Skeletterkrankungen (einschließlich Tumoren).

Therapie

- Medikamentöse, physikalische und konservative orthopädische Therapie S. 331; zusätzlich entlastende Apparate und Knieführungsapparate, ggf. elastische Bandage ohne und mit Seitenverstärkung.

Verlauf und Prognose

▶ **Allgemein:**
- Außerordentlich variabler Verlauf, primäre Gonarthrosen haben günstigere Prognosen als sekundäre.
- Verschlimmerung der Symptomatik noch nach Jahren nur in 30–40 %; in 20 % kommt es auch zu einer subjektiven Besserung (Übergang in stumme Arthrose). Später ist in 70 % radiologische Progredienz zu erwarten.
- Eine zunehmende Gelenkinkongruenz verschlechtert die Prognose.

▶ **Häufige Komplikation:** Baker-Zyste, seltener aseptische Knochennekrose mit Einbruch des Tibiakopfes.

17.4 Fingerpolyarthrose

Grundlagen

▶ **Definition:** Meist primäre und polyartikuläre Arthrose mit besonderer, ungewöhnlicher Affinität zu den Fingerendgelenken.

▷ *Beachte:* Die häufige Fingerpolyarthrose ist auch heute noch die wichtigste Differenzialdiagnose zu entzündlich-rheumatischen Krankheiten im engeren Sinne. Die Diagnose befreit den Patienten häufig von seiner Angst, an Gicht oder „Rheuma" zu leiden.

▶ **Ätiologie und Pathogenese:**
- Genetische Disposition: Assoziation mit HLA-A1, -B8?
- Durchblutungsstörungen, hormonelle Faktoren?
- Mechanische Überlastungen, z. B. Fingerendgelenkarthrose bei Judo-Kämpfern, berufsbedingt, Hypermobilität, hohe maximale Greifkraft (außer für Endgelenksarthrose!). Bei Hemiparesen Arthrose geringer als auf der nicht gelähmten Seite.

▶ **Epidemiologie:**
- Bei 20–30 % aller Frauen und bei 3–4 % aller Männer.
- Frauen : Männer = 10 : 1 (v. a. nach der Menopause).
- Beginn meist im Alter > 45 Jahre, aber auch schon im 3. Lebensjahrzehnt möglich. Zunahme mit dem Lebensalter (im 7. Lebensjahrzehnt > 50 %).
- Bei Frauen Assoziation mit Gonarthrose und Adipositas.

Spezielle Formen und deren Klinik / klinischer Befund

▶ **Heberden-Arthrose** (distale Interphalangealgelenke; nodöse Arthrose) (s. Abb. 17.4):
- Meist Beginn mit Bildung zweier nebeneinanderliegender dorsolateraler Knötchen über den Fingerendgelenken, u. U. mit Entzündungssymptomen und Schmerzen (es gibt 2 Arten von Heberden-Knoten: 1) fluktuierend = mit Hyaluronsäure gefüllte Zysten oder 2) derbe knöcherne Osteophyten. Das kombinierte Auftreten und der Übergang von der einen in die andere Form ist möglich!

Abb. 17.4 • Klinisches Bild einer Fingerpolyarthrose (Heberden- u. Bouchardarthrose); von R. Alten, Berlin (aus Alten et al. Merckle Rheumatologie visuell-Rheumatologische Bilddatenbank, Thieme, 2004)

17.4 Fingerpolyarthrose

- Meist polyartikulärer Befall: Am häufigsten 2. und 3. Finger, seltener Kleinfinger.
- *Spezielle Klinik:* Schmerzen (nicht immer!), Morgensteifigkeit < 30 Minuten, Kälteempfindlichkeit, auch Parästhesien. In fortgeschrittenen Stadien radiale Deviation oder Beugestellung der Fingerendglieder.
- Schübe mit sekundärer Entzündung (aktivierte Arthrose) sind jederzeit möglich, auch als Dauerzustand über Monate!
- ▶ **Bouchard-Arthrose** (proximale Interphalangealgelenke):
  - Bei jedem 3. Patienten gleichzeitig mit Heberden-Arthrose auftretend.
  - *Keine* Knotenbildungen, sondern irreguläre, derbe arthrotische Verdickung.
  - Beschwerden analog zur Heberden-Arthrose (s. o.). Auch hier sind grobe Deformierungen und Achsenabweichungen möglich.
- ▶ **Rhizarthrose** (Daumensattelgelenk):
  - Meist mit Arthrosen in anderen Fingergelenken vergesellschaftet, kann aber auch isoliert auftreten.
  - *Spezielle Klinik:*
    - Starke Schmerzen und Behinderung beim Drehen von Deckeln, Wäscheauswringen, Drehen von Griffen, beim festen Zupacken im Spitzgriff, bei Opposition, Zirkumduktion, Abduktion.
    - Starke Druckdolenz, Krepitation, oft Subluxation, Thenaratrophie.
  - ▶ *Beachte:* Die Rhizarthrose ist aus biomechanischen Gründen anders zu beurteilen als die Heberden-Arthrose! Das Daumensattelgelenk ist für die Handfunktion wichtiger als die Mittel- und Endgelenke.
- ▶ **Fingergrundgelenkarthrose** (Metakarpophalangealarthrose):
  - Seltener als die anderen Fingerarthrosen, aber keine Rarität!
  - *Spezielle Klinik:* Konturvergrößerung, Druck- und „Zupackschmerz" der Fingergrundgelenke. Gelegentlich Assoziation mit beruflichen Belastungen (großer Kraftaufwand).
- ▶ **Trapezio-Skaphoid-Arthrose** (Navikulare-Multangulum-majus-Arthrose):
  - Häufig isoliert, aber auch begleitend bei anderen Fingerarthrosen.
  - *Spezielle Klinik:* Oft stumm, radiologisch nur reaktionslose Gelenkspaltverschmälerung.

Diagnostik

- ▶ **Allgemeine diagnostische Maßnahmen** S. 330.
- ▶ **Klassifikationskriterien** (American College of Rheumatology):
  - Schmerzen oder Steifigkeit in den Fingern / der Hand *und*
  - drei der folgenden Symptome:
    - Harte Schwellung oder Auftreibung von 2 der folgenden 10 Gelenke: Daumensattelgelenk bds., PIP II und III bds., DIP II und III bds.
    - Deformierung von mindestens einem dieser 10 Gelenke.
    - Weniger als 3 geschwollene MCP-Gelenke.
  - ▶ *Beachte:* Diese Kriterien sind sehr sensibel und spezifisch, aber wie alle Klassifikationskriterien nicht für die Frühdiagnose geeignet.
- ▶ **Röntgen:** Wie bei allen Arthrosen (S. 71), zusätzlich oft paraartikuläre Ossikelbildung (s. Abb. 17.5).

Differenzialdiagnosen

- ▶ **Rheumatoide Arthritis** (S. 120): Bei ausgeprägter Fingergrundgelenkarthrose u. U. schwierige Abgrenzung.
  - ▶ *Cave:* Polyarthrose und rheumatoide Arthritis (S. 120) können gleichzeitig auftreten („Propfarthritis" nach Böni).
- ▶ Arthritis psoriatica (S. 151).
- ▶ **Erosive Fingerpolyarthrose** (S. 339): Auch hier sind die Fingermittelgelenke und -endgelenke beteiligt, aber die entzündlichen Schübe sind häufiger und meist schmerzhafter.
- ▶ Arthropathie bei Hämochromatose (S. 300) und Hypothyreose (S. 313).
- ▶ Arthritis urica.

17.5 Erosive (destruierende) Fingerpolyarthrose

Abb. 17.5 • Röntgenaufnahme der rechten Hand mit schwerer Polyarthrose der Fingermittel- und -endgelenke (Heberden-Arthrose) sowie Rhizarthrose mit Osteophyten, Deviationen und subchondraler Sklerosierung

Therapie

- **Medikamentöse Therapie:** Nur bei Schmerzhaftigkeit nicht steroidale Antiphlogistika, u. U. perkutane Antirheumatika.
- **Physikalische Therapie** (S. 501 ff): Bei nicht entzündeter Arthrose Fango- oder Moorkneten (warm), warme Hand- oder Sandbäder, elektrische Zweizellenbäder, Ergotherapie (Flechten, Weben, Handwerk), Bewegungsübungen in warmen Wasser-, Sole-, Schwefelbädern (vgl. Kurorttherapie S. 510). Bei sekundärer Entzündung Fangokneten in kühlem Fango, kühle Handbäder, Kryotherapie, gekühlte Linsen.
- **Operative Therapie:** Nur bei Rhizarthrose in besonderen Fällen (Trapezium-Resektion, Interponate, Gelenkersatz durch Platzhalter, Arthrodesen).

Verlauf und Prognose

- Der Verlauf der Fingerpolyarthrose ist ungewöhnlich variabel: Zwischen allmählich auftretenden schmerzlosen Verdickungen bis zum Dauerschmerz über Monate.
- Im Allgemeinen aber schubweise Progredienz. Funktionsbeeinträchtigungen entstehen v. a. durch Rhizarthrose und Bouchard-Arthrose.

17.5 Erosive (destruierende) Fingerpolyarthrose

Grundlagen

- **Ätiologie und Pathogenese:** Unbekannt. Plusvariante einer aktivierten (= sekundär entzündeten) Polyarthrose?
- **Epidemiologie:**
  - Ca. 5 % der Fingerpolyarthrosen, meist bei Männern (bei Frauen gehäuftes Auftreten nach der Menopause).
  - Hypothyreose?
- **Pathologie:** Das histologische Bild ähnelt der RA mit Synovialzellhyperplasie, Lymphozyteninfiltration und Pannus.

17.5 Erosive (destruierende) Fingerpolyarthrose

Klinik, klinischer Befund

- **Beachte:** Häufig akuter Beginn!
- Fingermittelgelenke gegenüber Endgelenken etwas bevorzugt.
- Äußerlich stärkere Deformierung und Verdickung als bei banaler Arthrose.
- Tastbare derb-sulzige Weichteilschwellung.
- Auftreten auch länger dauernder schmerzhafter entzündlicher Schübe mit erheblicher Beeinträchtigung.
- Nach entzündlich-destruierenden Schüben plötzliche „Beruhigung" möglich und Übergang in (schmerzlose) Ankylose (im Gegensatz zu „banalen" Fingerarthrosen!).

Diagnostik

- **Allgemeine diagnostische Maßnahmen** S. 330.
- **Röntgen:**
  - Subchondrale Spongiosadefekte, starke Gelenkspaltverschmälerung.
  - Osteolysen, Subluxationen, „Kollaps" des subchondralen Knochens (s. Abb. 17.6).
  - Reparaturvorgänge mit „Pflugschar"- oder „Möwenschwingen"-Bild (s. Abb. 17.7) und reaktionslosen Ankylosen.
  - Fehlen einer gelenknahen Osteoporose.
  - Gleichzeitiges Auftreten ganz verschiedener Stadien ist möglich.

Differenzialdiagnosen

- Rheumatoide Arthritis (S. 120): Häufig ist die Abgrenzung schwierig!
- Arthritis psoriatica ohne Psoriasis (S. 151): Sehr schwierige Abgrenzung!

Abb. 17.6 • Erosiver Verlauf einer Bouchardarthrose mit nahezu völliger Zerstörung des Fingermittelgelenkes

Abb. 17.7 • Röntgenbild der linken Hand bei destruierender (erosiver) Fingerpolyarthrose mit frischeren osteolytischen Destruktionen und an den Endgelenken älteren Veränderungen mit „Möwenschwingen-Phänomen"

- Hypothyreose-Arthropathie (S. 313).
- Arthritis urica.

Therapie

- Siehe Therapie bei aktivierter (entzündlich gereizter) Fingerpolyarthrose (S. 338). In Einzelbeobachtungen Besserung durch Hydroxychloroquin (S. 452).

Verlauf und Prognose

- Sehr variabler Verlauf in Schüben mit stärkerer und länger dauernder Entzündungssymptomatik.
- Die funktionelle Beeinträchtigung ist meist stärker als bei „banalen" Fingerarthrosen.

18 Degenerative Wirbelsäulenerkrankungen

18.1 Grundlagen und Übersicht

Grundlagen

▶ **Definition:** Mit dem Lebensalter zunehmende degenerative Erkrankung der Bandscheiben und der Zwischenwirbelgelenke mit reaktiven ossären vertebralen Veränderungen.
▶ **Ätiologie und Pathogenese:**
- Trophische Störung der blutgefäßfreien Bandscheibe mit Wasserverarmung und Rissbildung. An den Wirbelgelenken ähnlich dem arthrotischen Gelenkknorpel.
- Angeborene / erworbene Fehlstellungen, Traumen, Spondylolisthesis etc.
- Besondere berufliche Belastungen (schweres Heben, ungünstige Arbeitsposition). Unter bestimmten Bedingungen dann Berufskrankheit.
- Aufrechter Gang (aber auch Vierbeiner unter den Wirbeltieren bekommen Bandscheibenvorfälle).
- Hypermobilität?
▶ **Epidemiologie:**
- *Morphologisch:* Mit 40 Jahren bei 50%, mit 60 Jahren bei 90% aller Menschen nachweisbar.
- *Subjektive Beschwerden:* Insgesamt Rückenschmerzen bei 50%, Nackenschmerzen bei 25% der Bevölkerung (im höheren Alter 70 bzw. 40%).
▶ **Sozialmedizinische Aspekte:** 3,6% aller Arbeitsausfälle werden durch lumbovertebrale Beschwerden verursacht; 40% der Rentenanträge und 30% der Reha-Verfahren sind ebenfalls dadurch bedingt. Geschätzte Kosten allein für „low back pain" in den USA 1990: Über 24 Milliarden US-Dollar.

Klinik, klinischer Befund (häufig Mischformen)

▶ **Lokalsyndrom („vertebrale" Symptomatik):**
- Dumpfe Schmerzen, die durch Lagewechsel und bei mechanischer Beanspruchung provoziert werden können. Besserung in Ruhe.
- Fehlhaltung (Skoliose, Lordose, Kyphose, Steilstellung).
- Fixierung, Blockierung, Lockerung.
- Reaktive Weichteilsymptome (Tendomyosen, „Myogelosen", Ligamentosen).
- Eventuell „Irritationszonen" (muskuläre „Verquellung") und „Triggerpoints" (S. 20) bei gleichzeitiger Blockierung.
▶ **Pseudoradikuläre Syndrome:**
- Ausstrahlen der Schmerzen z. B. in Gesäß und Oberschenkel, nicht streng segmental und nicht mit Versorgungsgebiet der Nervenwurzeln korreliert.
- Kettentendomyosen („Schmerzstraße"), vasomotorische Störungen (ggf. bis zur Reflexdystrophie gehend!), Missempfindungen, Schwellungsgefühl.
▶ **Radikuläre (oder medulläre) Kompressionssyndrome:**
- Segmentale Schmerzen, Sensibilitätsstörungen.
- Paresen, Reflexabschwächung. Die Ausprägung ist abhängig vom Ort der Kompression (S. 345)!

▶ *Hinweis:* Die Schmerzursachen bei degenerativen Wirbelsäulenveränderungen sind vielfältig und meist schwer analysierbar: Somatischer, radikulärer, neurogener, viszeral-reflektorischer, psychogener Schmerz?

Diagnostik

▶ *Cave:* Pathologische Befunde sind nicht immer mit einer entsprechenden klinischen Symptomatik korreliert!
▶ **Röntgen:**
- *Chondrose* (regressive Bandscheibenveränderungen): Reaktionslose Zwischenwirbelraumverschmälerung.
- *Osteochondrose* (Chondrose + Sklerose der Wirbelkörperabschlussplatten): Zwischenwirbelraumverschmälerung + Sklerosesaum.

- *Spondylose* (reaktive, vom Wirbelkörper ausgehende Zacken [Spondylophyten]): Ventral primär ohne Krankheitswert – die Diagnose „Spondylosis deformans" ist daher mit Vorsicht zu interpretieren! Dorsale Ausziehungen sind hingegen von Bedeutung.
- *Spondylosis hyperostotica:* Quantitative „Plusvariante" der Spondylose.
- *Unkovertebralarthrose (Unterform der Spondylose) der Halswirbelsäule:* Dorsale Ausziehungen der Processus uncinati mit möglicher Einengung von Zwischenwirbellöchern.
- *Spondylarthrose* (Arthrose der Wirbelgelenke): Röntgenbefunde wie bei Extremitätengelenken (S. 330).
  > **Hinweis:** Dorsale spondylotische Ausziehungen der HWS und LWS können – besonders auch in Kombination mit spondylarthrotischen Wulstbildungen – zum engen Spinalkanal (und zu einer Myelopathie) führen!
- *Baastrup-Phänomen:* Aufeinanderrücken der Wirbelkörper durch Hyperlordose und Bandscheibenabflachung, so dass sich die Dornfortsätze der LWS berühren. Typisch ist ein lokaler Lordose- und Druckschmerz.
▶ **CT** (S. 79): Essenzielle diagnostische Zusatzinformationen für Veränderungen von Bändern, Nervenwurzeln, Fettgewebe, Bandscheibe (Nachweis eines Prolaps), Spinalkanalstenose, Traumen, Fehlbildungen, Tumoren.
▶ **MRT** (S. 81): Essenzielle diagnostische Zusatzinformationen zu Schädigungen des Rückenmarkes, Ausdehnung und Lage von Bandscheibenvorfällen, Tumoren, Infektionen, traumatischen Veränderungen, Spinalkanalstenosen u.a. (bei zahlreichen Fragestellungen der CT überlegen).

Differenzialdiagnosen

▶ Entzündliche Wirbelsäulenerkrankungen, besonders ankylosierende Spondylitis (S. 138).
▶ Tumoren.
▶ Skeletterkrankungen (Osteoporose, Osteomalazie, Tumoren).
▶ Statische Wirbelsäulenleiden.
▶ Psychosomatische Störungen.
▶ Erkrankungen anderer Organe.

> **Beachte:** Die Differenzialdiagnose z.B. des chronischen Rückenschmerzes ist vielfältig und schwierig. Hauptaufgabe der Diagnostik ist die Abgrenzung von nicht degenerativen und nicht mechanischen Ursachen!

Therapie und Prävention

▶ **Medikamentöse Therapie:**
  - Nicht steroidale Antiphlogistika (S. 434): Mittel der 1. Wahl.
  - Muskelrelaxanzien (S. 487) sind von begrenztem Wert, Einsatz nur bei starken reflektorischen Muskelverspannungen.
  - Lokalanästhetika (S. 493): Zur lokalen Injektionstherapie in „Triggerpoints", paravertebral oder segmental entsprechend dem Schmerzverlauf.
  - Analgetika (S. 487): Je nach Symptomatik und Art der Erkrankung; z.B. Paracetamol, Tramadol.
  - Psychopharmaka (S. 487): Bei therapieresistenter chronischer Cervicalgie und Lumbalgie und Diskrepanz zwischen somatischem Befund und subjektiven Beschwerden sowie begleitender depressiver Verstimmung.
  - Chondroprotektiva (S. 485): Die Wirksamkeit ist bisher nicht nachgewiesen.
  - Topisch angewendete Substanzen (S. 492; z.B. Hyperämika) sind subjektiv oft angenehm, die erhoffte reflektorische Tiefenwirkung ist jedoch fraglich.
▶ **Physikalische Therapie** (S. 501 ff):
  - *Akutstadien:* Ruhigstellung, Kryotherapie.
  - *Chronischer Verlauf:*
    – Krankengymnastik (!), Wärmeanwendungen, Massagen, nieder- und mittelfrequente Elektrotherapie, Ultraschall. In hartnäckigen Fällen Myofeedback, transkutane elektrische Neurostimulation (TENS).
    – Versuchsweise Extensionsbehandlung der LWS, bei Hypermobilität und starkem Reizzustand Halskrawatte oder Mieder nur befristet bei Therapieresistenz.

- Bei Blockierungen manuelle Therapie.
▶ **Kurorttherapie** (S. 510): Ambulante, stationäre oder Kompakt-Kur und stationäre Rehamaßnahmen mit Thermen, Radon- und Schwefelquellen, Peloiden (z. B. Moor, Torf), immer mit physikalischer Therapie kombiniert.
▶ **Operative Therapie:**
- *Indikationen:* Bandscheibenvorfall mit Paresen, Kauda-Syndrom, therapieresistente Schmerzen.
- Bei nachgewiesenen Lockerungen im Bewegungssegment Stabilisierungsoperation.
▶ **Prävention:**
- Rückendisziplin (Sitzen, Heben), richtige Lagerung, Schwimmen, Sauna.
- Geeignete Sportarten, richtiges Schuhwerk.
- Krankengymnastisches (überwachtes!) Eigenprogramm zur Kräftigung der Rumpfmuskulatur, Haltungstraining.

18.2 Lumbalsyndrom

Grundlagen

▶ **Definition:** Das „Lumbalsyndrom" ist keine exakte Diagnose, sondern eine Bezeichnung für den mechanisch bedingten Rückenschmerz, der auf degenerative Veränderungen der LWS zurückgeführt werden kann.
▶ **Epidemiologie:** 90 % aller Manifestationsformen des Rückenschmerzes!

Klinik, klinischer Befund

▶ **Akute Lumbalgie** (= „Hexenschuss"):
- Blockierung mit Fehlhaltung, ausgelöst meist durch ungewohnte körperliche Bewegung, Überanstrengung, Infekt, „Verhebetrauma", längeres Verharren in gebückter, stehender oder sitzender Haltung.
- Unter Umständen Ausstrahlung in ein Bein. Derbe Verspannung der Rückenmuskulatur, der Patient kann sich nicht von selbst aufrichten.
▶ **Chronische Lumbalgie:**
- Schmerzen beim Aufrichten (v. a. morgens), beim Heben und Drehen, bei Erschütterungen. Gefühl des „abbrechenden Kreuzes", Schraubstockgefühl, „Rückenschwäche".
- Begleitend ausgeprägte pseudoradikuläre Ausstrahlung (S. 342), und Weichteilsymptomatik, häufig Fehlhaltung (meist Steilstellung der LWS).

Therapie

▶ **Medikamentöse Therapie** (S. 343), Zusätzlich:
- Lokale Injektionstherapie (S. 493) mit Lokalanästhetika (z. B. Scandicain) und Glukokortikoiden: v. a. bei Irritationen der Wirbelgelenke = „Facettopathie".
- Psychopharmaka (S. 487), ggf. auch Antidepressiva mit muskelrelaxierenden Eigenschaften, besonders bei psychogenem Hintergrund oder Begleitsymptomatik.
▶ **Physikalische Therapie** (S. 501 ff). Wichtig ist v. a. das Erlernen von Rückendisziplin – richtige Haltung, richtiges Sitzen / Stehen / Heben im Alltag; Vermeiden von Überlastungen und einseitigen Belastungen, Arbeitsplatzgestaltung, richtiges Bett, Reduktion von Übergewicht!
▶ **Psychotherapie und Schmerzbewältigungsstrategien** bei Therapieresistenz, reaktiver depressiver Verstimmung, Diskrepanz zwischen somatischem Befund und Symptomatik.

Prognose

▶ **Große Spontanheilungstendenz:** Nach 4 Wochen sind 10 %, nach 6 Monaten über 90 % der Patienten beschwerdefrei. Die akute („unspezifische"!) Lumbalgie ist oft schon nach 1 Woche verschwunden.
▶ **Neigung zur Chronifizierung** (ebenfalls häufig). Bei atypischer oder nicht erklärbarer Symptomatik ist hier auch eine psychogene Ursache denkbar. Chronifizierung bedeutet nicht einfach „chronisch werdend", sondern scheint ein eigenes neuro-

physiologisches Korrelat zu haben, in das psychosomatische und psychosoziale Komponenten mit eingehen.
- **Möglicher Übergang in radikuläres Kompressionssyndrom** (s.u.): Lumbalgie → Ischialgie → Sensibilitätsstörungen → Parese.

18.3 Lumbales Wurzelkompressionssyndrom

Grundlagen

- **Definition:** Nervenwurzelkompression im LWS-Bereich mit typischer radikulärer und segmentaler Symptomatik.
- **Ätiologie und Pathogenese:**
  - Bandscheibenprotrusion, -prolaps oder -sequestrierung.
  - Enger Spinalkanal durch ossäre Prozesse.
  - Spondylolisthesis.
  - Selten: Tumoren, Venenerweiterungen, Verwachsungen.

Klinik, klinischer Befund

- Starke Schmerzen mit klassischer radikulärer Ausstrahlung (meist Segment L 5 oder S 1 → „Ischiasschmerz"!), meist bis in den Fuß mit Schmerzkonzentration in der Wade und u. U. auch an den Sprunggelenken.
- Positives Lasègue-Zeichen.
- Zunahme der Schmerzen beim Husten, Pressen und / oder Niesen.
- Sensibilitätsstörungen (streng segmental): Hypästhesie, Parästhesie.
- Paresen (streng segmental) s. Tab. 18.1 → entsprechende Pareseprüfung! Am häufigsten sind Fußheber- und Zehenheberparesen, darum immer Prüfung des monopedalen Fersen- und Zehenstandes.
- **Beachte:** Die oft zermürbenden Schmerzen bei einem lumbalen Bandscheibenvorfall gehören zu den schlimmsten Schmerzerlebnissen überhaupt. Ein konservativer Behandlungsversuch darf nicht zu lange ausgedehnt werden!
- Reflexverlust / -abschwächung s. Tab. 18.1.
- Nicht selten (schmerzbedingte, reflektorische) Skoliose.
- **Notfall:** Kaudasyndrom mit Blasen- und Mastdarmstörungen, Reithosenanästhesie und möglicherweise Paraparese bei medialem Vorfall.

Diagnostik

- **Klinisch-neurologische Untersuchung:** Befunde s. o.
- **Bildgebende Verfahren:**
  - *Lumbales CT:* Verfahren der Wahl zur Beurteilung knöcherner Läsionen.
  - *MRT* (S. 81): Verfahren der Wahl zur Beurteilung der Weichteilstrukturen.
  - *Myelografie.*
  - *EMG:* Bei motorischen Ausfällen zu deren Quantifizierung, zur Höhendiagnostik und zur Verlaufskontrolle.

Tab. 18.1 • Klinische Merkmale lumbaler Wurzelreizsyndrome

Wurzel	Klinik (Dermatom, Kennmuskeln)	Kennreflex
L 3	• *Dermatom:* Schräg über Oberschenkelvorderseite zum (medialen) Knie • *Kennmuskeln:* Adduktoren, M. quadriceps femoris, M. iliopsoas	Adduktorenreflex (ADDR), Patellarsehnenreflex
L 4	• *Dermatom:* Oberschenkel außen, Unterschenkel medial • *Kennmuskeln:* M. quadriceps femoris, M. tibialis anterior	Patellarsehnenreflex (PSR)
L 5	• *Dermatom:* Unterschenkel außen, Fußrücken bis zur Großzehe • *Kennmuskeln:* M. extensor hallucis longus, M. tibialis anterior, M. tibialis posterior, M. glutaeus medius	Tibialis-posterior-Reflex (TPR)
S 1	• *Dermatom:* Unterschenkelrückseite, Fußaußenrand (bis zur Kleinzehe) • *Kennmuskeln:* M. triceps surae, M. glutaeus maximus, M. biceps femoris	Achillessehnenreflex (ASR)

Therapie

▶ **Konservative Therapie:**
- *Medikamentöse Therapie:* Analgetika (S. 487) und Antiphlogistika (S. 434) sowie Muskelrelaxanzien in hohen Dosen, u. U. auch mit Infusionen.
- *Physikalische Therapie* (S. 501 ff): Stufenbettlagerung, eventuell Extension, isometrisches Training der Körperstammmuskulatur, niederfrequente Elektrotherapie. *Cave:* Manipulationen sind bei Bandscheibenvorfall kontraindiziert!

▶ **Operation:**
- *Nukleotomie* (mikrochirurgisch, im Versuch auch endoskopisch): Indiziert bei nachgewiesenem Vorfall mit Paresen und/oder therapieresistenter Schmerzsymptomatik.
- *Operative Dekompression:* Bei nachgewiesenem engem Spinalkanal mit starken Schmerzen.

▶ **Epiduralanästhesie** unter stationären Bedingungen bei starken Schmerzen ohne aktuelle OP-Indikation.

Prognose

▶ Gelegentlich unter konservativer Therapie Rückbildung der Symptomatik, manchmal aber erst nach Monaten.

18.4 Lumbale Spinalkanalstenose

Grundlagen

▶ **Definition:** Angeborene oder erworbene Stenose des lumbalen Spinalkanales und/oder der seitlichen Rezessus. Hauptursache für erworbene Stenosen sind: Degenerative Veränderungen im Bewegungssegment, Spondylolyse und Spondylolisthesis, vorangegangene Operationen, Traumen und Skeletterkrankungen.

▶ **Ätiologie und Pathogenese:**
- Dorsale spondylotische Ausziehungen und/oder schwere spondylarthrotische Randwülste.
- Spondylosis hyperostotica (S. 349).
- Nicht-degenerative Erkrankungen der LWS: Morbus Paget, Verkalkungen des hinteren Längsbandes, ankylosierende Spondylitis, Fluorose, posttraumatisch.
- Begleitend treten relativ häufig Bandscheibenvorfälle und/oder Protrusionen auf.

▶ **Epidemiologie:**
- Exakte Angaben sind schwer möglich, da große Variationsbreite des Kanales.
- Erhebliche Altersabhängigkeit: Selten bei Patienten < 50 Jahren.
- In 20–25 % asymptomatisch.

Klinik, klinischer Befund

▶ **Klassisches Symptom:**
- *Claudicatio spinalis* = beim Gehen zunehmende Schmerzen in Gesäß, Hüfte oder Beinen mit Besserung in Ruhe (ähnlich der klassischen Claudicatio intermittens bei pAVK).
- Die Patienten bleiben wegen der Schmerzen in gebeugter Haltung stehen (Lordosierung kann Schmerzen verstärken).
- Meist lange Schmerzanamnese mit Lumbalgie und (u. U. beidseitiger) Ischialgie.
- Die Beweglichkeit ist initial mitunter noch gut, später schmerzbedingt stark eingeschränkt.
  - ▷ *Beachte:* Mitunter auch Ruheschmerz mit Besserung beim Gehen!

▶ **In fortgeschrittenen Fällen:** Blasen- und Mastdarmstörungen und sensible und motorische Ausfälle.

Diagnostik

▶ **Klinik:** Symptome (s. o.) und klinische Untersuchung (s. Klinik beim lumbalen Wurzelkompressionssyndrom, S. 345): Ein positiver Lasègue ist im Gegensatz zu Bandscheibenvorfällen in höchstens 10 % nachweisbar!

- **Bildgebende Diagnostik:** CT (S. 79), MRT (S. 81), Myelografie.
- **Elektromyografie:** Häufig pathologische Befunde, die oft auch verschiedenen Segmenten zuzuordnen sind.

Differenzialdiagnosen

- Periphere arterielle Verschlusskrankheit.
- Tumoren.
- Periphere Neuropathie.

Therapie

- **Konservative Therapie** (wenn keine Operationsindikation): Vorgehen wie beim lumbalen Kompressionssyndrom (S. 345), bei nicht-degenerativen Ursachen Behandlung der Grundkrankheit.
- **Operative Dekompression:** In schweren Fällen, v. a. bei Störungen der Blasen- und Mastdarmfunktion, schweren radikulären Ausfällen und anderen neurologischen Defiziten (Paresen, Sensibilitätsstörungen, Reflexabschwächung).

Prognose

- Eine sorgfältige physiotherapeutische Nachbehandlung ist zwingend notwendig. Die Rückbildung von Ausfallserscheinungen ist nach der Operation nicht immer möglich.

18.5 Zervikalsyndrom

Grundlagen

- **Definition:** Das „Zervikalsyndrom" ist keine exakte Diagnose, sondern bezeichnet den mechanisch bedingten Nacken-Schulter-Schmerz, der auf degenerative Veränderungen der HWS zurückgeführt werden kann.

Klinik, klinischer Befund

> **Hinweis:** Die Symptomatik des Zervikalsyndroms ist sehr variabel (abhängig von Intensität und Lokalisation des Reizzustandes).

- **Einteilung:**
  - *Akutes* Zervikalsyndrom mit Tortikollis.
  - *Chronisches* Zervikalsyndrom mit Nackenschmerzen mit Ausstrahlungen in die Schultern, häufig auch von Brachialgie begleitet (Zervikobrachialgie in Form von ausstrahlenden Schmerzen bis in Ellenbogen und Fingerspitzen).
  - *Oberes Zervikalsyndrom:* Hinterkopfschmerz, Schwindel, Hörstörungen, Gesichtsschmerz, u. U. pharyngeale Symptomatik, Übelkeit, Blockierung der Kopfgelenke, erhebliche Druckdolenzen (v. a. okzipital).
- **Symptome beim chronischen Zervikalsyndrom:**
  - Bewegungseinschränkung oder Segmentblockierung der Halswirbelsäule.
  - Nachtschmerz.
  - Pseudoradikuläre Begleitsymptomatik mit – nicht dem Nervenverlauf folgenden – Missempfindungen, Schwellungsgefühl oder sichtbarer Schwellung der Hände (an Reflexdystrophie erinnernd) mit livider Hautverfärbung.
  - Mitunter druckdolente Muskulatur (auch peripher) sowie Veränderungen der Hautverschieblichkeit.

Differenzialdiagnosen

- Erkrankungen der Thoraxorgane (Herz!).
- Tumoren im Wirbelsäulen- und Rückenmarkbereich.
- Gefäßerkrankungen im Schulter-Arm-Bereich.
- Schulter-Periarthropathie (S. 359), auch mit Reflexdystrophie als Schulter-Hand-Syndrom).
- Polymyalgia rheumatica (S. 255).

Therapie

- **Akutes Zervikalsyndrom:** Antiphlogistika und Analgetika, Muskelrelaxanzien, Halskrawatte.
- **Chronisches Zervikalsyndrom:** Massagen, Wärmeanwendungen, Krankengymnastik (auch mit Entspannungsübungen!), eventuell manuelle Therapie, Elektrotherapie. Kuren in Thermal- und Mineralbädern, zur vegetativen Stabilisierung auch in Kneipp-Bädern.
- **Psychotherapie** und Schmerzbewältigungsstrategien hier oft besonders wichtig.
- **Präventivmaßnahmen:** Rückendisziplin, Muskeltraining, Haltungsschulung.

18.6 Zervikales Wurzelkompressionssyndrom

Grundlagen

- **Definition:** Nervenwurzelkompression im Zervikalbereich mit typischen radikulären Symptomen.
- **Ätiologie und Pathogenese:**
  - Bandscheibenprolaps.
  - Enger zervikaler Spinalkanal durch Osteophyten.
- **Epidemiologie:** Viel seltener als im Lumbalbereich!

Klinik, klinischer Befund

- Bei akutem Beginn über Stunden zunehmende massive Zervikobrachialgie mit bohrendem Charakter, u. U. auch in den Thorax ausstrahlend. Schmerzverstärkung durch Bewegung des Kopfes und bei Abduktion und Außenrotation des Schultergelenkes (meist Hinweis auf akuten Bandscheibenvorfall).
- Bei chronischem Beginn lange Anamnese mit radikulären Sensibilitätsstörungen, dann auch oft Reflexstörungen und Paresen entsprechend dem befallenen Segment (meist C 5 / C 6 und C 6 / C 7).
- Selten plötzlich auftretende, zunächst „peripher" anmutende Parese.
- Meist Begleitsymptomatik wie bei banalem HWS-Syndrom (S. 347).

◻ Sonderfall zervikale Myelopathie:
- **Ursache:** Meist zervikale Spinalkanalstenose (seltener als lumbal; S. 346), oft nicht erkannt.
  - *Klinik, klinischer Befund:* Schleichender Beginn mit Parästhesien der Hände und Schweregefühl der Beine, zunehmende Gangunsicherheit („wie betrunken"). Im fortgeschrittenen Stadium Armmuskelatrophien, spastische Paraparese der Beine.
  - *Diagnostik:*
    – MRT.
    – Evozierte Potenziale.
    – Myelografie: Starke Einengung der Kontrastmittelsäule.

Diagnostik

- Klinisch-neurologische Untersuchung.
- Mit dem EMG Höhenlokalisation möglich.
- Weitere Diagnostik s. lumbales Wurzelkompressionssyndrom (S. 345).

Therapie

- **Operation:** Meist indiziert bei akutem Bandscheibenvorfall und zervikaler Myelopathie mit verschiedenen Zugangswegen und Methoden (Spezialgebiet der Neurochirurgie und Orthopädie).
- **Konservativ:** Wenn Operation nicht nötig oder nicht möglich ist – Vorgehen ähnlich dem des unkomplizierten Zervikalsyndroms (S. 347).
  ◻ *Cave:* Manuelle Medizin und Extensionen sind kontraindiziert!

Tab. 18.2 • **Klinische Merkmale zervikaler Wurzelreizsyndrome**

Wurzel	Klinik (Dermatom, Kennmuskeln)	Kennreflexe
C 5	• *Dermatom:* Oberam außen • *Kennmuskeln:* M. deltoideus, M. biceps brachii, M. infraspinatus	Bizepssehnen-reflex (BSR)
C 6	• *Dermatom:* Ober- und Unterarm radial bis zum Daumen • *Kennmuskeln:* M. biceps brachii, M. brachioradialis (M. brachialis)	BSR, Radiusperios-treflex (RPR)
C 7	• *Dermatom:* Unterarmstreckseite, Handrücken bis Dig. II–IV • *Kennmuskeln:* M. triceps brachii, M. pronator teres, M. pectoralis major, M. extensor carpi radialis	Trizepssehnen-reflex (TSR), BSR
C 8	• *Dermatom:* Ober- und Unterarm ulnar bis Dig. V • *Kennmuskeln:* M. interosseus dorsalis, M. abductor digiti V, M. abductor pollicis brevis, M. flexor pollicis longus, M. flexor carpi ulnaris	Trömnerreflex

18.7 Spondylosis hyperostotica

Grundlagen

- **Synonym:** Diffuse idiopathische Skeletthyperostose (DISH), Morbus Forestier, vertebrale Hyperostose.
- **Definition:** Nicht entzündliche ankylosierende Wirbelsäulenerkrankung als Sonderform („Plusvariante") der banalen Spondylose mit Bildung großer perivertebraler Verknöcherungen, hyperostolischen Enthesiopathien und Arthrosen, die mit verschiedenen Stoffwechselstörungen assoziiert ist.
- **Ätiologie, Pathogenese, Pathologie:**
  - *Ätiologie:* Weitgehend unbekannt – verstärkte „osteoplastische" Tendenz durch Hyperinsulinämie?
  - *Pathologie:* Überschießende Verknöcherung von perivertebralem Bindegewebe und herausgequollenem Bandscheibengewebe. Echte Bänderverknöcherungen (v. a. Längsbänder) scheinen eher selten zu sein. An Band- und Sehnenansätzen initial Bindegewebsproliferation.
  - *Assoziierte Erkrankungen:*
    – Pathognomonisch: Assoziation mit Kohlenhydratstoffwechselstörung (in 25 % manifester, in 25 % latenter Diabetes mellitus) → über 30 % der Diabetiker leiden an einer Spondylosis hyperostotica.
    – Andere: Gicht oder Hyperurikämie (40 %), erhebliche Adipositas (20 %), pyknischer Habitus (in 50 %), koronare Herzkrankheit (20 %), Fettstoffwechselstörungen (30 %), Herzinsuffizienz (50 %), Fettleber, Arteriosklerose, Hypertonie, gelegentlich Residuen einer Scheuermann-Erkrankung, Dupuytren-Kontraktur, Chondrokalzinose.
- **Epidemiologie:**
  - *Prävalenz in Europa:* 5–6 % aller Menschen > 40 Jahre, im 8. Lebensjahrzehnt 10 % (= 10-mal häufiger als ankylosierende Spondylitis!). Autoptisch bei 28 %.
  - *Inzidenz:* In Skandinavien 700 Fälle / 100 000 Männer / Jahr und 400 Fälle / 100 000 Frauen / Jahr.
  - Männer : Frauen = 2 : 1.
  - Die Spondylosis hyperostotica ist wahrscheinlich die älteste rheumatische Erkrankung überhaupt (bereits in der Antike nachweisbar).

Klinik, klinischer Befund

- **Häufig asymptomatisch** entstehende perivertebrale Knochenbrücken (pathognomonisch an der BWS), der Krankheitsbeginn ist deshalb meist nicht feststellbar → oft radiologische Zufallsentdeckung.
- **In manchen Fällen mäßiggradige Schmerzen** im Wirbelsäulenbereich, häufiger periartikulär. Aber selbst schwere Enthesiopathien können schmerzlos verlaufen.
- **Zunehmende bis totale Versteifung der Brustwirbelsäule** in Hyperkyphose bei meist gut erhaltener LWS-Beweglichkeit.

18.7 Spondylosis hyperostotica

- **Bei schweren Hyperostosen der HWS und LWS** Symptome des engen Spinalkanals mit radikulären und pseudoradikulären Symptomen (bei HWS-Affektion z. B. Schluckbeschwerden, selten zervikale Myelopathie).
- **Hyperostotische Arthrosen** und grobe ossifizierende Enthesiopathien (Fersenbein, Becken) bei mindestens jedem 3. Patienten.

Diagnostik

- **Labor:**
  - Es gibt keine für eine Spondylosis hyperostotica spezifischen Befunde, insbesondere keine Entzündungszeichen!
  - Auf klinisch-chemische Hinweise auf begleitende Stoffwechselstörungen (metabolisches Syndrom) achten.
- **Röntgen:**
  - *Pathognomonisch:* Meist rechts-lateral und ventral ausgeprägte hyperostotische Knochenbrücken und -schalen im Bereich der BWS („Zuckergusswirbelsäule", „erstarrte Gussmassen", „erkaltete Kerzentropfen", „gefrorene Kaskade") (s. Abb. 18.1).
  - Die Zwischenwirbelräume sind meist erhalten, eine Osteochondrose (S. 342) eher ungewöhnlich (außer bei vorangegangenem Morbus Scheuermann).
  - Eine Beteiligung der HWS und LWS („Kerzenflammenbild") ist zwar seltener (50–60%), u. U. aber „hyperostotischer" als an der BWS.
  - Hyperostotische Modifikation banaler Enthesiopathien und arthrotischer Osteophyten (Röntgen von Becken und Ferse).
  - Iliosakralgelenke: Schalenartige Verknöcherung (u. U. eine Ankylose vortäuschend!), Arthrosezeichen.
  - Bei besonders ausgeprägter osteoplastischer Diathese: Verknöcherungen der sakrotuberalen Bänder im Beckenbereich.

Abb. 18.1 • a und b Röntgenaufnahmen der Brustwirbelsäule bei ausgeprägter Spondylosis hyperostotica mit rechtsseitigen hyperostotischen Brückenbildungen und ventralen kerzenflammartigen knöchernen Appositionen (57-jähriger Mann)

- *Seltener:* Rippen-Hyperostosen, „Stachelbecken", Hyperostosis frontalis interna, u. U. massive (auch fragmentierte) ossifizierende Enthesiopathien an Fersen, Ellbogen, Schultern, Patella, Kortikalis-Verdickungen der Phalangen, gehäufte Arthrosen.

Differenzialdiagnosen

- **Ankylosierende Spondylitis** (S. 138) – die Abgrenzung ist oft sehr schwierig (!):
  - Beide Erkrankungen können gleichzeitig auftreten („Spondylitis mixta ").
  - Veränderungen der Iliosakralgelenke können als Ankylose fehlgedeutet werden.
  - Mit zunehmendem Lebensalter kann es zu einer hyperostotischen Modifikation einer ankylosierenden Spondylitis kommen.
- Axiale Beteiligung bei Psoriasisarthritis (S. 151).
- SAPHO-Syndrom (S. 161).
- Andere Spondyloarthritiden.
- Morbus Paget.
- Fluorose, Ochronose (S. 307), lang dauernde Vitamin-A- / Retinoid-Therapie, endokrinologische Leiden (Akromegalie, Hyperparathyreoidismus) und Chondrokalzinose (S. 294).

Therapie

- **Konservativ:**
  - Primär Bewegungstherapie, physikalische Therapie, Kurorttherapie.
  - Medikamente nur bei klinischen Beschwerden.
  - Bei Enthesiopathien: Ultraschall, Iontophorese, NSAR-enthaltende Salben/Cremes, Glukokortikoidinjektion.
- **Operativ:** Dekompression bei engem Spinalkanal.
- **Allgemein:** Behandlung begleitender Stoffwechselleiden, Gewichtsreduktion, u. U. Vermeidung von Hyperinsulinämie-auslösenden Medikamenten (Thiazide, Betablocker, Insulin).

Prognose

- Günstig, eher von Begleitkrankheiten bestimmt, klinisch oft stumm.
- Komplikationen: Spinalkanalstenosen, Dysphagie, HWS-Fraktur mit Paraplegie.

19 Extraartikulärer (Weichteil-)Rheumatismus

19.1 Pannikulose ("Zellulitis")

Grundlagen
- **Definition:** Häufige, nicht entzündliche, harmlose Fettverteilungsstörung bei Frauen v. a. im Schultergürtel- und Beckengürtelbereich.
- **Ätiologie und Pathogenese:** Konstitutionell?

Klinik, klinischer Befund
- *Hinweis:* Die Pannikulose ist mehr ein kosmetisches als rheumatologisches Problem.
- Charakteristisches Hautrelief ("Matratzenhaut", "Apfelsinenhaut") mit tastbarer Verdickung der Subkutis.
- Meist schmerzlos, aber Kneifschmerz und gelegentlicher Spontanschmerz (bei depressiven Patientinnen?).

Therapie
- Gewichtsabnahme, Massagen, Kneipp-Hydrotherapie, Unterwasserdruckstrahlmassagen, Sauna (nicht sehr erfolgreich).
- *Beachte:* "Cellulitis" im angloamerikanischen Sprachgebrauch bezeichnet ein inflammatorisches (oft bakteriell ausgelöstes) Krankheitsbild, am besten zu übersetzen mit "Weichteilphlegmone".

19.2 Pannikulitis

Grundlagen
- **Definition:** Entzündung des subkutanen Gewebes mit rötlichen oder violetten knotigen Verdickungen mit oder ohne Ulzeration.
- **Ätiologie:** Polyätiologisch, z. B. traumatisch (z. B. Injektion), Infektionen (Tbc), Sarkoidose, bei systemischen Erkrankungen (s. u.).

Einteilung, Klinik und Diagnostik
- **Pfeiffer-Weber-Christian-Pannikulitis:**
  - *Definition, Klinik:* Seltene entzündliche Erkrankung der Unterhaut mit Bildung roter bis livider, schmerzhafter Knoten (mit Betonung der Beine) von einem bis mehreren Zentimeter Durchmesser. Häufig Fieber und Allgemeinsymptome (Gewichtsverlust, Abgeschlagenheit, Arthralgien).
  - *Ätiologie und Pathogenese:* Fettgewebsnekrose mit sekundärer Entzündung. Häufig auch Assoziation mit Pankreaserkrankungen (und Fettgewebsnekrosen in anderen Organen).
  - *Labor:* BSG-Beschleunigung, Amylase-Erhöhung.
  - *Verlauf:* Abheilung unter Hinterlassung eingezogener Narben.
- **Andere Formen:**
  - Erythema nodosum (S. 271), wird auch zu den Vaskulitiden gerechnet.
  - Pannikulitis bei Pankreaserkrankungen: Subkutane Fettnekrosen bei z. B. Pankreatitis, Karzinom, Pseudozysten, Trauma. Nicht immer scharf abgrenzbar von Pannikulitis Pfeiffer-Weber-Christian (s. o.).
  - Paraneoplastische Pannikulitis (s. Abb. 19.1): Erythema-nodosum-ähnliche Veränderungen z. B. bei Pankreaskarzinom (s. o., z. T. identisch), Morbus Hodgkin, Leukämien.
  - Lupus-Pannikulitis ("Lupus profundus"): Seltene kutane Manifestation des SLE (in 2 %).
  - Pannikulitis bei Vaskulitis kleiner und mittlerer Gefäße (z. B. im Rahmen einer Polyarteriitis nodosa).
  - Pannikulitis bei primärer biliärer Zirrhose oder Thyreoiditis Hashimoto (selten).

Abb. 19.1 • Ausgeprägte Pannikulitis mit Bildung livider schmerzhafter Knoten im Unterhautfettgewebe

Therapie

- Behandlung der Grunderkrankung, z. B. Pankreaserkrankungen, Kollagenosen, Tumoren, Infektionen.
- Nicht steroidale Antiphlogistika. Ebenfalls Einzelbeobachtungen: Colchicin (S. 293), Hydroxchloroquin (S. 452), Ciclosporin (S. 457), eventuell Glukokortikoide (S. 439).

19.3 Tendomyosen

Grundlagen

- **Synonyme:** „Muskelverspannungen", „Hartspann", „Muskelhypertonus".
- **Definition:** Fast immer reaktive, tastbare Verhärtungen der Muskulatur als Ausdruck anderer Erkrankungen des Bewegungsapparates.
- **Ätiologie:**
  - Fehl- und Überlastungen.
  - Gelenk- und Wirbelsäulenerkrankungen verschiedenster Art.
  - Traumen (auch Mikrotraumen!).
  - Physikalische Einflüsse (Kälte, Feuchtigkeit, Wetter).
  - Psychische Faktoren.
- **Pathogenetischer Mechanismus (?):** Nozizeptive Afferenzen induzieren eine schmerzreflektorische Muskelkontraktion mit konsekutiver Ischämie, die ihrerseits schmerzverstärkend wirkt und den Hypertonus unterhält (Circulus vitiosus). Segmentale Reflexe sind aber eher unwahrscheinlich.
- **Pathologie:** Bei „chronischen" Muskelverspannungen kann es zu histologischen Veränderungen im Muskel kommen.
- **Epidemiologie:** Sehr häufig (nicht genau quantifizierbar), jedoch häufigste Ursache rheumatischer Beschwerden in der täglichen Praxis.

Klinik, klinischer Befund

- **Umschriebene oder großflächige Muskelverspannungen** (v. a. an M. trapezius, paralumbalen Muskeln, Mm. pectorales):
  - Schmerzen und tastbare Muskelverhärtungen meist im Zervikal- und Lumbalbereich.
  - An den Extremitäten begleitend bei Gelenkerkrankungen („dekompensierte" Arthrose, S. 329) oder als pseudoradikuläre Kettentendomyosen.
  - Schmerzverstärkung durch Haltearbeit, Kälte, Nässe, Müdigkeit, psychische Einflüsse.
  - Schmerzreduktion durch Wärme und Bewegung.
- **„Trigger points"** (häufig durch Gelenkblockierungen, Hauptsymptom der sog. „myofaszialen Schmerzsyndrome" am Kopf, im Kieferbereich, Nacken und am Rücken):
  - Punkte mit lokalem, tiefsitzendem Muskelschmerz, die von tastbaren bandförmigen Muskelverhärtungen begleitet sind.
  - Bei Druck sind Schmerzen in einer für jeden Muskel charakteristischen ferner gelegenen Regionen auslösbar („referred pain").
  - Möglicherweise begleitend auch Parästhesien, Muskelschwäche, vegetative Störungen.
- **Hinweis:** Großflächige Tendomyosen und „trigger points" sind nicht immer scharf abgrenzbar.

Diagnostik, Differenzialdiagnosen

▶ Nachweis des erhöhten Muskeltonus bzw. Druckschmerzes: Manuelle Palpation, Druckalgometrie.

Diagnostische Probleme:
- Ein tastbar verhärteter Muskel ist nicht immer eine (elektromyografisch nachweisbare) Dauerkontraktion. An der palpablen Konsistenz ist immer auch ein plastischer Gewebeanteil mitbeteiligt („viskoelastischer" Tonusanteil), manchmal auch eine (elektromyografisch ebenfalls stumme) Kontraktur.
- Jahrelang bestehende Muskelverspannungen können durch Gewebeumbau in „stumme", schmerzlose Muskelverhärtungen übergehen.
- Auch „trigger points" können „stumm" sein.
- „trigger points" werden oft mit „tender points" verwechselt: Bei Letzteren handelt es sich um eine lokale Druckempfindlichkeit an bestimmten definierten Punkten ohne fortgeleiteten Schmerz oder tastbar verhärtete Muskelstränge.
- Symptome der Tendomyose sind nicht immer von einer begleitenden Insertionstendopathie abgrenzbar.
- Das subjektive Gefühl der „Verspannung" ist nicht immer von einer tastbaren Muskelhärte begleitet (v. a. bei psychogenen Beschwerden).

▶ **Differenzialdiagnosen:** Muskelschmerzen aus anderer Ursache: „Muskelkater", Virusinfektionen, Polymyalgia rheumatica (S. 255), Myositiden (eher selten schmerzhaft!), Myopathie bei Osteomalazie (S. 373).

Therapie und Prävention

▶ **Behandlung einer eventuellen Grunderkrankung.**
▶ **Physikalische Therapie** (durch Verbesserung von Trophik, Analgesie und Muskeldetonisierung greift sie ein in pathogenetische Mechanismen):
- *Akute Tendomyose:* Kurzfristige Ruhigstellung, Kryotherapie (Eismassage), diadynamische Ströme.
- *Chronische Tendomyosen:* Krankengymnastik (Entspannungsübungen), Haltungsschulung, Training, detonisierende (weiche!) Massagen, Wärmeanwendungen aller Art, analgesierende Strombehandlung.

▶ **Medikamentöse Therapie:**
- Lokalanästhetika-Injektion in / bei „trigger points".
- Topisch anzuwendende Antirheumatika (nicht steroidale Antiphlogistika, hyperämisierende Substanzen).
- Analgetika und Muskelrelaxanzien (auch kombiniert!) nur zurückhaltend.

▶ **Kurorttherapie** (S. 510): In chronisch-rezidivierenden Fällen ambulante oder stationäre Kur oder ambulante oder stationäre Rehamaßnahme an Kurorten mit Thermen, Solequellen, Schwefelwässern, Peloiden. Zur vegetativen Stabilisierung sind auch Kneipp-Kuren ratsam.

▶ **Prävention:**
- Behandlung von Grunderkrankungen.
- Vermeidung von Überlastungen, Schädigungen, Zugluft, Kälte, Nässe.
- Vermeidung beruflicher und gewohnheitsmäßiger Fehlhaltungen.
- Wiederholte Thermotherapie, Gymnastik, Sauna, Hydrotherapie, Schwimmen.

Verlauf und Prognose

▶ Meist gutartiger Verlauf und gute Prognose, jedoch häufig Rezidive bei Fortbestehen der auslösenden Ursache. In der Regel „harmlos, schmerzhaft und treu".

19.4 Fibromyalgiesyndrom

Grundlagen

▶ **Definition:** Dem Weichteilrheumatismus zugehörige Erkrankung mit großflächigen generalisierten Schmerzen, charakteristischen schmerzhaften Druckpunkten, vegetativen Symptomen und psychischen Besonderheiten (meist in Form von Depressivität und Angst).

- ▶ **Ätiologie und Pathogenese** (Hypothesen!):
  - Störung zentraler Schmerzverarbeitungsmechanismen (oft mit Schlafstörung assoziiert) mit zentraler Hyperexzitabilität und gestörter Schmerzmodulation (dadurch generalisierte Änderung der Schmerzempfindungsschwelle).
  - Verstärkte Aktivität polymodaler Rezeptoren?
  - Metabolischer neuroregulativer Defekt biogener Amine (Serotonin, Dopamin, Noradrenalin)?
  - Störung der Wachstumshormon-Somatomedin-C-Achse? ACTH-Hyperreaktivität? Chronische Stressreaktion?
  - Regionale Durchblutungsstörung im Thalamus, Nucleus caudatus und im Hirnrindenbereich?
  - ⊐ *Beachte:* Die Frage, ob das Fibromyalgiesyndrom eine echte somatische Erkrankung, eine psychosomatische Erkrankung oder eine Funktionsstörung ist, wird unverändert kontrovers diskutiert.
- ▶ **Epidemiologie:**
  - *Gesamtprävalenz:* 2–3 % (3 % der Frauen, 0,5 % der Männer), Tendenz zunehmend. Auch bei Kindern beobachtet.
  - *Altersverteilung:* In jedem Alter möglich, Zunahme mit dem Lebensalter (meist 30.–60. Lebensjahr).
  - In Rheumakliniken und speziellen Rheuma-Sprechstunden bei ca. 8 % (bis 30 %?) der Patienten (davon 80–90 % Frauen).
- ▶ **Anamnese:**
  - Schmerzanamnese.
  - Anamnese der assoziierten Symptome (Müdigkeit, kognitive Störungen, Morgensteifigkeit, Schlafstörungen, Ängstlichkeit, Depressivität).
  - Anamnese weiterer funktioneller Symptome (Verdauung, Miktion, Kopf- und Gesichtsschmerzen, Bauchschmerzen, Herz- und Atembeschwerden, Reizüberempfindlichkeit).
  - Erfassung der Beeinträchtigung in Alltagsfunktionen (Arbeit, Haushalt, Freizeit, Sexualität).
  - Subjektive Krankheitsüberzeugung und Bewältigungsstrategien.
  - Aktuelle psychosoziale Stressoren (Beruf, Partnerschaft, Familie) und biografische Belastungsfaktoren.
  - Frühere psychiatrische und psychotherapeutische Behandlungen, Psychopharmaka.

Klinik, klinischer Befund

- ▶ **Großflächige dumpfe Schmerzen und Steifigkeit** (> 3 Monate):
  - Zervikal-, Lumbal-, auch Thorakalregion, Extremitäten, gelegentlich auch im Kieferbereich („Myarthropathie" als spezielles myofasziales Schmerzsyndrom!). Unter Umständen „überall Schmerzen"!
  - Wetter- und Belastungsabhängigkeit.
- ▶ **Multiple Druckschmerzpunkte =** *tender points* (v. a. oberer Trapeziusrand, unterer Teil des M. sternocleidomastoideus, laterale Pektoralispartien, M. supraspinatus, äußerer oberer Glutäal-Quadrant, Trochanter major, medialer Kniegelenkspalt, Epikondylen, Tuberculum majus und minus humeri, Korakoid, Fibulaköpfchen, Crista iliaca, Skapularand, u. U. auch periartikuläre Strukturen von Fingergelenken). Die Druckdolenz dieser „tender points" ist den Patienten nicht immer bekannt!
- ⊐ *Beachte:* Die verstärkte Druckschmerzempfindlichkeit an Sehnenansätzen wird durch eine herabgesetzte Schmerzschwelle hervorgerufen. Sie ist ein Hinweis auf das Ausmaß der körperlichen und psychosozialen Stressbelastung.
- ▶ **Diagnosestellung:**
  - Die Diagnose eine Fibromyalgiesyndroms kann nach symptombasierten Kriterien (chronische Schmerzen in mehreren Körperregionen mit Steifigkeits- und Schwellungsgefühl, Müdigkeit und Schlafstörungen) nach Ausschluss aller Differenzialdiagnosen gestellt werden.
  - Die Druckschmerzempfindlichkeit der *tender* points kann nach den ACR-Kriterien (s. u.) überprüft werden ist jedoch für die klinische Diagnose nicht erforderlich.
  - Druckschmerz an anderen Stellen des Bewegungsapparates („Kontrollpunkte") schließt die Diagnose Fibromyalgiesyndrom nicht aus.

ACR-Klassifikation der Fibromyalgie (1990)

▶ Anamnese von multilokulären muskuloskelettalen Schmerzen (weitverbreiteter Schmerz in mehreren Körperabschnitten) über mindestens 3 Monate.
▶ **Als Körperabschnitte gelten:**
  • Rechte und linke Körperhälfte.
  • Region oberhalb und unterhalb des Zwerchfells.
  • Beteiligung des Achsenskeletts (HWS, BWS, LWS oder vorderer Brustkorb).
▶ **Schmerz an mindestens 11 der folgenden 18 tender-points:**
  • Ansätze der subokzipitalen Muskeln.
  • Querfortsätze der Halswirbelkörper C 5–C 7.
  • M. trapezius (Mittelpunkt auf der Achsel).
  • M. supraspinatus oberhalb der Spina scapulae.
  • Knochen-Knorpel-Grenze der 2. Rippe.
  • Epicondylus radialis (2 cm distal).
  • Regio glutea (oberer äußerer Quadrant).
  • Trochanter major.
  • Pes anserinus.

Weitere Diagnostik

▶ **Labor:**
  • Klinisch-chemische und serologische Routineparameter sind unauffällig.
  • Hinweise auf andere Grunderkrankungen sind Ausschlusskriterium!
  • Zahlreiche nachgewiesene Veränderungen (z. B. Substanz-P-Erhöhung in Serum und Liquor, Erniedrigung von Calcitonin, Serotonin und anderen biogenen Aminen, Verringerung von Somatomedin und somatotropen Hormonen, verstärkte Konzentration von nerve growth factor im Liquor u. v. a.) sind gegenwärtig nicht von diagnostischer, wahrscheinlich aber pathogenetischer Bedeutung, besonders in Hinsicht auf eine chronische neuroendokrine Stressreaktion.

Differenzialdiagnosen

▶ Sekundäre Fibromyalgie bei entzündlichen und degenerativen Gelenk- und Wirbelsäulenleiden, z. B. SLE (in über 20 %), Sjögren-Syndrom (10 %), familiäres Mittelmeerfieber (S. 418), rheumatoide Arthritis (10 %) Morbus Crohn und Colitis ulcerosa (30 %).
▶ Polymyalgia rheumatica (S. 255).
▶ Endokrinologische Erkrankungen.
▶ Myofasziale Schmerzsyndrome.
▶ Muskelschmerzen bei Virusinfektionen, paraneoplastische Schmerzsyndrome, Glukokortikoid-„Pseudo-Rheumatismus", Hypothyreose, Parkinsonsyndrom im Frühstadium.

▶ *Cave:* Man kann an einem Fibromyalgiesyndrom leiden und gleichzeitig einen Bandscheibenvorfall oder andere zusätzliche Schmerzen haben, die dann in der Fibromyalgiesymptomatik untergehen!

Therapie

▶ **Allgemeine Therapieprobleme:**
  • Die Therapie der Fibromyalgie ist aufgrund der offensichtlichen Heterogenität dieses Syndroms sehr schwierig (die medikamentösen und physikalischen Maßnahmen sind in höchstens 50–60 % wirksam).
  • In den meisten Fällen ist ein „polymodales" Konzept notwendig (die Therapie muss immer multidisziplinär sein!).
  • Erfolgreiche Therapieprogramme sind immer individuell und nicht auf den nächsten Patienten übertragbar.
  • Die Therapie bedarf großer persönlicher Zuwendung und ist darum sehr zeitaufwendig.
  • Eine positive Beeinflussung subjektiver Schmerzen bedeutet nicht zwangsläufig eine Verbesserung der Druckschmerzhaftigkeit der „tender points" und der

Schlafstörungen; die einzelnen Kardinalsymptome sprechen unterschiedlich auf die gleiche Therapie an.

▶ **Medikamentöse Therapie:**
- *Analgetika (Paracetamol, Tramadol) und Antiphlogistika:* Oft notwendig bei allerdings oft enttäuschender Wirksamkeit, Opiate sollten vermieden werden.
- *Antidepressiva* (v. a. trizyklische Antidepressiva wie Amitriptylin, Cyclobenzaprin und Maprotilin): In ca. 50–60 % wirksam. Ratsam ist Initialtherapie mit Amitriptylin (mit einschleichender Dosierung, beginnend mit 10 mg, langsam steigern auf 50–75 mg).
- *Nicht steroidale Antiphlogistika und Steroide:* Keine gute Evidenz beim Fibromyalgiesyndrom.
- *Pregabalin und Gabapentin:* Daten aus mehreren klinischen Studien weisen auf eine Wirksamkeit der α_2-δ-Liganden Pregabalin (300–450 mg / d) und Gabapentin (1200–2400 mg / d) auf Schmerzen, Schlafstörungen und Lebensqualität hin. Typische Nebenwirkungen sind Schwindel, Sedierung und Gewichtszunahme.
- *Serotonin- und Noradrenalin-Reuptake-Hemmer (SNRI):* Duloxetin (60–120 mg / d) und Milnacipran (100–200 mg / d) haben in kontrollierten Studien positive Effekte auf den Schmerz und assoziierte Symptome beim Fibromyalgiesyndrom zeigen können. Von den selektiven Serotonin-Reuptake-Hemmern (SSRI) gilt dies auch für Fluoxetin, nicht jedoch für andere Substanzen dieser Gruppe.
- Einzelne Studien mit dem Serotonin-5-HT 3-Rezeptor-Antagonisten Tropisetron, den NMDA-Rezeptor-Antagonisten Dextrometorphan und dem Dopamin-D 3-Rezeptor-Agonisten Pramipexol erbrachten keine konklusiven Resultate.

▶ **Physikalische Therapie:**
- *Kardiovaskuläres Fitness-Training* („aerobic exercise"), z. B. auf dem Ergometer (3–4 × / Woche über viele Monate) wirkt schmerzlindernd. Bei einem Teil der Patienten kann hierdurch der Teufelskreis Schmerz – Inaktivität – erneuter Schmerz durchbrochen werden.
  ◻ *Cave:* Vorsicht vor Überlastung!
- *„Passive" physikalische Maßnahmen,* z. B. großflächige Wärmeanwendungen, weiche Massagen, Entspannungsgymnastik (z. B. postisometrische Muskelrelaxation nach Jacobson), warme Solebäder, vorsichtige Dehnübungen, aber auch Ganzkörper-Kältetherapie (Kältekammer) und Infrarot-Hyperthermie.
- Bewegungsbäder, EMG-Biofeedback.
- *Eher meiden:* Intensives isometrisches Muskeltraining und forcierte Mobilisationen.

▶ **Psychotherapie und psychologische Führung:**
- Erlernen von kognitiv-verhaltenstherapeutischen Verfahren zur Bekämpfung von Schmerz und Depression.
- Entspannungstechniken, autogenes Training, eventuell in Kombination mit EMG-Biofeedback.
- Vermittlung von Bewältigungsstrategien.
- Gruppentherapie! In besonderen Fällen auch langfristige Psychotherapie.

▶ **Allgemeinmaßnahmen:**
- *Patientenschulung* (S. 433)!
  – Information über das Wesen der Erkrankung (*keine* organischen Schädigungen zu erwarten, die Beschwerden sind *real* und sehr langwierig), Vermeiden schmerzverstärkender Einflüsse.
  – Informationen über die richtige Lebensführung und über die Vermeidung von Stressfaktoren, über den richtigen Wechsel von Belastung und Ruhe, über Vertrauen zu der nach wie vor vorhandenen eigenen körperlichen Leistungsfähigkeit und über die Akzeptanz gewisser Leistungseinbußen, die respektiert werden müssen.
  – Information über die Therapieziele: Therapeutisches Ziel ist keine sofortige Schmerzfreiheit (nicht möglich!), sondern zunächst die Zunahme schmerzarmer Stunden und Tage!
- Abbau der Angst vor der Einbeziehung des Psychotherapeuten, Psychologen, Psychiaters, psychosomatisch tätigen Arztes.

- **Kurorttherapie** (S. 510): Kombination von Milieuänderung, Gruppenerlebnis, Einsatz natürlicher ortsgebundener Heilmittel (Thermen, Peloide) mit einem umfassenden Behandlungsprogramm einschließlich physikalischer Therapie, psychologischer Führung und Steigerung der Leistungsfähigkeit im Rahmen von kurortmedizinischen Maßnahmen (offene Badekur, Kompaktkur, klinisches Rehabilitationsverfahren).
  > *Cave:* Zu reizintensive und drastische Kuranwendungen können zu einer Exazerbation der Beschwerden führen!

Verlauf und Prognose

- **Meist chronisch,** ab dem 60 Lj. u. U. Tendenz zur Besserung. Nach 10-jähriger Krankheitsdauer ist noch bei ⅔ der Patienten das Vollbild der Erkrankung nachweisbar. Nach einer mittleren Krankheitsdauer von 8 Jahren sind 50 % der Patienten mit ihrer Gesundheit unzufrieden. Nach anderen Beobachtungen sind nach den ACR-Kriterien nach 2 Jahren 24 % in Remission.
- **Häufig Invalidisierung** wegen hohen Leidensdruckes und Therapieresistenz (Angaben zwischen 9 und 40 %!).
  > *Hinweis:* Die Symptomenkombination von generalisierten Schmerzen, Schlafstörungen und verminderter Leistungsfähigkeit darf in ihrer Konsequenz auf Lebensqualität und Lebensfreude nicht unterschätzt werden!

19.5 Tendopathien, Insertionstendopathien

Grundlagen

- **Synonym:** Insertionstendopathien = Enthesiopathien.
- **Definition:** Uni- oder multilokuläre, primär nicht entzündliche Schmerz- und Reizzustände an Sehnen und ihren Ansätzen mit bevorzugten Prädilektionsstellen.
- **Ätiologie und Pathogenese:**
  - Chronische mechanische Überlastung bei u. U. vorhandener besonderer Disposition (einseitige Tätigkeit, bestimmte Sportarten, ungewohnte schwere Arbeiten).
  - Lokale Ischämie.
  - Psychische und physikalische Einflüsse.
  - Sekundär, z. B. bei endokrinologischen und Stoffwechselerkrankungen.
- **Epidemiologie:** Sehr häufig.
- **Prädilektionsstellen:** Epicondylus humeri (Epicondylitis oder Epicondylopathia humeri), Trochanter major et minor (oft als „Trochanter-Bursitis" bezeichnet), Tuberculum majus humeri, Processus styloides radii oder ulnae („Styloiditis"), Schambein („Grazilissyndrom"), Fersenbein (Achillessehne, Plantaraponeurose), Symphyse, Xiphoid, Schulterblattrand, Darmbeinkämme und Spina iliaca ventralis, Pes anserinus, Olekranon, Dornfortsätze, Supraspinatussehne (Sonderform der Schultergelenk-„Periarthropathie").

Klinik, klinischer Befund

- Im akuten Stadium starker Ruheschmerz mit Schonhaltung.
- Schmerz bei Bewegung und Anspannung des zugehörigen Muskels, Zunahme bei Belastung und Widerstandsarbeit sowie durch Zug und Druck.
- Schmerzausstrahlung in zugehörigen Muskel, meist in Peripherie (distal).
- Häufig umgebende Hyperalgesie.
- Gelegentlich Entzündungszeichen.

Diagnostik

- **Klinik** s. oben.
- **Labor:** Unauffällige Befunde.
- **Röntgen:**
  - Bei chronischer Insertionstendopathie Aufrauungen oder dornartige knöcherne Ausziehungen am Sehnenansatz (nicht mit Beschwerden korreliert, auch klinisch stumm möglich!).
  - u. U. Kalkablagerungen (Apatit = basisches Kalziumphosphat).

- **Arthrosonografie** (S. 84): u. U. Nachweis von Bursitiden, Sehnenverdickungen mit Ödem, Verkalkungen.

Differenzialdiagnosen

- Entzündliche Enthesiopathien z. B. bei Spondylarthritiden.
- Periarthropathia calcarea generalisata (S. 297).
- Generalisierte Tendomyopathie (S. 354).
- Myofasziale Schmerzsyndrome (S. 353).
- Je nach Lokalisation: Radikuläre Syndrome (Ellbogen, Trochanter), Engpasssyndrome.
- **Beachte:**
  - Insertionstendopathien und lokale Tendomyosen („Periarthropathien") sind obligates (mitunter dominierendes) Symptom von Arthrosen („Dekompensation" der Arthrose) und Arthritiden und können darum diagnostisch richtungweisend sein!
  - Tendopathie, Insertionstendopathie und Tendomyose (S. 353) sind klinisch nicht immer scharf voneinander abgrenzbar und kommen auch kombiniert vor.

Therapie und Prävention

- **Im akuten Stadium:**
  - *Medikamentöse Therapie:* Injektion von Lokalanästhetika (S. 493); systemisch nicht steroidale Antiphlogistika (S. 434).
  - *Physikalische Therapie:* Ruhigstellung (u. U. Gips!), lokale Kryotherapie (S. 506), eventuell milde stabile Galvanisation (auch für Iontophorese mit Lokalanästhetika verwendbar). Keine mechanischen Manipulationen!
- **Im chronischen Stadium:**
  - *Medikamentöse Therapie:*
    - Antiphlogistika nur mit Zurückhaltung.
    - Lokale Injektion von mikrokristallinen Glukokortikoiden nach vorangegangener Applikation eines Lokalanästhetikums (niemals in die Sehne selbst!). Maximal 3–6-mal in wöchentlichen Abständen!
    - Topisch wirkende Antirheumatika.
  - *Physikalische Therapie:* Intensive Wärmebehandlung, Ultraschall, Iontophoresen mit Histamin und Antirheumatika, nieder- und mittelfrequente Ströme. Eventuell gezielte Bewegungstherapie.
- **Prävention:** Vor allem Vermeiden ungewohnter mechanischer Belastungen (Sport, Beruf, Alltag).

Verlauf und Prognose

- Im Allgemeinen gutartiger Verlauf (aber auch therapieresistente Fälle).

19.6 Periarthropathia humeroscapularis (PHS)

Grundlagen

- **Definition:** Multifaktoriell bedingte primär degenerative Erkrankung der periartikulären Strukturen des Schultergelenkes mit z. T. ähnlicher Symptomatik, aber unterschiedlicher Pathogenese.
- **Ätiologie und Pathogenese:**
  - *Degenerative Veränderungen* der Supraspinatussehne und der Bizepssehne → PHS tendinotica. Anatomischer „Schwachpunkt": Beim Heben des Armes muss sich die Rotatorenmanschette mit den Sehnen der Mm. supraspinatus, infraspinatus, subscapularis unter dem Acromion und Lig. caracoacromionale vorbeibewegen, dadurch Prädisposition zum „impingement" („Stoß, Anprall").
  - *Durchbruch extraartikulärer Kalkablagerungen* (Hydroxyapatit = basisches Kalziumphosphat) im Bereich der Supraspinatussehne in die Bursa subacromialis mit Auslösung einer akuten Kristallbursitis → PHS acuta.
  - *Degenerative („trophische") Ruptur* (spontan oder traumatisch) der Bizepssehne oder Supraspinatussehne als Teil der Rotatorenmanschette → PHS pseudoparalytica.

19.6 Periarthropathia humeroscapularis (PHS)

- *Fibrosierung der Gelenkkapsel* → PHS ankylosans, „frozen shoulder" (Mischformen möglich!).
- *Sekundäre PHS-Formen* bei Erkrankungen des Schultergelenkes, neurologischen oder viszeralen Erkrankungen (apoplektischer Insult mit Hemiparese, Herzinfarkt, andere intrathorakale Erkrankungen).
- *Sonderform:* PHS + Reflexdystrophie = „Schulter-Hand-Syndrom" (S. 365).

▶ **Epidemiologie:** Mindestens 10% aller Menschen betroffen (Männer = Frauen) mit einem Maximum im 6. Lebensjahrzehnt. Die rechte Schulter ist etwas häufiger befallen (oft Seitenwechsel).

Klinik, klinischer Befund

▶ **Allgemein:**
- Spontanschmerz, Nachtschmerz (beim Liegen auf kranker Seite), Bewegungsschmerz (besonders bei Elevation und Abduktion). Ausstrahlung des Schmerzes in die Umgebung. Bei Supraspinatussyndrom sog. „schmerzhafter Bogen" (nach Schmerzmaximum zwischen 80 und 120° Abduktion bei weiterer Abduktion wieder Nachlassen des Schmerzes). Schmerzen besonders bei komplexen Bewegungen im Alltag.
- Druckdolenz am Tuberculum majus, im Sulcus intertubercularis, am Akromioklavikulargelenk, am Processus coracoideus.
- Ausgedehnte begleitende Tendomyosen (Trapezius!).
- Zunehmende Bewegungseinschränkung u. U. bis zur „Ankylose".

▶ **Periarthropathia humeroscapularis acuta:**
- Durch Kristallbursitis akute schwerste Dauerschmerzen in befallener Schulter und Oberarm. Verstärkung durch Bewegung: Patient hält Arm ängstlich an Körper gepresst. Hochgradige Berührungs- und Druckdolenz der Schulter, mitunter Rötung, Schwellung, Überwärmung.
- Die akuten Beschwerden klingen nach einigen Tagen ab, können aber in eine chronische Periarthropathie übergehen.

▶ **Periarthropathia humeroscapularis pseudoparalytica:**
- Meist plötzlich nach Trauma oder abrupter Bewegung oder spontan beginnend (aber auch schleichend!): Akuter heftiger Schulterschmerz mit plötzlicher subjektiver „Lähmung" des Armes. Ursache ist meist eine frische Ruptur der Rotatorenmanschette.
- Die passive Beweglichkeit ist erhalten, die *aktive* Abduktion, Elevation und Außenrotation aber unmöglich → der passiv abduzierte Arm kann nicht gehalten werden! Später Muskelatrophien.

▶ **Periarthropathia humeroscapularis ankylosans:**
- Meist schleichender Beginn nach anderer PHS oder „aus heiterem Himmel", nur selten mit (leichten) Schmerzen.
- Häufig „sekundäre" PHS nach Traumen mit Ruhigstellung, neurologischen Erkrankungen, Herzinfarkt, anderen intrathorakalen Erkrankungen.
- Zunehmende Versteifung bis zur totalen Blockierung der Schulter. Subjektiv hochgradige Behinderung bei allen Alltagsbewegungen, u. U. Muskelatrophie.

Bildgebende Diagnostik

▶ **Arthrosonografie** (S. 84): Priorität gegenüber allen anderen bildgebenden Verfahren! Nachweis von Schäden und Rupturen der Rotatorenmanschette und Sehnen, peritendinösen Ödemen, Tendosynovialitiden, Gelenkläsionen, Kalkablagerungen, begleitenden Bursitiden, Synovitiden, Ergüssen. Sorgfältige Untersuchung in verschiedenen Schnittebenen notwendig!

▶ **MRT** (S. 81): Hervorragende Zusatzinformationen insbesondere bei unklaren Befunden der Rotatorenmanschette und gleichzeitigen Schultergelenkerkrankungen.

▶ **Röntgen:** Nachweis ursächlicher Schultergelenkerkrankungen (Omarthritis, Omarthrose) und von Kalkablagerungen (meist in Projektion auf Supraspinatussehne oder nahe dem Tuberculum majus, z. B. bei PHS acuta).

▯ *Cave:* Der Nachweis und die Größe von Verkalkungsherden korrelieren nicht mit dem klinischen Bild! Kalkablagerungen können klinisch „stummer" Nebenbefund auch an „gesunden" Gelenken (Folge früherer Läsionen) sein!

19.6 Periarthropathia humeroscapularis (PHS)

Differenzialdiagnosen

- ▶ Echte Arthritiden und Arthrosen des Schultergelenkes.
- ▶ Polymyalgia rheumatica (S. 255).
- ▶ Periarthropathia calcarea generalisata (S. 297).
- ▶ Zervikalsyndrome (S. 347) ohne und mit radikulärer Symptomatik.
- ▶ Neuralgische Schultermyatrophie.
- ▶ Milwaukee-Schulter (S. 298).
- ▶ Herz- und Gefäßleiden.

Allgemeine Therapie und Prävention

- ▶ **Medikamentöse Therapie:** Nicht steroidale Antiphlogistika (S. 434), peri- und intraartikulär applizierte mikrokristalline Glukokortikoide, auch gemischt mit Lokalanästhetika. Niemals Kristalle in Sehnen injizieren! Auch „topische" Antirheumatika sind sinnvoll.
- ▶ **Physikalische Therapie** (S. 501 ff):
  - *Im subakuten Stadium:* Milde Thermotherapie z. B. mit Prießnitz-Wickeln (kalt angelegt) oder kühlem bis lauwarmem Fango, vorsichtige Unterwassergymnastik, später Krankengymnastik.
  - *Im chronischen Stadium:* Intensive Thermotherapie, nieder- und mittelfrequente Reizströme, Bewegungstherapie, Mobilisationen und Manipulationen, Ultraschall, am wichtigsten Krankengymnastik (auch mit Eigenübungsprogramm!).
  - *Im Versuch:* Extrakorporale Stoßwellentherapie bei therapieresistenten Verkalkungen.
- ▶ **Kurorttherapie** (S. 510): Bei therapieresistenten hartnäckigen Fällen alle Formen, auch reizintensive Heilquellen (Schwefelwässer, Solewässer, Thermen, Radonwässer), Peloidbäder (immer in Kombination mit physikalischer Therapie).
- ▶ **Radiotherapie:** In therapieresistenten Fällen Röntgen-Entzündungsbestrahlung (S. 499).
- ▶ **Operative Therapie:** In besonderen Fällen Entfernung der Kalkdepots und operative Revision mit Akromioplastik, Bandresektion und Reparatur der Rotatorenmanschette.
- ▶ **Prävention:** Vermeidung von Kälte, Zugluft und einseitigen Belastungen. Regelmäßiger Saunabesuch.

Spezielle Therapie

- ▶ **PHS acuta:**
  - *Medikamentöse Therapie:* Hochdosiert nicht steroidale Antiphlogistika (S. 434), auch parenteral; lokale und systemische Glukokortikoidgaben (S. 493 und 439).
  - *Physikalische Therapie* (S. 501 ff):
    - Ruhigstellung: Lagerung in Abduktion (kurzfristig!).
    - Stunden- bis tagelange Kryotherapie, eventuell kalter Fango (Wärme fast immer kontraindiziert, da nicht vertragen).
- ▶ **PHS pseudoparalytica:**
  - Je nach Lebensalter primär Operation (besonders bei frischen, traumatisch ausgelösten Fällen).
  - Sonst wie bei PHS acuta oder tendinotica chronica.
- ▶ **PHS ankylosans:**
  - *Medikamentöse Therapie:* Antiphlogistika (S. 434) und topische Glukokortikoide (unterstützend zur Bewegungstherapie).
  - *Physikalische Therapie* (S. 501 ff):
    - Intensive Bewegungstherapie (Krankengymnastik, Unterwassergymnastik) – oft monatelang nötig!
    - Unterstützend hyperämisierende Stromformen.
  - *Operative Therapie:* Narkosemobilisation. Dabei wird die kontrakte Kapsel aufgerissen. Sorgfältige, u. U. stationäre Nachbehandlung notwendig. Dauererfolgsquote bezüglich Schmerzen 50 %, bezüglich Beweglichkeit 70 %.

Prognose

- Bei 40% einmalig, bei 40% Rezidive, bei 20% chronisch.
- Bei PHS ankylosans in den meisten Fällen nach 12–15 Monaten Rückkehr der Beweglichkeit!

20 Karpaltunnelsyndrom

20.1 Karpaltunnelsyndrom

Grundlagen

- **Definition:** Außerordentlich häufiges, polyätiologisches Nervenkompressionssyndrom des N. medianus unter dem Retinaculum flexorum, das selbstständig und als charakteristisches Begleitsymptom vieler rheumatischer Erkrankungen auftreten kann.
- **Ätiologie und Pathogenese:**
  - *Isoliert (primär, idiopathisch)* ohne erkennbare Grunderkrankung (Vitamin-B_6-Mangel, hormonell bedingte Ödemneigung?).
  - *Sekundär:* Platzmangel im Karpaltunnel durch proliferative Entzündungen, Traumen, Stoffwechselerkrankungen (Gicht, Apatitarthropathie, Amyloidose, Diabetes), bei endokrinologischen Erkrankungen (Akromegalie, Hypothyreose), Borreliose, hämodialysepflichtiger Niereninsuffizienz, Tenosynovitis gonorrhoica und tuberculosa, durch mechanischen Druck von außen (Stockgriffe) sowie bei der Fibromyalgie und in der Gravidität.
- ❏ *Beachte:* Die häufigste Ursache für ein Karpaltunnelsyndrom im Kindesalter sind Speichererkrankungen.
- **Epidemiologie:**
  - *Prävalenz:* 125–500 Fälle / 100 000 Einwohner (20 % aller peripheren Nervenkompressionssyndrome).
  - Frauen : Männer = 10 : 1. Zunahme mit dem Alter.
  - In 50 % beidseitig.

Klinik, klinischer Befund

- Schleichender Beginn mit brennenden Schmerzen und Missempfindungen im Medianus-Ausbreitungsgebiet (Beugeseiten der Finger 1–3 und der radialen Hälfte des 4. Fingers) unter Einbeziehung der Hohlhand.
- Nächtliche Schmerzverstärkung, möglicherweise mit Ausstrahlung in die Schulter (Brachialgia paraesthetica nocturna). Häufig Besserung durch Schütteln oder Reiben der Hände.
- Mit Fortschreiten der Medianuskompression Daumenballenatrophie, Paresen des M. abductor und opponens pollicis mit entsprechenden manuellen Behinderungen (Feintätigkeiten unmöglich, festes Greifen einer Flasche).
- Eventuell Provozierbarkeit von Parästhesien und Schmerzen durch maximale Dorsalflexion des Handgelenkes für 30–40 s (Phalen-Zeichen), Beklopfen des Handgelenkes volar (Hoffmann-Tinel-Zeichen) und durch Blutdruckmanschettenkompression im Handgelenk.
- Subjektiv auch Schwellungsgefühl und Spannung, u. U. auch objektiv nachweisbare leichte Schwellung der Fingerweichteile.

Diagnostik

- **Elektroneurografie** (wichtig!):
  - Verlängerung der *d*istal *m*otorischen *L*atenz (DML). Die motorische NLG am Unterarm ist dagegen weitgehend normal.
  - Verzögerung der sensiblen Nervenleitungsgeschwindigkeit.
    - ❏ *Cave:* Sowohl „falsch negative" als auch „falsch positive" Befunde sind möglich. Ein operationswürdiges Karpaltunnelsyndrom kann von einer normalen Nervenleitungsgeschwindigkeit begleitet sein!
- **Elektromyografie:** Bei axonalem Schaden Denervationspotenziale (z. B. im M. abductor pollicis brevis; die Ulnaris-versorgte Muskulatur ist frei).
- **Röntgen** (Handgelenk): Nur bei zu erwartenden ossären Veränderungen.
- **Sonografie:** Proliferative Tenosynovitis der Beugesehnen im Handgelenkbereich darstellbar, ebenso wie der Durchmesser des N. medianus.

- **MRT:** Bietet einen hervorragenden Überblick über das gesamte Handgelenk bei besonderen Fragestellungen (Ursachen und Ausdehnung ursächlicher raumfordernder Prozesse im Karpaltunnel).
- **Labor:** Bei primärem Karpaltunnelsyndrom keine spezifischen Befunde. Bei sekundärem abhängig von Grundkrankheit.

Differenzialdiagnosen

- Neuropathie.
- Schwere Rhizarthrose (S. 337).
- Radikuläre (S. 342) und pseudoradikuläre Syndrome (S. 342).

Therapie

- **Konservativer Behandlungsversuch:**
  - *Indikation:* Als Versuch in leichteren Fällen bei neurophysiologischem Grenzbefund.
  - *Vorgehen:*
    - Injektion von Lokalanästhetika, Glukokortikoiden (nur von Erfahrenen!).
    - Nächtliche Handgelenksschienung, eventuell kombiniert mit topischer Applikation von Antiphlogistika oder glukokortikoidhaltigen Externa im Okklusivverband.
    - Nicht steroidale Antiphlogistika, bei schweren entzündlichen Schüben einer rheumatoiden Arthritis auch orale Glukokortikoide (hier nicht selten dramatische Besserung!).
    - Versuch mit Vitamin B_6 (300 mg / d).
    - Diuretika bei vermehrter Wassereinlagerung als Ursache des Karpaltunnelsyndroms.
    - Physikalisch: Kryotherapie bei akuten Entzündungen, Krankengymnastik und Ergotherapie bei Lähmungen, galvanische Zweizellenbäder.
- **Operative Therapie:**
  - *Indikation:* Ausgeprägte Fälle (auch in Frühstadien!). Eine Operation kann auch bei schon lange bestehendem Karpaltunnelsyndrom hilfreich sein, zumindest bezüglich der Schmerzen und Sensibilitätsstörungen; Muskelatrophien und Paresen bleiben dann aber meist bestehen.
  - *Prinzip:* Spaltung des Lig. transversum carpale, bei rheumatoider Arthritis kombiniert mit Synovektomie.

Prognose

- Ohne Behandlung Tendenz zur Verschlimmerung, eine spontane Rückbildung ist nur in Sonderfällen möglich.

21 Algodystrophie

21.1 Algodystrophie

Grundlagen

- ▶ **Synonyme:** Reflexdystrophisches Syndrom, Sudeck-Syndrom, neurodystrophisches Syndrom, Algoneurodystrophie, sympathische Reflexdystrophie.
- ▶ **Definition:** Polyätiologisches und multifaktorielles Schmerzsyndrom mit schwerer trophischer Störung meist umschriebener Extremitätenanteile, die Skelett und Weichteile einbezieht.
- ▶ **Ätiologie:**
  - *Idiopathisch* (= keine Ursache in 25 % der Fälle).
  - *Traumen* (auch Bagatelltraumen): Fraktur (klassisch: Radius- und Ellenbogen), Distorsion, Kontusion, Luxation, Nervenverletzung, Verbrennung und Erfrierung, Operationen.
  - *Lokale Infektionen,* z. B. Abszesse, Osteomyelitis.
  - *Herzinfarkt* (in 5 %).
  - *Neurologische Erkrankungen:* Zentrale Hemiparese, Parkinson-Syndrom, subdurales Hämatom, Epilepsie, Hirntumoren, Engpasssyndrome, Herpes zoster.
  - *Intrathorakale Erkrankungen:* Lungen-Tbc, Malignome, Pneumothorax, Operationen.
  - *Stoffwechsel:* Gravidität, Hyperthyreose, nach Gichtanfall.
  - *Medikamentös:* Langzeittherapie mit Barbituraten, Tuberkulostatika und Thyreostatika.
  - *Andere:* Beginnende RA, bei Periarthropathia humeroscapularis („Schulter-Hand-Syndrom", S. 359), Thrombophlebitis, Alkoholabusus.
  - *Prädisponierend* wirken offenbar vegetative Labilität und bestimmte seelische Ausgangslage (Erregung, Verzweiflung, Angst, Konfliktsituationen).
- ▶ **Pathogenese:**
  - Wahrscheinlich durch noziceptive Impulse ausgelöste „Entgleisung" der neurovaskulären vegetativen Durchblutungsreaktion.
  - *Gemeinsame „pathogenetische Endstrecke":* Funktionsstörung des autonomen Nervensystems mit Sympathikus-Hyperaktivität, Provokation eines pathologischen Reflexbogens und Stimulation orthodromer Impulse auf A- und C-Fasern.
  - Dadurch schwere trophische Störung mit Knochenmarkhyperämie, unkontrollierter Osteoklasten- und Osteoblastentätigkeit und Einbeziehung aller Gewebeanteile (Haut, Gefäße, Knochen, Weichteile).
- ▶ **Epidemiologie:** Es gibt keine exakten Daten. Vorkommen weltweit und bei allen Rassen sowie in allen Altersgruppen (meist zwischen 40 und 60 Jahren).

Klinik, klinischer Befund

- ▶ **Stadieneinteilung der Algodystrophie** (s. Tab. 21.1): Die Stadien sind nicht immer scharf voneinander abgrenzbar. Stadium III kann (selten!) schleichend direkt erreicht werden. Ein Rückschritt aus Stadium II in Stadium I ist jederzeit möglich.
- ▶ **Partielle oder parzelläre Reflexdystrophie:** In besonderen Fällen sind nur Teile und Partien einer Extremität befallen, ein „Mini-Sudeck" kann sogar nur umschriebene Weichteilveränderungen auslösen.
- ▶ **Klinische Sonderformen:**
  - Schulter-Hand-Syndrom: Chronische Periarthropathia humeroscapularis mit ipsilateraler Reflexdystrophie der Hand.
  - „Transitorische Osteoporose der Hüfte": Ohne vorangehendes Trauma auftretender starker Hüftgelenksschmerz mit erheblicher Gehbehinderung und sich rasch entwickelnder Osteoporose (wird auch als eigene Entität betrachtet, Überlappungen mit Algodystrophie sind aber auffallend).
  - Algodystrophie der Sitzbeine.
  - „Wandernde schmerzhafte Osteoporose".
  - Reflexdystrophie eines ganzen Beines nach Thrombophlebitis.
  - Seitenwechsel der Reflexdystrophie (auch noch nach Jahren!).

21.1 Algodystrophie

Tab. 21.1 • **Stadieneinteilung der Algodystrophie**

Stadium	klinische Merkmale	Röntgenbefunde (s. Abb. 21.2)
Stadium I (s. Abb. 21.1): Stadium der Hyperämie, auch Stadium der Hypertrophie (stoffwechselbezogen)	• 2–10 Wochen nach auslösendem Ereignis • hochakute Phase mit Hyperämie, ödematöser Schwellung, Hyperhidrosis, starken, diffusen Schmerzen, schwerer Funktionsstörung • Haut oft glänzend, rötlich verfärbt, überwärmt, befallener Extremitätenteil wirkt entzündet	diffuse, mitunter schon fleckige, meist gelenknah betonte Osteoporose
Stadium II: Stadium der Dystrophie	• allmähliche Rückbildung der Schwellung, beginnende Haut- und Muskelatrophie • Haut jetzt kühl, bläulich, mit „Seidenpapierglanz", klassisches Röntgenbild (s. u.)	schwerste fleckige Entkalkung, Schwund der Grenzlamellen, Aufhellungsbänder, u. U. usurähnliche Erosionen, auffallend unruhiges Bild
Stadium III: Stadium der Atrophie	• 3–6 Monate nach auslösendem Ereignis • zunehmende Funktionsstörung durch Muskelatrophien, Gelenkkapselschrumpfungen, Fehlstellungen (Fingerkontrakturen), Atrophie und Pigmentverschiebung der blassen Haut, Nagelwachstumsstörungen, eventuell Dupuytren-Kontraktur • im Extremfall Bild der „verdorrten" Hand, an Sklerodaktylie erinnernd. Aber auch bleibende (jetzt weitgehend indolente) diffuse Weichteilverdickungen sind möglich	diffuse Osteoporose mit glasartig wirkendem Knochen ohne fleckigen Charakter mit auffallender Bälkchenvergrößerung (Reparaturzeichen)

Diagnostik

▶ **Labor:** Uncharakteristisch. Manchmal leichte Erhöhung von alkalischer Phosphatase, Osteocalcin und (im akuten Stadium) vermehrte Hydroxyprolinausscheidung im Urin.
▶ **Röntgen** s. Abb. 21.2.
▶ **Szintigrafie:**
  • 3-Phasen-Skelett-Szintigrafie mit an Albumin oder Bisphosphonate gebundenem ^{99m}Tc: Charakteristisches Bild mit Hyperämie und Anreicherung des Nuklids im Knochen nach 2–4 Stunden.
  • Diagnostisch wertvoll, da schon vor radiologischen Veränderungen pathologisch! Auch für Verlaufskontrolle geeignet.
▶ **MRT:** Wertvoll bei „transitorischer Osteoporose der Hüfte".
▶ **Röntgen-Densitometrie:** In besonderen Fällen geeignet zur Diagnose und Verlaufskontrolle.

Differenzialdiagnosen

▶ Alle akuten Arthritiden, insbesondere Kristallarthropathien.
▶ Infektiöse Arthritiden.
▶ Ödeme aus anderer Ursache, Sklerodermie (S. 226).
▶ „Psychogene Kontrakturen".

Therapie

▶ **Stadium I:**
  • *Medikamentöse Therapie:*
    – Calcitonin: 100–160 IE / d s. c. oder i. v. für 4–6 Wochen, danach jeden 2. Tag für 3–6 Wochen.
    – Andere Medikamente: Glukokortikoide (Prednisolon 30–50 mg), Sympatholytika, Betablocker, Ganglienblocker, nicht steroidale Antiphlogistika (S. 434), Sedierung mit Tranquilizern oder Phenothiazinen.

21.1 Algodystrophie

Abb. 21.1 • Stadium I einer Algodystrophie mit ödematöser Schwellung, Hyperämie und starken Schmerzen

Abb. 21.2 • Verschiedene Stadien einer Algodystrophie im Röntgenbild der rechten Hand; a) vor Beginn der Erkrankung, b) bei Erkrankungsbeginn, c) zwei Jahre später

- Bisphosphonate (z. B. Alendronat i. v.).
- Sympathikusblockade (z. B. Stellatumblockade), eventuell Sympathektomie: Ratsam, wenn auch mit unsicherem Erfolg.
- *Physikalische Therapie* (S. 501 ff): Kurz dauernde (!) Ruhigstellung, kühle Wickel und Packungen, eventuell Kryotherapie.
  ❏ *Cave:* Keine forcierten passiven Bewegungen und Manipulationen durchführen!
▶ **Stadium II:**
- *Medikamentöse Therapie:* Fortsetzung der Calcitonintherapie, nicht steroidale Antiphlogistika, eventuell Betablocker, Bisphosphonate.
- *Physikalische Therapie* (S. 501 ff): Beginn der – rein aktiven! – Übungstherapie (gut unter Wasser, ideal in Heilquelle), CO_2- und Solebäder, vorsichtige Wärmetherapie (Prießnitz-Wickel, temperaturansteigende Armbäder – eventuell kontralateral). Vorsichtige Bindegewebsmassage am Rücken.
  ❏ *Cave:* Jede schmerzhafte Bewegungstherapie kann einen Rückfall induzieren!
▶ **Stadium III:**
- *Medikamentöse Therapie:* Lokale Hyperämika.
- *Physikalische Therapie* (S. 501 ff): Intensivierte aktive Bewegungstherapie, auch im Wasser. Mobilisation eines eventuell versteiften Schultergelenkes, galvanische Zellenbäder, Versuch der Kontrakturdehnung durch Ultraschall und Krankengymnastik. Kur oder medizinische Rehabilitationsmaßnahme im Thermalbad.
▶ **Allgemein (in allen Stadien):**
- Therapie von Grundkrankheiten.
- Begleitende Psychotherapie in manchen Fällen ratsam (Angstbewältigung), psychische Führung in jedem Fall wichtig!

Prävention

- Schonende chirurgische Therapie!

Prognose

- Die Prognose ist im Einzelfall nicht abschätzbar, aber generell gut. Unkomplizierte Ausheilungen sind im Stadium I und II noch nach bis zu einem Jahr möglich.
- Therapie hat aber schon kurzzeitige Erfolgsquote von 70–80 %.
- Therapieresistente Fälle (mit hohem Invalidisierungsgrad) möglich.

22 Osteoporose

22.1 Osteoporose

Definition

- Generalisierte / systemische Skeletterkrankung, die durch eine verminderte Knochenmasse und eine Störung / Qualitätsminderung der Mikroarchitektur des Knochengewebes charakterisiert ist und die zu einer vermehrten Knochenbrüchigkeit und einem Anstieg des Frakturrisikos führt.
  - *Probleme:*
    - Diese klinisch orientierte Definition ersetzt die früher pathologisch-histologisch geprägte Osteoporose-Definition.
    - Im Gegensatz zu anderen und früheren Definitionen sind zur Diagnose einer Osteoporose Frakturen nicht unbedingt notwendig.
    - Die Einteilung der zahlreichen lokalen Osteoporose-Formen nach dieser Definition ist schwierig.
    - Die Definition lässt offen, ab welchem Grad der Verminderung der Knochenmasse oder Knochendichte von Osteoporose zu sprechen ist. Darum Einführung des sogenannten T-Scores (unter Zugrundelegung des densitometrisch bestimmten Knochenmineralgehaltes bzw. der Knochenmineraldichte [bone mineral density – BMD]).
- **T-Score** (vgl. Osteodensitometrie S. 372): Individueller Messbefund, der die Zahl der Standardabweichungen (SD) angibt, die dieser Wert unterhalb oder oberhalb des Mittelwertes gesunder junger Erwachsener liegt in Relation zur sog. peak bone mass (das Maximum der erreichbaren individuellen Knochenmasse junger Erwachsener). Einteilung des T-Scores in 3 Stadien:
  - *Normalwerte:* Knochenmineralgehalt nicht mehr als 1,0 SD unter dem Mittelwert der PBM.
  - *Klinisches Stadium 0 – Osteopenie, präklinische Osteoporose:* Verminderter Knochenmineralgehalt mit einem BMD –1 bis –2,5 SD unter dem Durchschnitt junger Erwachsener. Keine Frakturen.
  - *Klinisches Stadium I – Osteoporose ohne Frakturen:* Knochenmineralgehalt vermindert mit einem T-Score unter –2,5 SD.
  - *Klinisches Stadium II – manifeste Osteoporose mit Frakturen:* Knochenmineralgehalt vermindert, ein bis drei Wirbelfrakturen ohne adäquates Trauma.
  - *Klinisches Stadium III – fortgeschrittene Osteoporose:* Knochenmineralgehalt vermindert, multiple Wirbelfrakturen, oft auch extraspinale Frakturen.

Klassifikationsmöglichkeiten

- **Lokalisierte und generalisierte Osteoporosen:** Lokalisierte Osteoporosen:
  - Gelenknahe Osteoporose bei rheumatoider Arthritis und bei anderen entzündlich-rheumatischen Erkrankungen.
  - Lokalisierte Osteoporose bei Algodystrophie.
  - Inaktivitätsosteoporose.
  - Osteoporose durch Bestrahlung mit ionisierenden Strahlen.
- **Primäre** (unbekannte oder nur teilweise bekannte Ursache; postmenopausal [v. a. Östrogenmangel], juvenil, postpartal, senil, idiopathisch) und **sekundäre** Osteoporosen (bekannte Ursache, s. u.).
- **Nach metabolischen Charakteristika**: High-turnover-Osteoporose (gesteigerter Knochenumbau) und low-turnover-Osteoporose (Knochenmasseverlust mit reduziertem Umbau).

Ätiologie und Pathogenese

- **Genetische Faktoren:** Vitamin-D-Rezeptorgene, Östrogen-Rezeptorgene, Kollagengene (die Knochenmasse ist genetisch determiniert).
- **Ursachen sekundärer Osteoporoseformen:**
  - *Stoffwechsel:* Hyperthyreose, Morbus Cushing, Hypogonadismus, Diabetes mellitus.
  - *Gastrointestinal:* Malabsorption, Maldigestion, Zustand nach Magenresektion.

- *Medikamente:* Antikonvulsiva, Immunsuppressiva wie Ciclosporin A, Heparin Dauertherapie, Methotrexat, Lithium, Glukokortikoide.
- *Andere:* Niereninsuffizienz, Immobilisation, neoplastische (Plasmozytom!) und entzündliche Erkrankungen, Anorexia nervosa.

▶ **Gemeinsame pathogenetische Endstrecke:** Störung der Knochenbilanz mit langfristigem Überwiegen des Abbaus im Verhältnis zum Anbau über den zu erwartenden „physiologischen" Spongiosa-Verlust von 1–2 % pro Jahr hinaus (bei Männern 0,1–0,5 %). Dabei beteiligt sind Prostaglandine, insulin-like growth-factor (IGF), Interleukine 1, 6 und 11, tumor necrosis Factor (TNF) und transforming growth factor β (TGF-β).

▶ **Generelle Risikofaktoren:** Lebensalter, weibliches Geschlecht, weiße Rasse, niedriges Körpergewicht, schlechter Ernährungszustand (mit erniedrigter Kalziumzufuhr!), Zigarettenrauchen, Alkoholabusus, körperliche Inaktivität, späte Menarche und frühe Menopause und eventuell auch verminderte Exposition gegenüber Sonnenlicht (UV-Licht).

Epidemiologie

▶ **Die Osteoporose ist die häufigste Skeletterkrankung.** Prävalenz in den USA: 24 Mio. Einwohner mit 1,3 Mio. Frakturen / Jahr.

▶ Im Alter von 65 Jahren bei 30 % aller Frauen osteoporotisch bedingte Wirbelfrakturen.

▶ Primäre Osteoporoseformen sind 4-mal häufiger als sekundäre, am häufigsten ist die postmenopausale oder postklimakterische Osteoporose (80 %).

▶ Die Mortalitätsrate von Osteoporose-bedingten Schenkelhalsfrakturen ist mit 20 % im 1. Jahr nach wie vor sehr hoch.

▶ Wenn auch Frauen in der Osteoporosehäufigkeit dominieren, so muss allein in Deutschland auch mit 800 000–1 Mio. Männern (geschätzt!) mit Osteoporose gerechnet werden.

Klinik, klinischer Befund

▶ Bei sekundären Osteoporoseformen Symptome der Grunderkrankung.

▶ **Statisch-dynamische Rückeninsuffizienz:**
- Belastungsschmerz, Tendomyosen, Formveränderungen (Hyperkyphose mit „Witwenbuckel" der BWS, Hyperlordose der LWS).
- Starke Klopfschmerzhaftigkeit der Dornfortsätze.
- Initial meist gut erhaltene Beweglichkeit.

▶ Größere Frakturneigung (Schenkelhals) schon bei leichten Traumen.

▶ Körpergrößenabnahme (messen!) mit „tannenbaumartiger" Hautfältelung am Rücken (seitliches Licht) (s. Abb. 22.1), Flacherwerden des Trapeziusreliefs, Bauchvor-

Abb. 22.1 • Faltenbildung nach osteoporotischen Wirbelkörpersinterungsfrakturen

wölbung, Taillenverlust, im fortgeschrittenen Fall Aufsitzen der Rippen auf den Beckenkämmen (sehr schmerzhaft!).
- **Cave:** Trotz fortgeschrittener Osteoporose können Schmerzen, selbst bei Wirbelkörperkompressionen, fehlen.
▶ **Wirbelkörperkompressionen:**
  - Akut Ruheschmerz und „Hexenschüsse".
  - Fast nie neurologische Komplikationen!
▶ **Schwere Osteoporose:** Hohe Frakturneigung („spontane" Wirbelkörperkompressionen auch ohne vorangegangenes Trauma, Rippenfrakturen schon bei leichten Druckanwendungen).

Röntgenbefunde

▶ Vermehrte Transparenz des Knochens mit scharfer, an den Wirbeln betont wirkender Randkonturierung („Silberstiftphänomen"). Erst ab 30 % Knochenmasseverlust sichtbar!
▶ Hervortreten der senkrechten Spongiosabälkchen der Wirbelkörper.
▶ Mit zunehmender Intensität (s. Abb. 22.2 und Abb. 22.3) Eindellung der Wirbelkörperabschlussplatten mit Fischwirbelbildung („Ballonierung" des Zwischenwirbelraumes), Wirbelkörperkompressionen, periphere Frakturen.
- **Cave:** Die Osteoporosediagnostik ist keine Röntgendiagnostik. Nur vom Röntgenbild her allein kann eine Osteoporose nicht ohne Weiteres diagnostiziert werden!

Abb. 22.2 • a und b Röntgenaufnahmen der Brust- und Lendenwirbelsäule bei schwerer Glukokortikoid-induzierter Osteoporose bei einem 60-jährigen Patienten mit rheumatoider Arthritis; der Patient injizierte sich selbst jahrzehntelang hohe Dosen von Dexamethason intraartikulär

22.1 Osteoporose

Abb. 22.3 • Lendenwirbelkompressionsfraktur nach langjähriger Kortikosteroid-Therapie

Diagnostik und Therapie

▶ Siehe Leitlinien der DVO (www.dv-osteologie.org).

23 Osteomalazie

23.1 Osteomalazie

Grundlagen

- **Definition:** Mineralisationsstörung der Knochenmatrix mit vermehrter Bildung unverkalkten Osteoids.
- **Ätiologie und Pathogenese:**
  - Vitamin-D-Mangel (ungenügende Ultraviolettexposition, verschiedene Malabsorptionssyndrome, Vitamin-D-Stoffwechselstörungen).
  - Verschiedene, meist seltene Stoffwechselstörungen, z. B. Phosphatmangel, auch durch mineralisationshemmende Medikamente (z. B. Fluoride).

Klinik, klinischer Befund

- Quälende Skelettschmerzen („Pseudorheumatismus") besonders im Beckenbereich.
- Starke Druck-, Biegungs- und Kompressionsschmerzhaftigkeit des Knochens.
- Klinisch kann das Bild an ankylosierende Spondylitis erinnern mit versteifter Hyperkyphose der BWS.
- Nicht selten (aber meist nicht erkannt) begleitende Myopathie mit starker Muskelermüdbarkeit und watschelndem Gangbild.
- Bei einigen Patienten Symptome einer Sprunggelenkarthritis.

Diagnostik

- **Labor:**
  - *Pathognomonisch:* Erhöhte alkalische Phosphatase.
  - Kalzium meist vermindert, bei Osteomalazie durch Phosphatmangel verminderter Phosphatspiegel.
  - Im Serum Vitamin-D_3-Derivate vermindert (in Zweifelsfällen wertvoll).
  - Im Urin u. U. vermehrte Hydroxyprolin-Ausscheidung.
- **Biopsie (Beckenkamm):** Überschießende Osteoidbildung und verzögerte Mineralisation (gut nachweisbar mit Tetrazyklinmarkierung).
- **Röntgen:** Neben vermehrter Transparenz des Skeletts sehr unscharf, wie verdämmernd wirkende Randkonturen („Renoir-Effekt"), Looser-Milkman-Umbauzonen („Pseudofrakturen") an Schambein, Rippen, Femur, Schienbein, manchmal auch Sakroiliitis-ähnliches Bild.

Therapie

- Therapie einer eventuellen Grunderkrankung.
- Bei Vitamin-D-Mangel: Vitamin D 3 5000–10 000 IE / d p. o., bei Malabsorption parenteral (z. B. 50 000 IE Colecalciferol, in individuellen Abständen, Regelfall alle 3 Monate i. m.; Zielgröße: Normalisierung der alkalischen Phosphatase). Sorgfältige Überwachung von Serum- und Urin-Kalzium.
- Bei Phosphatmangel zusätzlich Phosphat.
- Ultraviolett-Ganzkörperbestrahlung mit aufsteigender Dosierung.
- Analgetische medikamentöse und physikalische Therapie.

24 Morbus Paget

24.1 Morbus Paget

Grundlagen

- ▶ **Synonyme:** Osteodystrophia deformans, Ostitis deformans.
- ▶ **Definition:** Monostotische oder polyostotische, aber niemals generalisierte Knochenerkrankung mit massivem pathologischen Umbau des Knochens und daraus resultierenden gravierenden Formveränderungen, Schmerzen und Frakturen.
- ▶ **Ätiologie und Pathogenese:**
  - Genetische Disposition.
  - Virus-Infektion?
  - Hochgradig gesteigerter Knochenumbau durch pathologische Riesenosteoklasten.
- ▶ **Epidemiologie:**
  - In Europa bis zu 3 % der Bevölkerung im Alter über 40 Jahre. Von Land zu Land aber sehr unterschiedlich. Bei Afrikanern und Asiaten sehr selten. Zunahme mit dem Alter.
  - Männer erkranken häufiger als Frauen.

Klinik, klinischer Befund

- ▶ Die Krankheit kann ohne Beschwerden verlaufen („stummer Paget"), wird zufällig entdeckt.
- ▶ Hauptsymptome sonst bohrende Schmerzen und Skelettdeformierung.
- ▶ Hauthyperthermie über befallenen Knochen.
- ▶ Je nach Skelettbefallmuster Zusatzsymptome: Am Schädel Augen- und Hörstörungen, diverse neurologische Symptome (Nervenkompressionen!), Diabetes insipidus, Hirndrucksymptome, Schädelverformung u. a.
- ▶ Entwicklung schwerer sekundärer Arthrosen.
- ▶ **Komplikationen:** In 1 % Sarkomentwicklung (meist Osteosarkom, seltener Fibrosarkom oder Chondrosarkom), Frakturen, Nephrolithiasis, Herzinsuffizienz.
- ▶ **Häufigster Befall:** Lendenwirbelsäule, Kreuzbein, Becken, Schädel, Femur, Tibia.
- ▶ In 10–30 % Frakturen (initial u. U. als schmerzlose Fissur).

Diagnostik

- ▶ **Labor:**
  - *Akalische Phosphatase:* Meist erhöht, bei kleinen Herden eventuell normal. Wichtig auch zur Therapiekontrolle!
    - ▶ *Cave:* Bei niedrigen Ausgangswerten kann der obere Normgrenzwert schon pathologisch sein!
  - BSG-Beschleunigung.
  - Hydroxyprolin und Pyridinium-Crosslinks sind im Urin vermehrt (eventuell in Zukunft auch für Therapiekontrolle nützlich).
- ▶ **Röntgen** (zentrales Verfahren, da häufig ausschließlich radiologische Diagnosestellung): Charakteristisch ist eine bunte Kombination von osteoplastischen und osteolytischen Veränderungen, Vergröberungen, Verplumpungen und hochgradigen Deformierungen mit grotesk wirkender Spongiosastruktur (s. Abb. 24.1).
- ▶ **Szintigrafie** (wichtig als „Suchtest" und zur Bestimmung des Manifestationsmusters): Fokale Mehrspeicherungen? Alle Speicherherde müssen radiologisch abgeklärt werden (Abb. 24.2)!
- ▶ **Histologie:** Nur in Ausnahmefällen notwendig.

Therapie

- ▶ **Ziele:** Möglichst frühzeitiger Therapiebeginn zur Hemmung der Osteoklasten und damit der exzessiven Knochenresorption. Parameter ist die Senkung der alkalischen Phosphatase auf Normwerte, wenn möglich noch darunter.

24.1 Morbus Paget

Abb. 24.1 • Strähnige osteosklerotische Veränderung im Bereich der Beckenschaufel des Sitz- und Schambeines bei M. Paget

Abb. 24.2 • Szintigrafische Anreicherung im Bereich der rechten Beckenhälfte bei M. Paget

- ▶ **Indikation:** Schmerzen und / oder andere Symptome, aber auch bei asymptomatischen Patienten, wenn Schädel, Wirbelsäule, große Gelenke befallen sind (hohes Risiko).
- ▶ Bisphosphonate sind die Mittel der ersten Wahl in der Therapie des M. Paget, eine ausreichende Vitamin-D- und Kalziumversorgung sollte unter der Therapie sicher gestellt sein.
    - *Zolendronat* 5 mg als Infusion einmalig.
    - *Risedronat* 30 mg / d p. o. über 2 Monate.
    - *Pamidronat* 30 mg / Woche i. v. über 6 Wochen.
    - *Etidronat* 400 mg / d p. o. über 6 Monate.
    - *Tiludronat* 400 mg / d p. o. über 3 Monate.
- ▶ **Unterstützende Therapie:**
    - Analgetika und Antiphlogistika.
    - Symptomatische physikalische Therapie (*Cave:* Keine Wärme auf bereits überwärmte Regionen!).
- ▶ **In besonderen Fällen operative Therapie:** Korrekturoperationen, Endoprothesen, dekomprimierende Eingriffe. Auch hier antiresorptive Vorbehandlung nötig.
- ▶ *Hinweis:*
    - Bei starker Senkung der biochemischen Parameter kann (unter Kontrolle) mit der Therapie pausiert werden.
    - Eine drastische Senkung der alkalischen Phosphatase ist Hauptziel. Ein Wiederanstieg um mindestens 30 % kann eine Exazerbation signalisieren!

25 Synovitis villonodularis

25.1 Synovitis villonodularis

Grundlagen

- **Synonyme:** Pigmentierte villonoduläre Synovitis, Arthritis villonodularis, benignes Synovialom.
- **Definition:** Seltene, meist monartikuläre Gelenkerkrankung durch tumorähnliche Proliferation der Synovialis.
- **Formen:** Diffus, lokalisierte noduläre Tenosynovitis und (selten!) lokalisierte noduläre Bursitis.
- **Ätiologie und Pathogenese:** Unbekannt (genetische Disposition, Sonderform der Entzündung, Neoplasie?).
- **Epidemiologie:** Selten (1 % der Arthrotomien). Meist jüngere Erwachsene (dritte Lebensdekade), Geschlechterverhältnis ausgeglichen.

Klinik, klinischer Befund

- Zu Beginn geringe, später zunehmende Schwellung, Überwärmung und Bewegungsbehinderung.
- Meist monartikulär, in 80 % am Kniegelenk, seltener Hüftgelenk, Sprunggelenk, Ellbogengelenk, Finger-Sehnenscheiden.
- Gelegentlich akute Einklemmungserscheinungen.
- Charakteristisch ist ein hämorrhagischer Gelenkerguss.
- In fortgeschrittenen Fällen ist eine irregulär verdickte Gelenkkapsel tastbar.
- Gelegentlich Mitbeteiligung extraartikulärer Strukturen (Sehnengleitgewebe).

Diagnostik

- **Labor:** Unauffällige klinisch-chemische Befunde.
- **Röntgen:** Meist unauffällig, selten Arthrosezeichen, Zysten, Destruktionen.
- **CT und MRT:** Wichtige Zusatzinformationen zur Ausdehnung des Prozesses, Nachweis von Hämosiderin-Depots, Invasion in Knochen (s. Abb. 25.1).
- **Arthroskopie:** Zottig-knotige Veränderungen mit rotbrauner Pigmentation durch Hämosiderin.
- **Histologie** (arthroskopische Biopsie zur Diagnosesicherung): Villöse Massen, Knoten, Synovialis-Verdickung, rotbraune Verfärbung der Gewebe, Infiltration mit polygonalen oder Rundzellen, vielkernige Riesenzellen, Hämosiderin-beladene Makrophagen, Blutungsherde, „Xanthom"-Zellen u. a.

Therapie

- Möglichst radikale Synovektomie (S. 515).
- Bei Rezidiven Radiosynoviorthese (S. 498) oder primär beides kombiniert.

Abb. 25.1 • MRT des Kniegelenkes bei Synovitis villonodularis mit ausgedehnter Knocheninvasion

26 Juvenile idiopathische Arthritis

26.1 Juvenile idiopathische Arthritis (JIA) – Übersicht

Terminologie

- ▶ **International (ILAR) seit 2001:** Juvenile idiopathische Arthritis (JIA).
- ▶ **Europa (EULAR) früher:** Juvenile chronische Arthritis (JCA).
- ▶ **USA (ACR) früher:** Juvenile rheumatoide Arthritis (JRA).
  - ▣ *Hinweis:* Zwischen 1994 und 2001 befasste sich ein internationales Expertenkomitee der ILAR mit einer neuen, international anerkannten Nomenklatur und Klassifikation.

Allgemeine Grundlagen

- ▶ **Definition:** Arthritis unbekannter Ätiologie mit Beginn vor dem 16. Geburtstag und Dauer von mindestens 6 Wochen. Arthritis wird definiert als Schwellung eines Gelenkes oder Bewegungseinschränkung mit Schmerzen.
  - ▣ *Hinweis:* Die zeitliche Definition kann nur als grober Anhaltspunkt gewertet werden. Die Dauer der Arthritis von 6 Wochen wird auch von akuten rheumatischen Erkrankungen erfüllt. Die Chronizität einer Arthritis kann daher oft erst im weiteren Verlauf festgelegt werden.
- ▶ **Ätiologie und Pathogenese:** Unzureichend bekannt, diskutiert werden autoimmunologische Störungen bei genetischer Disposition und unterschiedliche auslösende Noxen wie Infektion und Traumen. Zunehmend wird insbesondere bei der systemischen JIA auch eine autoinflammatorische Komponente angenommen.
- ▶ **Epidemiologie:**
  - *Inzidenz:* 5–7 Erkrankungen/100 000 Kinder, entsprechend 750–1000 Neuerkrankungen/Jahr in Deutschland.
  - *Prävalenz:* 100 Erkrankungen/100 000 Kinder, entsprechend 14 000–15 000 Erkrankungen in Deutschland.

Klassifikation in Subtypen

- ▶ **Grundlagen:**
  - Der Begriff der juvenilen idiopathischen Arthritis umfasst mehrere Krankheitsentitäten mit lang anhaltender bzw. rezidivierender Gelenkentzündung und somit der Gefahr der prozesshaft fortschreitenden Schädigung und Zerstörung von Gelenkstrukturen, die ausschließlich oder überwiegend im Kindesalter beginnen. Sie werden als *Subtypen* bezeichnet und stellen wahrscheinlich eigenständige Krankheitsbilder dar.
  - Diese Subtypen werden aufgrund von Geschlecht, Anzahl und Muster der befallenen Gelenke sowie Mitbeteiligung innerer Organe, Fieber und Exanthem, Psoriasis ergänzt durch Laborbefunde (wie IgM-Rheumafaktoren und das genetische Merkmal HLA-B27), unterschieden.
  - Die Klassifikation in Subtypen erleichtert die Diagnose. Gleichzeitig erhalten wir wichtige Hinweise für den Verlauf.
- ▶ Die Diagnose muss wie ein Mosaik aus artikulären und extraartikulären Symptomen zusammengefügt werden. Laborbefunde und Bildgebung können die Diagnose ergänzen bzw. stützen (s. Diagnostik).

Klassifikationskriterien (ILAR 2001)

- ▶ **Definition juvenile idiopathische Arthritis (JIA):** Arthritis unbekannter Ursache mit Beginn vor dem 16. Geburtstag und ≥ 6 Wochen Dauer nach Ausschluss aller anderen bekannten Ursachen.
- ▶ **Subtypen und Exklusionen:** Entsprechend dem Befund während der ersten sechs Erkrankungsmonate wird die Erkrankung einer von sieben „Subtypen" zugeordnet. Die JIA-Klassifikation beruht auf dem Prinzip, dass sich alle Subtypen gegenseitig ausschließen. Für jede Kategorie wurde deshalb eine Liste möglicher Exklusionen definiert. Damit möglichst homogene Gruppen entstehen, wurden die „*Exklusionen a–e*" (s. Tab. 26.1) definiert, deren Vorliegen die Zuordnung in eine bestimmte Kategorie ausschließt.

26.1 Juvenile idiopathische Arthritis (JIA) – Übersicht

Tab. 26.1 • Exklusionen der Subtypen der JIA

Exklusion	Beschreibung
a	Psoriasis oder Psoriasis-Anamnese beim Patienten selbst oder einem Verwandten ersten Grades
b	nach dem 6. Lebensjahr beginnende Arthritis bei HLA-B27-positivem Jungen
c	eine der folgenden Erkrankungen bei Verwandten ersten Grades: • ankylosierende Spondylitis • Enthesitis-assoziierte Arthritis • Sakroiliitis bei entzündlicher Darmerkrankung • postinfektiöses Arthritis-, Uretritis-, Konjunktivitis-Syndrom • akute Uveitis anterior
d	IgM-Rheumafaktor mindestens 2-mal nachgewiesen, Abstand zwischen den 2 Bestimmungen mindestens 3 Monate
e	Vorliegen einer systemischen JIA beim Patienten

▶ **Systemische JIA (M. Still):**
- *Definition:*
  - Arthritis eines oder mehrerer Gelenke mit oder nach vorausgegangenem Fieber von ≥ 2 Wochen.
  - Das Fieber muss mindestens einmal an 3 aufeinanderfolgenden Tagen beobachtet werden („Quotidian fever").
  - Zusätzlich mindestens eines der folgenden Symptome:
  1. Flüchtiges rötliches Exanthem.
  2. Generalisierte Lymphknotenschwellung.
  3. Hepato- und / oder Splenomegalie.
  4. Serositis.
- *Exklusionen:* a, b, c, d.

▶ **Oligoartikuläre JIA:**
- *Definition:*
  - Arthritis von ≤ 4 Gelenken während der ersten 6 Erkrankungsmonate.
  - Zwei Subkategorien:
  1. Persistierende Oligoarthritis: Im Erkrankungsverlauf ≤ 4 Gelenke betroffen.
  2. Erweiterte Oligoarthritis: Nach den ersten 6 Erkrankungsmonaten Arthritis von > 4 Gelenken.
- *Exklusionen:* a, b, c, d, e.

▶ **Rheumafaktor-negative polyartikuläre JIA:**
- *Definition:*
  - Arthritis von ≥ 5 Gelenken während der ersten 6 Erkrankungsmonate.
  - Rheumafaktor negativ.
- *Exklusionen:* a, b, c, d, e.

▶ **Rheumafaktor-positive polyartikuläre JIA:**
- *Definition:*
  - Arthritis von ≥ 5 Gelenken während der ersten 6 Erkrankungsmonate.
  - Rheumafaktor in zeitlichem Abstand von mindestens 3 Monaten positiv.
- *Exklusionen:* a, b, c, e.

▶ **Juvenile Psoriasis-Arthritis:**
- *Definition:* Arthritis und Psoriasis oder Arthritis plus mindestens 2 der folgenden 3 Merkmale:
  - 1. Daktylitis.
  - 2. Tüpfelnägel oder Onycholyse.
  - 3. Psoriasis bei einem Verwandten ersten Grades.
- *Exklusionen:* b, c, d, e.

▶ **Enthesitis-assoziierte JIA:**
- *Definition:* Arthritis und Enthesitis oder Arthritis oder Enthesitis + mindestens 2 der folgenden 4 Merkmale:
  - 1. Beschwerden im Iliosakralgelenk und/oder entzündlicher lumbosakraler Schmerz.

- 2. HLA-B27-positiv.
- 3. Junge mit Beginn der Arthritis nach dem 8. Lebensjahr.
- 4. Ankylosierende Spondylitis, Enthesitis-assoziierte Arthritis, Sakroiliitis bei entzündlicher Darmerkrankung, Reiter-Syndrom oder akute Uveitis anterior bei einem Verwandten ersten Grades.
- *Exklusionen:* a, d, e.

▶ **Undifferenzierte JIA:**
- *Definition*: Arthritis, bei der keine der obigen Kategorien oder mehr als eine Kategorie erfüllt werden.

26.2 JIA – Klinische Gemeinsamkeiten

Schmerz und Arthritis

▶ Kinder mit Arthritis klagen im Gegensatz zum Erwachsenen nicht oder nur wenig über Schmerzen; deshalb wird die Bedeutung der Nozizeption häufig unterschätzt.

▶ Je jünger die Kinder sind, umso mehr überwiegen sog. *nonverbale Schmerzäußerungen:* Unruhiger Schlaf, die Kinder wollen getragen werden, sind nur begrenzt belastbar (oft als „Faulheit" fehlgedeutet), entwickeln rasch gelenkspezifische Schonhaltungen, Funktionseinschränkungen und Ausweichbewegungen (Schmerzäußerungen der „Körpersprache").

Entstehung von Schonhaltungen, Fehlstellungen und Kompensationsbewegungen

▶ **Sog. Schmerzkreis = Teufelskreis der Entstehung von Bewegungseinschränkungen und Fehlstellungen:**
- Die Arthritis induziert eine *Erregung der Nozizeptoren* des Gelenks (auch sog. schlafende Rezeptoren werden aktiviert). Die Schmerzinformation wird an das Nervensystem weitergeleitet und *reflektorisch* mit einer Änderung des Muskelgleichgewichtes beantwortet, ohne dass der Schmerz bewusst werden muss. Diejenigen Muskelgruppen, die das Gelenk in die *schmerzentlastende Schonhaltung* ziehen, werden hyperton und verkürzt. Die Antagonisten erschlaffen. Die Schonhaltung ist zwangsläufig mit einer Bewegungseinschränkung verbunden.
- Die erkrankten Gelenke werden bei allen *Bewegungen in der Fehlhaltung* belastet, die Bewegungseinschränkung, soweit möglich, durch *Ausweichbewegungen* über Nachbargelenke kompensiert.
- Durch die ständige *Fehlbelastung* bei allen *Alltagsbewegungen* nehmen die Fehlhaltungen zu. Es entstehen *Fehlstellungen*, die zunächst aktiv und schließlich auch passiv nicht mehr ausgleichbar sind. Es droht die fixierte Deformität.
- Der Teufelskreis schließt sich dadurch, dass der chronische Entzündungsprozess durch die Fehlbelastung und Bewegungseinschränkung begünstigt wird.

▶ *Hinweis:* Destruktive Veränderungen als Folge der chronischen Arthritis fördern die Gelenkdeformierung, spielen jedoch beim Kind oft eine untergeordnete Rolle. Im Vordergrund stehen die Schmerzreaktionen des Nervensystems.

▶ **Sekundäre Fehlstellungen der Nachbargelenke:**
- Durch Fehlbelastung/Überbelastung sowie Ausweichbewegungen entstehen oft auch an den (nicht von der Arthritis betroffenen) Nachbargelenken Fehlhaltungen und Fehlstellungen.
- Primäre und sekundäre Gelenkfehlstellungen können sich überlagern/summieren.

Gelenkspezifische Fehlstellungen

▶ *Hinweis:* Alle Gelenkfehlstellungen entstehen auf die gleiche Weise. Durch die unterschiedliche Bio- und Pathomechanik sowie die verschiedenen Belastungen entwickeln sich an den einzelnen Gelenken unterschiedliche, jedoch gelenkspezifische Funktionseinschränkungen und spezifische Fehlstellungen.

▶ **Halswirbelsäule:** Schonhaltung in Flexion. Extension, Rotation und Seitneigung eingeschränkt, die Schultern sind hochgezogen.

Abb. 26.1 • Typische Schonhaltung des Handgelenkes in Flexion, kompensatorische Hyperextension der Fingergrundgelenke

- **Kiefergelenke:** Einschränkung der Mundöffnung, bei einseitigem Befall asymmetrische Mundöffnung, zunehmend offener Biss, Kinder vermeiden härtere Speisen (Brotrinde).
- **Schultergelenk:** Schmerzentlastende Schonhaltung überwiegend in Adduktion und Innenrotation. Flexion und Abduktion frühzeitig eingeschränkt. Bewegungseinschränkung wird durch vorzeitiges Mitbewegen des Schulterblattes teilweise kompensiert.
- **Ellenbogengelenk:** Schonhaltung in Beugung und Pronation. Streckhemmung bzw. Aufheben der physiologischen Überstreckung im Vordergrund.
- **Handgelenk:** Schonhaltung in Flexion und Ulnardeviation. Die aktive Extension ist frühzeitig eingeschränkt. Die Flexionshaltung wird beim Greifen durch Hyperextension in den Fingergrundgelenken kompensiert (s. Abb. 26.1). Langfristig:
  - Die Ulnardeviation im Handgelenk kann eine kompensatorische Radialabweichung der Langfinger bewirken, so dass eine Zickzackhand (= kindliche Handskoliose) resultiert, die im Gegensatz zur Erwachsenenhandskoliose steht.
  - Zusätzlich Subluxation der Handwurzel nach volar.
- **Fingergelenke:** Schwanenhalsdeformität (vor allem bei Arthritis der Grundgelenke), Knopflochdeformität (vor allem bei Arthritis der Mittelgelenke), Schonhaltung des Daumens (bei Arthritis im Sattelgelenk in Adduktion, bei Befall des Grundgelenkes in Flexion).
- **Hüftgelenk:** Schonhaltung überwiegend in Flexion. Funktionseinschränkungen in allen Ebenen, v. a. Innenrotation und Streckung. Die Flexionskontraktur führt kompensatorisch zu verstärkter LWS-Lordose und Beugestellung im Knie (im fortgeschrittenen Stadium entwickeln sich bei schweren Formen Kontrakturen in Flexion, Adduktion und Innenrotation).
- **Kniegelenk:** Schonhaltung in Flexion, durch Zug des Tractus iliotibialis auch Außenrotation; durch kompensatorische Innenrotation im Hüftgelenk Pseudovalgusstellung. Im weiteren Verlauf oft Subluxation der Tibia nach dorsal.
- **Fußgelenke:** Fehlstellungen je nach Befall der unterschiedlichen Gelenke:
  - *Oberes Sprunggelenk:* Schonhaltung in leichter Dorsalextension, Einschränkung der Plantarflexion. Bei anhaltender Arthritis resultiert ein „rheumatischer Hackenfuß". Die eingeschränkte Flexion im Sprunggelenk wird durch eine verstärkte Beugestellung im Großzehengrundgelenk kompensiert, so dass ein sekundärer Hallux flexus entsteht.
  - *Arthritis des Subtalar- und Talonavikulargelenkes:* Es resultiert ein „rheumatischer Knick-Senkfuß" mit Valgusstellung der Ferse. Bei passiver Aufrichtung der Ferse steht der Fuß in Supination.
  - *Intertarsalgelenke:* Durch eine hypertone Reaktion der plantaren Fußmuskulatur entsteht ein „rheumatischer Hohlfuß" mit Überhöhung des Längsgewölbes und betonter Ballenregion.
  - *Zehengrundgelenke:* Je nach Befallsmuster Hallux flexus, Hallux valgus, Krallen- oder Hammerzehen.

Minderung des allgemeinen Längenwachstums (Kleinwuchs)

- **Hinweis:** Bei anhaltender chronischer Arthritis muss mit einer Minderung des allgemeinen Längenwachstums sowie mit gelenkspezifischen lokalen Wachstumsstörungen gerechnet werden.
- ▶ **Ursachen** für die Hemmung des allgemeinen Längenwachstums bis zum Kleinwuchs (je nach Verlauf und Behandlung Summierung möglich):
  - *Krankheitsbeginn und -aktivität:* Je jünger die Kinder erkranken, je aktiver die Erkrankung verläuft und je länger die Aktivität anhält, umso mehr bleibt die Körpergröße hinter dem Altersdurchschnitt zurück. Besonders gefährdet sind Kleinkinder mit systemischer Verlaufsform und anhaltender Krankheitsaktivität.
  - *Kortikoidtherapie:* Kinder mit juveniler idiopathischer Arthritis sind ausgesprochen kortikoidsensibel. Bei dauerhafter Gabe von therapeutischen Dosen von über 0,5 mg/kg KG/d ist erhebliche Wachstumsminderung zu erwarten. Deshalb sollten systemische Steroide sparsam eingesetzt und möglichst frühzeitig eine Reduktion der Kortikoiddosis (Ziel: 0,1–0,2 mg Prednisolonäquivalent/kg KG) angestrebt werden!
  - *Verzögerung der Pubertätsentwicklung:* Besonders bei schweren Verlaufsformen der chronischen Arthritis. Dadurch nimmt der Größenunterschied zu gleichaltrigen Kindern zu. Soweit die Erkrankung medikamentös kontrolliert werden kann, wird dieser Unterschied in der verspätet einsetzenden Pubertät ausgeglichen.
- ▶ **Verlauf:** Gelingt es, den Krankheitsprozess zur Ruhe zu bringen und die Kortikoiddosis auf < 0,15 mg/kg KG zu reduzieren, so ist ein Aufholwachstum zu erwarten. Die ursprüngliche prospektive Endgröße wird je nach Verlauf wenig bis erheblich unterschritten.
- **Hinweis:** Die individuelle Wachstumskurve ist ein wertvoller Verlaufsparameter für die Effektivität der Behandlung bzw. Toleranz der Kortikoiddosis!

Lokale Wachstumsstörungen

- ▶ Je früher die Kinder erkranken und je länger die Arthritis anhält, umso ausgeprägter sind die lokalen Wachstumsstörungen. Proinflammatorische Zytokine können die gelenksnahen Wachstumsfugen auch zu einem lokal vermehrten Wachstum stimulieren. Jedes Gelenk entwickelt spezifische Wachstumsstörungen. Die wichtigsten werden dargestellt.
- ▶ **Ursachen:**
  - Die Wachstumszonen liegen im entzündlich veränderten Bereich. Die Arthritis induziert gelenkgebunden ein vermehrtes oder vermindertes Wachstum sowie Formänderungen der knöchernen Strukturen.
  - Funktionsminderung und Fehlbelastung.
- ▶ **Lokalisation:**
  - *Kiefergelenke:* Eingeschränkte Mundöffnung und Okklusion, Wachstumsminderung des Unterkiefers bis zur Mikrogenie. Bei einseitigem Befall Gesichtsasymmetrie.
  - *Handgelenk:* Ossifikationsbeschleunigung der Handwurzelknochen mit oft kantiger Deformierung. Im weiteren Verlauf bleiben die Handwurzelknochen kleiner, so dass eine Verkürzung der Handwurzel resultiert (Abb. 26.2). Im distalen Unterarm bleibt die Ulna im Wachstum oft deutlich hinter dem Radius zurück. Bei einseitigem Befall wird die erkrankte Hand weniger eingesetzt; Kinder spielen mit der gesunden Hand. Diese Funktionsminderung kann zu einem verminderten Wachstum der gesamten Hand führen.
  - *Finger:* Wachsen bei einer Arthritis im Kleinkindesalter zunächst schneller, später führt der vorzeitige Schluss der Epiphysenfugen zur Verkürzung der Finger, v. a. durch Minderwachstum der Mittelhandknochen.
  - *Kniegelenk:* Vermehrtes Längenwachstum bei gleichzeitigen Formstörungen. Wachstumsbeschleunigung verursacht eine Beinverlängerung.
  - *Fußgelenke und Zehen:* Ähnlich wie an der Hand Ossifikationsbeschleunigung der Fußwurzel (langfristig kleiner). Formstörungen treten v. a. an Talus und Os naviculare auf. Erkrankte Zehen wachsen beim Kleinkind zunächst schneller, bleiben aber bei anhaltender Arthritis durch vorzeitigen Epiphysenfugenschluss kleiner.

26.3 JIA – Allgemeine Diagnostik

Eine Minder- und Fehlbelastung des Fußes durch eine Arthritis der Fuß-, Knie- oder Hüftgelenke kann das Fußwachstum hemmen.

Abb. 26.2 • Im Röntgenbild deutliche Ossifikationsbeschleunigung am betroffenen linken Handgelenk; Carpalia kantig konturiert, Handwurzel deutlich verschmälert

Klinische Untersuchung

- ▶ **Bewegungsapparat:**
  - Alle Gelenke einschließlich HWS, Kiefer- und Sternoklavikulargelenke müssen sorgfältig hinsichtlich Schwellung, Überwärmung, Schmerzhaftigkeit, Bewegungseinschränkung und sich anbahnender Achsenfehlstellungen untersucht werden. Zu prüfen sind die aktive und die passive Gelenksfunktion. Dabei muss immer das größere physiologische Bewegungsausmaß beim Kind berücksichtigt werden.
  - Auf eine Tenosynovitis an den Beugesehnen der Finger (Flexotenosynovitis), an der Streckseite des Handrückens sowie im Bereich der Malleoli und auch der Fußsohlen ist zu achten.
  - Synovialzysten gehen besonders von Knie- und Schultergelenken aus. Sie können von der Kniekehle in die Wade bzw. vom Schultergelenk in den Oberarm herabgleiten.
  - Subkutane Noduli treten bei kindlichen Formen sehr viel seltener auf als im Erwachsenenalter.
- ▶ **Augen:** Alle Kinder mit rheumatischen Erkrankungen müssen zum Augenarzt. Bei JIA steht die Spaltlampenuntersuchung mit der Frage einer Iridozyklitis im Vordergrund.
- ▶ **Andere Organsysteme:** Stets alle Organsysteme untersuchen – Haut, Schleimhaut, Herz, Leber und Milz, Lymphknoten sowie Nieren.

Apparative Diagnostik

- ▶ **Labor:**
  - *Indikation:* Für die Diagnose oft hilfreich, für Differenzialdiagnose und Verlaufskontrolle unerlässlich.
  - *Parameter:* Die wichtigsten Entzündungsparameter sind BSG und CRP. Spezielle Bedeutung haben v. a. IgM-Rheumafaktoren, die ANA sowie das HLA-B27.
  - *Beurteilung:* Nur im Zusammenhang mit dem klinischen Bild möglich, da sonst die Gefahr der Fehldiagnose besteht. Alle Befunde können trotz aktiver Arthritis absolut normal ausfallen!
- ▶ **Röntgen:** Für die Diagnose der chronischen Arthritis zu Beginn unbedeutend, aber wichtig zur Differenzialdiagnose und Verlaufskontrolle.
- ▶ **Sonografie:** Darstellung und Dokumentation von Ergüssen, Synovialisschwellung, Synovialzysten, Tenosynovitiden. Mit der Power-Doppler-Sonografie auch Beurteilung der Entzündungsaktivität möglich.
- ▶ **MRT:** Aufwendig, insbesondere bei kleinen Kindern (Narkose) strenge Indikationsstellung. Sinnvoll zur Darstellung von Problemgelenken z. B. HWS, ISG und bei multilokulärem Befall.
- ▶ **Szintigrafie:** Zur Diagnosestellung bei gründlicher klinischer Untersuchung (und eventueller Ergänzung durch Sonografie) meist entbehrlich. Zunehmend durch MRT (Ganzkörpertechnik) und PET-CT ersetzt.

- **Arthroskopie:** Zur Diagnosestellung entbehrlich, v. a. bei Kleinkindern besteht die Gefahr schwerer Gelenkkontrakturen.

Differenzialdiagnostik

- Der Ausschluss aller ähnlichen Erkrankungen bildet einen festen Bestandteil der Diagnose. Da die Symptome keine beweisenden oder ausschließenden Kriterien ermöglichen, muss immer eine *umfassende, altersbezogene Differenzialdiagnose* erfolgen. Sie bildet einen festen Bestandteil der Diagnose.

26.4 JIA – Systemische juvenile idiopathische Arthritis

Grundlagen

- **Definition:** Als systemische Form der juvenilen idiopathischen Arthritis ist das frühere Still-Syndrom eine typisch kindliche Erkrankung mit hohem Fieber, Exanthem und Mitbeteiligung der inneren Organe. Die Kinder sind schwer krank. Vor dem Auftreten der Arthritis ist die Diagnose schwierig zu stellen.
- **Epidemiologie:** Die Erkrankung beginnt typischerweise beim *Kleinkind* mit einem Gipfel im 2.–4. Lebensjahr, ist aber auch bereits im 1. Lebensjahr möglich. Bei Schulkindern ist sie relativ selten. Jungen und Mädchen erkranken gleich häufig.
- **Pathogenese:** Die systemische JIA hat in ihrem akuten Verlauf viele Charakteristika autoinflammatorischer Erkrankungen. Erst im weiteren Verlauf als Polyarthritis lassen sich Charakteristika einer Autoimmunerkrankung finden. Die systemische JIA stellt damit einen „Grenzgänger" zwischen Autoinflammation und Autoimmunität dar. Dies ist für die Therapie entscheidend.

Klinik, klinischer Befund

- **Allgemeine Informationen** S. 379 ff.
- Schwerkranke Kinder mit heftigen Gelenkschmerzen und Fieber.
- **Obligat hohes Fieber** > 39° C über mindestens 2 Wochen (re- bzw. intermittierend) mit einem Gipfel in den frühen Morgenstunden und / oder nachmittags.
- **Exanthem:** Im Fieber flüchtiges oder auch länger anhaltendes, blassrotes, polymorphes, meist kleinfleckiges Exanthem (Erythema rheumaticum multiforme), oft mit Palmarerythem verbunden.
- **Innere Organe** sind in wechselndem Ausmaß beteiligt:
  - Leber- und Milz- sowie Lymphknotenvergrößerungen bei 60–70 %.
  - Perikarditis bzw. Perimyokarditis bei 30–40 % bzw. Polyserositis mit Pleuritis und Peritonitis, die sich als heftige Bauchschmerzen manifestiert.
  - Knochenmarksbeteiligung: Bis zu 20 % der Patienten haben im Verlauf der Erkrankung ein Makrophagen-Aktivierungs-Syndrom (MAS).
- **Bewegungsapparat:**
  - Zu Beginn oft Arthralgien und auch Myalgien.
  - Die Arthritis kann in den ersten Tagen auftreten oder Wochen bis Monate, gelegentlich Jahre nachfolgen.
  - Überwiegend als Polyarthritis, seltener als Oligoarthritis; im Fieber ausgeprägte Gelenkschmerzen.
  - Tenosynovitis ist häufig, besonders an Fingern, Handrücken und Füßen.

Diagnostik

- **Allgemeine Informationen** S. 382.
- **Labor:** BSG, CRP und andere Akute-Phase-Proteine ↑, Dysproteinämie, Leukozytose mit Linksverschiebung, Thrombozytose bis ≥ 1 Mio./µl, im Verlauf zunehmende Anämie (Hb-Abfall), Ferritin und sCD 25 (sensitiv für MAS), MRP8/14 (S 100A8/A9).
- **Synoviadiagnostik:** Hohe Zellzahlen ≥ 80 000 / µl, überwiegend segmentkernige Leukozyten (*Cave:* Fehldiagnose „septische Arthritis"!).
- ▸ *Hinweis:* Extrem erhöhte S 100A8 / A9-Werte und S 100A12-Werte sind typisch für akute Phasen der systemischen JIA.

- ▶ **Röntgen:**
  - Zu Beginn gelenknahe Entkalkung. Unregelmäßige, unscharfe Gelenkkonturen, subchondrale Aufhellungen, Erosionen, Usuren, zystische Aufhellungen, Gelenkspaltverschmälerung, Ankylosierung der Handwurzelkerne sowie Halswirbel möglich.
  - Periostreaktion im Bereich der Metakarpalia, Fingergrund- und -mittelphalangen als Folge der Flexotenosynovitis.
  - Lokale Wachstumsstörungen mit Verformung und Größenänderung gelenknaher Knochenteile.
- ▶ **Knochenmarkpunktion:** Zum Ausschluss einer Leukämie vor Behandlung mit Glukokortikoiden / Immunsuppressiva indiziert.

Differenzialdiagnosen

- ▶ Sepsis bzw. septische Arthritis mit oder ohne Osteomyelitis.
- ▶ Virusinfektionen wie Zytomegalie, Epstein-Barr-Virus, Coxsackie- und Parvoviren B19, Hepatitis B, Röteln.
- ▶ Reaktive / postinfektiöse Arthritiden (S. 401).
- ▶ Morbus Crohn, Colitis ulcerosa.
- ▶ Maligne Systemerkrankungen, Leukämie.
- ▶ Systemische Vaskulitissyndrome, v. a. Kawasaki-Syndrom (S. 413).
- ▶ Kindliche Manifestationen von Kollagenosen (S. 406), systemischem Lupus erythematodes (S. 406), juveniler Dermatomyositis (S. 408), Mischkollagenosen (S. 412).
- ▶ Hereditäre periodische Fiebersyndrome wie: Familiäres Mittelmeerfieber (S. 418), CAPS, HIDS und TRAPS.
- ▶ Hereditäre hämophagozytische Lymphohistiozytosen (HLH).
- ▶ Infantile Sarkoidose (S. 424): Typische Augenbeteiligung, die eine systemische juvenile idiopathische Arthritis ausschließt.
- ▶ Septische Granulomatose.

Therapie (S. 392)

Verlauf und Prognose

- ▶ Die Erkrankung hat drei Verlaufsmuster. Bei etwa 40% der Patienten wird nur ein Schub beobachtet (monozyklisch). Etwa 10% der Patienten haben über Jahre Schübe mit hochaktiver Autoinflammation (polyzyklisch). Die übrigen 50% der Patienten zeigen im Lauf der Erkrankung eine abnehmende autoinflammatorische Aktivität und den Übergang in eine chronisch-aktive-polyartikuläre Aktivität (CAPA-Phänotyp) mit starker Destruktion proximaler Gelenke (Hüfte, Schulter).
- ▶ **Komplikationen** (u. U. vital gefährdend!):
  - *Neigung zur bakteriellen Infektion* mit Meningitis, bakterieller Arthritis und anderen septischen Manifestationen.
  - *AA-Amyloidose:* In bis zu 5–10% der Fälle, kündigt sich meist durch Bauchschmerzen, Hepatosplenomegalie und Proteinurie an. Immer bei länger anhaltender klinischer und serologischer Aktivität daran denken. Die Diagnose wird im Speziallabor aus subkutanem Fettgewebe bzw. Darm-, Leber- oder Nierenbiopsat gestellt.
  - *Makrophagen-aktivierendes Syndrom* (S.) bei etwa 20% der Patienten. Sehr unterschiedliche Schweregrade von subklinischen bis zu lebensbedrohlichen Verläufen.

26.5 JIA – Oligoarthritis

Grundlagen

- ▶ **Definition:** Die oligoartikuläre JIA beginnt beim älteren Säugling oder Kleinkind als Mon- oder Oligoarthritis mit Neigung zu chronischer Iridozyklitis (hohes Risiko der Defektheilung mit Visusminderung) und / oder dem Nachweis antinukleärer Antikörper.
- ▶ **Epidemiologie:**
  - Häufigste Subgruppe der juvenilen idiopathischen Arthritis (ca. 50% aller JIA-Fälle).

- Beginn im 1.–6. Lebensjahr, selten später, Gipfel im 2.–4. Jahr, gelegentlich bereits in der zweiten Hälfte des Säuglingsalters.
- Es überwiegen Mädchen in der Relation 3 : 1.

Klinik, klinischer Befund

- ▶ **Allgemeine Informationen** S. 379 ff.
- ▶ **Arthritis:**
  - In den ersten Monaten überwiegt die Monarthritis; sonst meist 2–4 Gelenke.
  - In den meisten Fällen asymmetrisches Gelenkmuster.
  - Das Kniegelenk steht mit ca. 50 % im Vordergrund, gefolgt von Sprung- (ca. 20 %), Hand- und Ellenbogengelenk. Auch Halswirbelsäule, Kiefer-, Finger- und Zehengelenke können erkranken. Weitet sich die Gelenkzahl nach 6 Monaten auf 5 und mehr Gelenke aus, spricht man von einer erweiterten (extended) Oligoarthritis.
- ▶ **Chronische Iridozyklitis = Uveitis anterior:**
  - Bei nahezu der Hälfte der Kinder zu erwarten, tritt nur selten vor der Gelenkentzündung (2–3 %), bei der Mehrzahl in den ersten 2–3 Jahren (ca. 60 %) bzw. in abnehmender Häufigkeit bis 10 Jahre und später nach der Arthritis auf.
  - Beginn und Verlauf sind überwiegend asymptomatisch, nur selten Fremdkörpergefühl, Lichtempfindlichkeit oder leichte Rötung des Auges.
  - Anfangs meist einseitig, das andere Auge folgt oft nach einem kurzem Intervall von Wochen bis Monaten.

Diagnostik

- ▶ **Allgemeine Informationen** S. 382 ff.
- ▶ **Klinik** s. oben.
- ▶ **Labor:**
  - *Allgemeine Entzündungszeichen:* BSG / CRP leicht bis mäßig, gelegentlich stärker beschleunigt, bei ca. 20–30 % trotz aktiver Arthritis im Normbereich.
  - *Antinukleäre Antikörper* sind in 60–80 % nachweisbar.
  - *HLA-Assoziation:* HLA-DR5 (11) und -DR8.
- ▶ **Röntgen:**
  - Meist nur geringe Veränderungen: Verzögerte Rückbildung der altersphysiologischen unregelmäßigen Begrenzungen der Gelenkkonturen, z. B. Femurkondylen. Gelenknahe Osteoporose, Verformung und Vergrößerung der distalen Femur- und Tibiaepiphyse, vorzeitige Verknöcherung der Hand- bzw. Fußwurzelknochen.
  - Nur bei etwa 10–30 % deutlichere destruktive Veränderungen, Erosionen, zystische Aufhellungen, Gelenkspaltverschmälerung.
- ▶ **Ophthalmologisches Konsil** (alle 6 Wochen!): Spaltlampenuntersuchung zur Diagnose der Iridozyklitis (Aufleuchten der in der Vorderkammer zirkulierenden Entzündungspartikel = sog. Zellströmung).

Differenzialdiagnosen

- ▶ **Gelenkinfektionen:** Septische Arthritis, Lues, Tuberkulose.
- ▶ **Gelenkläsionen:** Trauma (inkl. Misshandlungen), Fremdkörperverletzungen (z. B. Rosendorn).
- ▶ **Andere rheumatische Erkrankungen:**
  - Reaktive Arthritis nach bakteriellen und viralen Infektionen (S. 401).
  - Juvenile Psoriasisarthritis (S. 388).
  - Beginn einer rheumafaktornegativen Polyarthritis (S. 386).
- ▶ **Tumoren:**
  - *Benigne Tumoren* wie Osteidosteom und Fibrom.
  - *Maligne Erkrankungen:* Systemerkrankungen (insbesondere ALL), Primärtumoren, Metastasen.
- ▶ **Erkrankungen mit blutigem Gelenkerguss:** Trauma, Hämophilie, Synovialhämangiom, villonoduläre Synovialitis.
- ▶ **Stoffwechselstörungen / Immundefekte:** Agammaglobulinämie, Hämoglobinopathien, Hyperlipoproteinämien, Mukoviszidose.
- ▶ **Weitere Erkrankungen:** Aseptische Nekrosen, Osteochondritis dissecans.

Therapie

▶ Beginn mit NSAR, intraartikulären Steroid-Injektionen. Bei Verlauf als „extended" oligoartikuläre JIA und bei Komplikation durch eine Uveitis ist häufig eine Therapie mit DMARD (v. a. MTX) und / oder einem TNF-α-Blocker erforderlich, S. 469.

Verlauf und Prognose

▶ **Arthritis:**
- Im Kleinkindesalter rasche Entwicklung von Bewegungseinschränkungen und Gelenkfehlstellungen, am Kniegelenk Beugekontraktur mit Pseudovalgusstellung und Subluxation der Tibia nach dorsal.
- Kann bei monarthritischem Beginn auch im weiteren Verlauf auf ein Gelenk begrenzt bleiben oder weitere Gelenke mit einbeziehen.
- Langfristig überwiegend günstiger Verlauf, jedoch ist auch eine hartnäckige rezidivierende Arthritis mit destruierenden Veränderungen besonders am Knie- und Handgelenk möglich. Bei Befall bis max. 4 Gelenke Klassifikation als persistierende oligoartikuläre JIA.
- In bis zu 30 % der Fälle Übergang in eine Polyarthritis mit Befall großer und kleiner Gelenke mit ungünstiger Prognose, therapeutisch schwierig zu beeinflussen. Diese wird als extended oligoartikuläre JIA klassifiziert.

▶ **Augen:**
- Die Iridozyklitis neigt über Jahre zu Rezidiven. Deshalb sind regelmäßige ophthalmologische Untersuchungen alle 6 Wochen notwendig.
- Hohes Risiko bleibender Schäden (unbehandelt in 60–70 %), mit Visusminderung bis Visusverlust, besonders in den ersten 2–3 Jahren nach Beginn.
- Die Defektheilung beginnt in der Regel mit hinteren Synechien (Zipfelsynechien, Entrundung der Pupille), gefolgt von bandförmiger Keratopathie und Katarakt; langfristig Gefahr von Sekundärglaukom und Phthisis bulbi.
- Durch Frühdiagnose und konsequente Therapie können Synechien und weitere Defekte oft verhindert werden. Die Prognose hat sich während der letzten 10–15 Jahre deutlich gebessert.

26.6 JIA – Rheumafaktornegative Polyarthritis

Grundlagen

▶ **Definition:** Es handelt sich um eine eigenständige, kindliche Form der Polyarthritis (= keine IgM-Rheumafaktoren, HLA-Assoziation mit HLA-DR5 und -DR8). Mit oder ohne Allgemeinsymptome entwickelt sich ein polyarthritisches Bild, wobei große und kleine Gelenke erkranken. Die Diagnose wird umso wahrscheinlicher, je mehr Gelenke befallen sind. (Sie wird von der rheumafaktorpositiven = adulten Form abgetrennt, da sie weniger zur Destruktion neigt.)
▶ **Epidemiologie:** Alle Altersgruppen sind betroffen (oft schon im Kleinkindesalter), Mädchen häufiger als Jungen.

Klinik, klinischer Befund

▶ **Allgemeine Informationen** S. 379 ff.
▶ **Zu Beginn oft Allgemeinsymptome** wie leichtes Fieber, Müdigkeit und Morgensteifigkeit, bevor die Arthritis in den Vordergrund tritt.
▶ **Arthritis:** S. 379.
- Die Symptomatik kann sich schleichend oder rasch entwickeln. Zunächst sind oft nur ein oder wenige Gelenke betroffen, bis sich in Wochen und Monaten das Vollbild entwickelt (meist ≥ 8 Gelenke betroffen).
- Große und kleine Gelenke sind in überwiegend symmetrischem Muster erkrankt; häufig sind auch HWS, Kiefer- und Fingergelenke betroffen.
- Die Kinder sind in ihrer Haltung und ihrem Bewegungsmuster eingeschränkt, bis hin zu einem roboterhaften Gangbild.
▶ Auf Sehnenscheidenentzündungen und Bursitiden achten.
▶ Subkutane Rheumaknötchen fehlen in der Regel.

26.7 JIA – Rheumafaktorpositive Polyarthritis (juvenile Manifestation der Rheumatoiden Arhritis)

Diagnostik

- ▶ **Allgemeine Informationen** S. 382.
- ▶ **Klinik** s. oben.
- ▶ **Labor:**
  - Allgemeine Entzündungszeichen: BSG ↑ und / oder CRP ↑ (bei der Mehrzahl der Patienten, kann aber bei „trockener" Form fehlen).
  - Antinukleäre Antikörper (bei ca. 25 %).
  - Keine IgM-Rheumafaktoren (mit Waaler-Rose-Test bzw. quantitativer Bestimmung, der Latex-Test ist unzureichend).
  - HLA-Assoziation mit HLA-DR5 und -DR8 für Manifestation vor dem 6. Lebensjahr.
- ▶ **Röntgen:**
  - Gelenknahe Osteoporose und Wachstumsstörungen.
  - Unregelmäßige und unscharfe Begrenzung der Gelenkkonturen, Erosionen und Usuren, zystische Aufhellungen.
  - Verschmälerung des Gelenkspaltes.
  - Periostreaktionen im Bereich der Phalangen bei Flexotenosynovitis.

Differenzialdiagnosen

- ▶ **Andere Erkrankungen des rheumatischen Formenkreises:**
  - Rheumafaktorpositive Polyarthritis (S. 387).
  - Systemische juvenile idiopathische Arthritis (S. 383).
  - Reaktive Arthritiden nach bakteriellen und viralen Infektionen (S. 401).
  - Oligoarthritis (extended oligoartikulärer Befall).
  - Systemische Vaskulitissyndrome (S. 413).
  - Systemische Bindegewebserkrankungen (Kollagenosen, S. 406).
  - Arthritis bei Morbus Crohn, Colitis ulcerosa (S. 164).
  - Skelettdysplasien.
  - Generalisierte Schmerzverstärkung (juveniles Fibromyalgiesyndrom, S. 402).
  - Infantile Sarkoidose (S. 424).
- ▶ **Maligne Erkrankungen:** Leukosen, andere Systemerkrankungen.
- ▶ **Stoffwechselstörungen, Immundefekte u. a.:** Agammaglobulinämie, Common variable Immunodeficiency (CVID), diabetische Cheiropathie, Mucopolysaccharidosen, familiäre hypertrophe Synovialitis (S. 429).

Therapie (S. 392)

Verlauf und Prognose

- ▶ Die rheumafaktornegative Polyarthritis ist eine ernste Erkrankung mit einem hohen Risiko für bleibende Funktionsbehinderungen.
- ▶ Der Verlauf ist unterschiedlich, teilweise remittierend mit oft wenig destruierenden Veränderungen. Bei einem Teil der Kinder kommt es jedoch zu schweren Knorpel- und Knochenschädigungen (15–20 %).
- ▶ Insgesamt besteht die Chance, dass die Krankheit unter der Langzeitbehandlung zur Ruhe kommt und überwunden wird. Die Prognose ist deutlich günstiger als bei der rheumafaktorpositiven Polyarthritis (S. 387).

26.7 JIA – Rheumafaktorpositive Polyarthritis (juvenile Manifestation der Rheumatoiden Arhritis)

Grundlagen

- ▶ **Definition:** Die rheumafaktorpositive Polyarthritis ist eine mit der beginnenden Pubertät auftretende Polyarthritis großer und kleiner Gelenke mit Nachweis von IgM-Rheumafaktoren und der Gefahr einer rasch progredienten Schädigung der Gelenkstrukturen (relativ selten im Kindesalter auftretende Erwachsenenform der chronischen Polyarthritis).
- ▶ **Epidemiologie:** Ab dem 8.–10. Lebensjahr, Mädchen deutlich häufiger als Jungen. Anteil an den JIA-Patienten insgesamt unter 5 %.

Klinik, klinischer Befund

- **Allgemeine Informationen** S. 379 ff.
- **Beeinträchtigter Allgemeinzustand** (Müdigkeit, verminderte Leistungsfähigkeit).
- **Arthritis:** Schmerzhafte Schwellung großer und kleiner Gelenke in symmetrischem Muster, selten auch asymmetrisch nur wenige Gelenke betroffen.
- **Subkutane Knoten** sind im Gegensatz zur kindlichen Form relativ häufig, v. a. am proximalen Unterarm und an den Fingerstreckseiten.

Diagnostik

- **Allgemeine Informationen** S. 382.
- **Klinik** s. oben.
- **Labor:**
  - *Allgemeine Entzündungszeichen mäßig bis stark ausgeprägt:* BSG ↑, CRP ↑, Dysproteinämie mit Albuminabfall, α_2- und γ-Globulinanstieg.
  - *IgM-Rheumafaktoren nachweisbar*, wobei 2 positive Ergebnisse im Abstand von mindestens 3 Monaten gefordert sind; Bestimmung mittels Waaler-Rose-Test und quantitativ am Nephelometer (Latex-Test ist unzureichend).
  - Meist auch CCP-AK nachweisbar; analog zur RA des Erwachsenen.
  - *Antinukleäre Antikörper* sind bei 40–50 % nachweisbar.
  - HLA-Assoziation wie bei der RA (HLA-DR4, a, 10).
- **Röntgen:** Rasch progrediente Knorpel- und Knochendestruktion, oft schon innerhalb des ersten Krankheitsjahres. Entwicklung von Erosionen und Usuren, Gelenkspaltverschmälerung und Subluxationen.

Therapie

- Nach gesicherter Diagnose frühzeitig mit Basistherapie beginnen; alle Richtlinien S. 392.

Verlauf und Prognose

- Persistierende Erkrankung mit Neigung zu Schüben, Gefahr rasch fortschreitender Gelenkzerstörungen mit Bewegungseinschränkungen und Achsenfehlstellungen. Durch aggressive medikamentöse und intensive krankengymnastische Behandlung kann Prognose wesentlich verbessert werden.

26.8 JIA – Juvenile Psoriasisarthritis

Grundlagen

- **Allgemeines:** Die Psoriasisarthritis verläuft beim Kind meist als asymmetrische Oligoarthritis. Dabei können sowohl Zeichen der Kategorie Oligoarthritis mit Nachweis von ANA und Iridozyklitis auftreten als auch Verläufe analog der Enthesitis-assoziierten Arthritis mit Sakroiliitis und Insertionstendopathien beobachtet werden.
- **Epidemiologie:**
  - Ca. 5–10 (–15) % der chronischen Arthritiden im Kindesalter.
  - Kann in jedem Alter auftreten, Mädchen sind häufiger betroffen als Jungen.
- **Ätiologie und Pathogenese:** Assoziation mit HLA-B27 (30–40 %), Cw6. Die Pathogenese ist unbekannt.

Klinik, klinischer Befund

- *Cave:* Die Arthritis kann der Psoriasis vorausgehen (und umgekehrt). Das Gelenkmuster ist sehr variabel!
- **Allgemeine Informationen** S. 379 ff.
- **Arthritis:**
  - Vielgestaltiges, überwiegend oligoartikuläres (aber auch polyartikuläres) Bild, wobei meist große Gelenke überwiegen.
  - Als typisch gelten Fingerendgelenk- und Zehenmittelgelenkbefall sowie die Daktylitis mit Tenosynovitis, wobei die erkrankten Gelenke rötlich bis livide verfärbt sein können.

- Das Gelenkmuster der Arthritis sowie die übrigen Symptome (Iridozyklitis, Enthesopathien, Rückenschmerzen) entsprechen oft der Oligoarthritis (S. 384) bzw. Enthesitis-assoziierten Arthritis S. 390.
- **Hautveränderungen manifestieren sich als:**
  - Psoriasis vulgaris, oft nur diskret ausgebildet (Haaransatz, S. 151).
  - Psoriasis inversa im Nabelbereich oder Analfalte (S. 151).
  - Psoriasis pustulosa (S. 151).
  - Psoriatische Erythrodermie (S. 151).
- **Nagelveränderungen** (bei 70–80% der Kinder; S. 151):
  - Überwiegend Tüpfelnägel.
  - Gelegentlich Hyperkeratose, Onycholyse, Ölfleck- oder Krümelnägel.

Diagnostik

- **Allgemeine Informationen** S. 382 ff.
- **Familienanamnese:** Bei über 75% Psoriasis oder Psoriasisarthritis bei Verwandten 1. oder 2. Grades.
- **Klinik** s. oben.
- **Labor:**
  - *Allgemeine Entzündungszeichen:* In 70–80% leicht oder mäßig erhöht (aber auch normal!).
  - *HLA-B27* in ca. 30–40% vorhanden.
  - *Hinweis:* Bei der Enthesitis-assoziierten Arthritis weisen antinukleäre Antikörper auf eine Psoriasisdisposition hin (kann bei fehlenden Hautläsionen diagnostisch hilfreich sein). HLA-B27 ist hier in 40–50% der Fälle positiv (auch in Kombination mit antinukleären Antikörpern).
- **Röntgen:**
  - *Hinweis:* Die für das Erwachsenenalter typischen radiologischen Veränderungen des knöchernen Ab- und Aufbaus fehlen in den meisten Fällen!
  - Bei der Mehrzahl nur geringe Veränderungen wie Osteoporose oder Wachstumsstörungen bzw. Periostreaktionen an den Phalangen.
  - Bei 10–20% der Kinder auch schwere destruktive Veränderungen mit Usuren, Gelenkspaltverschmälerung bis zur Ankylose, besonders im Bereich von Handwurzel und Interphalangealgelenken.
  - Im Übergang zum Erwachsenenalter an- und abbauende Läsionen möglich.

Differenzialdiagnosen

- Je nach Gelenkmanifestation und extraartikulären Symptomen andere Kategorien der juvenilen idiopathischen Arthritis (oft schwer abgrenzbar, zumal altersabhängig ähnliche Manifestation).
- Sonst je nach Klinik wie andere Kategorien der juvenilen idiopathischen Arthritis (S. 377).

Therapie

- Die Therapie entspricht je nach klinischer Manifestation den Richtlinien der chronischen Arthritis, S. 392.

Verlauf und Prognose

- Bei der Mehrzahl der Kinder günstiger Verlauf. Bei entsprechender Behandlung Abklingen der Arthritis ohne wesentliche Folgeschäden möglich. Auch ausgeprägte destruierende Veränderungen. Tendenz zur Reaktivierung mit zunehmenden Läsionen.
- Je nach Alter, Geschlecht und Gelenkmuster Verlauf und Prognose ähnlich den anderen Kategorien der juvenilen idiopathischen Arthritis. Disposition zur Sakroiliitis, besonders bei Schulkindern und Jugendlichen (mit und ohne Vorliegen des Erbmerkmals HLA–B27).

26.9 JIA – Enthesitis assoziierte Arthritis

Grundlagen

- **Definition, Allgemeines:**
  - Die Diagnose ergibt sich aus der ohne vorangehende Infektion auftretenden asymmetrischen Oligoarthritis im Schulalter mit Überwiegen der Gelenke der unteren Extremitäten, oft verbunden mit Insertionstendopathien, Rückenschmerzen sowie Nachweis des genetischen Markers HLA-B27 – unter Ausschluss aller ähnlichen Erkrankungen.
  - In der engen Assoziation mit dem genetischen Marker HLA-B27 liegt die Ursache für die Überlappung mit reaktiven Arthritiden nach enteralen Infektionen, Arthritis bei Morbus Crohn und Colitis ulcerosa sowie der juvenilen Psoriasisarthritis.
- **Epidemiologie:** Beginn ab dem (4.–) 6. Lebensjahr in zunehmender Häufigkeit. In etwa 80 % sind Jungen betroffen.

Klinik, klinischer Befund

- ❏ *Klinische Trias:* Arthritis, Sehnenansatz- und Rückenschmerzen.
- **Allgemeine Informationen** S. 379 ff.
- **Arthritis:**
  - Mon- oder Oligoarthritis mit Überwiegen von großen Gelenken der unteren Extremitäten (Knie- > Sprung- > Hüftgelenke). Gelenke der oberen Extremitäten sind seltener betroffen.
  - An den Füßen sind die Zehengrundgelenke (v. a. die Großzehe) oft betroffen.
  - Immer auf eine eventuelle Arthritis im Sternoklavikulargelenk sowie auf eine schmerzhafte Verdickung der sternalen Rippenansätze achten.
- **Enthesitis, Tenoostitis** (Spontanschmerz und druckschmerzhafte Schwellung):
  - Am häufigsten im Bereich der Ferse, am Ansatz der Achillessehne oder Plantaraponeurose; auch Tuberositas tibiae häufig betroffen.
  - Seltener am Beckenkamm, Schulterblatt, Symphyse.
- **Rückenschmerzen:**
  - Werden spontan oder nach Befragen anfangs von etwa 10–20 %, später von 50 % der Kinder und Jugendlichen angegeben.
  - Sie werden in den Bereich der LWS oder Iliosakralgelenke lokalisiert und können mit ischialgiformen Beschwerden verbunden sein, die in die Oberschenkel ausstrahlen.
- **HWS-Beschwerden:** Kombiniert mit Rückenschmerzen oder isoliert möglich.
- **Iridozyklitis:**
  - Häufigkeit ca. 10–20 %.
  - Überwiegend akuter, selten auch chronischer Beginn und Verlauf.
  - Akute Uveitis anterior mit konjunktivaler Rötung, (erheblichen) Schmerzen und Lichtscheu verbunden.

Diagnostik

- **Allgemeine Informationen** S. 382 ff.
- **Anamnese:** In der Familienanamnese bei Verwandten 1. und 2. Grades oft Rückenschmerzen, Spondylitis ankylosans oder andere HLA-B27-assoziierte Erkrankungen.
- **Klinik** s. oben.
- **Labor:**
  - *Allgemeine Entzündungszeichen:*
    - BSG / CRP meist erhöht, Werte im Normbereich sind aber möglich.
    - IgA oft deutlich erhöht.
  - Assoziation mit HLA-B27, positiv bei ca. 80–90 %.
- **Röntgen:**
  - Gelenknahe Osteoporose, bei kleineren Kindern Wachstumsbeschleunigung v. a. im Bereich der Kniegelenke, später Wachstumsminderung durch vorzeitigen Schluss der Epiphysenfugen, v. a. Verkürzung der Metakarpalia- bzw. Metatarsalia.

- Die Kniegelenke sind bezüglich Knorpel- und Knochenschädigung relativ stabil. Ein hohes Risiko für destruierende Veränderungen besteht für Hüftgelenke, Zehengrund- und Großzeheninterphalangealgelenke.
- Iliosakralgelenke:
  – Meist einseitiger Beginn als großbogige Gelenkspalterweiterung im lateralen Anteil mit unscharfer und unregelmäßiger Begrenzung.
  – Später folgen Erosionen und Sklerosierung und schließlich ein zunehmender knöcherner Durchbau.
▶ **Ophthalmologisches Konsil:** Entzündliche Augenveränderungen, besonders Iridozyklitis, deshalb Spaltlampenuntersuchung. Meist mit Rötung und Beschwerden einhergehend. Somit frühzeitige Erkennung und Behandlung möglich.

Differenzialdiagnosen

▶ **Andere HLA-B27-assoziierte Arthritiden** (Überlappungen möglich):
- Arthritis bei Morbus Crohn und Colitis ulcerosa (S. 164).
- Juvenile Psoriasisarthritis (S. 388).
- Reaktive Arthritiden nach enteralen Infektionen (S. 401).

▶ **Andere rheumatische Erkrankungen:**
- Oligoarthritis (S. 384).
- Rheumafaktornegative / -positive Polyarthritis (S. 386).
- Systemische juvenile idiopathische Arthritis (S. 383).
- Generalisiertes Schmerzverstärkungssyndrom (juvenile Fibromyalgie) (S. 402).

▶ Trauma, Fremdkörperverletzung.
▶ Infektionen: Septische Arthritis mit oder ohne Osteomyelitis; Borreliose (Lyme-Arthritis), Lues, Tuberkulose.
▶ Benigne und maligne Tumoren, maligne Systemerkrankungen.
▶ Kollagenosen und Vaskulitissyndrome.
▶ Stoffwechselstörungen, Immundefekte: Agammaglobulinämie, Speicherkrankheiten, Hyperurikämie bei Jugendlichen.
▶ **Weitere Erkrankungen:**
- Aseptische Nekrosen: Morbus Scheuermann, Morbus Perthes, Morbus Osgood-Schlatter.
- Epiphysenlösung am Hüftkopf.
- Adoleszentenchondrolyse (S. 427).
- Osteochondritis dissecans.

Therapie

▶ Neben NSAR sind als Langzeitmedikamente Sulfasalazin und Methotrexat nur relativ, TNF-α-Blocker gut wirksam, S. 392.

Verlauf und Prognose

▶ **Arthritis:**
- Zu Beginn stehen klinisch die Knie- und Sprunggelenke im Vordergrund, im weiteren Verlauf werden auch die Hüftgelenke zunehmend häufig befallen und durch destruierende Veränderungen gefährdet!
- Die Langzeit-Prognose der Arthritis ist insgesamt günstig, die Remissionsrate beträgt ca. 10 % pro Jahr.
- Im Einzelfall sind jedoch schwere Behinderungen möglich (v. a. durch Koxitis).
- Eine Reaktivierung ist möglich, v. a. durch enterale Infektionen mit Yersinien, Salmonellen und Campylobacter jejuni.
- Die Arthritis kann in jedem Stadium zum Stillstand kommen, jedoch auch weiter fortschreiten bzw. rezidivieren und dabei das Achsenskelett oder auch andere Organsysteme mit einbeziehen.

▶ **Iridozyklitis:** Trotz Neigung zu Rezidiven relativ selten bleibende Schäden. Wegen der Möglichkeit chronischer Verläufe sind regelmäßige ophthalmologische Kontrolluntersuchungen wichtig (auch im beschwerdefreien Intervall).

26.10 JIA – Undifferenzierte Arthritis

▶ **Definition:** Arthritis, welche die Kriterien für keine oder mehr als eine der anderen Kategorien erfüllt.

▣ *Hinweis:* Aufgrund der überlappenden Definitionen und (teilweise umstrittenen) Exklusionen fallen ca. 5 % der Kinder mit JIA in diese Kategorie.

26.11 JIA – Therapie: Grundlagen und Übersicht

Aufgaben und Ziele

▣ *Hinweis:* Eine ursächliche Behandlung ist bisher nicht möglich!
▶ Beruhigung und Überwindung des Entzündungsprozesses.
▶ Erhaltung bzw. Wiederherstellung der Gelenkfunktionen, Vermeidung von Deformitäten und Behinderungen.
▶ Vermeidung bleibender Augen- und Organschäden.
▶ Ermöglichen einer altersgemäßen körperlichen, geistigen und psychosozialen Entwicklung.

Allgemeine Voraussetzungen

▶ Die Behandlung erfordert eine interdisziplinäre Zusammenarbeit von Ärzten verschiedener Fachrichtungen, Physiotherapeuten, Ergotherapeuten und den verschiedenen Berufsgruppen des Sozialdienstes in Praxis und Klinik. Diagnosestellung und Therapieplanung erfordern unbedingt die Miteinbeziehung einer kinderrheumatologischen Facheinrichtung.
▶ Grundlage der Therapieplanung bilden der JIA-Subtyp, das Alter des Kindes, die Krankheitsaktivität und v. a. der individuelle Befund und Verlauf.

Therapeutische Maßnahmen

▶ **Medikamentöse Therapie:** Nicht steroidale Antiphlogistika, Basistherapeutika, Glukokortikoide, Biologika.
▶ **Physikalische Therapie:** Krankengymnastische Behandlung, Ergotherapie, physikalische Maßnahmen, Orthesenversorgung und Hilfsmittel.
▶ **Operative Therapie:** Synovektomie, Korrektur von Deformitäten, Gelenkersatz, Arthrodesen.
▶ **Sozialpädiatrische Behandlung:** Psychologische Betreuung, sozialpädagogische Betreuung, Patienten- und Angehörigenschulung, schulische Integration, berufliche Förderung und Eingliederung, finanzieller Ausgleich. Zusätzliche wichtige Impulse können Sport-, Musik-, Mal-, Tanz-, Hippo- und „Lachtherapie" (Klinik-Clowns) geben.

26.12 JIA – Medikamentöse Therapie

Grundlagen

▶ **Allgemeines:**
- Es stehen die gleichen Medikamente wie in der Erwachsenenrheumatologie zur Verfügung. Viele sind jedoch für die Behandlung der juvenilen Arthritis bzw. für Kinder unter 18 Jahren nicht zugelassen (off-label-Therapie).
- Wir müssen ihre Anwendung den Besonderheiten des Kindesalters und der jeweiligen Verlaufsform der chronischen Arthritis anpassen.
- Einem größtmöglichen therapeutischen Effekt soll das kleinstmögliche Risiko gegenüberstehen.
- Die Behandlung setzt eine umfassende Anamnese, einen genauen Befund und eine sorgfältige Langzeitkontrolle voraus.
▶ **Hinweise für den Einsatz der Medikamente:**
- Häufig besitzen Medikamente keine Zulassung für rheumatologische Indikationen im Kindes- und Jugendalter. Daher sind oft „off-label"-Therapien erforderlich, die eine entsprechend sorgfältige Aufklärung und ggf. eine Abstimmung bezüglich der Kostenübernahme erfordern.

- Im Kindesalter kommen v. a. Medikamente zur Anwendung, bei denen ausreichend Langzeiterfahrungen aus der Erwachsenenrheumatologie vorliegen.
- Für Kleinkinder und auch jüngere Schulkinder ist die galenische Zubereitung als Saft wünschenswert, um exakt dosieren zu können und den Kindern die Einnahme zu erleichtern.
- Die Dosierung muss dem Tagesrhythmus des betroffenen Kindes bzw. Jugendlichen angepasst werden.
- Mit systemischen Glukokortikoiden ist umso mehr Zurückhaltung geboten, je jünger das Kind ist.
- Unter den nicht steroidalen Antiphlogistika sind Medikamente mit kurzer Halbwertzeit oft besser zu steuern als Substanzen mit langer Halbwertzeit.

▶ **Praktisches Vorgehen:**
- Die medikamentöse Therapie beginnt mit der Verabreichung eines nicht steroidalen Antiphlogistikums (S. 434).
- Bei hoher bzw. anhaltender Krankheitsaktivität frühzeitig mit Basistherapeutika beginnen, besonders bei systemischem bzw. polyarthritischem Beginn / Verlauf.
- *Vorgehen:*
  - Mit der Gabe von nicht steroidalen Antiphlogistika kann bereits in der kinder- bzw. hausärztlichen Praxis begonnen werden.
  - Einleitung der Basistherapeutika erfordert umfangreiches Wissen und Erfahrung. Sie erfolgt in der Regel durch einen erfahrenen Kinderrheumatologen und immer in Verbindung mit intensiver Krankengymnastik und Elternanleitung.
  - Engmaschige Kontrolle des klinischen Bildes in Verbindung mit Laboruntersuchungen bezüglich Entzündungszeichen und möglicher Nebenwirkungen, besonders in der Einstellungsphase.

Nicht steroidale Antiphlogistika

▶ **Für Kinder geeignete Substanzen** s. Tab. 26.2:

Tab. 26.2 • Tabellarische Übersicht in alphabetischer Reihenfolge nach der chemischen Kurzbezeichnung

chemische Kurzbezeichnung	Dosierung mg / kg KG / Tag	Häufigkeit pro Tag
Diclofenac	2–3	3–4
Ibuprofen	20–40	3–4
Indometacin	2–3	3–4
Naproxen	10–15	2

spezielle Darreichungsformen für Kleinkinder:
- Ibuprofen: Ibuflam-Susp., Nurofen-Susp.
- Naproxen: Proxen-Susp. (in Deutschland nur über die internationale Apotheke erhältlich)
- Indometacin: Indopaed-Susp.

▶ **Praktische Hinweise für die Anwendung:**
- *Indometacin* hat die stärkste therapeutische Wirkung, jedoch auch eine relativ hohe Nebenwirkungsrate.
- *Die schmerzdämpfende und fiebersenkende Wirkung* setzt sofort ein, der entzündungshemmende Effekt ist erst nach Wochen zu erwarten.
- *Bei längerer Morgensteifigkeit* die Abenddosis später einnehmen (z. B. vor dem Schlafengehen). Ggf. die Abenddosis erhöhen.
- *Bei Kopfweh, Müdigkeit bzw. Konzentrationsstörungen* in der Schule morgendliche Dosis vermindern (oder erst mittags beginnen) und Abenddosis erhöhen.
- *Bei Auftreten von Magenbeschwerden* säurebindende Substanzen erst ab 1 bis 1½ Std. später verabreichen; bei gleichzeitiger Gabe wird die Resorption der nichtsteroidalen Antiphlogistika vermindert.
- *Die gleichzeitige Gabe von mehreren nicht steroidalen Antiphlogistika vermeiden,* da Resorption wechselseitig gestört werden kann.

- **Nebenwirkungen:** Durch sorgfältige klinische und laborchemische Überwachung frühzeitig erfassen und medikamentöse Langzeitbehandlung ändern. Die häufigsten unerwünschten Wirkungen sind:
  - Appetitlosigkeit, Übelkeit, Bauchschmerzen, Erbrechen.
  - Schleimhauterosionen und Ulkusbildung mit Blutungsgefahr.
  - Kopfweh, Schwindel, Müdigkeit, Konzentrationsschwäche; auf Abfall der Schulleistungen achten!, Unruhe und Einschlafprobleme.
  - Leberschädigung mit Anstieg der Transaminasen.
  - Mikrohämaturie.
  - Blutungsneigung: Hämatome, Nasenbluten.
  - Phototoxische Erytheme bei Naproxen.

Basistherapeutika

- **Synonyme:** Langzeittherapeutika, krankheitsmodifizierende Medikamente.
- **Hinweis:** Die Indikation und Einleitung der Behandlung erfordern umfangreiches kinderrheumatologisches Wissen und Erfahrung. Der therapeutische Effekt setzt meist erst nach Monaten ein. Viele Parallelen zur Erwachsenenrheumatologie (S. 443 ff).
- **Substanzen:**
  - Chloroquin, Hydroxychloroquin = Resochin, Quensyl.
  - Sulfasalazin = Azulfidine.
  - Azathioprin (z. B. Imurek) 2–3 mg / kg KG / d.
  - Methotrexat (z. B. Lantarel) 10–15 mg / m^2 KO / Woche.
  - Ciclosporin A (z. B. Immunosporin) 3–5 mg / kg KG / d in 2 Dosen. Therapeutischer Spiegel in der Kinderrheumatologie 100–150 mg / dl (monoklonal).
  - Leflunomid (Arava) 10–20 mg / d.
- **Hinweise für die Anwendung:**
  - *Die Indikation bleibt dem Spezialisten vorbehalten. Frühzeitig beginnen bei:*
    - Seropositiver Polyarthritis.
    - Polyarthritis oder auch Oligoarthritis, die durch nicht steroidale Antiphlogistika unzureichend zu kontrollieren ist.
    - Chronische Iridozyklitis (nur Immunsuppressiva): Immer dann, wenn durch die lokale Kortikoidbehandlung innerhalb von 6–8 Wochen keine deutliche Rückbildung der Entzündung erfolgt (seltener Rezidive, günstigerer Verlauf → bei den meisten Kindern können Synechien und weitere Schäden verhindert oder erheblich vermindert werden).
    - Enteritis-assoziierte JIA mit Achsenskelettbeteiligung.
    - Hoch aktive „extended" oligoartikuläre JIA.
  - *Differenzialtherapie in Abhängigkeit von:*
    - Kategorie der juvenilen idiopathischen Arthritis.
    - Krankheitsaktivität.
    - Alter des Kindes.
    - Bisheriger Verlauf.
    - Laborbefunde bezüglich Krankheitsaktivität und Risikofaktoren.
  - Zunächst mit einem nicht steroidalen Antiphlogistikum kombinieren.
  - *Mögliche Nebenwirkungen* S. 443: Besonders in Einstellphase sorgfältige klinische Verlaufsbeobachtung mit Kontrolle der Laborbefunde.

Glukokortikoide

- **Hinweis:** Mit der systemischen Anwendung von Glukokortikoiden ist wegen ihrer katabolen Wirkung bis zum Wachstumsstillstand, Osteoporose (Begünstigung von Nekrolysen v. a. des Hüftkopfes, Gefahr von Impressionsfrakturen der Wirbelkörper) größte Zurückhaltung geboten, zumal Kinder unter der Behandlung schon nach einigen Wochen für lange Zeit „kortisonpflichtig" werden.
- Glukokortikoide haben eine ausgezeichnete antiphlogistische und antipyretische, jedoch keine kurative Wirkung.

▶ **Hinweise für die systemische Anwendung:**
- *Prednisolon 2 mg / kg / d bzw. 60 mg/m² KO/d* nur bei systemischer juveniler chronischer Arthritis mit Perimyokarditis oder akut exazerbierter Uveitis mit Synechierung.
  - Tagesdosis nach Möglichkeit als Einzelgabe morgens vor 8 Uhr, um die körpereigene Kortisonproduktion weniger zu beeinflussen.
  - Bei hoher Krankheitsaktivität kann vorübergehend die Aufteilung der obigen Dosis auf 2–3 Gaben notwendig sein.
  - Sobald eine Besserung eingetreten ist, die Dosis frühzeitig reduzieren. Ziel ist eine Langzeitdosis von < 0,2 mg / kg KG / d bzw. 2-fache Menge jeden 2. Tag (alternierende Gabe).
  - Die Schwellendosis für die Hemmung des Längenwachstums liegt bei etwa 0,15–0,2 mg / kg KG / d und wird von der Krankheitsaktivität und individuellen Faktoren mitbestimmt.
- *Prednisolon 0,1–0,15 mg / kg KG / d* kann bei nicht systemischen, v. a. polyartikulären Formen notwendig werden, wenn nicht steroidale Antiphlogistika zusammen mit Basistherapeutika und Biologika unzureichend wirksam sind:
  - Tagesdosis als Einzeldosis morgens vor 8 Uhr.
  - „Nachtcortison" (Lodotra), Gabe gegen 22 Uhr.
  - Dosis so weit wie möglich vermindern, niedrige Dosis nur langsam weiter abbauen.
- *Stoßtherapie: Prednisolon 20–30 mg / kg KG als Infusion,* 2–3-mal mit 1–2 oder mehr Tagen Intervall wiederholen. Sinnvoll bei hoher Krankheitsaktivität mit gleichzeitiger Einleitung bzw. Umstellung der Basistherapie.

▶ **Hinweise für die lokale Anwendung:**
- *Akute und chronische Iridozyklitis* (Augenarzt): 3–4 (–6) × tägl. als Tropfen oder am Abend als Salbe.
- Bei Mon- bzw. Oligoarthritis intraartikuläre Therapie wie bei Erwachsenen (S. 491). Gute Ergebnisse mit Triamcinolonhexacetonid (Lederlon).

Biologika

📄 *Hinweis:* Aufgrund der hohen Therapiekosten sollte bei nicht zugelassenen Medikamenten dieser Substanzgruppe vor Beginn der Therapie bei der zuständigen Krankenkasse ein Antrag auf Kostenübernahme zur „off-label"-Therapie gestellt werden.

▶ **Substanzen:**
- Für die Behandlung von Kindern und Jugendlichen mit JIA sind folgende Substanzen zugelassen (Stand 2011):
  - TNF-α-Antagonisten: Etanercept (Enbrel), Adalimumab (Humira).
  - Interleukin-6-Antagonisten: Tocilizumab (RoACTEMRA), Abatacept (Orencia).
- Ohne spezifische Zulassung für die Behandlung der JIA werden derzeit verwendet:
  - Interleukin-1-Antagonisten: Anakinra (Kineret), Canakinumab (Ilaris) mit Zulassung für die Behandlung CAPS (Kap. 23.6).
  - TNF-α-Antagonisten: Infliximab (Remicade) mit Zulassung für die Behandlung CED.
  - CD 20-Antagonisten: Rituximab (MabThera).

▶ **Hinweis für die Anwendung der zugelassenen Biologika:**
- Etanercept 2 × 0,4 oder 1 × 0,8 mg / kg KG / Woche subkutan, Adalimumab 24 mg / m² KOF alle 2 Wochen subkutan. Etanercept ist für die Behandlung ab 2 Jahren, Adalimumab ab 4 Jahren bei einem polyartikulären Verlauf, der auf Methotrexat nicht anspricht oder bei intolerablen Nebenwirkungen von MTX zugelassen. Die zugelassenen TNF-α-Antagonisten werden „off-label" außerdem erfolgreich bei der EAA-JIA, PsA-JIA, TRAPS (S. 419) und der Uveitis (nur Adalimumab) eingesetzt.
- Tocilizumab 8 mg / kg KG alle 2 Wochen i. v. bei der systemischen Verlaufsform der JIA.
- Abatacept 10 mg / kg KG i. v. zunächst 2-, dann 4-wöchentlich mit Zulassung für Kinder mit einem polyartikulären Verlauf ab 6 Jahren bei Versagen einer Therapie mit mindestens einem TNF-α-Antagonisten.

▶ **Die nicht zugelassenen Biologika haben sich bei folgenden Indikationen bewährt:**
- Interleukin-1-Antagonisten (Anakinra, Canakinumab) bei der systemischen juvenilen idiopathischen Arthritis, bei Autoinflammatorischen Syndromen (S. 416), Infliximab bei schwerer Uveitis, die auf andere Therapien nicht anspricht, sowie bei kombiniertem Auftreten einer chronisch-entzündlichen Darmerkrankung und einer JIA.

26.13 JIA – Nicht medikamentöse Therapie

Physiotherapie

▶ Es gibt Überschneidungen mit dem Vorgehen bei Erwachsenen (S. 501). Hier werden die Besonderheiten im Kindesalter dargestellt.

▶ *Hinweis:*
- Die medikamentöse Therapie muss von Anfang an mit krankengymnastischer Behandlung kombiniert werden.
- Die frühzeitige und fachgerechte krankengymnastische Einzelbehandlung ist für die Prognose ebenso entscheidend wie die medikamentöse Therapie und erfordert umfangreiche Kenntnisse sowie Geduld und Einfühlungsvermögen.
- Die krankengymnastischen Maßnahmen werden durch eine funktionell ausgerichtete Ergotherapie ergänzt.

▶ **Ziele:** Erhaltung bzw. Verbesserung und Wiederherstellung der Gelenkbeweglichkeit, Gelenkachsen und der physiologischen Bewegungsabläufe.

▶ **Voraussetzungen:**
- *Detaillierte Kenntnisse über die gelenkspezifischen Fehlhaltungen und Fehlstellungen sowie Verständnis für deren Entstehungsweise* (S. 379):
  - Abhängig vom Alter des Kindes und von der Kategorie der juvenilen idiopathischen Arthritis, kindgerechte Strategien.
  - Nur in entspannter Atmosphäre effektiv.
  - Bereits der Beginn bzw. die Tendenz zur Fehlstellung muss erfasst und therapeutisch berücksichtigt werden.
- *Genaue Befundaufnahme:*
  - Durchmessen aller Gelenke nach der Neutral-Null-Methode.
  - Festlegung der Achsenfehlstellungen in Ent- und Belastung (Schweregrade: Aktiv / passiv ausgleichbar / fixiert).
  - Bewegungsanalyse.
- *Ausreichende medikamentöse Therapie* (Schmerz- und Entzündungshemmung).

▶ **Hinweise für das praktische Vorgehen:**
- Individuellen Behandlungsplan aufstellen.
- Vertrauensverhältnis zum Kind aufbauen, Abwehrhaltung vermeiden, spielerisch vorgehen.
- Die Schmerzgrenze muss sorgfältig beachtet werden, Schmerzauslösung verstärkt reflektorisch die Gelenkfehlstellung.
- Alle therapeutischen Maßnahmen aus entlastenden Ausgangsstellungen vornehmen – Handstütz, Kniebeuge und Fersensitz vermeiden.
- Das Anleiten der Eltern ist für den weiteren Verlauf dringend anzustreben → Eltern übernehmen zu Hause einen Teil der Bewegungstherapie und tragen dazu bei, unphysiologische Belastungen entzündeter Gelenke zu vermeiden.
- Den Ausgangspunkt der Behandlung bildet immer die gestörte Gelenkfunktion. Mit der Wiederherstellung bessern sich auch Bewegungsmuster und Atrophie der hypotonen Muskelgruppen.
- Sobald sich Achsenfehlstellungen entwickeln (bei Polyarthritis immer), stationär beginnen und ambulant zu Hause fortsetzen (Physiotherapeut, Eltern).
- Bei schwerkranken Kindern mit anhaltender Morgensteifigkeit ist die zweite Tageshälfte für die Behandlung besser geeignet.
- Krafttraining gegen Widerstand vermeiden.

- **Praktisches Vorgehen** (in folgender Reihenfolge):
  - 1. Entspannung und Schmerzlinderung.
    - Langsames passives, aktiv-assistives Bewegen
    - Traktion
    - Physikalische Maßnahmen (lokale Kälte, Wärme; Elektrotherapie; Massage; Bewegungsbad).
  - 2. Verbesserung der Gelenkbeweglichkeit.
    - Gelenkmobilisation
    - Dehnen der verkürzten Strukturen
    - Aktivieren der hypotonen Muskulatur.
  - 3. Bahnen physiologischer Bewegungsmuster.
- **Hilfsmittel:**
  - *Teilentlastende Maßnahmen bei Arthritis der Gelenke an den Beinen:*
    - Unterarmstützen für größere Schulkinder und Jugendliche.
    - Schedepferdchen oder Laufrad für Kleinkinder.
    - Therapieroller mit aufgeschweißtem Sattel für ältere Kindergartenkinder und die ersten Schuljahre.
    - Dreirad / Fahrrad.
  - *Schmerzentlastende, weiche Einlagen* je nach Befallsmuster mit scheinbarer Unterstützung der Fehlhaltung. Korrigierende Einlagen sind erst nach Abklingen der Entzündung möglich.
  - *Geeignete Schuhe* mit weichen Sohlen (Luftpolster).
  - ❐ *Cave:* Rollstuhl zur Langzeitbehandlung vermeiden!
  - *Handschienen* (S. 509).
  - *Hüftschlinge* zur Bewegung in Entlastung bei Koxitis.

Ergotherapie

❐ **Hinweis:** Die Ergotherapie muss funktionell ausgerichtet sein. Sie erfolgt in enger Kooperation mit dem Physiotherapeuten und konzentriert sich v. a. auf die obere Extremität.

- Überlappungen mit der Therapie bei Erwachsenen (S. 509).
- **Ziele:** Förderung der Selbstständigkeit, Vermittlung von Erfolgserlebnissen und Freude an der Fein- bzw. Grobmotorik; gleichzeitig Wiederherstellung von Beweglichkeit, Gelenkschutz.
- **Funktionelles Training, Einüben von Gelenkschutz:**
  - Wiederherstellung physiologischer Bewegungsabläufe bei Aktivitäten des täglichen Lebens.
  - Kreatives Arbeiten mit Ton und ähnlichen Materialien, Malen (Fingerfarbe, Seidenmalerei u. a.).
  - Kinder lernen, Gelenke schonend und achsengerecht einzusetzen. „Gelenkschutz": Verteilung der Kräfte auf viele Gelenke – von kleinen auf große, von betroffenen auf nicht betroffene Gelenke.
  - Gelenke so weit wie möglich entlasten, z. B. Rucksack statt Schultasche.
  - Schreibtraining mit / ohne stabilisierende Handschienen, achsengerechtes Halten des Stiftes mit schonendem Einsatz der Fingergelenke.
- **Sensomotorische Schulung:**
  - In Verbindung mit Koordinations- und Muskeltraining, Mobilisation und Geschicklichkeit.
  - Schulung der Feinmotorik durch Steckspiele und „handwerkliche Tätigkeit".
  - Therapeutisches Vorgehen dem Alter anpassen.
  - Kreative Tätigkeit in den Dienst der Bewegungsschulung stellen.
  - Mit der sensomotorischen Schulung wird gleichzeitig die Entwicklung des Kindes gefördert.
- **Anfertigen bzw. Überwachung von Schienen:**
  - *Stabilisierende Handschienen* als Arbeitsschienen. Sie müssen in der Funktion (v. a. beim Schreiben) getragen werden.
  - *Lagerungsschienen* für Hände und Finger (1–2-mal täglich für mindestens eine Stunde anlegen).
  - ❐ **Hinweis:** Schienen, die nicht getragen werden, passen oft nicht!

26.13 JIA – Nicht medikamentöse Therapie

▶ **Selbstständigkeitstraining:**
- In Alltagsfunktionen (z. B. Anziehen von Strümpfen und Schuhen).
- Adaptation käuflicher Hilfsmittel bzw. Anfertigen von Hilfsmitteln bei schwerbetroffenen Kindern, z. B. Anzieh-, Wasch- und Schreibhilfen.

Operative Therapie

▶ Die wichtigsten Maßnahmen im Kindesalter werden kursorisch dargestellt. Detaillierte Darstellung S. 514 ff.

▶ *Hinweis:* Erweitert die therapeutischen Möglichkeiten v. a. bei schweren Verläufen. Die Indikation wird in gemeinsamer Verantwortung von operativ tätigen Rheumaorthopäden und Kinderrheumatologen gestellt; auch die Nachbehandlung erfolgt in enger Kooperation.

▶ **Synovektomie:**
- *Indikation:* Mon- bzw. Oligoarthritis (v. a. des Knie- und Ellenbogengelenkes) frühestens 1 Jahr nach Therapiebeginn, wenn die medikamentöse Behandlung und Lokalmaßnahmen einschließlich intraartikulärer Injektionstherapie unzureichend wirksam sind. Voraussetzung ist die Mitarbeit des Kindes.
- *Kontraindikation:* Kleinkindesalter.
- *Prinzip:* Die Operation erfolgt in der Regel unter arthroskopischer Sicht (nur selten offen, z. B. am Ellbogen).
- *Nachbehandlung:* Die intensive stationäre krankengymnastische Behandlung und Fortsetzung der medikamentösen Therapie sind unbedingt erforderlich!
- *Prognose:* Langzeitergebnisse sind günstig, Rezidivquote von 10–15 %.

▶ **Tenosynovektomie:**
- *Indikation:* Schmerzhafte Behinderung, die konservativ nicht zu beheben ist.
- *Prinzip:* Tenosynovektomie insbesondere der Fingerflexoren.
- *Nachbehandlung:* Krankengymnastik dringend notwendig.

▶ *Hinweis:* Bei Kindern geringes Risiko für Sehnenruptur. Bewegungsausmaß nach Tenosynovektomie oft nicht besser.

▶ **Korrektur von Kontrakturen und Achsenfehlstellungen:**
- *Indikation:* Soweit diese durch intensive krankengymnastische Behandlung einschließlich Lagerungsschienen nicht ausgleichbar und mit Behinderungen im Bewegungsablauf von Alltagsbewegungen verbunden sind.
- *Prinzip:* Weichteillösungen bzw. Umstellungsosteotomie.

▶ *Hinweis:* Bei Kindern sind Achsenfehlstellungen durch Langzeit-Physiotherapie und günstiges Wachstum oft konservativ ausgleichbar. OP-Indikation streng stellen!

▶ **Gelenkersatz:**
- *Indikation:* Gelenkersatz kommt nur bei Jugendlichen mit drohender Invalidität und Bettlägerigkeit bei starken Schmerzen infrage. In erster Linie Hüftgelenkendoprothesen bei Zerstörung des Hüftgelenkes mit Bewegungsunfähigkeit.
- *Prinzip:* Ersatz durch Kunstgelenk, meist der Hüftgelenke (bei älteren Jugendlichen bzw. jungen Erwachsenen ist z. T. auch der Ersatz von Knie-, Schulter- oder Ellenbogengelenk notwendig). Der Schluss der Wachstumsfugen wird in der Regel abgewartet.

▶ **Arthrodesen** – Indikationen:
- An der Hand oder am Sprunggelenk bei fortgeschrittener Destruktion und (Sub-)Luxation.
- An einzelnen Fingern zur Verbesserung der Greiffunktion.

Langzeitführung, Schulung

▶ *Hinweis:* Die erkrankten Kinder / Jugendlichen und deren Eltern benötigen eine vertrauensvolle ärztliche Führung und interdisziplinäre Langzeitbegleitung. Eine umfassende Information und Schulung erleichtern die Krankheitsbewältigung und verbessern gleichzeitig die Prognose.

▶ **Ziele:**
- Kindern und Eltern bei der Bewältigung der Krankheit helfen.
- Kinder und Eltern als Ko-Therapeuten gewinnen.
- Den Kindern eine altersgemäße Entwicklung ermöglichen.
- Den Jugendlichen den Übergang ins Erwachsenenleben erleichtern.

- ▶ **Hinweise für die Durchführung:**
  - Allgemeines Vertrauensverhältnis aufbauen.
  - Unterstützung der Eltern: Schuldgefühle abbauen, Enttäuschungen bewältigen, Erkrankung als Aufgabe annehmen.
  - Individuelle Information und Eintrainieren von therapeutischen Maßnahmen.
- ▶ **Schulung von erkrankten Kindern/Jugendlichen und Eltern in der Gruppe.** Hierzu wurden spezielle Schulungsprogramme durch die Initiative für rheumakranke Kinder e. v. entwickelt.
- ▶ **Kind und Eltern in Entscheidungen einbeziehen:**
  - Elternkreis rheumakranker Kinder e. v. unter dem Dach der Deutschen Rheuma-Liga (in Bonn Tel. 02 28/7 66 70 80, E-Mail bv@rheuma-liga.de; www.rheuma-liga.de) einschalten. Individuelle Beratung und Information, Erfahrungsaustausch in der Gruppengemeinschaft.
  - Eltern und Kindern Mut machen, Zuversicht verbreiten, positiv in die Zukunft führen.
  - Bei der Mehrzahl der Erkrankungen besteht langfristig die Chance, die chronische Arthritis zur Ruhe zu bringen und zu überwinden.

Psychologische und soziale Betreuung

❏ **Hinweis:** Die Langzeitbehandlung chronisch rheumakranker Kinder erfordert eine psychosoziale Betreuung unter Einbeziehung der Eltern und Geschwister. Sie umfasst je nach Situation eine psychologische Begleitung sowie sozialpädagogische Beratung und Hilfe bei Behörden und Ämtern.

- ▶ **Psychologische Betreuung:**
  - Psychologische Beratung und Begleitung von Eltern; Abbau von Konflikten in der Familie.
  - Vorbeugen und Behandlung von Verhaltensstörungen bei Kindern und Jugendlichen.
  - Hilfe bei der Schmerz- und Krankheitsbewältigung.
- ▶ **Förderung des Schulunterrichtes:**
  - Dieser muss auch in der Klinik regelmäßig fortgesetzt werden, er bildet einen festen Bestandteil der Therapie.
  - Die schulische Ausbildung als entscheidender Parameter für die Entwicklung und Zukunft der Kinder:
    - Klassengemeinschaft und Freundeskreis werden erhalten im Sinne einer notwendigen Integration und Sozialisation.
    - Eine umfassende schulische Bildung stellt die beste Basis für eine geeignete Berufswahl und -ausbildung sowie Eingliederung in die Gesellschaft dar.
    - Die Schule vermittelt Erfolgserlebnisse, die auf körperlich-sportlichem Gebiet oft versagt bleiben.
    - In schweren Fällen Unterstützung durch Zusatzstunden bzw. Hausunterricht.
- ▶ **Berufsberatung, Ausbildung und Arbeitsplatzbeschaffung:**
  - Psychosozialer Dienst in Zusammenarbeit mit Berufsberater der Arbeitsagentur, der in speziellen Fragen der Körperbehinderung ausgebildet ist.
  - Neigung und Fähigkeiten des Kindes soweit möglich berücksichtigen. Beruf soll Freude bereiten.
  - Zusammenarbeit mit Berufsbildungswerk hilft, die Berufsfindung zu erleichtern und Ausbildungsplatz zu vermitteln.
  - Nach Berufsausbildung bei Vorliegen einer Behinderung Hilfe zur Findung und Gestaltung eines Arbeitsplatzes, dabei Rehabilitationsgesetzgebung nutzen.
- ▶ **Finanzielle Nachteilausgleiche:**
  - Je nach Schwere der Erkrankung Unterstützung bei der Ausstellung eines Behindertenausweises durch das Versorgungsamt.
  - Steuerliche Erleichterung nach Grad der Behinderung, eventuell Pflegegeld.
  - Zur Entlastung bei Arthritis an unteren Extremitäten Schulbücher in doppelter Ausfertigung, um Tragen auf Schulweg zu vermeiden.

26.14 JIA – Allgemeine Hinweise zu Verlauf und Prognose

Grundlagen

▶ *Hinweis:* Die Aussichten sind günstiger als bei Erwachsenen: Bei der Mehrzahl der Kinder kann die Erkrankung langfristig zur Ruhe gebracht und auch überwunden werden. Oberstes Ziel ist es daher, während der Zeit der Krankheitsaktivität bleibende Schäden an Gelenken und Augen bzw. Kleinwuchs zu verhindern.

▶ **Beeinflussende Faktoren:**
- Beginn und Verlaufsform.
- Beginn und Qualität der Therapie.
- Wissen und Engagement der Eltern (Compliance Kinder / Jugendliche).

▶ **Remissionsraten:** Angaben zu Remissionsraten schwanken je nach Beobachtungsdauer und Selektion des Krankengutes zwischen 23 und 88 % (nach Daten der Kerndokumentation des Deutschen Rheumaforschungszentrum haben 50 % der Jugendlichen eine inaktive Erkrankung, jedoch > 70 % funktionelle Residuen).

Risiken in Abhängigkeit der Kategorien

▶ **Systemische juvenile idiopathische Arthritis:**
- Oligoarthritischer Verlauf weniger destruktiv als Polyarthritis.
- Die Gefahr der Gelenkzerstörung besteht zunächst v. a. für die Hände, Halswirbelsäule und Füße, nach 5–10 Jahren v. a. für die Hüftgelenke.
- Kleinwuchs durch anhaltende Krankheitsaktivität und / oder Kortikoidtherapie.
- Amyloidoserisiko ca. 5 %.
- Infektionsgefahr mit septischen Komplikationen.
- Erhöhte Disposition Makrophagen-aktivierendes Syndrom (S. 423).

▶ **Polyarthritis:**
- Rasche Gelenkdestruktion bei rheumafaktorpositivem Verlauf.
- Am meisten gefährdet sind Hände und Füße.
- Keine Kompensationsmöglichkeit durch gesunde Gelenke, allgemeine Bewegungsarmut.

▶ **Oligoarthritis:**
- Die Arthritis ist meist wenig destruktiv, Langzeitgefährdung besteht für Hand- und Fußgelenke.
- Bei Befall > 4 Gelenke nach 6 Monaten (erweiterte Oligoarthritis) Prognose etwas ungünstiger.
- Hauptgefahr: Sehstörungen durch Defektheilung bei chronischer Iridozyklitis.

▶ **Enthesitis assoziierte Arthritis:**
- Insgesamt besteht hier die günstigste Gesamtprognose.
- Vulnerable Gelenke mit rascher Destruktion sind v. a. die Zehengrund- und Hüftgelenke.
- Nach (spärlichen) Langzeituntersuchungen (20 Jahre) entwickeln 15–20 % im Erwachsenenalter eine ankylosierende Spondylitis.

27 Weitere rheumatische Erkrankungen im Kindes- und Jugendalter

27.1 Reaktive postinfektiöse Arthritiden beim Kind und Jugendlichen

Grundlagen und Übersicht

- **Definition:** Nicht eitrige Arthritiden, die durch Infektionen ausgelöst werden. Die reaktiven Arthritiden können Tage bis mehrere / viele Monate andauern; sie hinterlassen keine Defekte.
- **Übersicht:** Sie entsprechen im Wesentlichen den adulten Formen (S. 169); näher dargestellt wird die nur im Kindesalter auftretende Coxitis fugax.
- **Ätiologie und Pathogenese** S. 169.
- **Epidemiologie:** Häufigste Gruppe von Gelenkentzündungen, ca. 200–300 / 100 000 Kinder (2–3‰).
- **Hinweise zur Klinik und Diagnostik:**
  - *Anamnese:*
    - Vorausgegangene Infektionen in den letzten 1–3 (4) Wochen? Auf diskrete Manifestationen achten.
    - Eine Infektion kann inapparent verlaufen, deshalb Erkrankungen bei Eltern, Spielgefährten, im Kindergarten oder in Schule erfragen.
    - Auf epidemiologische Häufungen von Infektionen bzw. vorausgegangenen Auslandsaufenthalt achten.
  - *Klinik:*
    - Meist handelt es sich um eine mon- oder asymmetrische Oligoarthritis überwiegend der großen Gelenke. Gelegentlich hoch aktive Polyarthritis oder auch nur Arthralgien.
    - Bei stark exsudativer Monarthritis des Kniegelenkes muss an eine Lyme-Arthritis gedacht werden (S. 182).
    - Ab der Pubertät sind urogenitale Infektionen mit Chlamydien bei Jugendlichen möglich.
  - *Labor:* Nach Anamnese und klinischem Befund gezielt mikrobielle Untersuchungen und Antikörperbestimmungen vornehmen.
    - Am häufigsten gehen enterale Infektionen mit Salmonellen, Yersinien, Shigellen oder Campylobacter jejuni voraus. Sie sind oft mit HLA-B27 assoziiert. Dazu kommen Streptokokken der Gruppe A und Virusinfektionen, bei Kindern an EBV und Parvovirus B 19 denken!
    - Allgemeine Entzündungszeichen (Erhöhung von BSG oder CRP) sind häufig nachweisbar, können aber auch fehlen.

Coxitis fugax

- **Synonym:** Transiente (transitorische) Synovitis des Hüftgelenkes.
- **Definition:** Relativ häufige, flüchtige, abakterielle Synovitis des Hüftgelenkes.
- **Ätiologie und Pathogenese:** Unbekannt, in 80 % geht eine infektiöse Erkrankung (der oberen Luftwege) voraus; auch Bagatelltraumen oder eine allergische Genese werden diskutiert.
- **Epidemiologie:**
  - Altersdisposition: 3–10 Jahre.
  - 70 % der Patienten sind Jungen.
  - Häufigkeit ca. 100–150 / 100 000 Kinder (1,0–1,5‰).
- **Klinik und klinischer Befund:**
  - Überwiegend plötzlich, seltener allmählich einsetzende Schmerzen in der Hüfte, in Oberschenkel oder Knie, die bei Belastung zunehmen. Die Kinder hinken oder humpeln.
  - Hüftflexion und Innenrotation sind schmerzhaft eingeschränkt, das Bein wird öfters in Flexion und Abduktion gehalten.
  - Doppelseitiger Befall und Rezidive sind möglich.

▶ **Diagnostik:**
- *Labor:* Möglich ist eine leichte Erhöhung der Entzündungsparameter, meistens keine pathologischen Befunde erhebbar.
- *Sonografie des Hüftgelenks:* Hüftgelenkerguss als unspezifisches Zeichen.
- *Röntgen des Hüftgelenks:* Wenn nach einer Woche keine Rückbildung: Meist normaler Befund, möglich ist eine Gelenkspaltverbreiterung mit Lateralisation des Kopfes.
- *MRT:* Bei V. a. Hüftkopfnekrose, M. Perthes, Osteoid-Osteom etc.

▶ **Differenzialdiagnosen:**
- ◻ *Beachte:* Eine ausführliche Differenzialdiagnostik ist besonders bei einer Beschwerdedauer > 10–14 Tage erforderlich.
- *Morbus Perthes:* Er kann nur durch eine Verlaufskontrolle sicher ausgeschlossen werden. Wiedervorstellung in 6–8 Wochen, Röntgenbild, MRT.
- *Septische Koxitis mit/ohne Osteomyelitis:* Kranke Kinder mit hohem Fieber, bei Verdacht Gelenkpunktion indiziert.
  - ◻ *Cave:* Nicht steroidale Antiphlogistika vermindern die Schmerzen und verschleiern die Diagnose einer septischen Arthritis.
- *Beginnende chronische Arthritis:* Selten, nur ca. 1–2 % der juvenilen chronischen Arthritiden beginnen als isolierte Koxitis.
- *Osteoid-Osteom:* Vor allem nächtliche Schmerzen; Röntgen und weitere Bildgebung.
- *Epiphysiolysis capitis femoris:* Tritt etwa ab dem 10. Lebensjahr auf; Röntgen (Lauenstein-Aufnahme).
- *Tumoröse Erkrankungen bzw. Leukämie:* Röntgen, Blutbild- und Knochenmarkuntersuchung.

▶ **Therapie:**
- Nicht steroidales Antiphlogistikum (S. 393), z.B. Ibuprofen (z.B. Nurofen, Ibuflam) 20–30 mg/kg KG/Tag für 2–4 Wochen.
- Entlastung vom Körpergewicht.

▶ **Prognose:**
- Die Symptome bilden sich in über 80 % der Fälle innerhalb von 5(–10) Tagen zurück. Der Hüftgelenkerguss kann die klinischen Symptome 1–2 Wochen überdauern.
- Kontrolluntersuchungen 5 Tage nach Absetzen der Medikation und 6–8 Wochen nach Beginn der Erkrankung, bei anhaltendem Erguss weitere Bildgebung.

27.2 Schmerzverstärkungssyndrome

Grundlagen

▶ **Epidemiologie:** Arthralgien oder andere Schmerzen im Bereich des Bewegungsapparates kommen bei Kindern in bis zu 30–60 % vor (im Vergleich zur Häufigkeit anderer rheumatischer Erkrankungen s. Tab. 27.1). Beim Schmerzverstärkungssyndrom handelt es sich um Schmerzzustände, die den Tagesablauf oder Schlaf der Kinder beeinträchtigen können und den Eltern Sorge bereiten. Sie hinterlassen typischerweise keine morphologischen Schäden. Chronische Schmerzen mit einer Dauer von mehr als 6 Wochen treten nur bei ca. 1–3 % aller Kinder und Jugendlichen auf.

Tab. 27.1 • **Inzidenz und Prävalenz rheumatischer Erkrankungen im Kindes- und Jugendalter**

Erkrankung	Häufigkeit bezogen auf 100 000 Kinder bis 16 Jahre	Häufigkeit in %
Arthralgien	30 000–60 000	30–60
postinfektiöse/reaktive Arthritis (S. 401)	200–300	0,2–0,3
chronische Arthritis (S. 377); Inzidenz	5–6	
chronische Arthritis; Prävalenz	20–30	0,02–0,03
septische Arthritis mit/ohne Osteomyelitis	keine gesicherten Angaben zu Inzidenz oder Prävalenz; ca. 5 % aller Arthritiden	

27.2 Schmerzverstärkungssyndrome

- **Cave:** Zu beachten ist, dass auch ernsthafte rheumatische Erkrankungen sowie maligne Entartungen als Arthralgien bzw. Gliederschmerzen beginnen können. Deshalb sind eine sorgfältige Differenzialdiagnose und ärztliche Begleitung erforderlich.
- **Definition:** Es handelt sich um unterschiedliche Erkrankungen des Bewegungsapparates, die durch Schmerzzustände im Bereich der Gelenke wie auch der Muskulatur charakterisiert sind. Eine Ursache ist nicht zu finden bzw. die Schmerzen der Kinder stehen in keiner begründbaren Relation zum subjektiven Befund.

Übersicht

- Wachstumsschmerzen.
- Hypermobilitätssyndrom.
- Generalisierte Schmerzverstärkung (juvenile Fibromyalgie).
- Lokale Schmerzverstärkung (komplexes regionales Schmerzsyndrom = CRPS, sympathische Reflexdystrophie).

Wachstumsschmerzen

- **Definition:** Plötzliche, meist abends oder in der Nacht einsetzende Schmerzen im Bereich der Extremitäten, die bei Klein- oder Schulkindern auftreten und sich mehrfach wiederholen.
- **Epidemiologie:**
  - 5–10 % der Kinder sind betroffen; es besteht eine familiäre Häufung.
  - Die Beschwerden beginnen zwischen dem 4. und 12. Lebensjahr; Jungen und Mädchen sind gleich häufig betroffen.
- **Klinik:**
  - Die Schmerzen treten überwiegend abends oder nachts auf, vorangegangene körperliche Belastungen wirken begünstigend. Die Kinder wachen meistens aus dem Schlaf auf, weinen und klagen über heftige Schmerzen, die sie als tief gehend und krampfartig empfinden. Morgens sind die Kinder wieder beschwerdefrei.
  - Die Schmerzen wiederholen sich mehrfach, bei vielen Kindern auch an mehreren Tagen nacheinander.
  - Am meisten sind die unteren Extremitäten betroffen, besonders die Schienbeine, Waden und Oberschenkel. Selten können sich die Schmerzen in der Leiste, am Rücken oder in den oberen Extremitäten manifestieren.
- **Diagnostik:** Die Diagnose wird klinisch durch das Beschwerdebild und die Familienanamnese gestellt. Laborbefunde sind typischerweise normal.
- **Differenzialdiagnosen:** Hypermobilitätssyndrom, reaktive Arthritis, beginnende juvenile idiopathische Arthritis, Osteoid-Osteom.
- **Therapie und Prognose:** Massagen, Einreibungen und Analgetika bessern die Beschwerden meist rasch (z. B. Ibuprofen 5–10 mg / kg KG bzw. Paracetamol Supp. 250–500 mg).

Hypermobilitätssyndrome

- Kleinkinder sind physiologisch hypermobil, Schulkinder noch in 10–20 %. Bei längerer Belastung, beispielsweise beim Schreiben oder sportlichen Betätigungen, können bei einem Teil der Kinder Schmerzen besonders in den Hand-, Knie- oder Ellenbogengelenken auftreten.
- **Familiär benignes Hypermobilitätssyndrom:**
  - Hierbei handelt es sich um eine zumeist familiär gehäuft auftretende gutartige Überbeweglichkeit der Gelenke ohne Beteiligung der inneren Organe insbesondere ohne Fehlbildung im Bereich des Herzens und der großen Gefäße. Arthralgien sowie Kapsel- und Bänderüberdehnungen kommen bei diesen Patienten gehäuft vor. Auch wird innerhalb der Familien eine deutliche Assoziation mit der Entwicklung von Schmerzverstärkungs-Syndromen beobachtet.
- **Hereditäre Hypermobilitätssyndrome:**
  - Hierzu gehört die Gruppe der Ehlers-Danlos-Syndrome (Mutationen im Bereich der Kollagen-Synthese-Gene), das Marfan-Syndrom sowie seltene Bindegewebserkrankungen (Schnitzler-Syndrom u. a.). Häufung von Arthralgien infolge Gelenksreizungen, Assoziation zu Schmerzverstärkungs-Syndromen. Bei den meisten Subtypen des Ehlers-Danlos-Syndroms wie auch beim Marfan-Syndrom kann

es zu Fehlbildungen im Bereich der Herzklappen, der großen Gefäße und sekundären Problemen, z. B. im Bereich des Linsenapparates des Auges kommen. Daher immer interdisziplinäre Diagnostik und ggf. Therapie.
- Genetische Beratung betroffener Familien.

▶ **Therapie:**
- Bei Schmerzen im Handgelenk beim Schreiben hat sich zur Stabilisierung eine individuell angefertigte Leder- oder Stoffmanschette bewährt.
- Vor sportlicher Belastung betroffene Gelenke eventuell mit elastischer Binde stabilisieren.

Generalisierte Schmerzverstärkung (juvenile Fibromyalgie)

▶ **Definition:**
- Liegen Schmerzen an mindestens drei Körperregionen über drei Monate ohne erkennbare medizinische Ursache vor = generalisiertes Schmerzverstärkungs-Syndrom. Das juvenile Fibromyalgiesyndrom wird nach Yunus (1985) wie folgt definiert:
  a) Generalisierte muskuloskeletale Schmerzen in mindestens drei Körperregionen.
  b) Dauer mindestens drei Monate.
  c) Normale Laborwerte.
  d) Schmerzhafte Palpation von mindestens 5 / 11 Tender Points.
  e) Mindestens drei weitere vegetative Symptome oder Schmerz-modulierende Einflüsse.
- *Primäre Schmerzverstärkung:* Schleichend oder akuter Beginn mit generalisierten Gelenk- und / oder Muskelschmerzen beim bis dahin gesunden Kind und Jugendlichen.
- *Sekundäre Schmerzverstärkung:* Kann sich nach einer reaktiven Arthritis, bei allen Formen der juvenilen idiopathischen Arthritis oder auch bei kindlichen Kollagenosen entwickeln. Bei Beginn der generalisierten Schmerzverstärkung kann die Grunderkrankung bereits in Remission oder auch noch aktiv sein.

▶ **Epidemiologie:** Häufigkeit zunehmend; betrifft derzeit etwa 10 % der Patienten in kinderrheumatologischen Zentren, etwa ⅔ primäre, ⅓ sekundäre Schmerzverstärkung. Bevorzugt erkranken Mädchen um die Zeit der Pubertät, aber auch Kleinkinder können erkranken; in den letzten Jahren zunehmend auch Jungen betroffen; auffallende familiäre Häufung (Mutter).

▶ **Klinik und Diagnostik:**
- Häufig besonders ehrgeizige und / oder gut angepasste Kinder betroffen. Viele Parallelen zur Fibromyalgie des Erwachsenen (S. 354). Bei Kindern und Jugendlichen häufig keine „Tender Points" zu finden; nicht selten Kombination mit CRPS.
- *Typischer Verlauf:* Zunächst Aufgabe von sportlichen Aktivitäten, dann auch Fehlzeiten in Schule und Ausbildung, zunehmende Isolierung von altersgemäßen sozialen Kontakten, kompensatorisch oft unangemessene Bindung an die Eltern (insbesondere an die Mutter).

▶ **Differenzialdiagnosen:** Juvenile idiopathische Arthritis, Hypermobilitätssyndrom, kindliche Kollagenosen, maligne Systemerkrankungen, Morbus Fabry.

▶ **Therapie:** Insgesamt komplex und schwierig. Günstige Ergebnisse nur mit multidisziplinärer Therapie in Gruppen, welche folgende Bereiche umfasst:
- Information und Schulung.
- Physiotherapie, aktivierende Therapien: Medizinische Trainingstherapie (MTT), Haltungsschulung, Körperwahrnehmung.
- Ergotherapie: Funktionelles Training, Gelenkschutz, künstlerisches Gestalten.
- Erlebnispädagogik, Tanz-, Musik-, Reittherapie, therapeutisches Klettern u. a.
- Physikalische Maßnahmen: Lokale Kälte- oder Wärmepackungen, Massage, Elektrotherapie, Bewegungsbad.
- Psychologische Therapie: Schmerzbewältigungsstrategien, Entspannungstechniken, Stressbewältigung, Einzelgespräche (Patient / Eltern).
- Alternative Therapien: Fußreflexzonenmassage, Craniosakrale Therapie, Akupunktur, Schröpfmassage.

- Medikamentöse Therapie: Wenig effektiv, Patienten jedoch oft auf Medikamente fixiert. Praktisches Vorgehen:
  - Unwirksamkeit der Medikamente erklären.
  - Schmerzmedikamente (NSAR, Paracetamol, Phytotherapeutika) auf Bedarf anbieten – werden eher selten abgerufen.
  - Opiate vermeiden!
  - Alternativen anbieten: Lokale Kälte oder Wärme, Aktivierung, Ablenkung etc.
  - Selten Indikation für Antidepressiva oder Serotonin-Wiederaufnahme-Hemmer, helfen am ehesten bei Schlafstörungen.
▶ **Prognose:** Beim Kind und Jugendlichen oft günstiger als im Erwachsenenalter. Adäquate Therapie hilft, den Alltag zu bewältigen: Reduktion von Schulfehlzeiten, Wiederaufnahme von sozialen Kontakten und Freizeitgestaltung. Spontane Besserung auch durch Änderung der Lebensumstände: Beginn Berufsausbildung, Ablösung vom Elternhaus etc.

Komplexes regionales Schmerzsyndrom

▶ **Synonyme:** CRPS = Complex Regional Pain Syndrome.
  - *Typ I:* Idiopathische Algodystrophie ohne nervales Trauma.
  - *Typ II:* Morbus Sudeck, sympathische Reflexdystrophie infolge Trauma des regional versorgenden Nerven.
▶ **Definition:** Lokale Schmerzverstärkung, meist verbunden mit trophischen Störungen.
▶ **Epidemiologie:** Seltener als generalisierte Schmerzverstärkung; Patienten durchschnittlich etwas jünger, typisches Alter 8–10 Jahre, Mädchen häufiger als Jungen.
▶ **Klinik:** Auslöser oft banale Traumen, gelegentlich auch Operationen, beim Typ II Nerventrauma (z. B. zu enger Gipsverband). Meist eine distale Extremität betroffen, z. B. Hand und distaler Unterarm oder auch Fuß mit Unterschenkel; selten andere Körperstellen (Rücken, Kniebereich, Schulter, Hüftregion u. a.), dann Differenzialdiagnose oft schwierig.
  - Lokal stärkste Schmerzen, Hyperalgesie, Allodynie.
  - Extremität wird funktionslos – schwere Behinderung!
  - Trophische Störungen: Schwellung, Unterkühlung (seltener Überwärmung), blass-livide Verfärbung (oder Rötung) (Abb. 27.1).
  - Typische inadäquate Schmerzangabe: Die Kinder schildern stärkste Schmerzen mit auffallender Emotionslosigkeit, lächeln oft dabei.
▶ **Diagnostik:** Typische Klinik und Anamnese. Szintigrafie beim kindlichen CRPS nicht indiziert, wenig aussagekräftig.
▶ **Differenzialdiagnosen:** Zirkumskripte Sklerodermie, Tumoren, Trauma.
▶ **Therapie:** Aktivierung!!! Betroffene Extremität muss trotz Schmerzen berührt, bewegt und belastet werden.
  - *Desensitisierung:* z. B. Rubbelmassage (Handtuch), Wechselbäder etc.

Abb. 27.1 • CRPS am rechten Unterarm (10-jähriges Mädchen): Der schmerzhafte Bereich ist ödematös geschwollen, die Finger stehen in entlastender Beugestellung

- *Bewegung und Belastung:* Betroffene Extremität gezielt einbeziehen; Kinder dabei liebevoll, aber konsequent anweisen; Schmerzen anerkennen und akzeptieren.
- Keine Hilfsmittel wie Rollstuhl, Gehstützen oder Handschienen akzeptieren!
- Psychotherapie einleiten, da eine Assoziation mit psychischen Traumen häufig vorliegt.

▭ *Hinweis:* Medikamente sind unwirksam, Gefahr der Fixierung; auch Schmerzkatheter nicht indiziert, da der chronifizierte Schmerz trotz regionaler Anästhesie weiterbesteht und der Funktionsverlust die Therapie eher behindert.

▸ **Verlauf und Prognose:**
- Häufig spontane Rückbildung.
- Mit o. a. aktivierender Therapie auch bei chronischen Verläufen über Wochen und Monate oft rasche Rückbildung innerhalb von Tagen bis Wochen möglich.
- Rezidive häufig.

27.3 Kindliche Kollagenosen

Grundlagen und Übersicht

▸ **Besonderheiten beim Kind:** Die meisten Kollagenosen können bereits im Kindesalter auftreten. Dabei gibt es sowohl Parallelen als auch Unterschiede zu den Erwachsenenformen (Übersicht S. 210). Kindliche Besonderheiten bestehen vor allem beim Lupus erythematodes, der Dermatomyositis und der Sklerodermie.
- Bei Erkrankungsbeginn sind die spezifischen Symptome häufig nur sehr diskret ausgeprägt. Untypische Verläufe sind häufig.

▸ **Übersicht:**
- Systemischer Lupus erythematodes im Kindesalter (SLE; S. 406).
- Neonataler Lupus erythematodes (S. 407).
- Antiphospholipid-Antikörper-Syndrom.
- Juvenile Dermatomyositis (S. 408).
- Sklerodermien im Kindesalter:
  - Progressive systemische Sklerodermie: Im Kindesalter selten, Verlauf analog zum Erwachsenen (S. 226).
  - Zirkumskripte (lokalisierte) Sklerodermie (S. 411): Beginn vorwiegend im Kindesalter.
- Mixed Connective Tissue Disease (MCTD, Sharp-Syndrom): Krankheitsbild analog zum Erwachsenen (S. 236).
- Sjögren-Syndrom (S. 243): Beginn im Kindesalter selten, aber möglich.
- Undifferenzierte Kollagenosen und Overlap-Syndrome (S. 412).

Systemischer Lupus erythematodes (SLE)

▸ **Definition:** Chronisch-entzündliche Autoimmunerkrankung mit Befall von Haut, Bewegungsapparat sowie vielfältigen Manifestationen an den inneren Organen und im ZNS.

▸ **Epidemiologie:**
- Ca. 20 % der Erkrankungen beginnen vor dem 18. Lebensjahr.
- Jungen : Mädchen = 1 : 4,5.
- Die meisten Erkrankungen beginnen im Alter von 11–14 Jahren, möglich ist ein Beginn aber auch schon im Kleinkindalter.

▸ **Klinik:**
- *Arthritis* (bei 90 %): Es sind vor allem die Hand-, Finger- und Kniegelenke betroffen. Die Prognose ist meist günstig, Deformitäten oder Destruktionen sind selten.
- *Allgemeinsymptome und Fieber* (bei > 90 %).
- *Hauterscheinungen* (bei > 90 %): Schmetterlingserythem, makulopapulöses Exanthem, Ulzera u. a.
- *Lungenbeteiligung* (bei bis zu 75 %): Vor allem Pleuritis, aber auch Lungenblutung, Pneumonitis.
- *Nephritis* (bei 60–70 %): Sehr variabel, ca. 40 % ungünstige, diffus proliferative Form.

- *Weitere Manifestationen:* Alopezie (bei bis zu 50%; diffus > umschrieben), Myalgien (bei 50–60%), aseptische Nekrosen (bei 10–15%, werden auch ohne Steroid-Therapie beobachtet), Raynaud-Phänomen (bei 10–20%), ZNS-Beteiligung (bei 30–40%), Hepatosplenomegalie und Lymphadenopathie (bei bis zu 50%).
▶ **Diagnostik – Labor:**
  - CRP normal oder nur mäßig erhöht.
    ▶ *Cave:* Ein deutlicher CRP-Anstieg zeigt möglicherweise eine Infektion an.
  - Blutbild: Anämie, Leuko-, Thrombopenie.
  - Coombs-Test: Positiv in 30–40%, aber Hämolysezeichen nur in 10%.
  - Komplement erniedrigt (DD primärer Defekt oder Aktivitätszeichen).
  - Beweisend bestimmte Autoantikörper, teilweise assoziiert mit klinischen Symptomen (S. 216).
▶ **Differenzialdiagnosen:**
  - Andere Kollagenosen, insbesondere MCTD.
  - Medikamenten-induzierter Lupus erythematodes.
▶ **Therapie:**
  ▶ *Beachte:* Die Wahl der Medikamente richtet sich nach dem Aktivitätsstadium und dem Organbefall.
  - *Glukokortikoide:*
    – Zur Langzeittherapie: Niedrig dosiert, < 0,1–0,2 mg / kg KG / d.
    – Bei akuter Verschlechterung bzw. schwerwiegender Organmanifestation: Vorübergehend hochdosiert, bis 2 mg / kg KG / d; eventuell auch wiederholte *Stoßtherapie* mit 20–40 mg / kg KG i. v., die drei Tage gegeben wird und 4-wöchentlich wiederholt werden kann.
  - *Andere Langzeitmedikamente:*
    – Antimalariamittel: Vor allem bei Exanthemen oder Arthritis sowie zur Verhinderung von Langzeitschäden und Rezidiven.
    – Immunsuppressiva: Methotrexat, Azathioprin, eventuell auch Ciclosporin A oder Mycophenolatmofetil (z. B. CellCept, Myfortic) – bei schwerer Hautvaskulitis oder Organbefall frühzeitig.
    – Cyclophosphamid: Bevorzugt als Stoßtherapie bis zu 500–1000 mg / m^2, zunächst monatlich, dann eventuell alle 3 oder 6 Monate – indiziert bei schwerwiegender Nieren- oder ZNS-Beteiligung.
    – B-Zell-Depletion mit Rituximab (MabThera) bei therapieresistenten Verläufen.
  - *Symptombezogen:* Nicht steroidale Antiphlogistika (S. 393), Antikonvulsiva, Neuroleptika, Antihypertensiva bei Nephritis (ACE-Hemmer), Vitamin-D- und Calcium-Gabe.
▶ **Prognose:** Die Prognose ist abhängig vom Organbefall, Langzeitremissionen sind möglich. Entscheidend sind die frühe Diagnosestellung und eine konsequente Therapie durch ein spezialisiertes Zentrum.

Neonataler Lupus erythematodes

▶ **Definition:** Erkrankung des Neugeborenen durch diaplazentar übertragene mütterliche Autoantikörper (s. Diagnostik) mit vorwiegend kardialen und dermatologischen Veränderungen. Die Mutter ist häufig klinisch unauffällig.
▶ **Ätiologie und Pathologie:** Schädigung des Feten und / oder Neugeborenen durch diaplazentaren Übergang von mütterlichen IgG-Autoantikörpern.
▶ **Klinik:**
  - *Charakteristisches Symptom:* Kongenitaler AV-Block.
  - *Hautveränderungen:* Ähnlich einem subakuten kutanen Lupus erythematodes (nicht vernarbende papulosquamöse Herde).
  - *Gelegentlich:* Endomyokardiale Fibroelastose, Klappeninsuffizienz und / oder persistierender Ductus arteriosus.
▶ **Diagnostik:**
  - Blutbild: gelegentlich Thrombopenie, hämolytische Anämie.
  - Mütterliches Serum: Auto-AK, insbesondere Anti-SS-A (anti-Ro) der bei der Entstehung des AV-Blocks pathophysiologisch beteiligt ist.

- **Differenzialdiagnosen:**
  - Angeborene Herzfehler.
  - Konnatale Infektion.
  - Sepsis.
- **Therapie:**
  - Betreuung Anti-SS-A positiver Schwangerer durch Gynäkologen / Rheumatologen und Pädiater.
  - Entbindung in Zentrum mit neonataler Intensivmedizin.
  - Bei schweren Hautveränderungen eventuell lokal Glukokortikoide (S. 394).
  - Bei AV-Block ist häufig eine Schrittmacherimplantation, evtl. bereits intrauterin, erforderlich.
- **Prognose:**
  - Die Hautveränderungen sind normalerweise innerhalb der ersten Wochen bis Monate selbstlimitierend.
  - Die Letalität bei kongenitalem AV-Block beträgt bis zu 20 %.

Juvenile Dermatomyositis (JDM)

- **Definition:**
  - Die juvenile Dermatomyositis stellt eine multisystemische Erkrankung dar, bei der nahezu alle Organe betroffen sein können. Charakteristisch sind die Muskelschwäche und pathognomonische Hautveränderungen. In der Frühphase dominieren vaskulitische Veränderungen, später kann sich eine Kalzinose entwickeln.
  - Eine isolierte Polymyositis tritt bei Kindern und Jugendlichen nur ausnahmsweise auf.
- **Ätiologie und Pathogenese:**
  - Die Ursache ist unbekannt. Im Unterschied zu Erwachsenen ist die Dermatomyositis als Begleiterkrankung maligner Krankheiten selten.
  - Viren, besonders Coxsackie-, Influenza- und Myxoviren, werden als auslösende Noxen diskutiert, gefolgt von immunpathologischen Vorgängen mit ausgeprägter Vaskulitis.
  - Die Lymphozyten der Patienten mit juveniler Dermatomyositis entfalten in der Gewebekultur einen zytotoxischen Effekt gegenüber den Muskelzellen.
- **Epidemiologie:**
  - Kommt ab dem 1. Lebensjahr in allen Altersgruppen mit einem leichten Gipfel vom 4.–12. Jahr vor.
  - Mädchen : Jungen = etwa 2 : 1.
- **Klinik:**
  - *Symptombeginn:*
    - Akut (etwa 50 %): Die Kinder sind meist schwerkrank, haben hohes Fieber, Schmerzen in den Extremitäten und verlieren Gewicht.
    - Schleichend über Wochen und viele Monate (etwa 50 %): Die Kinder haben eine Muskelschwäche, Schwierigkeiten beim Anziehen und Treppensteigen und eine Fallneigung.
  - *Schwäche der Rumpf- und Extremitätenmuskulatur:*
    - Die Muskelschwäche tritt symmetrisch auf und beginnt typischerweise im Rumpfbereich mit Überwiegen der Schulter- und Beckenregion, der Nackenbeuger und Bauchmuskeln und breitet sich auf die distalen Extremitäten aus.
    - Die Muskelschwäche kann zu Beginn und im Verlauf durch den CMAS (Childhood Myositis Assessment Scale – im Internet abrufbar) gemessen und dokumentiert werden. Dabei werden 14 Muskelfunktionen quantifiziert. Die Höchstpunktzahl beträgt 52, Werte unter 30 deuten auf eine erhebliche Muskelschwäche hin.
  - *Schwäche der Rachen- und Gaumenmuskulatur* (in etwa 30 %): Sie führt zu Schluck- und Artikulationsstörungen mit Gefahr der Aspiration.
  - *Vaskulitische Hautläsionen:*
    - Im Gesicht (nahezu obligat): Ödem der Augenlider mit Lilaverfärbung und/oder Gesichtserythem, periorbital oder großflächig. An den Lidrändern sind oft vaskulitische Teleangiektasien zu erkennen, im Verlauf sind kleine Narben durch Infarkte möglich.

- *Extremitäten:* An den Händen, Ellbogen, Knien: Kollodium-Plaques (insgesamt bei 60%). An den Streckseiten der Fingergelenke fleckige Rötung und ödematöse Schwellung, die schließlich in atrophische blassrote Bezirke übergehen (Gottron-Zeichen); ähnliche Veränderungen sind an den Ellenbogen und über der Patella möglich.
- *Weitere vaskulitische Hautläsionen:*
  - Großflächiges Erythem besonders am vorderen Thorax (V-Ausschnitt), auch makulopapulöse Exantheme unterschiedlicher Ausdehnung an Rumpf und Extremitäten (30–40%).
  - Bei schwerem Verlauf sind, besonders an den Beugeseiten der Finger, vaskulitische Nekrosen möglich.
  - Teleangiektasien am Nagelfalz (Lupenvergrößerung bzw. Kapillarmikroskopie, S. 229).
  - Raynaud-Phänomen (15–20%).
- *Magen-Darm-Trakt:* Vaskulitische Darmläsionen mit Bauchschmerzen, Gefahr vaskulitischer Nekrosen mit Darmperforation.
- *Arthritis, Tenosynovitis* (30%).
- *Weitere Manifestationen:* Herzbeteiligung: Perimyokarditis. Lungenbeteiligung: Interstitielle Pneumonie oder sekundär durch Aspiration infolge Schluckstörung. Hepatosplenomegalie (40–50%). Baumwollähnliche, vaskulitische Ödeme am Augenhintergrund. Verhaltensstörungen, Lernschwierigkeiten.

▶ **Diagnostik:**

◻ *Beachte:* Die Diagnose wird überwiegend klinisch aufgrund der charakteristischen Hautveränderungen und der Muskelschwäche gestellt. Unterstützt wird sie durch die oft erhöhten Muskelenzyme im Serum und das EMG. Eine Muskelbiopsie kann den Kindern meist erspart werden (zusätzliche Belastung, oft verzögerte Heilung, bestätigt meist nur die klinische Diagnose), sie ist nur im Zweifelsfall angezeigt.

- *Labor:*
  Unspezifische Entzündungszeichen: BSG beschleunigt, CRP erhöht. Die Befunde korrelieren mit der Schwere des klinischen Bildes.
  Muskelenzyme: In der akuten Phase sind meist CK, auch Aldolase, LDH, Neopterin und Transaminasen erhöht. Trotz Muskelschwäche können die Werte aber normal sein!
  Antinukleäre Antikörper (ANA, S. 44): Sie sind bei ca. 20–30% nachweisbar. Spezifische ANA wie PM-1, Jo-1 und Mi-1 finden sich häufiger bei der Polymyositis der Erwachsenen als bei der juvenilen Dermatomyositis (S. 238).
- *EMG:* Zeichen der Myositis sind abnorme Spontanaktivität, Fibrillationen, bizarre Hochfrequenzveränderungen, Faszikulationspotenziale.
- *Histologische Veränderungen:*
  - Eine Biopsie ist nur angezeigt, wenn die klinische Diagnose unklar bleibt. In 10% kann sie normal ausfallen!
  - Typischerweise überwiegen vaskuläre Veränderungen mit perivaskulärer Infiltration von mononukleären Zellen. Kapillaren und auch Arteriolen sind betroffen, Thrombosen. An den Muskelfasern, hauptsächlich in der Peripherie der Faszikel, finden sich Strukturveränderungen mit Nekrosen, wohl durch Ischämie bedingt.
- *EEG:* Bei ZNS-Beteiligung pathologische Befunde möglich.

▶ **Differenzialdiagnosen:**
- SLE bzw. Mischkollagenosen, besonders Mixed connective tissue disease (MCTD).
- Myositis bei systemischer Sklerodermie.
- Myalgien / Myositis bei Virusinfektionen, bes. Coxsackie-B.
- Systemische juvenile idiopathische Arthritis mit Myalgien.
- Systemische Vaskulitissyndrome mit Myalgien.

▶ **Therapie:**

◻ *Beachte:* Die Therapie muss, je nach Schwere des Krankheitsverlaufs, individuell ausgerichtet werden.
- *Medikamentöse Therapie:*
  Glukokortikoide (S. 394): Mittel der Wahl; Prednisolon 1–2 mg / kg KG / d. Bei schwerkranken Kindern mit intestinaler Manifestation werden sie zunächst par-

enteral gegeben. Eine Dosisreduktion ist nach einigen Wochen möglich (Langzeitdosis < 0,2 mg/kg KG/d anstreben), in verminderter Dosis ist die Therapie oft viele Monate/Jahre erforderlich.

Gute Erfolge auch mit *intravenöser Stoßtherapie:* 20–30 mg/kg KG (max. 1 g) Prednisolon, anfangs oft wöchentlich erforderlich, Therapieintervalle nach individuellem Krankheitsverlauf bestimmen. Zwischen den Steroid-Stößen tägl. orale Gabe von 0,2 mg/kg KG Prednisolon.

▶ *Cave:* Eine Kortikosteroid-Myopathie kann eine Reaktivierung der Myositis vortäuschen.

- Immunsuppressive Behandlung: Hilft, Glukokortikoide einzusparen, und verbessert die Prognose.
  - Methotrexat 10–15 mg/m² KO/Woche subkutan.
  - Bei schweren Verläufen: Ciclosporin A, 2–3 mg/kg KG bzw. 75–100 mg/m² KO/d, in Kombination mit Methotrexat.
  - 4-wöchentliche Gaben von intravenösen Immunglobulinen (1 g/kg KG).
  - Bei lebensbedrohlichen Formen: Kurzfristig Cyclophosphamid 1–2 mg/kg KG/d oder 500–1000 mg/m² KO i. v. alle 3–4 Wochen.
  - Zur Behandlung der Hautveränderungen: (Hydroxy-)Chloroquin 4–5 mg/kg KG/d.
  - Einzelbeobachtungen mit TNF-α-Antagonisten, Erfolge eher mäßig.
- *Krankengymnastik* (S. 396): Die Behandlung muss von Anfang an konsequent durchgeführt werden, sie erfordert viel Erfahrung und Geduld. Das Hauptziel ist die Vermeidung von Kontrakturen sowie Erhaltung bzw. Wiederherstellung von Muskelfunktionen und Bewegungsabläufen. Im akuten Stadium keine Muskelkräftigung!
- *Soziale Betreuung* von Kindern und Eltern.

▶ **Verlauf und Prognose:**
- Überwiegend einphasiges Krankheitsbild, das Jahre andauern kann, jedoch sind auch mehrere Schübe möglich.
- Langfristig kommt die juvenile Dermatomyositis zur Ruhe, nur selten innerhalb eines Jahres, bei der Mehrzahl innerhalb von 5–10 Jahren.
- *Akute Lebensgefahr, besonders zu Beginn,* durch Darmperforation mit diffuser Peritonitis. Dysphagie mit Aspiration und Pneumonie.
- *Langzeitprobleme:*
  Muskelverkürzungen mit Muskelatrophie, Beugekontrakturen in Ellenbogen-, Knie- und Hüftgelenken, Spitzfuß, durch Kalzinose verstärkt (Abb. 27.2).
  5 % der Kinder werden rollstuhlpflichtig (bei konsequenter Physiotherapie meist vermeidbar).
  Die Gefahr des Kleinwuchses ist abhängig von der Glukokortikoiddosis.

Abb. 27.2 • 10-jähriges Mädchen, schwere Dermatomyositis mit ausgeprägten Kontrakturen, v.a. an den Ellbogen

Abb. 27.3 • Schwere Kalzinose im Bereich des Ellbogens, welche die muskulär bedingte Beugekontraktur verstärkt

▶ **Kalzinose** (30–40 %):
- Eine Kalzinose droht in der Phase der Besserung und Stabilisierung ab 6 Monate nach Erkrankungsbeginn. Am häufigsten tritt sie 2–3 bis zu 4–10 Jahre nach Beginn auf.
- Sie entwickelt sich schleichend oder auch akut mit heftigen Schmerzen.
- Kalkablagerungen in der Haut, im Unterhautgewebe sowie entlang der Faszien und Sehnenscheiden, können diskret oder sehr ausgeprägt sein (Abb. 27.3). Die Muskulatur selbst ist nur selten von Kalkablagerungen betroffen.
- Langfristig Rückbildungstendenz möglich.
- Therapieversuche mit Probenecid 10–30 mg/kg KG oder Bisphosphonaten beschrieben.

Zirkumskripte (lokalisierte) Sklerodermie

▶ **Definition:** Umschriebene Verhärtung des Bindegewebes, die häufig mit einer Atrophie auch der tiefer liegenden Strukturen (Muskulatur, Periost, Knochen) sowie Pigmentveränderungen der Haut verbunden ist.

▶ **Ätiologie und Pathologie:**
- Autoimmunerkrankung mit wahrscheinlich genetischer Disposition.
- Eventuell getriggert durch eine Infektion.

▶ **Epidemiologie:**
- Beim Kind ist die lokalisierte Form etwa 30-mal häufiger als die systemische Sklerose.
- Insgesamt selten, weniger als 3 % der chronisch-rheumatischen Erkrankungen im Kindesalter.
- Sie kann in jedem Alter beginnen, Jungen und Mädchen sind gleichermaßen betroffen.

▶ **Klinik:** Hautveränderungen können als Morphea oder lineare Form vorkommen, nicht selten sind sie kombiniert:
- *Morphea:*
  - Zu Beginn rötlich-livide, häufig juckende Läsionen.
  - Im Verlauf Hypo- oder Hyperpigmentierungen und Atrophie.
  - Umschriebene oder generalisierte Ausdehnung möglich.
- *Lineare Form:*
  - Bandförmige Läsion, die häufig eine ganze Extremität befällt (Abb. 27.4).
  - Ausgeprägte Atrophien, Kontrakturen und Wachstumsstörungen sind möglich.
  - Sonderform: „en coup de sabre" – lineare Sklerodermie im Kopfbereich, die häufig mit einer Hemiatrophie des Gesichts gelegentlich mit einem intracerebralen Kalzinoseherd verbunden ist.

▶ **Diagnostik – Labor:**
- Entzündungszeichen fehlen in der Regel.
- Antinukleäre Antikörper (ANA, in 30–40 % nachweisbar), RF gelegentlich positiv, Serumeiweiß-Elektrophorese (gelegentlich IgG ↑).

27.3 Kindliche Kollagenosen

Abb. 27.4 • Zirkumskripte lineare Sklerodermie am gesamten rechten Bein; deutliche Beinverkürzung sowie Verkleinerung des Fußes mit Supinationskontraktur

▶ **Differenzialdiagnosen:**
- Kongenitale und erworbene Formen der Hemiatrophie.
- Eosinophile Fasziitis.
- Chronische Graft-versus-host-Reaktion.
- Chemisch induzierte sklerodermieähnliche Läsionen.

▶ **Therapie:**
- *Medikamentöse Therapie:* Die Wirksamkeit ist nicht durch kontrollierte Studien gesichert; Besserungen wurden unter Methotrexat, Azathioprin, Chloroquin beobachtet.
  - *Beachte:* Aber auch im Spontanverlauf besteht eine Tendenz zur Stabilisierung und oft Rückbildung der Läsionen nach 2–3 Jahren.
- *Chirurgische Intervention:* Gegebenenfalls Extremitätenverlängerung, Weichteil-Release, kosmetische Chirurgie (v. a. im Gesichtsbereich).
  - *Cave:* Wundheilungsstörungen im bradytrophen Gewebe.
- *Physikalische Therapie:* Krankengymnastik, Massagen.
- *Beachte:* Funktionserhaltende Therapie mit schrittweiser Dehnung sklerosierter Areale.

▶ **Prognose:**
- *Umschriebene Morphea:* Sie beeinträchtigt meist kaum. Die Hautveränderungen bilden sich innerhalb von Jahren zurück, sie persistieren nur selten.
- *Generalisierte Morphea:* Es kann zu Kontrakturen kommen.
- *Lineare Sklerodermie:* Sie ist häufig mit Folgeproblemen behaftet.
  - Bei frühem Krankheitsbeginn können Bein- und Armlängendifferenzen von 20 cm und mehr entstehen.
  - Gelenk- und Weichteilkontrakturen behindern oft erheblich, im Gesichtsbereich sind Weichteilkontrakturen kosmetisch besonders störend.

Undifferenzierte Kollagenosen und Overlap-Syndrome

▶ **Definition:**
- *Undifferenzierte Kollagenosen:* Krankheitsbilder mit klinischen Zeichen einer Kollagenose, die keiner definierten Diagnose zugeordnet werden können.
- *Overlap-Syndrome:* Kombination von charakteristischen Symptomen zweier oder mehrerer definierter Kollagenosen.

▶ **Klinik:** Die Symptomatik ist vielfältig, relativ häufig treten Raynaud-Phänomen (beim Kind nahezu immer als pathologisch zu werten), Muskelschmerzen und -schwäche, Arthralgien oder Arthritis und Exantheme auf.

▶ **Diagnostik – Labor:**
- Autoantikörper können fehlen, aber häufig Nachweis von ANA (Differenzierung im Speziallabor veranlassen), gelegentlich RF.
- *Spezifische Autoantikörper*, die auf eine typische Symptomenkonstellation hinweisen, können gelegentlich auch im Kindesalter nachgewiesen werden:
  – Anti-PM-Scl (S. 50) oder Anti-KU bei Polymyositis (S. 50) mit Sklerodermie.
  – Anti-Jo-1 (S. 240) bei Myositis, interstitieller Lungenerkrankung, Arthritis und Raynaud-Phänomen (Antisynthetasesyndrom).

▶ **Therapie** (je nach Symptomatik und Verlauf):
- Bei Arthritis NSAR (S. 392), eventuell Chloroquin, 3–4 mg / kg KG / d.
- Bei schweren Verläufen zusätzlich Immunsuppressiva (Azathioprin 2–3 mg / kg KG / d, MTX 10–15 mg / m² KO / Woche).
- Bei Myositis oder Arthritis eventuell zusätzlich Glukokortikoide, soweit möglich < 0,2 mg Prednisolonäquivalent / kg KG / d.

▶ **Verlauf und Prognose:** Unterschiedlich; eine undifferenzierte Kollagenose kann sich im Verlauf zu einem definierten Krankheitsbild entwickeln.

27.4 Systemische Vaskulitis-Syndrome beim Kind

Grundlagen und Klassifikation

▶ Die Vaskulitis weist viele Gesichter auf. So sind vaskulitische Symptome bei zahlreichen rheumatischen Erkrankungen im Kindesalter zu erwarten, beispielsweise nahezu obligat bei den kindlichen Kollagenosen (sog. sekundäre Vaskulitis-Syndrome) oder fakultativ bei den verschiedenen Formen der akuten und chronischen Arthritiden im Kindesalter. Bei den primären Vaskulitis-Syndromen stellt die Gefäßentzündung den dominierenden pathologischen Prozess dar, er bestimmt die klinische Ausprägung.

▶ **Klassifikation:**
- Klassifikation und Nomenklatur bleiben trotz zahlreicher Versuche und Vorschläge bislang unbefriedigend (Unterteilung nach Morphologie und Verlauf bzw. Befall unterschiedlich großer Gefäße u. a. Merkmale; S. 249).
- *Wichtigste Formen der systemischen Vaskulitiden beim Kind:*
  – Leukozytoklastische Vaskulitiden: Purpura Schoenlein-Henoch (S. 268), hypersensitive Vaskulitis, hypokomplementäre urtikarielle Vaskulitis.
  – Polyarteriitis (Periarteriitis): Kawasaki-Syndrom (S. 413), Polyarteriitis nodosa (S. 258), Cogan-Syndrom.
  – Granulomatöse Vaskulitiden (selten): Wegener-Granulomatose (S. 263), Churg-Strauss-Syndrom (S. 266).
  – Weitere: Morbus Behçet (S. 276), Mucha-Habermann-Vaskulitis.
- Die beiden häufigsten Formen beim Kind sind die leukozytoklastische Vaskulitis mit dem Prototyp der Purpura Schoenlein-Henoch und die Vaskulitiden vom Polyarteriitis-Typ in Form des Kawasaki-Syndroms. Die Arthritiden vom Polyarteriitis-Typ gefährden das Leben der Kinder v. a. durch die Beteiligung verschiedener innerer Organe, mit der stets zu rechnen ist.
- Eine durch Streptokokken induzierte Vaskulitis kann sich als leukozytoklastische Form manifestieren oder dem Polyarteriitis-Typ entsprechen.

Mukokutanes Lymphknotensyndrom = Kawasaki-Syndrom

▶ **Definition:** Das Kawasaki-Syndrom tritt als hoch fieberhafte Erkrankung mit einer charakteristischen Kombination von Haut- und Schleimhautmanifestation, Lymphknotenschwellungen, Beteiligung von inneren Organen und Gelenken bei Kleinkindern auf. Nach der akuten Phase besteht eine vitale Gefährdung durch kardiovaskuläre Komplikationen.

▶ **Ätiologie und Pathogenese:**
- Auslösende Ursache: Bisher unklar; es werden unterschiedliche Erreger diskutiert.
- Wahrscheinlich handelt es sich um eine immunpathologische Reaktion am Gefäßsystem, wobei zunächst kleine, dann mittelgroße und größere Gefäße erkranken. Dabei können vor allem die Koronararterien, aber auch andere große Arterien befallen werden.

27.4 Systemische Vaskulitis-Syndrome beim Kind

▶ **Epidemiologie:**
- In Deutschland ca. 350, in Japan ca. 10 000 Erkrankungen / Jahr.
- Zu 80 % erkranken Kleinkinder im Alter von 2–5 Jahren.
- Jungen : Mädchen = 1,5 : 1.

▶ **Klinik:**

❐ *Beachte:* Die Kinder sind schwerkrank.
- *Hauptsymptome:*
  - Hohes Fieber von 39–41 °C unbekannter Ursache, das 5 Tage oder länger besteht.
  - Doppelseitige konjunktivale Hyperämie, teleangiektatische Erweiterungen als wichtiger Hinweis für eine Vaskulitis (Lupenvergrößerung ist hilfreich).
  - Die Lippen sind hochrot und verdickt, Follikelschwellungen der Zunge, diffuse Rötung der Mundhöhle.
  - Ödematöse Schwellung mit Erythem an Handflächen und Fußsohlen, in der 2. Woche Schuppung der Finger- und Zehenkuppen.
  - Polymorphes Exanthem überwiegend am Stamm (ohne Blasen).
  - Lymphknotenschwellungen, 1,5 cm oder größer, besonders im Halsbereich.
- *Weitere mögliche Symptome:*
  - Arthritis, Oligo- oder auch Polyarthritis.
  - Gefäße: Aneurysmenbildung an mittleren Arterien, v. a. Koronararterien (75 %).
  - Karditis: Perikarditis, Myokarditis.
  - Nierenbeteiligung mit Proteinurie und Hämaturie.
  - Bauchschmerzen, Erbrechen, Durchfall.
  - Leber: Ikterus, Transaminasenanstieg, selten Gallenblasenhydrops.
  - ZNS-Beteiligung, Kopfschmerz, Erbrechen, Meningismus.

▶ **Diagnostik:**
- *Diagnosestellung:* Für die Diagnose reichen 5 der 6 Hauptsymptome (s. Klinik) oder 4 Hauptsymptome und der Nachweis von Koronaraneurysmen aus. Bezüglich der Veränderungen im Mundbereich bzw. an Händen und Füßen muss jeweils nur ein Zeichen vorhanden sein.
- *Labor:*
  - Entzündungsparameter: Ausgeprägte Beschleunigung der BSG (> 50 mm / 1. Stunde) und Erhöhung des CRP.
  - Blutbild: Leukozytose mit Linksverschiebung, Anämie, in der 2.–3. Erkrankungswoche Thrombozytose (> 500 000 / mm^3).
- *Herzdiagnostik:* Stets EKG und Echokardiografie.

▶ **Differenzialdiagnosen:**
- Systemische juvenile idiopathische Arthritis (S. 383).
- Bakterielle Meningitis, Meningokokkensepsis.
- Epidermolysis acuta toxica = Lyell-Syndrom = Syndrom der verbrühten Haut: Beim Kind häufiger durch Staphylokokken als durch Medikamente verursacht.
- Juvenile Dermatomyositis (S. 408) bzw. Mischkollagenosen (S. 412).
- Scharlach, Masern oder andere Infektionskrankheiten mit Exanthem.

▶ **Therapie:**
- *Standardtherapie* – Therapiebeginn innerhalb der ersten 5–10 Tage:
  - Gammaglobulin mit intaktem Fc-Segment (2 g / kg KG als einmalige i. v.-Gabe).
  - Zusätzlich Acetylsalicylsäure 30–50 mg / kg KG / d bis zur Entfieberung, dann 3–5 mg / kg KG / d, bis Befunde der Echokardiografie und Leberwerte normalisiert, mindestens 6 Wochen. Einzige Therapie mit nachgewiesenem protektiven Effekt bzgl. Aneurysmenbildung.
- *Soweit nicht primär mit Gammaglobulin begonnen wurde:*
  - Prednisolon 2 mg / kg KG / d, stufenweiser Abbau nach 2–3 Wochen je nach Verlauf.
  - Zusätzlich Acetylsalicylsäure (Dosierung s. Standardtherapie).
- *Bei aneurysmatischer Erweiterung der Koronargefäße:* Acetylsalicylsäure in niedriger Dosis 5 mg / kg KG / d zur Aggregationshemmung der Thrombozyten fortsetzen.

❐ *Beachte:* Langzeitbehandlung unter kardiologischer Überwachung mit Echokardiografie und EKG.

▶ **Prognose und Komplikationen:**
- Die Prognose ist v. a. von den Komplikationen im Bereich der Koronararterien abhängig. Die Letalität betrug vor Einsatz der Immunglobuline > 3 %, inzwischen ist sie auf 0,2 % gesunken. Rezidive der Erkrankung sind möglich.
- *Komplikationen:*
  - Myokarditis mit Herzversagen oder Rhythmusstörungen.
  - Vaskulitische Aneurysmen der Koronararterien (bei 10–30 %): Als Risikofaktoren gelten: Kinder < 1 Jahr, Fieber länger als 2 Wochen, Leukozytose und beschleunigte BSG länger als 5 Wochen.
- ◘ *Cave:* Gefahr der Thrombosierung mit Myokardinfarkt oder Rupturen nach Wochen und Monaten.

27.5 Monogenetische Autoimmunerkrankungen des Kindesalters

Übersicht

▶ Drei Autoimmunerkrankungen mit Manifestation im Kindesalter konnten genetisch auf Mutationen in einem Gen zurückgeführt werden.

Autoimmunlymphoproliferatives Syndrom (ALPS, Canale-Smith-Syndrom)

▶ Beim ALPS (MIMID# 601 859) handelt es sich um genetisch bedingte Störungen der Apoptose (programmierter Zelltod). Bislang konnten 3 Phänotypen eindeutig genetischen Mutationen zugeordnet werden:
1. *ALPS Ia Canale-Smith-Syndrom*: in der Kindheit auftretende rezidivierende Lymphadenopathien, Splenomegalie assoziiert mit autoimmunhämolytischer Anämie und Thrombozytopenie. Genetisch finden sich hier Mutationen im FAS-Gen, das den CD 95-Rezeptor kodiert.
2. *ALPS Ib*: Phänotypisch vergleichbar dem SLE. Verursacht durch eine Mutation im FAS-Liganten-Gen.
3. *ALPS IIa und ALPS IIb:* Dem Typ Ia vergleichbarer Phänotyp verursacht durch Mutationen im Caspase-10-Gen (IIa) bzw. dem Caspase-8-Gen (Typ IIb).
▶ **Diagnose:** Wegweisend sind Anamnese und klinisches Bild:
- Beim ALPS-Typ Ia sowie IIa und IIb finden sich pathologisch hohe Werte für doppelt negative CD-3-Lymphozyten (CD 3$^+$, CD 4$^-$, CD 8$^-$).
- Hypergammaglobulinämie.
- Histologie unspezifisch mit Lymphoproliferation in den Lymphknoten und einer Häufung doppelt negativer T-Zellen.
- Sicherung der Diagnose durch Bestimmung der Mutation. Mehr als 50 % der phänotypisch auffälligen ALPS-Patienten tragen keine der bekannten Mutationen und werden unter dem Typ III subsumiert.
▶ **Differenzialdiagnosen:** Andere lymphoproliferative Erkrankungen des Kindesalters, insbesondere chronische EBV-Infektion und Malignome.
▶ **Therapie:**
- Bei heterozygoten Merkmalsträgern symptomatische Therapie, d. h. intermittierender Einsatz von Steroiden bei klinisch relevanter Anämie bzw. Thrombozytopenie.
- Splenektomie bei Typ Ia als erfolgreiche Therapiemaßnahme in Fallberichten beschrieben.
- Bei homozygoten Merkmalsträgern erfolgreiche allogene Knochenmarkstransplantation beschrieben.
▶ **Prognose und Komplikationen:** ALPS-Patienten zeigen mit zunehmendem Lebensalter ein Nachlassen der Intensität der Erkrankungsschübe, so dass die wenigen gut dokumentierten Fälle von Erwachsenen mit ALPS zumeist keiner Therapie mehr bedürfen.

X-chromosomale Immundysfunktion Polyendokrinopathie, Enteropathie (IPEX)

- **Definition:** Das IPEX ist durch eine bereits im Säuglingsalter auftretende Polyendokrinopathie, schwer verlaufende Infektionen und eine Enteropathie mit Diarrhöen sowie autoimmunhämolytischen Anämien bei Knaben gekennzeichnet.
- **Ätiologie und Pathogenese:** Monogenetischer Defekt des FOX P3-Gens auf dem X-Chromosom (P 11.23-Q 13.3, MIMID# 304 790).
- **Diagnose:** Die Diagnosestellung erfolgt über den Nachweis des außerordentlich seltenen Gendefektes.
- **Therapie:** Neben der symptomatischen Therapie der Folgen der Autoimmunpolyendokrinopathie wurde in den wenigen Fallbeschreibungen ein positiver Effekt von Cyclosporin A nachgewiesen.
- **Prognose:** Die Prognose ist insgesamt ernst. Viele der beschriebenen Patienten sind bereits im Säuglingsalter verstorben. Eine ursächliche Therapie ist bislang nicht bekannt.

Autoimmune Polyendokrinopathie, Candidiasis mit ektodermaler Dystrophie (APECED oder APS 1)

- **Definition:** Frühkindliche Autoimmunendokrinopathie (v. a. Schilddrüse), Candidiasis und intestinale Symptome (Autoimmungastritis mit perniziöser Anämie oder Zöliakie). Selten auch Nebennierendysfunktion mit Addison-Syndrom.
- **Ätiologie und Pathogenese:** Mutation im AIRE-Gen (21 Q 22.3, MIMID*607 358). Das AIRE-Gen kodiert für ein Protein, das intrazellulär mit mehreren Elementen der DNA-Transkription und Proteinproduktion interagiert.
- **Diagnose:**
  - Wegweisend ist das klinische Bild mit einer frühkindlichen Autoimmunpolyendokrinopathie.
  - Nachweis einer Mutation im AIRE-Gen.
- **Therapie:** Bislang nur symptomatische Therapie möglich.

27.6 Autoinflammatorische Syndrome

Allgemeines

- **Synonym:** Periodische Fiebersyndrome.
- **Definition:** Rezidivierende Fieberschübe über Tage bis Wochen mit unspezifisch erhöhten Entzündungsparametern, meist weitere Symptome und Organmanifestationen mit großer Variabilität; Verläufe z. T. selbstlimitierend mit symptomfreien Intervallen, z. T. chronisch rezidivierend mit Organschäden v. a. in Folge Amyloidose.
- **Ätiologie und Pathogenese:** Störungen im angeborenen Immunsystem generieren inflammatorische Prozesse, die sich gegen körpereigene Gewebe richten (Autoinflammation) und v. a. durch Makrophagen und neutrophile Granulozyten vermittelt werden. Exogene molekulare Strukturen (Pathogene-associated molecular patterns, PAMPS) oder endogene molekulare Strukturen (Damage-associated molecular patterns, DAMPS) aktivieren das angeborene Immunsystem. Über „Pattern-recognition receptors" (PRRS), zu dem z. B. die Toll-like receptors (TLR) gehören, wird die Formation eines intrazellulären Proteinkomplexes des sog. Inflammasoms vermittelt. Bei mehreren der autoinflammatorischen Syndrome konnten molekulargenetisch Mutationen identifiziert werden, die Bestandteile des hoch komplexen Inflammasoms betreffen. Letztendlich wird die Autoinflammation durch Hyperaktivierung der IL-1β-Aktivierungskaskade oder andere proinflammatorische Signalkaskaden wie den TNF-α-Rezeptor vermittelt. Die Myeloid-related proteins MRP8 (S 100-A8) und 14 (S 100-A9) sowie der Granulozytenaktivierungsmarker S 100-A12 finden sich bei vielen dieser Erkrankungen erhöht. Im Verdachtsfall sollte unbedingt eine molekulargenetische Analyse erfolgen, die bekannten Gendefekte finden sich bei der Beschreibung der einzelnen Erkrankungen.

Chronische Arthritiden des Kindes- und Jugendalters treten bei einem Spektrum von Erkrankungen auf, das von monogenetischen Autoimmunerkrankungen über

27.6 Autoinflammatorische Syndrome

Abb. 27.5 • Spektrum immunologischer Störung, die mit einer chronischen Arthritis bei Kindern und Jugendlichen einhergehen können.
AK – Antikörper, ALPS – Autoimmun-lymphoproliferatives Syndrom, ANA – antinukleäre Antikörper, APECED – autoimmune Polyendokrinopathie, Candidiasis, ektodermale Dystrophie, CED – chronisch-entzündliche Darmerkrankungen, CRMO – chronisch rezidivierende multifocale Osteomyelitis, ERA – Enthesitis-related Arthritis, HPFS – hereditäre periodische Fiebersyndrome, IPEX – Immundysregulation, Polyendokrinopathie, Entheropathie, X-chromosomal, PSA – Psoriasis-Arthritis, SNP – seronegative polyartikuläre, SoJIA (CAPA) – systemic onset JIA chronisch aktiv polyartikulär, SPP – seropositive polyartikuläre.

polygenetisch bedingte Autoimmunerkrankungen, Mischformen von Autoimmunität und Autoinflammation bis hin zu monogenetischen autoinflammatorischen Erkrankungen reicht (s. Abb. 27.5).

▶ **Klinische Besonderheiten:**
- Fieber unklarer Ursache, rezidivierend mit unterschiedlicher Dauer und Frequenz; inzwischen auch autoinflammatorische Syndrome ohne Fieber bekannt (Bezeichnung periodisches Fieber deshalb nicht mehr aktuell).
- Häufig abdominelle Beschwerden, Arthralgien, Myalgien oder Arthritis.
- Weitere Symptome wie Exantheme, Konjunktivitis, Uveitis können auf einzelne Erkrankungen hinweisen.
- Bei einigen Syndromen auch neurologische Beteiligung.
- Schwere der Erkrankung oft durch Organmanifestationen bestimmt.
- Bei anhaltender Entzündung Gefahr der sekundären Amyloidose.

▶ **Diagnose:**
- Anamnese einschl. Familienanamnese und insbesondere ethnische Herkunft (FMF) wichtig.
- Im Schub Akutphase Proteine einschl. Serumamyloid A (SAA), S 100-Proteine und BKS erhöht; im Intervall meist normale Laborwerte. Bei Erhöhung des SAA in beschwerdefreiem Intervall erhöhte Gefahr für Amyloidose.
- Klinische Manifestationen charakterisieren die einzelnen Erkrankungen, die im Folgenden beschrieben werden.

- ▶ **Differenzialdiagnosen:**
  - Rheumatologische Systemerkrankung: Systemische juvenile idiopathische Arthritis, die mittlerweile auch zu den autoinflammatorischen Syndromen gezählt wird, Kollagenosen, Vaskulitiden.
  - Infektionen, maligne Systemerkrankungen, Immundefekte.

Hyper-IgD-Syndrom (HIDS)

- ▶ **Definition:** Autosomal-rezessiv vererbte Erkrankung mit Beginn im Säuglingsalter; befällt mehrere Organsysteme und geht meist mit erhöhten IgD-Werten im Serum einher. Es liegt ein Mangel an Mevalonatkinase vor.
- ▶ **Ätiologie und Pathogenese:**
  - Das HIDS wird autosomal-rezessiv vererbt. Der Gendefekt liegt auf dem langen Arm von Chromosom 12 (12q24), der das Enzym Mevalonatkinase kodiert. Die Folge ist eine Synthesestörung von Cholesterin und Isoprenoiden.
  - Während der Fieberschübe werden proinflammatorische Zytokine, insbesondere Interleukin-1β aktiviert. Die Zusammenhänge des Mevalonatkinasedefektes mit dem erhöhten IgD und der Zytokinstimulation sind bislang nicht geklärt.
- ▶ **Klinik:**
  - *Fieberschübe:* Sie beginnen bereits im ersten Lebensjahr und gehen meist mit Schüttelfrost und Kopfschmerzen einher. Sie dauern mit 3–7 Tagen relativ lang und wiederholen sich alle 4–8 Wochen.
  - *Gelenke:* Arthralgien und / oder Arthritiden der großen Gelenke; oft mehrere Gelenke befallen, nicht destruktiv.
  - *Spezielle Befunde:*
    - Lymphknotenvergrößerungen zervikal (ca. 90 %).
    - Bauchschmerzen (> 50 %), Erbrechen, Diarrhö (ca. 80 %).
    - Haut (ca. 80 %) makulopapulöses Exanthem, auch urtikarielle Effloreszenzen, selten Hautblutungen.
    - (Hepato-)Splenomegalie (ca. 50 %).
- ▶ **Diagnose:**
  - Wegweisend sind Anamnese und klinisches Bild.
  - Erhöhung des Serumimmunglobulins D, IgD kann aber auch normal sein. Begleitend erhöhter IgA-Spiegel (ca. 50 %) und seltener IgG3-Spiegel (20–30 %).
  - Während der Attacken BSG- und CRP-Anstieg, Leukozytose.
  - Sicherung der Diagnose durch Bestimmung der Mevalonatkinase-Aktivität (auf < 30 % der Norm vermindert) und Identifikation des Gendefekts.
- ▶ **Differenzialdiagnosen:** Andere autoinflammatorische Syndrome, fieberhafte Erkrankungen (siehe oben).
- ▶ *Cave:* Erhöhte IgD-Spiegel kommen auch bei Patienten mit anderen Inflammationssyndromen und vaskulitischen Erkrankungen unabhängig von einem Mevalonatkinasedefekt vor.
- ▶ **Therapie:**
  - Bislang nur symptomatische Behandlung möglich.
  - Glukokortikoide können Attacken mildern.
  - Keine Prävention weiterer Attacken durch Colchicin, i. v. Immunglobuline oder Ciclosporin A.
  - Fallberichte über erfolgreiche Therapien mit Anakinra oder Etanercept liegen vor.
- ▶ **Prognose:**
  - Mit zunehmendem Alter werden die Fieberattacken seltener und leichter.
  - Amyloidoserisiko ca. 3 %.

Familiäres Mittelmeerfieber (FMF)

- ▶ **Definition:** Das FMF gilt als häufigstes hereditäres autoinflammatorisches Syndrom und tritt v. a. bei Bewohnern der östlichen Mittelmeerländer auf. Es beginnt vor dem 10. Lebensjahr, oft bereits im Kleinkindalter, und ist durch periodisches Fieber mit Polyserositis und Arthritis gekennzeichnet. Es liegt eine Störung im Pyrin-Stoffwechsel vor.

- ▶ **Ätiologie und Pathogenese:** Das FMF wird meist autosomal-rezessiv vererbt, aber auch autosomal-dominante Vererbung wird beobachtet. Der Defekt ist auf dem kurzen Arm von Chromosom 16 lokalisiert. Bisher sind über 40 Mutationen bekannt. Bei dem fehlerhaft kodierten Protein handelt es sich um Pyrin, dessen Funktion bei der überschießenden Immunreaktion noch nicht vollständig geklärt ist.
- ▶ **Epidemiologie:**
  - Häufigstes erblich bedingtes Autoinflammationssyndrom.
  - Bewohner der östlichen Mittelmeerländer recht häufig betroffen mit einer Prävalenz bis 1: 1000; besonders sephardische Juden, Türken, Araber und Armenier.
  - In 60 % familiär.
- ▶ **Klinik:**
  - Leitsymptom ist das rezidivierende Fieber mit heftigen Bauchschmerzen (führen oft zur Appendektomie) bzw. Polyserositis, Thoraxschmerzen durch Pleuritis, seltener Perikarditis; Dauer 1–3 Tage, gelegentlich länger.
  - *Arthritis:* Meist mon- oder oligoartikulär, große Gelenke.
  - *Haut:* flüchtiges Exanthem oder schmerzhafte erysipelartige Rötungen, mehr untere Extremitäten, die nach Stunden bis Tagen spontan abklingen.
- ▶ **Diagnose:**
  - Klinik entscheidend, da keine spezifischen Laborparameter.
  - Entzündungsparameter (BSG, CRP) und insbes. Serum-Amyloid A im akuten Stadium erhöht, im Intervall meist normal.
  - Urinstatus, quantitative Eiweißbestimmung im 24-h-Urin (Proteinurie = V. a. Amyloidose).
  - Molekulargenetische Diagnostik wegen der unterschiedlichen Mutationen nur bei positivem Ergebnis verwertbar.
- ▶ **Differenzialdiagnosen:** Andere Autoinflammationssyndrome, fieberhafte Erkrankungen (S. 418).
- ▶ **Therapie:**
  - *Colchicin als Mittel der Wahl,* Dosis bis 5 Jahre 0,5 mg, 5–10 Jahre 1 mg, über 10 Jahre 1,5 mg täglich; Vorsicht bei eingeschränkter Nierenfunktion; in über 95 % therapeutisch wirksam, gleichzeitig Amyloidoseprophylaxe.
  - Bei unzureichender Wirkung von Colchicin erste Erfolge mit Interleukin-1-Blockade (Anakinra) beschrieben.
  - Immunsuppressiva / Zytostatika auch bei Amyloidose nicht effektiv.
- ▶ **Prognose:**
  - *Hauptgefahr Amyloidose,* unbehandelt in etwa 30 %, anscheinend genetisch determiniert. Sicherung durch Biopsie (Fettgewebe, Rektum, Niere).
  - *Arthritis:* Überwiegend transient ohne Destruktionen; selten chronisch persistierend mit morphologischen Veränderungen.

Tumor-Nekrose-Faktor-Rezeptor1-assoziiertes periodisches Syndrom (TRAPS)

- ▶ **Definition:** Das autosomal-dominant vererbte TRAPS ist durch lang anhaltende Fieberepisoden bis zu mehreren Wochen mit periorbitalem Ödem, schmerzhaften Hautveränderungen und starken Bauch- und Muskelschmerzen charakterisiert.
- ▶ **Ätiologie und Pathogenese:** Molekulargenetisch liegt eine Mutation im TNFRSF1A-Gen vor, das einen der beiden TNF-Rezeptoren kodiert.
- ▶ **Epidemiologie:** In einer prospektiven Studie wurde die Inzidenz für deutsche Patienten ≤ 16 Jahre mit 6–10 / Jahr angegeben.
- ▶ **Klinik:**
  - Beginn in allen Altersgruppen (vor dem 20. Lebensjahr).
  - Fieberschübe mit variablen Intervallen von Monaten, die typischerweise eine bis mehrere Wochen anhalten.
  - Konjunktivitis mit periorbitalem Ödem.
  - Starke Bauchschmerzen, seltener Thoraxschmerzen.
  - Ausgeprägte Myalgien und Arthralgien.
  - Hautläsionen: Schmerzhafte erythematöse Plaques unterschiedlicher Lokalisation mit der Tendenz, nach zentrifugal zu wandern.

- ▶ **Diagnose:**
  - Anamnese und klinisches Bild.
  - Während der Attacken Akut-Phase-Proteine erhöht.
  - Molekulargenetischer Nachweis des Gendefekts.
  - Regelmäßige Bestimmung des Serum-Amyloid A zur Abschätzung des Amyloidoserisikos.
- ▶ **Therapie:**
  - Steroide: Prednisolon zu Beginn einer Attacke 1 (–2) mg / kg KG / d, Dauer so kurz wie möglich, Gewöhnungseffekt.
  - Etanercept in Einzelfällen wirksam, aber häufig fehlende Wirkung beschrieben.
  - Gute Erfolge mit Anakinra beschrieben.
- ▶ **Prognose:** Die Gefahr liegt in der Entwicklung einer Amyloidose, die in etwa 25 % der betroffenen Familien zu finden ist.

Cryopyrin-assoziierte periodische Syndrome (CAPS): Allgemeines

- ▶ Das CIAS 1-Gen kodiert das Cryopyrin-Protein, ein aus der Familie der Caterpillar-Proteine stammender Bestandteil des Inflammasoms.
- ▶ **Mutationen:** Sowohl das Muckle-Wells-Syndrom als auch das chronisch infantile neurologische cutane und artikuläre Syndrom (CINCA) und die familiäre Kälteurticaria lassen sich auf Mutationen im Cryopyrin-Gen zurückführen. Mittlerweile wurden über 60 Mutationen gefunden, die sich über das gesamte Protein verteilen und zumeist einer der Erkrankungen zuzuordnen sind. Interessanterweise finden sich jedoch Mutationen im Cryopyrin-Gen, die sowohl für ein Muckle-Wells-Syndrom als auch für ein CINCA-Syndrom bzw. für ein Muckle-Wells-Syndrom und eine familiäre Kälteurtikaria verantwortlich sind. Das CAPS durchbricht damit die Regel, ein Gen – eine Erkrankung; ein Gen ist für drei Erkrankungen verantwortlich und eine Mutation kann in verschiedenen Familien unterschiedliche Phänotypen generieren.

Cryopyrin-assoziierte periodische Syndrome (CAPS): Muckle-Wells-Syndrom (MWS)

- ▶ **Definition:** Die dominant vererbte autoinflammatorische Erkrankung ist durch Fieber, Exanthem, Arthralgien und eine sensorische Taubheit bei hohem Risiko der Entwicklung einer Amyloidose charakterisiert.
- ▶ **Ätiologie und Pathogenese:** Das MWS wird autosomal-dominant vererbt. Es wird durch verschiedene Mutationen des Gens CIAS 1 (cold-induced-autoinflammatory disease) verursacht, das auch für die Mutation des FCA und CINCA-Syndroms verantwortlich ist (s. u.). Das CIAS 1 kodiert das Cryopyrin, das am maßgeblichen Einfluss des Pyrinstoffwechsels auf Entzündungsvorgänge beteiligt ist. Eine vermehrte Produktion von Interleukin 1β wurde sowohl beim MWS als auch beim CINCA-Syndrom berichtet.
- ▶ **Klinik:**
  - Manifestation überwiegend in der Kindheit.
  - Die Fieberattacken weisen ein variables Intervall auf, dauern meist 1–2 Tage (selten Wochen).
  - Haut: Unterschiedliche, mehr urtikarielle generalisierte Effloreszenzen.
  - Arthralgien.
  - Progressive sensoneurale Schwerhörigkeit / Taubheit.
- ▶ **Diagnose:**
  - Klinik wegweisend.
  - Während der Fieberperioden unspezifische Entzündungszeichen: BSG- und CRP-Anstieg; Hypergammaglobulinämie.
  - Entscheidend molekulargenetische Untersuchung.
  - Regelmäßige Serum-Amyloid-A-Bestimmungen und Urinkontrollen bzgl. Proteinurie bei hohem Amyloidoserisiko.
- ▶ **Therapie:** Gute Therapieerfolge in den letzten Jahren mit IL-1-Blockade: Anakinra, Canakinumab (zugelassen in Deutschland) oder Rilonacept.
- ▶ **Verlauf:** Es besteht ein hohes Risiko einer Amyloidose mit Nierenbeteiligung.

Cryopyrin-assoziierte periodische Syndrome (CAPS): Chronic Infantile Neurologic Cutaneous and Articular = CINCA-Syndrom

▶ **Synonym:** Neonatal Onset Multisystemic Inflammatory Disease = NOMID.
▶ **Definition:** Es handelt sich um ein hereditäres multisystemisches Entzündungssyndrom. Die Kinder sind schon als Neugeborene auffällig.
▶ **Ätiologie und Pathogenese:** Das CINCA-Syndrom wird wie das MWS und FCU durch Mutationen des CIAS-1-Gens hervorgerufen (s. o.). Neben einem autosomal-dominanten wurde auch ein autosomal-rezessiver Erbgang beschrieben. Bei den meisten Patienten liegt eine Neumutation vor.
▶ **Epidemiologie:**
  - Tritt weltweit auf.
  - In unserem Krankengut bei ca. 10 000 Kindern und Jugendlichen mit rheumatischen Erkrankungen 6 Patienten mit CINCA-Syndrom.
  - Familiäre Häufung nur in ca. 10 %.
▶ **Klinik:**
  - Die Kinder sind oft bereits bei der Geburt kleinwüchsig. Sie weisen einen relativ großen Kopf mit prominenter Stirnpartie und Sattelnase auf. Häufig verstärkte Fältelung der Hand- und Fußsohlen, Uhrglasnägel.
  - Meist von Geburt an persistierendes urtikarielles Exanthem, das nicht juckt und in seiner Ausprägung täglich wechseln kann.
  - Häufige Schübe mit hohem Fieber unterschiedlicher Dauer und variablen Intervallen.
  - Lymphknoten-, Leber- und Milzvergrößerung v. a. im Fieber.
  - *Gelenke:* Arthralgien, meist Arthritis großer peripherer Gelenke mit zunehmendem monströsen Überwachstum von Epiphysen und Patella und progredienten Kontrakturen (Abb. 27.6).
  - *ZNS:* Chronische Meningitis (Kopfschmerzen, Erbrechen), Krampfanfälle, spastische Diplegie und mentale Retardierung möglich.
  - *Augen:* Konjunktivitis, Keratitis, Uveitis, Chorioretinitis, Papillenödem und Optikusatrophie mit Sehbehinderung später möglich.
  - Hörminderung bis Taubheit.
  - Kleinwuchs.
▶ **Diagnose:**
  - Klinisches Bild.
  - Serologische Entzündungszeichen mit Leukozytose, Thrombozytose, Anämie.
  - Molekulargenetische Bestätigung.
  - ▷ *Hinweis:* Nicht bei allen Kindern mit klinisch eindeutigem CINCA-Syndrom wird eine Mutation am CIAS-1-Gen gefunden.

Abb. 27.6 • Überwachstum der Patella sowie knöcherne Wucherung an der Femurepiphyse bei 10-jährigem Kind mit CINCA-Syndrom

- ▶ **Differenzialdiagnose:**
  - Andere periodische Fiebersyndrome, besonders MWS.
  - Fieberhafte Erkrankungen (S. 418).
- ▶ **Therapie:**
  - Symptomatisch NSAR zur Schmerzlinderung.
  - Mit IL-1-Blockade erfreuliche Besserung der Symptome und Lebensqualität.
- ▶ **Prognose:** Unbehandelt progredienter Verlauf mit zunehmenden Behinderungen: Seh- und Hörschwäche, mentale Retardierung, Gelenkkontrakturen und Kleinwuchs. Erhöhte Mortalität durch zerebrale Insulte, Infektionen und Amyloidose mit Organversagen.

Cryopyrin-assoziierte periodische Syndrome (CAPS): Familiäre Kälteurtikaria (FCU)

- ▶ **Definition:** Dominant vererbte Störung; bei Kälteexposition Exanthem, fakultativ Fieber; Arthralgien, Myalgien und Konjunktivitis.
- ▶ **Ätiologie und Pathogenese:** Wie MWS und CINCA-Syndrom genetischer Defekt im CIAS-1-Gen mit konsekutiver Beeinträchtigung des Pyrinstoffwechsels.
- ▶ **Klinik:**
  - Beginn meist im Säuglingsalter.
  - Nach Kälteexposition urtikarielles Exanthem mit / ohne Fieber, je nach Exposition wenige Tage, mit Arthralgien, schmerzhafter Arthritis, Myalgien.
  - Häufig Konjunktivitis.
- ▶ **Diagnose:**
  - Klinisches Bild.
  - Molekulargenetische Sicherung der Diagnose.
- ▶ **Therapie:**
  - Vermeidung von Kälteexposition.
  - Symptomatisch bei Schmerzen NSAR.
  - Bei schweren Verläufen Einsatz von IL-1-Antagonisten.
- ▶ **Prognose:** Günstig, vereinzelt wird jedoch über Entwicklung von Amyloidose berichtet.

Pyogene Arthritis, Pyoderma gangraenosum, Akne(PAPA)-Syndrom

- ▶ **Definition:** Autosomal-dominant vererbtes Inflammationssyndrom mit rezidivierenden sterilen pyogenen Arthritiden im Kindesalter, später Auftreten von schwerer Akne und / oder Pyoderma gangraenosum möglich.
- ▶ **Ätiologie und Pathogenese:** Das dominant vererbte Inflammationssyndrom wird durch Mutationen im PSTPIP1-Gen verursacht. Das mutierte PSTPIP1-Protein bindet verstärkt an Pyrin und führt somit zu einer Inflammation mit erhöhter IL-1β-Produktion.
- ▶ **Klinik:**
  - Bereits im frühen Kindesalter pyogene Arthritiden ohne Keimnachweis, v. a. Knie-, Sprung- und Ellbogengelenke. Neigung zu raschen Destruktionen.
  - In der Adoleszenz oft Entwicklung einer schweren Akne.
  - Im frühen Erwachsenenalter Neigung zu Pyoderma gangraenosum bevorzugt an der unteren Extremität.
- ▶ **Diagnose:**
  - Klinisches Bild.
  - Familienanamnese.
- ▶ **Differenzialdiagnosen:** Septische Arthritis, Immundefekt (M. Bruton).
- ▶ **Therapie:**
  - Bei sicherem Ausschluss septische Arthritis frühzeitig intraartikuläre Steroidinjektionen.
  - Einzelne Erfolgsberichte über Therapie mit TNF-α- oder IL-1-Blockade.
- ▶ **Prognose:** Gelenkdestruktionen schon im frühen Kindesalter. Prognose durch Biologika möglicherweise verbessert, noch keine Langzeiterfahrungen.

Syndrom mit Periodischem Fieber, Adenitis, Pharyngitis und aphthöser Stomatitis = PFAPA

- **Definition:** Die Leitsymptome werden in den Anfangsbuchstaben der Namensgebung zusammengefasst: Periodisches Fieber mit Aphthen (Mundhöhle), Pharyngitis und Adenitis (Lymphadenitis colli); charakteristisch das nahezu fixierte Intervall.
- **Ätiologie und Pathogenese:** Bislang unbekannt.
- **Epidemiologie:**
  - Wahrscheinlich häufigstes Autoinflammationssyndrom im Kindesalter.
  - Einzelberichte über familiäre Häufung.
- **Klinik:**
  - Beginn meist vor dem 5. Lebensjahr, im Mittel mit ca. 3 Jahren.
  - Periodische Fieberattacken (> 39 bis > 40° C), die 3–6 Tage andauern mit einem Intervall von 3–6 Wochen.
  - Aphthöse Stomatitis mit Pharyngitis und / oder zervikaler Lymphknotenschwellung.
  - Oft Kopf- und auch Bauchschmerzen.
  - Arthralgien möglich.
- **Diagnose:**
  - Die Diagnose kann nur nach dem klinischen Bild gestellt werden (Ausschlussdiagnose). Bisher kein Gendefekt identifiziert.
  - Im Fieberschub wie bei anderen periodischen Fiebersyndromen meist Leukozytose mit Anstieg von CRP und BKS; erhöhter Serum-IgD-Spiegel möglich.
- **Differenzialdiagnose:**
  - Andere periodische Fiebersyndrome.
  - Fieberhafte Erkrankungen (S. 418).
  - Bakterielle Tonsillitis, da weißliche tonsilläre Plaques möglich.
- **Therapie:**
  - Fiebersenkende Maßnahmen (Paracetamol, Ibuprofen).
  - Zu Beginn evtl. einmalige Gabe von Prednisolon (0,5 mg / kg KG) kann zur Unterbrechung führen. Bei einigen Patienten dadurch jedoch Verkürzung der fieberfreien Intervalle.
  - Cimetidin (20 mg / kg / d) über 4–6 Monate kann bei einem Drittel der Kinder zur langfristigen Besserung führen. Regelmäßige Kontrolle BB, Leber- und Nierenwerte.
  - Adenotonsillektomie bei therapierefraktärem Verlauf zu erwägen; Besserung (kurativer Effekt) bei ⅔ der Kinder beschrieben (kleine Fallzahl).
- **Prognose:** Günstig, Kinder gedeihen normal, keine Langzeitschäden zu erwarten.

Makrophagen-Aktivierungs-Syndrom (MAS)

- **Übersicht:** Das Makrophagen-Aktivierungs-Syndrom gehört zur Gruppe der hämophagozytischen Syndrome, die sich in die primären, hereditären, hämophagozytischen Lymphohistiozytosen (HLH) und die erworbenen, reaktiven oder sekundären Makrophagen-Aktivierungs-Syndrome (MAS) unterteilt.
- **Ätiologie und Pathogenese, Medikamente:**
  - *Primäre HLH:* Monogenetische Defekte im Perforin-, Syntaxin-11- und Munc13-4-Gen; auftreten bei monogenetischen autoinflammatorischen Syndromen (CINCA, HIDS) und monogenetischen primären Immundefekten (Griscelli-Syndrom Typ II, X-linked lymphoproliferative disease, Adenosin-D-Aminase-Defizienz, Chediak-Higashi-Syndrom, Hermansky-Pudlak-Syndrom Typ II).
  - *Sekundäre MAS:* Infektionen, paraneoplastisch, medikamentös induziert, i. R. Autoimmunerkrankung (insbesondere systemische JIA, Adult onset Still-Syndrom, SLE, CED, Sarkoidose, Dermatomyositis).
- **Klinik:** Notfallsituation: Fieber, neurologische Symptome (Krampfanfälle, Bewusstseinstrübung), Exanthem, viszerale Manifestation (Hepato- und Splenomegalie), Ikterus, Diarrhö), Ödeme, Ascites, Blutungen (Nase, Mund, Schleimhaut, Gastrointestinaltrakt), Anämie.

- **Diagnostik:**
  - *Labor:*
    - Entzündungsparameter: Rückgang zuvor erhöhter BSG und CRP.
    - Blutbild: Zytopenie in mind. 2 Reihen mit Hb < 10 g/dl, Thrombozytopenie, Neutropenie.
    - Hypertriglyceridämie und/oder Hypofibrinogenämie.
    - Transaminasenanstieg, exzessiv hohe Ferritinwerte, Hyperbilirubinämie.
    - Hypoproteinämie, Hypoalbuminämie, Hypogammaglobulinämie.
    - Gerinnungswerte: Abfall von Fibrinogen und Quick, Anstieg der PTT.
    - Stark erniedrigte oder negative Aktivität der NK-Zellen.
    - Massiv erhöhtes lösliches CD 25 (IL-2 Rezeptor).
  - *Histopathologie:*
    - ❐ *Cave:* bei gestörter Gerinnung besteht ein erhöhtes Risiko bei Biopsien.
    - Beweisend ist der Nachweis einer Hämophagozytose im Knochenmarksaspirat. Daneben kann die Hämophagozytose auch in der Milz, in Lymphknoten-Biopsien und im Liquor nachgewiesen werden.
- **Differenzialdiagnosen:** Infektionen, Reye-Syndrom, unerwünschte Medikamentennebenwirkungen.
- **Therapie:**
  - *Bei primären HLH:*
    - Therapie gemäß HLH-2004 Protokoll mit Dexamethason, Etoposid und Ciclosporin A sowie additiv Methotrexat und Prednisolon intrathekal und nachfolgender Knochenmarkstransplantation.
  - *Bei MAS:*
    - Absetzen aller möglicherweise assoziierten Medikamente.
    - Hoch dosiert Glukokortikoide mindestens 2 bis 5 mg/kg KG und Tag.
    - Zusätzlich Ciclosporin A mit 3 bis 5 mg/kg KG und Tag bis zum Erreichen eines therapeutischen Spiegels zwischen 100 und 150 ng/dl (Monoclonal Talspiegel).
    - Gabe von i.v. Immunglobulinen in Fallserien erfolgreich, daneben positive Berichte über Etoposid und ATG.
- **Prognose:** Beim MAS handelt es sich um einen rheumatologischen Notfall mit hoher Letalität. Entscheidend sind die frühzeitige Diagnose und eine rasche Therapie. Rezidive sind möglich.

Infantile Sarkoidose, Blau-Syndrom

- **Definition:**
  - Die infantile Sarkoidose beginnt in den ersten Lebensjahren mit einem follikulären Exanthem, einer Uveitis und Arthritis. Im Verlauf werden oft weitere Organe befallen.
  - Klinisch identisches Krankheitsbild mit autosomal-dominantem Erbgang als „Blau-Syndrom" bekannt.
- **Ätiologie und Pathogenese:**
  - In den letzten Jahren sind Mutationen im Bereich des CARD 15/NOD 2-Gens gefunden worden.
  - Der genaue Pathomechanismus der anhaltenden Entzündungsreaktion ist noch ungekärt.
- **Epidemiologie:**
  - Selten.
  - Die ersten Symptome treten immer vor dem 4. Lebensjahr, oft schon im Säuglingsalter, auf.
- **Klinik:**
  - *Hauptsymptome:* Intermittierendes Fieber mit folgender Trias:
    - Hautbeteiligung: Folliküläres Exanthem am Rumpf und an den Extremitäten, es kann Monate bis Jahre bestehen und geht in eine Hyperkeratose über (apfelsinenschalenähnliche Haut).
    - Polyarthritis: Mit massiver Gelenkschwellung, die zunächst wenig Beschwerden und Funktionseinschränkungen verursacht, im Verlauf jedoch zu schweren Destruktionen mit Fehlstellungen führen kann.

Abb. 27.7 • Sicca-Syndrom bei einem Kleinkind mit infantiler Sarkoidose; Schwellung von Parotis und Tränen- und Submandibulardrüsen

- Augenbeteiligung: Doppelseitig chronische Iridozyklitis, Photophobie, meist keine Rötung, hohes Risiko bleibender Schäden mit Visusminderung.
- *Weitere Symptome:* Hepatomegalie, Splenomegalie, generalisierte Lymphknotenschwellung, unterschiedliche Exantheme (vesikulär, Erythema nodosum u. a.), Vergrößerung von Parotis und Submandibulardrüse sowie Tränendrüse (Sicca-Syndrom, s. Abb. 27.7), Herzbeteiligung (Peri-, Myokarditis, kongestive Kardiomyopathie), Lungenbeteiligung (interstitielle Infiltrate), ZNS-Beteiligung, Nierenbeteiligung.

▶ **Diagnostik:**
- *Klinik* s. oben.
- *Labor:* Entzündungsparameter: BSG beschleunigt, CRP erhöht.
- *Röntgen:* Bei schweren Verläufen destruktive Veränderungen an den Gelenken wie bei JIA (S. 383).
- *Histologie:*
  - Zur Sicherung der Diagnose anstreben.
  - Typische granulomatöse Veränderungen in allen klinisch befallenen Organen einschließlich der Synovialis.
  - Molekulargenetische Untersuchung.

▶ **Differenzialdiagnosen:** Juvenile idiopathische Arthritis (S. 377), Morbus Behçet u. a. Vaskulitissyndrome.

▶ **Therapie:**
- *Medikamentöse Therapie:*
  - Nicht steroidale Antiphlogistika (S. 393): Vor allem bei Fieberschüben und Arthritis mit Funktionsbehinderung. Dosierung wie bei juveniler idiopathischer Arthritis.
  - Immunsuppressiva (S. 394): Insbesondere Methotrexat (10–15 mg/m² KO/Woche), um Glukokortikoide einzusparen. Wirksamkeit unterschiedlich, teilweise erfreulich.
  - Biologika, Erfolgsberichte sowohl mit TNF-α- als auch mit IL-1-Blockade.
  - Glukokortikoide (S. 394): Im akuten Stadium, insbes. bei vitaler Indikation (Karditis) 1–2 mg/kg KG/d, nach Besserung und Stabilisierung die Dosis im Hinblick auf die Nebenwirkungen soweit möglich reduzieren (Ziel ≤ 0,2 mg/kg KG/d). Evtl. Stoßtherapie als „Brückentherapie" wie bei JIA (S. 394).
- *Krankengymnastik:* Die Therapie muss frühzeitig einsetzen; Verfahren s. juvenile idiopathische Arthritis (S. 396).

27.7 Erkrankungen unklarer nosologischer Zuordnung

Chronisch rekurrierende multifokale Osteomyelitis (CRMO)

- **Synonym:** Chronische nichtbakterielle Osteomyelitis (CNO).
- **Definition:** Überwiegend im Kindes- und Jugendalter beginnende Osteomyelitis, bei der keine Keime nachgewiesen werden können. Die Erkrankung verläuft schubweise über Monate bis Jahre. Das Krankheitsbild steht in enger Korrelation zum SAPHO-Syndrom des Erwachsenen (S. 161).
- **Ätiologie und Pathogenese:** Unbekannt, wahrscheinlich multifaktoriell. Diskutiert wird eine polygen vererbte Autoinflammation.
- **Epidemiologie:**
  - Häufigkeit scheint in den letzten Jahren zuzunehmen, evtl. durch verbesserte Diagnostik von atypischen oder blanden Verläufen.
  - In 80–90 % beginnt die Erkrankung vor dem 18. Lebensjahr.
  - Mädchen : Jungen = 2 : 1.
- **Klinik:**
  - Meist plötzlicher, überwiegend multifokaler Beginn mit lokalisierten Schmerzen, häufig auch Schwellungen. Bevorzugt sind Tibia, Femur, Klavikula, Wirbelsäule und Becken betroffen.
  - Begleitarthritiden sind möglich (z. B. sympathische Arthritis des Hüftgelenks bei Beckenbefall).
  - Im akuten Stadium treten teilweise Fieber und ein allgemeines Krankheitsgefühl auf.
  - In 20–30 % palmo-plantare Pustulose (Psoriasis pustulosa).
  - Die CRMO kann auch assoziiert mit anderen chronisch-entzündlichen Erkrankungen auftreten, z. B. JIA, Morbus Crohn, Colitis ulcerosa.
- **Diagnostik:**
  - *Beachte:* Die Verdachtsdiagnose wird klinisch gestellt und durch bildgebende Verfahren bestätigt. Bei unklaren Befunden Biopsie anstreben.
  - *Labor:*
    - Im akuten Stadium sind häufig Entzündungszeichen vorhanden (BSG ↑, CRP ↑, Leukozytose), bei subakutem Verlauf und im Intervall sind die Laborwerte unauffällig.
    - Keimnachweis: Nicht möglich.
  - *Röntgen:*
    - Zu Beginn Osteolyse mit Sklerosesaum (s. Abb. 27.8).
    - Periostreaktionen.
    - Im Verlauf zunehmende Sklerosierung und hyperostotischer Umbau.
  - *MRT:*
    - Abgrenzung zur infektiösen Osteomyelitis und anderer DD.
    - Beurteilung der Aktivität lokaler Herde.
  - *Im Zweifelsfall Knochenbiopsie anstreben:*
    - In frühen Stadien: Chronische Entzündung mit vorherrschend polymorphkernigen Leukozyten; Zeichen der Knochenresorption mit vermehrt Osteoklasten; gelegentlich nekrotische Bezirke.
    - Bei längerem Verlauf: Überwiegen von Lymphozyten und Plasmazellen; Zunahme von Osteoblasten und Zeichen der Knochenneubildung; gelegentlich nicht verkäsende Granulome.
- **Differenzialdiagnosen:**
  - Juvenile idiopathische Oligoarthritis (S. 384), juvenile Spondyloarthritis (S. 377). CRMO kann aber auch mit diesen Erkrankungen assoziiert sein.
  - Septische Osteomyelitis.
  - Knochentumoren.
- **Therapie:**
  - Im akuten Stadium nicht steroidale Antiphlogistika (S. 393), evtl. Corticoide (Stoßtherapie).
  - Die Wirksamkeit von Immunsuppressiva oder Sulfasalazin ist nicht erwiesen. Bei schweren Verläufen Therapieversuch gerechtfertigt.

27.7 Erkrankungen unklarer nosologischer Zuordnung

Abb. 27.8 • Röntgenbefund bei CRMO: Metaphysäre Osteolysen mit umgebender Sklerosierung, typischerweise in der Nachbarschaft zur Epiphysenfuge

- Therapie mit Azithromycin und/oder Calcitonin wird unterschiedlich diskutiert, teilweise darunter gute Rückbildungen beobachtet, aber auch spontane Besserung möglich.
- In letzter Zeit Therapieerfolge mit TNF-α-Blockade oder Bisphosphonaten berichtet.

▶ Verlauf und Prognose:
- Die Erkrankung verläuft in Schüben mit Remissionsphasen; die Symptomatik kann über Monate bis Jahre persistieren.
- Häufig heilt die CRMO ohne Residuen aus; gelegentlich bleiben Schäden, v. a. Funktionseinschränkungen, Wachstumsstörungen, Wirbelkörperdeformitäten bis hin zur Platyspondylie, Gelenkdestruktionen (bei begleitender Arthritis).

Adoleszentenchondrolyse

▶ **Definition:** Schmerzhafte Hüftgelenkserkrankung mit progredienter Knorpeldestruktion am Femurkopf.

▶ **Ätiologie und Pathogenese:** Unbekannt; vermehrtes Auftreten nach Epiphysiolysis Capitis femoris.

▶ **Epidemiologie:**
- Beginn in der Pubertät (11–13 Jahre).
- Mädchen > Jungen.
- Schwarze Bevölkerung häufiger betroffen.

▶ **Klinik:**
- Plötzlich auftretende belastungsabhängige Schmerzen in der Hüfte.
- Rasche Entwicklung einer Beugekontraktur.
- Beginn meist einseitig, bei etwa 30 % im Verlauf auch andere Seite betroffen.

▶ **Diagnostik:**
- *Sonografie:* Initial meist Hüftgelenkserguss.
- *Röntgenbild* (Abb. 27.9):
  – Zunächst Gelenkspaltverschmälerung.
  – Häufig Protrusio acetabuli.
  – Gelegentlich Periostreaktion am Schenkelhals.
  – Im Verlauf Destruktion des Femurkopfes, vorzeitiger Epiphysenschluss, arthrotischer Umbau.
- *Labor:* Unauffällig.

▶ **Differenzialdiagnose:** Juvenile idiopathische Arthritis, insbes. Enthesitis-assoziierte Arthritis bzw. juvenile Spondylarthropathie; Epiphysiolysis Capitis femoris; Protrusio acetabuli; Knochentumoren (Osteoidosteom u. a.).

27.7 Erkrankungen unklarer nosologischer Zuordnung

Abb. 27.9 • Röntgenbild bei Adoleszentenchondrolyse: Deutliche Gelenkspaltverschmälerung, unruhige Konturierung des Femurkopfes, Periostreaktion am medialen Schenkelhals

▶ **Therapie:**
- Schmerzmedikation.
- Intensive Physiotherapie, Entlastung.
- Im Spätstadium Hüftgelenkersatz.

▶ **Verlauf und Prognose:**
- Meist progrediente Chondrolyse und Destruktion des Hüftgelenks.
- Zunehmende Bewegungseinschränkung mit Beugekontraktur und sekundärer Hyperlordose.
- Gelegentlich Wiederaufbau durch Bildung von Ersatzknorpel.
- Meist im jungen Erwachsenenalter Hüftgelenkersatz erforderlich.

Idiopathische multizentrische Osteolyse

▶ **Synonyme:** Karpotarsale Osteolyse; disappearing (vanishing) bone disease u. a.
▶ **Definition:** Peripher betonte reaktionslose Osteolyse unbekannter Ursache.
▶ **Ätiologie und Pathogenese:** Genetischer Defekt. Es gibt eine autosomal-dominante und eine autosomal-rezessive Form sowie eine sporadische Form mit Nephropathie.
▶ **Epidemiologie:** Beginn überwiegend bereits in den ersten Lebensjahren.
▶ **Klinik:**
- *Gelenksymptomatik:* Gelenkschmerzen, -schwellungen und zunehmende Deformitäten. Betroffen sind v. a. die Hände und Füße, aber auch die Ellbogen- und Kniegelenke.
- *Nierenbeteiligung:* Teilweise progrediente Nephropathie und Hypertonus, bei hereditären Formen gelegentlich leichte Nierenbeteiligung.

▶ **Diagnostik:**
- Klinik (s. oben) und Röntgenbild sind entscheidend.
- *Röntgen:*
  - Reaktionslose Resorption bis zur völligen Auflösung des Knochens, keine Reparationsvorgänge (Abb. 27.10).
  - Die Veränderungen beginnen meistens an Carpus und / oder Tarsus, beziehen aber auch Metacarpalia, -tarsalia sowie Hand- und Sprunggelenke ein; im Verlauf häufig auch Osteolysen an Ellbogen- und Kniegelenken.
- *Labor:*
  - Nierenretentionswerte, 24-h-Urin: Bei Nierenbeteiligung Kreatinin ↑, Harnstoff ↑, Proteinurie.
  - Meistens, einschließlich des Knochenstoffwechsels, keine weiteren pathologischen Befunde.
- *Histologie:*
  - Knochenbiopsie (wenig hilfreich): Normales Knochengewebe ohne entzündliche Veränderungen.
  - Nierenbiopsie: Chronische Glomerulonephritis.

27.7 Erkrankungen unklarer nosologischer Zuordnung

Abb. 27.10 • Röntgenbild bei multizentrischer Osteolyse: Carpalia bereits weitgehend resorbiert, fortgeschrittene Osteolysen im Bereich der Metacarpalia und einzelner Finger

- ▶ **Differenzialdiagnosen:**
  - Juvenile idiopathische Arthritis (besonders RF-negative Polyarthritis; S. 386).
  - Multifokale Osteomyelitis (S. 426).
  - Skelettdysplasien.
- ▶ **Therapie:**
  - *Symptomatisch:* Krankengymnastik, Schienen- und Hilfsmittelversorgung.
  - *Bei Niereninsuffizienz:* Ggf. Dialyse oder Nierentransplantation.
- ▶ **Prognose:**
  - *Prognose am Bewegungsapparat:* Die Osteolysen mit Gelenkdeformitäten und Wachstumsstörungen sind zunächst progredient, im jungen Erwachsenenalter kommt es meistens zum spontanen Stillstand.
  - *Prognose der Nierenbeteiligung bei sporadischer Form:* Oft progredient bis zur terminalen Niereninsuffizienz.

Familiäre Arthropathie mit Beugekontrakturen der Finger

- ▶ **Synonyme:** Familiäre hypertrophe Synovialitis, Syndrome of Camptodactyly, Arthropathy and Coxa vara (CAC-Syndrome) u. a.
- ▶ **Definition:** Autosomal-rezessiv vererbtes Syndrom mit Flexionskontrakturen der Finger und Entwicklung einer symmetrischen Polyarthropathie.
- ▶ **Ätiologie und Pathogenese:** Autosomal-rezessive Vererbung. Gendefekt mit Sekretion eines pathologischen Proteoglykans, das u. a. in Gelenksynovialis, Knorpel, Leber und Perikard vorkommt.
- ▶ **Epidemiologie:**
  - Insgesamt selten, wird leicht als chronische Polyarthritis fehldiagnostiziert.
  - In den betroffenen Familien sind oft mehrere Kinder erkrankt.
- ▶ **Klinik:**
  - *Schmerzlose Beugekontrakturen einzelner Finger:* Sie sind als Erstsymptom entweder bereits bei der Geburt vorhanden oder entstehen im Säuglingsalter. Nach Monaten bis Jahren bilden sie sich spontan zurück.
  - *Schmerzarme symmetrische Gelenkschwellungen:* Sie entwickeln sich im Kleinkindalter und betreffen v. a. die großen Gelenke. Im Verlauf zunehmende Gelenkkontrakturen.
  - *Viszerale Manifestationen:* Nicht entzündliche Perikard- oder Pleuraergüsse.
- ▶ **Diagnostik:**
  - *Klinik* s. oben.
  - *Labor:* Sämtliche Laborparameter sind unauffällig.
  - *Synoviadiagnostik:* Im Gelenkpunktat Zellzahl < 1000 / µl.

27.7 Erkrankungen unklarer nosologischer Zuordnung

Abb. 27.11 • Typisches Röntgenbild der Hüfte bei CAC-Syndrom: Varusstellung der Schenkelhälse, große Zysten im Acetabulum, schnabelförmige Ausziehungen am medialen Schenkelhals

- *Röntgen:*
  - Generalisierte Osteoporose, eventuell Wachstumsstörungen.
  - Bei längerem Verlauf sind auch Gelenkspaltverschmälerungen und einzelne Erosionen möglich.
  - Typische Veränderungen am Hüftgelenk: Coxa vara, schnabelförmige Ausziehung des Schenkelhalses, großzystische Aufhellungen im Acetabulum (Abb. 27.11).
- *Synovialbiopsie:*
  - Hypertrophie mit avaskulären Zotten, teilweise nekrotisch.
  - Zahlreiche mehrkernige Riesenzellen.
  - Nur vereinzelt Lymphozyten oder polymorphkernige Leukozyten.

▶ **Differenzialdiagnosen:**
- Juvenile idiopathische Arthritis (S. 377).
- Infantile Sarkoidose (S. 424).
- Skelettdysplasien.
- Speicherkrankheiten (Mucopolysaccharidosen u. a.).

▶ **Therapie:**
- *Medikamentöse Therapie:* Symptomatisch nicht steroidale Antiphlogistika (S. 393).
- *Physiotherapie* (S. 396): Intensive Therapie zur Kontrakturprophylaxe bzw. -behandlung.
- *Operative Therapie* (S. 398): Die Ergebnisse von Synovektomie oder Weichteil-Release sind häufig unbefriedigend.

▶ **Prognose:** Sie wird durch das Ausmaß der Gelenkkontrakturen bestimmt. Mit konsequenter Krankengymnastik sind schwere Behinderungen oft vermeidbar, limitierend ist der progrediente Hüftgelenksbefall, Gehfähigkeit und selbstständige Verrichtungen im Alltag können meist erhalten werden.

Granuloma annulare

▶ **Definition:** Granulomatöse Hautveränderung mit oft ringförmig angeordneten Papeln. Histologie ähnlich einem Rheumaknoten.

▶ **Epidemiologie:** Auftreten im Kindesalter relativ häufig; gelegentlich familiäres Vorkommen.

▶ **Ätiologie und Pathogenese:** Unbekannt; genetische Disposition.

▶ **Klinik:**
- Plötzlich auftretende schmerzlose Knötchen.
- Oberfläche meist rötlich oder livid verfärbt (Abb. 27.12).
- Oft ringförmige Anordnung der einzelnen Granulome.
- Größe sehr variabel.
- Bevorzugte Lokalisation: Überwiegend im Bereich der Extremitäten, Hand-, Fußrücken, Finger, aber auch Gesicht oder Hinterkopf.
- Meist keine rheumatische Erkrankung, jedoch vermehrt Arthralgien zu beobachten.

▶ **Histologie:** Umschriebene zentrale Nekrosen, umgeben von meist palisadenförmig angeordneten Histiozyten. In älteren Läsionen auch zahlreiche T-Lymphozyten und Fibroblasten. Häufige histologische Diagnose: Rheumaknoten.

27.7 Erkrankungen unklarer nosologischer Zuordnung

Abb. 27.12 • Granuloma annulare am Fußrücken bei einem 10-jährigen Jungen

- ▶ **Diagnose:**
  - Bei typischem Befund klinische Diagnose.
  - Meist wird die Diagnose aufgrund der Histologie „Rheumaknoten" beim ansonsten gesunden Kind gestellt.
  - Laborwerte einschließlich ANA, Rheumafaktor und HLA-B27 negativ.
- ▶ **Therapie:** Meist keine erforderlich. An druckempfindlichen Stellen (z. B. Schuhbereich) evtl. Exzision; auch Cortisoninjektionen können Besserung bringen.
- ▶ **Verlauf und Prognose:** Günstig, meist spontane Rückbildung, jedoch oft hartnäckige Verläufe über Monate und Jahre; nach Exzision häufig Rezidive.

28 Therapie: Grundlagen und Übersicht

28.1 Therapie: Grundlagen und Übersicht

Therapeutische Grundsätze

- **Ziele der Therapie:** Das Therapieziel ist die Remission. Ist dieses nicht zu erreichen (v. a. bei langem Krankheitsverlauf), ist das Therapieziel die niedrigstmögliche Krankheitsaktivität. Das Therapieziel muss konsequent verfolgt werden. Bei Nichterreichen des Zieles muss die Therapiestrategie (nicht das Ziel!) modifiziert werden.
- **Möglichkeiten der Therapie:** Eine kausale Therapie rheumatischer Krankheiten ist bisher nicht, ein Eingriff in die Pathogenese aber teilweise möglich.
- **Betreuung des Patienten:** Die Behandlung und oft lebenslange Betreuung Rheumakranker bedürfen eines großen Zeitaufwandes und engagierter persönlicher Zuwendung.
- **„Dynamische" Therapie:** Die Therapie vieler rheumatischer Leiden muss den sich ändernden Bedingungen immer wieder angepasst werden.
- **Kombination von Medikamenten und Verfahren:**
  - Die Kombination verschiedener Medikamente und Therapieverfahren ist häufig nötig, birgt aber die Gefahr höherer Nebenwirkungsrisiken und der Polypragmasie.
  - Medikamentöse und physikalische Therapie wirken synergistisch; in vielen Fällen erlaubt erst eine Pharmakotherapie den Einsatz der Krankengymnastik.
  - Ambulante und stationäre Therapie sind in gleicher Weise notwendig und wichtig.
- Die Therapie sollte wohnortnah mit gegenseitiger Information und guter Zusammenarbeit aller Beteiligten, v. a. zwischen Rheumatologen und Hausarzt, erfolgen.
- **Therapieüberwachung:** Jede Therapieform (nicht nur die medikamentöse) muss sorgfältig überwacht werden. Insbesondere bei entzündlichen Erkrankungen ist ein Therapie(Rheuma)-Pass empfehlenswert.

Therapieformen

- Medikamentöse Therapie (S. 434).
- Physikalische Therapie (S. 501).
- Ergotherapie (S. 509).
- Operative Therapie (S. Kap. 36.0).
- Therapie mit ionisierenden Strahlen (S. 498).
- Kurorttherapie (S. 510).
- Psychotherapie.
- Patientenschulung (S. 433).
- Diätetik und Ernährung (S. 494).
- Rehabilitation.

29 Patienteninformation und -schulung

29.1 Patienteninformation und -schulung

Grundlagen
- In Module gegliedertes, in seinen Wirkungen evaluiertes umfangreiches Kurssystem, das für verschiedene Erkrankungen entwickelt wurde und nur für jeweils eine Erkrankung gilt. An dem Unterricht durch speziell geschulte „Trainer" wirken außer Ärzten Physiotherapeuten, Ergotherapeuten, Psychologen und Pädagogen mit. Das in Deutschland eingesetzte Programm wurde von einer speziellen Arbeitsgruppe der Deutschen Gesellschaft für Rheumatologie entwickelt und wird auch von der Deutschen Rheumaliga angeboten.
- Der Patient muss in die Therapieziele und den Weg dahin frühzeitig eingebunden werden.

Ziele
- **Steigerung des kognitiven Wissens:** Dadurch Reduktion von Angst und Unsicherheit.
- **Verbesserung der Compliance:** Dadurch bessere Zusammenarbeit zwischen Patienten und behandelndem Arzt, Verständnis für die Pharmakotherapie und ihre zu erwartenden Wirkungen, aber auch ihre Risiken und unerwünschten Wirkungen.
- **Verbesserung des Gelenkschutzes** durch eigene Initiativen.
- **Beseitigung z. T. erheblicher Informationsdefizite**, auch zu rheumatischen Erkrankungen, an denen die Patienten nicht selbst leiden, für die sie sich aber aufgrund ihrer Erkrankung interessieren.
- **Verbesserung der Krankheitsbewältigung** mit positiver Einstellung zum eigenen Leiden und Vermeidung von Isolation.

Indikation
- Bei allen rheumatischen Erkrankungen, insbesondere wenn eine differente Pharmakotherapie nötig ist, wenn der Krankheitsverlauf prognostisch ungünstig ist sowie bei Depressivität und dem Gefühl der Hilflosigkeit.

„Kontraindikationen" bei RA
- Mangelnde Gruppenintegrationsfähigkeit, z. B. durch Sprachprobleme.
- Beeinträchtigtes Aufnahmevermögen.
- **Relativ:** Bei sehr kurzer Krankheitsdauer, hohem Alter, sehr langer Krankheitsdauer, akuten Begleiterkrankungen.

30 Medikamentöse Therapie

30.1 Nicht steroidale Antiphlogistika

Grundlagen

- **Synonym:** Nicht steroidale Antirheumatika (NSAR).
- **Allgemein:** Nicht steroidale Antiphlogistika sind teilweise chemisch miteinander verwandte Substanzen, meist mit Säurecharakter mit entzündungshemmenden, schmerzstillenden und fiebersenkenden Eigenschaften. Sie sind bei den meisten schmerzhaften rheumatischen Erkrankungen die Mittel der ersten Wahl.
- **Wirkungsmechanismen:**
  - *Hemmung der Prostaglandinsynthese durch Cyclooxygenasehemmung:* (Isoenzyme der Cyclooxygenase COX-1 und COX-2):
    - COX-1 – „konstitutives" (normalerweise vorhandenes) Enzym: Seine Funktion ist die physiologische basale Prostaglandinsynthese, die z. B. zytoprotektiv wirkt (Beispiel: Magen-Mukosa, in Thrombozyten) und die Nierenfunktion reguliert. Eine Hemmung durch NSAR ist nicht erwünscht.
    - COX-2: Wird in der Regel unter pathologischen Bedingungen durch Zytokine, Endotoxin, Mitogene u. a. induziert; z. B. in Monozyten, Synovialzellen, vaskulären Muskelzellen. Seine Funktion ist die entzündungsbedingte Prostaglandinsynthese. Eine Hemmung bei entzündlichen rheumatischen Prozessen ist erwünscht.
  - Hemmung der Freisetzung von Entzündungsmediatoren und -modulatoren, z. B. Histamin, Serotonin, lysosomale Enzyme, Leukotriene u. a.
  - Hemmung der Aktivitäten bindegewebsabbauender Enzyme, z. B. Kollagenase, Hyaluronidase.
  - Hemmung von Zelltransformation und -migration.
  - Neutralisation von Sauerstoffradikalen und Hemmung der NO-Synthese.
  - Stabilisierung von Eiweißstoffen.
  - Immunmodulierende Effekte durch Einfluss auf zirkulierende T- und B-Zellen.
  - Beeinflussung von Knorpelstoffwechsel, Zytokinsynthese, Neutrophilenaggregation, Phospholiphase II.

Indikationen

- Akute Arthritiden, einschließlich Gichtanfall (S. 289).
- Chronische Arthritiden, insbesondere rheumatoide Arthritis (S. 120).
- Entzündliche Wirbelsäulenleiden, z. B. ankylosierende Spondylitis (S. 138).
- Reizzustände bei degenerativen Gelenk- und Wirbelsäulenleiden.
- Akute weichteilrheumatische Schmerzsyndrome.
- **Speziell für Phenylbutazon:** Eingeschränkte Indikation nur für akute Schübe der ankylosierenden Spondylitis (S. 138), akute Schübe der rheumatoiden Arthritis (S. 120), Gichtanfall.

Kontraindikationen

- Ungeklärte Blutbildungsstörungen.
- Überempfindlichkeit gegen die einzelne Substanz.
- Magen- und Darmulzera: Das Absetzen der NSAR ist nicht immer möglich. Die Fortsetzung der Therapie erfolgt unter strenger Überwachung und Abwägung des Nutzen-Risiko-Verhältnisses (S. 436).
- Schwere Leber- und Nierenerkrankungen.

Substanzen und Dosierungen (s. Tab. 30.1)

- **Salizylate:** Hochpotente Substanzen, die aber u. a. wegen ausgeprägter gastrointestinaler Nebenwirkungen und hohen erforderlichen Dosen bei der rheumatoiden Arhtritis (S. 120) in Deutschland nur noch beim rheumatischen Fieber (S. 179) Mittel der Wahl sind.
- **Phenylbutazon:** Hochwirksame Substanz, die aber durch das Bundesgesundheitsamt wegen ihrer Nebenwirkungen in ihrer Indikation stark eingeschränkt wurde.

30.1 Nicht steroidale Antiphlogistika

Tab. 30.1 • Nicht steroidale Antiphlogistika*

Gruppe	Substanzname	deutscher Markenname (Beispiel)	Plasmaeliminationshalbwertszeit (h)	Dosierung (/d)
Salizylate	Acetylsalicylsäure	Aspirin	ca. 0,2	2000–6000 mg
Pyrazolidin-Derivate	Phenylbutazon	Ambene	ca. 70	400–600, bei Gicht –800 mg
	Mofebutazon	Mofesal, Diadin	ca. 2	initial 800–1200 mg, dann 200–600 (–900) mg
Indol-Derivate	Indometacin	Amuno	ca. 1–4	50–75, dann 150–200 mg
	Acemetacin	Rantudil	ca. 3–5	120–180 mg
	Proglumetacin	Protaxon	ca. 6	450–1200 mg
Anthranilsäure-Derivate	Mefenaminsäure	Parkemed, Ponalar	ca. 2–4	1500 mg
Arylessigsäure-Derivate	Diclofenac	Voltaren	ca. 1–2	150 (–200) mg
	Aceclofenac	Beofenac	ca. 3–6	100–200 mg
	Lonazolac-Calcium	Irritren, Argun	ca. 6	Initial –900, sonst 600 mg
Arylpropionsäure-Derivate	Ibuprofen	Brufen, Imbun	ca. 2	600–2400 mg
	Ketoprofen	Alrheumun, Orudis	ca. 2	150 (–300) mg
	Naproxen	Proxen, Apranax	ca. 12	500–1000 (–1250) mg
	Flurbiprofen	Froben	ca. 3–4	150–300 mg
	Tiaprofensäure	Surgam	ca. 2–3	600 mg
Benzothiazin-Derivate (Oxicame)	Piroxicam	Felden, Brexidol	ca. 50–60	20 (passager –40) mg
	Tenoxicam	Tilcotil, Liman	ca. 60	20 mg
	Meloxicam	Mobec	ca. 20	7,5–15 mg
	Lornoxicam	Telos	ca. 3–4	initial 12 mg, Erhaltungsdosis max. 16 mg
Coxibe	Celecoxib	Celebrex	9–11	200–400 mg
	Etoricoxib	Arcoxia	24	60–120 mg

* Angaben unvollständig. Nicht alle erwähnten Substanzen sind zurzeit im Handel

Sie darf nur kurzfristig und in besonderen Situationen, z. B. bei schweren Schmerzschüben bei ankylosierender Spondylitis (S. 138), bei der rheumatoiden Arthritis (S. 120) und bei Gicht (S. 289) gegeben werden.

▶ **Indometacin:**
- Wegen guter Wirksamkeit häufig als Alternative zu Phenylbutazon eingesetzt, z. B. bei Gicht (S. 289) und ankylosierender Spondylitis (S. 138).
- In höherer Dosis ausgeprägte ZNS-Nebenwirkungen.
- Gute Verträglichkeit auch im höheren Lebensalter.

▶ **Diclofenac:**
- In Deutschland das am häufigsten verordnete Antiphlogistikum. Zahlreiche verschiedene galenische Zubereitungen sind auf dem Markt verfügbar, die sich erheblich in ihrer Pharmakokinetik unterscheiden.
- Gelegentlich sind Leberwerterhöhungen unter Diclofenac zu beobachten.

30.1 Nicht steroidale Antiphlogistika

- **Coxibe (selektive COX-2-Hemmer):**
  - Coxibe wurden entwickelt, um bei gleicher antiphlogistischer Wirkung das Risiko für gastrointestinale Ulzera und Komplikationen zu verringern. In großen Studien konnte dies für einige Coxibe gezeigt werden.
  - Derzeit sind für rheumatologische Indikationen in Deutschland Celecoxib und Etoricoxib auf dem Markt.
  - Rofecoxib wurde im Herbst 2004 vom Markt genommen, da unter der Anwendung gehäuft kardiovaskuläre Ereignisse beobachtet wurden. Auch die Substanzen Lumiracoxib und Valdecoxib haben die Zulassung verloren. Die Frage, ob die beobachteten Effekte Klasseneffekte darstellen, ist mit dem heutigen Wissensstand noch nicht ausreichend zu beantworten. Andererseits zeigen Daten, dass auch nicht selektive Cox-2-Hemmer in der Dauertherapie ein erhöhtes kardiovaskuläres Risiko haben können (s. u.).
  - Folgende praktische Konsequenzen ergeben sich derzeit:
    - Für Patienten mit erhöhtem Risiko für gastrointestinale Ulzera ohne kardiovaskuläres Risiko sind Coxibe aufgrund ihres Nutzen-Risiko-Profils geeignet. Alternativ kommen in dieser Situation nach wie vor die klassischen nicht steroidalen Antiphlogistika in Kombination mit Protonenpumpenhemmern (PPI) infrage.
    - Patienten mit erhöhtem kardiovaskulärem Risiko sollten Coxibe nur nach sorgfältiger Abwägung und nicht ohne begleitende Therapie mit Thrombozytenaggregationshemmern erhalten. In diesem Fall muss eine Verschlechterung der gastroduodenalen Verträglichkeit des Coxibs beachtet werden.
    - Das kardiovaskuläre Risiko steigt mit der Dauer der Exposition mit Coxiben. Bei Patienten mit Gelenkerkrankungen sollten Krankheitsphasen mit geringer oder fehlender Schmerzintensität zu Therapiepausen genutzt werden.

Beachte: Auch bereits bekannte und weitverbreitete NSAR hemmen COX-2 neben COX-1. Während Acetylsalicylsäure, Indometacin, Piroxicam, Tenoxicam und Naproxen überwiegend COX-1 hemmen, ist bei Diclofenac und Ibuprofen die COX-1- und COX-2-Inhibition ungefähr gleich ausgeprägt. Meloxicam und Nimesulid (in Deutschland nicht im Handel) hemmen COX-2 mehr als COX-1.

- **Einnahmehäufigkeit:**
  - Während bei entzündlich-rheumatischen Erkrankungen eine Therapie „rund um die Uhr" notwendig ist („die Entzündung schläft nicht"), kann bei Arthrosen und weichteilrheumatischen Beschwerden eine ein- oder zweimalige Gabe ausreichen. Hier haben auch galenische Zubereitungen mit Langzeiteffekt einen Sinn. Empfohlen wird meist die Einnahme zu den Mahlzeiten, bei akuten Schmerzen auch vorher. Gastrointestinale Nebenwirkungen.

Gastrointestinale Nebenwirkungen

- **Risikofaktoren für die Entwicklung einer NSAR-Gastroduodenopathie:**
  - Alter über 60 Jahre, Frauen.
  - Patienten mit Ulkus- oder Blutungsanamnese oder mit einer Helicobacter-pylori-Gastritis.
  - Raucher, schwerer Alkoholabusus.
  - Hohe Dosierungen von NSAR.
  - *Cave:* Unbekannte Begleitmedikation mit Acetylsalicylsäure aufgrund von kardiologischen Erkrankungen!
  - Kombination von NSAR mit Glukokortikoiden.
  - Therapie mit Antikoagulanzien.
- **Manifestationen:**
  - Es kann zu Magen- und Duodenalulzera (s. Abb. 30.1), Entzündungen und Schleimhautläsionen in Dünn- und Dickdarm, u. U. Divertikulitis und Perforation von Divertikeln, eventuell Aktivierung einer Colitis ulcerosa, kommen.
  - *Stumme Ulzera:* Selbst bei manifesten Magenulzera können Beschwerden fehlen.
- **Häufigkeit:**
  - Dyspeptische Beschwerden: Bei bis zu 50 % der Patienten, bei der Hälfte finden sich Läsionen bei der Endoskopie.

30.1 Nicht steroidale Antiphlogistika

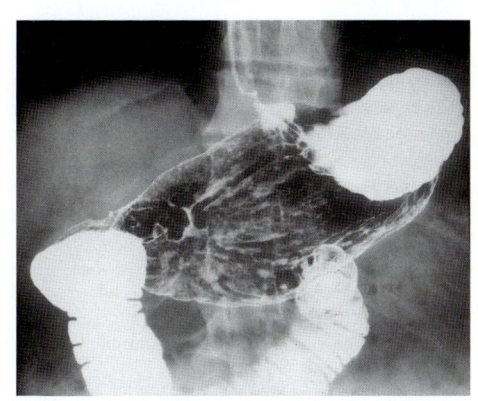

Abb. 30.1 • Ulcus ventriculi unter NSAR-Therapie

- *Prävalenz der NSAR-bedingten Ulzera bei Langzeittherapie:*
  - Ulcus ventriculi ca. 15 %.
  - Ulcus duodeni ca. 11 %.
- Schwere gastrointestinale Komplikationen: Bei mindestens 2 %.
- Mortalität NSAR-bedingter Ulzera und Blutungen: 10 %.
- 25 % aller Ulkusblutungen bei Patienten über 60 Jahre sind durch NSAR bedingt.

▶ **Substanzabhängigkeit:**
- Für die Zuordnung gastrointestinaler Nebenwirkungen gibt es widersprüchliche Klassifikationen, die mit Zurückhaltung interpretiert werden müssen. Niedrigste Toxizität hat Ibuprofen (dosisabhängig!), es folgt Diclofenac. Naproxen und Sulindac finden sich im mittleren Bereich. Die stärkste Magenunverträglichkeit sollen Azapropazon, Ketoprofen und Piroxicam haben. Indometacin wird unterschiedlich beurteilt.
- *Aber:* Die individuelle Disposition ist entscheidender als diese Wertung! Im Einzelfall schwört jeder Patient auf sein eigenes, von ihm am besten toleriertes Präparat.
- Neue Gesichtspunkte ergeben sich durch die selektiven COX-2-Hemmer, bei deren Anwendung die gastrointestinale Toxizität (endoskopisch nachweisbare Läsionen/Ulzera) im Vergleich mit anderen Antiphlogistika signifikant reduziert ist.

▶ **Prophylaxe der NSAR-bedingten Gastroduodenopathie:**
- Wahl eines möglichst wenig schleimhautschädigenden Präparates (z. B. COX-2-Hemmer).
- Wenn möglich Kombination von NSAR + Glukokortikoiden vermeiden, wenn nicht möglich immer ausreichende PPI-Medikation kombinieren.
- Bei Risikopatienten (Risikofaktoren s. o.) selektive COX-2-Hemmer (S. 436) (hier ist eine zusätzliche Magenschutztherapie nicht mehr notwendig!). Bei Einsatz konventioneller NSAR immer zusätzlich PPI.

▶ **Therapie der NSAR-bedingten Gastroduodenopathie:**
- Das therapeutische Vorgehen, wie auch die Prävention, sind durch kontrollierte Studien gut begründet, aber auch hier gibt es unterschiedliche Programme und Variationen.
- *NSAR-Dyspepsie:*
  - NSAR wechseln oder absetzen.
  - Passager Prokinetika (z. B. Metoclopramid 3 × 10 mg / d), Antacida (z. B. Maaloxan), H_2-Blocker (z. B. Ranitidin 300 mg / d) oder PPI für 2 Wochen geben.
  - Bei fortbestehender Dyspepsie: Endoskopische Untersuchung.
- *NSAR-Erosion:* PPI
- *NSAR-Ulkus – bei fortgesetzt notwendiger NSAR-Gabe:*
  - Ulcus duodeni: PPI für 4 Wochen.
  - Ulcus ventriculi: PPI für 6 Wochen. Alternativen: H_2-Blocker – Erfolgsquote aber geringer – (z. B. Ranitidin 300–600 mg / d).
  - Bei gleichzeitiger Helicobacter-pylori-Infektion: Sanierung, danach neue Untersuchungen, da entzündliche neutrophile Infiltrationen der Magenschleimhaut durch die Infektion das Ulkusrisiko erhöhen.

> **Hinweis:** NSAR-Ulzera heilen auch trotz fortgeführter NSAR-Medikation häufig spontan aus.

▶ **Indikation zur Gastroduodenoskopie:** Vor Beginn einer NSAR-Therapie bei Patienten mit Ulkusanamnese, bei klinischem Ulkusverdacht, zur Verlaufsbeurteilung des manifesten Magenulkus nach 6 Wochen und zur Beurteilung des Duodenalulkus nach 4 Wochen.

> **Beachte:** Hämoccult- oder Röntgenuntersuchungen sind zum Ulkusnachweis unzureichend!

Weitere Nebenwirkungen

▶ **Überempfindlichkeitsreaktionen der Haut:** Pruritus, Exantheme, Stevens-Johnson-Syndrom, selten Lyell-Syndrom.
▶ **ZNS-Symptome:** Kopfschmerz, Benommenheit, Schwindel, Sehstörungen, Müdigkeit, Verwirrtheit, Ohrensausen.
▶ **Blutbildveränderungen:** Selten kommt es zur Leukozytopenie, Agranulozytose, Panzytopenie, Thrombozytopenie.
▶ **Leberbeteiligung:** Erhöhung von Leberenzymaktivitäten, Cholestase.
▶ **Einschränkung der Nierenfunktion:** Anstieg harnpflichtiger Substanzen, Ödeme, u. U. akute Niereninsuffizienz, interstitielle Nephritis.
▶ **Struma:** Bei Phenylbutazon im Kindesalter.
▶ **Chondrozytenschädigung:** Wird aufgrund experimenteller Beobachtungen diskutiert; die klinische Relevanz ist aber fraglich. Entscheidender als die Substanz ist die individuelle Disposition.

Wechselwirkungen

▶ **Allgemein:** Interaktionen sind meist gering ausgeprägt. Bei einer Langzeittherapie sind häufige Kontrollen (s. u. Therapieüberwachung) und gegebenenfalls Dosisanpassungen notwendig.
▶ **Steigerung der Wirkung bzw. der Plasmakonzentration von:** Oralen Antidiabetika, Phenytoin, Lithium, Antikoagulanzien, Methotrexat, Aminoglykosiden.
▶ **Verminderung der Wirkung von**: Digitoxin und Digoxin, Furosemid, Beta-Blocker, ACE-Inhibitoren, Vasodilatatoren.
▶ **Resorptionshemmung von:** Antazida, Gerbsäure- und Pektinpräparaten.

Therapieüberwachung*

▶ *Nach den Empfehlungen der Deutschen Gesellschaft für Rheumatologie.
▶ **Kontrolluntersuchungen:** Anfangs wöchentlich, ab dem 3. Monat zweiwöchentlich, ab dem 6. Monat monatlich:
  • Befragung, Untersuchung.
  • Großes Blutbild, Transaminasen, γ-GT, Kreatinin, Urinstatus.

> **Cave:** Auch engmaschige Kontrollen schützen nicht vor unangenehmen Überraschungen!

Anwendungshinweise

▶ **Erfahrung:** Man sollte versuchen, mit vier bis fünf Präparaten besondere Erfahrungen zu sammeln und diese dann im Sinne einer „empirischen Differenzialtherapie" einzusetzen.
▶ **Neueinstellung:**
  • Pharmakologisch gesehen erlangen Substanzen mit kurzer Halbwertszeit schnell, solche mit langer erst nach Tagen ihre volle Wirksamkeit; in der Praxis kann es aber durchaus anders sein.
  • Es sollte mit der vollen Wirkungsdosis begonnen werden, Einschleichen der Dosierung ist nicht sinnvoll.
  • Man muss für jeden Patienten „sein" Medikament herausfinden.
▶ **Abwägung lang- und kurzfristig wirkender Substanzen:** Substanzen mit langer Halbwertszeit und Retardpräparate können die Compliance wegen der niedrigeren Einnahmefrequenz erhöhen, bergen aber bei versehentlicher mehrmaliger Einnahme die Gefahr der Überdosierung in sich.

- **Kombination mehrerer NSAR:** Verschiedene NSAR nicht zur gleichen Zeit geben; es kann aber z. B. abends ein anderes Präparat mit intensiverer Wirkung verabreicht werden.
- **Kombinationen mit anderen Substanzen:**
  - Fixe Kombinationen von NSAR mit Glukokortikoiden und anderen Substanzen sind nicht indiziert.
  - Nicht selten müssen aber NSAR zusätzlich zur Glukokortikoidtherapie und Basistherapie verabreicht werden. Niedrige Glukokortikoiddosen zusammen mit NSAR sind, bei besonderer Überwachung, möglich.
  ➤ *Cave:* Glukokortikoide vervielfachen das NSAR-bedingte Ulkusrisiko!

NSAR im Alter

- **Häufiger im höheren Alter:** Blutende Ulzera als gastrointestinale Nebenwirkungen, auch mit Perforation und höherer Mortalität.
- **Dosierung:** Wegen der erhöhten Gefahr von gastrointestinalen Ulzerationen die Dosis so niedrig wie möglich wählen. Schmerzerträglichkeit kann vor Schmerzfreiheit gehen.
- **Substanzen:** Wegen der Gefahr einer Überdosierung bei langwirkenden Substanzen sollten trotz verminderter Compliance gegebenenfalls Substanzen mit kürzerer Halbwertszeit bevorzugt werden.
- **Sorgfältige Überwachung** von Gastrointestinaltrakt und Nierenfunktion.

NSAR und Schwangerschaft

- **Allgemein:** Obwohl teratogene Effekte beim Menschen nicht nachgewiesen sind, sollten Präparate mit kurzer HWZ eingesetzt und eine möglichst niedrige Dosierung angestrebt werden.
- **Im letzten Trimenon:** NSAR vermeiden. Gefahren sind negative Einflüsse auf den Geburtsverlauf, Blutverlust, vorzeitiger Verschluss des Ductus Botalli. Darum Absetzen von NSAR nach der 32. Schwangerschaftswoche. Ausnahme: In besonderen Fällen ist die niedrig dosierte Acetylsalicylsäure, z. B. bei Antiphospholipidsyndrom (S. 223), bis zum Geburtstermin vertretbar.
- **Nicht einsetzen:** COX-2-Hemmer und Phenylbutazon sind kontraindiziert.

30.2 Glukokortikoide

Grundlagen

- **Allgemein:** Auch heute sind Glukokortikoide die stärksten und verlässlichsten Substanzen bei entzündlich-rheumatischen Krankheiten. Durch die Nebenwirkungen ist ihr Einsatz aber limitiert. Sie dürfen, insbesondere zur Langzeittherapie, nur mit großer Vorsicht eingesetzt werden.
- **Wirkungsmechanismen:**
  - *Antiphlogistische und antiexsudative Wirkung durch:*
    - Bindung der Glukokortikoide an zelluläre Glukokortikoidrezeptoren, Invasion des Zellkernes, Modulation des Eiweißstoffwechsels.
    - Verminderung der Synthese von Prostaglandinen und Thromboxanen.
    - Hemmung der Synthese zahlreicher Zytokine, der Cyclooxygenase-2 und der NO-Synthetase sowie der Bildung von Adhäsionsmolekülen.
    - Hemmung von Kapillardilatation, Fibrinablagerung, Ödembildung, Leukozytenmigration, Kapillar- und Fibroblastenproliferation, Kollagenablagerung.
    - Hemmung der lokalen Akkumulation von Granulozyten und Makrophagen im Entzündungsgebiet.
    - Stabilisierung lysosomaler Membranen.
  - *Immunmodulation durch:*
    - Umverteilung der Lymphozyten in die Speicherorgane mit daraus resultierender Lymphozytopenie.
    - Beeinflussung zellulärer und humoraler Immunreaktionen.

Indikationen

▶ **Absolute Indikationen:**
- Kollagenosen (Übersicht S. 210) und Vaskulitiden (Übersicht S. 248): Aktive Phasen und / oder Verlaufsformen, insbesondere bei Organbeteiligung.
- Polymyalgia rheumatica (S. 255) und Riesenzellarteriitis (S. 253).
- Rheumatisches Fieber (S. 179) mit Karditis.

▶ **Relative Indikationen:**
- Rheumatoide Arthritis (S. 120): Als Initialtherapie in Kombination mit einem DMARD und zur Überbrückung bis zum Wirkungseintritt der Basistherapie; bei hoher Entzündungsaktivität; bei Allgemeinsymptomen wie Fieber, Gewichtsverlust, schwerer Anämie; bei viszeralen Symptomen der Grundkrankheit; bei sonst drohender Invalidität, Bettlägerigkeit, Arbeitsunfähigkeit; bei sehr aktiven Spätformen; bei malignen Verlaufsformen; bei benignen Alters-Polyarthritiden als low-dose-Therapie (3–5 bzw. unter 10 mg Prednisolon).
- Juvenile idiopathische Arthritiden (S. 377): Aktive Formen.
- Reaktive Arthritiden (S. 169): Wenn mit NSAR nicht beherrschbar (nicht immer wirksam!).
- Spondyloarthritiden (Übersicht S. 136): Bei Gelenkbeteiligung.
- Sarkoidose-Arthritis (S. 284).
- In besonderen Fällen bei: Gichtanfall (S. 290), Periarthropathia humeroscapularis acuta (S. 359).

Kontraindikationen

▶ Für eine notwendige Glukokortikoidtherapie, besonders in Notfällen, gibt es keine echte Kontraindikation.

▶ **Relativ** (unter sorgfältiger Überwachung ist der Einsatz möglich): Herz-Kreislauf-Dekompensation, floride Tuberkulose, sonstige Infektionen (Herpes simplex und zoster, Amöben, systemische Mykosen), insulinpflichtiger Diabetes mellitus, schwere Hypertonie, schwere Osteoporose, erhebliche Thromboseneigung, floride Ulcera ventriculi und / oder duodeni (das Absetzen der NSAR ist aber wichtiger, eine Monotherapie mit Glukokortikoiden ist möglich), psychische Erkrankungen (insbesondere Psychosen), Glaukom.

Substanzen und Dosierungen

▶ **Wahl der Substanz:** Internationale Standardmittel sind Prednisolon und Prednison. Methylprednisolon erweist sich in äquivalenter Dosierung gleichwertig und ist auch Mittel der Wahl in den seltenen Fällen einer – nicht erklärbaren – Therapieresistenz auf Prednisolon.

▶ *Beachte:* Injizierbare Depotpräparate vermeiden!

▶ **Substanzen und Äquivalenzdosen** s. Tab. 30.2.

▶ **Hohe initiale orale Dosen (1,0–1,5 mg / kg KG / d Prednisolon):** Bei schweren Kollagenosen (Übersicht S. 210), Vaskulitiden (Übersicht S. 248), Polymyalgia rheumatica (S. 255) mit Vaskulitis, rheumatischem Fieber (S. 179) mit Endokarditis.

Tab. 30.2 • **Approximative Dosisäquivalenzen für die systemische Therapie (nach Kaiser)**

Glukokortikoid	Dosis
Cortisol (Hydrocortison)	25 mg
Prednison / Prednisolon	5 mg
6-Methylprednisolon	4 mg
Cloprednol	2,5–5 mg
Deflazacort	6–9 mg
Fluocortolon	5 mg
Triamcinolon	4 mg
Dexamethason	0,75 mg

- ▶ **Mittlere initiale Dosen (ca. 30–50 mg / d Prednisolon):** Bei rheumatoider Arthritis (S. 120) mit viszeraler Beteiligung, bei mäßig schweren Kollagenosen (Übersicht S. 210) sowie bei Uveitis im Rahmen seronegativer Spondyloarthritiden (Übersicht S. 136), bei anderweitig nicht ausreichend beeinflussbaren reaktiven Arthritiden (S. 169), bei Purpura Schönlein-Henoch (S. 268).
- ▶ **Kleinere initiale Dosen (15–30 mg / d Prednisolon) – werden am häufigsten eingesetzt:** Bei akuten Schüben einer rheumatoiden Arthritis (S. 120), insbesondere bei rascher Progredienz sowie im höheren Lebensalter (einschließlich RS 3PE-Syndrom, S. 135), bei einer rheumatoiden Cricoarytenoid-Arthritis, bei Spondyloarthritiden (S. 136), bei der Periarthropathia humeroscapularis acuta (S. 359), bei unkomplizierter Polymyalgia rheumatica (S. 255), bei anderen Arthritiden.
- ▶ **Sehr kleine Dosen (low-dose-Regime; 3–6 mg / d Prednisolon):** Mitunter ausreichend zur Erhaltung des Therapieerfolges bei der rheumatoiden Arthritis (S. 120) im höheren Alter, bei Teilremissionen entzündlich-rheumatischer Erkrankungen und zur Überbrückung, bis eine Basistherapie wirkt. Eine Verzögerung der radiologischen Progredienz durch solche kleine Dosen wurde gezeigt.
- ▶ **Sonderform – Bolustherapie:**
  - 1 g Prednisolon oder Methylprednisolon / d i. v. in 250–500 ml physiologischer NaCl-Lösung über 1–3 (maximal 5) Tage.
  - *Indikationen:* Bei ernsten Komplikationen eines systemischen Lupus erythematodes (S. 210) oder von Vaskulitiden (Übersicht S. 248), zur Durchbrechung einer Therapieresistenz unter 30–50 mg Prednisolon. Die Indikation bei rheumatoider Arthritis (S. 120) ist umstritten, aber in besonderen Fällen (maligne RA, hoher Glukokortikoidbedarf) gerechtfertigt und in der Wirkung oft 4–10 Wochen anhaltend.
  - *Nebenwirkungen:* Blutdruckerhöhung, Kopfschmerz, Flush, Hyperglykämie, Psychosen, selten Herzrhythmusstörungen und Knochennekrosen.
- ▶ **Reduktion der Initialdosis:**
  - *Grundsätzlich gilt:* Je höher die Initialdosis, umso rascher muss sie reduziert werden. Umgekehrt sollte bei niedriger Initialdosis eine Reduktion langsam über Wochen bis Monate erfolgen.
  - *Beispiel Reduktion der Initialdosis bei kleineren Dosen* (s. o.): 3 Tage 30 mg, 3 Tage 25 mg, 3 Tage 20 mg etc. bis zur Dosis von 3 Tagen 15 mg, dann äußerst langsames Herantasten an die notwendige Erhaltungsdosis (ab 10 mg Dosisreduktion in 1-mg-Schritten in Wochen- oder Monatsabständen).
- ▶ **Erhaltungsdosis:**
  - Sollte so klein wie möglich sein und muss individuell ausgetestet werden. Die vielzitierte „Cushing-Schwellendosis" von 7,5 mg Prednisolon ist wahrscheinlich eine Fiktion.
  - Bei manchem Polyarthritispatienten sind sehr kleine Dosen von 3–6 mg Predison bzw. Prednisolon / d ausreichend.
- ▶ **Einnahme:**
  - Wenn möglich, bei Dosen unter 50 mg die gesamte Tagesdosis morgens geben, um eine NNR-Suppression zu vermeiden (der endogene Kortisolrhythmus ist bei aktiven entzündlichen Erkrankungen allerdings vermutlich gestört). Bei Morgensteifigkeit kann aber eine kleine abendliche Gabe oft günstig sein.
  - Alternierende Gaben (jeden 2. Tag) sind bei der rheumatoiden Arthritis (S. 120) meist nicht möglich.
  - Frühmorgendliche Einnahme (2 Uhr) scheint bei der rheumatoiden Arthritis manchmal besser zu wirken als um 7.30 Uhr, da die zirkadiane Entzündungsaktivierung schon früher beginnt.
  - Alternative: Prednisolon in verzögert freisetzender Tablette zur Nacht (z. B. Lodotra).

Nebenwirkungen

- ▶ **Grundlagen:** Die Nebenwirkungen entstehen durch die Beeinflussung von Fett- und Eiweißstoffwechsel (Katabolismus), Glukosestoffwechsel (Anabolismus), Elektrolytstoffwechsel und Wasserhaushalt, Blutbildung und Blutgerinnung, Immunsystem, Hormonsystem (glukokortikoide und mineralokortikoide Wirkung).

30.2 Glukokortikoide

Abb. 30.2 • Cushingoider Habitus mit „Büffelnacken" unter langfristiger Steroidtherapie

- **Exogenes Cushing-Syndrom:** Hypertonie, Ödeme, Veränderungen des Gesichts, Fettansammlung im Nacken (s. Abb. 30.2) und in den Supraklavikulargruben, Gewichtszunahme, Hypernatriämie und hypokaliämische Alkalose, Striae rubrae.
- **Erhöhtes Infektionsrisiko:**
  - Glukokortikoide stellen ein höheres Infektrisiko dar (vor allem bei Langzeitgabe) als jede andere immunsuppressive Therapie.
  - Therapeutische Wirkung, aber auch Risiko der Nebenwirkungen (Infektrisiko!) von Glukokortikoiden im Alter erhöht
  - *Cave:* Maskierung selbst von schweren Infektionen, z. B. eines Pyarthros, da Fieber und Entzündung unterdrückt werden!
- **Beteiligung des Endokrinums:**
  - Verschlechterung einer diabetischen Stoffwechsellage.
  - Impotenz, Menstruationsstörungen.
  - Wasser-Retention.
  - Endogener Hypokortisolismus bei Langzeittherapie (NNR-Insuffizienz).
- **Beteiligung des Bewegungsapparates:** Osteoporose, Knochennekrosen, Muskelatrophien, Steroidmyopathie, „Kortisonrheumatismus".
- **Hämatologische Veränderungen:** Leukozytose, es kann sogar ein „leukämoides" Bild entstehen. Diese Nebenwirkung ist harmlos, aber auffallend. Ferner Thrombozytose.
- **Hautveränderungen:** Atrophien, Petechien, Ecchymosen, Steroid-Akne, Wundheilungsstörungen, Alopezie.
- **Augenbeteiligung:** Katarakt und Glaukom.
- **Gastrointestinaltrakt:**
  - Pankreatitis.
  - Ulzerationen und Divertikulitiden können penetrieren und perforieren, ohne dass besondere Alarmzeichen vorausgehen!
- **Herz-Kreislauf-System:** Hypertonie, Arteriosklerose.
- **Psychische Veränderungen:** Euphorie, Depression, echte Psychosen, Schlaflosigkeit, Pseudotumor cerebri.
  - *Cave:* Suizid!
- **Bei Kindern:** Wachstumsretardierung.

Therapieüberwachung*

- *Nach den Empfehlungen der Deutschen Gesellschaft für Rheumatologie.
- *Beachte:* Eine engmaschige Überwachung ist, insbesondere bei längerfristiger Behandlung, essenziell.
- **Kontrolluntersuchungen:**
  - *Alle 1–2 Monate:* Klinische Untersuchung.
  - *Alle 3 Monate:* Laboruntersuchungen (BSG, Blutbild, Urinstatus, Blutzucker), augenärztliche Untersuchung.
  - *Alle 6 Monate:* Kardiologische Untersuchung.
- Bei einer Langzeittherapie ist die Ausstellung eines Kortisonpasses empfehlenswert.

Anwendungshinweise

- *Beachte:* Wenn Glukokortikoide absolut indiziert sind, können sie ohne Einschränkungen gegeben werden und hier lebensrettend sein. Bei den meisten relativen Indikationen (S. 439) sollten sie nicht das Mittel der ersten Wahl sein.

- Glukokortikoide sollten immer Teil eines umfassenden Behandlungsprogramms sein.
- Die Patienten müssen schon vor Einleitung der Behandlung darüber informiert werden, welche Risiken mit der Behandlung verbunden sind und dass das Absetzen schwierig sein kann.
- Der Grad der klinischen Besserung unter Glukokortikoiden kann nach Monaten bis Jahren plötzlich aus unerklärlichen Gründen nachlassen.
- Durch eine hochdosierte Langzeittherapie mit Glukokortikoiden kann ein „Pseudorheumatismus" hervorgerufen werden (Steroidmyopathie).
- Bereits mit Beginn einer Langzeittherapie sollte eine Osteoporoseprophylaxe – mit Kalzium (1000 mg/d) und Vitamin D_3 (1000 IE/d) – begonnen werden, wobei die Kalziumdosis je nach individueller nutritiver Zufuhr reduziert werden kann.

◳ *Beachte:* Auch nach jahrelanger Therapie können noch unerwartete Nebenwirkungen auftreten.

- **Gefahr beim Absetzen der Therapie:**
  - Schwere Rückfälle und NNR-Insuffizienz sind, besonders in Stresssituationen, bis zur Dauer von 1 Jahr möglich.
  - Abruptes Absetzen von Glukokortikoiden vor Operationen kann eine tödliche NNR-Insuffizienz verursachen, deswegen sind hier parenterale Gaben in höherer Dosierung notwendig.
- **Während einer Schwangerschaft:** Bis zu 20 mg Prednisolonäquivalent/d sind möglich und bei Exazerbationen entzündlich-rheumatischer Erkrankungen dann das Mittel der ersten Wahl.

30.3 Basistherapie: Grundlagen

Definition

- Basistherapeutika sind chemisch nicht miteinander verwandte Substanzen, die z. T. auf merkwürdigen Wegen und unter falschen pathogenetischen Vorstellungen in die Therapie der rheumatoiden Arthritis (S. 120) eingeführt wurden und sich dort bewährt haben.
- Die immunsuppressive Therapie bei anderen rheumatischen Erkrankungen als der rheumatoiden Arthritis (z. B. Kollagenosen, Vaskulitiden) kann auch als Basistherapie bezeichnet werden.

Wirkung

- Basistherapeutika wirken nicht primär und sofort antiphlogistisch oder analgetisch. Eine Kombination mit NSAR (S. 434) und/oder Glukokortikoiden (S. 439) ist darum meist unvermeidlich.
- Die Forderungen des Klinikers an eine echte Basistherapie – eine in jedem Fall zuverlässige nachhaltige Beeinflussung der pathogenetisch bedeutsamen Immunreaktionen und die Hemmung der Knochen-, Knorpel- und Weichteildestruktion – erfüllen sie nicht. Ihre Wirkung kann dennoch enorm sein und sie können sogar zur Remission führen.
- **Wirkungsmechanismen:** Bei jeder Substanz unterschiedlich und in vielen Fällen nur unzureichend bekannt.
- **Wirkungseintritt:** Oft erst nach einigen Wochen bis Monaten.
- **Nebenwirkungen**: Relativ häufig, so dass eine besonders sorgfältige Überwachung der Patienten notwendig ist.

Nomenklatur der Basistherapeutika

- **Terminus „Basistherapie":** Er ist nicht ideal, aber praktikabel und fest etabliert. Synonym wird der Terminus DMARDs („disease-modifying anti-rheumatic drugs") verwendet.
- Die Einteilung in **synthetische DMARDs** und **biologische DMARDs** (Biologika) ist nicht glücklich, da die Substanzen unterschiedliche Klassen darstellen, innerhalb derer die einzelnen Medikamente im Rahmen der gängigen Therapiealgorithmen austauschbar sind. Biologika sollten nach den gültigen Leitlinien nur in Ausnahmefällen als Ersatz für oder gar vor synthetische(n) DMARDs verwendet werden.

Voraussetzungen und Anwendung bei rheumatoider Arthritis (S. 120)

▶ **Voraussetzungen:**
- Gesicherte Diagnose bzw. hohes Risiko von Gelenk- oder Organschäden bei unklassifizierten Erkrankungen.
- Nachgewiesene entzündliche und / oder klinische Aktivität bzw. Progredienz.
- Ausschluss von Kontraindikationen (s. jeweilige Substanz).
- Kooperationsbereitschaft der Patienten und ausführliche Instruktion.
- Gesicherte Überwachungsmöglichkeiten mit Laboruntersuchungen.

▶ **Anwendungshinweise:**
- Basistherapeutika sollten so früh wie möglich nach Beginn der Erkrankung eingesetzt werden (vgl. Therapie der rheumatoiden Arthritis, S. 129).
- Auch bei länger währender Teil- oder Vollremission ist das Absetzen der Basistherapeutika immer riskant. Kompromiss ist die vorsichtige Dosisreduktion. Ein Ausschleichen wie bei Glukokortikoiden ist allerdings nicht sinnvoll. Die Wiederaufnahme der Therapie ist keine Garantie für einen erneuten Erfolg mit der gleichen Substanz.

30.4 Basistherapeutika: Methotrexat (MTX)

Grundlagen

▶ **Allgemein:** Methotrexat gehört heute zu den am häufigsten eingesetzten, am besten verträglichen, am raschesten wirksamen und am längsten eingenommenen Basistherapeutika der rheumatoiden Arthritis (S. 120) überhaupt. Es ist das „Anchordrug" der Behandlung der RA, auf das nur bei Vorliegen von Kontraindikationen verzichtet werden sollte.

▶ **Wirkungsmechanismen:** In niedriger Dosierung weniger bekannt als bei anderen Basistherapeutika.
- Eingriff in den Folsäuremetabolismus mit Hemmung zahlreicher Enzyme („Antimetabolit"). Ob diese Effekte therapeutisch relevant sind, bleibt unklar.
- Hemmung von Chemotaxis und Superoxid-Produktion von neutrophilen Granulozyten und Makrophagen; dadurch entstehen direkte antiphlogistische Effekte.
- Hemmung der Leukozyten-Migration in die entzündete Gelenkkapsel sowie Hemmung der Proliferation synovialer Fibroblasten in der Synovialis.
- Hemmung der Zytokinsynthese mononukleärer Zellen sowie der Leukotrien-Synthese.

▶ **Wirkungseintritt:**
- Nach ca. 4–8 Wochen.
- Wenn nach 4 Monaten trotz Dosissteigerung bis auf 25 mg / Woche und parenteraler Verabreichung keine Wirkung eingetreten ist, sollte die weitere Behandlung überprüft werden.

Indikationen

▶ Aktive rheumatoide Arthritis (S. 120): Heute Mittel der ersten Wahl.
▶ Psoriasisarthritis (S. 151): Methotrexat ist hier aber offenbar nicht so wirksam wie bei der rheumatoiden Arthritis.
▶ Felty-Syndrom (S. 280).
▶ Polymyalgia rheumatica (S. 255) mit hohem Glukokortikoidbedarf (Angaben widersprüchlich) und Riesenzellarteriitis (S. 253; einzelne Studien).
▶ Morbus Still des Erwachsenen (S. 281): Einzelne Studien, oft gut wirksam.
▶ Sklerodermie (S. 226).
▶ Multizentrische Retikulohistiozytose (S. 287).
▶ Systemischer Lupus erythematodes (S. 210).
▶ Benigne Verlaufsformen der Wegener-Granulomatose (S. 263).
▶ Polymyositis und Dermatomyositis (S. 238).
▶ Juvenile idiopathische Arthritis (S. 377).
▶ Weitere: Sarkoidose (S. 284), primäre biliäre Zirrhose (S. 232), entzündliche Darmerkrankungen (S. 164), Takayasu-Arteriitis (S. 251; in kortisonrefraktären Fällen, Einzelbeobachtungen).

❐ **Beachte:** Auch wenn die Wirkung von Methotrexat bei vielen verschiedenen entzündlich-rheumatischen Erkrankungen nachgewiesen ist, ist Methotrexat gegenwärtig nur für die rheumatoide Arthritis und die Arthritis psoriatica (und therapieresistente Psoriasis) zugelassen.

Kontraindikationen

- Allergie gegen Methotrexat.
- Gravidität
- Kinderwunsch oder ungenügende Kontrazeption (gilt auch für Männer!).
- Aktive Lebererkrankung.
- Ulzera des Magen-Darm-Traktes.
- Niereninsuffizienz.
- Alkoholabusus.
- Knochenmarkdepression.
- Schwerer Diabetes mellitus bei Adipositas.
- Schwere Allgemeinerkrankung.
- Unzuverlässigkeit des Patienten.

Dosierung

- **Standarddosierung (kontinuierliche Langzeittherapie):** 15 mg 1 × / Woche p. o. (unabhängig von den Mahlzeiten); alternativ i. v., i. m. oder subkutan.
- **Therapeutische Grenzdosen:** 7,5–25 mg / Woche. Bei asiatischen Patienten Höchstdosis 7,5 mg / Woche.
- **Therapiebeginn:**
  - In der Standarddosis, ggf. niedriger oder höher bei niedrigem bzw. hohem Körpergewicht. Eine einschleichende Dosierung ist nicht sinnvoll.
- **Vorteile der parenteralen Therapie:**
  - Die Bioverfügbarkeit bei oraler Einnahme ist sehr variabel und kann nach mehreren Monaten um über 10 % abnehmen. Dies ist auch ein Grund, warum man bei ungenügendem Ansprechen auf eine orale Therapie auf parenterale Gaben (in gleicher oder höherer Dosis) umstellen sollte.
  - Häufig bessere Verträglichkeit.
  - Gleichmäßigere Medikamentenspiegel.
  - Es finden sich hohe Konzentrationen von Methotrexat in der Synovialis und im trabekulären Knochen.
- **Dosierung bei Übelkeit und Erbrechen:** Diese Nebenwirkungen lassen sich vermeiden, wenn das Medikament zur Nacht eingenommen wird oder die Wochendosis auf 2–3 Gaben am selben Tag verteilt wird. Hingegen wird die Gabe in 3 Dosen in Abständen von 12 Stunden – hergeleitet aus der Psoriasistherapie – für die rheumatoide Arthritis nicht empfohlen.
- **Bei älteren Patienten:** Meist reichen niedrigere Dosen (5–7,5 mg / Woche).
- **Bei erniedrigter Kreatinin-Clearance:** Vorsicht geboten, da die Methotrexat-Clearance linear mit der Kreatinin-Clearance korreliert und unter einer Kombination von Methotrexat + nicht steroidalen Antiphlogistika die glomeruläre Filtrationsrate reduziert sein kann. Die individuelle Kontrolle des Patienten ist hierbei wichtiger als eine Absenkung der Methotrexat-Dosis allein aufgrund einer erniedrigten Kreatinin-Clearance. Eine Nierenfunktionsstörung vermag offenbar auch das Risiko schwerer anderer (pulmonaler!) Nebenwirkungen zu erhöhen.

Nebenwirkungen (s. Tab. 30.3)

❐ **Beachte:** Es sind nur die wichtigsten Nebenwirkungen aufgelistet.
- **Interstitielle Pneumonitis (= lymphozytäre Alveolitis, s. Abb. 30.3):**
  - *Epidemiologie:* Bei < 1 bis 6 % der Patienten auftretende, potenziell lebensbedrohliche Nebenwirkung. Es besteht keine Assoziation mit Dosis und Therapiedauer, eine interstitielle Pneumonitis kann schon nach 4 Wochen auftreten.
  - *Risikofaktoren:* Bereits existierende Lungenerkrankungen.
  - *Kardinalsymptome:* Husten, Atemnot und Fieber.

30.4 Basistherapeutika: Methotrexat (MTX)

Tab. 30.3 • **Nebenwirkungen von Methotrexat**

Bereich	häufig	selten
Haut	Stomatitis, Haarausfall	Exanthem, Vaskulitis, Photosensibilität
Gastrointestinaltrakt	Übelkeit, Erbrechen, Transaminasenanstieg	Leberfibrose / -zirrhose, Verzögerung der Ulkusheilung, ggf. Ulkuskomplikationen
Blut / Knochenmark		Leuko- und Granulozytopenie, (makrozytäre) Anämie, Thrombozytopenie
Lunge		Pneumonitis
Urogenitaltrakt	teratogene Wirkung, Abort	Nierenfunktionsstörung, Oligospermie
sonstiges	vermehrte Infektanfälligkeit	Fieber, Kopfschmerzen, Konzentrationsstörungen, Depression, Rheumaknoten

Abb. 30.3 • Akute Pneumonitis unter Methotrexat-Therapie

- *Therapie:* Absetzen von Methotrexat; Gabe von Glukokortikoiden (50–60 mg Prednisolon/d für 1 Woche, dann rasche Dosisreduktion), symptomatische Behandlung.
- *Prognose:* In Einzelfällen entwickelt sich eine Bronchiolitis obliterans, die auch tödlich verlaufen kann. Die Mortalität bei einer interstitiellen Pneumonitis wird auf 15–17 % geschätzt.
▶ **Gelegentliche Infektionen**, v. a. mit Pneumocystis jirovecii, können ähnliche Symptome aufweisen wie eine Pneumonitis und werden dann hin und wieder nicht erkannt. Weitere gelegentliche Infektionen: Herpes zoster, Listeriose-Meningitis, Pilzinfektionen, Kryptokokken-, Nocardia-, Aspergillus- und Histoplasma-Infektionen.
▶ **Hämatologische Nebenwirkungen:**
- Risikofaktoren: Nierenfunktionseinschränkungen.
- Schwere Panzytopenien sind selten.
- Dem Beginn von Zytopenien kann eine Makrozytose vorausgehen.
▶ **Hepatotoxizität:** Wurde bei niedriger Dosierung sicher überschätzt. Leberbiopsien vor Einleitung einer Methotrexatbehandlung sind nicht sinnvoll. Überwachung der Leberenzymaktivitäten ist ein guter Sicherheitsfaktor. Die Hepatotoxizität des Methotrexats ist offenbar bei Psoriasispatienten größer als bei Patienten mit einer rheumatoiden Arthritis.
▶ **Rheumaknoten (Nodulose):**
- Rheumafaktoren sind keine Voraussetzung; Rheumaknoten werden auch bei Arthritis psoriatica beobachtet.
- Die für die Patienten sehr lästigen, meist kleinen Knötchen sitzen v. a. an den Fingern, können aber auch in Lunge und Herz auftreten.
- Nach Absetzen des Methotrexats bilden sie sich gelegentlich zurück.
- *Seltene Komplikationen:* Nodulose mit Pleuraerguss und Perikardtamponade.
▶ **In Diskussion – MTX-Osteopathie:** Entstehung durch Osteoblasten-Hemmung; besonders postmenopausale Frauen sind betroffen. Eine schwere Osteoporose und

viele Osteoporose-Risikofaktoren sind eventuell eine relative Kontraindikation für Methotrexat.
- **Im fortgeschrittenen Lebensalter:** Kein grundsätzlich erhöhtes Risiko für Nebenwirkungen, wohl aber bei gleichzeitigen Nierenfunktionsstörungen (*Cave:* Exsikkose, Komedikation). Gastrointestinale und pulmonale Nebenwirkungen werden gelegentlich gehäuft beobachtet.
- **Onkogenität:** Methotrexat ist nicht onkogen; Kasuistiken mit lymphoproliferativen Tumoren sind jedoch beschrieben.

Wechselwirkungen

- **Indirekte Dosiserhöhung durch:** Barbiturate, Phenylbutazon, Salicylsäure, andere nicht steroidale Antirheumatika, Sulfonamide und Sulfonamid-Kombinationen (Trimethoprim / Sulfamethoxazol, Sulfasalazin), Penicillin, Tetracycline, Phenytoin, Tranquilizer, Insulin u. a.
- **Wirkungsabschwächung durch:** Nicht resorbierbare Antibiotika, Allopurinol.
- **Impfungen während der Therapie:** Eine aktive Immunisierung sollte während der Therapie mit Methotrexat nicht durchgeführt werden.
- **Alkohol:** Während der Behandlung mit Methotrexat vermeiden.

Therapieüberwachung*

- *Nach den Empfehlungen der Arbeitsgemeinschaft Kooperativer Regionaler Rheumazentren (http: / / dgrh.de / therapieueberwachen.html).
- **Kontrolluntersuchungen:**
  - *Generell:* In den ersten vier Wochen wöchentlich, im zweiten und dritten Monat alle 14 Tage, danach alle 4 Wochen:
    – Befragung und klinische Untersuchung: Exanthem, Stomatitis, gastrointestinale Symptome, Fieber, Luftnot, Husten, Blutungen.
    ▶ *Beachte:* Husten kann Hinweis auf eine Pneumonitis sein.
    – Laboruntersuchungen: Blutbild einschließlich Thrombozyten und Differenzialblutbild, γ-GT, alkalische Phosphatase, GPT, Kreatinin.
  - *Bei älteren Menschen:* Es ist eine intensive Überwachung, besonders hinsichtlich Infektionen und Nierenfunktion, erforderlich.
- **Indikation zur Therapieunterbrechung:**
  - *Pneumonitis:* Bei akuter Dyspnoe und unproduktivem Husten ist eine sofortige Abklärung erforderlich!
  - *Gastrointestinaltrakt:* Transaminasenanstieg über das 3-Fache der Norm, histologisch nachgewiesene fortschreitende Leberfibrose oder -zirrhose.
    ▶ *Cave:* Ein Anstieg der cholestaseanzeigenden Enzyme ist fast immer durch NSAR (S. 434) bedingt.
  - *Haut:* Exanthem, Stomatitis.
  - *Laborveränderungen:*
    – Hämatologische Veränderungen: Leukozytopenie < 3000 / µl, Granulozytopenie < 2000 / µl, Thrombozytopenie < 100 000 / µl, aplastische Anämie (Abgrenzung zur Entzündungs- und Blutungsanämie!).
    – Kreatininanstieg.
  - *Sonstiges:* Schwere Infektionen, Schwangerschaft bzw. Kinderwunsch.

Anwendungshinweise

- **Wirkung bei rheumatoider Arthritis** (S. 120):
  - Methotrexat wirkt nicht nur in frühen aktiven und progredienten Fällen, sondern auch bei langdauernder destruierender rheumatoider Arthritis, die sich gegenüber anderen Basistherapeutika als resistent erwiesen hat.
  - Methotrexat ist in der Lage, echte klinische Remissionen hervorzurufen, allerdings selten mit Sistieren der radiologischen Progredienz.
- **Parameter einer erfolgreichen Methotrexattherapie:**
  - Rückgang der Zahl geschwollener Gelenke und der Entzündungsparameter.
- **Absetzen von Methotrexat:**
  - *Allgemein:* Es kann ein Krankheitsschub auftreten.
  - *Vor Operationen:* Nicht notwendig.

- ▶ **Folsäure:**
  - *Substitution:* Eine Substitution mit 5 mg Folsäure am Tag nach der Methotrexat-Einnahme kann leichte Nebenwirkungen vermeiden helfen. Die Therapie ist aber in ihrer Dosierung (5 mg? 10 mg?) und in ihrer Beeinflussung der therapeutischen Wirkung noch in der Diskussion. Da möglicherweise ein Teil der Methotrexat-Wirkung auf einen Folsäure-Antagonismus zurückzuführen ist, ist es denkbar, dass man damit zumindest Teileffekte der therapeutisch erwünschten Methotrexat-Wirkung verhindert.
  - *Antidot:* Bei einem Leukozytensturz wirkt Folinsäure in hoher Dosis als Antidot zu Methotrexat.
- ▶ **Bei Kombination mit nicht steroidalen Antiphlogistika** (S. 434): Aus pharmakokinetischen Gründen werden nicht steroidale Antiphlogistika (NSAR) mit kurzer Halbwertszeit empfohlen; eventuell kann man am Einnahmetag des Methotrexats das nicht steroidale Antiphlogistikum auch weglassen.
- ▶ **Kombinationstherapie** S. 468

Methotrexat und Schwangerschaft; Kontrazeption

- ▶ Methotrexat verursacht Aborte und Missbildungen.
- ▶ **Frauen:**
  - Bei geplanten Schwangerschaften muss Methotrexat 6 Monate vor dem Stopp der Antikonzeption abgesetzt werden.
  - Während der Methotrexat-Behandlung und bis zu 3 Monate nach Therapieende muss eine sichere Kontrazeption erfolgen.
- ▶ **Männer** dürfen während der Behandlung mit Methotrexat und bis zu 6 Monate nach Therapieende keine Kinder zeugen.

30.5 Basistherapeutika: Leflunomid

Grundlagen

- ▶ **Wirkungsmechanismen:** Hemmung der Pyrimidin-Neosynthese. Auf diese sind nur rasch proliferierende Zellen angewiesen, alle anderen decken ihren Bedarf aus dem „salvage pathway", dem Pool der aus dem Abbau von Nukleinsäuren entstehenden Pyrimidine. Daher antiproliferative und antiphlogistische Wirkungen. Hemmung der Produktion immunstimulatorischer Zytokine.
- ▶ **Wirkungseintritt:** Meistens bereits nach 4–6 Wochen. Wenn nach 4 Monaten noch keine Wirkung, sollte die weitere Behandlung überprüft werden.

Indikation, Kontraindikationen

- ▶ **Indikationen:**
  - Aktive rheumatoide Arthritis (S. 120) des Erwachsenen.
  - Psoriasisarthritis (S. 151).
  - In Erprobung: Erhaltungstherapie in Remission bei Morbus Wegener.
- ▶ **Kontraindikationen:**
  - Bekannte Überempfindlichkeit gegenüber Leflunomid.
  - Schwangerschaft.
  - Präexistierende aktive Lebererkrankung. Erhöhte Vorsicht bei positiver Hepatitis-B- und -C-Serologie.
  - Wegen Mangel an Erfahrungen ist Zurückhaltung beim Einsatz von Leflunomid bei Patienten mit Niereninsuffizienz geboten.
  - Stillzeit.

Dosierung

- ▶ **Dosierung:** Die früher empfohlene Initialdosis von 100 mg / d für 3 Tage wird wegen erhöhter Nebenwirkungsrate kaum mehr angewandt. Die empfohlene Dosis zur Erhaltungstherapie beträgt 10–20 mg / d.

Nebenwirkungen

- **Gastrointestinaltrakt:** Durchfall, Übelkeit, Erbrechen, Bauchschmerzen, Mundulzera, erhöhte Leberparameter.
- **Blut und Knochenmark:** Leukozytopenie, selten Anämie, sehr selten Panzytopenie.
- **Nervensystem:** Kopfschmerzen, Schwindel, Asthenie, PNP.
- **Herz und Kreislauf:** Hypertonie (im Allgemeinen leicht).
- **Haut:** Ekzem, verstärkter Haarausfall, sehr selten Stevens-Johnson-Syndrom.
- **Allergische Reaktionen:** Hautausschläge, Juckreiz, selten Urtikaria.
- **Sonstiges:** Mutagenität, Teratogenität (im Tierversuch); Gewichtsverlust (meist unbedeutend).

Wechselwirkungen

- Bei Medikamenten, die ebenso wie Leflunomid über das Cytochrom P4502C 9 metabolisiert werden (z. B. Cimetidin, Rifampicin), kann eine Erhöhung des Wirkspiegels auftreten.
- Bei gleichzeitiger kurz zurückliegender oder sich auch nach der Leflunomidgabe anschließender Einnahme hepatotoxischer Substanzen können sich die unerwünschten Wirkungen an der Leber verstärken. Dies gilt analog für hämatotoxische Medikamente und deren Nebenwirkungen.
- Mit oralen Kontrazeptiva, nicht steroidalen Antiphlogistika, Glukokortikoiden und Methotrexat sind keine klinisch relevanten Wechselwirkungen bekannt.
- Die gleichzeitige Gabe von Aktivkohle oder Colestyramin sollte (außer zur Durchführung einer Elimination des Leflunomids) vermieden werden, da dies zu einer raschen und signifikanten Abnahme des Wirkspiegels von Leflunomid führt.

Therapieüberwachung*

- *Nach den Empfehlungen der Arbeitsgemeinschaft Kooperativer Regionaler Rheumazentren (http://dgrh.de/therapieueberwachen.html)
- **Überwachungsprogramm während der Therapie:**
  - *Zeitintervall:* Zu Therapiebeginn und in den ersten 6 Monaten alle 14 Tage, danach alle 8 Wochen.
  - *Vorgehen:* Befragung und klinische Untersuchung nach Durchfall, Übelkeit, Erbrechen etc., Kopfschmerzen, Hautveränderungen, Gewichtsverlust, Blutdruckwerten!
  - *Laboruntersuchungen:* Blutbild inklusive Thrombozyten, Differenzialblutbild, GOT, GPT.
    Merke: Bei Grenzwerten engmaschige Kontrollen erforderlich.
- **Indikation zur Therapieunterbrechung:**
  - *Blut/Knochenmark:* Leukozytopenie < 2500/μl (absolut unter 1500/μl), Lymphozytopenie < 800/μl und/oder Thrombozytopenie < 80 000/μl absolut bzw. um mehr als 100 000 vom Ausgangswert.
  - *Gastrointestinaltrakt:* Erhöhung der Transaminasen (GOT, GPT) über mehr als das 3-Fache der oberen Normgrenze (evtl. zunächst nur Dosisreduktion).

Anwendungshinweise

- Vor einer Operation Therapieunterbrechung nicht zwingend erforderlich.
- Eine aktive Immunisierung sollte während der Therapie mit Leflunomid nicht durchgeführt werden; Alkohol während der Behandlung vermeiden.

Leflunomid und Schwangerschaft; Kontrazeption

- **Vor geplanter Schwangerschaft:** Um das Risiko einer evtl. Schädigung des Fetus zu minimieren, Therapieabbruch und entweder Wartezeit von 2 Jahren (aufgrund der Halbwertszeit von ca. 2 Wochen kann Leflunomid bis zu 2 Jahren nach Beendigung der Therapie im Blut nachweisbar sein) oder Durchführung eines der folgenden Eliminationsverfahren: Gaben von Cholestyramin (3 × 8 g/d über 11 Tage) oder Aktivkohle (4 × 50 g/d über 11 Tage), anschließend wird eine Kontrolle des Serumspiegels empfohlen (wird von den Herstellern angeboten).

- **Bei eingetretener oder ungewollter Schwangerschaft:** Sofortiger Therapieabbruch und Durchführung des Eliminationsverfahrens wie oben (da es theoretisch bereits zur Fruchtschädigung gekommen sein kann, sollte hier auch ein Schwangerschaftsabbruch diskutiert werden).
- **Bei Männern und bestehendem Kinderwunsch:** Es gibt bisher keine spezifischen Daten, ob die Behandlung von Männern mit Leflunomid ein erhöhtes toxisches Risiko für den Fetus darstellt. Zur Minimierung des Risikos sollten Männer unter der Behandlung mit Leflunomid keine Kinder zeugen (sichere Kontrazeption!). Bei Kinderwunsch ist wie bei geplanter Schwangerschaft zu verfahren. Nach durchgeführten Eliminationsverfahren wird bei Männern noch eine Wartezeit von 3 Monaten empfohlen.
- Bei Plasmaspiegeln des aktiven Metaboliten von Leflunomid unter 0,02 mg/l ist kein erhöhtes Risiko für den Fetus mehr zu erwarten.

30.6 Basistherapeutika: Azathioprin

Grundlagen

- **Allgemein:** Azathioprin ist nicht nur bei Kollagenosen und Vaskulitiden häufig das Mittel der Wahl, sondern ist auch bei der rheumatoiden Arthritis wirksam (mit einem deutlichen Glukokortikoid-sparenden Effekt).
- **Wirkungsmechanismen:**
  - Interferenz mit der Synthese von Adenosin und Guanin und damit Eingriff in den Nukleinsäurestoffwechsel.
- **Wirkungseintritt:** Frühestens nach 4–8 Wochen. Wenn nach 3–6 Monaten keine Wirkung eingetreten ist, sollte die Behandlung überprüft werden.

Indikationen

- Aktive rheumatoide Arthritis (S. 120).
- Systemischer Lupus erythematodes (S. 210) ohne gravierende Organbeteiligung mit und ohne Glukokortikoidbedarf (aber auch bei Lupusnephritis eingesetzt!).
- Andere Kollagenosen (Übersicht S. 210) und Vaskulitiden (Übersicht S. 248).
- Morbus Behçet (S. 276).
- In Einzelfällen: Chronische reaktive Arthritis (S. 169).

Kontraindikationen

- Schwere Leber-, Nieren- und Knochenmarkschäden.
- Bekannte Allergie gegen Azathioprin und/oder 6-Mercaptopurin (wirksamer Metabolit des Azathioprins).
- Infektionserkrankung (Tbc, akute/chronische bakterielle oder virale Infekte, Mykosen).
- Schwangerschaft bzw. Kinderwunsch, Laktation.

Substanz und Dosierung

- **Verwendete Substanz:** Azathioprin Tbl. à 25/50 mg.
- **Dosierung:**
  - *Einschleichend* 50–150 mg/d (Zieldosis: 1,5–2,5 mg/kg KG/d; Dosierungen unter 1,0 mg/kg KG/d sind wohl unwirksam).
  - *Bei eingeschränkter Nierenfunktion:*
    - Kreatinin-Clearance < 20 ml/min: Maximal 1,5 mg/kg KG/d.
    - Kreatinin-Clearance > 20 ml/min: Dosisreduktion unnötig.
- **Cave:** Keine gleichzeitige Therapie mit Allopurinol! Falls doch aus dringenden Gründen erforderlich, Azathioprin-Dosis um 75% reduzieren!

Nebenwirkungen (s. Tab. 30.4)

- **Mögliche Spätfolgen der Therapie:** Nach den bisherigen Untersuchungen zur Frage der Kanzerogenität von Azathioprin scheint ein leicht erhöhtes Risiko für das Auftreten maligner Lymphome und Leukämien vorzuliegen.

Tab. 30.4 • Wichtige Nebenwirkungen einer Therapie mit Azathioprin

Bereich	häufig	selten
Haut		• Exanthem • Haarausfall
Gastrointestinaltrakt	• Übelkeit • Erbrechen • Diarrhö	• akute Pankreatitis • Ikterus • Erhöhung der Leberenzyme
Blut / Knochenmark	• Leukopenie • Anämie	• Panzytopenie • Thrombozytopenie • Makrozytose • megaloblastäre Anämie
Herz / Lunge		• akute Alveolitis • Blutdruckabfall • Herzrhythmusstörungen
sonstiges	• Infektion, z. B. Herpes-zoster-Infektion (s. Abb. 30.4) • Arzneimittelfieber	• Myalgie • Arthralgie

Abb. 30.4 • Herpes zoster unter Azathioprin-Therapie

Wechselwirkungen

- Die Wirkung polarisierender Muskelrelaxanzien (z. B. Tubocurarin, Pancuronium) kann aufgehoben sein.
- Die Wirkung von Suxamethonium kann verstärkt sein.
- Durch Sulfamethoxazol-Trimethoprim (z. B. Bactrim) kann die Wirkung von Azathioprin verstärkt sein.
- Cave: Inhibition der Xanthinoxidase (z. B. durch Allopurinol, Oxypurinol, Thiopurinol) reduzieren den Abbau von Azathioprin. Dosisreduktion von Azathioprin notwendig.
- Eine aktive Immunisierung mit Lebendimpfstoffen sollte während der Therapie mit Azathioprin nicht durchgeführt werden.

Therapieüberwachung*

- *Nach den Empfehlungen der Arbeitsgemeinschaft Kooperativer Regionaler Rheumazentren (http://dgrh.de/therapieueberwachen.html).
- **Überwachungsprogramm während der Therapie** s. Tab. 30.5.

Tab. 30.5 • Überwachungsprogramm während einer Therapie mit Azathioprin

Zeitintervall	in den ersten zwei Monaten alle 8–14 Tage, danach alle 4 Wochen
Vorgehen	
Befragung + klinische Untersuchung	Exanthem, gastrointestinale Symptome, Fieber, Infekt, Blutungen?
Labor	Blutbild inkl. Thrombozyten und Differenzialblutbild, γ-GT, alk. Phosphatase, GPT, Kreatinin, Urinstatus

Indikation zur Therapieunterbrechung:
- *Haut:* Exanthem.
- *Gastrointestinaltrakt:* Transaminasenanstieg um das 3-Fache, Ikterus, Pankreatitis.
- *Blut/Knochenmark:* Leukozytopenie < 3000/µl, Granulozytopenie < 2000/µl, Thrombozytopenie < 100 000/µl, aplastische Anämie (Abgrenzung zu Entzündungs- und Blutungsanämie bzw., bei SLE, zur Immunthrombozytopenie erforderlich!).
- *Sonstiges:* Pulmonale Infiltrate, schwere Infektion, Azathioprinfieber, Schwangerschaft bzw. Kinderwunsch.

❐ *Cave:* Nach Absetzen der Therapie mit Azathioprin kann ein Krankheitsschub auftreten!

Anwendungshinweise
- **Kombinationstherapie** S. 468.

Azathioprin und Schwangerschaft; Kontrazeption
- Bei Frauen sollte während der Behandlung mit Azathioprin und bis zu 6 Monate nach Therapieende wegen möglicher Missbildungen (selten) eine sichere Kontrazeption erfolgen.
- Auch Männer dürfen während der Behandlung bis zu 6 Monate nach Therapieende keine Kinder zeugen.
- Falls (z. B. bei Lupusnephritis) die Behandlung unabdingbar notwendig ist, ist in diesen Einzelfällen eine Therapie vertretbar.

30.7 Basistherapeutika: Antimalariamittel

Grundlagen
- **Allgemein:** Auch die Antimalariamittel (Antimalarika) als „mild wirkende" Langzeittherapie wurden wie andere Mittel der Basistherapie nicht primär für die rheumatoide Arthritis entwickelt, dennoch [...] bei einer ganzen Anzahl anderer rh[...] SLE und anderen Kollagenosen, wert[...]
- **Wirkungsmechanismen:**
  - Durch Anreicherung in den Lysoso[...]
  - Wirkung vermutlich durch Inhibit[...]
  - Hemmung von Enzymaktivitäten,[...]
  - Hemmung von Chemotaxis und Pl[...]
  - Hemmung der Zytokinproduktion[...]
  - Hemmung von Lymphozyten-Prol[...]
  - Antivirale und antibakterielle Effe[...]
- **Wirkungseintritt** ist nach etwa 3–6 Monaten zu erwarten. Wenn nach 6 Monaten keine Besserung eingetreten ist, sollte die Therapie überprüft werden.

Indikationen
- Rheumatoide Arthritis (S. 120) mittlerer Aktivität, insbesondere auch mit starker autoimmunologischer Prägung (hochtitrige antinukleäre Antikörper).
- Diskoider Lupus erythematodes: Erfolgsquote 60–90 %.
- Systemischer Lupus erythematodes (S. 210): Besonders gebessert werden Exantheme, Arthralgien, Fieber, Allgemeinsymptome. Bei schweren Krankheitsmanifestationen nicht ausreichend.
- Psoriasisarthritis (S. 151): Exazerbation der Psoriasis (mit exfoliativen Hautreaktionen) beschrieben.
- Palindromer Rheumatismus (S. 325).
- Eosinophile Fasziitis (S. 233).
- Dermatomyositis (S. 238; Hautläsionen).
- Juvenile idiopathische Arthritis (S. 377).

Kontraindikationen
- Bekannte Allergie gegen die Substanzen.
- Augenerkrankungen mit Gesichtsfeldausfällen, Retinopathien.

- Myasthenia gravis.
- Knochenmarkdepression.
- Glukose-6-Phosphat-Dehydrogenasemangel.
- Stillzeit.
- **Relativ** (strenge Indikationsstellung!): Eingeschränkte Leber- und Nierenfunktion, Porphyrien, Psoriasis, Anfallsleiden, gleichzeitige Einnahme von MAO-Hemmern, Schwangerschaft.

Substanzen und Dosierung

- **Verwendete Substanzen:** Chloroquin Tbl. à 250 mg (Resochin) oder Tbl. à 81 mg (Resochin Junior), Hydroxychloroquin (Quensyl) Drg. à 200 mg.
- **Dosierung** bei einer Behandlung als kontinuierliche Langzeittherapie s. Tab. 30.6.
- **Cave:** Vor Therapiebeginn immer augenärztliche Untersuchung!
- **Hinweis:** Die Dosierung von Antimalariamitteln muss so gewählt werden, dass die wesentliche Nebenwirkung, eine Retinopathie, vermieden werden kann. Diese Dosis hängt vom Körpergewicht ab (bei stark Übergewichtigen ist das Idealgewicht zugrunde zu legen); ein Bezug zur kumulativen Gesamtdosis besteht nicht!

Tab. 30.6 • Dosierung Antimalariamittel

Körpergewicht (kg)	Chloroquin (Resochin) 250 mg Tbl.)	Chloroquin (Resochin Junior 81 mg Tbl.)	Hydroxychloroquin (200 mg Tbl.)
30–39	½	–	1
40–49	–	2	1
50–59	–	2½	1, jeden 2. Tag
ab 65	1	–	2

Nebenwirkungen (s. Tab. 30.7)

Tab. 30.7 • Wichtige Nebenwirkungen der Therapie mit Antimalariamitteln

Bereich	häufig	selten
Haut		• Exanthem (v. a. nach Sonnenbestrahlung) • Pigmentanomalien • Pruritus • Verschlechterung einer Psoriasis
Gastrointestinaltrakt	• Nausea • Appetitlosigkeit • Diarrhö	• toxischer Leberschaden
Blut / Knochenmark		• Thrombozytopenie (sehr selten) • Agranulozytose (sehr selten) • Panzytopenie (sehr selten)
Herz / Lunge		• Kardiomyopathie • Blutdruckabfall
Nervensystem		• Kopfschmerzen • Schwindel • Parästhesien • Schlafstörungen • Neuromyopathie • Provokation von Krampfanfällen (sehr selten)
Augen*		• Akkommodationsstörung • Korneaeinlagerungen • Lichtempfindlichkeit • Störung des Farbsehens • Retinopathie (sehr selten)

- **Hinweis:** Mit Ausnahme der Retinopathie sind die genannten ophthalmologischen Nebenwirkungen reversibel, allerdings können sie vor allem zu Behandlungsbeginn die Fähigkeit zur aktiven Teilnahme am Straßenverkehr beeinträchtigen. In aller Regel sind sie trotz Beunruhigung des Patienten kein Grund zum Absetzen. Dies gilt auch für geringe Korneaeinlagerungen.

Therapieüberwachung*

- *Nach den Empfehlungen der Arbeitsgemeinschaft Kooperativer Regionaler Rheumazentren (http://dgrh.de/therapieueberwachen.html).
- **Überwachungsprogramm während der Therapie** s. Tab. 30.8.

Tab. 30.8 • **Überwachungsprogramm während der Therapie mit Antimalariamitteln**

Zeitintervall	• *allgemein:* In den ersten vier Monaten alle 14 Tage, danach alle 2 Monate • *Augenarzt:* bei Einhaltung der o. g. Maximaldosierungen alle 6 Monate, bei Dosierungen > 4 mg Chloroquin / kg KG *oder* > 6,5 mg Hydroxychloroquin / kg KG alle 4 Monate
Vorgehen	
Befragung + klinische Untersuchung	Farbsehstörungen, Gesichtsfeldausfälle, Flimmerskotome, Exantheme, Kopfschmerzen, Schwindel, Schlaflosigkeit, Muskelschwäche, gastrointestinale Symptome?
Labor	Blutbild inkl. Thrombozyten und Differenzialblutbild, bei Bedarf CK

- **Indikation zur Therapieunterbrechung:**
  - *Haut:* Exanthem.
  - *Gastrointestinaltrakt:* Schwere gastrointestinale Symptome.
  - *Blut/Knochenmark:* Leukozytopenie < 3000 / µl, Granulozytopenie < 2000 µl, Thrombozytopenie < 100 000 / µl.
  - *Augen:* Retinopathie (*Frühsymptom:* Ausfall des Rotsehens!); sonstige Sehstörungen in Abhängigkeit vom Schweregrad.

Wechselwirkungen

- **Erhöhtes Nebenwirkungsrisiko** durch gleichzeitige Einnahme von Indometacin, Phenylbutazon, MAO-Hemmern, Cimetidin, Metronidazol, Probenecid, Trimethoprim-Sulfamethoxazol und Alkohol.
- **Verminderung** der Ampicillin-Resorption.
- **Erhöhung** des Digitalisspiegels.
- **Verstärkung** der Methotrexat-Wirkung.

Anwendungshinweise

- Eine Gesamtdosis von mehr als 100 g Chloroquin-Base sollte nicht verabreicht werden (= Therapiedauer von 2 Jahren bei Tagesdosen von 250 mg / d). Aber: Entscheidend ist wohl die Tagesdosis.
- **Kombinationstherapie** S. 468.

Antimalariamittel und Schwangerschaft

- Antimalariamittel sind in der Schwangerschaft und Stillzeit ausschließlich zur Malariaprophylaxe zugelassen.
- Bei laufender erfolgreicher Hydroxychloroquin-Therapie eines SLE wird wegen der Gefahr einer Exazerbation die Fortsetzung der Behandlung empfohlen.

30.8 Basistherapeutika: Sulfasalazin

Grundlagen

- **Allgemein:** Sulfasalazin wurde schon vor über 50 Jahren bei der RA erprobt und erlebt jetzt eine Renaissance. Seine relativ kurze „Anlaufzeit" lässt auf eine rasch wirksame Entzündungshemmung schließen.
- **Wirkungsmechanismen:**
  - Hemmung der Prostanoid-Synthese.
  - Inaktivierung proinflammatorischer Substanzen aus aktivierten Phagozyten.
  - Immunmodulation durch Reduktion aktivierter zirkulierender Lymphozyten durch Hemmung des Transkriptionsfaktors NFκB und durch Hemmung der B-Zell-Aktivierung.
  - Reduktion von Zytokinen (IL-1α, IL-1β, IL-6, TNFα).

- Hemmung der Immunglobulin-Synthese.
- Immunregulatorische Effekte an der Darmmukosa?

▶ **Wirkungseintritt:** Ein Wirkungseintritt ist nach 4–12 Wochen zu erwarten. Bei nicht ausreichender Wirkung ist nach 3 Monaten eine Erhöhung auf 2-2-2 Tbl./d möglich. Bei Wirkungslosigkeit auch nach Dosissteigerung sollte das Medikament nach 6 Monaten abgesetzt werden.

Indikationen

- ▶ Aktive rheumatoide Arthritis (S. 120): Hier weniger wirksam als Methotrexat, stärker wirksam als Antimalariamittel.
- ▶ Juvenile idiopathische Arthritis (wenig kontrollierte Studien).
- ▶ Ankylosierende Spondylitis (S. 138) mit Gelenkbeteiligung.
- ▶ Psoriasisarthritis (S. 151): Angaben divergierend, *Cave* seltene (!) epidermale Nekrolyse und andere Hauterscheinungen, z. B. pustulöse Erythrodermie.
- ▶ Reaktive Arthritiden und Spondyloarthritiden (mit unterschiedlichem Erfolg, Abbruchraten um 20 %).

Kontraindikationen

- ▶ Überempfindlichkeit gegen Sulfonamide oder Salizylate.
- ▶ Höhergradige Nieren- oder Leberfunktionsstörungen.
- ▶ Ileus.
- ▶ Knochenmarkdepression.
- ▶ Manifester Mangel an Glukose-6-Phosphat-Dehydrogenase.
- ▶ Akut intermittierende Porphyrie.
- ▶ Erythema exsudativum multiforme.
- ▶ **Relativ:** Schwangerschaft (v. a. im ersten Trimenon) → sorgfältige Risikoabwägung erforderlich (S. 457).

Substanz und Dosierung

- ▶ **Substanz:** Sulfasalazin Tbl. à 500 mg (Azulfidine).
- ▶ **Dosierung:**
  - *Einschleichend nach folgendem Schema – die Behandlung erfolgt als kontinuierliche Langzeittherapie:*
    - 1. Woche: 0–0–1 Tbl./d
    - 2. Woche: 1–0–1 Tbl./d.
    - 3. Woche: 1–0–2 Tbl./d.
    - 4. Woche: 2–0–2 Tbl./d.
  - *Eine schnellere Aufsättigung* ist in bestimmten Fällen möglich.
  - *Dosisreduktion* bei eingeschränkter Nieren- oder Leberfunktion: 2–(max. 3) Tbl./d.

Nebenwirkungen (s. Tab. 30.9)

Tab. 30.9 • **Wichtige Nebenwirkungen einer Therapie mit Sulfasalazin**

Bereich	häufig	selten
Haut	• Exanthem • Pruritus	• Erythema exsudativum multiforme • Stevens-Johnson-Syndrom • Lyell-Syndrom • Photosensibilität
Gastrointestinaltrakt	• Nausea • abdominelle Schmerzen • Appetitlosigkeit	• Cholestase • Hepatitis • Pankreatitis • Diarrhöen
Blut/Knochenmark	• Hyperchromasie	• Thrombozytopenie • Leukozytopenie (Agranulozytose) • hyperchrome/hämolytische Anämie • Met-/Sulfhämoglobinämie
Lunge		• fibrosierende Alveolitis • eosinophiles Infiltrat

30.8 Basistherapeutika: Sulfasalazin

Tab. 30.9 • Fortsetzung

Bereich	häufig	selten
Niere/ Urogenitaltrakt	• Oligospermie • reversible Fertilitätsstörung beim Mann	• Proteinurie, nephrotisches Syndrom • interstitielle Nephritis • Hämaturie / Kristallurie
Nervensystem / Psyche	• Kopfschmerzen • Schwächegefühl • Müdigkeit	• Polyneuropathie • Schlafstörungen • Tinnitus • Schwindel • Depressionen • Psychosen
sonstiges		• Arthralgien • Serumkrankheit • Quincke-Ödem • Fieber

▶ *Hinweise:*
- Insgesamt ist die Inzidenz der schweren Nebenwirkungen gering. Die Spermatogenese normalisiert sich in der Regel nach dem Absetzen innerhalb von 3 Monaten. Eine Beeinflussung der Potenz oder eine teratogene Schädigung ist nicht bekannt.
- Die *Induktion von DNA-Antikörpern* ist möglich.

Wechselwirkungen

▶ Sulfasalazin vermindert die Folsäureabsorption.
▶ Eisenpräparate und Sulfasalazin bilden Chelate und behindern wechselseitig die Resorption.
▶ Antibiotika und Anionenaustauscher verringern die Resorption von Sulfasalazin.
▶ **Wirkungsverstärkung von** Kumarinderivaten, Sulfonylharnstoffen, Phenytoin und Methotrexat.
▶ **Wirkungsabschwächung von** Herzglykosiden.

Therapieüberwachung*

▶ *Nach den Empfehlungen der Arbeitsgemeinschaft Kooperativer Regionaler Rheumazentren (http://dgrh.de/therapieueberwachen.html).
▶ **Überwachungsprogramm während der Therapie** s. Tab. 30.10.
▶ **Indikation zur Therapieunterbrechung:**

Tab. 30.10 • Überwachungsprogramm während einer Therapie mit Sulfasalazin

Zeitpunkt	in den ersten drei Monaten alle 14 Tage, vom 4. bis 6. Monat alle 4 Wochen, danach alle 3 Monate
Vorgehen	
Befragung + klinische Untersuchung	Exanthem, gastrointestinale / zentralnervöse Symptome, Fieber
Labor	Blutbild inkl. Thrombozyten und Differenzialblutbild, alkalische Phosphatase, GPT, Kreatinin, Urinstatus

- *Haut:* Exanthem, Stomatitis.
- *Gastrointestinaltrakt:* Stärkere gastrointestinale Beschwerden, Hepatitis, Cholestase (*Cave:* Ein Anstieg der cholestaseanzeigenden Enzyme ist fast immer durch NSAR [z. B. Diclofenac] bedingt).
- *Blut/Knochenmark:* Leukozytopenie < 3000/µl, Granulozytopenie < 2000/µl, Thrombozytopenie < 100 000 µl, aplastische Anämie (Abgrenzung zur Entzündungs- und Blutungsanämie erforderlich!).
- *Niere:* Anhaltende Proteinurie > 0,3 g/l, Kreatininanstieg, Hämaturie.
- *Sonstiges:* Pulmonale Infiltrate, stärkere neurologische Beschwerden oder allergische Symptome, Schwangerschaft, Kinderwunsch.

Anwendungshinweise

▶ **Kombinationstherapie** S. 468.

Sulfasalazin und Schwangerschaft

- Keine sicheren teratogenen Wirkungen, aber vorsichtshalber wird eine Folsäuresubstitution (4 mg 4 Wochen vor und 6 Wochen nach der letzten Menstruation) bei Kinderwunsch empfohlen.
- Bei entzündlichen Darmerkrankungen – mit und ohne Arthritis – sollte die Behandlung fortgeführt werden.
- Vom Stillen wird abgeraten.

30.9 Basistherapeutika: Ciclosporin

Grundlagen

- **Allgemein:** Ciclosporin ist ein natürlich vorkommendes, zyklisches Polypeptid, das aus Pilzmyzelen gewonnen wird. Vielversprechende Therapieansätze ergeben sich bei verschiedenen rheumatischen Erkrankungen. Wegen seiner Nephrotoxizität bedarf die Therapie einer besonders sorgfältigen Überwachung.
- **Wirkungsmechanismen:** Die Komplexbildung mit dem zytoplasmatischen Protein Cyclophilin führt zur Hemmung des Calcineurins mit
  - Hemmung der Produktion von IL-2.
  - Dadurch Hemmung der T-Zell-Aktivierung.
- **Wirkungseintritt:** Nach ca. 4–8 Wochen ist mit einem Eintritt der Wirkung zu rechnen. Wenn nach 6 Monaten, trotz Dosissteigerung bis auf 5 mg / kg KG für 3 Monate, keine Wirkung eingetreten ist, sollte die weitere Behandlung beendet werden.

Indikationen

- **Schwere aktive rheumatoide Arthritis** (S. 120), bei der sich eine konventionelle Therapie einschließlich mindestens eines stark wirksamen Basistherapeutikums (z. B. Methotrexat) als unwirksam erwiesen hat.
- **Systemischer Lupus erythematodes** (S. 210): Auch Besserungen von Proteinurie, Leukozytopenie und Thrombozytopenie sind möglich. (Gelegentlich kommt es zur Verschlechterung der Nierenfunktion; aber auch hier Dosierung von 3–5 mg / kg KG beibehalten).
- **Im Versuch bei:**
  - Dermatomyositis (S. 238), Sklerodermie (S. 226), Morbus Still des Erwachsenen (S. 281), Lungenfibrose, Morbus Behçet (S. 276; insbesondere mit Uveitis), anderen rheumatischen Uveitiden, juveniler idiopathischer Arthritis (S. 377), primärem Sjögren-Syndrom (S. 243) u. a.
  - Psoriasisarthritis (S. 151) mit bisher günstigen Ergebnissen. Schwerste therapieresistente Formen der Psoriasis sind eigene Indikation.

Kontraindikationen

- Allergie gegen Ciclosporin.
- Floride Infekte, Malignome (auch anamnestisch).
- Unkontrollierte arterielle Hypertonie.
- Primäre oder sekundäre Immundefizienz.
- Leber- und Nierenfunktionsstörung.
- Vorsicht bei mangelhafter Compliance.

Substanz und Dosierung

- **Substanz:** Ciclosporin-Kapseln.
- **Dosierung** (kontinuierliche Langzeittherapie):
  - *Initialdosis:* 2,5 mg/kg KG/d auf 2 Einzeldosen verteilt (morgens und abends). Nach 6 Wochen individuelle Dosierungsanpassung entsprechend Therapieeffekt und Verträglichkeit.
  - *Maximaldosis:* 4,0 mg/kg KG/d, in begründeten Einzelfällen 5,0 mg/kg KG/d.
  - *Langzeittherapie* mit niedrigster, noch wirksamer Erhaltungsdosis.

30.9 Basistherapeutika: Ciclosporin

- *Dosisanpassungen* können während der Therapie erforderlich werden:
  - Bei Kreatininanstieg über 30 % des Ausgangswertes Dosisreduktion um 25 %.
  - Bei arterieller Hypertonie Dosisreduktion oder Therapieversuch mit Kalzium-Antagonisten, β-Blockern oder ACE-Hemmern.

Nebenwirkungen (s. Tab. 30.11)

▶ *Hinweis:* Bei Nierentransplantierten kann es während einer Therapie mit Ciclosporin selten zu einer tophösen Gicht und Algodystrophie kommen.

Tab. 30.11 • **Wichtige Nebenwirkungen einer Therapie mit Ciclosporin**

Bereich	häufig	selten
Haut	• Hypertrichose • Gingivahyperplasie (kann bei regelmäßiger Zahnpflege vermieden werden)	• allergisches Exanthem
Gastrointestinaltrakt	• Nausea • Inappetenz • Erbrechen • Durchfall • Leberfunktionsstörung	• Pankreatitis
Blut / Knochenmark		• Anämie • Thrombozytopenie
Niere	• Niereninsuffizienz • Blutdruckanstieg	• Hyperkaliämie • Hypomagnesiämie
Nervensystem	• Tremor • Müdigkeit • Parästhesien	• Kopfschmerzen • Konvulsionen
sonstiges		• reversible Dys- / Amenorrhoe • Myopathie • Ödeme • Gewichtszunahme • Hyperurikämie • Hyperlipidämie • Infekt-, Lymphom- und Malignomrisiko

Wechselwirkungen

▶ **Allgemein gilt:** Vorsicht bei Kombination mit anderen Immunsuppressiva oder nephrotoxischen Substanzen (Aminoglykoside, Amphotericin B, Ciprofloxacin, Melphalan, Trimethoprim, NSAR).
▶ Erhöhung des Blutspiegels durch Ketoconazol, Makrolid-Antibiotika, Doxycyclin, orale Kontrazeptiva, Propafenon, Calcium-Antagonisten.
▶ Erniedrigung des Blutspiegels durch Barbiturate, Carbamazepin, Phenytoin, Metimazol, Rifampizin, Nafcillin, i. v.-Sulfadimidin und Trimethoprim, Chlorambucil, Antimalaria-Medikamente.
▶ Ciclosporin kann maximale Diclofenac-Plasmakonzentrationen erhöhen.
▶ Eine aktive Immunisierung sollte während der Therapie mit Ciclosporin nicht erfolgen.

Therapieüberwachung*

▶ *Nach den Empfehlungen der Arbeitsgemeinschaft Kooperativer Regionaler Rheumazentren (http://dgrh.de/therapieueberwachen.html).
▶ **Überwachungsprogramm während der Therapie** s. Tab. 30.12.

Tab. 30.12 • **Überwachungsprogramm während einer Therapie mit Ciclosporin**

Zeitpunkt	in den ersten zwei Monaten alle 1–2 Wochen, dann alle 4 Wochen
Vorgehen	
Befragung + klinische Untersuchung	Hypertrichose, Gingivahyperplasie, Blutdruckkontrolle, Tremor, Parästhesien, gastrointestinale Beschwerden?
Labor	Blutbild inkl. Thrombozyten, alkalische Phosphatase, GPT, Kreatinin, Kalium, Urinstatus

▶ **Indikation zur Therapieunterbrechung:**
- *Haut:* Ausgeprägte Hypertrichose oder Gingivahyperplasie.
- *Gastrointestinaltrakt:* Leberfunktionsstörung.
- *Niere:* Diastolischer Blutdruck > 95 mmHg, Kreatininanstieg > 130 % des Wertes vor Therapie.
- *Nervensystem:* Tremor, Parästhesien.

Anwendungshinweise

▶ Eine eingehende Instruktion der Patienten ist essenziell.
▶ Ziel ist es, die Dosis auf die niedrigste wirksame Dosis zu „titrieren".
▶ Die Bestimmung der Kreatinin-Spiegel vor Beginn der Therapie sollte nicht nur einmal, sondern am besten dreimal, z. B. an verschiedenen Tagen einer Woche, erfolgen.
▶ Die Bestimmung der Ciclosporin-Spiegel ist nicht essenziell, in Anlehnung an das Vorgehen in der Transplantationsmedizin aber möglicherweise nützlich, um v. a. Unterdosierungen zu entdecken. Sie sollte dann 12 Stunden nach der Ciclosporin-Gabe erfolgen.
▶ Grapefruitsaft kann die Ciclosporin-Spiegel erhöhen.
▶ Langfristig können u. U. die Bestimmung des Kreatinins und der Kreatinin-Clearance irreführend sein, da es zu einer Ciclosporin-induzierten tubulären Hypersekretion (als Folge der Beeinträchtigung der Glomeruli) kommen kann.
▶ Bei der Therapieerfolgsbeurteilung muss man berücksichtigen, dass die Blutsenkungsgeschwindigkeit durch Ciclosporin fast nie beeinflusst wird.
▶ Es gibt Indizien dafür, dass Ciclosporin auch die radiologische Progredienz der Gelenkdestruktion hemmen kann.
▶ **Kombinationstherapie** S. 468.

Ciclosporin und Schwangerschaft

▶ Aus zahlreichen Daten von Transplantationspatientinnen ist bekannt, dass Ciclosporin nicht teratogen wirkt und nicht gehäuft zu Aborten führt. Neugeborene haben manchmal ein niedrigeres Geburtsgewicht, entwickeln sich aber völlig normal.
▶ Die Feststellung einer Schwangerschaft ist darum kein Grund zur Besorgnis und ist somit auch nicht zwangsläufig Grund zum Schwangerschaftsabbruch; die Ciclosporin-Therapie kann aber versuchsweise unterbrochen werden, wenn die Krankheit dies erlaubt.
▶ Die Entscheidung zur Fortsetzung der Behandlung ist immer individuell das Ergebnis einer Nutzen-Risiko-Abschätzung; bei dringender Indikation kann die Behandlung durchaus fortgesetzt werden.
▶ Unbekannt sind bisher Langzeiteffekte auf das Kind.

30.10 Basistherapeutika: Cyclophosphamid

Grundlagen

▶ **Allgemein:** Wenn auch die Medikamente der klassischen Basistherapie in gewissem Umfang immunsuppressive Eigenschaften haben und die typischen Immunsuppressiva Eigenschaften einer Basistherapie, so müssen die Zytostatika davon streng abgegrenzt werden. Cyclophosphamid als primär in der Tumortherapie eingesetzte zytotoxische Substanz ist bei Vaskulitiden und Kollagenosen hoch wirksam, remissionsinduzierend und u. U. lebensrettend. In der Therapie der rheumatoiden Arthritis stellt es ein Reservepräparat dar, das für besondere Situationen reserviert bleiben sollte. Wegen der hohen Rate gefährlicher Nebenwirkungen muss das Nutzen-Risiko-Verhältnis besonders sorgfältig geprüft werden. Der oralen Dauertherapie sollte wegen der kumulativen Toxizität des Cyclophosphamids die Bolustherapie wenn irgend möglich vorgezogen werden. Auch wenn eine Reihe von Studien nicht mit der Bolustherapie durchgeführt worden sind und damit formal die Wirksamkeit der Bolustherapie in der untersuchten Indikation nicht zeigen, sprechen die tägliche Erfahrung sowie zahlreiche Fallserien dafür, dass die Bolustherapie der oralen Therapie in der Wirksamkeit nicht unterlegen ist.

30.10 Basistherapeutika: Cyclophosphamid

▶ **Wirkungsmechanismen:**
- Durch direkten Angriff an der DNA zytotoxische Wirkung auf Zellen in allen Phasen ihres Teilungszyklus, aber auch an ruhenden Lymphozyten.
- Suppression primärer zellulärer und humoraler Immunreaktionen.
- Antiphlogistische Eigenschaften.

▶ **Wirkungseintritt:** Bei der Dauertherapie nach 2–4 Wochen, bei der Bolustherapie ab dem 2.–3. Bolus (s. u.).

Indikationen

▶ Vaskulitiden (Übersicht S. 248) und schwere aktive Kollagenosen (Übersicht S. 210) mit Organbeteiligung, insbesondere Lupusnephritis. Hier ist Cyclophosphamid häufig Mittel der ersten Wahl. Standardtherapie der Wegener-Granulomatose (S. 263) in aktiven Krankheitsphasen.
▶ Rheumatoide Arthritis (S. 120) mit viszeralen Manifestationen, insbesondere bei mangelhafter Kontrolle des Krankheitsbildes durch vertretbare Glukokortikoid-Dosen und Versagen anderer Basistherapeutika und Immunsuppressiva.
▶ Rheumatoide Arthritis mit Vaskulitis (S. 211).
▶ Amyloidose bei rheumatoider Arthritis.
▶ Ausgewählte Fälle von: Juveniler idiopathischer Arthritis (S. 377), Still-Syndrom des Erwachsenen (S. 281), Felty-Syndrom (S. 280), Sjögren-Syndrom, rezidivierender Polychondritis (S. 326).
▶ Multizentrische Retikulohistiozytose (S. 287).
▶ Sklerodermie (S. 226) mit Lungenbeteiligung.

Kontraindikationen

▶ Schwere Knochenmarkdepression, akute Infektionen, Schwangerschaft und Stillzeit (Kontrazeption!).

Substanzen und Dosierung

▶ *Hinweise:*
- Die Einleitung einer Cyclophosphamid-Therapie sollte möglichst nur stationär erfolgen.
- Bei der oralen Dauertherapie sollte die gesamte Dosis morgens eingenommen werden.

▶ **Bei Vaskulitiden und schweren Kollagenosen mit Organbeteiligung** (Empfehlungen der Deutschen Gesellschaft für Rheumatologie):
- *Cyclophosphamid-Dauertherapie (in Kombination mit Prednisolon nach dem Fauci-Schema):*
  - Standard-Fauci-Schema: 2 mg/kg KG/d.
  - Intensiviertes Fauci-Schema (bei foudroyanten Krankheitsverläufen für einige Tage bis wenige Wochen): 3–4 mg/kg KG/d; Ziel sind Leukozytenzahlen ≥ 4000/µl (die Dosis nach Leukozytenzahl steuern, große Dosissprünge vermeiden).
- *Cyclophosphamid-Bolustherapie (Austin-Schema):*
  - 15–20 mg/kg KG als Infusion mit reichlich parenteraler Flüssigkeitszufuhr.
  - Uromitexan (Mesna) i. v. nach 0, 4 und 8 Stunden (s. u.).
  - Der Abstand zwischen zwei Boli beträgt im Allgemeinen 3–4 Wochen.
  - Nach jedem Bolus ist zwischen dem 8. und 12. Tag mit einem Leukozytenabfall zu rechnen (Nadir), der unbedingt dokumentiert werden muss. Hiervon hängt die Dosis des nächstfolgenden Bolus ab.
- *Cyclophosphamid-Bolustherapie (Eurolupus-Schema):*
  - 6 Infusionen à 500 mg alle 2 Wochen.
  - Uromitexan (Mesna) i. v. nach 0, 4 und 8 Stunden (s. u.).
  - Beachtung des Leukozyten-Nadirs!
- In der Erprobung: *Cyclophosphamid-Bolustherapie (CYCLOPS-Schema):* Kombination mit hoch dosiertem Prednisolon bei Vaskulitiden.

▶ **Bei rheumatoider Arthritis und anderen rheumatischen Erkrankungen ohne Vaskulitiden:**
- Absolutes Reservepräparat, wenn irgend möglich Bolusgaben der oralen Dauertherapie zur Reduktion der Gesamtdosis vorziehen.

- Einschleichend beginnen mit 50 mg / d (in manchen Fällen ausreichend).
- Zieldosis (falls erforderlich): Ebenfalls 2 mg / kg KG / d.
- Sobald Wirkung nachweisbar, Dosis reduzieren. Gesamte kumulative Dosis von 30 g sollte wegen möglicher Erhöhung des onkologischen Risikos (Urothelkarzinom) nicht überschritten werden.

❐ *Hinweis:* Eine erhöhte Cyclophosphamid-Empfindlichkeit besteht bei eingeschränkter Nierenfunktion und im höheren Lebensalter. Die Dosis muss entsprechend angepasst werden.

▶ **Zystitis-Prophylaxe:** (bei der Dauer- und Bolustherapie):
  - *Ausreichende Trinkmenge:* Mindestens 2–3 l / d.
  - *Urothelprotektion mit Uromitexan (Mesna):* Die Dosis beträgt 60 % der Cyclophosphamid-Dosis als bioverfügbares Mesna → bei einer oralen Resorption von 50 % ergibt sich eine identische Dosierung in mg.
    – Bei Cyclophosphamid-Dauertherapie 50 % morgens, 50 % abends.
    – Bei der Bolustherapie auf 3 Tagesdosen verteilen: Stunde 0, 4 und 8.

  ❐ *Cave:* Selten schwere Mesna-Allergie bei Autoimmunkrankheiten.

▶ **Prophylaxe der sekundären Amenorrhoe** (bei Frauen im gebärfähigen Alter):
  - Ovarialprotektion durch Gabe von GnRH-Analoga vor Therapiebeginn und während der Cyclophosphamid-Therapie (z. B. Goserelin alle 28 Tage als Subkutandepot).

Nebenwirkungen (s. Tab. 30.13)

Tab. 30.13 • **Wichtige Nebenwirkungen der Therapie mit Cyclophosphamid**

Bereich	häufig	selten
Haut		• Haarausfall
Gastrointestinaltrakt		• Übelkeit • Leberwerterhöhung
Blut / Knochenmark	• Leukozytopenie • MCV-Anstieg	• Thrombozytopenie • Myelodysplastisches Syndrom
Lunge		• Lungenfibrose
Urogenitaltrakt		• hämorrhagische Zystitis • Blasen-Karzinom
sonstiges	• Infekte (**Cave:** begleitende Prednisolon-Therapie) • dauerhafte Infertilität • Teratogenität	• Karzinogenität

Wechselwirkungen

▶ Cyclophosphamid kann in seltenen Fällen die Wirkung von Insulin und oralen Antidiabetika verstärken.
▶ Die gleichzeitige Gabe von Cyclophosphamid und Allopurinol kann die Knochenmarkdepression verstärken.

Therapieüberwachung*

▶ *Nach den Empfehlungen der Arbeitsgemeinschaft Kooperativer Regionaler Rheumazentren (http://dgrh.de/therapieueberwachen.html).
▶ **Überwachungsprogramm während der Therapie:**
  - Siehe Tab. 30.14.
  - Fortlaufende Dokumentation der täglichen Dosis und des Blutbilds (ein Therapiepass ist sehr empfehlenswert).
▶ **Indikation zur Therapieunterbrechung und Kontaktaufnahme:**
  - *Blut / Knochenmark:* Leukozytopenie < 3000 / µl, Granulozytopenie < 2000 / µl, Thrombozytopenie < 100 000 / µl, aplastische Anämie (Abgrenzung zur Entzündungs- und Blutungsanämie erforderlich!).
  - *Urogenitaltrakt:* Nichtglomeruläre Hämaturie, Zystitis.
  - *Sonstiges:* Infektion.

Tab. 30.14 • Überwachungsprogamm während einer Therapie mit Cyclophosphamid

Zeitpunkt	• *Dauertherapie:* Mehrmals wöchentlich (individuelle Festlegung durch verordnenden Arzt) • *Bolustherapie:* 8., 10. und 12. Tag nach der Bolusgabe
Vorgehen	
Befragung + klinische Untersuchung	Infektzeichen (nicht mit Krankheitsaktivität verwechseln!), Zeichen einer Zystitis?
Labor	• *Dauertherapie:* Blutbild und Urinstatus / -sediment • *Bolustherapie:* Blutbild

Anwendungshinweise

- Eine sorgfältige und sehr engmaschige Überwachung ist, insbesondere auch aufgrund der onkogenen Wirkungen des Cyclophosphamids, hier besonders wichtig.
- Cyclophosphamid ist kein Basistherapeutikum der unkomplizierten aktiven rheumatoiden Arthritis, es sollte nur Sonderfällen vorbehalten bleiben und hier das Mittel der letzten Wahl sein.
- Cyclophosphamid ist bei rheumatoider Arthritis wirksam und hemmt die radiologische Progredienz.
- Von den kurzfristig auftretenden Nebenwirkungen sind Infektionen (insbesondere beim SLE) ungewöhnlich häufig, v. a. bei einer Leukozytopenie mit Leukozytenzahlen < 3000 / μl.
- Eine zuverlässige Kontrazeption ist während der Therapie mit Cyclophosphamid und für drei Monate darüber hinaus notwendig.

30.11 Basistherapeutika: Parenterales Gold

Grundlagen

- **Allgemein:** Parenterale Goldpräparate sind die ältesten Basistherapeutika, die trotz ungenügender Kenntnis über ihren exakten Wirkungsmechanismus nach wie vor in der Behandlung der rheumatoiden Arthritis (S. 129) eingesetzt werden. Durch Methotrexat (S. 444) und wegen der extrem langen Latenz bis zum Wirkeintritt werden sie heute aber nur noch selten verordnet. Sie stellen heute ein Reservepräparat dar.
- **Wirkungsmechanismen:**
  - Hemmung lysosomaler (v. a. proteolytischer) Enzyme, Hemmung der Reaktion zwischen SH-Gruppen, Hemmung der IgG- und IgA-Produktion, Stabilisierung der Kollagenstruktur.
  - Reduktion der Zytokinproduktion (IL-1β, IL-1α, IL-6, TNFα) von Synovialmakrophagen und -monozyten.
  - Hemmung der Phagozytose, Chemotaxis und Antigenverarbeitung von Monozyten.
  - „Down-Regulation" der akuten Entzündung durch Verminderung der Expression des endothelialen Leukozyten-Adhäsionsmoleküls 1 (ELAM1).
  - Hemmung der Pannus-Angiogenese und von Metalloproteinasen.
- **Wirkungseintritt** meist nach *frühestens* 3 Monaten und *spätestens* nach 6 Monaten. Wenn nach 6 Monaten keine Besserung eingetreten ist, sollte die Behandlung wegen Wirkungslosigkeit beendet werden.

Indikationen

- Gesicherte aktive RA (S. 120) und juvenile idiopathische Arthritis (S. 377).
- Psoriasisarthritis (S. 151).
- Periphere Arthritis bei ankylosierender Spondylitis (S. 138).
- Chronische Formen reaktiver Arthritiden (S. 169).

Kontraindikationen

- Schwermetallallergie, bekannte Goldallergie.
- Knochenmarkdepression jeglicher Genese.
- Schwangerschaft und Laktation (→ während der Goldtherapie sollte bei Frauen eine Kontrazeption erfolgen).

- Polyarthritiden bei Kollagenosen (z. B. Sklerodermie, SLE, Vaskulitiden).
- Schwere Leber- und Niereninsuffizienz, andere schwere Allgemeinerkrankungen, Colitis ulcerosa.
- Blutungsneigung und Antikoagulationstherapie (wegen der i. m.-Injektionen).

Substanz und Dosierung

- **Verwendete Substanz:** Aurothiomalat (Tauredon) mit 46% Goldgehalt. Die jahrzehntelang eingesetzte Substanz Aurothioglukose (Aureotan) ist nicht mehr im Handel.
- **Dosierung (Standardschema)** für eine Behandlung als kontinuierliche Langzeittherapie (sog. Goldkuren werden nicht mehr durchgeführt) s. Tab. 30.15.
  - Prinzipiell gilt: Sättigungsphase bis zur Besserung des Befundes, höchstens aber bis zu einer kumulativen Gesamtdosis von 0,8–1,2 g Gold (entspricht ca. 1600–2400 mg Aurothiomalat). Danach Erhaltungstherapie jahrelang möglich.
  - **Cave:**
    - Nur intramuskulär (tief intraglutäal) injizieren!
    - Ampullen nicht erwärmen!
    - Vor Gebrauch die Ampullen kräftig schütteln.

Tab. 30.15 • Aurothiomalat

Aufsättigungsphase (Tauredon)

- *1. Woche:* 10 mg (4,6 mg Gold)
- *2. Woche:* 20 mg (9,2 mg Gold)
- *3.– 20. Woche:* 50 mg (23 mg Gold)

Erhaltungstherapie

ab 21. Woche: 50 mg jede 2.–4. Woche (23 mg Gold)

Nebenwirkungen (s. Tab. 30.16)

- **Häufigkeit:** Insgesamt ca. 30% (schwer in 10%).
- **Hinweis:** Nach i. m.-Gabe von Tauredon kann es zu Kreislaufbeschwerden (Blutdruckabfall, Übelkeit, Erbrechen, Flush) kommen!

Tab. 30.16 • Wichtige Nebenwirkungen einer parenteralen Goldtherapie

Bereich	häufig	selten
Haut	• Dermatitis (Abb. 30.5) • Stomatitis • Pruritus	• Alopezie • Chrysiasis • Photosensibilität?
Gastrointestinaltrakt		• Diarrhö • Enterokolitis • cholestatische Hepatitis • path. Leberwerte
Blut/Knochenmark	• Eosinophilie	• Thrombozytopenie • Granulozytopenie • Anämie (u. U. aplastisch mit hoher Letalität) • Panzytopenie
Herz/Lunge		• Bronchiolitis • Lungenfibrose
Niere	• Proteinurie	• Hämaturie • nephrotisches Syndrom • Niereninsuffizienz
Augen	• Ablagerungen Kornea/Linse bei Golddosis > 1500 mg (harmlos)	• Konjunktivitis • Iritis • Korneaulzera
sonstiges	• Metallgeschmack	• Anaphylaxie • Synkope • periphere Neuritis • Kopfschmerzen

30.11 Basistherapeutika: Parenterales Gold

Abb. 30.5 • Dermatitis als typische Nebenwirkung bei parenteraler Goldtherapie

Therapieüberwachung*

- *Nach den Empfehlungen der Arbeitsgemeinschaft Kooperativer Regionaler Rheumazentren (http://dgrh.de/therapieueberwachen.html).
- Überwachungsprogramm während der Therapie s. Tab. 30.17.

Tab. 30.17 • Überwachungsprogramm während der parenteralen Goldtherapie

Zeitintervall	In den ersten drei Monaten alle 14 Tage, danach alle 4 Wochen
Vorgehen	
Befragung + klinische Untersuchung	Pruritus, Stomatitis, Metallgeschmack, Blutungen, Diarrhö?
Labor	Blutbild inkl. Thrombozyten und Differenzialblutbild, γ-GT, alkalische Phosphatase, GPT, Kreatinin, Urinstatus

- Zur Therapiekontrolle sollte der Patient einen Goldpass erhalten, in dem die Einzel-, die Gesamtdosis und die Kontrolluntersuchungen eingetragen werden.
- **Indikation zur Therapieunterbrechung:**
  - *Haut:* Exanthem, Stomatitis.
  - *Gastrointestinaltrakt:* Hepatitis, Enterokolitis.
  - *Blut/Knochenmark:* Leukozytopenie < 3000/μl, persistierende Eosinophilie > 12 %, Granulozytopenie < 2000/μl, Thrombozytopenie < 100 000/μl, aplastische Anämie (Abgrenzung zu Entzündungs- und Blutungsanämie!).
  - *Niere:* Anhaltende Proteinurie > 0,3 g/l, Zylindurie, Hämaturie.
  - *Sonstiges:* Pulmonale Infiltrate, schwerer Infekt.

Anwendungshinweise

- Einschleichend dosieren.
- Während der Goldtherapie empfehlen sich eine sorgfältige Zahnpflege und die Vermeidung einer intensiven Sonnenbestrahlung bzw. UV-Licht-Exposition.
- Die Dosierung der Goldtherapie erfolgt leider auch heute noch empirisch und nach einem recht starren Schema; eine Korrelation vom Serumgoldspiegel zum Therapieeffekt besteht nicht. Die Golderhaltungsdosis muss darum nicht selten individuell ermittelt werden.
- Trotz klinischer Besserung der Befunde bis hin zur Remission ist eine radiologische Progredienz möglich.
- Bei wiederholten Goldbehandlungen (in zeitlichen Abständen) kann mit einer erneuten Effektivität der Therapie gerechnet werden. Aber: Eventuelle Abbruchsgründe müssen sich nicht wiederholen.

▶ **Kombinationstherapie** S. 468.

Gold und Schwangerschaft

▶ In Deutschland ist eine Goldtherapie in der Gravidität kontraindiziert.
▶ Vom Stillen wird abgeraten.

30.12 Basistherapeutika: Orales Gold

Grundlagen

▶ **Allgemein:** Auch orales Gold ist ein Reservepräparat für die Behandlung der rheumatoiden Arthritis. Die oral erreichbaren Plasmaspiegel sind deutlich niedriger; aufgrund seiner anderen Pharmakokinetik ist oral verabreichtes Gold deutlich schwächer wirksam als parenterales, aber wohl auch nebenwirkungsärmer.
▶ **Wirkungsmechanismen:**
  • Orales Gold beeinflusst v. a. die Makrophagen, hat also einen ausgesprochenen „zellulären" Angriffspunkt.
  • Weiteres s. parenterale Goldtherapie S. 462.
▶ **Wirkungseintritt** frühestens nach 2, spätestens nach 6 Monaten. Je früher eingesetzt, umso wirksamer.

Indikationen, Kontraindikationen

▶ **Indikationen:** Aktive rheumatoide Arthritis (Einsatz auch bei anderen Indikationen der parenteralen Goldtherapie möglich, S. 454).
▶ **Kontraindikationen:**
  • Siehe parenterale Goldtherapie S. 454 (außer Blutungsneigung / Antikoagulanzientherapie).
  • Vorsichtshalber sollte bei Frauen wie bei der parenteralen Goldtherapie auch eine Kontrazeption erfolgen.

Substanz und Dosierung

▶ **Verwendete Substanz:** Auranofin (Goldgehalt 29 %).
▶ **Dosierung:** Die Behandlung erfolgt als kontinuierliche Langzeittherapie mit Auranofin 2 × 1 Tbl. / d.

Nebenwirkungen (s. Tab. 30.18)

Tab. 30.18 • **Wichtige Nebenwirkungen einer oralen Goldtherapie**

Bereich	Häufig	selten
Haut	• Dermatitis • Stomatitis • Pruritus	• Alopezie
Gastrointestinaltrakt	• Diarrhö • Nausea	• Enterokolitis • Cholestase • pathologische Leberwerte
Blut / Knochenmark		• Thrombozytopenie • Granulozytopenie • Eosinophilie • Anämie
Lunge		• Bronchiolitis • Lungenfibrose
Niere		• Proteinurie
Augen		• Konjunktivitis

Therapieüberwachung*

▶ *Nach den Empfehlungen der Arbeitsgemeinschaft Kooperativer Regionaler Rheumazentren (http://dgrh.de/therapieueberwachen.html).
▶ **Überwachungsprogramm während der Therapie** s. Tab. 30.19.

Tab. 30.19 • **Überwachungsprogramm während der oralen Goldtherapie***

Zeitintervall	in den ersten drei Monaten alle 14 Tage, danach alle 4 Wochen
Vorgehen	
Befragung + klinische Untersuchung	Exanthem, Stomatitis, Diarrhö, Luftnot, Husten, Blutungen?
Labor	Blutbild inkl. Thrombozyten und Differenzialblutbild, γ-GT, alkalische Phosphatase, GPT, Kreatinin, Urinstatus

* Die Überwachung einer immunmodulierenden Behandlung mit Auranofin unterliegt nicht der Laborkostenpauschale, wenn in der Abrechnung zusätzl. die Ziffer 3499 angegeben ist

▶ **Indikation zur Therapieunterbrechung:**
- *Haut:* Exanthem, Stomatitis.
- *Gastrointestinaltrakt:* Transaminasenanstieg um das 3-Fache, schwere Diarrhöen, Enterokolitis.
- *Hämatologie:* Leukozytopenie < 3000 / µl, Granulozytopenie < 2000 / µl, persistierende Eosinophilie > 12 %, Thrombozytopenie < 100 000 / µl, Anämie (Abgrenzung zu Entzündungs- und Blutungsanämie!).
- *Niere:* Kreatininanstieg, Zylindrurie, Hämaturie, anhaltende Proteinurie > 0,3 g / l.
- *Sonstiges:* Schwerer Infekt, Schwangerschaft bzw. Kinderwunsch.

▶ Nach Husten und Atemnot fragen. Abbruch der Behandlung auch bei Transaminasenanstieg um das 3-Fache und bei schwerer Diarrhö.
▶ Weiteres s. parenterale Goldtherapie Tab. 30.16 (S. 463).

Anwendungshinweise

▶ Kombinationstherapie S. 468.

30.13 Basistherapeutika: D-Penicillamin

Grundlagen

▶ **Allgemein:** D-Penicillamin spielt heute in der Therapie rheumatischer Erkrankungen kaum noch eine Rolle. Aufgrund seiner hohen Rate an Nebenwirkungen wird es allenfalls noch als Reservemedikament der „dritten Wahl" eingesetzt.
▶ **Wirkungsmechanismen:**
- Depolymerisation von Makromolekülen durch Sprengung von Disulfidbrücken (in vivo bei jetzt applizierten Dosen unwahrscheinlich), Hemmung der Kollagenvernetzung, antivirale Wirkung.
- Hemmung von Fibroblasten-Proliferation und Pannusbildung.
- Hemmung der Neovaskularisation.

▶ **Wirkungseintritt:** Frühestens nach 3 Monaten. Besteht nach 6 Monaten keine Besserung, sollte die Therapie überprüft werden.

Indikationen

▶ Rheumatoide Arthritis (S. 120).
▶ Juvenile idiopathische Arthritis (S. 377).
▶ Eventuell Sklerodermie (S. 226).

Kontraindikationen

▶ Schwere Störungen des hämatopoetischen Systems.
▶ Penicillinallergie.
▶ Niereninsuffizienz und bekannte Goldnephropathie.
▶ Leberparenchymschaden.
▶ Schwangerschaft und Laktation (→ Kontrazeption!).
▶ Systemischer Lupus erythematodes oder Nachweis von antinukleären Antikörpern (ANA) in hohen Titern.

Substanz und Dosierung

▶ **Substanz:** D-Penicillamin Tbl. à 150 / 300 mg (Metalcaptase, Trolovol).
▶ **Einnahme:** D-Penicillamin sollte zur besseren Resorption über den Tag verteilt 30–60 Minuten vor den Mahlzeiten und unabhängig von anderen Medikamenten eingenommen werden.
▶ **Dosierung:** Die Behandlung erfolgt als kontinuierliche Langzeittherapie. Zur Vermeidung unerwünschter Wirkungen ist zu Beginn der Therapie eine langsame Dosissteigerung zu empfehlen:
  • *1. und 2. Woche:* 150 mg D-Penicillamin / d.
  • *3. und 4. Woche:* 300 mg D-Penicillamin / d.
  • *5. und 6. Woche:* 450 mg D-Penicillamin / d.
  • *7. bis 16. Woche:* 600 mg D-Penicillamin / d.
▶ **Die individuelle tägliche Erhaltungsdosis** liegt im Allgemeinen bei 450–600 mg in der Dauertherapie. Eine Dosissteigerung auf 900 mg / d ist bei mangelndem Effekt möglich.

Nebenwirkungen (s. Tab. 30.20)

▶ **Häufigkeit:** Insgesamt ca. 30–40 %.

Tab. 30.20 • **Wichtige Nebenwirkungen einer Therapie mit D-Penicillamin**

Bereich	häufig	selten
Haut	• Exanthem • Stomatitis • Pruritus	• Dermatitis • Epidermiolyse • Pemphigus • Gingivitis • Alopezie
Gastrointestinaltrakt	• Übelkeit • Erbrechen	• Diarrhö • Cholestase • gastrointestinale Blutung
Blut / Knochenmark	• Thrombozytopenie	• Eosinophilie • Leukozytopenie • Granulozytopenie • hämolytische Anämie
Immunsystem	• Myasthenie	• systemischer Lupus erythematodes • Goodpasture-Syndrom • Polymyositis • Sicca-Syndrom
Lunge		• Alveolitis • Bronchitis
Niere	• Proteinurie (am häufigsten 6–9 Monate nach Therapiebeginn)	• Hämaturie • nephrotisches Syndrom • Niereninsuffizienz
Nervensystem	• Hypo- / Ageusie	• Tinnitus • Polyneuropathie
sonstiges		• Fieber • Mammahyperplasie • Polyarthralgien

Wechselwirkungen

▶ Antazida können die Penicillamin-Resorption verschlechtern.
▶ Eine Senkung des Digoxin-Spiegels ist möglich (→ gegebenenfalls kontrollieren).
▶ Mögliche Verschlechterung der D-Penicillaminverträglichkeit durch Azathioprin.

Therapieüberwachung*

▶ *Nach den Empfehlungen der Arbeitsgemeinschaft Kooperativer Regionaler Rheumazentren(http: / / dgrh.de / therapieueberwachen.html) .
▶ **Überwachungsprogramm während der Therapie** s. Tab. 30.21.

Tab. 30.21 • **Überwachungsprogramm während der Therapie mit D-Penicillamin**

Zeitintervall	in den ersten drei Monaten alle 14 Tage, danach alle 4 Wochen
Vorgehen	
Befragung + klinische Untersuchung	Exanthem, Muskelschwäche (Doppelbilder), Blutungen, Geschmacks-/Sehstörungen, Stomatitis?
Labor	Blutbild inkl. Thrombozyten und Differenzialblutbild, γ-GT, alkalische Phosphatase, GPT, Kreatinin, Urinstatus, antinukleäre Antikörper, ggf. DNA-Antikörper

- **Indikation zur Therapieunterbrechung:**
  - *Haut:* Dermatitis, ausgeprägte Stomatitis, Pemphigus.
  - *Blut/Knochenmark:* Leukozytopenie < 3000/µl, Granulozytopenie < 2000/µl, Thrombozytopenie < 100 000/µl, aplastische Anämie (Abgrenzung zu Entzündungs- und Blutungsanämie notwendig!).
  - *Niere:* Kreatininanstieg, Hämaturie, Zylindurie, anhaltende Proteinurie > 0,3 g/l.
  - *Immunsystem:* Myasthenie, Lupus erythematodes, Polymyositis, Goodpasture-Syndrom, Lyell-Syndrom.

Anwendungshinweise

- Bei Frauen ist eine sichere Kontrazeption angezeigt.
- Zur Verringerung von Nebenwirkungen einschleichend dosieren!
- Gegenüber den früher angewandten Dosen von 1500 mg/d und mehr ist man jetzt zu wesentlich niedrigeren Dosen übergegangen (offenbar aber mitunter auf Kosten des Therapieerfolges).
- **Kombinationstherapie** S. 468.

30.14 Basistherapeutika – Kombinationstherapie

Vorbemerkung

- Der Wunsch nach einer Optimierung der Basistherapie bei rheumatoider Arthritis hat dazu geführt, versuchsweise mehrere verschiedene Basistherapeutika miteinander zu kombinieren. Dies kann in vielen Fällen sinnvoll sein; weitergehende Erfahrungen sind jedoch notwendig. Für viele Kombinationen, die sich in der Praxis als effizient und sicher erwiesen haben, bestehen keine Zulassungen und damit eine „off-label"-Situation.

Gründe und mögliche Vorteile einer Kombinationstherapie

- Unterschiedliche Angriffspunkte und Wirkungsmechanismen der Basistherapeutika (mit Überlappungen).
- Unterschiedliche Pharmakokinetik → eventuell geringere Interaktionen.
- Unterschiedliches Nebenwirkungsprofil → eventuell Verringerung der Nebenwirkungsrate.
- Additive/überadditive Wirkungen → eventuell Dosisreduktion der miteinander kombinierten Basistherapeutika denkbar.
- Inkomplette oder nur partielle Wirkung der Einzelsubstanz.

Verschiedene Applikationsmöglichkeiten

- Gleichzeitiger Beginn der Basistherapie mit zwei, drei oder mehr Substanzen ist wenig sinnvoll, da bei Eintreten eines klinischen Effektes nicht ausgeschlossen werden kann, dass dieser Effekt auch bei einer einzelnen der kombinierten Substanzen aufgetreten wäre und da bei Auftreten einer Nebenwirkung nicht auf die Substanz geschlossen werden kann, die diese verursacht.
- Daher: Konsekutiver Einsatz der einzelnen Substanzen.

Zu Therapiestrategien und Kombinationsmöglichkeiten s. auch S. 130

30.15 Biologika: Definition

Definition

- **Synonyme:** Biopharmaka, *Biologicals* oder *Biologics*.
- Biologika werden in gentechnisch veränderten Organismen hergestellt und greifen gezielt in Vorgänge des Körpers ein. Alle zurzeit in der Rheumatologie eingesetzten Biologika sind Proteine. Diese Biologika müssen daher parenteral appliziert werden.
- Die in der Rheumatologie eingesetzten Biologika binden an Zielproteine, die eine Funktion in der Entzündungsreaktion haben. Durch die Bindung zwischen Biologikum und Zielprotein werden Letztere neutralisiert (Biologika gegen Zytokine und Wachstumsfaktoren), blockiert (Biologika gegen Rezeptoren) oder als Andockstelle für lytische Vorgänge (Biologika gegen Zelloberflächenproteine) markiert.

30.16 Biologika: Inhibitoren von humanem Tumor-Nekrose-Faktor (TNF)

Grundlagen

- **Pathophysiologie:** Tumor-Nekrose-Faktor (TNF) wird in der Entzündungsreaktion überwiegend von aktivierten Monozyten / Makrophagen sezerniert und ist in der akuten Entzündungsreaktion verantwortlich für Fieber, Kachexie, Hyperkoagulabilität und Schock. Bei der chronischen Entzündung der rheumatoiden Arthritis ist der Tumor-Nekrose-Faktor prominentes proinflammatorisches Zytokin und führt zur Induktion von Akut-Phase-Proteinen, zur Aktivierung und Chemotaxis von Granulozyten, zu B- und T-Zell-Aktivierung sowie zu Knorpel- und Knochendegradation.
- **Fünf Wirkstoffe** sind bisher zur Therapie entzündlich-rheumatischer Erkrankungen zugelassen:
  - *Der chimäre TNF-Antikörper Infliximab* (Remicade).
  - *Das TNF-Rezeptorkonstrukt Etanercept* (Enbrel).
  - *Der humane TNF-Antikörper Adalimumab* (Humira).
  - *Der humane TNF-Antikörper Golimumab* (Simponi).
  - Das pegylierte TNF-Antikörper-Fab-Fragment *Certolizumab* (Cimzia).
- **Studienergebnisse:**
  - Bei den genannten Wirkstoffen konnte in kontrollierten Studien der Nachweis erbracht werden, dass unter der Therapie bei der Mehrheit der Patienten eine Besserung der Arthritissymptome und der körperlichen Funktionsfähigkeit auftritt und die fortschreitende Gelenkdestruktion bei RA gestoppt werden kann.
  - Auch bei PsA kann durch TNF-Inhibitoren die Gelenkdestruktion gestoppt werden. Bei der SpA zeigen kernspintomografische Untersuchungen einen deutlichen Rückgang entzündlicher Veränderungen an Wirbelsäule und Iliosakralgelenken. Belege für eine Beeinflussung der Ossifikationsprozesse am Stammskelett stehen derzeit noch aus.
  - Mehrere Studien weisen darauf hin, dass eine synergistische Wirkung von Methotrexat und TNF-Inhibitoren für die Beeinflussung des Krankheitsprozesses bei RA besteht.
- **Hinweise zur Verabreichung:**
  - Eine gleichzeitige Verabreichung zweier oder mehrerer TNF-Inhibitoren oder eine Kombination eines TNF-Inhibitors mit dem IL-1-Rezeptorantagonisten Anakinra (S. 478) sollte aus Gründen einer Zunahme der Infektionsgefahr nicht erfolgen.
  - Zur perioperativen Anwendung von TNF-Inhibitoren gibt es nur unzureichende Erfahrungen. Soweit möglich, sollte bei geplanten Eingriffen (wie etwa Gelenkersatzoperationen) eine Therapiepause entsprechend der Halbwertszeit des jeweiligen Präparates eingehalten werden.
- **Indikationen:** Neben den zugelassenen Indikationen (siehe bei den einzelnen Wirkstoffen) existieren mit den verschiedenen TNF-Inhibitoren offene Pilotstudien

30.16 Biologika: Inhibitoren von humanem Tumor-Nekrose-Faktor (TNF)

und Fallberichte, die eine Wirksamkeit für folgende rheumatologische Indikationen berichten: Adulter Morbus Still, Amyloidose, Morbus Behçet, Dermatomyositis, familiäres Mittelmeerfieber, Riesenzellarteriitis, Morbus Kawasaki, multizentrische Histiozytose, periodische Fiebersyndrome, Polymyositis, Polychondritis, SAPHO-Syndrom, Sarkoidose, Sklerodermie, systemischer Lupus erythematodes, Takayasu-Arteriitis, Uveitis, Vaskulitis.

▶ *Beachte:* Die Verabreichung von biologischen Immunmodulatoren ist ein Eingriff in das Immunsystem, dessen mögliche langfristige Konsequenzen erst nach mehreren Jahren der Anwendung ausreichend beurteilt werden können. Es hat sich aber in den letzten 10 Jahren herausgestellt, dass bei regelmäßiger und sorgfältiger Überwachung der Patienten und zuverlässiger Beachtung der relativen und absoluten Kontraindikationen eine hohe therapeutische Sicherheit gewährleistet ist. Die Steuerung der Biologikatherapie bedarf einer hohen klinischen Erfahrung im Umgang mit den Substanzen und gehört deshalb – und wegen der relativ hohen Kosten, die einen verantwortungsbewussten Umgang mit den Substanzen erfordern – unbedingt in die Hände des Spezialisten.

Infliximab (Remicade)

- **Wirkmechanismus:** Infliximab ist ein chimärer monoklonaler IgG1-Antikörper, der zu ca. 20 % aus murinen Proteinsequenzen besteht. Er bindet mit hoher Affinität an TNF und neutralisiert es.
- **Indikationen:** Rheumatoide Arthritis, Morbus Crohn, Colitis ulcerosa, Spondylitis ankylosans, Psoriasisarthritis und Psoriasis.
- **Kontraindikationen und Warnhinweise:**
  - Aktive und latente Tuberkulose (s. u.).
  - Überempfindlichkeitsreaktionen auf Infliximab.
  - Akute oder chronische Infektionen.
  - Maligne Erkrankungen in der Anamnese.
  - Demyelinisierende Erkrankungen.
  - Autoimmunprozesse.
  - Lebendimpfungen.
  - Gravidität.
  - Herzinsuffizienz (NYHA III–IV).
- **Dosierung:**
  - *RA:* 3 (–7,5) mg / kg Körpergewicht in Woche 0, 2 und 6, dann in 8-wöchentlichen Abständen als Kurzinfusion über 2 Stunden, bei guter Verträglichkeit über 1 Stunde.
  - *AS und PsA:* 5 mg / kg Körpergewicht in Woche 0, 2 und 6, dann in 8-wöchentlichen Abständen als Kurzinfusion über 2 Stunden, bei guter Verträglichkeit über 1 Stunde.

▶ *Beachte:* Bei der RA ist Infliximab nur in Kombination mit Methotrexat zugelassen. In vielen Fällen wird dazu übergegangen, die Infusionsintervalle entsprechend dem Ansprechen und der Wirkdauer festzulegen.

▶ *Beachte:* Vor Beginn einer Infliximab-Therapie ist eine sorgfältige Anamnese bezüglich früherer Tuberkulose-Exposition, ein IFN-Release Assay zum Nachweis einer früheren Exposition mit *M. tuberculosis* und eine Thorax-Röntgenaufnahme erforderlich. Bei Hinweisen auf eine latente Tuberkulose sollte eine prophylaktische INH-Therapie einen Monat vor Infliximab begonnen und für neun Monate durchgeführt werden.

- **Nebenwirkungen:** s. Tab. 30.22
- *Überempfindlichkeitsreaktionen:* Die infusionsbedingten Überempfindlichkeitsreaktionen mit unspezifischen Symptomen (Schwindel, Hitzegefühl, subjektive Dyspnoe) sind meist durch Pausieren der Infusion und symptomatische Maßnahmen zu beherrschen. Echte anaphylaktische Reaktionen liegen bei < 1 % der Fälle vor.
- *Entwicklung von humanen anti-chimären Antikörpern (HACA)* in ca. 8–14 % der Fälle; mit begleitender immunsuppressiver Therapie wird diese reduziert.
- *Neuauftreten oder Titeranstieg von antinukleären Antikörpern oder von Antikörpern gegen dsDNA.* Dies ist allein kein Abbruchgrund, wohl aber das seltene Auftreten von SLE-ähnlichen Symptomen (Hauterscheinungen, Serositis).

Tab. 30.22 • **Nebenwirkungen in Berichten nach Markteinführung**

neurologische Ereignisse	• selten: Demyelisierende Erkrankungen (wie multiple Sklerose und Optikusneuritis), Guillain-Barré-Syndrom, Neuropathien, Taubheitsgefühl, Kribbeln, Krampfanfälle • sehr selten: Myelitis transversa
Blut	• selten: Panzytopenie • sehr selten: hämolytische Anämie, idiopathische thrombozytopenische Purpura, thrombotisch-thrombozytopenische Purpura, Agranulozytose
hepatobiliäres System	• selten: Hepatitis • sehr selten: Leberzellschaden
gesamter Körper	• häufig: Infusionsbedingte Reaktionen • gelegentlich: Anaphylaktische Reaktionen • selten: Anaphylaktischer Schock
Infektionen und parasitäre Erkrankungen	• selten: Opportunistische Infektionen (wie Tuberkulose, atypische Mykobakterien, Pneumocystose, Histoplasmose, Coccidioidomykose, Kryptokokkose, Aspergillose, Listeriose und Candidose) • sehr selten: Salmonellose
Respirationstrakt	• selten: Interstitielle Pneumonitis / Fibrose
Immunsystem	• selten: Serumkrankheit, Vaskulitis
Herz	• sehr selten: Perikarderguss
Haut und Hautanhangsgebilde	• selten: Vaskulitis (primär der Haut)
Gastrointestinaltrakt	• selten: Pankreatitis

häufig > 1 / 100, < 1 / 10
gelegentlich > 1 / 1000, < 1 / 100
selten > 1 / 10 000, < 1 / 1000
sehr selten < 1 / 10 000, einschließlich Einzelfallberichte

▶ *Die Malignomrate* bei mit TNF-Inhibitoren behandelten Patienten entspricht der von altersentsprechenden Vergleichskollektiven. Maligne Lymphome werden unter anti-TNF-Therapie häufiger als in der Normalbevölkerung beobachtet. Es ist jedoch aufgrund der vorliegenden Daten nicht klar, ob die ohnehin etwa 2–5-fach erhöhte Lymphomrate bei Patienten mit schwerer RA durch TNF-Inhibitoren noch weiter zunimmt. Eine erhöhte Rate nicht melanotischer Hautkrebsformen wird diskutiert.
▶ **Therapieüberwachung:** Klinische Überwachung des Patienten, die Laborkontrollen werden durch die meist in Kombination durchgeführte Methotrexattherapie vorgegeben.

Etanercept (Enbrel)

▶ **Wirkmechanismus:** Etanercept ist ein TNF-Rezeptor-Fc-Fusionsprotein, das gentechnologisch aus den extrazellulären Anteilen des humanen TNF-Rezeptors-2 (p75) und der Fc-Region eines humanen IgG1-Moleküls hergestellt wurde. Hierdurch entsteht ein synthetisches Molekül, das in der Lage ist, TNF (und Lymphotoxin α) zu binden und zu neutralisieren.
▶ **Indikationen:** Rheumatoide Arthritis, juvenile idiopathische Arthritis, Spondylitis ankylosans, Psoriasisarthritis, schwere Plaque-Psoriasis.
▶ **Kontraindikationen und Warnhinweise:**
  • Aktive und latente Tuberkulose (s. o.).
  • Überempfindlichkeitsreaktionen auf Etanercept.
  • Akute oder chronische Infektionen.
  • Demyelinisierende Erkrankungen.
  • Lebendimpfungen.
  • Dekompensierte Herzinsuffizienz.
  • Gravidität.

30.16 Biologika: Inhibitoren von humanem Tumor-Nekrose-Faktor (TNF)

- ▶ **Dosierung:**
  - *RA, AS und PsA:* 50 mg s. c. 1 × pro Woche oder 25 mg s. c. 2 × pro Woche.
  - *Plaque Psoriasis:* Initial können 50 mg s. c. 2 × pro Woche für 12 Wochen gegeben werden.
  - *JIA:* 0,4 mg / kg Körpergewicht 2 × pro Woche s. c.
  - Behandlung als Monotherapie oder in Kombination mit anderen DMARDs möglich.
- ▶ **Injektionsstellen** an Oberarm, Bauch oder Oberschenkel wechseln.
- ▶ Die Haut an der Injektionsstelle soll unversehrt und nicht krankhaft verändert sein.
- ▶ *Beachte:* Auch wenn Exazerbationen einer latenten Tuberkulose unter Etanercept bislang seltener beobachtet wurden als unter Infliximab, werden dennoch für alle TNF-Inhibitoren gleiche Empfehlungen zu Tuberkulosescreening und -prophylaxe gegeben (s. o.).
- ▶ **Nebenwirkungen:** s. Tab. 30.23
- ▶ Es kann zu Reaktionen an der Injektionsstelle mit Rötung, Infiltration und Schmerz innerhalb der ersten Behandlungswochen kommen, wobei Entzündungszeichen multipel auch an mehreren vorherigen Injektionsstellen auftreten können. Eine Beendigung der Therapie aus diesem Grund ist selten erforderlich.
- ▶ Das Neuauftreten oder ein Titeranstieg von antinukleären Antikörpern oder von Antikörpern gegen dsDNA unter Etanercept-Therapie wird beobachtet.
- ▶ Nach Markteinführung wurden vereinzelt Fälle von Panzytopenien und aplastischen Anämien berichtet, wobei im Einzelfall stets der kausale Zusammenhang zur Etanercept-Medikation evaluiert werden muss.
- ▶ Malignomrate s. Infliximab S. 470.
- ▶ **Therapieüberwachung:** Über die klinische Überwachung hinaus keine speziellen Laboruntersuchungen erforderlich.

Tab. 30.23 • Etanercept: Nebenwirkungen

Infektionen	• sehr häufig: Infektionen (einschließlich Infektionen der oberen Atemwege, Bronchitis, Zystitis, Hautinfektionen) • gelegentlich: schwere Infektionen (einschließlich Pneumonie, septische Arthritis, Sepsis) • selten: Tuberkulose
blutbildendes und lymphatisches System	• gelegentlich: Thrombozytopenie • selten: Anämie, Leukopenie, Neutropenie, Panzytopenie • sehr selten: aplastische Anämie
Immunsystem	• häufig: allergische Reaktionen (siehe Haut und Unterhautgewebe), Bildung von Autoantikörpern • selten: schwere allergische / anaphylaktische Reaktionen (einschließlich Angioödem, Bronchospasmus)
Nervensystem	• selten: Anfälle, entmyelinisierende Ereignisse des ZNS mit Verdacht auf multiple Sklerose oder lokalisierte entmyelinisierende Zustände wie Neuritis nervi optici und Querschnittmyelitis
Haut und Unterhautgewebe	• häufig: Pruritus • gelegentlich: Angioödem, Urtikaria, Hautausschlag • selten: kutane Vaskulitis (einschließlich leukozyklastische Vaskulitis)
Bewegungsapparat, Bindegewebe und Knochen	• selten: subakuter kutaner Lupus erythematodes, diskoider Lupus erythematodes, Lupus-ähnliches Syndrom
allgemeine Nebenwirkungen und Reaktionen an der Applikationsstelle	• sehr häufig: Reaktionen an der Injektionsstelle (einschließlich Blutung, Bluterguss, Erythem, Juckreiz, Schmerzen, Schwellung) • häufig: Fieber
Herz	• es liegen Berichte über eine Verschlechterung von dekompensierter Herzinsuffizienz vor

sehr häufig > 10 / 100
häufig > 1 / 100, < 1 / 10
gelegentlich > 1 / 1000, < 1 / 100
selten > 1 / 10 000, < 1 / 1000
sehr selten < 1 / 10 000, einschließlich Einzelfallberichte

30.16 Biologika: Inhibitoren von humanem Tumor-Nekrose-Faktor (TNF)

Adalimumab (Humira)

▶ **Wirkmechanismus:** Adalimumab ist ein rekombinanter humaner monoklonaler Antikörper, der mit hoher Affinität an TNF bindet und es neutralisiert.
▶ **Indikationen:** Rheumatoide Arthritis, Spondylitis ankylosans, Psoriasisarthritis, Psoriasis, juvenile idiopathische Arthritis, M. Crohn.
▶ **Kontraindikationen und Warnhinweise:**
- Aktive und latente Tuberkulose (s. o.).
- Überempfindlichkeitsreaktionen auf Adalimumab.
- Akute oder chronische Infektionen.
- Demyelinisierende Erkrankungen.
- Autoimmunprozesse.
- Lebendimpfungen.
- Dekompensierte Herzinsuffizienz.
- Gravidität.

▶ **Dosierung:** 40 mg s. c. alle zwei Wochen.
- Injektionsstellen an Oberarm, Bauch oder Oberschenkel wechseln.
- Die Haut an der Injektionsstelle soll unversehrt und nicht krankhaft verändert sein.

▶ **Nebenwirkungen:** s. Tab. 30.24.

Tab. 30.24 • Unerwünschte Wirkungen in klinischen Studien

Neoplasien	• gelegentlich: gutartiges Neoplasma der Haut
blutbildendes und lymphatisches System	• häufig: Abfall der Hämoglobinkonzentration • gelegentlich: Granulozytopenie, verlängerte Gerinnungszeit, antinukleäre Antikörper, Leukopenie, Lymphadenopathie, Lymphozytose, Verringerung der Thrombozytenzahl, Purpura
Stoffwechsel- und Ernährungsstörungen	• häufig: Hyperlipidämie • gelegentlich: Hypercholesterinämie, Erhöhung der alkalischen Phosphatase, erhöhte Blutharnstoffwerte, Hyperurikämie, peripheres Ödem, Gewichtszunahme, Erhöhung der Kreatininphosphokinase, gestörte Wundheilung, Hypokaliämie, Erhöhung der Laktatdehydrogenase
psychische Erkrankungen	• gelegentlich: Depression, Somnolenz, Schlaflosigkeit, Agitation
Nervensystem	• häufig: Kopfschmerzen, Schwindel / Benommenheit • gelegentlich: Parästhesien, Schwindel, Hypästhesien, Neuralgien, Tremor
Sinnesorgane	• gelegentlich: Konjunktivitis, Augenbeschwerden*, Otitis media, Geschmacksveränderungen, Sehstörungen, verschwommenes Sehen, Augentrockenheit, Ohrenbeschwerden*, Augenschmerzen
Herz-Kreislauf-System	• gelegentlich: Hypertonie, Vasodilatation, Brustschmerzen, Migräne
Hämorrhagien	• gelegentlich: Ekchymose
respiratorisches System	• häufig: Infektionen der oberen Atemwege, Rhinitis, Sinusitis, Bronchitis, verstärkter Husten, Pneumonie • gelegentlich: Pharyngitis, Dyspnoe, Lungenbeschwerden*, Asthma
Verdauungssystem	• häufig: Übelkeit, Diarrhö, Halsschmerzen • gelegentlich: Leberfunktionstest abnorm, Erhöhung der SGPT, Erhöhung der SGOT, Mundulzerationen, Ösophagitis, Erbrechen, Dyspepsie, Obstipation, gastrointestinale Schmerzen, Zahnbeschwerden*, Gastritis, Gastroenteritis, Zungenbeschwerden*, orale Candidamykose, Stomatitis aphthosa, Dysphagie, Stomatitis, Stomatitis ulcerosa
Haut und Hautanhangsgebilde	• häufig: Hautausschlag, Pruritus, Herpes simplex • gelegentlich: Hauterkrankungen*, Herpes zoster, makulopapulöses Exanthem, Nagelerkrankungen*, Hauttrockenheit, vermehrte Schweißsekretion, Alopezie, Pilzdermatitis, Urtikaria, Hautknötchen, Hautulkus, Ekzem, subkutanes Hämatom
Muskel- und Skelettsystem	• gelegentlich: Arthralgien, Muskelkrämpfe, Myalgien, Synovitis, Sehnenbeschwerden*

30.16 Biologika: Inhibitoren von humanem Tumor-Nekrose-Faktor (TNF)

Urogenitalsystem	• häufig: Harnwegsinfektion • gelegentlich: vaginale Candidamykose, Hämaturie, Zystitis, Menorrhagie, Proteinurie, vermehrter Harndrang
Körper als Ganzes	• häufig: abnorme Laborwerte, Asthenie, wieder aufflammende Symptomatik, Grippesyndrom, Abdominalschmerzen, Infektion • gelegentlich: Fieber, Erkrankungen* der Schleimhäute, Schmerzen in den Extremitäten, Gesichtsödem, Rückenschmerzen, Zellulitis, Frösteln / Schüttelfrost, Sepsis
* nicht näher spezifiziert	
Reaktionen an der Injektionsstelle	• sehr häufig: Schmerzen an der Injektionsstelle • häufig: Reaktionen an der Injektionsstelle, Blutungen an der Injektionsstelle, Hautausschlag an der Injektionsstelle
Überempfindlichkeit allgemein	• gelegentlich: allergische Reaktion

sehr häufig > 10 / 100
häufig > 1 / 100, < 1 / 10
gelegentlich > 1 / 1000, < 1 / 100

▶ Es kann zu Reaktionen an der Injektionsstelle mit Rötung, Infiltration und Schmerz kommen. Eine Beendigung der Therapie aus diesem Grund ist in der Regel nicht erforderlich. In sehr seltenen Fällen wurde das Auftreten von anaphylaktischen Reaktionen berichtet.
▶ Das Neuauftreten oder ein Titeranstieg von antinukleären Antikörpern unter Adalimumab-Therapie wird beobachtet. Dies ist alleine kein Abbruchgrund, wohl aber das seltene Auftreten von SLE-ähnlichen Symptomen.
▷ *Beachte:* Für alle TNF-Inhibitoren gelten die gleichen Empfehlungen zu Tuberkulosescreening und -prophylaxe (s. o.).
▶ Malignomrate (s. Infliximab S. 470).
▶ **Therapieüberwachung:** Über die klinische Überwachung hinaus keine speziellen Laboruntersuchungen erforderlich.

Golimumab (Simponi)

▶ **Wirkmechanismus:** Golimumab ist ein rekombinanter humaner monoklonaler Antikörper, der mit hoher Affinität an TNF bindet und es neutralisiert.
▶ **Indikationen:** Rheumatoide Arthritis, Psoriasisarthritis, ankylosierende Spondylitis.
▶ **Kontraindikationen und Warnhinweise:**
  • Überempfindlichkeit gegenüber dem Wirkstoff.
  • Aktive Tuberkulose (TB) oder andere schwere Infektionen wie eine Sepsis und opportunistische Infektionen.
  • Mittelschwere oder schwere Herzinsuffizienz (NYHA-Klasse III / IV).
  • Gravidität.
▶ **Dosierung:** 50 mg s. c. alle 4 Wochen.
▶ **Nebenwirkungen:** siehe Tab. 30.25.

Tab. 30.25 • Nebenwirkungen bei der Therapie mit Golimumab

Infektionen und parasitäre Erkrankungen	• sehr häufig: Infektion der oberen Atemwege • häufig: Bakterielle Infektionen (z. B. Entzündung des Unterhautzellgewebes), virale Infektionen (z. B. Grippe und Herpes), Bronchitis, Sinusitis, oberflächliche Pilzinfektionen • gelegentlich: Septischer Schock, Sepsis, Tuberkulose, Infektion der unteren Atemwege, opportunistische Infektionen (z. B. invasive Pilzinfektionen [Histoplasmose, Kokzidioidomykose, Pneumozystose], bakterielle, atypische mykobakterielle Infektionen und Protozoeninfektionen), Pyelonephritis, Abszess, bakterielle Arthritis, infektiöse Bursitis • selten: Hepatitis-B-Reaktivierung
Gutartige, bösartige und unspezifische Neubildungen (einschl. Zysten und Polypen)	• gelegentlich: Neubildungen (z. B. Hautkrebs, Plattenepithelkarzinom und melanozytisches Muttermal) • selten: Lymphom

30.16 Biologika: Inhibitoren von humanem Tumor-Nekrose-Faktor (TNF)

Erkrankungen des Blutes und des Lymphsystems	• häufig: Anämie • gelegentlich: Leukopenie, Thrombozytopenie • selten: Panzytopenie
Erkrankungen des Immunsystems	• häufig: Allergische Reaktionen (Bronchospasmus, Überempfindlichkeit, Urtikaria), Auto-Antikörper-Bildung • selten: Schwerwiegende systemische Überempfindlichkeitsreaktionen (einschließlich anaphylaktische Reaktion), Vaskulitis (systemisch)
Endokrine Erkrankungen	• gelegentlich: Schilddrüsenerkrankungen
Stoffwechsel- und Ernährungsstörungen	• gelegentlich: Blutglukose erhöht, Lipide erhöht
Psychiatrische Erkrankungen	• häufig: Depression, Schlaflosigkeit
Erkrankungen des Nervensystems	• häufig: Schwindel, Parästhesien, Kopfschmerzen • gelegentlich: Demyelinisierende Erkrankungen (zentral und peripher), Gleichgewichtsstörung, Geschmacksstörung
Augenerkrankungen	• gelegentlich: Sehstörungen, Konjunktivitis, allergische Reaktion am Auge
Herzerkrankungen	• gelegentlich: Dekompensierte Herzinsuffizienz (Neuauftreten oder Verschlechterung), Arrhythmie, ischämische Koronararterienerkrankungen
Gefäßerkrankungen	• häufig: Hypertonie • gelegentlich: Thrombose, Raynaud-Syndrom
Erkrankungen der Atemwege, des Brustraums und Mediastinums	• gelegentlich: Asthma und verwandte Symptome • selten: Interstitielle Lungenerkrankung
Erkrankungen des Gastrointestinaltrakts	• häufig: Obstipation, Dyspepsie, gastrointestinale und abdominale Schmerzen • gelegentlich: Entzündliche Magen- und Darmerkrankungen (z. B. Gastritis und Kolitis), gastroösophageale Refluxerkrankung, Stomatitis
Leber- und Gallenerkrankungen	• häufig: erhöhte Transaminasen • gelegentlich: Cholelithiasis, Lebererkrankungen
Erkrankungen der Haut und des Unterhautzellgewebes	• häufig: Alopezie, Dermatitis, Juckreiz, Hautausschlag • gelegentlich: Psoriasis (Neuauftreten oder Verschlechterung einer bereits bestehenden Psoriasis, palmar/plantar und pustulöse Form), Urtikaria, Vaskulitis (kutan)
Skelettmuskulatur- und Bindegewebserkrankungen	• selten: Lupus-ähnliches Syndrom
Erkrankungen der Nieren und Harnwege	• gelegentlich: Harnblasenerkrankungen • selten: Nierenerkrankungen
Erkrankungen der Geschlechtsorgane und der Brustdrüse	• gelegentlich: Brusterkrankungen, Menstruationsstörungen
Allgemeine Erkrankungen und Beschwerden am Verabreichungsort	• häufig: Fieber, Asthenie, Reaktion an der Injektionsstelle (z. B. Erythem, Urtikaria, Induration, Schmerz, Bluterguss, Juckreiz, Reizung und Parästhesie), verzögerte Wundheilung

sehr häufig > 10/100
häufig > 1/100, < 1/10
gelegentlich > 1/1000, < 1/100
selten > 1/10 000, < 1/1000

▶ Die Hinweise zu Reaktionen an der Einstichstelle, Bildung von Autoantikörpern, Tuberkulose-Reaktivierungen und Malignomen für die älteren TNF-Inhibitoren gelten wahrscheinlich genauso für Golimumab.
▶ **Therapieüberwachung:** Über die klinische Überwachung hinaus werden keine speziellen Untersuchungen empfohlen.

30.16 Biologika: Inhibitoren von humanem Tumor-Nekrose-Faktor (TNF)

Certolizumab (Cimzia)

- ▶ **Wirkmechanismus**: Certolizumab besteht aus dem Fab-Fragment eines rekombinanten, humanisierten monoklonalen Antikörpers gegen TNF, der mit Polyethylenglykol (PEG) konjugiert ist. Durch Bindung an TNF wird dieses neutralisiert.
- ▶ **Indikationen:** Rheumatoide Arthritis.
- ▶ **Kontraindikationen und Warnhinweise:**
  - Überempfindlichkeit gegenüber dem Wirkstoff.
  - Aktive Tuberkulose (TB) oder andere schwere Infektionen wie eine Sepsis und opportunistische Infektionen.
  - Mittelschwere oder schwere Herzinsuffizienz (NYHA-Klasse III / IV).
  - Gravidität.
- ▶ **Dosierung:** 400 mg s. c. 3-mal im Abstand von 2 Wochen, dann 200 mg alle 2 Wochen.
- ▶ **Nebenwirkungen:** siehe Tab. 30.26.

Tab. 30.26 • Nebenwirkungen bei der Therapie mit Certolizumab

Infektionen und parasitäre Erkrankungen	• häufig: Bakterielle Infektionen (einschließlich Abszess), virale Infektionen (einschließlich Herpes, Papillomavirus und Influenza) • gelegentlich: Sepsis (einschließlich Multiorganversagen, septischer Schock), Tuberkulose, Pilzinfektionen (einschließlich opportunistischer)
Gutartige, bösartige und unspezifische Neubildungen (einschl. Zysten und Polypen)	• gelegentlich: Maligne Erkrankungen des Blutes und des Lymphsystems (einschließlich Lymphome und Leukämie), solide Organtumore, Nicht-Melanom-Hautkarzinome, präkanzeröse Läsionen
Erkrankungen des Blutes und des Lymphsystems	• häufig: Eosinophile Erkrankungen, Leukopenie (einschließlich Neutropenie, Lymphopenie) • gelegentlich: Anämie, Lymphadenopathie, Thrombozytopenie, Thrombozytose • selten: Panzytopenie, Splenomegalie, Erythrozytose, pathologische Leukozytenmorphologie
Erkrankungen des Immunsystems	• gelegentlich: Vaskulitiden, Lupus erythematodes, Arzneimittelüberempfindlichkeit (einschließlich anaphylaktischer Schock), allergische Erkrankungen, Autoantikörper-Bildung • selten: Angioneurotisches Ödem, Sarkoidose, Serumkrankheit, Pannikulitis (einschl. Erythema nodosum)
Endokrine Erkrankungen	• selten: Schilddrüsenerkrankungen
Stoffwechsel- und Ernährungsstörungen	• gelegentlich: Elektrolytstörungen, Dyslipidämie, Appetitstörungen, Gewichtsveränderung • selten: Hämosiderose
Psychiatrische Erkrankungen	• gelegentlich: Angst und Stimmungsschwankungen • selten: Selbstmordversuch, Delirium, geistige Beeinträchtigung
Erkrankungen des Nervensystems	• häufig: Kopfschmerzen (einschließlich Migräne), sensorische Anomalien • gelegentlich: Periphere Neuropathien, Schwindel, Tremor • selten: Krampfanfall, Entzündung der Hirnnerven, Koordinations- oder Gleichgewichtsstörungen
Augenerkrankungen	• gelegentlich: Sehstörung (einschließlich verschlechtertes Sehvermögen), Augen- und Augenlidentzündung, Störung der Tränensekretion
Erkrankungen des Ohrs und des Labyrinths	• gelegentlich: Vertigo • selten: Tinnitus
Herzerkrankungen	• gelegentlich: Kardiomyopathien (einschließlich Herzinsuffizienz), ischämische koronare Herzkrankheiten, Arrhythmien (einschließlich Vorhofflimmern), Palpitationen • selten: Perikarditis, atrioventrikulärer Block

30.16 Biologika: Inhibitoren von humanem Tumor-Nekrose-Faktor (TNF)

Gefäßerkrankungen	• häufig: Arterielle Hypertonie • gelegentlich: Hämorrhagie oder Blutung (beliebige Lokalisation), Hyperkoagulabilität (einschließlich Thrombophlebitis, Lungenembolie), Synkope, Ödeme (einschließlich periphere, faziale), Ekchymose (einschließlich Hämatome, Petechien) • selten: Zerebrovaskulärer Insult, Arteriosklerose, Raynaud-Phänomen, Livedo reticularis, Teleangiektasie
Erkrankungen der Atemwege, des Brustraums und Mediastinums	• gelegentlich: Asthma und verwandte Symptome, Pleuraerguss und Symptome, Atemwegsobstruktion und -entzündung, Husten • selten: Interstitielle Lungenerkrankung, interstitielle Pneumonie
Erkrankungen des Gastrointestinaltrakts	• gelegentlich: Aszites, gastrointestinales Geschwür bzw. Perforation, Entzündung des Gastrointestinaltrakts (beliebige Lokalisation), Stomatitis, Dyspepsie, aufgetriebenes Abdomen, Trockenheit im Mund-Rachen-Raum • selten: Odynophagie, Hypermotilität
Leber- und Gallenerkrankungen	• häufig: Hepatitis (einschließlich erhöhte Leberenzyme) • gelegentlich: Hepatopathie (einschl. Zirrhose), Cholestase, erhöhte Bilirubinwerte im Blut • selten: Cholelithiasis
Erkrankungen der Haut und des Unterhautzellgewebes	• häufig: Ausschlag • gelegentlich: Alopezie, Neuauftreten oder Verschlechterung einer Psoriasis (einschließlich palmoplantare pustuläre Psoriasis) und verwandte Erkrankungen, Dermatitis und Ekzeme, Erkrankungen der Schweißdrüsen, Hautulzera, Photosensitivität, Akne, Hautdiskoloration, trockene Haut, Nagel- und Nagelbettstörungen • selten: Hautexfoliation und -desquamation, bullöse Erkrankungen, Erkrankungen der Haarstruktur
Skelettmuskulatur-, Bindegewebs- und Knochenerkrankungen	• gelegentlich: Erkrankungen der Muskulatur, Kreatinphosphokinase im Blut erhöht
Erkrankungen der Nieren und Harnwege	• gelegentlich: Nierenfunktionsstörungen, Hämaturie • selten: Nephropathie (einschließlich Nephritis)
Erkrankungen der Geschlechtsorgane und der Brustdrüse	• gelegentlich: Menstruationszyklusstörungen und Metrorrhagien (einschließlich Amenorrhö), Erkrankungen der Brust • selten: Sexuelle Funktionsstörung
Allgemeine Erkrankungen und Beschwerden am Verabreichungsort	• häufig: Fieber, Schmerz (beliebige Lokalisation), Asthenie, Pruritus (beliebige Lokalisation), Reaktionen an der Reaktionsstelle • gelegentlich: Schüttelfrost, grippeähnliche Erkrankung, veränderte Temperaturwahrnehmung, Nachtschweiß, Hautrötung mit Hitzegefühl • selten: Fistel (beliebige Lokalisation)
Untersuchungen	• gelegentlich: Erhöhte alkalische Phosphatasewerte im Blut, verlängerte Blutgerinnungszeit • selten: Erhöhte Harnsäurewerte im Blut
Verletzung, Vergiftung und durch Eingriffe bedingte Komplikationen	• gelegentlich: Hautverletzungen, Wundheilungsstörung

häufig > 1/100, < 1/10
gelegentlich > 1/1000, < 1/100
selten > 1/10 000, < 1/1000

▶ Die Hinweise zu Reaktionen an der Einstichstelle, Bildung von Autoantikörpern, Tuberkulose-Reaktivierungen und Malignomen für die älteren TNF-Inhibitoren gelten wahrscheinlich genauso für Certolizumab.
▶ **Therapieüberwachung:** Über die klinische Überwachung hinaus werden keine speziellen Untersuchungen empfohlen.

Tab. 30.27 • **Nebenwirkungen bei der Therapie mit Anakinra**

Haut und Subkutangewebe	• sehr häufig: Reaktion an der Einstichstelle
Nervensystem	• sehr häufig: Kopfschmerzen
Blut- und Lymphsystem	• häufig: Neutropenie
Infektionen und Infestationen	• schwerwiegende Infektionen, die eine stationäre Aufnahme erfordern

sehr häufig > 10 / 100
häufig > 1 / 100, < 1 / 10
gelegentlich > 1 / 1000, < 1 / 100
selten > 1 / 10 000, < 1 / 1000
sehr selten < 1 / 10 000, einschließlich Einzelfallberichte

30.17 Biologika: Interleukin-1-Rezeptor-Antagonist

Anakinra (Kineret)

- **Wirkmechanismus:** Interleukin-1 (IL-1) spielt wie TNF in der akuten und chronischen Entzündungsreaktion eine Schlüsselrolle. Im Tiermodell wurde gezeigt, dass insbesondere Knorpel- und Knochendegradation bei der Gelenkentzündung entscheidend durch IL-1 reguliert werden. Der Interleukin-1-Rezeptorantagonist (IL-1-ra) ist ein kompetitiver Antagonist.
- Anakinra ist der einzige für die Therapie der RA zugelassene Inhibitor der Wirkung von Interleukin-1.
- **Studienergebnisse:**
  - Der Anteil an RA-Patienten, der in den Zulassungsstudien für Anakinra mit einer deutlichen Reduktion der Arthritissymptome ansprach, liegt deutlich niedriger als bei den TNF-Antagonisten.
  - Für Anakinra existieren Daten von radiologischen Untersuchungen, die eine Verlangsamung der Progression der Gelenkdestruktion zeigen.
- **Indikationen:** Rheumatoide Arthritis.
- **Bemerkung:** Außerhalb der Zulassung gibt es positive Berichte über den Einsatz bei M. Still, Fiebersyndromen und Arthritis urica.
- **Kontraindikationen und Warnhinweise:**
  - Überempfindlichkeitsreaktionen auf Anakinra.
  - Akute oder chronische Infektionen.
  - Neutropenie.
  - Lebendimpfungen.
  - Schwere Niereninsuffizienz.
  - Gravidität.
- **Dosierung:** 100 mg s. c. 1 × täglich.
- **Nebenwirkungen:** Siehe Tab. 30.27.
- Irritationen an der Einstichstelle mit Rötung, Entzündung und Schmerzen meist zu Anfang der Therapie wird von der Mehrheit der Patienten berichtet. 95 % der Reaktionen werden als leicht bis mäßig bezeichnet.
- Eine Neutropenie < 1500 / µl wurde bei 2,4 % der Patienten beobachtet.
- Eine Kombination von Anakinra mit TNF-Inhibitoren sollte aus Gründen der Zunahme einer Infektionsgefahr nicht erfolgen.
- **Therapieüberwachung:** Über die klinische Überwachung hinaus werden keine speziellen Untersuchungen empfohlen.

30.18 Biologika: CTLA-4 Ig (Abatacept)

Abatacept (Orencia)

- **Wirkmechanismus:** Abatacept ist ein Fusionsprotein aus humanem Immunglobulin und der extrazellulären Domäne von CTLA-4. CTLA-4 Ig bindet an die Rezeptoren von CTLA-4 (CD 80 und CD 86) auf antigenpräsentierenden Zellen. CD 80 und CD 86 binden physiologisch neben CTLA-4 auch an CD 28. Durch CTLA-4 Ig wird diese Bindung an CD 28 verhindert. Die Interaktion von CD 28 auf T-Zellen mit CD 80 und CD 86 auf antigenpräsentierenden Zellen ist notwendig, um eine T-Zelle zu aktivieren. CTLA-4 Ig verhindert damit die Aktivierung von T-Zellen. Immunologisch wird die Interaktion zwischen dem T-Zell-Rezeptor und dem Antigen/MHC-Komplex auf antigenpräsentierenden Zellen als „Stimulation", die Interaktion zwischen CD 80/CD 86 und CD 28 als „Kostimulation" bezeichnet. Deshalb wird die Wirkweise von CTLA-4 Ig auch als Inhibition der Kostimulation bezeichnet, auch wenn durch die Substanz funktionell eine Inhibition der T-Zell-Stimulation erzielt wird.

- ▶ **Studienergebnisse:**
  - Der Anteil an RA-Patienten, der in den Zulassungsstudien für Abatacept mit einer deutlichen Reduktion der Arthritissymptome ansprach, ist ähnlich dem von TNF-Antagonisten.
  - Für Abatacept existieren Daten von radiologischen Untersuchungen, die eine Verlangsamung der Progression der Gelenkdestruktion zeigen.
- ▶ **Indikationen:** Rheumatoide Arthritis nach ungenügendem Ansprechen auf DMARDs einschließlich Methotrexat oder einem TNF-Inhibitor, juvenile idiopathische Arthritis.
- ▶ **Kontraindikationen und Warnhinweise:**
  - Überempfindlichkeit gegenüber dem Wirkstoff.
  - Akute oder chronische Infektionen.
  - Gravidität.
- ▶ **Dosierung:** Ca. 10 mg pro kg Körpergewicht (Dosierungsschema Tab. 30.28) zu Woche 0, 2 und dann alle 4 Wochen als Kurzinfusion über 30 Minuten.
- ▶ **Nebenwirkungen:** siehe Tab. 30.29.
- ▶ **Therapieüberwachung:** Über die klinische Überwachung hinaus werden keine speziellen Untersuchungen empfohlen.

Tab. 30.28 • Dosierungsschema Abatacept

Körpergewicht des Patienten	Dosis (Anzahl der Durchstechflaschen)
< 60 kg	500 mg (2)
≥ 60 bis ≤ 100 kg	750 mg (3)
> 100 kg	1000 mg (4)

Tab. 30.29 • Nebenwirkungen bei der Therapie mit Abatacept

Untersuchungen	• häufig: Erhöhter Blutdruck, auffällige Leberwerte (einschließlich erhöhter Transaminasen) • gelegentlich: Erniedrigter Blutdruck, Gewichtszunahme
Herzerkrankungen	• gelegentlich: Tachykardie, Bradykardie, Herzklopfen
Blut- und Lymphsystem	• gelegentlich: Thrombozytopenie, Leukopenie
Erkrankungen des Nervensystems	• sehr häufig: Kopfschmerzen
Augenerkrankungen	• gelegentlich: Konjunktivitis, reduzierte Sehschärfe
HNO	• gelegentlich: Vertigo
Atemwege	• häufig: Husten
Erkrankungen des Gastrointestinaltrakts	• häufig: Abdominalschmerzen, Diarrhöe, Übelkeit, Dyspepsie • gelegentlich: Gastritis, aphthöse Stomatitis
Erkrankungen der Haut und des Unterhautzellgewebes	• häufig: Hautausschlag • gelegentlich: Blutergüsse, trockene Haut, Alopezie
Infektionen	• häufig: Infektion der unteren Atemwege (einschließlich Bronchitis), Harnwegsinfekt, Herpes-simplex, Infektion der oberen Atemwege (einschließlich Tracheitis, Nasopharyngitis) • gelegentlich: Zahninfektion, infektiöses Exanthem, Onychomykose

Gutartige, bösartige und unspezifische Neubildungen	• gelegentlich: Basalzellkarzinom
Gefäßerkrankungen	• häufig: Hypertonie, Flushing • gelegentlich: Hypotonie, Hitzewallungen
Allgemeine Erkrankungen	• häufig: Fatigue, Asthenie • gelegentlich: Grippeähnliche Beschwerden
Erkrankungen der Geschlechtsorgane	• gelegentlich: Amenorrhoe
Psychiatrische Erkrankungen	• gelegentlich: Depression, Angstgefühl

sehr häufig > 10 / 100
häufig > 1 / 100, < 1 / 10
gelegentlich > 1 / 1000, < 1 / 100

30.19 Biologika: Anti-CD 20

Rituximab (MabThera)

▶ **Wirkmechanismus:** Rituximab ist ein chimärer monoklonaler Antikörper gegen CD 20. Nach Bindung an CD 20, welches ausschließlich auf Zellen der B-Zell-Reihe exprimiert wird, werden die opsonisierten Zellen lysiert.
▶ **Studienergebnisse:**
  • Der Anteil an RA-Patienten, der in den Zulassungsstudien für Rituximab mit einer deutlichen Reduktion der Arthritissymptome ansprach, ist ähnlich den TNF-Antagonisten.
  • Rituximab in Kombination mit Methotrexat verlangsamt die radiologische Progression.
  • Zwei Studien bei Patienten mit SLE haben die primären Endpunkte nicht erreicht. Eine große Anzahl von Fallberichten und Fallserien beschreibt allerdings eine teilweise sehr gute Wirksamkeit in dieser Indikation.
▶ **Indikationen:** Rheumatoide Arthritis nach ungenügendem Ansprechen auf einen oder mehrere TNF-Inhibitoren in Kombination mit Methotrexat. Für die Granulomatose mit Polyangiitis (M. Wegener) und die Mikroskopische Polyangiitis gibt es eine Zulassung der FDA.
▶ **Kontraindikationen und Warnhinweise:**
  • Überempfindlichkeit gegenüber dem Wirkstoff.
  • Akute oder chronische Infektionen.
  • Patienten mit stark geschwächter Immunabwehr.
  • Schwere Herzinsuffizienz (NYHA IV) oder schwere, unkontrollierte Herzerkrankungen.
  • Gravidität.
▶ **Dosierung (bei rheumatoider Arthritis):** Zwei Infusionen zu 1000 mg im Abstand von 2 Wochen. Nach 24 Wochen kann bei noch oder wieder bestehender Erkrankungsaktivität ein erneuter Zyklus gegeben werden. Bei Beschwerdefreiheit kann dieser verzögert werden.
▶ **Anwendungshinweis:** Vor jeder Infusion sollte eine Prämediaktion mit einem Antihistaminikum und einem Antipyretikum sowie 100 mg Methylprednisolon erfolgen. Die Infusionsgeschwindigkeit wird bei der Erstinfusion mit 50 ml / h begonnen und langsam gesteigert (Einzelheiten siehe Fachinformation).
▶ **Nebenwirkungen:** Siehe Tab. 30.30.
▶ Eine im rheumatologischen Patientengut sehr seltene (etwa 1:20 000), aber gravierende Nebenwirkung ist die meist letal verlaufende progressive multifokale Leukenzephalopathie (PML).
▶ **Therapieüberwachung:** Über die klinische Überwachung hinaus werden keine speziellen Untersuchungen empfohlen. Laut Zulassung sollen Patienten, die mit Rituximab behandelt werden, einen Patientenpass erhalten.

Tab. 30.30 • **Nebenwirkungen bei der Therapie mit Rituximab**

Infektionen und parasitäre Erkrankungen	• sehr häufig: Infektionen der oberen Atemwege, Harnwegsinfektionen • häufig: Bronchitis, Sinusitis, Gastroenteritis, Tinea pedis • sehr selten: PML, Hepatitis-B-Reaktivierung
Erkrankungen des Blutes und des Lymphsystems	• sehr selten: Serumkrankheit-ähnliche Reaktion
Erkrankungen des Immunsystems allgemeine Beschwerden am Verabreichungsort	• sehr häufig: Infusionsbedingte Reaktionen (Hypertonie, Übelkeit, Hautausschlag, Fieber, Juckreiz, Urtikaria, Rachenreizung, Hitzewallung, Hypotonie, Rhinits, Rigor, Tachykardie, Müdigkeit, oropharyngeale Schmerzen, peripheres Ödem, Erythem) • gelegentlich: Infusionsbedingte Reaktionen (generalisiertes Ödem, Bronchospasmus, pfeifende Atmung, Kehlkopfödem, angioneurotisches Ödem, generalisierter Juckreiz, Anaphylaxie, anaphylaktoide Reaktion)
Stoffwechsel- und Ernährungsstörungen	• häufig: Hypercholesterinämie
Erkrankungen des Nervensystems	• sehr häufig: Kopfschmerzen • häufig: Parästhesie, Migräne, Schwindel, Ischialgie
Erkrankungen der Haut und des Unterhautzellgewebes	• häufig: Alopezie
Psychiatrische Erkrankungen	• häufig: Depression, Angst
Erkrankungen des Gastrointestinaltrakts	• häufig: Dyspepsie, Diarrhö, gastroösophagealer Reflux, Ulzerationen im Mund, Oberbauchschmerzen
Skelettmuskulatur-, Bindegewebs- und Knochenerkrankungen	• häufig: Arthralgie / Schmerzen der Skelettmuskulatur, Osteoarthritis, Bursitis

sehr häufig > 10 / 100
häufig > 1 / 100, < 1 / 10
gelegentlich > 1 / 1000, < 1 / 100
sehr selten < 1 / 10 000, einschließlich Einzelfallberichte

30.20 Biologika: Anti-IL-6-Rezeptor

Tocilizumab (RoActemra)

▶ **Wirkmechanismus:** Interleukin-6 ist, ähnlich wie TNF, ein proinflammatorisches Zytokin, das bei Patienten mit RA erhöht ist. Tocilizumab ist ein humanisierter monoklonaler Antikörper gegen den Interleukin-6 Rezeptor und inhibiert durch Bindung an den Rezeptor die IL-6-Wirkung.

▶ **Studienergebnisse:**
- Der Anteil an RA-Patienten, der in den Zulassungsstudien für Tocilizumab mit einer deutlichen Reduktion der Arthritissymptome ansprach, ist ähnlich den TNF-Antagonisten.
- Tocilizumab verlangsamt die radiologische Progression.
- Für die Tocilizumab-Monotherapie wurde in einer Studie bei Patienten mit früher, Methotrexat-naiver RA eine signifikante Überlegenheit gegenüber der Methotrexat-Monotherapie gezeigt.

▶ **Indikationen:** Rheumatoide Arthritis nach ungenügendem Ansprechen auf einen oder mehrere DMARDs oder TNF-Inhibitoren in Kombination mit Methotrexat. Bei Unverträglichkeit von oder Kontraindikationen gegen Methotrexat ist die Monotherapie möglich. Juvenile idiopathische Arthritis.

▶ **Kontraindikationen und Warnhinweise:**
- Überempfindlichkeit gegenüber dem Wirkstoff.
- Akute oder chronische Infektionen.
- Gravidität.
- Vorsicht bei Patienten mit bekannter Divertikulitis, mit Leberfunktionsstörungen und mit ausgeprägter Leukopenie.

- ▶ **Anwendungshinweis**: Durch die Inhibition von IL-6 wird in der Leber die Produktion von CRP und anderer Akut-Phase-Proteine unterdrückt. Im Fall einer interkurrenten Infektion muss daher damit gerechnet werden, dass kein adäquater CRP-Anstieg eintritt (Ausgabe eines Patientenpasses!).
- ▶ **Dosierung**: 8 mg pro kg Körpergewicht als Kurzinfusion über 1 Stunde alle 4 Wochen. Die Zieldosis kann aus Packungsgrößen zu 400 mg, 200 mg und 80 mg zusammengestellt werden.
- ▶ **Nebenwirkungen:** Siehe Tab. 30.31.

Tab. 30.31 • **Nebenwirkungen bei der Therapie mit Tocilizumab**

Infektionen und parasitäre Erkrankungen	• sehr häufig: Infektionen des oberen Respirationstrakts • häufig: Zellulitis, Pneumonie, oraler Herpes simplex, Herpes zoster • gelegentlich: Divertikulitis
Erkrankungen des Gastrointestinaltrakts	• häufig: Abdominale Schmerzen, Mundulzera, Gastritis • gelegentlich: Stomatitis, Magengeschwür
Erkrankungen der Haut und des Unterhautzellgewebes	• häufig: Exanthem, Pruritus, Urtikaria
Erkrankungen des Nervensystems	• häufig: Kopfschmerzen, Schwindel
Erkrankungen der Leber	• häufig: Erhöhung der Lebertransaminasen, Gewichtszunahme, Erhöhung des Gesamtbilirubins
Gefäßerkrankungen	• häufig: Hypertonie
Erkrankungen des Blutes und des Lymphsystems	• häufig: Leukopenie, Neutropenie
Stoffwechsel- und Ernährungsstörungen	• sehr häufig: Hypercholesterinämie • gelegentlich: Hypertriglyceridämie
Allgemeine Erkrankungen und Beschwerden am Verabreichungsort	• häufig: Peripheres Ödem, Überempfindlichkeitsreaktionen
Augenerkrankungen	• häufig: Konjunktivitis
Erkrankungen der Atemwege, des Brustraums und Mediastinums	• häufig: Husten, Dyspnoe
Erkrankungen der Nieren	• gelegentlich: Nephrolithiasis
Endokrine Erkrankungen	• gelegentlich: Hypothyroidismus

sehr häufig > 10/100
häufig > 1/100, < 1/10
gelegentlich > 1/1000, < 1/100

- ▶ Häufige Nebenwirkungen sind Anstiege der Transaminasen und Abfall von Neutrophilen und Thrombozyten. Zum Vorgehen bei entsprechenden Laborveränderungen gibt es detaillierte Hinweise in der Fachinformation.
- ▶ Häufig sind außerdem Cholesterinerhöhungen, die entsprechend den Empfehlungen der Fachgesellschaften (z. B. ATP-III-Richtlinie) behandelt werden sollten.
- ▶ **Therapieüberwachung:** Über die klinische Überwachung hinaus werden keine speziellen Untersuchungen empfohlen. Patienten, die mit Tocilizumab behandelt werden, sollten einen Patientenpass erhalten, der den Hinweis auf die Suppression des CRP enthält.

30.21 Biologika: Anti-BLyS

Belimumab (Benlysta)

- ▶ **Wirkmechanismus:** Belimumab ist ein humaner IgG1λ-Antikörper gegen den B-Zell-Wachstumsfaktor BLyS (*B lymphocyte stimulator*). Die Inhibition von BLyS stört die Reifung und das Wachstum von B-Zellen und kann zudem zur Apoptose von B-Zellen führen. Belimumab ist seit Juli 2011 für die Behandlung des SLE zugelassen und stellt damit das erste für den SLE neu zugelassene Medikament seit 50 Jahren dar.

- ▶ **Studienergebnisse:**
  - Belimumab führte bei SLE-Patienten mit hoher serologischer Aktivität in Kombination mit der Standardtherapie im Vergleich zur Kombination Placebo/Standardtherapie zu einer signifikanten Reduktion der Krankheitsaktivität, der Schübe und dem Glukokortikoidverbrauch.
  - Belimumab führte in den Studien zu einer Verbesserung der gesundheitsbezogenen Lebensqualität.
- ▶ **Indikationen:** Belimumab ist indiziert als Zusatztherapie bei erwachsenen Patienten mit aktivem, Autoantikörper-positivem SLE, die trotz Standardtherapie eine hohe Krankheitsaktivität (z.B. positiver Test auf anti-dsDNA-Antikörper und niedriges Komplement) aufweisen.
- ▶ **Kontraindikationen und Warnhinweise:**
  - Überempfindlichkeit gegenüber dem Wirkstoff.
  - Keine Daten liegen vor bei Patienten mit schwerem zerebralem SLE, schwerer aktiver Lupusnephritis, HIV, früherer oder aktueller Hepatitis B oder C, Hypogammaglobulinämie oder bei Patienten nach Organtransplantation. Bei diesen Patienten wird die Gabe von Belimumab nicht empfohlen.
  - Akute oder chronische Infektionen.
  - Gravidität, Kinderwunsch oder Stillzeit.
- ▶ **Dosierung:** 10 mg pro kg Körpergewicht als Kurzinfusion über 1 Stunde zu Woche 0, 2 und 4 und danach alle 4 Wochen. Wenn nach sechs Monaten kein Therapieerfolg erreicht werden konnte, sollte ein Abbruch der Behandlung erwogen werden.
- ▶ **Nebenwirkungen:** Siehe Tab. 30.32.
- ▶ **Therapieüberwachung:** Über die klinische Überwachung hinaus werden keine speziellen Untersuchungen empfohlen.

Tab. 30.32 • **Nebenwirkungen bei der Therapie mit Belimumab**

Infektionen und parasitäre Erkrankungen	• häufig: Bronchitis, virale Gastroenteritis, Zystitis, Pharyngitis, Nasopharyngitis
Erkrankungen des Gastrointestinaltrakts	• sehr häufig: Diarrhö, Übelkeit
Erkrankungen der Haut und des Unterhautzellgewebes	• gelegentlich: Urtikaria, Hautauschlag
Erkrankungen des Nervensystems	• häufig: Migräne
Erkrankungen des Blutes und des Lymphsystems	• häufig: Leukopenie
Erkrankungen des Immunsystems	• häufig: Überempfindlichkeitsreaktionen • gelegentlich: Anapylaktische Reaktion, Angioödem
Psychiatrische Erkrankungen	• häufig: Depression, Schlaflosigkeit
Allgemeine Erkrankungen und Beschwerden am Verabreichungsort	• häufig: Infusionsreaktionen, Fieber
Skelettmuskulatur-, Bindegewebs- und Knochenerkrankungen	• häufig: Schmerzen in den Extremitäten

sehr häufig > 10/100
häufig > 1/100, < 1/10
gelegentlich > 1/1000, < 1/100

30.22 Gichttherapeutika

Benzbromaron (Urikosurikum)

- ▶ **Wirkprinzip:** Hemmung der Harnsäurereabsorption im proximalen Tubulus, dadurch Senkung der Harnsäurespiegel und Mobilisierung der Harnsäuredepots.
- ▶ **Indikationen:**
  - Hyperurikämie (ab 8,5 mg/dl), sofern sie nicht diätetisch beherrschbar ist.
  - Gicht (S. 289), aber nicht im Anfall!

- **Kontraindikationen:**
  - Bei Überempfindlichkeit, auch gegenüber Bromid.
  - Bei Niereninsuffizienz und Steindiathese.
  - *Relativ* (strenge Indikationsstellung): Schwangerschaft und Stillzeit (keine ausreichenden Erfahrungen).
- **Dosierung:** 50–100 mg / d.
- **Nebenwirkungen:**
  - Initital Gefahr von Gichtanfällen und Nierensteinbildung.
  - Gelegentlich gastrointestinale Beschwerden, andere Nebenwirkungen sind selten (allergische Reaktionen).
- **Wechselwirkungen:** Abschwächung der urikosurischen Wirkung durch Salizylate; die Allopurinolwirkung ist vermindert.
- **Anwendungshinweise:**
  - Einschleichende Dosierung mit 50 mg / d.
  - Ausreichende Flüssigkeitszufuhr.
  - Alkalisierung des Urins (Ziel: pH 6,5–6,8) z. B. mit Uralyt-U.
  - Vorsicht bei sekundärer Hyperurikämie als Folge hämatologischer Erkrankungen und Niereninsuffizienz.

Probenecid (Urikosurikum)

- **Wirkprinzip und Indikationen** s. Benzbromaron (oben).
- **Kontraindikationen:** Eingeschränkte Anwendung bei Blutbildungsstörungen und anamnestischen Magen- und Darmulzera.
- **Dosierung:** Anfangs 2 × 250 mg / d, später 2 × 500 mg / d.
- **Nebenwirkungen:** Wie Brenzbromaron (oben), ferner gastrointestinale Beschwerden, Hauterscheinungen, selten Allergien und ZNS-Nebenwirkungen.
- **Wechselwirkungen:**
  - *Wirkungsabschwächung durch:* Salizylate und Diuretika.
  - *Wirkungsverstärkung von:* Rifampicin, Sulfonamiden, nicht steroidalen Antiphlogistika (S. 434), Methotrexat (S. 444), Penicilline, Cephalosporine.
- **Anwendungshinweise** s. Benzobromaron (oben).

Allopurinol (Urikostatikum)

- **Wirkprinzip:** Hemmung der Xanthinoxidase, dadurch wird die Harnsäuresynthese gehemmt und die metabolischen Vorstufen Hypoxanthin und Xanthin fallen vermehrt an.
- **Indikationen:**
  - Prävention und Therapie der Gicht (S. 289), insbesondere bei gleichzeitiger Uratnephropathie und Uratsteinnephrolithias.
  - Diätetisch therapieresistente Hyperurikämie > 8,5 mg / 100 ml.
  - Hyperurikämie infolge Tumortherapie.
- **Kontraindikationen:**
  - Überempfindlichkeit gegenüber der Substanz (in ca. 2 %).
  - *Relativ* (strenge Indikationsstellung): Schwangerschaft und Stillzeit (sichere Schädigungen sind nicht bekannt).
- **Dosierung:**
  - 100–300 mg / d, passager bis 600 mg / d möglich.
  - *Bei Niereninsuffizienz:* Dosisreduktion je nach Kreatinin-Clearance.
  - *Bei Kindern unter 15 Jahren:* 10–20 mg / kg KG / d.
- **Nebenwirkungen:**
  - Am Behandlungsbeginn u. U. Gichtanfall.
  - Gelegentlich: Gastrointestinale Beschwerden und Hauterscheinungen.
  - Selten: Vaskulitis, ZNS-Nebenwirkungen, Blutbild- und Leberveränderungen, Lyell-Syndrome, Knochenmarkdepression.
  - In Einzelfällen: Überempfindlichkeitsreaktion mit Fieber, Schüttelfrost, Gelenkschmerzen (eine Nebenwirkung, die häufig fehlgedeutet wird).
- **Wechselwirkungen:**
  - ❐ *Wichtig:* Eine gleichzeitige Verabreichung von Mercaptopurin oder Azathioprin ist streng kontraindiziert.

- *Wirkungsverstärkung von:* Cumarin-Antikoagulanzien, Salizylaten, des Antidiabetikums Chlorpropamid.
- *Wirkungsverminderung des Allopurinols durch:* Probenecid, Brenzbromaron (s. o.), Thiazid-Diuretika.

▶ **Anwendungshinweise:**
- *Kombination mit Brenzbromaron:* In besonderen Fällen können beide Medikamente kombiniert verabreicht werden; die Wirkung von Allopurinol wird aber abgeschwächt.
- *Gichtfälle unter der Therapie:* Nach Einleitung der Allopurinoltherapie kann es im ersten halben Jahr noch zu Gichtanfällen kommen. Daher wird eine Prophylaxe mit Colchicin 1–2 × 0,5 mg / d oder NSAR für 6 Monate empfohlen. Patienten, die später angeben, unter Allopurinoltherapie Gichtanfälle zu bemerken, haben das Präparat fast immer nicht kontinuierlich eingenommen!

Febuxostat (Urikostatikum)

▶ **Wirkprinzip:** Febuxostat hemmt wie Allopurinol die Xanthinoxidase, hat aber selbst keine Purinstuktur (dahe Gabe bei Allopurinol-Überempfindlichkeit möglich).
▶ **Indikationen:** Siehe Allopurinol.
▶ **Kontraindikationen:** Höhergradige Niereninsuffizienz (< 30 ml / min), höhergradige Leberinsuffizienz (Child C), Schwangerschaft und Stillzeit, Therapie mit Azathioprin oder Mercaptopurin.
▶ *Beachte:* Bis zum Vorliegen umfangreicherer Daten bei kardiovaskulären Risikopatienten wird die Verordnung von Febuxostat bei koronarer Herzerkrankung oder dekompensierter Herzinsuffizienz nicht empfohlen.
▶ **Dosierung:** 80 mg/d, bei Nichterreichen des Therapieziels Steigerung auf 129 mg/d.
▶ **Nebenwirkungen:** Überempfindlichkeitsreaktionen, reversible Leberwerterhöhungen, Übelkeit, Durchfall, Kopfschmerzen.
▶ **Anwendungshinweise:** Nach Einleitung einer Febuxostattherapie kann es im ersten halben Jahr gehäuft zu Gichtanfällen kommen. Daher wird eine Prohylaxe mit Colchicin 1–2 × 0,5 mg / d oder NSAR empfohlen.

30.23 Chondroprotektiva

Grundlagen

▶ **Allgemein:** Der Wunsch, durch direkten Eingriff in den Chondrozytenstoffwechsel den Knorpelabbau bei Arthrosen und damit deren Progredienz zu hemmen, ist zurzeit noch nicht erfüllbar. In tierexperimentellen Arthrosemodellen haben jedoch einige Substanzen hemmende Wirkung auf den proteolytischen Knorpelabbau und / oder einen stimulierenden Effekt auf den „Matrix-Repair" gezeigt.
▶ **Einteilung der Arthrosetherapeutika nach Lequèsne:**
- Analgetika (S. 487) und nicht steroidale Antiphlogistika (S. 434).
- Symptomatische langsam wirkende Medikamente (symptomatic slow acting drugs for osteoarthritis [SYSADOA]) s. u.
- Chondroprotektive oder tatsächlich krankheitsmodifizierende Substanzen (structure and disease modifying anti-OA-drug [S / DMOAD]) sind bisher noch nicht verfügbar.

Substanzen und Indikationen

▶ **D-Glucosaminsulfat (Dona 200-S):** Die Substanz ist als orale Therapie zur Funktionsverbesserung und Schmerzlinderung bei leichter bis mittelschwerer Gonarthrose zugelassen. In einzelnen Studien wurde eine schmerzlindernde Wirkung nachgewiesen.
▶ **Oxaceprol (AHP 200):** Die Substanz ist für degenerative Gelenkerkrankungen in schmerzhaften oder entzündlichen Stadien zugelassen.
▶ **Ademetionin (Gumbaral):** Die Substanz ist für entzündlich aktivierte degenerative Gelenkerkrankungen zugelassen (wohl aufgrund milder antiphlogistischer Wirkungen).

- **Chondroitinsulfat:** Physiologischer Knorpelbestandteil mit im Tierexperiment nachgewiesener knorpelabbauhemmender Wirkung, offenbar mit zusätzlichen entzündungshemmenden Wirkungen. In klinischen Einzelstudien wurde eine hemmende Wirkung auf sich entwickelnde erosive Veränderungen bei Fingerpolyarthrose nachgewiesen. In Deutschland z. Zt. noch nicht zugelassen.
- **Injizierbare Hyaluronsäure-Präparate:** Ein therapeutischer Effekt ist in einzelnen Studien nachgewiesen, in anderen Studien war das Ergebnis negativ. Die unterschiedliche Wirkung ist wahrscheinlich durch ganz verschiedene Präparationen bedingt. Ein therapeutischer Effekt im Sinne einer „Viscosupplementation" ist unter physiologischen Gesichtspunkten zu erwarten. In Deutschland ist das Präparat Hyalart für Schmerzen und gestörte Gelenkfunktion bei Gonarthrose zugelassen.
- **Nicht steroidale Antiphlogistika** (S. 434): Die Bekämpfung einer Entzündung bei einer aktivierten Arthrose ist in jedem Fall eine Form der Chondroprotektion; ob NSAR (wie in Tierversuchen nachgewiesen) bei Menschen auch eine echte Knorpelschädigung auszulösen vermögen, ist offen.

Fazit

- Die meisten der oben erwähnten Substanzen sind nach Lequèsne den „SYSADOA" zugeordnet (s. o.) und nicht der Gruppe der „DMOAD" („echte" Chondroprotektiva). Aufgrund tierexperimenteller und erster klinischer Studien ist es jedoch denkbar, dass sie chondroprotektive Eigenschaften haben.

30.24 i. v. Immunglobuline

Grundlagen

- **Gewinnung / Herstellung:** i. v. verabreichte Immunglobuline sind Immunglobulinpräparate aus gepooltem Plasma gesunder Spender (> 2000 bis 100 000 Spender pro Charge). Die Immunglobuline werden durch Alkoholfraktionierung gewonnen mit nachfolgenden weiteren Reinigungsschritten wie Sulfonierung, Ultrafiltration oder Ionenaustausch-Chromatografie sowie zusätzlichen Reinigungsschritten wie Inkubation in saurem Milieu, Pasteurisation oder Hydrolase-/Detergentien-Exposition.
- **Wirkmechanismus:** Der spezifische Wirkmechanismus bei Autoimmunerkrankungen ist letztlich nicht geklärt. Diskutiert werden verschiedene immunregulatorische Effekte, die bei unterschiedlichen Erkrankungen variieren könnten (Blockade von Fc-Rezeptoren, Verminderung von Immunkomplex-vermittelten Entzündungsreaktionen, antiidiotypische Wirkung, Aktivierung von regulatorischer T-Zellen u. a.)

Indikationen

- Zur Immunmodulation zugelassen bei idiopathischer thrombozytopenischer Purpura, Guillain-Barré-Syndrom und Kawasaki-Syndrom.
- Eine kontrollierte Studie existiert zur Wirksamkeit bei therapieresistenter aktiver Dermatomyositis.
- Bei anderen Autoimmunerkrankungen, z. B. SLE, gibt es nur kleine offene Studien bzw. Einzelfallberichte.

Kontraindikationen

- Überempfindlichkeit gegen Immunglobuline oder andere Inhaltsstoffe.
- Selektiver IgA-Mangel.
- Strenge Indikationsstellung bei Schwangerschaft, Stillzeit, Thrombose, Hyperviskosität, Nierenerkrankungen, nephrotoxischer Begleitmedikation, Hypovolämie.

Dosierung

- In der kontrollierten Studie bei Dermatomyositis 2 g / kg KG 1×/Monat für 3 Monate.
- Dosisfindungsstudien und Studien, die ein optimales Intervall zwischen zwei Infusionszyklen definieren, fehlen bislang. Untersuchungen zur Festlegung einer optimalen Therapiedauer wurden bislang nicht durchgeführt.

Nebenwirkungen

- **Anaphylaxie:** Cave bei Patienten mit selektivem IgA-Mangel.
- **Akutes Nierenversagen:** Vor allem bei Verwendung Saccharose-haltiger Präparate.
- **Hämolytische Anämie.**
- **Aseptische Meningitis.**
- **Thromboembolische Ereignisse.**
- **Infektrisiko:** Bei Produkten, die nach oben beschriebenen Reinigungsstandards hergestellt sind, wurden keine Infektionen mit Hepatitis B, C oder HIV berichtet. Eine Übertragung von anderen infektiösen Erkrankungen (z. B. Creutzfeldt-Jacob-Erkrankung) ist prinzipiell nicht auszuschließen, entsprechende Fälle wurden bislang aber nicht berichtet.

Wechselwirkungen

- Herabsetzung des Impferfolgs mit attenuierten Lebendimpfstoffen.
- Erschwerung der Beurteilung serologischer Testergebnisse.

Anwendungshinweise

- Für die Polymyositis fehlen kontrollierte Studien ebenso wie für die Myositiden im Kindesalter, wenn auch aus offenen Studien überwiegend positive Ergebnisse berichtet wurden.
- Keine Wirksamkeit bei Einschlusskörperchenmyositis.
- Es gibt keine Vergleiche zwischen verschiedenen i. v. Immunglobulin-Präparaten. Es ist von einer ähnlichen Wirksamkeit der verschiedenen zur Verfügung stehenden Produkte auszugehen.

30.25 Analgetika, Muskelrelaxanzien, Psychopharmaka

Grundlagen

- Substanzen dieser Pharmakagruppen haben in der Rheumatologie meist nur die Funktion einer Zusatztherapie. Es gibt aber auch Indikationen und Situationen, in denen primär Analgetika vor NSAR eingesetzt werden können, z. B. bei Arthrosen (S. 331), Fibromyalgie (S. 356) und anderen Formen des nicht entzündlichen Weichteilrheumatismus. Schließlich können sogar in Ausnahmefällen Morphinderivate notwendig werden.

Analgetika

- **Häufig eingesetzte Substanzen:** Paracetamol, Metamizol, Tramadol, Tilidin und Naloxon, Dextropropoxyphen.
- **Indikationen:**
  - Bei nicht ausreichender analgetischer Wirkung nicht steroidaler Antiphlogistika.
  - Lumboischialgien und radikuläre Ischiassyndrome.
  - Besonders schmerzhafte lokalisierte und generalisierte weichteilrheumatische Prozesse.
  - Frische osteoporotische Wirbelkörperkompressionen: Manchmal sind auch Morphinderivate notwendig.
  - Schmerzhafte Skeletterkrankungen.
  - In besonderen Situationen bei ankylosierender Spondylitis und rheumatoider Arthritis mit starker schmerzhafter Komponente (DD: psychogene Symptomatik).
- **Dosierung, Nebenwirkungen, Kontraindikationen:** Substanzspezifisch.

Muskelrelaxanzien

- **Häufig eingesetzte Substanzen:** Diazepam und Tetrazepam, Orphenadrin, Tolperison, Tizanidin (niedrig dosiert).
- **Indikationen:**
  - Therapieresistente lokalisierte weichteilrheumatische Prozesse.
  - Lumboischialgien und radikuläre Ischiassyndrome (vorteilhaft ist die Kombination mit einem Analgetikum).

- Primäre Fibromyalgie: Hier sind Muskelrelaxanzien aber oft nicht wirksam; eine echte (elektrisch aktive) Muskelverspannung als Schmerzursache ist nicht eindeutig nachgewiesen.
▶ **Dosierung, Nebenwirkungen und Kontraindikationen:** Besonders häufig werden Diazepam (3 × 2 mg / d, gegebenenfalls passager 10–15 mg / d) und Tetrazepam (initial 50 mg, dann vorsichtige Dosiserhöhung) eingesetzt .
◘ *Cave:* Gewöhnungseffekte, Abhängigkeit, hohes Alter.
▶ **Anmerkung:** Physikalisch-therapeutische Verfahren (Wärme, detonisierende Massagen, Entspannungsübungen etc.) sind oft besser wirksam als Medikamente.

Psychopharmaka

▶ **Voraussetzungen zum Einsatz:**
- Sorgfältige Analyse von Ursachen, Auslösemechanismen und Form einer eventuell vorliegenden psychischen Störung. Häufig ist eine psychosomatische oder psychiatrische Analyse erforderlich.
- Abwägung, welche der drei Hauptgruppen von Psychopharmaka (Tranquilizer, Antidepressiva oder Neuroleptika) zum Einsatz kommen sollen.

▶ **Indikationen für Antidepressiva:**
- Reaktive Depressionen als Folge einer belastenden rheumatischen Grunderkrankung.
- Depressive Verstimmungen und Depressionen als Ursachen rheumatischer Syndrome oder als eigenständige Erkrankung.

▶ **Indikationen für Tranquilizer:**
- Lokalisierte und generalisierte Tendomyosen mit psychosomatischem Hintergrund.
- Persistierende Lumboischialgien nach Bandscheibenoperationen ohne fassbare morphologische Ursache.
- Therapieresistente Insertionstendopathien (z. B. Epicondylopathia humeri) mit psychosomatischem Hintergrund.

▶ **Indikationen für Neuroleptika:**
- Zur Schmerzbehandlung, z. B. in Kombination mit Antidepressiva,
- Psychosomatische Störungen als Ursache oder Folge rheumatischer Erkrankungen, die von Angst, Erregung, Schlafstörungen und Spannung begleitet sind, insbesondere beim Weichteilrheumatismus.

▶ **Anwendunghinweise:**
- Alle Psychopharmaka sollten so niedrig wie möglich dosiert und nur so lange wie nötig angewendet werden.
- Eine begleitende Psychotherapie, Verhaltenstherapie oder autogenes Training sind meist ebenso wichtig wie die Pharmakotherapie.
- Psychopharmaka ersetzen nicht die menschliche Zuwendung (ohne Zeitdruck) des behandelnden Arztes.
- Der Circulus vitiosus Schmerz – Angst – Depression ist häufig nur mit Psychopharmaka zu durchbrechen.
- In der Rheumatologie wird besonders häufig Amitryptilin eingesetzt (in Studien erprobt).
- Bei dem Einsatz von Antidepressiva muss zwischen solchen mit und ohne sedierende Komponente unterschieden werden. Die Vielfalt der Mittel und die Gestaltung einer möglichst individuellen Therapie erfordern oft die interdisziplinäre Zusammenarbeit besonders mit dem Psychiater.

◘ *Cave:* Bei Benzodiazepinen besteht Abhängigkeitsgefahr, daher möglichst keine Dauertherapie.

31 Extrakorporale Therapien und Stammzelltherapie

31.1 Extrakorporale Therapieverfahren

Methoden

▶ **Hauptwirkung der Verfahren:**
- Entzündungsvermittelnde Moleküle und / oder pathogene Antigene werden aus der Zirkulation und mittelbar aus den Geweben entfernt. Darüber hinaus gibt es unbewiesene Spekulationen zu immunmodulierenden zellulären Effekten, etwa über Apoptoseinduktion oder Differenzierungssignale.
- Begleitend erfolgt immer eine Immunsuppression mit hochdosierten Steroiden (250–500 mg Prednisolon / d) zur Verhinderung der Nachproduktion der entfernten Mediatoren.

▶ **Prinzip der Therapie:**
- *Allgemeiner erster Schritt:* Primäre Trennung von Blutzellen und Plasma über Zentrifugation oder Filtration des antikoagulierten Vollblutes im Extrakorporalkreislauf.
- *Zweiter Schritt:* Plasmaprozessierung je nach Methode (bisher ist keine Überlegenheit einzelner Verfahren erkennbar):
  - Therapeutischer Plasmaaustausch (unspezifisches Verfahren): Das separierte Plasma wird verworfen und isovolumetrisch durch eine Eiweißlösung (Substituat), z. B. Humanalbuminlösung, entsprechend dem onkotischen Druck (meist 5 %ig), oder Fresh Frozen Plasma (FFP), ersetzt. Im allgemeinen Sprachgebrauch auch als „Plasmaseparation" bezeichnet (nicht ganz korrekt).
  - Kaskadenfiltration (semiselektives Verfahren): Das separierte Plasma wird sequenziell durch Filter unterschiedlicher Porengröße geleitet. Elimination von Filtratfraktionen mit einem definierten Molekülgrößenbereich.
  - Immunadsorption (selektives oder spezifisches Verfahren): Das separierte Plasma wird über sogenannte Adsorber geleitet, die bestimmte Plasmamoleküle, meist zirkulierende Immunkomplexe (CIC) und Immunglobuline (Ig), binden. Danach Rückgabe des so depletierten Plasmas und der korpuskulären Bestandteile. Ein Substitut und somit Fremdeiweiß ist nicht erforderlich.

Risiken der Therapie

▶ **Die Häufigkeit schwerer Komplikationen** liegt bei erfahrenen Anwendern deutlich unter 1 %.

▶ **Risiken:**
- Anaphylaktische Reaktionen gegen Fremdeiweiß und Störungen des Gerinnungssystems (Blutungen und Thrombosen) bei unselektiven Methoden → durch den Einsatz der Immunadsorption praktisch vermeidbar.
- Infektionsrisiko mit HIV und Hepatitis bei Verwendung von Spenderplasma.
- Kreislaufreaktionen durch Verschiebungen im Intravasalvolumen (onkotisches Gleichgewicht!).
- Nebenwirkungen der Antikoagulation oder Punktionsprobleme treten in < 10 % der Behandlungen auf und sind in der Regel gut beherrschbar.

Indikationen

▶ **Als gesicherte Indikationen gelten heute allgemein:**
- Hyperviskositätssyndrom.
- Hemmkörperhämophilie.
- Thrombotisch-thrombozytopenische Purpura / hämolytisch-urämisches Syndrom (M. Moschkowitz).
- Thyreotoxische Krise.
- Maligner Exophthalmus.
- Myasthenia gravis.
- Goodpasture-Syndrom.
- Akute humorale Abstoßungskrise.

- Autoimmunopathien: Individuell als zusätzliches Therapieelement, wenn konservative Ansätze versagen oder zur Einsparung zytotoxischer Medikamente.
- In einer prospektiven, randomisierten, multizentrischen Studie bei Patienten mit aktiver, therapierefraktärer RA wurde die Wirksamkeit einer Protein-A-Immunadsorption (Prosorba) gegenüber den Kontrollpatienten („Scheinapherese") nachgewiesen. Daher ist in ausgewählten, therapierefraktären Fällen ein Versuch mit diesem Therapieansatz gerechtfertigt.

❏ *Hinweis:* Beim systemischen Lupus erythematodes haben sich keine Vorteile bei der Anwendung extrakorporaler Verfahren zusätzlich zu maximaler konservativer Therapie gezeigt.

Hinweise zum praktischen Vorgehen

▶ **Unselektive Verfahren:**
- Bei Behandlung eines Plasmavolumens Depletion aller Moleküle um etwa 60–70 % bezüglich des Ausgangswertes.
- Es wird ein Ungleichgewicht von Funktionsproteinen (insbesondere der Gerinnungsfaktoren) erzeugt, deren Resynthese in der Leber bis zu 48 Stunden dauert. Deshalb Durchführung im zweitägigen Rhythmus mit insgesamt 4–6 Behandlungen. Hierdurch kann eine kumulative Depletion der Zielmoleküle von über 95 % erreicht werden.

▶ **Immunadsorptionen:** Diese können theoretisch unbegrenzt oft und lange durchgeführt werden und erzielen so schneller hohe Depletionsgrade.

31.2 Therapie mit hämatopoetischen Stammzellen

Grundlagen

▶ **Prinzip:** Bei der autologen hämatologischen Stammzelltransplantation (HSZT) werden dem Patienten vor einer hochdosierten Knochenmark- und immunablativen Chemotherapie oder Radiatio Stammzellen entnommen und später reinfundiert, um damit Hämatopoese und Immunsystem zu rekonstituieren.

▶ **Wirkmechanismus:** Aufgrund der Tatsache, dass die meisten für die Pathophysiologie von Autoimmunerkrankungen relevanten Zellen aus dem Knochenmark stammen, wurden Überlegungen angestellt, durch stärker immunablative Verfahren mit nachfolgender HSZT die therapeutischen Möglichkeiten zu verbessern. Auch wird die Möglichkeit diskutiert, den Patienten gegen Autoantigene tolerant zu machen, da während der Immunrekonstitution Vorgänge ablaufen, die der Ontogenese des Immunsystems ähnlich sind.

Bisherige klinische Erfahrungen

▶ Bisher liegen bei rheumatischen Erkrankungen limitierte Erfahrungen vor, z. B. Patienten mit Sklerodermie, rheumatoider Arthritis, juveniler chronischer Arthritis, systemischem Lupus erythematodes, Kryoglobulinämie sowie weitere Einzelfälle.
▶ Bei einigen Patienten mit andernfalls infauster Prognose wurden ermutigende Ergebnisse gesehen, bei anderen auch Therapieversagen bzw. frühe Rezidive.

Risiken der Therapie

▶ Durch zunehmende Erfahrung und verbesserte supportive Therapien beträgt das Mortalitätsrisiko der HSZT etwa 3–5 % (früher deutlich höher).
▶ Die Toxizität der HSZT bei Autoimmunerkrankungen unterscheidet sich bisher nicht von der der HSZT bei konventionellen Indikationen.

Hinweise zum praktischen Vorgehen

▶ Bislang existieren keine gesicherten Erkenntnisse bezüglich Patientenselektion, Konditionierungsbehandlung oder Behandlung des Transplantats („purging") bei Autoimmunerkrankungen.

❏ *Cave:* Es handelt sich um einen experimentellen Therapieansatz bei schweren Autoimmunopathien mit ungünstiger Prognose, dessen Stellenwert erst nach Vorliegen von Ergebnissen aus kontrollierten klinischen Studien beurteilt werden kann.

32 Lokale Therapieverfahren

32.1 Intraartikuläre Glukokortikoidtherapie

Grundlagen

▶ Intraartikuläre Glukokortikoidinjektionen sind auch heute noch ein außerordentlich wirksames Instrument zur drastischen lokalen (und oft lang anhaltenden) Entzündungshemmung.

Indikationen

❐ *Beachte:* Die Indikation muss immer streng gestellt werden!
▶ Chronische (nicht bakteriell bedingte) rheumatische Mon- und Oligoarthritiden und auch Kollagenosen, die auf orale Gaben von NSAR und / oder Glukokortikoiden nicht ansprechen.
▶ Rheumatoide Arthritis (S. 120), wenn ein Gelenk „aus der Reihe tanzt".
▶ Chronisch aktivierte, d. h. sekundär entzündete, Arthrosen.
▶ Als Zusatzbehandlung bei chemischen und Radiosynoviorthesen.
▶ Hydrops intermittens (S. 325) der Kniegelenke.
▶ In besonderen Fällen bei Gicht (S. 289) und Pseudogicht (S. 294).
▶ Periarthropathia humeroscapularis (S. 359).

Kontraindikationen

▶ Infektionen im Gelenk oder in dessen Umgebung.
▶ Allgemeininfekte.
▶ Frische intraartikuläre Blutung oder erhebliche Blutungsneigung.
▶ Frisches Trauma in unmittelbarer Gelenknähe.
▶ Schwere Gelenkdestruktionen, Instabilität, Knochennekrosen.
▶ Schwere Osteoporose.
▶ Nicht aktivierte Arthrosen.
▶ Bei Vorliegen von Kontraindikationen für Glukokortikoide (S. 440).
▶ Wenn bereits mehrere Injektionen erfolglos waren.

Substanzen und Dosierung (s. Tab. 32.1)

Tab. 32.1 • **Dosierungsmöglichkeiten für die intraartikuläre Applikation verschiedener Glukokortikoidderivate**

	Prednisolon-acetat	6-Methylpred-nisolonacetat	Triamcinolon-acetonid	Triamcinolon-hexacetonid	Dexamethason-acetat
große Gelenke (Hüft-, Knie-, Schultergelenke)	25–50 mg	20–40 mg	20–40 mg	10–20 mg	4–6 mg
mittlere Gelenke (Ellbogen-, Hand-, Sprunggelenke)	10–25 mg	10–20 mg	10–20 mg	5–10 mg	2–5 mg
kleine Gelenke (Interphalangeal-, Mandibulargelenke und andere)	5–10 mg	4–10 mg	2,5–5 mg	2–5 mg	0,5–1 mg

Nebenwirkungen

▶ Gelenkinfektion (darum strengste Asepsis!).
▶ Flüchtige Kristallsynovitiden durch die injizierte Substanz.
▶ Flush (u. U. für Stunden), besonders bei leicht löslichen Präparaten.
▶ Lokale Hautatrophien an der Injektionsstelle.

- Selten: Knorpel- und Knochennekrosen.
- Sehr selten: Allergische Reaktionen und anaphylaktischer Schock (u. U. nach vorangegangenen gut vertragenen Injektionen).
- **Allgemeine Glukokortikoidnebenwirkungen** S. 441.

Anwendungshinweise

- **Praktisches Vorgehen:**
  - Strengste Asepsis!
  - Sichere intraartikuläre Lage der Injektionskanüle.
  - Nach der Injektion: Mehrmaliges Durchbewegen des Gelenks; bei größeren Gelenken Druckverband.
- **Häufigkeit der Injektion:**
  - Maximal 3× in mindestens 4-wöchentlichen Abständen nacheinander, maximal 3–6× pro Jahr.
  - Bei aktivierten Arthrosen nur 2× injizieren (Glukokortikoide schädigen die Chondrozyten).
- **Aktuelle Tendenzen:**
  - Sonografisch gesteuerte Punktion.
  - CT- oder MRT-gesteuerte Punktion der und Injektion in die Iliosakralgelenke.

32.2 Kutane und perkutane Rheumatherapie (Externa)

Substanzen und Wirkungen

- **Lokale hyperämisierende oder Kühleffekte – ähnlich physikalischer Therapie:** Durch Vasodilatanzien und andere chemische Substanzen (Capsaicin, Campher) bzw. rasch verdunstende Lösungen mit reflektorischer Wirkung am Krankheitsherd oder fern des Applikationsortes.
- Hyperämisierende und/oder analgetische Wirkung von ätherischen Ölen.
- **„Neurogene Entzündung" durch Capsaicin** (Alkaloid aus Nachtschattengewächsen): Durch Depletion der Substanz P aus peripheren Neuronen wird eine „neurogene Entzündung" erzeugt, die eine stark analgetische Wirkung hat.
- **Resorption von nicht steroidalen Antiphlogistika:**
  - Eine Resorption aus Gelen, Salben, Cremes, Lotionen, Lösungen, Sprays und Teil- und Vollbädern (z. B. Diclofenac, Etofenamat, Indometacin, Felbinac, Flufenaminsäure, Hydroxyethylsalicylat, Ibuprofen, Piroxicam, Ketoprofen u. a.) ist auch in kontrollierten Studien nachgewiesen.
  - Die erreichten Blutspiegel sind sehr niedrig, eine systemische Wirkung ist nicht das primäre Ziel.
  - Da die Resorption stark von den Begleitstoffen abhängig ist, sind die Präparate untereinander nicht vergleichbar.
  - Ihr therapeutischer Einsatz, insbesondere als Alternative zur systemischen NSAR-Therapie, ist auch ökonomisch sinnvoll.
- **Penetration in tiefere, auch periartikuläre Gewebestrukturen:** Aber keine Passage in die Synovia großer Gelenke.
- **Zusätzliche Wirkung:**
  - Wahrscheinlich Beeinflussung des „Zytokinmilieus" der Haut (die Haut ist das größtes Immunorgan des Menschen!).
  - Lokaler Massageeffekt.
- *Beachte:* Insgesamt existieren nur sehr wenige kontrollierte Studien über kutane NSAR-Anwendungen. Diese beziehen sich hauptsächlich auf akute weichteilrheumatische Erkrankungen oder Traumata. Aussagefähige Daten über eine länger dauernde Anwendung (> 2 Wochen) liegen nicht vor.

Indikationen und Kontraindikationen

- **Indikationen:** Weichteilrheumatismus (Insertionstendopathien, Tendomyosen, Periarthropathien), Arthrosen und Arthritiden, Traumen.
- **Kontraindikationen:** Allergien, Hauterkrankungen, Verletzungen.

Nebenwirkungen und Anwendungshinweise

- **Nebenwirkungen:** Gelegentlich Bronchospasmen und allergische Kontaktekzeme.
- **Anwendungshinweise:** Bei älteren Menschen werden die Substanzen durch die oft dünnere Haut eventuell stärker resorbiert mit einem erhöhten Risiko für unerwünschte systemische Wirkungen.

32.3 Glukokortikoide und Lokalanästhetika

Glukokortikoide

- **Indikationen:**
  - Periarthropathien der Schulter-, Hüft- und Kniegelenke.
  - Insertionstendopathien (Epikondylitis).
  - Rheumatische Tenosynovitis und Bursitis.
  - Rheumatische Engpass-Syndrome, insbesondere Karpaltunnelsyndrom.
- **Kontraindikationen:** Infektionen; allgemeine Glukokortikoid-Kontraindikationen S. 440.
- **Substanzen:** Wässrige Glukokortikoidlösungen sollten bevorzugt werden, obwohl die Wirkungsdauer dadurch verkürzt wird. Häufig werden sie mit Lokalanästhetika kombiniert (z. B. mit Lidocain 1 %). Am häufigsten eingesetzte wasserlösliche Präparate: Prednisolon, Methylprednisolon, Dexamethason, Triamcinolon, Kristall-Präparate.
- **Nebenwirkungen:** Hautatrophien, Sehnennekrosen, Infektion.
- **Anwendungshinweise:**
  - Maximal 2–3 Injektionen, der Abstand zwischen den Injektionen muss mindestens eine Woche betragen.
  - Pro Injektion sollten nicht mehr als 25 mg Prednisolonäquivalent verwendet werden.
  - Injektionen in Sehnenscheiden, Bursen, an Sehnenansätzen.
  - *Cave:*
    - Injektionen in Sehnen vermeiden!
    - Streng aseptisch arbeiten!

Lokalanästhetika

- **Indikationen:** Periarthropathien, Insertionstendopathien, Tendomyosen, Sympathikusblockade, Reflexzonentherapie, Schmerzpunktapplikation, Triggerpoint-Applikation.
- **Kontraindikationen:**
  - Bekannte Überempfindlichkeit gegen Lokalanästhetika.
  - Bei Procain: Allergien gegen Procain und Sulfonamide, Kombination mit Sulfonamiden.
  - Schwere Allgemein- und Organerkrankungen.
  - Herzrhythmusstörungen und akut kompensierte Herzinsuffizienz.
- **Substanzen:** Procain, Lidocain, Mepivacain, Bupivacain.
- **Nebenwirkungen:**
  - *Überempfindlichkeitsreaktionen:* Urtikaria, Dermatitis, angioneurotisches Ödem, Asthma, anaphylaktischer Schock.
    - *Beachte:* Besonders wichtig bei Procain.
  - *Allgemeinreaktionen:*
    - Schwindel, Erbrechen, Benommenheit, Bradykardie, Rhythmusstörungen.
    - Bei Procain zusätzlich: ZNS-Störungen (Erregungsstörungen und Krämpfe), Blutdruckabfall, Nierenversagen, lokale Reaktionen u. a.
  - *Bei Intoxikation:* Zentralnervöse Störungen mit Muskelzuckungen, Erregung, Krämpfe, am Herzen chinidinartige Effekte u. U. mit Herzstillstand.
- **Anwendungshinweise:** In „Triggerpunkte" und als intrakutane Quaddelung in Reflexzonen.

33 Diät, Phytotherapie und alternative Therapieverfahren

33.1 Diät und Ernährung

Grundlagen

- ▶ **Wissenschaftliche Erkenntnisse:** Soweit bekannt, spielen – insbesondere für die Entstehung von Arthritiden – weder ein Mangel noch die übermäßige oder übliche Zufuhr bestimmter Nahrungsbestandteile (Zucker, Eiweiße, Schweinefleisch, „säuernde" Substanzen u. a.) eine Rolle.
- ▶ **Erfahrungen:** Manche Patienten empfinden eine Besserung ihrer rheumatischen Beschwerden durch Weglassen oder zusätzliche Zufuhr eines besonderen Nahrungsbestandteiles. Diese individuellen Erfahrungen sollte man dem Patienten nicht ausreden, sie dürfen aber niemals Ersatz für eine indizierte „klassische" Therapie sein, sondern höchstens einen therapeutischen Teilfaktor darstellen.
- ▶ *Hinweis:* Eine „allgemeine Rheumadiät" gibt es nicht.
- ▶ **Nahrungsmittelallergie:** Manche Patienten haben eine bisher nicht erkannte Nahrungsmittelallergie mit Gelenksymptomatik, die sich dann den bereits bestehenden Gelenkbeschwerden aufpfropft und sich durch Weglassen der Allergene bessert.

Gesicherte Diätindikationen

- ▶ **Gicht und begleitende Stoffwechselstörungen:** Purinarme Kost; Innereien, Alkohol, kleine Fische, Cerealien u. a. vermeiden. Gewichtsreduktion, fettarme Ernährung, bei begleitendem Diabetes entsprechende diätetische Therapie. Eine streng purinfreie Kost ist durch die Verfügbarkeit von Allopurinol nicht mehr notwendig und wegen der erheblichen Einschränkung der Lebensqualität kaum zu erreichen.
- ▶ **Arthrosen und Übergewicht:** Die negative Wirkung auf die gewichtstragenden Gelenke ist gesichert → Reduktion des Übergewichtes.
- ▶ **Spondylosis hyperostotica** (S. 349): In 50 % bestehen begleitend latente oder manifeste Kohlenhydratstoffwechselstörungen → eine entsprechende Diabetesdiät ist dann hier angezeigt.
- ▶ **Osteoporose:** Sowohl ein präventiver als auch therapeutischer Effekt durch die Zufuhr von Kalzium und Anreicherung der Kost mit Milchprodukten ist gesichert.
- ▶ **Osteomalazie:** Vitamin-D- und Vitamin-B-reiche Ernährung.
- ▶ **Bei Begleiterkrankungen,** z. B. an Leber und Nieren.

Mögliche Diätindikation: Rheumatoide Arthritis (s. 120)

- ▶ **Fasten:** Im Kurzzeitversuch bessern sich die Entzündungssymptome, die Dauer des Erfolges ist aus naheliegenden Gründen aber begrenzt.
- ▶ **Vegetarische Kost** (Reduktion von tierischen Lebensmitteln): Durch Verminderung der Arachidonsäurezufuhr auf ca. 50 mg/d (bei üblicher Kost 200–400 mg/d) ist eine milde antiphlogistische Wirkung denkbar.
- ▶ **Veganer-Kost** (keine tierischen Produkte): In Einzelstudien wurde eine kurzfristige klinische Besserung beobachtet (durch Änderung der Darmflora?).
  - *Beachte:* Die langfristige Ernährung mit dieser Kost kann zu Eiweiß- und Eisenmangel führen.
- ▶ **Zufuhr von Omega-3-Fettsäuren und/oder Nordmeer-Fischöl:**
  - *Wirkung:* In mehreren, auch kontrollierten Studien wurde die positive Wirkung auf Entzündungssymptome nachgewiesen (Reduktion proinflammatorischer Substanzen).
  - *Dosierung:* Die verabreichte Dosis zugeführter Omega-3-Fettsäuren ist in bisherigen Studien sehr unterschiedlich und schwankt zwischen 2 und bis über 8 g Eicosapentaensäuren und 1–2 g Docahexoensäuren. Exakte Dosis-Wirkungs-Beziehungen sind nicht verfügbar. Die verschiedenen Fischölpräparate enthalten ferner ganz unterschiedliche Mengen an Omega-3-Fettsäuren, wenn diese von verschiedenen Fischsorten gewonnen wurden.

- **γ-Linolensäure:** Bisher erst Einzelstudien.
- **Hypoallergene und proteinfreie „Elementar-Diät"** (mit essenziellen Aminosäuren, Glukose, Spurenelementen und Vitaminen): Klinische Besserung ohne Beeinflussung der BSG.
- **Antioxidanzien:** Klassischer Vertreter ist das Vitamin E; die Wirksamkeit ist umstritten und wohl nur bei sehr hohen Dosen von bis zu 1,2 g α-Tocopherol zu erwarten.

Anwendungshinweise

- Alle extremen Therapieformen vermeiden; in jedem Fall muss auf eine ausreichende Zufuhr von Eiweiß, Obst, Gemüse und Kalorien geachtet werden.

33.2 Phytotherapie

Grundlagen

- **Definition** (nach H.-D. Hentschel): Phytotherapeutika sind aus der Pflanze oder aus Pflanzenteilen gewonnene Arzneimittel, welche das Spektrum der natürlichen Inhaltsstoffe weitgehend enthalten: Sie enthalten ein Gemisch von verschiedenen Wirkstoffen und Begleitstoffen. In der modernen Phytotherapie werden ausschließlich Pflanzen verwendet, die sich durch eine große therapeutische Breite bewährt haben. Nicht zur Phytotherapie gehören isolierte Pflanzeninhaltsstoffe (Digotoxin, Atropin etc.).
- Die Phytotherapie ist ein anerkanntes Naturheilverfahren.
- **Wirkungen:**
  - Analgetische und antiphlogistische Effekte bestimmter pflanzlicher Wirkstoffe sind (auch experimentell) nachgewiesen.
  - Immunologische Wirkungen (durch Beeinflussung der Zytokinsynthese) sind möglich (Brennnessel).

Phytotherapeutische Interna

- **Indikationen:** Meist unterstützend (als Adjuvans) bei degenerativen Erkrankungen des Bewegungsapparates.
- **Substanzen:**
  - *Harpagophyton-Extrakte* (Teufelskralle): Gegenanzeigen sind gastroduodenale Ulzera.
  - *Herbae urticae* (Brennnesselkrautextrakte).
  - *Cortex-salicis-Extrakte* (Weidenrinde): Kontraindikation und unerwünschte Wirkungen sind z. T. identisch mit Acetylsalicylsäure.
  - *Extrakte aus Populi cortex et folium* (Pappelrinde und -blätter)

Phytotherapeutische Externa

- **Indikationen:** Hauptindikationen sind degenerative Erkrankungen der Gelenke und der Wirbelsäule, Weichteilrheumatismus, Ischialgien und Neuralgien.
- **Substanzen:**
  - *Ätherische Öle:* Eukalyptusöl, Fichtennadelöl, Kiefernnadelöl, (Pfeffer-)Minzöl und Heublumenöl. Bis auf (Pfeffer-)Minzöl insbesondere als Badezusatz geeignet.
  - *Arnika-Extrakte:* Nebenwirkungen sind ödematöse Dermatitis mit Bläschenbildung, Ekzeme bei länger dauernder Anwendung, toxische Hautreaktionen bei hoher Dosierung.
  - *Capsaicinhaltige Extrakte* (Paprika, Cayennepfeffer): Wirkung bei reinem appliziertem Capsaicin (S. 492): Depletion peripherer Neurone an Substanz P, Auslösung einer „neurogenen Entzündung" mit anhaltenden analgetischen Effekten (Gegenanzeigen: Offene Wunden, Applikation an Schleimhäuten, geschädigte Haut; Nebenwirkungen: Selten urtikarielle Exantheme).
  - *Heublumen* (Heusack): Zusätzlich intensive Wärmewirkung.

Anwendungshinweise

- Phytotherapeutika spielen die Rolle eines Adjuvans; sie sollen, wenn möglich, die Dosis klassischer Pharmaka reduzieren und zusätzliche Wirkungen entfalten. Sie ersetzen nicht, wenn indiziert, die klassische Pharmakotherapie mit nicht steroidalen Antiphlogistika (S. 434), Glukokortikoiden (S. 439), Basistherapeutika (S. 444) etc.
- Phytotherapeutika sind nicht nebenwirkungsfrei!
- Einige Phytotherapeutika enthalten Alkohol.

33.3 Alternative Behandlungsverfahren

Grundlagen

- **Synonyme:** Unkonventionelle Behandlungsverfahren.
- **Definition:** Medikamente oder Verfahren, die am Rande oder außerhalb der wissenschaftlichen Medizin stehen.
- *Nicht verwechseln mit den klassischen Naturheilverfahren:* Hydro-Thermotherapie, Balneotherapie und Klimatherapie, Bewegungstherapie und Atemtherapie, Massagetherapie und Chirotherapie, Phytotherapie sowie Ordnungstherapie.
- **Häufigkeit:** Schätzungsweise 40–60% der Patienten, insbesondere mit chronischen rheumatischen Erkrankungen, wenden alternative Behandlungsverfahren an.

Verfahren

- **Ableitende und ausleitende Verfahren:** Schröpfen, Aderlass und Blutegel (s. Tab. 33.1), seltener Canthariden-Pflaster und Verfahren nach Baunscheidt (multiple Hautstichelungen mit Gerät, Einreiben eines hautreizenden Öls). Als Prinzip der Counter-Irritation sind sie zur Schmerztherapie denkbar, aber riskant und durch andere Verfahren der Reflexzonentherapie ersetzbar.
- **Weitere alternative Verfahren** s. Tab. 33.1.
- **Nicht als Behandlungsverfahren anerkannt**:
  - *Substanzen:* Vitamin E, Boswellia-Säuren aus Weihrauchharzen, Thymuspräparate mit standardisierten und definierten Extrakten und die Enzymtherapie.
  - *Beurteilung allgemein:* Aufgrund experimenteller Indizien und pathophysiologischer Überlegungen wird ein therapeutischer Effekt diskutiert, die dafür notwendigen kontrollierten Studien sind aber nicht in ausreichendem Maße verfügbar.
  - *Bei der Enzymtherapie:* Angesichts der riesigen Indikationslisten, der nur schwer nachvollziehbaren pharmakologischen Wirkungen und der bisher insgesamt enttäuschenden Studien ist eher eine skeptische Beurteilung angezeigt.

Anwendungshinweise

- **Verhalten gegenüber dem Patienten:** Den Patienten geduldig und sorgfältig aufklären. Dabei ist es nur dann unbedingt notwendig, ihm den Glauben an unkonventionelle Verfahren auszureden, wenn diese mit Risiken verbunden sind. Eine Plazebowirkung kann therapeutisch erwünscht sein.
- *Beachte:* Nicht ausreichend geprüfte Verfahren und Medikamente dürfen niemals eine Alternative für eine indizierte, auf naturwissenschaftlichen Erkenntnissen beruhende Therapie sein; ein gleichzeitiges Abkoppeln von dieser Therapie könnte bei vielen rheumatischen Erkrankungen ungünstige, u. U. lebensbedrohliche Folgen haben.

33.3 Alternative Behandlungsverfahren

Tab. 33.1 • **Alternative Behandlungsverfahren**

Verfahren (Prinzip)	übliche Indikation	Kommentar
Aderlass	Hämochromatose	Indikation gesichert
Blutegel	früher bei Gelenkschwellungen	Gefahr der Übertragung von HIV und Hepatitis
Akupunktur	Weichteilrheumatismus	als Methode der Schmerztherapie etabliert
Gelatine	Arthrose	chondroprotektive Wirkung nicht erwiesen
Eigenbluttherapie (Reizwirkung durch Abbau von gesetzten Hämatomen)	Weichteilrheumatismus, degenerative Gelenkerkrankungen	durch weniger bedenkliche Maßnahmen ersetzbar
Homöopathie	funktionelle Störungen	hohe Plazebowirkung; Risiko von Nebenwirkungen gering
Kupferarmreif	Arthritiden	therapeutischer Effekt nicht geprüft; harmlos, wenn keine Schwermetallallergie vorliegt
Magnetfeldtherapie	entzündliche und degenerative Erkrankungen	Wirksamkeit nicht erwiesen
Laserbestrahlung	Schmerzhemmung, auch bei entzündlich-rheumatischen Erkrankungen	echte Therapieeffekte nicht bewiesen, eventuell Wirkung durch minimale Wärmeeffekte
Neuraltherapie (Applikation von Lokalanästhetika in „Störfelder")	Schmerztherapie	keine gesicherten Studien
Zelltherapie (Einsatz von Frischzellen und anderen Tierzellpräparationen)		**obsolet** wegen möglicher lebensgefährlicher Komplikationen (Schock, Serumkrankheit, Entmarkungskrankheiten, Übertragung von Slow-Virus-Infektionen)
Schröpfen (unblutig mit evakuierter Schröpfglocke → Reizeffekt durch Hämatombildung)		selten angewandt; lokale Reizverfahren der anerkannten physikalischen Therapie haben gleiche Wirkung

Diät, Phytotherapie und alternative Therapieverfahren

34 Therapie mit ionisierenden Strahlen

34.1 Radiosynoviorthese

Grundlagen

- Die Strahlentherapie entzündlicher Gelenkerkrankungen vom Gelenkinnenraum aus durch Injektion radioaktiver Substanzen mit β-Strahlung ist inzwischen in Europa anerkannt. Sie stellt eine Alternative, eventuell auch eine Ergänzung zur Synovektomie, dar.

Wirkungsmechanismen

- Induktion einer Strahlensynovitis.
- Phagozytose der Radionuklide durch Synovialiszellen, dadurch Zellnekrose.
- Hemmung von Zellproliferation, Fibrosierung.
- Sklerosierung von Blutgefäßen.
- Verschwinden von Rundzellinfiltraten.

Indikationen

- Therapieresistente, über 6 Monate persistierende Synovitiden bei RA oder Spondyloarthritis, die auch auf mehrere Glukokortikoidinstillationen und eine Basistherapie nicht angesprochen haben.
- Rezidiv-Synovitis nach Synovektomie.
- Villonoduläre Synovitis (S. 376).
- Hämophilie-Arthropathie (S. 315).

Kontraindikationen

- Schwangerschaft und Laktation.
- Applikationen bei Kindern und Jugendlichen.
- Erheblich instabile und destruierte Gelenke.
- Massiver Hämarthros.
- Infektionen und Hauterkrankungen nahe der Injektionsstelle.
- Rupturierte Popliteazyste.
- Bei Beimischung von Glukokortikoiden S. 439.

Verwendete Radionuklide

- Yttrium 90 (Zitrat und Silikat) (Knie, Schultern).
- Rhenium 186 (große Gelenke).
- Erbium 169 (v. a. kleine Gelenke).

Vorgehen

- Patient aufklären.
- Alle technischen Voraussetzungen müssen erfüllt sein (Umgangsgenehmigung für Nuklide, Strahlenschutzvoraussetzungen, zugelassene Räume, Lagerungs- und Entsorgungsmöglichkeiten für Nuklide).
- Sorgfältige bildgebende Diagnostik (aktuelles Röntgenbild, Sonografie, in besonderen Fällen MRT).
- Strenge Asepsis, Ergüsse vorher abpunktieren (s. Synovialdiagnostik, S. 67).
- Sicher intraartikulär injizieren (Bildwandlerkontrolle, eventuell Kontrastmittel vorspritzen!).
- Eventuell Glukokortikoid vorinjizieren oder mit Lokalanästhetikum beimischen (Rückfluss aus Stichkanal vermeiden!). Nachspülung mit physiologischer NaCl, 2–3 Tage Ruhigstellung (Schiene, Tutor). Strenge Bettruhe ist nicht erforderlich.
- Nach der Applikation ist eine „Verteilungsszintigrafie" ratsam.
  - **Beachte:** Bei mangelhafter Immobilisation ist die Lymphknotenbelastung zuungunsten der Synovialisdosis höher.

▶ **Dosierung:**
- Die Dosierung richtet sich in jedem Fall nach der Größe des Gelenkes, der Dicke der proliferierten Synovialis und nach dem Ergussvolumen; die Dosisangaben sind variabel.
- *Richtwerte:*
  - Yttrium: 270 MBq am Kniegelenk.
  - Rhenium: Hüftgelenk und Schultergelenk 110–185, Ellbogengelenk 74–111, Handgelenk 37–92, Sprunggelenk 174 Mbq.
  - Erbium: MCP-Gelenke 18,5–37, PIP-Gelenke 9–18,5 Mbq, Zehengrundgelenke 33 Mbq.

Nebenwirkungen

▶ **Häufig:** Strahlensynovitis mit Reizerguss (Eisumschläge!).
▶ **Gelegentlich:** Allgemeine Strahlenreaktion mit Fieber und Verschlechterung des Allgemeinbefindens.
▶ **Selten:** Strahlennekrosen im Stichkanal, leichte allergische Reaktion, in Einzelfällen auch Nekrosen außerhalb des Stichkanales; u. U. kommt es zur Induktion einer Arthrose; genetische Spätschäden sind möglich.

Vorteile der Radiosynoviorthese

▶ Gegenüber der Operation kleinerer Eingriff.
▶ Kurzer Krankenhausaufenthalt, niedrigere Kosten.

Anwendungshinweise

▶ Während bis vor Kurzem noch ein Alter > 45 Jahre Voraussetzung einer Radiosynoviorthese war, gibt es jetzt eine Tendenz, auch jüngere Altersgruppen in besonderen Fällen (Blutergelenke, villonoduläre Synovitis) zu behandeln.
▶ Der Therapieerfolg einer wiederholten Radiosynoviorthese ist geringer als der der Erstbehandlung.
▶ Ungelöste Probleme: Inhomogene Verteilung in der Synovialis, unvermeidliche Strahlenbelastung, unterschiedlicher morphologischer Zustand der Synovialis.
▶ Die offenbar variable tatsächliche Erfolgsquote und damit das Nutzen-Risiko-Verhältnis sind schwer abschätzbar, da bisher nicht viele kontrollierte prospektive Studien vorliegen. Sie wird zwischen 60 und 80 % angegeben.
▶ Die Behandlungsergebnisse an PIP-Gelenken sind offenbar nicht so gut wie an anderen Gelenken (unvollkommene Ruhigstellung?).
▶ Neue Aspekte ergeben sich für die Kombination von Synovektomie und Radiosynoviorthese.
▶ Bei Komplikationen sollte der behandelnde Arzt jederzeit erreichbar sein. 4–6 Tage nach der Behandlung: Kontrolluntersuchung.

34.2 Weitere Verfahren

Entzündungsbestrahlung mit Röntgenstrahlen

▶ **Wirkungsmechanismen:**
- pH-Verschiebung (erst Azidose, dann Alkalose).
- Elektrolytverschiebung.
- Zunahme der Kapillarpermeabilität.
- Leukozytenakkumulation.

▶ **Indikationen:**
- Periarthropathia humeroscapularis chronica simplex.
- Chronisch aktivierte Arthrosen.
- Hartnäckige Insertionstendopathien (z. B. Epikondylitis).
- Therapieresistente ankylosierende Spondylitis (Sonderfälle!).

▶ **Kontraindikationen:** Jugendalter, Schwangerschaft, bekannte Knochenmarkschäden und Blutbildungsstörungen.
▶ **Dosierung:** Mit Röntgenstrahlen in niedrigen Herddosen von 0,3–0,4 Gy (= 30–40 rd) (Oberflächendosis bei ASP 1,5 Gy) auf verschiedene Felder. Je akuter der Entzün-

dungsprozess, umso kürzer die Zeitabstände (12–24 Stunden). Bestrahlung chronischer Prozesse mit Intervallen von 3–7 Tagen.

▶ **Nebenwirkungen:**
- Knochenmarkschädigung (besonders bei ASP).
- Auslösung von Leukämien (bei heutigen Dosen kaum zu erwarten, aber nicht auszuschließen!).

▶ **Anwendungshinweise:**
- Auch die Entzündungsbestrahlung muss, wie jede Therapie mit ionisierenden Strahlen, engmaschig überwacht werden.
- Der Therapieeffekt kann verzögert eintreten.
- Die Indikation sollte nur bei Versagen der vorherigen Therapie gestellt werden.

Entzündungsbestrahlung mit [^{224}Ra]Radiumchlorid

▶ **Hinweis:** Die Radiotherapie mit [^{224}Ra] Radiumchlorid, einem Zerfallsprodukt von [^{232}Th]Thorium, wurde bei der ankylosierenden Spondylitis in früheren Jahrzehnten durchgeführt (Peteostor, Thorium X). [^{224}Ra]Radiumchlorid wurde 2000 in Deutschland eine Zulassung erteilt [^{224}SpondylAT] unter folgenden Voraussetzungen:
- Langzeitdokumentation der behandelten Patienten bezüglich Therapiesicherheit.
- Vorlage einer kontrollierten Studie zur Wirksamkeit innerhalb von 5 Jahren.

▶ **Wirkungsmechanismen:** Wahrscheinlich antiphlogistische Effekte mit Analgesie; Osteoblastenhemmung (und damit Hemmung der Ossifikationen) fraglich.

▶ **Indikation:** Schwere Verlaufsformen der AS mit radiologisch gesicherter Wirbelsäulenbeteiligung, die therapierefraktär auf konventionelle Therapien sind.

▶ **Kontraindikationen:** Schwangerschaft und Laktation, Kinder und Jugendliche, Erkrankungen des hämatopoetischen Systems, frische Frakturen; relativ: Schwere Leberschäden, Infekte.

▶ **Dosierung:** 10 Injektionen mit je 1 Mbq. Kumulative Gesamtdosis 10 Mbq (Wiederholung frühestens nach 10 Jahren).

▶ **Nebenwirkungen:** Initial häufig Schmerzverstärkung. Gelegentlich Iridozyklitis, selten Blutbildveränderungen und Hypersensivitätsreaktionen, in Einzelfällen tödliche Myelopathien.

▶ *Beachte:* Sorgfältige Nachbeobachtung, da früher bei höheren Dosen und Kindern und Jugendlichen nach Jahren maligne hämatologische Erkrankungen und Tumoren beobachtet wurden.

Bestrahlung zur Ossifikationshemmung

▶ **Indikation:** Bei Risikopatienten, z. B. Spondylosis hyperostica (diffuse idiopathische Skeletthyperostose), ankylosierender Spondylitis, bekannter Disposition (frühere Verkalkungen) zur Prävention heterotoper Ossifikationen bei Hüft-Endoprothesen.

▶ **Anwendung:** Einmalige Dosis von 600–700 Centigrays 3 Tage postoperativ.

Balneotherapie mit natürlichen Alphastrahlern s. Kurorttherapie (S. 510)

35 Physikalische Medizin

35.1 Grundlagen und Übersicht

▷ **Beachte:** In den Heilmittelrichtlinien des gemeinsamen Bundesausschusses von 2003 werden die Verordnungen von Heilmitteln im Rahmen der vertragsärztlichen Behandlung detailliert und indikationsbezogen geregelt. Gegenstand dieser Richtlinien sind insbesondere die physikalische Therapie (Kapitel 31.2–31.8, S. 501 ff) und die Ergotherapie (Kapitel 31.9, S. 509 f)

Grundlagen

- Physikalisch-therapeutische Maßnahmen sind in der Behandlung zahlreicher rheumatischer Krankheiten unentbehrlich und können sogar Priorität vor der Pharmakotherapie haben; sie sind aber andererseits keine „grüne Alternative" zur Pharmakotherapie. Je nach Art der Maßnahme werden spezifische Sofortwirkungen ausgelöst bzw. unspezifische Regulationsvorgänge angeregt.

Therapeutische Möglichkeiten

- Anwendung von mechanischer Energie: Bewegungstherapie, Massagen, manuelle Medizin etc.
- Anwendung thermischer Energie: Wärme- und Kältetherapie.
- Anwendung elektrischer Energie: Nieder-, Mittel- und Hochfrequenztherapie.
- Anwendung elektromagnetischer Strahlung: Infrarot, Ultraviolett.

Indikationen / Aufgabenkreise

- Schmerzlinderung.
- Verbesserung von Durchblutung und Trophik.
- Entzündungsdämpfung.
- Funktionsverbesserung.
- Vor- und Nachbehandlung bei operativen Eingriffen.
- Prävention und Rehabilitation.
- Verbesserung der allgemeinen Reaktionslage und der körperlichen „Fitness", Stärkung des Immunsystems.

Besonderheiten bei rheumatischen Erkrankungen

- Eine Therapie rheumatischer Erkrankungen ohne physikalische Therapie ist fast immer inkomplett; sie ist durch nichts anderes ersetzbar.
- Entzündlich-rheumatische Erkrankungen sind in der Regel durch physikalisch-therapeutische Maßnahmen recht irritabel.
- Je akuter und florider ein Krankheitsprozess ist, umso vorsichtiger muss dosiert werden.
- Die physikalische Therapie hat immer auch rehabilitative Wirkungen und Aufgaben, die von einer rein therapeutischen Wirkung schwer abgrenzbar sind.
- Rheumatiker sind häufig multimorbide und ältere Patienten mit Einschränkungen der pulmonalen und kardiovaskulären Leistungsfähigkeit, leichterer Reißbarkeit von Gefäßen und Muskulatur, starrem Gefäßsystem, verändertem Hautturgor. Auch dies ist ein Grund zu vorsichtiger Dosierung.
- ▷ **Hinweis:** Vorsichtig dosieren – auf ausreichende Pausen achten, nicht zu viel verordnen. Weniges kann mehr bewirken als zu vieles.
- Im höheren Alter fast immer durchführbar: Niederfrequenztherapie, leichte (nicht zu anstrengende) Bewegungstherapie, kleine und milde Wärmeanwendungen, klassische Teilmassagen. Vorsicht mit Ultraschall, Hochfrequenztherapie, Unterwasserdruckstrahlmassage, Kältetherapie. *Cave:* Überwärmungstherapie, große Wärmeanwendungen und kardial belastende Bewegungstherapie (auch im Wasser)!

Anwendungshinweise

- Physikalische Therapie ist eine eigenständige Behandlungsform mit eigenen Indikationen und Kontraindikationen und kein einfaches Adjuvans. Sie muss ebenso sorgfältig überwacht werden wie andere Therapieformen.

- Physikalisch-medizinische Maßnahmen sind primär nicht entlastend, sondern immer belastend.
- Physikalische Therapie ist „serielle" Therapie („Reizserien", Behandlungsblöcke) mit zwischen den Behandlungen gelegenen Pausen (die auch wichtig sind).
- Die physikalische Therapie gehört auch – gleichberechtigt zur Pharmakotherapie – in das rheumatologische Akutkrankenhaus und kann sogar Grund zu einer stationären Aufnahme sein.
- Der Zeitbedarf für eine erfolgreiche stationäre physikalische Therapie beträgt meist mindestens 3 Wochen.

35.2 Krankengymnastik

Aufgaben, Behandlungsziele

- Verbesserung und Erhaltung der Funktion und Beweglichkeit.
- Schmerzlinderung.
- Kräftigung oder Entspannung von Muskeln.
- Beseitigung und Prophylaxe von Kontrakturen.
- Anpassung von und Übung mit Gehhilfen.
- Erhaltung der funktionellen Selbstständigkeit.

Indikationen

- Rheumatische Erkrankungen mit Schmerz und Behinderung.

Kontraindikationen

- Schwere konsumierende Erkrankungen.
- Schwere Herz-Kreislauf-Erkrankungen.
- Floride Infektionskrankheiten.
- Wenn (z. B. bei Kollagenosen) die Allgemeinkrankheit im Vordergrund steht.
- Für Unterwasserbewegungstherapie: Blasen- und Mastdarmstörungen, schwere Harnwegsinfekte, nicht kontrollierbare Epilepsien, infizierte Wunden, manche Hautleiden.
- **Fazit:** Es gibt nur wenige Situationen und Krankheiten, in denen Krankengymnastik nicht indiziert ist. Selbst in schweren Schüben und bei Bettlägerigkeit müssen die Gelenke täglich passiv durchbewegt werden! Effektivität und Effizienz sind in kontrollierten Studien eindeutig nachgewiesen!

Methoden, Techniken

- **Passive Maßnahmen:**
  - Lagerung → Entlastung, Schmerzreduktion, Entstauung, Kontrakturverhütung.
  - Extension im Trockenen und im Wasser.
  - Mobilisationen.
  - Passives Durchbewegen → Schmerzlinderung, Kreislaufanregung, Kontrakturverhütung, Muskelentspannung.
- **Aktive Maßnahmen:**
  - Isometrisches Muskeltraining → Kräftigung, Muskelentspannung, Stabilisation.
  - Kreislauf- und Ergometertraining.
  - Widerstandsübungen → Kräftigung, Mobilisation.
- **Kombinierte und Sonderformen:**
  - Schlingentisch → Stabilisation, Schmerzlinderung, Mobilisation, Entlastung.
  - Krankengymnastik auf neurophysiologischer Grundlage (Propriozeptive Neuromuskuläre Fazilitation [PNF], Verfahren nach Bobath u. a.).
  - Atemtherapie.
  - Krankengymnastik mit Geräten und Hilfsmitteln (Medizinische Aufbau- und Trainingstherapie).
  - Unterwasserbewegungstherapie.
  - Gehtraining, Anpassung von und Übung mit Gehhilfen (Stockstützen, Unterarmstützen, Gehwagen etc.).
  - Gelenkschutz (vgl. Kapitel Ergotherapie, S. 509).

- Rückenschule.
- *Spezialtechniken und Verfahren:* Kriechverfahren nach Klapp, Maitland-Konzept, Brügger-Konzept, Cyriax-Konzept, McKenzie-Konzept, funktionelle Bewegungslehre nach Klein-Vogelbach, Stemmübungen nach Brunkow, Entspannungstechniken u. a., zum Teil mit ähnlichen Inhalten, aber eigenen Methoden. Experte für die richtige Auswahl der Methode ist der Physiotherapeut oder die Physiotherapeutin!

Anwendungshinweise

▶ Die Verordnung der Krankengymnastik erfolgt durch den Arzt; Auswahl und Durchführung des Übungsprogrammes durch den Physiotherapeuten.
▶ Bei Verordnung von Krankengymnastik in der Wohnung dies auf dem Rezept vermerken.
▶ **Vor jeder Therapie:**
  - *Befunderhebung, insbesondere:*
    – Beurteilung des Haltungs- und Muskelstatus.
    – Inspektion, Palpation, Bewegungsmessung der Gelenke, der Wirbelsäule und ihrer Umgebung.
    – Prüfung auf Lockerungen, Fehlstellungen, Fehlhaltungen.
    – Beurteilung von Alltags- und Gebrauchsbewegungen.
    – Protokollierung der Befunde als Grundlage für die Wahl der geeigneten Krankengymnastik.
  - Behandlungsziel definieren mit Nahziel (z. B. Kräftigung bestimmter Muskelgruppen) und Fernziel (z. B. Wiederherstellung der Funktionsfähigkeit einer Extremität).
  - Die maximale Verordnungsmenge beträgt bei Erst- und Folgeverordnungen sechs Therapieeinheiten. Vor Weiterverordnung ist der Therapieverlauf in Hinblick auf das definierte Behandlungsziel zu überprüfen und ggf. die Therapie anzupassen.

▶ *Wichtig:* Aufgabe der Physiotherapeuten ist auch die Vermittlung eines häuslichen Übungsprogrammes.

35.3 Massagen

Vorbemerkungen

▶ Sowohl klassische (mehr muskuläre) als auch reflektorisch wirkende Massagetechniken (Bindegewebsmassage) sind insbesondere in der Therapie des Weichteilrheumatismus gut wirksam und nicht zu Unrecht beliebt. Sie müssen jedoch mit gesicherter Indikationsstellung eingesetzt werden.

Indikationen

▶ **Für klassische Massage und Unterwasserdruckstrahlmassage:** Tendomyosen, Periarthropathien, Muskelatrophien und Paresen (z. B. vor Krankengymnastik); als Großmassage auch zur allgemeinen „Roborierung".
▶ **Für Reflexzonenmassage (Bindegewebsmassage):** Funktionelle arterielle Durchblutungsstörungen (Raynaud-Syndrom!), Algodystrophie, vaskuläre Kopfschmerzsyndrome (bei vertebragenen Zephalgien auch mit klassischer Massage kombiniert), funktionelle Organbeschwerden.
▶ **Für manuelle Lymphdrainage**: Lymphödeme, Algodystrophie (nicht Stadium I!), Sklerodermie im Ödemstadium, Ödeme nach Gelenkoperationen, evtl. Fibromyalgie.

Kontraindikationen

▶ Arteriitis und Phlebitis, Thrombosen.
▶ Blutungen und Blutungsneigung (auch bei Antikoagulanzien-Therapie).
▶ Akute Myositis.
▶ Hautinfektionen und frische Operationsnarben.
▶ Reflexdystrophie Stadium I (am Ort).
▶ Frische Traumen.
▶ Schwere Allgemein-, Infektions-, Herz-Kreislauf-Erkrankungen, Fieber.
▶ Für Unterwasserdruckstrahlmassage: Schwere Osteoporose.

Methoden, Techniken

- **Klassische Massage**: Anwendung verschiedener Grifftechniken wie Knetungen, Streichungen, Zirkelungen, Rollungen, Reibungen etc.
- **Unterwasserdruckstrahlmassage**: Wasserdruckstrahl wird unter Wasser auf die zu behandelnden Körperregionen gelenkt.
- **Reflexzonenmassage**: Massage von Reflexzonen zur Beeinflussung innerer Organe über kutiviszerale Reflexe.
- **Manuelle Lymphdrainage**: Streichende Massagebewegungen und spezielle Grifftechniken begünstigen den Lymphabfluss aus dem Gewebe (physikalische Entstauung).

Anwendungshinweise

- Entzündete Gelenke von allen Massageformen aussparen. Je nach Behandlungsziel sind bei der klassischen Massage die ganz unterschiedlichen Effekte der verschiedenen Handgriffe zu bedenken.
- Klassische und Unterwasserdruckstrahlmassage einerseits und Bindegewebsmassage andererseits haben ganz unterschiedliche Behandlungsziele und Wirkprinzipien!
- Die Erzeugung einer Muskelhypertrophie ist mit Massage niemals möglich.
- Massagen können gut mit anderen physikalisch-therapeutischen Maßnahmen kombiniert werden, sollten jedoch gezielt eingesetzt und nicht wochen- bis monatelang nacheinander, sondern in geschlossenen Serien verordnet werden.

35.4 Manuelle Medizin

Vorbemerkungen

- Die ursprünglich aus der Laienmedizin entwickelten manualtherapeutischen Grifftechniken (Mobilisationen, Manipulationen, Weichteiltechniken) sind bei gezieltem Einsatz eine sehr wirksame Sonderform der Bewegungstherapie.
- „Manuelle Medizin" ist eine Zusatzbezeichnung für Ärzte, die eine von der jeweiligen Ärztekammer anerkannte Ausbildung voraussetzt und zu manuellen Behandlungen berechtigt.
- „Manuelle Therapie" ist eine physiotherapeutische Behandlungsform, die verordnet werden kann.

Aufgaben, Behandlungsziele

- Beseitigung einer reversiblen Bewegungseinschränkung (Blockierung) eines Wirbelsäulen- oder Extremitätengelenkes (Prinzip der „verklemmten Schublade").
- Wiedererlangung des freien Gelenkspiels.
- Form der Reflexzonentherapie: Durch Beeinflussung nozizeptiver Afferenzen werden reflektorische Folgen der Blockierung beseitigt.

Indikationen

- Begleitblockierungen von Gelenken bei rheumatischen Erkrankungen.
- Periarthropathien, Tendomyosen, Insertionstendopathien.
- Lumbalgien, Dorsalgien (Rippenwirbelgelenke, Iliosakralgelenke!).
- Nachweisbare Blockierungen als Ursache von wirbelsäulenbedingten Kopfschmerzsyndromen.
- Akuter Tortikollis.

Kontraindikationen

- Entzündungen, Tumoren, sonstige destruktive Prozesse.
- Hypermobilität.
- Frische Traumen.
- Akuter Bandscheibenvorfall.
- Schwere Osteoporose.
- Schwere arterielle Durchblutungsstörungen.
- Hohes Alter.

- Speziell für Halswirbelsäule und Kopfgelenke: Erkrankungen der A. vertebralis, rheumatische Zervikalarthritis, atlantoaxiale und suboccipitale Dislokation.
- Therapie mit Antikoagulanzien.

Anwendungshinweise

- Vor jeder manualmedizinischen Anwendung ist eine eingehende Diagnostik, auch mit Röntgenaufnahmen, notwendig!
- In Deutschland dürfen Manipulationen nur von Ärzten durchgeführt werden (höheres Risiko), die weniger eingreifenden Mobilisations- und Weichteiltechniken auch von Physiotherapeuten, die hierfür besonders ausgebildet sind.
- Vorsicht bei Behandlung der Halswirbelsäule im höheren Lebensalter! Tödliche Zwischenfälle sind beschrieben.

Cave: Monatelange Manipulationen bei hypermobilen Halswirbelsäulen mit oft „funktionellem" Hintergrund!

Methoden, Techniken

- Klassische manuelle Therapie.
- Zusätzlich verschiedene darauf aufbauende Varianten, z. B. Osteopathie, kranio-sakrale Therapie.

35.5 Wärmetherapie

Vorbemerkungen

- Wärmemaßnahmen sind aus der Therapie rheumatischer Erkrankungen nicht wegzudenken, obwohl ihre Wirkungsmechanismen erst teilweise bekannt sind. Auch die „Warmhaltung" einer Körperregion kann sehr effektiv sein.

Aufgaben, Behandlungsziele

- Schmerzlinderung.
- Entzündungshemmung (v. a. in chronischen Phasen).
- Muskelentspannung und Auflockerung des Bindegewebes.
- Hyperämisierung, Stimulation von Phagozytose und Diffusion.
- Einflüsse auf das „Zytokinmilieu" der Haut.
- Sedierende Effekte (bei großflächiger Thermotherapie).

Indikationen

- Weichteilrheumatismus und Arthrosen.
- Chronische Arthritiden.
- Degenerative und entzündliche Wirbelsäulenleiden.

Kontraindikationen

- Arterielle (Grad III und IV nach Fontaine) und venöse Durchblutungsstörungen.
- Ödeme aller Art sowie Blutungen und Blutungsneigung.
- Tumoren.
- Schwere Herz-Kreislauf-Erkrankungen, hohes Lebensalter.
- Speziell: Akute Periarthropathia humeroscapularis, Vaskulitis, akute Arthritiden.
- Vorsicht bei akutem Bandscheibenvorfall (eventuell unerwünschte Tiefenhyperämie mit Schmerzverstärkung).

Methoden, Techniken

- Warme Hydrotherapie: Wickel, Bäder etc.
- Peloidtherapie: Moor, Fango, Schlick.
- Andere Wärmeträger: Paraffin, Heusack etc.
- Heiße Rolle (mit kochendem Wasser getränkte Handtuchrolle).
- Hochfrequenztherapie (Tiefenwirkung!) und Ultraschall.
- Infrarotbestrahlung.
- Ganzkörperhyperthermie (Haslauerliege, Infrarot-A-Liege).

Anwendungshinweise

- Wärmeanwendungen sind immer besonders kreislaufbelastend!
- Akute Entzündungen können (müssen aber nicht) verschlimmert werden.
- Große Wärmeanwendungen bei aktiver RA können Schübe provozieren. In speziellen Fällen (ankylosierende Spondylitis, Reiter-Syndrom, Fibromyalgie) kann eine Überwärmungstherapie (Hyperthermie) mit Überwärmungsbädern oder Infrarot-Hyperthermie indiziert sein. Große kardiovaskuläre Belastung!
- Mit Hochfrequenztherapie (Kurzwellendurchflutung, Dezimeterwellentherapie) ist eine echte Organerwärmung möglich, was mit anderen Wärmeanwendungen nicht gelingt!
- Kombination von Wärme und Bewegungstherapie: Bewegungsübungen im warmen Peloidbrei (Fango- und Moor-„kneten" und -„treten").
- Ultraschall mit seiner besonderen Wärmeverteilung ist speziell bei Enthesiopathie und Arthrosen wirksam und kann auch mit Medikamenten („Phonophorese") kombiniert werden.

35.6 Kältetherapie

Vorbemerkungen

- Die Verfahren der traditionellen Kältetherapie umfassen eine Temperaturspanne von +15 °C (kalte Hydrotherapie) über 0° bis –180 °C (Kryotherapie).

Aufgaben, Behandlungsziele

- Analgesie, Anästhesie, Entzündungshemmung.
- Muskelentspannung.
- Hemmung von Ödemen, Blutungen, Phagozytose und Enzymreaktionen.
- Bei Kurzzeitapplikation: Reaktive Hyperämie, Bewegungsförderung.

Indikationen

- Akute und subakute Arthritiden aller Art (auch Gicht im Anfall).
- Aktivierte Arthrose, versuchsweise bei nicht entzündlichen Arthrosen.
- Periarthropathia humeroscapularis acuta.
- Akute Bursitis und Epikondylitis.
- Algodystrophie Stadium I.
- Bei Gelenkblockierungen und akuten Tendomyosen.
- Versuchsweise: Fibromyalgie (Ganzkörperkältetherapie).
- Postoperativ nach Gelenk-, Sehnen- und Bandscheibenoperationen.
- In Kombination mit Physiotherapie auf neurophysiologischer Grundlage bei neurologischen Erkrankungen (auch durch rheumatische Leiden).

Kontraindikationen

- Schwere Allgemeinleiden, Fieber.
- Nieren- und Blasenaffektionen (bei Therapie in diesem Bereich).
- Kälteüberempfindlichkeit aller Art.
- Raynaud-Syndrom, Vaskulitis.
- Sklerodermie.

Methoden, Techniken

- Eis: Teilbäder, Packungen, Massagen, Abreibungen.
- Tiefgefrorene Gelbeutel.
- Leicht verdunstende Flüssigkeiten (z. B. Äthylchlorid).
- Gekühlte Peloide: Fango, Moor.
- Tiefgekühlte Luft, Stickstoff (–30 bis –110 °C), Gasgemische.
- Elektronisch gesteuerte Kühlbandagen.
- **Sonderform:** Ganzkörperkältetherapie in geschlossenen Kältekammern oder mit offenen Systemen (–60° bis –110 °C) mit besonders intensiven Wirkungen (Analgesie, Funktionsverbesserung, Änderungen der Zytokinhomöostase der Haut).

Anwendungshinweise

- Die Effekte einer kurzzeitigen Kältetherapie (bis zu 5 Min.) sind andere als die längerzeitiger Kälteapplikationen.
- Zur Entzündungshemmung und zur Erzielung intramuskulärer Wirkungen muss Kälte 20 Minuten und länger appliziert werden.
- Im höheren Lebensalter vorsichtig anwenden, da Reagibilität des Gefäßsystems verändert ist.
- Kombination von Kälte und Bewegungstherapie: Bewegungsübungen in Eiswasser und in gekühltem Peloidbrei.

35.7 Elektrotherapie

Vorbemerkungen

- Die Verfahren der Elektrotherapie unterscheiden sich physikalisch und biologisch voneinander. Während Nieder- und Mittelfrequenzströme intensiv neuromuskulär wirken, ist die Hochfrequenztherapie reine Wärmetherapie mit erheblichem Penetrationsvermögen.

Aufgaben, Behandlungsziele

- **Niederfrequenz- und Mittelfrequenztherapie:**
  - Schmerzstillung, Hyperämisierung, Tonisierung der Muskulatur.
  - Bäder: Zusätzliche thermische und muskeldetonisierende Effekte.
  - Iontophorese: Zusätzliche medikamentöse Wirkungen („Reizstoffe", Antiphlogistika, Lokalanästhetika).
  - Reizströme und Wymoton: Möglichkeit der Muskelkontraktion.
- **Hochfrequenztherapie** s. Wärmetherapie (S. 505).

Indikationen

- Weichteilrheumatismus: Tendomyosen, Periarthropathien etc.
- Nicht aktivierte Arthrosen und chronische Arthritiden.
- Muskelatrophien, Neuropathie, Paresen.
- Schmerzzustände verschiedener Art (Neuralgien, Ischialgien etc.)

Kontraindikationen

- Hautkrankheiten, Verletzungen (Niederfrequenztherapie).
- Herzschrittmacher sowie Metallteile (z.B. Endoprothesen, Nägel und Metallplatten) im Behandlungsgebiet, bei Hochfrequenztherapie auch generell!
- Fieberhafte und Infektionskrankheiten, akute Entzündungen.
- Schwere Sensibilitätsstörungen.

Methoden, Techniken

- **Niederfrequenztherapie** (Ströme von 0 Hz bis ca. 1000 Hz):
  - Galvanischer Strom: Galvanisation, Iontophorese, Stangerbad und Zellenbad.
  - Reizströme: Stromimpulse, z.B. transkutane elektrische Nervenstimulation (=TENS), diadynamische Ströme u.a.
- **Mittelfrequenztherapie** (Ströme von 100 000 Hz bis 100 kHz):
  - Interferenzstromtherapie (Nemec-Ströme).
  - Wechselstromtherapie (Wymoton).
- **Hochfrequenztherapie** (Wechselströme bzw. elektromagnetische Wellen mit einer Frequenz von 500 kHz bis 5000 MHz): Kurzwellen, Dezimeterwellen, Mikrowellen.

Anwendungshinweise

- Nieder- und mittelfrequente Stromformen sind ein hervorragendes Mittel zur Analgesie ohne Belastung für Herz und Kreislauf; sie können darum auch bei älteren Menschen angewandt werden.
- Jede Elektrotherapie ist gut mit Massage (S. 503) und Krankengymnastik (S. 502) kombinierbar.

35.8 Kombinationstherapie

Vorbemerkungen

- Die Angriffspunkte der einzelnen physikalisch-therapeutischen Verfahren sind komplex und überlappen sich zum Teil. Aus diesen und aus ökonomischen Gründen ist die Frage einer sinnvollen Kombinationstherapie essenziell.

Positive Aspekte einer gleichzeitigen Kombinationstherapie

- Mögliche Wirkungsverstärkung.
- Einsatz verschiedener Therapieformen bei gleicher Erkrankung sowie Möglichkeit der gleichzeitigen Therapie verschiedener Erkrankungen.

Mögliche negative Aspekte gleichzeitiger Kombinationstherapie

- Größere Belastung des Organismus und größerer Zeitbedarf.
- Probleme von Interaktionen.

Anwendungen, die synergistisch wirken und gut kombinierbar sind

- Niederfrequenztherapie, anschließend klassische Massage.
- Klassische Massage, anschließend lokale Wärme.
- Lokale Wärme vor Krankengymnastik.
- Lokale Kälte bei Krankengymnastik.
- Wärme + klassische Massage + Krankengymnastik.
- Ultraschall + passive Mobilisation bei Kontrakturen.
- Ultraviolettbestrahlung + Solebäder.

Mögliche, aber anstrengende Kombinationen

❏ *Nur mit ausreichenden Pausen!*
- Stanger-Bäder + Unterwasser-Bewegungstherapie.
- Krankengymnastik + Unterwasser-Bewegungstherapie.
- Große Thermotherapie + Unterwasser-Bewegungstherapie + Krankengymnastik.
- Überwärmungsbäder + Unterwasser-Bewegungstherapie.

Anwendungen, die partiell austauschbar sind

- Verschiedene Formen der analgesierenden Nieder- und Mittelfrequenztherapie.
- Verschiedene Formen der Hochfrequenztherapie.
- Verschiedene Formen der lokalen Kälte- und Wärmetherapie bei vergleichbarer Intensität und Tiefenwirkung.

Verfahren, die nur nach Rücksprache mit dem verordnenden Arzt ausgetauscht werden sollten

- Parafango statt Fango.
- Krankengymnastik auf neurophysiologischer Grundlage statt konventioneller Gymnastik.
- Unterwasser-Druckstrahlmassage statt klassischer Massage.
- Heißluft statt anderer Thermotherapie.
- Apparative Verfahren statt manueller Verfahren.

Anwendungskombinationen, die unsinnig oder ungünstig sind

- Wärmeanwendungen vor Bindegewebsmassagen.
- Intensive Krankengymnastik unmittelbar nach Bindegewebsmassage oder Sauna.
- Eisbehandlung und Unterwasser-Bewegungstherapie.

Anwendungshinweise

- Im Prinzip gilt: Nicht viel hilft viel, sondern weniger hilft oft mehr.
- Neben erwünschten additiven Wirkungen ist auch das Gegenteil denkbar!
- Mehr als zwei Maßnahmen in einer Sitzung sind selten möglich.
- ❏ *Beachte:* Die in nächster Zeit zu erwartenden novellierten Richtlinien des Bundesausschusses der Ärzte und Krankenkassen zur Heilmittelverordnung (Heilmittelrichtlinien) schreiben in einem Heilmittelkatalog Diagnose- und Symptomen-bezo-

gene Heilmittel des Regelfalls, optionale Heilmittel, ergänzende Heilmittel und standardisierte Heilmittelkombinationen vor mit detaillierten Hinweisen zu Inhalt und Durchführung der Heilmittelverordnung und zur Zusammenarbeit mit den Heilmittelerbringern.

35.9 Ergotherapie und Gelenkschutz

Vorbemerkungen

- Die Ergotherapie hat nicht nur eine wichtige Funktion im Behandlungsplan, sondern zusätzliche präventive und rehabilitative Aufgaben, die das Verhalten am Arbeitsplatz und im häuslichen Milieu mit einbeziehen. Zur Aufgabe der Ergotherapie gehört auch die Instruktion im Gelenkschutz und die Anfertigung individueller Orthesen (Schienenversorgung).

Aufgaben und Behandlungsziele

- Funktionstestung insbesondere zur Beurteilung der „Aktivitäten des täglichen Lebens".
- Verbesserung von Beweglichkeit, Kraft, Geschicklichkeit.
- Erhaltung bzw. Wiederherstellung der Selbstständigkeit und funktionellen Unabhängigkeit.
- Stimulation kreativer Neigungen, der Eigenaktivität und der Motivation.
- Vermittlung von Erfolgserlebnissen und Freude.
- Vermittlung eines Gruppenerlebnisses mit sozialen Kontakten („psychosoziale Beschäftigungstherapie").
- Selbsthilfetraining mit Hilfsmittelversorgung.
- Arbeitsplatztraining und -adaptation und Anpassung der Wohnung.
- Unterrichtung in Gelenkschutz:
  - Training im ökonomischen Krafteinsatz.
  - Reduktion von Schmerz, Fehlbelastung, Überbeanspruchung.
  - Kontrakturprophylaxe.
- Anfertigung und Anpassung individueller Orthesen.
- Postoperatives Funktionstraining.

Indikationen

- Entzündlich-rheumatische Erkrankungen mit Funktionsbehinderungen (besonders wichtig: Hand!).
- Degenerative Gelenk- und Wirbelsäulenerkrankungen.
- Algodystrophie.
- Sklerodermie.
- Nachbehandlung nach Operationen.
- Weichteilrheumatische Erkrankungen auch mit psychosomatischem Hintergrund.

Kontraindikationen

- Schwere Schübe oder schlechter Allgemeinzustand.
- Schwere Kommunikationsstörungen oder ablehnende Haltung.

Methoden, Techniken

- **Funktionstestung – Test der Selbsthilfeaktivitäten:**
  - Essen und Trinken: Besteck, Glas, Tasse.
  - Hygiene: Duschen, Baden, Abtrocknen, Frisieren, Intimpflege etc.
  - An- und Auskleiden, insbesondere Schuhe, Strümpfe, Reißverschlüsse.
  - Liegen, Sitzen, Gehen, Fahren: Treppe, Auto, Aufstehen etc.
  - Beruf und Hobby.
  - Haushalt: Bettenmachen, Reinigung, Wäsche, Einkaufen etc.
  - Allgemeine Tätigkeiten: Telefonieren, Schreiben, Schlüsseldrehen etc.
- **Funktionelles Training, psychische Stimulierung, Entspannung:**
  - Flecht- und Knüpfarbeiten, Weben.
  - Töpfern, Stoff- und Papierdruck, Holzarbeiten.

- Seidenmalerei, Lederarbeiten.
- Spezielle Entspannungstechniken.

▶ **Gelenkschutz:**
- Richtige Lagerung im Schub und im Alltag.
- Ausschaltung fehlerhafter Bewegungsmuster (Aufstützen des Unterarmes, des Kopfes, richtiges Sitzen und Aufstehen).
- Einsatz stammnaher Gelenke, da sie kräftiger sind.
- Gegenstände möglichst körpernah tragen.
- Gewichte durch beidhändiges Halten besser verteilen.
- Hebelgesetze anwenden (mit langem Kraftarm und kurzem Lastarm).
- Statische Arbeit mit Hilfsmitteln durchführen, dynamische Arbeit bevorzugen.
- Benutzung von gleitenden und rollenden Hilfsmitteln (Einkaufswagen, Kofferroller).
- Verdickte Spezialgriffe bei Fingerbeugeproblemen.
- Anpassung von Handschienen.

▶ **Schienenversorgung:**
- *Lagerungsschienen* aus thermoplastischem Material zur Verhütung der ulnaren Deviation der Finger, zur Korrektur von Schwanenhals- und Knopflochdeformität, zur Ruhigstellung von Daumensattel- und Grundgelenken, zur Korrektur und Stabilisierung der Handgelenke etc.; auch als Nachtschienen, Fingerringe.
- *Funktionsschienen* (dynamische Schienen): Mit unterschiedlichen Zugeinrichtungen zur gezielten Mobilisierung und Kräftigung kleinerer Muskeln.
- *Postoperative Schienen* (passager).

Anwendungshinweise

▶ Enge Abstimmung mit anderen Mitgliedern des therapeutischen Teams.
▶ Individuelle Verordnung mit Definition des Behandlungszieles.
▶ Sorgfältige Dosierung nach Dauer, verwendeten Materialien, Leistungsfähigkeit.

35.10 Kurorttherapie

Definition

▶ Unter einer Kur im klassischen Sinn versteht man ein kombiniertes und komplexes Verfahren, in dessen Zentrum ein natürliches ortsgebundenes oder ortsübliches Heilmittel steht (Heilwasser, Heilgas, Peloid, Klima etc.), das aber durch zusätzliche Verfahren ergänzt werden muss.

▶ **Vorbemerkungen:**
- Aus den einschlägigen Gesetzen wurde der Begriff „Kur" weitgehend eliminiert. Lediglich in den Beihilfevorschriften und den Versicherungsbedingungen der Privaten Krankenversicherer und in einigen anderen Regelungen findet er sich noch.
- Im Kurortegesetz des Landes Nordrhein-Westfalen wird definiert: „Eine Kur dient durch wiederholte Anwendung vorwiegend natürlicher Heilmittel nach einem ärztlichen Plan der Gesunderhaltung oder Genesung des Menschen; in der Regel ist sie mit einem Ortswechsel verbunden".
- Im Zentrum einer Kur stehen ortsgebundene oder ortsübliche Heilmittel, die mit anderen physikalischen Anwendungen kombiniert werden können.
- Eine Kur dient der Stärkung einer (schwachen) Gesundheit in dafür vorgesehenen Kurorten und Heilbädern. Sie ist eine Vorsorgemaßnahme.
- „Eine Kur ist Urlaub für die Gesundheit. Egal ob zur Vor- oder Nachsorge – eine Kur sorgt dafür, dass Körper und Seele wieder ins Gleichgewicht kommen und neue Lebensgeister geweckt werden" (Informationsportal des Deutschen Heilbäderverbandes).
- Eine Kur kann in Deutschland von den gesetzlichen Krankenkassen bezuschusst werden. Überwiegend werden bei einer Kur passive Anwendungen durchgeführt. Diese können auch bei einer selbst organisierten Kur vor Ort von einem Badearzt verordnet werden und werden dann von den Kassen erstattet mit den gesetzlich üblichen Zuzahlungen.

- Wenn eine Erkrankung mit erheblichen Einschränkungen in Funktion, Aktivität oder Teilhabe vorliegt, ist eine medizinische Rehabilitation (s. u.) indziert. Auch eine medizinische Rehabilitation kann mit ortsgebundenen Heilmitteln kombiniert werden und in einer Rehabilitationsklinik in einem Kurort durchgeführt werden.

Wirkfaktoren der Kurorttherapie

- Balneotherapie mit natürlichen Heilmitteln.
- Physikalische und Ergotherapie (Krankengymnastik ist essenziell!).
- Medikamentöse Therapie.
- Diätetische Therapie.
- Ausschaltung schädlicher Umwelteinflüsse.
- Psychologische Führung und Unterstützung.
- Gesundheitsbildung und -erziehung.
- Gezielte Patienteninformationsprogramme.
- Sozialmedizinische Maßnahmen.

Balneotherapie

- **Häufigste „Rheumabäder":** NaCl- und Solebäder, Schwefelwasser, Moorbäder, Radonbäder, Thermen.
- **Wirkungen:**
  - Thermische Effekte: Wärme und Kälte mit entzündungshemmenden, muskelentspannenden, schmerzstillenden Wirkungen.
  - Mechanische Effekte im Bad: Auftrieb, Wasserviskosität, Blutverschiebung ins venöse Niederdrucksystem, Muskelentspannung, Schwerelosigkeit.
  - Chemische Effekte durch Resorption, Deposition und Elution (unterschiedlich je nach chemischer Zusammensetzung der Heilquelle).
  - Wahrscheinlich immunologische Effekte durch Einwirkungen auf die Haut über Veränderungen des Zytokinmilieus und der Langerhans-Zellen.
  - Bei iterativer (= kurmäßiger) Anwendung: Unspezifische Reizwirkung auf das vegetative Nervensystem mit dem Resultat besserer Resistenz („Adaptationstherapie").

Indikationen

- Entzündliche Gelenk- und Wirbelsäulenleiden (nicht im akuten Schub!).
- Degenerative Erkrankungen der Gelenke und der Wirbelsäule.
- Chronische Formen des Weichteilrheumatismus.
- Zustand nach Gelenk- und Wirbelsäulenoperationen.
- Gicht im chronischen Stadium.

Kontraindikationen

- **Allgemeine Kontraindikationen:** Fieberhafte Krankheiten und Infektionskrankheiten, Tumoren, Gravidität, schwere Arteriosklerose, kürzlich erlittener apoplektischer Insult, floride entzündliche Herz- und Gefäßleiden, schwere Herz-Kreislauf-Erkrankungen.
- **Spezielle Kontraindikationen:** Aktive Kollagenosen, akute Schübe und hohe Entzündungsaktivität, Lebensalter über 70 Jahre (mit Einschränkungen!), viszerale Begleitsymptome.

Anwendungshinweise

- Ambulante und stationäre kurortmedizinische Maßnahmen gehören früh in den Behandlungsplan.
- Sie sind weder ein einfaches Adjuvans noch Urlaub.
- Als Form einer Reiz- und Reaktionstherapie sind sie immer belastend.
- Eine Kurorttherapie ist v. a. dann indiziert, wenn die wohnortnahe Versorgung, insbesondere mit physikalischer Therapie, nicht ausreichend ist.
- Bei der Indikationsstellung zur Kur muss die unterschiedliche Reizintensität der natürlichen Heilmittel bedacht werden (*reizmild:* Solebäder, Kochsalzbäder; *reizintensiv:* Schwefelwässer, Moorbäder).

- Entzündliche Leiden sollten eher einer klinischen Behandlung am Kurort zugeführt werden; nicht entzündliche Erkrankungen (Arthrosen, Weichteilrheumatismen) können auch mit ambulanten Kuren gut behandelt werden.
- Auch bei stationären Rehabilitationsverfahren sollten die spezifischen Ressourcen des Kurortes, also seine natürlichen Heilmittel, mit genutzt und einbezogen werden.

35.11 Rehabilitation

Vorbemerkungen

- Aufgrund ihrer Häufigkeit, der Möglichkeit progredienter Funktionsstörungen und Einschränkungen im täglichen Leben sind rheumatische Erkrankungen ein Rehabilitationsproblem ersten Ranges. In der Einleitung, Koordinierung und Überwachung rehabilitativer Maßnahmen kommt dem Arzt eine Schlüsselfunktion zu.
- Medizinische Rehabilitation hat eine eigene Klassifikation der Erkrankungen: Die „Internationale Klassifikation der Funktionsfähigkeit, Behinderung und Gesundheit" (ICF) der Weltgesundheitsorganisation (WHO), die als länder- und fachübergreifende einheitliche Sprache zur Beschreibung des funktionalen Gesundheitszustandes, der Behinderung, der sozialen Beeinträchtigung und der relevanten Umgebungsfaktoren einer Person dient und die bereits den komplexen Ansatz der Rehabilitation zeigt.

Aufgaben, Behandlungsziele

- **Rehabilitation ist „Management" der Krankheitsfolgen mit den drei Säulen:**
  - „Impairment" (Funktionsstörung).
  - „Activity" (Aktivitätsstörung).
  - „Participation" (Teilhabe).
- Behandlung körperlicher Schäden mit dem Ziel der Wiederherstellung von geschädigten Strukturen (Behandlungsstrategie).
- Überwindung funktioneller Einschränkungen (Rehabilitationsstrategie).
- Verhinderung weiterer anatomischer Veränderungen und der Fähigkeitsstörungen (präventive Strategie).
- Verhinderung von Berufs- oder Erwerbsunfähigkeit bzw. Wiedererlangung derselben und Wiedereingliederung in die Erwerbstätigkeit.
- Ermöglichung der Teilhabe am gesellschaftlichen und sozialen Leben.

Formen der Rehabilitation

- Stationäre Rehabilitation (in Rehabilitationskliniken).
- Ambulante und ganztägig ambulante Rehabilitation.
- Anschlussheilbehandlungen.
- Maßnahmen zur beruflichen und sozialen Rehabilitation.
- Maßnahmen zur Teilhabe am Arbeitsleben.
- IRENA-intensivierte Reha-Nachsorge (nur Erwerbstätige der DRV).

Voraussetzungen für eine erfolgreiche Rehabilitation

- Voraussetzung für die Verordnung von Leistungen zur medizinischen Rehabilitation ist das Vorliegen der medizinischen Indikation. Hierzu sind im Sinne eines vorläufigen rehabilitationsmedizinischen Assessments abzuklären:
  - Die Rehabilitationsbedürftigkeit.
  - Die Rehabilitationsfähigkeit.
  - Eine positive Rehabilitationsprognose auf der Grundlage realistischer, für die Versicherten alltagsrelevanter Rehabilitationsziele (Rehabilitations-Richtlinie des gBA vom 16. März 2004, zuletzt geändert am 22. Januar 2009).
  Dies gilt sowohl für die Verordnung durch den Vertragsarzt als auch im Falle der Anschlussheilbehandlung für den beantragenden Klinikarzt.
- Krankheitsfrüherkennung und frühes Einsetzen der Therapie.
- Medikamentöse Beherrschung des Krankheitsprozesses.

- Umfassende Diagnostik mit Beurteilung der funktionellen Einschränkungen und Fähigkeitsstörungen.
- Sorgfältige Definition der Rehabilitationsziele.
- Verfügbarkeit ambulanter und stationärer (auch operativer) rheumatologischer Behandlungsmöglichkeiten.
- Interdisziplinäres Rehabilitationsteam: Rheumatologen, Physiotherapeuten, Ergotherapeuten, Psychologen, Sozialpädagogen, Sportlehrer, rheumatologisch qualifizierter Pflegedienst, Sozialdienst, Reha-Berater, Diätberater.
- Verfügbarkeit berufsfördernder Leistungen: Hilfen zur Erhaltung oder Erlangung eines Arbeitsplatzes, Eingliederungshilfen an den Arbeitgeber, Berufsfindung, Arbeitserprobung, Berufsvorbereitung.
- **Voraussetzung für ambulante bzw. ganztägig ambulante Rehabilitation:** Erreichbares Rehabilitationszentrum in einer vertretbaren Zeit (maximale Fahrzeit 45 Minuten), regelmäßige Fahrten müssen für den Patienten zumutbar sein.

▣ *Beachte:* Rehakliniken verfügen meist über einen Fahrdienst für die ganztägig ambulante Rehabilitation. Zwei Voraussetzungen sind aber auch hierbei erforderlich:
  - Ausreichende Stabilität für einen täglichen Transport zur und von der Klinik, auch bei heißem Wetter.
  - Selbstständigkeit im Alltag bis zur Bewältigung der Strecke aus der Wohnung bis an die Bordsteinkante und auf dem Heimweg wieder in die Wohnung.

Indikationen

- Frühfälle rheumatischer Erkrankungen: Diagnose einer rheumatischen Krankheit und/oder einer drohenden Funktionseinschränkung und/oder einer drohenden Chronifizierung.
- Patienten mit körperlichen Funktionseinschränkungen.
- Patienten mit psychosozialen Belastungen.
- **Speziell für stationäre Rehabilitation:**
  - Besonderer Schweregrad der Beeinträchtigung.
  - Pflegebedürftigkeit.
  - Komorbidität.
  - Notwendigkeit der Entlastung vom Alltag und psychosozialen Umfeld.

Anwendungshinweise

- Rheumatische Erkrankungen sind häufig chronische Leiden; damit ist auch die Rehabilitation häufig ein lebenslanger Prozess.
- Aufgrund der Progredienz vieler rheumatischer Erkrankungen können sich Rehabilitationsziele und -methoden oft ändern; die Rehabilitation rheumatischer Erkrankungen ist darum ein dynamischer und flexibler Prozess, der einer ständigen kritischen Qualitätsüberprüfung bedarf.
- Therapie, Prävention und Rehabilitation greifen häufig nahtlos ineinander und können sich überlappen.
- Die Indikationsstellung zur Rehabilitation muss gezielt und früh genug erfolgen.
- Vor Beginn jeder Rehabilitation sind die Rehabilitationsziele sorgfältig zu definieren.
- Die medizinische Rehabilitation kann nur dann wirksam werden, wenn eine kontinuierliche Nachsorge in der ambulanten Behandlung gewährleistet ist.
- Maßnahmen zur beruflichen Rehabilitation werden auch heute noch, speziell bei rheumatoider Arthritis, zu selten veranlasst. Das Resultat ist häufig eine vorzeitige, eigentlich nicht indizierte Berentung.

36 Operative Therapie

36.1 Grundlagen

Operationsindikationen

▶ Eine Einteilung in präventive und rekonstruktive Eingriffe ist nur bedingt möglich, Kombinationen und fließende Übergänge sind häufig.
▶ **Präventiv:**
  • Umfassende konservative Therapie (medikamentös, physikalisch und orthetisch) ohne befriedigende Ergebnisse.
  • Drohender Verlust wichtiger Funktionen.
  • Nicht beherrschbare arthrogene / tendogene Schmerzen.
▶ **Rekonstruktiv:** Einschränkung oder Verlust wichtiger Funktionen der Haltungs- und Bewegungsorgane durch entzündliche Destruktionen.

Kontraindikationen

▶ **Reduzierter Allgemeinzustand**, u. a. durch Mitbeteiligung innerer Organe, Nebenwirkungen medikamentöser Behandlung.
▶ **Intubationshindernisse** (relativ häufig durch entzündlich-rheumatische Veränderungen der Kiefergelenke und der HWS): In der Regel nach sorgfältiger diagnostischer Abklärung durch regionale Anästhesiemethoden oder durch fiberoptische Intubation überwindbar.
▶ **Mangelnder Funktionsbedarf:**
  • Fehlen individueller funktioneller Notwendigkeiten des Patienten.
  • Sehr gute funktionelle Adaptation an bestehende Deformierungen und Destruktionen.
▶ **Mangelnde Kooperation:**
  • Fehlende Kooperationsbereitschaft (selten).
  • Mangelnde Kooperationsfähigkeit unter Mitberücksichtigung der Belastungen durch die Operation und durch die erforderlichen Nachbehandlungsmaßnahmen.

Spezielle Aspekte bei entzündlich-rheumatischen Krankheiten

▶ **Dauermedikation:**
  • Notwendigkeit temporärer Unterbrechung bestimmter Basismedikationen (Disease modifying antirheumatic drugs) vor OP wird unterschiedlich gesehen.
  • Kortisondauermedikation erfordert perioperative Stoßtherapie!
▶ Krankheitsverlauf, Inaktivität und medikamentöse Therapie führen zu anatomischen und funktionellen Veränderungen. Deformitäten und Destruktionen folgen aber großenteils einheitlichen pathomechanischen Entstehungsmustern. Dies erlaubt bei entsprechender Spezialerfahrung relativ genaue Vorplanung auch sehr komplexer und komplizierter rekonstruktiver Eingriffe (cum grano salis).
▶ **Gelenkkontrakturen:**
  • Erschwerter operativer Zugang.
  • Erschwerte funktionelle Rehabilitation.
  • Bei Korrektur exzessiver Deformierungen ist das Risiko von Wundheilungsstörungen und überdehnungsbedingten Hautnekrosen erhöht.
▶ **Osteoporose:** Operationstechnische Erschwernisse, erhöhtes Frakturrisiko intra- und postoperativ.
▶ **Durchblutungsstörungen:**
  • Haut: Wundheilungsstörungen, Hautnekrosen.
  • Skelett: Osteonekrosen, Osteolysen, Mutilationen (auch postoperativ).
▶ **Muskelschwäche:** Erschwerung und Verzögerung der funktionellen Rehabilitation.
▶ **Knochen und Weichteildefekte** (besonders bei mutilierenden Verlaufsformen):
  • Operationstechnische Erschwernisse bei rekonstruktiven Eingriffen.
  • Eingeschränkte Wahlmöglichkeiten (Differenzialindikation).
  • Erhöhtes Risiko postoperativer Gelenklockerungen und Instabilitäten.

- ▶ **Erhöhte Infektionsgefahr:**
  - Statistisch nachgewiesen für Knieendoprothetik.
  - Vorbeugung durch perioperative Antibiotikagabe (empfehlenswert bei Fußoperationen, endoprothetischen Versorgungen, Reoperationen).
- ▶ **Erhöhte Blutungsneigung:** Korreliert mit verlangsamter Wundheilung.
- ❒ *Cave:* Fäden nicht zu früh entfernen, d. h. 2 Wochen nach Primäreingriffen, 3 Wochen nach Sekundärnähten.

Zusammenfassung

- ▶ Nicht alles, was operativ korrigierbar ist, sollte auch operiert werden!
- ▶ Eine korrekte Indikationsstellung erfordert erhebliche Erfahrung! Es empfiehlt sich die Konsultation eines erfahrenen Rheumaorthopäden.
- ▶ Der Verlust der Geh- und Greiffähigkeit wirkt sich auf die Lebensqualität rheumatischer Patienten so negativ aus, dass diese Bedrohung unbedingt gegen das häufig überschätzte Operationsrisiko abgewogen werden muss.
- ▶ Zu langes Abwarten führt bei der Komplexität der Bewegungsfunktionen in der Regel zu sekundären Veränderungen mitbeteiligter Strukturen. Häufige Folge: Erhebliche Verschlechterung der Erfolgsaussichten rekonstruktiver Maßnahmen (Schädigung wird irreversibel!).
- ▶ Bei schlechter Indikationsstellung kann ein gutes kosmetisches Ergebnis mit katastrophalen Funktionsverlusten für den Patienten verbunden sein.
- ❒ *Merke:* Schonendes Operieren ist zeitaufwendig, besonders bei rheumatisch geschädigten Geweben. Ohne ausreichend lange und qualifizierte Nachbehandlung ist das Risiko der oft problematischen und dennoch unumgänglichen Eingriffe kaum zu verantworten. Qualität wird sinnentsprechend nur am Ergebnis gemessen, nicht an der Operationsdauer und nicht an der Kostenersparnis bei der Nachbehandlung!

36.2 Operationstechniken

Gelenk-Synovektomie

❒ *Merke:* Entscheidend für den Dauereffekt: Operation so radikal wie nötig und so schonend wie möglich. Zum Beispiel kann selbst eine offene Kniegelenk-Synovektomie nur von ventral ohne zusätzliche dorsale Zugänge bei florider, massiver Synovitis nie wirklich radikal sein! Auch bei dem heute üblicheren arthroskopischen Vorgehen sind die Zugänge so zu wählen, dass eine entsprechende Vollständigkeit gewährleistet werden kann – ohne Rücksicht auf den Zeitaufwand.

- ▶ **Ziele:**
  - Verhinderung von Destruktionen und deren Progredienz.
  - Verbesserung der Beweglichkeit durch Beseitigung synovitischer Kapselschrumpfungen und Vernarbungen.
  - Schmerzlinderung durch denervierenden Effekt, besonders Spät-Synovektomie und Synovektomie in Kombination mit rekonstruktiven Operationen.
- ▶ **Offenes Vorgehen:**
  - In Kombination mit ausgedehnten rekonstruktiven Eingriffen aller Art.
  - Bei sehr massiver synovitischer Proliferation (gegebenenfalls technisch einfacher und sicherer).
  - *Vorteile:*
    - Rekonstruktive Notwendigkeiten können sicher erkannt und unbehindert angegangen werden.
    - Bei geeigneter Schnittführung gleichzeitige Tenosynovektomie möglich (insbesondere Hand- und Sprunggelenk).
  - *Nachteile:*
    - Störende Narbenbildung (bei ungünstiger Schnittführung).
    - Stellenweise Unterbrechung der Propriorezeption.
    - Längere Nachbehandlungszeit (nicht unbedingt nachteilig für die Regeneration des Gelenkknorpels!).

▶ **Arthroskopisches Vorgehen:**
- *Vorteile:*
  - Vermeidung schmerzhafter und bewegungsbehindernder Narbenbildungen.
  - Vereinfachung und eventuell Abkürzung der Nachbehandlung.
- *Nachteile:*
  - Möglicherweise geringere Radikalität (geringerer Dauereffekt, erhöhte Rezidivgefahr).
  - Der Nachteil kann durch Radiosynoviorthese 6–8 Wochen nach der Operation verringert werden.
  - Die Kombination mit Zusatzoperationen (z. B. Tenosynovektomien) kann additiv offene Zugänge erfordern.

Tenosynovektomie

▶ **Ziele:**
- Beseitigung von Gleitstörungen (z. B. Sehnenknoten, Ringbandengen).
- Verhinderung von trophischen und mechanischen (z. B. durch Friktionen an freiliegenden scharfen Knochenkanten) Sehnenrupturen.
- Nervendekompression bei gemeinsamer Passage von Engpässen (Karpaltunnel, Tarsaltunnel) durch Reduzieren des durch Tenosynovitis vermehrten Volumens.
- Spätzustände: Wiederherstellung des Sehnengleitens: Tenolyse.

▶ **Vorgehen:**
- Operationstechnisch sehr schonendes Vorgehen nötig, um oberflächliche Sehnenaufrauungen (mit der Folge von Adhäsionen) zu beseitigen bzw. zu verhindern und noch intakte Ringbänder und Gefäßversorgungen zu erhalten.
- Oberflächenaufrauungen im Exzisionsbereich müssen durch versenkte und resorbierbare Nähte glatt verschlossen werden.
- Sehnenknoten müssen plastisch exzidiert und Minderungen des Sehnenquerschnittes nahttechnisch stabilisiert werden.

Sehnenrekonstruktionen

▶ **Direkte Sehnennähte:**
- Verstärkung des Sehnenquerschnittes.
- Glättung der Sehnenoberfläche.
- Überbrückung sehr kleiner Defektstrecken *kurz* nach erfolgter Ruptur. (Verlust des Arbeitsweges tritt im Vergleich zur traumatischen Kontinuitätstrennung schneller ein, da das Sehnengleiten oft schon vorher behindert war.)

▶ **Sehnentransfer:**
- Fixierung der rupturierten Sehne auf die Sehne eines intakten Muskels (neuer Motor).
- Günstig für das postoperative Sehnengleiten ist die einfache Anastomose (im Gegensatz zur doppelten bei freiem Transplantat, s. u.).

▶ **Freies Sehnentransplantat:**
- Überbrückung längerer Defektstrecken. Voraussetzung: Der ursprüngliche Motor hat seinen Arbeitsweg noch nicht verloren.
- *Bei Massenrupturen* (z. B. an der Handgelenks-Streckseite): Mehrere distale Sehnenstümpfe müssen an einen kräftigen Motor gekoppelt werden.
- Die doppelseitige Anastomose (auf beiden Seiten des Transplantates) erhöht die Gefahr der Insuffizienz (Ruptur) der Sehnennähte. Auch postoperative Gleitstörungen (Verklebungen, Verwachsungen) kommen bei dieser Technik häufiger vor.
- Als Transplantate kommen günstigstenfalls neben funktionell entbehrlichen Sehnen (z. B. des M. palmaris longus) auch gut erhaltene Stümpfe rupturierter Sehnen infrage.
- *Vorteil:* Bei frühem Eingreifen kann der ursprüngliche Motor u. U. beibehalten werden.

▶ **Replatzierung verrutschter Sehnen:** z. B. bei Finger- und Zehendeviationen.

Exzision von Rheumaknoten / Bursen

- **Lokalisation:** Bevorzugt an mechanisch besonders beanspruchten Stellen.
- **Häufigkeit** unter Methotrexat-Behandlung erheblich gesteigert.
- Nur störende und hinderliche, entzündlich veränderte Rheumaknoten entfernen: Sie neigen zu Rezidiven. Eine schonende, aber sehr radikale Entfernung ist deshalb nötig.
- Inzisionen bzw. plastische Hautexzisionen sollen günstig für die Wundheilung und nicht störend für Beweglichkeit, Belastung oder spätere Gelenkzugänge positioniert werden.
- Knoten an der Beugeseite der Finger sind häufig mit Digitalnerven und Gefäßen verwachsen. Eine Neurolyse ist nur mit Lupenbrille bzw. Operationsmikroskop und ohne Zeitdruck möglich.
- Rheumaknoten sind oft mit synovitischen Gelenkhernien (Fingerstreckseite!) und mit Bursen (Olecranon) verbunden.
- *Cave:* Der operationstechnische Aufwand wird oft weit unterschätzt (insbesondere für die „kleinen" Rheumaknoten an den Fingern oder größere am Ellenbogen).

Osteotomie

- *Merke:* Bestimmte Osteotomien sind auch bei Patienten mit geringer Kooperationsfähigkeit anwendbar, die Ziele sind limitiert. Die Methode ist je nach Technik an der Schulter (nach Benjamin), den Metatarsalia und den Metacarpalia (nach Helal) oft wenig belastend.
- **Ziele:**
  - Korrektur von Fehlstellungen (vorwiegend bei Sekundärarthrosen nach „ausgebrannter Arthritis").
  - Temporäre Beeinflussung spätsynovitischer Gelenkveränderungen und Gelenkbeschwerden (Wirkungsweise bislang ungeklärt).
- **Korrektur-Osteotomien** (vorwiegend an den unteren Extremitäten): Exakte Vorplanung ist wichtig: Berechnung von Resektionshöhen und -ausmaßen, Winkeln (für Keilresektionen etc.) sowie für Art und Sitz der Fixierung.
- **Gebräuchliche „aktuelle" Osteotomieverfahren** (z. B. „Scarf", „Akin", „Chevron" und Austin für MT I, „Weil" für MT II–V), meist mit Osteosynthese und optional mit Synovektomie zugehöriger Gelenke, werden zur Stellungskorrektur, Längenanpassung der Metatarsalia und zur Entlastung im Vorfußbereich auch bei Rheumatikern zunehmend eingesetzt. Entzündungsrezidive und fortschreitende Destruktionen können den Operationserfolg infrage stellen. Eine entsprechende Patientenaufklärung ist ratsam.
- **Osteotomien zur Beeinflussung der Entzündungsaktivität:** Nur angenäherte Stellungskorrekturen werden angestrebt. Der technische Aufwand ist relativ gering, die Nachbehandlung unkompliziert (Hauptanwendung: Doppelosteotomien im Schultergelenk).

Resektions-Arthroplastik

- Gelenkneubildung ohne Einbringung nicht natürlichen Materials. Bei diesem Verfahren erfolgt die Arthroplastik ohne bzw. mit Interposition von subkutanem und bindegewebigem autologem und homologem Material.
- **Ziele:**
  - Schaffung oder Wiederherstellung einer funktionell ausreichenden Gelenkbeweglichkeit und -stabilität.
  - Beseitigung oder Reduzierung vorbestehender Schmerzen.
- **Anwendung:**
  - Nur an kleinen Gelenken und an den großen Gelenken der oberen Extremität (an der unteren Extremität nicht ausreichend kontrolliert und wahrscheinlich zu wenig erfolgssicher).
  - *Wenig geeignet* bei mutilierender und ausgeprägt zystisch-destruierender Verlaufsform von Polyarthritiden. Osteolytische Prozesse können postoperativ fortschreiten!

36.2 Operationstechniken

- ▶ **Vorbedingungen:**
  - Geeignete Knochenverhältnisse, noch vorhandener (zumindest rekonstruierbarer) Bandapparat, funktionsfähige Motoren (Muskeln, Sehnen).
  - Kooperationswille und Kooperationsfähigkeit des Patienten, da die Remobilisierung aufwendiger (schmerzhafter, langwieriger) ist als nach endoprothetischen Versorgungen derselben Lokalisation.
- ▶ **Vorteil gegenüber Alloarthroplastik:** Kein Verschleiß und keine Lockerung, gut geeignet zur Bewegungserhaltung bzw. Wiederherstellung für Patienten mit hoher Lebenserwartung und großem Funktionsbedarf. Bei späterem Versagen (Mutilation, Sekundärarthrose) ist meist ein unproblematischer Rückzug zur Gelenkendoprothese und zur Arthrodese möglich (Versagerquote mehr zeit- als gelenkabhängig, nach ca. 20 Jahren etwa 25 %). Ein Nachlassen des Operationserfolges – klinisch und radiologisch – ist in der Langzeitbeobachtung (mehr als 10 Jahre) möglich.
- ▶ **Nachteil:** Operationstechnisch sehr anspruchsvoll, große persönliche Erfahrung des Operateurs nötig.
- ▶ **Operationsprinzip:**
  - Neuformung und Glättung destruierter, deformierter Gelenkflächen, eventuell auch Exzision zerstörter Gelenkanteile. Eine radikale Synovektomie ist notwendiger Bestandteil der Operation.
  - Annäherung an die ursprünglichen Formverhältnisse wird angestrebt, um sich des vorbestehenden Bandapparates und Sehnengleichgewichtes für Stabilität und Bewegung zu bedienen oder beides im Rahmen der gegebenen Möglichkeiten wiederherzustellen bzw. den geänderten Verhältnissen anzupassen.
  - Verhinderung von Einsteifungen: Die Radien der konvexen Gelenkpartner werden kleiner gewählt als die der konkaven, eine volle Kongruenz wird somit nicht angestrebt.
- ▶ **Formen** (s. Abb. 36.1):
  - *Resektions-Distraktions-Arthroplastik*: Durchführung mit speziellen transossär anzubringenden Instrumentierungen. Dauerdistraktion (zusätzlich zur Arthrolyse und Resektions-Arthroplastik) für das Ellenbogengelenk während der Remobilisierungsphase. Hauptindikation: Posttraumatische Gelenksteife.
  - *Resektions- bzw. Exzisions-Arthroplastik* ohne Interposition.
  - *Resektions-Interpositions-Arthroplastik* mit Interposition von autologem/homologem Material.
  - *Resektions-Interpositions-Suspensions-Arthroplastik*: Aufhängung des distalen Gelenkpartners über ein körpereigenes Interponat. Gleichzeitig Stabilitätsverbesserung (z. B. an Ellenbogen-, Hand-, Daumensattel- und Metakarpal-Gelenken).

Alloarthroplastik

- ▶ **Definition:** Gelenkneubildung mittels Fremdmaterial.
- ▶ **Ziele:** Bewegungserhaltung bzw. Remobilisierung und gleichzeitige Stabilisierung destruierter und/oder eingesteifter Gelenke.
- ▶ **Anwendung:** Prinzipiell für alle Gelenke.
- ⚠ *Cave:* Das Infektionsrisiko bei entzündlich-rheumatischen Gelenkkrankheiten ist im Vergleich zu degenerativen Gelenkkrankheiten um mehr als das Doppelte erhöht.
- ▶ **Die problematischen Knochenverhältnisse** erschweren die Implantation und können die Lockerung begünstigen. Ossäre und ligamentäre Destruktionen schränken die Implantatwahl ein.
- ▶ **Vor- und Nachteile:**
  - Die Vor- und Nachteile der gelenkendoprothetischen Möglichkeiten können in verschiedenen Lokalisationen erheblich differieren. Besonders an Hüft- und Kniegelenken sind Alloarthroplastiken von größtem Vorteil und meist ohne echte Alternative.
  - Trotz aller Einwände und Bedenken kann die Alloarthroplastik auch jüngeren vielfach behinderten Rheumatikern nicht kategorisch vorenthalten werden. Die Entscheidung muss der Patient selbst treffen. Die assistierende Beratung kann und darf nur durch einen mit der Materie absolut vertrauten Arzt erfolgen.

36.2 Operationstechniken

Abb. 36.1 • Schematische Darstellung autoplastischer Gelenk-Rekonstruktionsverfahren
a) typische rheumatische Gelenkdeformierung; b) Arthrolyse mit Distraktion (D) bzw. Extension (E); c) Resektionsarthroplastik; d) Resektions-Interpositions-Arthroplastik; e) Resektions-Suspensions-Arthroplastik (Kombinationen verschiedener Verfahren möglich)

▶ **Technische Möglichkeiten** (* = breite Anwendung) s. Abb. 36.2:
- *Implantat-Typ:*
  - Einteilig: Interponat, Platzhalter*, Hemiarthroplastik*.
  - Mehrteilig: Verblockt oder halbverblockt (Scharniergelenk*, Nussgelenk, Kugelgelenk*); unverblockt (häufig als Oberflächenersatz): Einachsig*, mehrachsig, zweiteilig*, dreiteilig*
- *Verankerung:*
  - Nicht fixiert (Interponat).
  - Gestielt* (Platzhalter, verblockte/halbverblockte Gelenke): Einstämmig*, doppelstämmig*.
  - Unzementiert: Locker eingeführt*, verklemmt (Feder/Dübel-Prinzip), verschraubt*, auf- bzw. eingepresst (press fit*).
  - Zementiert*.
- *Material:*
  - Einteilig: Metall*, Acrylharze, Keramik, Silicon*, Polypropylen, Polyäthylen, Pyrocarbon, Polycarbonaturethan.
  - Mehrteilig: Metall/Metall*, Metall/Polyäthylen*, Keramik/Polyäthylen*, Keramik/Keramik, Metall/Polyacetal, Metall/Silicon, Polyester/Polyacetal, Carbon/Carbon, Polyether-Etherketon/Polyether-Etherketon.

Interponat Platzhalter

Gelenkflächen-Ersatz

I. Hemiarthroplastik II. beidseitiger Oberflächenersatz

Gelenkersatz

I. halbverblockt II. verblockt

Abb. 36.2 • Schematische Darstellung gelenkendoprothetischer Konstruktionsprinzipien

36.3 Wirbelsäule

Pathomechanik

▶ **Peridentale Synovitis:**
- Lockerung des Lig. transversum, Densarrosion bis -mutilation: Atlantoaxiale Instabilität, entzündliche Mitbeteiligung bei erweiterter vorderer atlanto-dentaler Distanz > 3–5 mm.
- Synovitis zwischen Dens und Lig. transversum dorsal: Temporäre (schubabhängige) Stenose des oberen zervikalen Vertebralkanals.
- ◪ *Merke:* Die Medulla kann (bedingt) seitlich ausweichen.

▶ **Zervikookzipitale Gelenkdestruktion:**
- Vertikale Densdislokation („pseudobasiläre Impression").
- Gefahr medullärer Kompressionssymptomatik (zervikale Myelopathie).

▶ **Destruktion der Wirbelbogengelenke der HWS und entzündliche Diskopathie in gleicher Etage:**
- Wirbelgleiten, „Treppenstufe" bei mehretagigem Befall.
- Gefahr der Wurzel-Halsmark- und Vertebraliskompression.

▶ Entzündlich-bursitische Destruktion der Dornfortsätze.

▶ **Spondarthritiden:**
- Knöcherne Überbrückung der Wirbelbogen- und Kostotransversalgelenke, der Sakroiliakalgelenke sowie Verknöcherung der Längsbänder und der Bandscheiben.
- Verknöcherungen mehrheitlich in mehr oder weniger ausgeprägten Fehlstellungen, insbesondere Kyphosierung vorwiegend der oberen BWS und Endlordosierung / Kyphosierung der HWS und LWS. Oft auch (schwer kompensierbare) Schiefstellungen.

- Behinderung der Brustatmung besonders durch die Verknöcherungen der Kostotransversal- und der Kostosternalverbindungen.

Operationsindikationen

- **Absolut:** Medulläre Kompressionssymptomatik (insbesondere Progredienz). Spontanverlauf letal innerhalb von 10 Jahren. Klinik: Pyramidenbahn-Zeichen mit Hyperreflexie besonders an den unteren Extremitäten, ataktischer Gang. Dysphagie, bulbäre Sprache. Sensible Störungen und Schmerzen im Trigeminusbereich (besonders 2. Ast).
- **Relativ:**
  - *Vertebralis-Engpasssymptomatik:*
    - Klinik: Schwindelattacken, Tinnitus, unbeherrschbare Hinterkopf-Nacken-Schmerzen.
    - Röntgenologisch: Spinalkanalweite (hinterer Dens-Atlas-Abstand) bei C1/C2 < 15 mm.
  - *Bei Spondarthritiden:* Intolerable Behinderung, insbesondere durch Einschränkung des Blickwinkels und funktionell schwer kompensierbare Schiefstellungen der Wirbelsäule.
- ❐ **Merke:** Ohne kompetente neurologische (inkl. elektrophysiologische) und kernspintomografische Diagnostik (Myelopathie? Radikuläre Symptomatik? Polyneuropathie?) sollte an der rheumatischen Halswirbelsäule nicht operativ interveniert werden! (Ausnahme: neurologische Notfallsituationen).

Operationsziele

- Versteifung der instabilen Segmente.
- HWS: Stabilität ist wichtiger als die Stellungskorrektur.
- Aufrichtung bei spondarthritischen Deformierungen.
- Verringerung des Mortalitätsrisikos.

Operationstechniken

- Der okzipito-zervikale Übergang und die obere HWS werden überwiegend von dorsal operiert: Fixierung und möglichst Dorsalreposition des hinteren Atlasbogens gegen Okziput einerseits und Dornfortsatz C2 andererseits.
- **Isolierte Verblockung** von C1/C2 auch bei blandem Verlauf, umschriebener Lokalisation und frühem Eingreifen.
- **Verblockung der Wirbelbögen** gegeneinander von dorsal, der Wirbelkörper von ventral bei Instabilität tieferer Etagen und konservativ nicht beherrschbarer Diszitis.
- **Fixierungsmöglichkeiten:**
  - Autologe Knochenspäne (hinterer Beckenkamm) und Drahtcerclage.
  - Transpedikuläre Verschraubung.
  - Verplattung.
  - Metallkorb („Cage").
- **Transorale Densresektion:** Kann bei akuter Kompressionssymptomatik erforderlich sein (insgesamt selten). In speziellen Notsituationen additiv oder auch isoliert: Laminektomie.
- **Aufrichtungs-Osteotomien** in einer oder in mehreren, auch übereinanderliegenden Etagen bei (v. a. spondarthritischen) Wirbelsäulendeformierungen. Die Instrumentierung entspricht derjenigen nicht rheumatischer Deformierungen.
- ❐ *Cave:* Diese Eingriffe sind operativ wie in der Nachbehandlung überaus schwierig, risikoreich und aufwendig und sollten nur in spezialisierten Zentren durchgeführt werden.

Nachbehandlung

- Aufstehen schon am 1.–2. Tag postoperativ mit – je nach intraoperativ erreichter Stabilität – mehr oder minder fester äußerer Fixierung für 4–6 Wochen.
- Stabilisierende und muskelkräftigende krankengymnastische Behandlung nach Abschluss der knöchernen Durchbauung (8–12 Wochen), vorher nur durch speziell erfahrene Krankengymnasten (keine Lockerungsübungen!).

Komplikationen

- Blutung mit Kompressionssymptomatik, Infektion, Pseudarthrose.

Ergebnisse

- Sehr gut bei rechtzeitiger Operation.
- Bei längerer Dauer ist die Rückbildung neurologischer Symptome unsicher.
- Bei eingetretener Querschnittssymptomatik sehr ungünstige Prognose quoad vitam.

36.4 Schultergelenk

Pathomechanik und Klinik

- „Entzündliche Zange" von Bursitis außen und Gelenksynovitis innen kann ausgedehnte Zerstörungen der Rotatorenmanschette verursachen (insbesondere Supraspinatussehne) mit massiver Einschränkung der aktiven Abduktion und Flexion. Röntgenologisch hinweisend: Hochstand des Humeruskopfes. Frühdiagnostik über Sonografie und MRT.
- Klinisch besonders imponierende Schwellungen werden meist durch Bursitis subacromialis / subdeltoidea verursacht.
- Unterschiedlicher Verlauf: z.B. Ausbildung großer Riesenzysten im Humeruskopf bei lange erhaltenem röntgenologischem Gelenkspalt und erst späterer, dann aber rapider chondroosteolytischer Destruktion; andererseits relativ früh eintretende, oft irreguläre Gelenkspaltverschmälerung als Zeichen von Knorpelarrosionen. Klinische Folge im ersteren Fall mehr Instabilität, im letzteren eher schmerzhafte Versteifung.
- **Merke:** Das Vorliegen von Riesenzysten beeinträchtigt die Möglichkeiten und Aussichten von Synovektomie, Resektions-Interpositions- und Cup-Arthroplastik (s. u.).

Synovektomie

- **Anwendbar,** wenn der humero-glenoidale Gelenkspalt noch gut einsehbar und (in etwa) gleichmäßig weit und überwiegend glatt begrenzt ist (Abb. 36.3).
- **Indikationen:**
  - Konservativ therapieresistente, schmerzhafte Synovitis.
  - Drohende Destruktion und Funktionsverschlechterung.
- **Operationstechnik:**
  - Arthroskopisch: Von dorsal und ventral (2–3 Zugänge).
  - Offen: Ventraler Zugang; gegebenenfalls mit Bursektomie und Rekonstruktion der Rotatorenmanschette.

Abb. 36.3 • a) Beginnende rheumatische Destruktion des Humero-Glenoidalgelenks.
b) Radiologisch mäßige Sekundärarthrose, jedoch klinisch sehr befriedigendes Ergebnis nach Spätsynovektomie

- **Nachbehandlung:** 3 Wochen Abduktionslagerung im Wechsel mit Elevationslagerung. Sofortige passive Mobilisierung von der Abduktionsschiene, optimal: continous passiv motion (CPM) – „Schulterstuhl". Danach 1–2 Wochen geminderte Abduktionslagerung und aktiv-passive Bewegung, danach Freigabe und zusätzliche aktive Bewegung.
- **Komplikationen:** Rezidiv (selten).
- **Ergebnisse:** Bei rechtzeitiger und technisch korrekter Durchführung erbringt die Synovektomie von allen Operationsverfahren am rheumatischen Schultergelenk die bei Weitem besten Bewegungsresultate.

Doppelosteotomie nach Benjamin

- **Indikation:** Überwiegende Sekundärarthrose, zweifelhafte Kooperation.
- **Operationstechnik:** Ventraler Zugang, Synovektomie nur, soweit für die Übersicht erforderlich. Komplette Durchtrennung (bis auf dorsales Periost) am Collum scapulae und quer unterhalb des Humeruskopfes – proximal und parallel zum Collum chirurgicum. Keine innere Fixierung!
- **Nachbehandlung:** Für 1 bis maximal 2 Wochen Mitella, dann Freigabe und Ingebrauchnahme. Keine krankengymnastischen Maßnahmen: Pseudarthrosegefahr!
- **Komplikationen:** Wiederauftreten von Schmerzen (nicht selten nach Ablauf von ca. 5 Jahren).
- **Ergebnisse:** Relativ gute Schmerzlinderung, nur mäßige Besserung der Beweglichkeit.

Resektions-Interpositionsarthroplastik

- **Indikationen:** Fortgeschrittene Destruktion des Gelenkspalts bei noch guten Knochenverhältnissen und gut erhaltener bzw. rekonstruierbarer Rotatorenmanschette sowie verlässliche Kooperation. Alternative: Gelenkflächenersatz am Humeruskopf (Cup-Arthroplastik).
- **Operationstechnik:** Transakromialer Zugang, Bursektomie und Gelenksynovektomie, Neuformung (Verkleinerung) des Humeruskopfes in ausreichender Retrotorsion (Sicherung gegen anteriore Luxation) und Überkleiden mit lyophilisierter Dura oder Fascia lata, auch Haut o. Ä.; Rekonstruktion der Rotatorenmanschette (erleichtert durch den verkleinerten Humeruskopf).
- **Nachbehandlung:** Wechsellagerung (Abduktion/Elevation) und rein passive Beübung für 4–6 Wochen, dann 1–2 Wochen geminderte Abduktionslagerung und aktiv-passive Bewegung, danach Freigabe und zusätzliche aktive Bewegung. Die Phase der aktiven Mobilisierung dauert bis zu ein Jahr!
- **Komplikationen:** Instabilität, (manchmal späte) Knochenresorption, Sekundärarthrose (selten schmerzhaft).
- **Ergebnisse:** Größter Bewegungszuwachs, jedoch sind die Absolutwerte geringer als nach Synovektomie. Die Schmerzlinderung entspricht der nach Synovektomie.

Alloarthroplastik

- **Indikation:** Schlechte Knochenverhältnisse (d. h. Knochen ungeeignet für Neuformung des Humeruskopfes).
- **Operationstechniken:**
  - *Unverblockte Endoprothesen*:
    - Einseitiger Ersatz der humeralen Gelenkfläche oder des Humeruskopfes (Hemialloarthroplastik).
    - Totalendoprothesen mit gleichzeitigem Ersatz der glenoidalen Gelenkfläche.
  - *Bei fehlender Rotatorenmanschette*:
    - Doppelgelenkige („Duo-Kopf"-) Großkopfprothesen mit Abstützung gegen das Schulterdach.
    - Halbverblockte Prothesen mit Zementierung der Endoprothesenpfanne gegen Akromion, Coracoid und Glenoid.
    - Umkehrung des Gelenkmechanismus mit Fixierung des Endoprothesenkopfes am Schulterblatt und der Pfanne (nach Humeruskopfresektion) im proximalen Humerusende („inverse" Schultergelenksendoprothesen).
    - Inverse Schultergelenksendoprothesen, Rückzug auf Megakopfendoprothesen möglich.

- **Nachbehandlung:** 3 Wochen Abduktionslagerung/Elevationslagerung. Sofortige passive Mobilisierung von der Abduktionsschiene. Danach 1–2 Wochen geminderte Abduktionslagerung und aktiv-passive Bewegung, danach Freigabe und zusätzliche aktive Bewegung.
- **Komplikationen:** Hohe Lockerungsrate der glenoidalen Komponente bei totalendoprothetischer Versorgung, Möglichkeit postoperativer Schmerzen nach Hemialloarthroplastik. Schlechte Rückzugsmöglichkeiten (Ausnahme Gelenkflächenersatz)!

Arthrodese

- **Indikation:** Jüngere Patienten in gutem Allgemeinzustand mit hoher Belastungsanforderung, Versagen der o. g. Operationen. Der Rückzug ist jedoch extrem problematisch nach endoprothetischer Versorgung.
- **Operationstechnik:** Entknorpelung, Verschraubung des Humeruskopfes gegen Glenoid und Akromion. Eventuell Knochenspanaufbau. Fixierung: Schrauben, Platten, Drahtcerclage (Zuggurtung).
- Nachbehandlung: Mindestens 6–8 Wochen, eventuell 12 Wochen Abduktionslagerung, dann aktive Mobilisierung (thorakoskapulare und klavikuläre Gelenkverbindungen).
- **Ergebnisse:** Bei knöcherner Durchbauung in korrekter Stellung Schmerzfreiheit, hohe Belastbarkeit, für Alltagsfunktionen meist ausreichende Beweglichkeit.
- **Komplikationen:** Pseudarthrose.

36.5 Ellenbogengelenk

Pathomechanik

- Initial bestehen meist eine schmerzhafte Schwellung und Streckhemmung. Eine Dauerschonhaltung führt zur Beugekontraktur (selten Streckkontraktur).
- Eine Destruktion des ulnaren und radialen Gelenkabschnittes kommt meist kombiniert vor, seltener getrennt. Häufiger ist das Humeroulnargelenk betroffen.
- Es kommt zu einer Einschränkung der Unterarmdrehung durch Destruktion oder durch eine sekundärarthrotische Deformierung des Radiuskopfes. Bei späten Eingriffen ist daher meist eine zusätzliche Radiuskopfresektion erforderlich. Der Radiuskopfersatz ist umstritten (und nur ausnahmsweise sinnvoll).
  - *Beachte:* Ursache einer eingeschränkten Pro- und Supination bei Polyarthritikern sind oft Veränderungen im distalen Radioulnargelenk!
- Destruktion und Zystenbildung führen häufig zur Mutilation. Folge: Schmerzhafte Instabilität, oft mit Ulnariskompressionssymptomatik.
- Bei langsamem Verlauf mit simultaner Sekundärarthrose, auch bei rapider Kapselschrumpfung, kommt es zur Versteifung bis hin zur Ankylose.

Synovektomie

- **Indikation:** Beginnende Instabilität.
- **Operationstechniken:**
  - *Bei offenem Vorgehen* ist der radiale Zugang obligat, der ulnare wird kontrovers diskutiert. Bei Belassen des Radiuskopfes ist der isolierte radiale Zugang relativ aufwendig, wenn Radikalität angestrebt wird.
  - *Für die arthroskopische Synovektomie* werden 2–3 Zugänge empfohlen: Von radial und ulnar.
  - *Erweiterte Synovektomie:* Abtragung bewegungsbehindernder Randzacken (Processus coronoideus, Olekranonspitze).
- **Nachbehandlung** s. u.
- **Komplikationen:** Rezidiv, Progredienz (bei mutilierenden Formen).
- **Ergebnisse:** Trotz röntgenologischer Verschlechterung resultiert meist eine dauerhafte Schmerzlinderung mit Verbesserung der Beweglichkeit.

Abb. 36.4 • a) Rheumatisch destruiertes Ellenbogengelenk, schmerzhaft eingesteift. b) Schmerzfreie aktive Beugung, c) Streckung nach Resektions-Interpositions-Suspensions-Arthroplastik

Resektions-Interpositions-Arthroplastik

- ▶ **Indikation:** Bei Einsteifungen mit extrem engem oder aufgehobenem Gelenkspalt und fortgeschrittenen Destruktionen.
- ▶ **Operationstechniken:**
  - Üblich ist der dorsale Zugang, meist mit temporärer Durchtrennung der Trizepssehne oder distaler Ablösung des Ansatzes mit dünnen Knochenlamellen. Neuformung der Gelenkflächen, Überkleidung mit lyophilisierter Dura oder Faszie, auch Haut o. Ä.
  - Alternativ: Interposition eines Trizeps-Sehnenstreifens mit Aufhängung der Ulna am Humerus.
- ▶ **Nachbehandlung** s. u.
- ▶ **Komplikationen:** Progredienz bei mutilierenden Formen.
- ▶ **Ergebnisse:** Guter Bewegungszugewinn (besonders nach Aufhängeplastik – s. Abb. 36.4), gute Funktion und Schmerzminderung trotz häufig objektiv feststellbarer Instabilität – meist mit abnehmender Tendenz.

Alloarthroplastik

- ▶ **Operationstechnik:** Modellabhängig, Zugang wie bei Resektionsarthroplastik (S. 525).
- ▶ **Zementierte Endoprothesen:** Meist bestehen Humerus- und Ulnakomponente aus Metall, die Lager aus Polyäthylen. Die Prothesen sind mehr oder minder fest geführt.

- *Unverblockte Totalprothesen* (Gelenkflächenersatz):
  - Indikation: Schmerzhafte Destruktion mit allenfalls mäßiger Instabilität.
  - Komplikation: Luxationsmöglichkeit (besonders bei fehlerhafter Positionierung).
  - Ergebnisse: Gut, jedoch häufig stärkeres Streckdefizit.
- *Verblockte Totalprothesen:*
  - Indikation: Ausgeprägte schmerzhafte Destruktion, auch mit massiver Instabilität.
  - Komplikation: Lockerungsgefahr der Humeruskomponente (besonders bei Scharnierprothesen mit starrer, weniger bei lockerer Führung).
  - Ergebnisse: Exzellente Resultate.
- *Radiuskopfersatz* ist fakultativ (z. Zt. bei rheumatischen Destruktionen weniger gebräuchlich).
▶ **Nachbehandlung** s. u.

Arthrodese

▶ Die Arthrodese scheidet als Operationsmöglichkeit praktisch völlig aus; es gibt keine funktionell günstige Stellung!

Nachbehandlung

▶ Frühmobilisierung, passiv und aktiv. Motorschienen- oder Wechsellagerung mit Gips-/Kunststoff-Schienen in maximal erreichbarer Beugung, Streckung sowie Rechtwinkelstellung für ca. 3 Wochen.
▶ Aktive Streckung nach temporärer Durchtrennung der Trizepssehne erst, wenn die Naht belastbar ist (nach ca. 3 Wochen). Weiter aktive, eventuell auch passive Beübung, solange erforderlich (meist ca. ein Vierteljahr).

36.6 Handgelenk

Pathomechanik

▶ Eine radiale Deviation (Rotation) der Handwurzel wird häufig durch Schwächung der Sehne des M. extensor carpi ulnaris infolge einer Tenosynovitis initiiert.
▶ Eine synovitische Veränderung des Lig. radioscapholunare bewirkt eine zentrale palmare Arrosion der Gelenkfläche („Mannerfelt-Krypte") und von dort aus die weitere Zerstörung des ulnaren palmaren Segmentes. Folge: Ulnar-palmare Instabilität, Subluxation bei progredienter radialer Deviation.
▶ Eine entzündliche Zerstörung des Diskus und seiner Bandverbindungen und der dorsal-ulnaren Gelenkkapsel führt zur radioulnaren Instabilität („federnde Elle") und, zusammen mit der radiokarpalen Deformierung, zur dorsalen Prominenz des Ulnaköpfchens.

Operationsindikationen

▶ Die Operation ist indiziert bei schmerzhaften Funktionsstörungen (nicht bei bloßen Deformierungen oder röntgenologischen Veränderungen!).
▶ Stabilität wichtiger als Beweglichkeit, Unterarmdrehung wichtiger als Flexion/Extension.

Operationsprinzip und Operationstechniken (Übersicht)

▶ Fast alle Eingriffe werden von dorsalen Zugängen aus vorgenommen.
▶ Üblicherweise erfolgt die Operation in Kombination mit vollständiger oder partieller Subkutanverlagerung der Handgelenk- und Fingerstrecker, der Versorgung etwaiger Sehnenrupturen und mit stabilisierenden Maßnahmen für das distale Radioulnargelenk (vorwiegend Weichteileingriffe).
▶ Bei radioulnarer Instabilität und Ulnakopf-Destruktion/Deformierung knappe oder partielle Ulnakopfresektion. Eventuell sind anschließend rekonstruktive Maßnahmen erforderlich.
▶ Auch ein alloarthroplastischer Ersatz des Ellenkopfes mit Weichteilstabilisierung ist möglich und aussichtsreich.

Abb. 36.5 • a) Rheumatische Destruktion des Handgelenks und der Handwurzel. b) Radiokarpale Arthrodese (Mannerfelt-Technik) und Ulnakopf-Resektion

Synovektomie

- ▶ **Indikationen:** Konservativ therapieresistente Synovitis, (noch) ausreichende radiokarpale und interkarpale Stabilität.
- ▶ **Operationstechniken:**
  - Die Synovektomie erfolgt meist kombiniert als Tenosynovektomie und Artikulosynovektomie radiokarpal, interkarpal und radioulnar.
  - Die Synovektomie kann mit oder ohne Ulnaköpfchenresektion und Kapselstabilisierung vorgenommen werden. Sie ist Bestandteil der meisten rekonstruktiven Eingriffe (s. u.) im Handgelenkbereich (Abb. 36.5)
  - Die arthroskopische Synovektomie ist bislang wenig verbreitet – wohl auch wegen der Behandlungsbedürftigkeit der fast immer begleitenden Tenosynovitis der Streckerfächer.
- ▶ **Nachbehandlung:** Zur kurzzeitigen Fixierung dorsale oder palmare Unterarm-Hand-Gipsschiene (Fingergelenke freilassen). Nach wenigen Tagen Freigabe und aktive Bewegungsübungen.
- ▶ **Komplikationen:**
  - Rezidivgefahr.
  - Bei allen Operationen am Handgelenk mit dorsalem Zugang: Sehr hohe Rate an Wundheilungsstörungen, unabhängig von der Schnittführung (inklusive der oberflächlichen ca. 10 %).
- ▶ **Ergebnisse:** Die Langzeitergebnisse sind sehr gut hinsichtlich Schmerzlinderung und Funktion. Die Beweglichkeit dorsal / palmar ist gegenüber der präoperativen Situation leicht reduziert, die Unterarmdrehung ist verbessert (Ulnaköpfchenresektion). Radiologisch Verschlechterung.

36.6 Handgelenk

Resektions-Interpositions-Arthroplastik

- **Indikationen:** Schmerzhafte radiokarpale Destruktion bei erhaltener karpaler Stabilität und nicht zu ausgeprägter radiokarpaler Dislokation.
- **Operationstechnik:** Gelenksynovektomie, Tenosynovektomie, gegebenenfalls Sehnenrekonstruktion (S. 516). Modellierende Neuformung der Gelenkflächen und Aufhängung des Karpus durch das Retinaculum extensorum (gleichzeitig wirksam als bindegewebiges Interpositum).
- **Nachbehandlung:** 14 Tage dorsale oder palmare Unterarm-Hand-Gipsschiene (Fingergelenke freilassen), dann Röntgenkontrolle und gegebenenfalls Freigabe für leichtere Tätigkeiten, unbeschränkt meist ab der 6. postoperativen Woche. Nur aktive Bewegungsübungen sind erlaubt. Die Unterarmdrehung muss besonders beachtet und geübt werden.
- **Komplikationen:** Fortschreiten der Mutilation mit Instabilität ist möglich.
- **Ergebnisse:** Mittelfristig verbesserte, langfristig gering reduzierte Beweglichkeit bei zunehmender Stabilität und dauerhafter Funktionsverbesserung und Schmerzreduktion.

Alloarthroplastik

- **Indikationen** s. Resektionsarthroplastik (oben).
- **Silikon-Kautschuk-Platzhalter** (heute mit Titanhalbtrichtern oder -trichtern, sog. Grommets) zur Sicherung des Implantats gegen Fraktur und des Knochens gegen Einsinken des Implantats.
  - *Ergebnisse:* Schmerzlinderung, jedoch sehr limitierte Beweglichkeit.
  - *Komplikationen:* Einsinken, Prothesenfrakturen (klinisch oft irrelevant).
- **Endoprothese – Gelenkersatz:**
  - *Technik:* Unverblockte zementierte oder auch zementfrei implantierte Metall-Polyäthylen-Endoprothesen.
  - *Ergebnisse:* Gute Beweglichkeit, jedoch begrenzte Belastbarkeit.
  - *Komplikationen:* Fehlstellung, Lockerung, Luxation.
- **Nachbehandlung:** 14 Tage Schienung, dann Röntgenkontrolle und gegebenenfalls Freigabe (s. Resektionsarthroplastik, oben).

Arthrodese

- **Komplette Arthrodese des Radiokarpalgelenks:**
  - *Indikationen:* Massive Destruktionen und Instabilitäten im Handgelenk- und Handwurzelbereich.
  - *Operationstechnik:* Gelenksynovektomie, Tenosynovektomie, gegebenenfalls Sehnenrekonstruktion. Resektion und korrespondierende Formung der Gelenkflächen. Fixierung mit Platten und Schrauben oder (beim Rheumatiker überlegen) durch zentralen Rush-pin vom Metakarpale III zum Radius mit zusätzlicher Verklammerung für die Drehstabilität (Mannerfelt-Technik, Abb. 36.5). Bei größeren Defekten Knochenspanimplantation (optimal: autolog).
  - *Nachbehandlung* s. u.
  - *Komplikationen* s. u.
  - *Ergebnisse:* Bei Aufgabe der dorso-palmaren Beweglichkeit optimale Schmerzlinderung und maximaler Kraftgewinn.
- **Partielle Arthrodesen:**
  - *Indikation:* Radiokarpale Instabilität ohne massive Dislokation der Handwurzel, insbesondere bei beginnender ulnarer Subluxation des Karpus; auch bei progredienten Gelenkspaltverschmälerungen und umschriebenen Destruktionen.
  - *Operationstechnik:*
    - Radiolunäre Arthrodese („Chamay"): Fixierung des Mondbeins auf der Fovea lunata der distalen Radiusgelenkfläche, bei Höhenverlust des Lunatum auch Aufbau durch Knochenspaninterposition (Abb. 36.6).
    - Radioulnare Arthrodese („Sauvé-Kapandji"): Fixierung des abgetrennten Ulnaköpfchens in der Incisura ulnaris (ulnar am Radius) unter Interposition eines exzidierten Segmentes aus der Ulnadiaphyse (proximal des Ulnakopfes).
    - Fixierung: In beiden Fällen vorzugsweise mit Titanklammern und / oder Zugschrauben.

36.6 Handgelenk

Abb. 36.6 • 10-Jahres-Verlauf einer Rheumatoiden Arthritis mit Teilversteifung beider Handwurzeln. a) 25-jährige mit Beginn der Rheumatoiden Arthritis unter MTX 3/1997; b) Abrutschen der rechten Handwurzel 10/1997

- *Nachbehandlung:*
  - Radiolunäre Arthrodese: 6 Wochen Unterarm-Hand-(Gips)-Schiene in Neutral- oder Funktionsstellung (maximal 10° Dorsalextension und maximal 10° Ulnarabduktion). Pro-/Supination sofort üben (nach Maßgabe der Beschwerden). Dorsalextension / Palmarflexion nach Gipsabnahme und Röntgenkontrolle.
  - Radioulnare Arthrodese: 3 Wochen Oberarm-Unterarm-Hand-Gipsschiene in Neutral- oder Funktionsstellung und Beginn mit aktiver Unterarmdrehung (Krankengymnastik) aus der Schiene heraus unter Respektierung der Schmerzgrenze. Dann Freigabe nach Röntgenkontrolle.
- *Komplikationen:*
  - Rezidivsynovitis, Sekundärarthrose im Radiokarpalbereich (freibleibende Gelenke).
  - Fortschreitende Instabilität und Dislokation trotz stabiler Arthrodese.

Abb. 36.6 • c) Teilversteifung der Handwurzel rechts mit Caput-ulnae-Resektion, Kontrolluntersuchung 3/1998, jetzt Abrutsch der Handwurzel links; d) 10-Jahres-Ergebnis, Kontrolle radiologisch 2008 mit klinisch und radiologisch zufriedenstellendem Ergebnis

- Pseudarthrose der arthrodesierten Gelenke.
- Speziell bei der radioulnaren Arthrodese: Knöcherne Überbrückung des (gewollten) Defektes in der distalen Ulnadiaphyse, besonders bei zu geringer Resektionsstrecke (unter 15 mm). Dadurch völliger Verlust der Unterarmdrehung (funktionell wichtigste Bewegungsmöglichkeit im Handgelenkbereich).
- Sehr gravierend: Mögliche Instabilität des proximalen Ulnarstumpfendes. Stabilisierungsverfahren mittels Sehnenschlingen (auch transossär) gebräuchlich, aber unsicher.
- *Ergebnisse:* Gute Früh- und Langzeitergebnisse. Angesichts der postoperativ unphysiologischen Bewegungsabläufe (insbesondere bei der radiolunären Arthrodese) sind Komplikationen (Instabilitäten, schmerzhafte Veränderungen in den benachbarten Interkarpalgelenken) möglich.

36.7 Sehnen(scheiden)

Pathomechanik und Klinik

- Behandlungsbedürftige entzündlich-rheumatische Sehnenscheidenaffektionen kommen v. a. an Hand und Fuß vor. Die Veränderungen gehen in der Regel von den Sehnenscheiden aus und greifen dann auf die Sehnen selbst über (Infiltrationen, Knotenbildungen). Auch eine echte Rheumaknotenbildung in den Sehnen ist möglich.
- **Ursache von Gleitstörungen:** (Relative) Verengung von Sehnenscheiden und Ringbändern, Knoten, Verwachsungen, Rupturen.
- **Klinik:**

  ▣ *Merke:*
  - Ursache und Folge werden oft verwechselt; sie sind auch vom Erfahrenen im Endzustand oft nicht mehr zu unterscheiden.
  - Auch unter massiven Tenosynovitiden mit monströsen klinischen Schwellungen bleiben Sehnen oft jahrelang intakt. Andererseits entstehen oft rasch Gleitstörungen und Sehnenrupturen bei klinisch wenig auffälligen Befunden. Eine Prognose ist daher sehr schwierig bis unmöglich.

  - *Zeichen drohender Sehnenrupturen:*
    - Lokaler Anspannungsschmerz und verstärkter Druckschmerz bei Anspannung im Bereich von Sehnenumlenkungen und an destruktionsbedingten, besonders scharfkantigen Knochenvorsprüngen im Sehnenverlauf.
    - Scallop-(= Muschel-)Zeichen: Ist wichtig und verlässlich für die Streckseite des Handgelenks (häufigste Lokalisation von Rupturen): Typisch sind eine Aushöhlung und eine röntgenologisch erkennbare Sklerosierung der radialseitigen Gelenkfläche des distalen Radioulnargelenks (Inicisura ulnaris).

  - *Klinische Zeichen von Sehnenrupturen:*
    - Oft vom Patienten sofort schmerzhaft bemerkt (typische Anamnese: Greifen nach herabfallenden Gegenständen).
    - Beugeseitig „Schnellen", Einbußen / Verlust aktiver Beweglichkeit, sekundäre Gelenkkontrakturen.
    - Schleichende Ruptur: Oft übersehen, besonders an den Fingerstreckern: Distale Stümpfe werden am Retinaculum extensorum fest und ermöglichen eine Fingerstreckung durch Flexion des Handgelenks. Die fehlende Fingerstreckung wird dann erst in Streckstellung des Handgelenks sichtbar (relativ häufig!).

Operationstechniken (Übersicht)

- Je nach funktioneller Bedeutung der betroffenen Sehne und Zustand der bewegten Gelenke kann ein gelenkversteifender Eingriff (Arthrodese) sinnvoller und erfolgreicher sein als eine aufwendige Sehnenrekonstruktion (z. B. an Fingerendgelenken und am Handgelenk).

Tenosynovektomie

▣ **Beachte:** Bei schmerzhaften Veränderungen der Sehnenscheiden einschließlich kurzdauernder Gleitstörungen ist die Infiltration mit wasserlöslichen Kortisonpräparaten aussichtsreich – möglicherweise auch dauerhaft (S. 491). Ein Versuch sollte vor der Indikation zur isolierten Tenosynovektomie nach Möglichkeit vorgeschaltet werden!

- **Indikationen:** Konservativ therapieresistente schmerzhafte Schwellungen der Sehnenscheiden, Gleitstörungen, drohende Sehnenrupturen (Anzeichen s. oben).
- **Operationstechnik:**
  - Radikal, ausreichende Exposition. Die Schnittführung muss spätere Kontrakturmöglichkeiten berücksichtigen!
  - Subkutanverlagerung streckseitig am Handgelenk. Die Rückvernähung eines schmalen Streifens des Retinaculum extensorum ist zur Vermeidung eines „Bogenseheneffekts (funktionloses dorsales Vorspringen der Fingerstrecksehnen bei Anspannung in Streckstellung des Handgelenkes) erforderlich.
  - Fingerbeugesehnen: Ringbänder werden intakt gelassen oder aber rekonstruiert.
- **Nachbehandlung:** Sofortige aktive Übungsbehandlung.

▶ **Komplikationen:**
- Bei Tenosynovektomien an der Streckseite: Wundheilungsstörungen (insbesondere Wundrandnekrosen).
- „Bogensehneneffekt" mit subkutanem Vorspringen bei (auch operativ gesetzten) Ringbanddefekten beugeseitig und völlig fehlender Zügelung der Strecksehnen durch schmalen Querstreifen des Retinaculum extensorum (besonders bei sehr gut erhaltener Extensionsbeweglichkeit des Handgelenks). Erheblicher bis völliger Kraftverlust möglich (s. o.).

▶ **Ergebnisse:** Tenosynovektomien am Fuß und an der Handgelenkstreckseite zeigen gute Ergebnisse, die Prognose für die Beugeseite der Finger ist unsicher.

Operation von Sehnenrupturen

▶ **Operationstechniken:**
- *Direkte Naht:* Nur (selten) bei frischen Rupturen möglich, meist unter Zwischenschaltung freier Sehnentransplantate. Möglichst glatte, trotzdem sichere Anastomosen, um frühe aktive Mobilisierung zu ermöglichen (Verwachsungsgefahr!).
- *Sehnentransfer:* Ist bei länger zurückliegenden Rupturen (mehr als 6 Wochen) erforderlich (Abb. 36.7). Der Verlust des Arbeitsweges des ursprünglichen Motors ist nach dieser Zeit sicher anzunehmen, eine Erholung ist nicht möglich. Sorgfältige Wahl des neuen Motors!

▶ **Nachbehandlung:**
- *Strecksehnennähte:* Ca. 3 Wochen entlastende Gipsruhigstellung, dann aktive Beugung und aktiv-assistierte Streckung (dynamische Schienen).
- *Beugesehnen:* Kleinert-Verband (Gummizügelung zur passiven und aktiv-assistiven Fingerbeugung unter Ermöglichung einer kontrollierten aktiven Fingerstreckung) für ca. 6 Wochen (aktiv assistierte Bewegung mit Gummizügelung), zusätzlicher streckseitiger Gips gegen Überstreckung.

▶ **Komplikationen:**
- *Alle Eingriffe an Beugesehnen:* Adhäsionen, Vernarbungen: Gleitstörungen, sekundäre Beugekontrakturen (auch noch viele Monate nach der Operation möglich).
- *Beugesehnen-Nähte:* Re-Ruptur, ist auch noch nach mehr als 6 Wochen möglich.

▣ **Cave:** Hautdefekte nach Nekrosen möglichst frühzeitig plastisch decken: Offenliegende Sehnen können schon nach Tagen nekrotisch werden. Oberflächliche Nekrosen trocken behandeln und nicht vorzeitig abtragen. Haut kann darunter gut heilen!

Abb. 36.7 • a) Massenruptur der Sehnen des 4. und 5. Streckerfachs bei R. A. b) Rekonstruktion: Teils durch freie Transplantate rupturierter Sehnenstümpfe

- ▶ **Ergebnisse** sind abhängig von der Technik; bei korrektem Vorgehen in der Regel sehr gut (oft besser als nach traumatischen Kontinuitätstrennungen!).

Operation von Sehnenknoten

- ▶ Exzision, eventuell ist eine versenkte Naht zur Oberflächenglättung erforderlich.

Operation von Ringbanddefekten

- ▶ Ringbanddefekte fallen oft erst bei oder nach Beugesehnen-Tenosynovektomie auf.
- ▶ **Operationstechniken:** Naht, plastischer Ersatz durch Palmaris longus-Sehne oder einen oberflächlichen Beugesehnen-Schenkel.
- ▶ **Nachbehandlung:** Kleinert-Verband (S. 532), Druckpolster über der Nahtstelle. Sofort aktiv-assistive Beugeübungen.
- ▶ **Komplikationen:** Re-Rupturen sind selten; Verklebungen kommen häufiger vor und können eine spätere Sehnenlösung (Tenolyse) erfordern.
- ▶ **Ergebnisse:** Bei korrekter Operationstechnik und Nachbehandlung sehr gute Erfolgsaussichten.

Ringbandspaltung

- ▶ **Indikationen:** Gleitstörungen der Sehnen, insbesondere „Schnellen", Streckhemmung der Finger bei Knotenbildungen proximal des ersten (A1-)Ringbandes in der Hohlhand bzw. bei Einziehen eines distal gelegenen Knotens in das Ringband durch kräftige aktive Fingerbeugung.
- ▶ Nur an bestimmten Lokalisationen bei isolierter Verengung ist die Ringbandspaltung zulässig (proximale Ringbänder Langfinger und Daumen, Karpaltunnel).
- ▶ Ringbandspaltung nur offen (atypische Nervenverläufe möglich, Verletzungsgefahr!).
- ▶ **Nachbehandlung:** Sofortige aktive Übungsbehandlung.
- ▶ **Komplikationen:** Gefäß- und Nervenverletzungen bei „geschlossenem" Vorgehen leicht möglich.
- ▶ **Ergebnisse:** Sehr erfolgssicher, Rezidive selten.

36.8 Daumenstrahl

Pathomechanik

- ▶ Es können Einzelgelenke oder mehrere Etagen befallen sein. Häufig ist der Befall des MCP-Gelenks mit Beugekontraktur. Folge: Hyperextension im IP-Gelenk als sog. Zickzack- oder 90/90-Deformität (90-Grad-Flexion im MCP-Gelenk, 90-Grad-Hyperextension im IP-Gelenk).
- ▶ Der primäre Befall des CMC-Gelenk I (Daumensattelgelenk) ist relativ selten. Bei Befall kommt es zur Deformierung und entsprechend zur sekundären Rhizarthrose. Folge: Adduktionskontraktur im CMC-Gelenk, Hyperextension im MCP-Gelenk, Flexion im IP-Gelenk.
- ▶ Häufig bestehen Instabilitäten durch ligamentäre und ossäre Destruktionen und Mutilationen an allen 3 Gelenken. Bei guter Sehnenfunktion und geringer Schmerzhaftigkeit sind sie gelegentlich partiell kompensierbar.
- ▶ Besonders der Befall des Daumensattelgelenks ist häufig zunächst stark schmerzhaft durch Synovitis und ergussbedingten erhöhten Gelenkinnendruck. Bei fortschreitender Destruktion des Kapsel-Band-Apparates und zunehmender Luxation/Instabilität gehen die Beschwerden häufig zurück, zulasten von Form und Stabilität.

Operationsindikationen und Kontraindikationen

- ▶ **Indikationen:** Schmerzen. Mindestens gleichwertig sind jedoch Funktionsbehinderungen durch Deformierung und Instabilität. Bewegungseinbußen können zugunsten der (meist wichtigeren) Stabilität hingenommen werden.
- ▶ **Kontraindikationen:** Neues funktionelles Gleichgewicht mit befriedigendem Resultat für den Patienten.

36.8 Daumenstrahl

Synovektomie

- ▶ **Anwendung:** Besonders an MCP- und IP-Gelenken, solange der Bandapparat stabil ist.
- ▶ **Operationstechniken:**
  - Synovektomie aller 3 Gelenke in der Regel bei guten Bandverhältnissen nur dorsal (partiell).
  - Bei schlechten Bandverhältnissen radikalere Synovektomie möglich.
  - Bei guten Knorpelverhältnissen auch simultane Bandrekonstruktionen (v. a. ulnares Seitenband am MCP-Gelenk).
  - Bei nicht fixierter „Zickzack"-Deformierung (s. Pathomechanik) ist die Wiederherstellung der Strecksehnenbalance durch Verlängerung der langen und Raffung der kurzen Daumenstrecksehne möglich.
- ▶ **Nachbehandlung:** Bei reinen Synovektomien ist eine frühe Mobilisierung ohne Belastung möglich. Bei zusätzlichen Band- und Sehneneingriffen je nach Situation 3–6-wöchige Schienenfixierung je nach erreichter Primärstabilität.
- ▶ **Komplikationen:** Rezidive von Fehlstellung und Instabilität.
- ▶ **Ergebnisse:** Bei partiellem Vorgehen u. U. temporär limitiert. Bei zusätzlichen Band- und Sehneneingriffen gute Schmerzlinderung und Belastbarkeit bei eingeschränkter Beweglichkeit.

Alloarthroplastik

- ▶ **Anwendung:** Am CMC-Gelenk I.
- ▶ **Operationstechniken:**
  - *Einteilige Platzhalter aus verschiedenen Materialien,* S. 518 (Gelenkflächenersatz) für MCP-Basis, für die distale Trapezium-Gelenkfläche und für das ganze Trapezium insbesondere bei pantrapezoidalem Gelenkbefall (speziell auch des Trapezionaviculargelenks).
  - *Zementfreies/Zementiertes Metall-Polyäthylen-Kugelgelenk* (Gelenkersatz): Bei ausreichender Verankerungsmöglichkeit im Trapezium (gute Knochenverhältnisse).
- ▶ **Nachbehandlung:** Bei Gelenkflächenersatz 6 Wochen Schienung oder Drahtstiftfixierung des Metakarpale I gegen Metakarpale II in palmar-radialer Abduktion und ausreichender Opposition. Dann freigeben und aktiv beüben.
- ▶ **Komplikationen:** Instabilität, Rezidive von Fehlstellungen. Bei Spacern besteht Luxationsgefahr (oft funktionell nicht störend). Bei zementierten Endoprothesen hohe Lockerungsrate besonders der trapezialen Komponente.
- ▶ **Ergebnisse:**
  - *Silikonplatzhalter:* Subjektiv überwiegend gute Schmerzlinderung und Funktionsverbesserung selbst bei unbefriedigendem radiologischem Resultat.
  - *Gelenkersatz:* Meist exzellente Beweglichkeit und auch subjektiv gutes Ergebnis, röntgenologisch jedoch oft Lockerungszeichen insbesondere der trapezialen Komponente.

Exzisionsarthroplastik

- ▶ **Anwendung:** Am CMC-Gelenk I, nur bei sehr guten Kapsel-Sehnen-Verhältnissen und hohem Funktionsanspruch.
- ▶ **Operationstechnik:** Übliche Technik mit und ohne Sehnenaufhängung der Metakarpalbasis und/oder Sehneninterposition. Eine sorgfältige Synovektomie ist obligat.
- ▶ **Nachbehandlung:** s. Alloarthroplastik (s. o.).
- ▶ **Komplikationen:** Schmerzhafte Annäherung der Metakarpalbasis an das Skaphoid.
- ▶ **Ergebnisse:** Bei korrekter Indikation und Operationstechnik ausgezeichnete Dauerergebnisse (wie bei Rhizarthrose, S. 337).

Arthrodese

- ▶ **Anwendung:** MCP- und IP-Gelenk (Arthrodese simultan, wenn erforderlich).
- ▶ **Operationstechniken:**
  - Schrauben (Abb. 36.8), Zuggurtung, Verklammerung in Streckstellung zur Vermeidung von Verkürzungen.
  - Bei Mutilation Aufbauarthrodesen mit autologem Knochenspan.

Abb. 36.8 • a) Durchgehende rheumatische Destruktion der gesamten MCP- und PIP-Reihen.
b) Swanson-Endoprothesen MCP-Gelenke II–V (strahlentransparent), Schraubenarthrodese MCP I und Zuggurtungsarthrodesen PIP-Gelenke II–V

- Schraubenarthrodese (von distal nach zentral) simultan für IP- und MCP-I-Gelenk möglich. Zur Sicherung der Drehstabilität ist evtl. zusätzlich eine Verklammerung erforderlich.
▶ **Nachbehandlung:** 14 Tage Gipsschienung zur Gewöhnung, danach für 4 Wochen Ortholene-Schiene bei Belastungen. Danach volle Freigabe nach Maßgabe der Röntgenkontrolle (knöcherner Durchbau).
▶ **Komplikationen:** Bei Aufbauarthrodesen sind partielle Pseudarthrosen möglich (erfordert dann Rearthrodese mit deutlich besseren Heilungsaussichten).
▶ **Ergebnisse:** Arthrodesen im MCP- und IP-Gelenk sind erfolgssicher und dankbar.
❏ *Merke:* Am IP- und MCP-Gelenk ist in der Regel die Arthrodese einer endoprothetischen Versorgung vorzuziehen. Am CMC-I-Gelenk ist sie problematisch wegen der Gefahr überlastungsbedingter Folgeschäden an Nachbargelenken.

36.9 Fingergelenke II–V

Pathomechanik

▶ Eine MCP-Synovitis bewirkt längerfristig die Lockerung des Kapsel-Band-Apparats. Schwerkraft (bei neutraler Unterarmdrehung), opponierender Daumendruck und Radialdeviation des Handgelenks begünstigen Ulnardeviation der Langfinger.
▶ Palmare (Sub-)Luxation der Grundgliedbasis führt bei vermehrter Anspannung des mittleren und relativer Entspannung der seitlichen Streckerzügel (sog. Intrinsic-Sehnen) zur Schwanenhalsdeformierung: Flexion von Grund- und Endgelenk, Hyperextension des Mittelgelenks (u. a.).
▶ Die primäre und führende Synovitis des PIP-Gelenks bewirkt dagegen die Schwächung (bis Ruptur) des mittleren Streckerzügels und ein Überwiegen der Anspannung der seitlichen Zügel. Diese rutschen nach palmar ab. Folge ist die sog. Knopflochdeformierung: Beugefehlstellung des Mittelgelenks, Überstreckung des End- und eventuell auch des Grundgelenks.
▶ Entsprechende Deformierungen können auch tendogen entstehen.

Operationsindikationen

▶ Die Korrektur von Deformierungen und Instabilitäten ist nur bei Vorliegen dekompensierter, insbesondere schmerzhafter Funktionsbehinderungen erforderlich; s. auch einzelne Techniken.

36.9 Fingergelenke II–V

Kontraindikationen

▶ Gute funktionelle Adaptation bei geringer oder fehlender Schmerzhaftigkeit.

◳ *Merke:* Ein gut eingespieltes funktionelles Gleichgewicht sollte nicht ohne Not (etwa aus rein kosmetischen Gründen) gestört werden!

Synovektomie

▶ **Indikationen:** Synovektomie der MCP- und insbesondere der PIP-Gelenke, möglichst bevor fixierte Deformierungen entstehen.
▶ **Operationstechniken:**
- Dorsaler Zugang. Zur Erreichung der palmaren Gelenkabschnitte (Radikalität!) werden eventuell die ulnaren Seitenbänder temporär durchtrennt (spezielle Techniken).
- Passiv korrigierbare Gelenkkontrakturen (insbesondere Schwanenhals- und Knopflochdeformität): Hier erfolgen die Korrekturen der Sehnenbalance v. a. durch Eingriffe an den Strecksehnen in Höhe der PIP-Gelenke.
- Simultan bei Spätsynovektomien je nach lokalen Notwendigkeiten Raffungen oder Ersatz insbesondere der radialen Seitenbänder an den MCP-Gelenken, auch durch Transfer ulnarer Intrinsic-Sehnen auf das jeweils ulnar benachbarte radiale Seitenband sowie Replatzierung ulnar verrutschter Strecksehnen.

▶ **Nachbehandlung:** Möglichst frühe Bewegung: MCP-Gelenke spätestens nach 3–4 Tagen; PIP-Gelenke auch nach Durchtrennung des ulnaren Seitenbandes schon unmittelbar nach der Operation.
▶ **Komplikationen:** Rezidivgefahr. Rezidive auch bei extrem radikalem Vorgehen (z. B. nach Resektionsarthroplastik) sind auch noch spät möglich, besonders bei mutilierenden Verlaufsformen. Rezidive von Fehlstellungen sind möglich.
▶ **Ergebnisse:**
- *MCP-Gelenke:* Die Operation ist bei gegebener Indikation einer konservativen Behandlung überlegen.
- *PIP-Gelenke:* Auch langfristig besteht nach der Operation eine deutliche Überlegenheit gegenüber der konservativen Behandlung. Mit der temporären Durchtrennung des ulnaren Seitenbandes können die Ergebnisse und die Beweglichkeit anscheinend noch weiter verbessert werden.

Arthroplastik

▶ **Indikationen:** Weit überwiegend Destruktionen der MCP-Gelenke.
▶ **Operationstechniken:**
- Bewegliche rekonstruktive Lösungen (überwiegend Alloarthroplastiken) sind an den MCP-Gelenken unbedingt zu bevorzugen. Resektions-Interpositions-Arthroplastiken werden heute seltener vorgenommen.
- Simultan erfolgen je nach Notwendigkeit Raffungen oder der Ersatz insbesondere der radialen Seitenbänder durch Intrinsic-Transfer (s. Synovektomie S. 536).
- *Platzhalter:* Zurzeit werden noch überwiegend Silikonplatzhalter implantiert (s. auch Abb. 36.8), auch unter Verwendung von Titanhalbtrichtern und -trichtern zum Schutz der Prothesen wie auch des knöchernen Implantatlagers („Grommets", entsprechend dem Handgelenk; S. 528).
- *Endoprothesen:* Sowohl für die MCP- als auch PIP-Gelenke sind verschiedene Konstruktionen (Hemiarthroplastiken, Platzhalter, gekoppelte wie ungekoppelte) Endoprothesen aus unterschiedlichen Materialien bzw. Materialkombinationen (Metall, Polyäthylen, Polyester, Polyacetal, Keramik, Pyrocarbon, Polyether-Etherketon (PEEK), Polycarbon-Urethan (PCU), Silikon) teils in Gebrauch, teils in Erprobung. Viele Konzepte wurden verlassen oder setzten sich nicht durch, so weitgehend das der Zementierung. Die Entwicklung ist ständig im Fluss, Prognosen sind selbst dem nicht möglich, der sich aktiv an der Entwicklung beteiligt.
- *Resektions-Interpositions-Arthroplastik:* Radikale Synovektomie, dosierte Resektion und Neuformung der Metakarpalia. Zusätzlich möglich: Interposition und Aufhängung der Grundgliedbasis am Metacarpale mithilfe der palmaren Gelenkkapsel, Weichteilrekonstruktion und -balancierung.

▶ **Nachbehandlung:** Aktive krankengymnastische Beübung (auch mit dynamischen Schienen) spätestens 2 Wochen nach Operation beginnen. Nach Korrektur ulnarer Deviationen (Synovektomie und Alloplastik) Sicherung gegen Rezidiv mit spezieller elastischer Bandagierung für 3–6 Monate nach Operation (Alternative: Dynamische Schienen).

▶ **Komplikationen:**
- *Resektionsarthroplastik:* Mutilationen, Rezidiv-Synovitiden (insgesamt 25 % nach 16–24 Jahren). Es besteht aber eine gute Rückzugsmöglichkeit zur Endoprothese.
- *Platzhalter:* Es kommt zur Abnahme der Beweglichkeit in den ersten postoperativen Jahren. Brüche und Fremdkörperreaktionen sind langfristig häufig, jedoch klinisch oft nicht relevant.
- *Zementierte Endoprothesen:* Die Komplikationsrate ist nach eigenen Erfahrungen relativ hoch; nach durchschnittlich 8 Jahren bestehen bei ca. 30 % Lockerungen, Prothesenschäden, Brüche, Luxationen.
- *Silikonprothesen:* Abrieb-„Silikonsynovitis", Frakturen.
- *Zementfreie Implantate:* Langzeiterfahrungen stehen aus.
- Sphärische ungekoppelte Implantate bieten an den MCP-Gelenken keinen Gegenhalt gegen Rezidive der Ulnardeviation.
- Zementfreie Implantation bietet zurzeit noch keine Garantie gegen Lockerungen.

▶ **Ergebnisse:**
- Bei guter Operationstechnik und geeigneter Implantatwahl sind die Langzeitresultate bezüglich Schmerzlinderung und Stabilität überwiegend gut. Die Beweglichkeit wird kaum verbessert, jedoch meist in einen günstigeren Funktionsbereich verlagert.
- *Resektionsarthroplastik* (Abb. 36.9): Besser beweglich gegenüber Platzhaltern und zementierten Prothesen, jedoch weniger stabil.
- *Endoprothesen:* Gute Schmerzlinderung und Stabilität. Die Beweglichkeit ist bei den Silikonprothesen (insbes. Swanson-Platzhaltern) jedoch stark limitiert (aktive Gesamtbeweglichkeit kaum > 40 Grad!). Alternativen mit flexiblem Bewegungsstil bieten mehr Beweglichkeit auf Kosten höherer Frakturraten.
- Neuere Konstruktionen (bes. zementfreie Implantate) scheinen z. T. bessere Frühergebnisse zu bringen.
- Doppelarthroplastiken an MCP-/PIP-Gelenken desselben Fingerstrahles sind ebenfalls möglich, werden jedoch wegen technischer und operativer Schwierigkeiten und Risiken selten durchgeführt.

Abb. 36.9 • a) Augenfällig funktionsbehindernde Deformierung rheumatischer Hände. b) Änderung des Funktionsbildes nach Resektionsarthroplastiken der MCP-Gelenke II–V mit umfangreichen Weichteilrekonstruktionen und -balancierungen

Arthrodese

- ▶ **Indikationen:** Schmerzhafte Destruktionen der PIP- und DIP-Gelenke, schmerzhafte oder funktionsstörende Deformierung und Instabilität.
- ▶ **Operationstechniken:** Je nach individuellen und lokalen Gegebenheiten Drahtung (auch Zuggurtung, s. Abb. 36.8), Verschraubung oder Verklammerung möglich. Stellung: PIP-Gelenke gebeugt (von radial nach ulnar ca. 35°–50° zunehmend); DIP-Gelenke gestreckt bis leicht gebeugt.
- ▶ **Nachbehandlung:** Schienenfixierung je nach Technik 2–6 Wochen, dann röntgenologische Kontrolle und Entscheidung über die Freigabe.
- ▶ **Komplikationen:** Pseudarthrose, besonders nach Knochenspanaufbau mutilierter Gelenke.
- ▶ **Ergebnisse:** Trotz oft schwieriger Technik ist die Arthrodese recht erfolgssicher.
- ▶ *Merke:* Bei simultanen Destruktionen der MCP- und PIP-Gelenke rheumatisch veränderter Fingerstrahlen werden beim heutigen Stand der Technik die proximalen Gelenke bzw. Gelenkreihen meist beweglich rekonstruiert, die distalen dagegen in funktionell günstiger Stellung arthrodesiert (s. Abb. 36.8).

36.10 Hüftgelenk

Pathomechanik

- ▶ Relativ häufig besteht eine massive Bursitis trochanterica, die bis zur Destruktion des Gluteus-medius-Ansatzes führen kann. Folge: Duchenne- oder Trendelenburg-Hinken.
- ▶ **Hauptformen der Destruktion:**
  - Zystenbildung, Protrusion.
  - Akut verlaufende Osteolyse (Hüftkopfnekrosen).
  - Bei 1. und 2. ist lange eine gute Beweglichkeit bei oft erheblichen Schmerzen gegeben.
  - Blander Verlauf mit massiver Sekundärarthrose.
  - Gleichmäßiger Knorpelschwund („verdämmernder" Gelenkspalt).
  - Bei 3. und 4. kommt es langsam, oft mäßig schmerzhaft, zur Einsteifung.
- ▶ **Bei juveniler idiopathischer Polyarthritis** (S. 377):
  - *Akuter Verlauf:* Ähnlich einem Morbus Perthes mit massiver Destruktion.
  - *Langsamer Verlauf:* Mit lateraler (Sub-)Luxation des Hüftkopfes (zentrale Synovitis) und dysplasieartiger Deformierung von Hüftpfanne und Schenkelhals (Abflachung, Valgisierung).

Operationstechniken (Übersicht)

- ▶ Zugang möglichst ohne Trochanterablösung.
- ▶ Die Entfernung der Bursa trochanterica ist fast obligat.
- ▶ Bei Kontrakturen erfolgt eventuell eine Längenanpassung oder eine Myo- / Tenotomie veränderter Sehnen und Muskeln (auch bei endoprothetischer Versorgung).

Synovektomie

- ▶ **Indikationen:**
  - Bei jüngeren Patienten mit hohem Funktionsanspruch sollte die Synovektomie rechtzeitig erfolgen, bevor radiologisch deutlich erkennbare Destruktionszeichen auftreten und bevor es zu deutlichen Funktionseinbußen und Kontrakturen kommt.
  - Bei älteren Patienten jenseits des 50. Lebensjahrs ist nur eine sehr frühe Synovektomie sinnvoll.
- ▶ **Operationstechniken:**
  - Synovektomie radikal, kombiniert mit erforderlichen Korrekturen am Skelett und an den Weichteilen.
  - Zur Erreichung ausreichender Radikalität bei der Synovektomie ist die temporäre Luxation des Hüftkopfes empfehlenswert. Vermeidbar, jedoch ohne bewiesenen Vorteil, ist dieses Prozedere durch semiarthroskopisches Vorgehen. Die arthroskopische Synovektomie ist möglich, aber inkomplett.

Abb. 36.10 • a) Dysplastische Hüftentwicklung bei juveniler idiopathischer Arthritis. b) Sehr gutes klinisches und radiologisches Ergebnis nach Umstellungsosteotomie und Spätsynovektomie

- ▶ **Nachbehandlung:** Frühe Mobilisierung (nach Entfernung der Wunddrainagen); Entlastung für ca. ein Vierteljahr.
- ▶ **Komplikationen:** Progredienz der Gelenkdestruktion trotz Synovektomie, Einsteifungen (insbesondere bei juveniler idiopathischer Arthritis).
- ▶ **Ergebnisse:** Synovektomie (statistisch) unsicher. Temporäre Hüftkopfluxation, intertrochantäre Osteotomie (Abb. 36.10) und muskelentspannende Maßnahmen scheinen die Ergebnisse zu verbessern.

Alloarthroplastik

- ▶ **Indikationen:** Schmerzhafte Hüftgelenkdestruktionen. Bei erheblichen Schmerzen und Funktionsstörungen und dadurch massiv eingeschränkter Lebensqualität auch schon bei Jugendlichen nach Wachstumsabschluss.
- ▶ Zugang, Operationstechnik und Modellwahl müssen der Forderung nach möglichst früher Belastbarkeit entsprechen. Bei jüngeren Patienten mit hoher Lebenserwartung und hohem Funktionsanspruch sollten bei möglichst niedrigem Abrieb die artikulierenden Prothesenteile austauschbar sein und / oder die Knochenresektionen möglichst klein gehalten werden (wie bei allen endoprothetischen Vorsorgungen in niedrigem Lebensalter (s. Abb. 36.11).
- ▶ **Operationstechnik bei Endoprothesen:**
  • Mit oder ohne Zement?: Bei jüngeren Patienten endoprothetische Versorgung möglichst zementfrei. Bei älteren, insbesondere schwerbehinderten Patienten, ist die Zementierung des femoralen Prothesenteils ratsamer.
  • Endoprothetische Versorgung bei entzündlich-rheumatischen Krankheiten immer mit Bursektomie und Synovektomie kombinieren.
  • Femurseitig kann die Resektion in geeigneten Fällen auf den medialen Schenkelhalsanteil beschränkt werden (dabei wird eine nicht gestielte, zementfrei verschraubbare Femurkomponente verwendet).
  • Die aktuelle Renaissance der Metall / Metall-Artikulation hat nach dem Versagen des Metall-Polyäthylen-Gelenkflächenersatzes die Möglichkeit einer extrem knochensparenden Endoprothetik am Hüftgelenk eröffnet.
  • Die Fixierung ist oft schwierig infolge zystisch und porotisch verschlechterter Qualität des Implantatlagers. Häufig ist ein Knochenspanaufbau von Pfannendach, Pfannengrund und oftmals auch vom hinteren Pfannenrand erforderlich, insbesondere bei zementfreier Implantation.

36.10 Hüftgelenk

Abb. 36.11 • a) Rheumatische Destruktion beider Hüftgelenke. b) Versorgung mit zementfreier „Druckscheiben"-Prothese unter Teilerhaltung des Schenkelhalses und Freilassung der Femurdiaphyse

- **Nachbehandlung:** Frühe Mobilisierung, auch bei zementfreier Technik. Entlastung nach zementfreier Endoprothesenimplantation bis zu 6 Wochen, individuell unterschiedlich; bei Schaftzementierung ist die Sofortbelastung möglich.
- **Komplikationen:**
  - Das Infektionsrisiko bei endoprothetischer Versorgung rheumatischer Hüftgelenke ist im Vergleich zu Koxarthrosen auch nach eigenen Erfahrungen deutlich erhöht.
  - Das Risiko ektoper Ossifikationen bei spondarthritisch bedingter Koxitis ist deutlich erhöht, selbst bei völligem Fehlen präoperativer röntgenologischer Warnzeichen.
- **Ergebnisse:**
  - Das Lockerungsrisiko auf der Seite des Azetabulums wird auch durch die zementfreie Technik nicht völlig beseitigt. Die Schaftzementierung auf der femoralen Seite ist nach derzeitigem Wissensstand der zementfreien Technik mindestens gleichwertig.
  - Insgesamt sind die Ergebnisse bei sorgfältiger, schonender Operationstechnik und ausreichender Nachbehandlung ebenso gut wie bei Koxarthrosen. Auch die Überlebensrate der Endoprothesen ist entsprechend.

Osteotomie

- **Indikation:** Dysplastische Deformierung, vorwiegend bei Jugendlichen und Kindern. Simultan erfolgt eine Synovektomie mit den üblichen Techniken (s. o.).
- **Operationstechnik:** Intertrochantäre, meist varisierende und derotierende Umstellungsosteotomie. Fixierung meist mit selbstspannenden Winkelplatten (s. Abb. 36.10). Möglichst radikale Synovektomie bei noch bestehender Krankheitsaktivität, aus prophylaktischen Gründen u. E. sogar generell obligat.
- **Nachbehandlung:** Frühe Mobilisierung (die Osteosynthese muss übungsstabil sein!). Entlastung für ca. ein Vierteljahr.
- **Komplikationen:** Überkorrektur, führt zu Schmerzen, Trendelenburg-Hinken, Sekundärarthrose. Selten Pseudarthrosen.
- **Ergebnisse:** Weniger erfolgssicher als Endoprothese. Trotzdem oft gute Schmerzlinderung und funktionelle Verbesserung. Zeitgewinn für spätere endoprothetische Versorgung.

Arthrodese

- Praktisch nicht mehr indiziert: Zu großer Funktionsverlust und Behandlungsaufwand bei eher erhöhtem Risiko gegenüber der Endoprothetik.

36.11 Kniegelenk

Pathomechanik

- Schmerzhafte Synovitis und Ergussbildung führen zur Beugefehlhaltung. Folge bei längerer Dauer (insbesondere bei juveniler idiopathischer Arthritis) ist eine Beugekontraktur.
- Häufig tritt begleitend eine Kniekehlen-(Baker-)Zyste auf: Stielung fast ausnahmslos proximal im dorsotibialen Recessus medial der Semimembranosussehne. Die Ausdehnung nach distal bis zur Achillessehne ist möglich. Eine Zystenruptur wird klinisch oft mit einer Thrombophlebitis verwechselt.
- Die Destruktion beginnt oft durch Lockerung der distalen Seitenbandansätze infolge synovitischer Randusurierung des Tibiakopfes unterhalb der Menisken (hinweisend sind Klinik und Röntgenbild).
- **„Relative Seitenbandlockerung":**
  - Durch Schwund von Gelenkknorpel und der gelenkbildenden Knochen, oft korrespondierend an Tibiakopf und Femurkondylen, oft asymmetrisch mit resultierender Achsenfehlstellung (Varus- oder Valgusdeformierung).
  - Dabei kommt es zur Verlagerung des Streckapparates mit Kontraktur der Gelenkkapsel (Retinaculae patellae) oder zur sekundären Deformierung der Patella (insbesondere bei Valgusknien: Lateralisierung).
  - Häufig ist die relativ frühzeitige Lockerung / Spontanruptur des vorderen Kreuzbandes; dies ist auch durch Riesenzysten unter der Eminentia intercondylaris möglich.

Operationsziel

- **Bewegungsgrade:** Streckung möglichst vollständig (Schonung des Retropatellargelenks), Beugung > 110 Grad (erforderlich für das Aufstehen aus normaler Stuhlhöhe ohne Armhilfe).

Synovektomie

- **Indikationen:**
  - *Beginnende Seitenbandlockerung:* Nach eigener Erfahrung ist dies ein Zeichen relativer Dringlichkeit; die Chancen konservativer Behandlung nehmen deutlich ab.
  - *Deutliche Seitenbandlockerung:* Bei noch gut erhaltenem Gelenkknorpel Synovektomie mit gleichzeitiger Bandrekonstruktion.
- **Operationstechnik** (möglichst radikale Synovektomie). Bei *offenem* Vorgehen sind verschiedene Zugänge möglich:
  - *Ventral:* Vom Payr-Schnitt aus regelhaft unvollständig.
  - *Größtmögliche Radikalität:* Doppelter Parapatellarschnitt („Mori") plus dorsaler Zugang mit doppelter Kapseleröffnung. Vom selben Zugang aus auch Entfernung von Baker-Zysten. Annähernd vergleichbar und inzwischen üblicher ist die *arthroskopische „6-Porta-Technik".*
  - *Weitgehende Radikalität:* Doppelter Parapatellarschnitt, ausgedehnter tibialer Parapatellarschnitt („Subvastus-Zugang") oder zentraler Längsschnitt mit jeweils zwei ventralen und zwei dorsalen Kapselschnitten dorsal hinter den Seitenbändern.
- **Nachbehandlung:** Wechsellagerung auf Volkmann-Schiene (Streckung) und Kirschner- oder Motorschiene; beides mit zunehmender Flexion. Die 90°-Grenze sollte nach maximal 14 Tagen überschritten sein. Erst danach Belastungsbeginn, langsam zunehmend bis zur Vollbelastung nach 6 Wochen.
- **Komplikationen:**
  - Bei zu früher Belastung und mangelnder Kooperationsfähigkeit (wesentlich seltener -bereitschaft) Einsteifung möglich, dann Narkosemobilisation („Brisement moderé") 2–3 Wochen nach der Operation, eventuell 1–2-mal in 8–10-täglichem Abstand wiederholen.
  - Hämarthros postoperativ: Punktion am günstigsten nach 14 Tagen, erspart praktisch immer die offene oder arthroskopische Ausräumung.

▶ **Ergebnisse:** Das Operationsziel ist fast immer erreichbar, wenn keine stärkeren präoperativen Bewegungseinschränkungen vorliegen. Sehr gute Langzeitergebnisse, abhängig vom präoperativen Gelenkzustand. Auch in Spätfällen sind noch relativ gute Langzeitergebnisse möglich.

Alloarthroplastik

▶ **Indikationen:**
- *Relative Instabilität* (s. o.) mit entsprechender Achsenfehlstellung. Ein stabilisierender Aufbau durch (gegebenenfalls halbseitigen) Gelenkflächenersatz ist möglich.
- *Fortgeschrittene Knorpel-Knochen-Destruktionen, auch mit schmerzhaften Instabilitäten, Einsteifungen, Kontrakturen*: Rekonstruktion nur durch geführte Endoprothesen mit vorgegebenem Bewegungsablauf.
- *Destruktion im Femoropatellargelenk:* Patellektomie möglichst nur in Verbindung mit Scharnierprothesen. Sonst besser Resektions-Interpositions-Arthroplastik oder femoropatellarer Gelenkflächenersatz.

▶ **Operationstechniken:**
- Eine möglichst radikale Synovektomie ist empfehlenswert (Verbesserung der Bewegung).
- *Endoprothetik:* Möglichst kleiner Fremdkörper (Rückzugsmöglichkeit bei Komplikationen!). Verfügbare Modelle: Zementiert, unzementiert; halb- und doppelseitiger Gelenkflächenersatz (isoliert und kombiniert; auch „meniskal" mit einer Polyäthylenscheibe zwischen zwei Metallkomponenten [Abb. 36.12]); un-, halb-, oder vollverblockt; mit und ohne Ersatz der retropatellaren Gelenkfläche (Übersicht s. Abb. 36.2, S. 518).
- Die endoprothetische Versorgung von medial ist ohne Kontinuitätstrennung des Streckapparates möglich („Subvastus-Zugang", s. o.). Die Operationstechnik ist im Einzelnen modellabhängig. Wichtig sind die Lösung etwaiger Verwachsungen sowie die Entfernung sämtlicher Randosteophyten.
- Erforderlichenfalls Bandrekonstruktionen (Raffung, Rekonstruktion, Entspannung), um die Verwendung knochensparender Implantate zu ermöglichen.

▶ **Nachbehandlung:** Wie bei Synovektomie (S. 541).

Abb. 36.12 • a) Rheumatische Kniegelenkdestruktion mit Knochendefekten. b) Knochenspanaufbau des Schienbeinkopfes und bicondylerer Gelenkflächenersatz: zementfrei, unverblockt, mit beweglichem Gleitkern-„Rotationsplattform"

- **Komplikationen:**
  - Die Infektionsrate bei endoprothetischer Versorgung rheumatischer Kniegelenke ist nach einer Untersuchung (aus Schweden) von über 12 000 Gelenken 2,6-mal höher als bei Gonarthrosen (4,4 % gegenüber 1,7 %).
  - Hautnekrosen, besonders bei Reoperationen.
  - Besonders bei unikondylärem Gelenkersatz und bei Belassen der Retropatellargelenke ist die radikale Synovektomie unbedingt empfehlenswert. Sonst besteht ein hohes Risiko von Fehlschlägen durch nachfolgende Destruktion der verbliebenen Gelenkbereiche.
- **Ergebnisse:** Bei Endoprothesen ist das Operationsziel modellabhängig, ungeachtet des Ausgangsbefundes, in fast 75 % aller Fälle erreichbar. Selbst bei Remobilisierung nach präoperativen Einsteifungen ist eine durchschnittliche Beweglichkeit von fast 90 Grad erreichbar. Voraussetzung: Sorgfältige Operation und Nachbehandlung, beides ohne Zeitdruck.

Arthrodese

- **Indikation:** Nur nach bakterieller Infektion oder Versagen von Endoprothesen in Ausnahmefällen.
- **Operationstechnik:**
  - Streckapparat möglichst intakt lassen (für eventuelle spätere Remobilisierung).
  - Die Fixierung richtet sich nach den lokalen Möglichkeiten und Gegebenheiten mit der Zielsetzung möglichst früher Belastbarkeit.
- **Nachbehandlung:** Abhängig von der Fixierung. Möglichst sofortige Bewegungsstabilität; Belastungsstabilität sollte nach 6 bis maximal 8 Wochen erreicht werden.
- **Komplikationen:** Bei schlechten Weichteilverhältnissen und vorangegangener Infektion Hautnekrosen, Hautdefekte und Reinfektion.
- **Ergebnisse:** Je geringer der Längenverlust der Extremität, desto besser das Gangbild und die Gehfähigkeit (optimal: Verkürzung um 1–1,5 cm, Gelenkstellung ca. 10° Flexion, Achsen neutral).

36.12 Oberes Sprunggelenk / Rückfuß

Pathomechanik

- Eine Synovitis des oberen Sprunggelenks und besonders der tibialseitigen Tarsalgelenke ist häufig.
- **Pes plano-valgus rheumaticus** (weitaus häufigste Deformierung): Versagen der Bandstabilität und Schwächung des aktiven Halteapparates, insbesondere des Tibialis posterior (in ca. 40 %), begünstigt die Knick-Senkfußbildung; selten (in ca. 5 %) eine entzündliche Sprengung der Malleolengabel durch Mitbeteiligung des distalen Tibiofibulargelenks.
- **Varusdeformierung** (wesentlich seltener):
  - Nach fibularer retromalleolärer Tenosynovitis infolge Schwächung.
  - Nach tibialer retromalleolärer Tenosynovitis infolge Dauerschonhaltung mit Kontrakturfolge besonders bei juveniler idiopathischer Arthritis, außerdem bei asymmetrischer Destruktion des oberen Sprunggelenks.
- **Spitzfuß:** Folge einer Zwangshaltung (z. B. Bettdeckendruck nach längerer Liegezeit).
- **OSG-Fehlstellung** (selten, in ca. 5 %) durch entzündliche Sprengung der Malleolengabel (Mitbeteiligung des distalen Tibiofibulargelenks).
- **Merke:** Viele Operationen im Rückfußbereich erübrigen sich durch eine rechtzeitige, zweckmäßige und konsequente Einlagenversorgung!

Operationsprinzipien (Möglichkeiten)

- **Oberes Sprunggelenk:** Die Beweglichkeit soll möglichst erhalten bleiben (Synovektomie, Endoprothese). Entsprechend dem Handgelenk ist auch im Bereich des oberen Sprunggelenks die simultane Tenosynovektomie mit befallenen Sehnenscheiden dringend zu empfehlen.
- **Unteres Sprunggelenk / Rückfuß:** Stabilität und korrekte Form sind wichtiger als Beweglichkeit. Arthrodesen, gegebenenfalls mit Stellungskorrektur, werden angewendet.

36.12 Oberes Sprunggelenk / Rückfuß

Synovektomie

▶ **Indikationen:**
- Konservativ therapieresistente Synovitis und Tenosynovitis.
- Abnehmende Beweglichkeit mit zunehmenden Schwierigkeiten bei der Abrollung.
- Zunehmende Instabilität (häufiges Umknicken).
- Radiologisch: Abnehmende Gelenkspaltweite, zunehmende Destruktionszeichen (Zysten, Usuren, Knochendefekte).
- Offene Synovektomie am oberen Sprunggelenk (gegebenenfalls mit Tenosynovektomie) ist auch noch in relativ späten Fällen möglich.
- Eine arthroskopische Synovektomie ist u. E. nur sinnvoll, wenn keine operationswürdige Tenosynovitis vorliegt (eher selten).

▶ **Operationstechnik – oberes Sprunggelenk:**
- Je nach tenosynovitischem Befall sind drei, minimal zwei Zugänge erforderlich (streckseitig sowie fibular und / oder tibial retromalleolär).
- Die arthroskopische Synovektomie von insgesamt 4 Zugängen aus ist technisch gut durchführbar.

▶ **Operationstechnik – unteres Sprunggelenk:** Die Synovektomie am unteren Sprunggelenk erfolgt meist in Verbindung mit dem oberen Sprunggelenk (von den gleichen Zugängen aus).

▶ **Nachbehandlung:** Ruhigstellung in Rechtwinkelposition, dann rasche Mobilisierung und Teilbelastung in geeigneten Kunststoffortesen. Nach Entfernung der Wunddrainage aktive Beübung aus der Schiene heraus. Vollbelastung frühestens ab 6. Woche postoperativ und nur mit exakt angeformter rückfußumfassender und kunststoffverstärkter (formbeständiger) Walkledereinlage (für mindestens 1 Jahr).

▶ **Komplikationen:**
- Sehr häufige Wundheilungsstörungen, besonders am streckseitigen Längsschnitt.
- Nach Spätsynovektomien Sekundärarthrosen, klinisch oft irrelevant.

▶ **Ergebnisse:**
- *Obere Sprunggelenksynovektomie:* Sehr erfolgssicher in relativ frühen Fällen, nicht aussichtslos in späten Fällen.
- *Untere Sprunggelenksynovektomie:* Relativ häufig Einsteifungen. Durchaus positiv im Sinne der Stabilitätsvermehrung, wenn es gelingt, eine physiologische Form des Rückfußes zu bewahren. Konsequente Einlagenbenutzung (s. o.)!

Alloarthroplastik OSG

▶ **Indikationen:**
- Schmerzhafte Destruktionen des oberen Sprunggelenks bei weitgehend erhaltener Form und Bandstabilität.
- Bei gleichzeitigem Befall der Knie-, auch Hüftgelenke, der Tarsalgelenke und der Vorfüße meist der Arthrodese vorzuziehen.
- Bei Patienten, denen aus allgemeinmedizinischen Gründen, auch im Hinblick auf den Gesamtfunktionszustand des Bewegungsapparates, eine längere Immobilisierung und 3 Monate Gipsbehandlung schlecht zuzumuten sind.

▶ **Operationstechniken – Endoprothese des oberen Sprunggelenks** (s. Abb. 36.13):
- Zugang s. Synovektomie.
- *Zweikomponenten-Endoprothesen:* Tibiale Komponente aus Polyäthylen, Taluskomponente aus Metall (früher meist zementiert).
- *Dreikomponenten-Endoprothesen:* Polyäthylenkomponente zwischen zwei Metallflächen auf Tibia und Talus (zementfrei, seltener zementiert, Abb. 36.14). Diese Endoprothesen werden derzeit bevorzugt.

▶ **Nachbehandlung:**
- *Zweikomponenten-Endoprothesen:* Bewegungsbeginn nach Drainageentfernung (2 Tage postoperativ), Belastung langsam steigernd nach 2 Wochen, Vollbelastung nach 4–5 Wochen.
- *Dreikomponenten-Endoprothesen:* Ruhigstellung bis zur Abschwellung, dann progressive Belastung in geeigneter Kunststoffortese für 4–6 Wochen, vorsichtige aktive Bewegungsübungen ab 3. Woche, passiv kräftigen nach 6 Wochen. Danach kunststoffverstärkte rückfußumfassende Walkledereinlage für ca. 1 Jahr.

36.12 Oberes Sprunggelenk / Rückfuß

Operative Therapie

Abb. 36.13 • Schematische Darstellung von Konstruktionsmöglichkeiten unverblockten Gelenkersatzes am Beispiel von Sprunggelenk-Endoprothesen
a) einachsige Zweikomponenten-Endoprothese (meist zementiert);
b) multiaxiale Zweikomponenten-Endoprothese (meist zementiert);
c) Dreikomponenten-Endoprothese mit beweglichem Gleitkern (meist unzementiert)

☐ Knochen
▨ Kunststoff
▨ Metall

Abb. 36.14 • a) Rheumatisch destruiertes oberes Sprunggelenk. b) Zementfrei implantierte unverblockte („meniscale") Dreikomponenten-Endoprothese mit beweglichem Polyäthylen-Gleitkern

- **Komplikationen:**
  - Wundheilungsstörungen s. Synovektomie.
  - *Zementierte Zweikomponenten-Endoprothesen:* 25 % Lockerungen nach durchschnittlich 14,6 Jahren (eigene Untersuchungen).
  - *Zementfrei implantierte Dreikomponenten-Endoprothesen:* Lockerungsgefahr bei begleitender Osteonekrose (besonders Talusrolle).
  - Selten, aber möglich: Partielle bis totale Einmauerung durch ektope Ossifikationen.
- **Ergebnisse:**
  - *Zementierte Zweikomponenten-Endoprothesen:* Gute Schmerzbefreiung (auch langfristig), mäßige Beweglichkeit, relativ hohe Rate röntgenologischer Lockerungszeichen, jedoch klinisch nicht immer manifest.
  - *Dreikomponenten-Implantate:* Auch hier sehr gute Schmerzlinderung, die Beweglichkeit ist ebenfalls limitiert (anscheinend etwas besser). Lockerungsgefahr besteht besonders bei begleitenden Osteonekrosen (speziell Talusrolle). Früh- und mittelfristige Ergebnisse sind vielversprechend. Überlebensraten von 95 % nach mehr als 10 Jahren wurden publiziert.
  - *Cave:* Rückzug auf Arthrodese ist sehr aufwendig und zeitintensiv. Ein Endoprothesenwechsel ist nur bei günstigen Knochenverhältnissen möglich.

Arthrodese

- **Indikationen:**
  - *Oberes Sprunggelenk:*
    - Allgemein s. Alloarthroplastik (S. 517).
    - Arthrodese gilt noch als „Goldstandard" bei Sprunggelenkdestruktionen.
    - Bei jungen Patienten mit hohem Funktionsbedarf, besonders bei gutem Zustand der Nachbargelenke und Vorfüße.
    - Bei schmerzhafter Destruktion Korrekturarthrodese zur Verhinderung oder Beseitigung von Fehlstellungen.
  - *Unteres Sprunggelenk:* Auch prophylaktisch zur Protektion des funktionell wichtigeren oberen Sprunggelenks.
- **Operationstechniken:**
  - Nach Entknorpelung und Zuformung der Arthrodesenflächen sind verschiedenste Fixierungstechniken möglich und gebräuchlich (Fibulaspäne, Schrauben, Klammern, retrograder Verriegelungsnagel u. a.).
  - Bei ausgedehnten osteolytischen Destruktionen Aufbau mit Knochenspänen, auch homolog.
  - Die Arthrodesen möglichst nur auf die destruierten Gelenke beschränken, z. B. isolierte talokrurale Arthrodese: Teilabrollung bleibt bei intakten distalen Gelenken erhalten.
  - Das arthroskopisch assistierte Vorgehen wird von einigen Autoren für spezielle Fälle mit isolierter talokruraler Destruktion empfohlen.
- **Nachbehandlung:**
  - *Arthrodese des oberen Sprunggelenks:*
    - Gipsfixierung des oberen Sprunggelenks für mindestens 12 Wochen, Rückfuß für mindestens 6, maximal 12 Wochen.
    - Belastung abhängig von der Röntgenkontrolle.
    - Arthrodesenstiefel mit starrem, hohem Schaft und Abrollhilfe für etwa 1 Jahr nach der Operation.
  - *Untere Sprunggelenkarthrodese:* Je nach Röntgenbefund Belastung mit suffizienter Einlagenversorgung (s. o.), frühestens nach 6 Wochen.
- **Komplikationen:**
  - Hautkomplikationen besonders bei großen Aufbauarthrodesen häufig, tiefe Infektionen sind seltener.
  - Bei Rheumatikern hohe Rate an Pseudarthrosen (ca. 20 % am oberen Sprunggelenk). Das Talonavikulargelenk ist besonders pseudarthrosegefährdet.
  - Gefahr von Funktionsverschlechterungen mitbefallener Nachbargelenke (insbesondere Kniegelenke, Vorfüße).
  - Sehr hohe Rate später schmerzhafter Sekundärarthrosen der Tarsalgelenke nach talocruraler Arthrodese.

▶ **Ergebnisse:** Bei korrekter Technik erfolgssicher und dankbar.

36.13 Mittel-/Vorfuß

Pathomechanik

▶ **Mittelfuß:** Klinisch Abrollschmerz, selten Instabilität durch Destruktion der Tarsometatarsalgelenke. Die rechtzeitige, zweckmäßige und konsequente Einlagenversorgung ist notwendig!
▶ **Vorfuß:** „Entzündliche Zange": Meist bestehen simultan eine schmerzhafte Synovitis der MTP-Gelenke von dorsal und eine plantare Bursitis. Die Zerstörung der plantaren Gelenkkapsel führt zur dorsalen Luxation der Grundgliedbasen II–V.
▶ **MTP I:** Das Metatarsophalangealgelenk I ist häufig initial befallen. Ein rasch progredienter Hallux valgus immer verdächtig auf eine rheumatische Entzündung! Eine schmerzhafte Synovitis zwingt zur Entlastung beim Abrollen mit Elevation des Metatarsale I. Folge bei längerer Dauer und Fixierung der Fehlhaltung: Abflachung des Längsgewölbes und Vorfußsupination: Begünstigt und verstärkt durch die häufigen entzündlich-schmerzhaften Veränderungen der tibialseitigen Rück- und Mittelfußgelenke. Bei späterem Rückgang der Schmerzen ist die plantigrade Vorfußbelastung wieder möglich. Folge: Der Rückfuß wird in die Valgusfehlstellung gepresst (häufigste Ursache des Pes planovalgus rheumaticus, s. o.).
▶ Die Sehnenscheiden der Zehenbeuger sind bei rheumatischen Fußveränderungen fast immer mitbefallen. Ein Verrutschen nach Interdigital macht die Zehendeformierung (dorsofibulare Dislokation der Grundgliedbasen mit meist sekundärer Hammerzehenstellung) konservativ irreversibel.

Operationsindikationen (Übersicht)

▶ Für die Operationsindikation sind nicht kosmetische Gesichtspunkte, sondern lediglich die schmerzhafte Gehbehinderung ausschlaggebend.
▶ Synovektomie der Zehengelenke: Ist nur ausnahmsweise indiziert (Befall von Einzelgelenken), besonders bei juveniler idiopathischer Arthritis.

Kontraindikationen

▶ Zehenamputationen, außer bei Gangrän o. Ä.
▶ Ausgedehnte Grundgliedbasisresektion der Großzehe vor oder in Kombination mit Resektion der Mittelfußköpfchen II–V (besonders ⅔-Resektion nach Brandes): Es kommt fast zwangsläufig zur Deformierung von Nachbarzehen bzw. zu schwer reparablen Zuständen bei Nachkorrektur.

Mittelfuß

▶ **Operationsmöglichkeiten:**
  • *Osteotomien:*
    – Proximal zur Wiederherstellung des Quergewölbes und zur Fußverschmälerung,
    – Distal auch zur Behandlung von Zehendeformierungen und plantarem Schwielendruck.
  • *Seltener:* Arthrodesen, besonders bei instabilen, schmerzhaften Destruktionen der Tarsometatarsalgelenke.
▶ **Operationstechnik:** Osteotomien möglichst ohne längere Entlastungs- oder Fixierungsnotwendigkeit:
  • Proximal bogenförmig oder mit dorsaler Keilentnahme metaphysär.
  • Distal extraartikulär von proximal dorsal nach plantar distal (Helal).
  • In weniger fortgeschrittenen Fällen weiter distal in umgekehrter Richtung (Weil), am 1. Strahl stufenförmig (Scarf), keil- (Chevron) oder treppenförmig (Austin), jeweils beides mit Schraubenfixierung.
▶ **Nachbehandlung:**
  • *Proximale Osteotomien:* Entlastung bis zu 6 Wochen.
  • *Distale Osteotomien:* Nach Weil und Scarf, Chevron und Austin Vorfußentlastung für 3–4 Wochen mit Spezialschuhen. Nach Helal Belastung bei geeigneter Technik schon wenige Tage nach Operation möglich, ohne innere oder äußere Fixierung.
  • *Arthrodesen:* Gipsfixierung bis zu 12 Wochen erforderlich.

- ▶ **Komplikationen** s. u.
- ▶ **Ergebnisse:**
  - *Osteotomien* sind bei korrekter Technik erfolgssicher, trotz des oft späten ossären Durchbaus nach einer Helal-Operation (bis zu 1 Jahr!). Die Ergebnisse der Weil- und Scarf-Osteotomien bei Rheumatikern bleiben abzuwarten.
  - *Arthrodesen* der Tarsometatarsalgelenke (Lapidus) sind problematisch. Häufig kommt es nach unseren Erfahrungen danach zu vermehrten Belastungsbeschwerden im Vorfußbereich.

Vorfuß – Zehengrundgelenke II–IV

- ▶ **Indikationen:** Bei Versagen orthopädieschuhtechnischer Versorgungsmöglichkeiten operative Rekonstruktion und Stellungskorrektur.
- ▶ **Operationstechniken:**
  - Synovektomien von dorsal.
  - Rekonstruktionen sind von dorsal und plantar möglich, plantar vorteilhaft mit Schwielenexzision und Dermodese gegen eine Streckkontraktur der MTP-Gelenke (Abb. 36.15).
  - Von dorsal ist eine komplette Resektion der MTP-Gelenke möglich (Clayton).
  - Besser von plantar durchführbar sind:
    – Metatarsalköpfchenresektion (Hoffmann) oder
    – Komplette Resektionsarthroplastik mit Gelenkrekonstruktion und Tenolyse der Beugesehnen (Tillmann).
  - Bei ausgeprägter Krallenstellung (vorbestehender Hohlfuß) und noch gut erhaltenen Metatarsalköpfchen: Proximale Grundgliedresektion, Durchtrennung und Transfer von der Streck- auf die Beugesehne; dann temporäre zentrale Drahtstiftfixierung (Stainsby).
- ▶ **Nachbehandlung** nach Synovektomien und Arthroplastiken der Zehengrundgelenke: 14 Tage Liegegips, dann Belastung im elastischen Vorfußverband für 14 Tage. Danach Einlagenversorgung zur Entlastung der operierten Gelenke und zur Stalisierung des Quergewölbes (dazu sind formbeständige, kunststoffverstärkte Walklederereinlagen erforderlich).
- ▶ **Komplikationen** s. u.
- ▶ **Ergebnisse:**
  - *Synovektomien der Zehengrundgelenke:* Unsicher – rezidivgefährdet, da kaum eine radikale Synovektomie möglich ist.
  - *Resektionen der Metatarsalköpfchen:* Schwielenrezidive durch Osteophytenbildungen an der Resektionsstelle sind möglich. Eine operative Nachkorrektur ist meist unproblematisch.

Abb. 36.15 • a) Typischer rheumatischer Vorfußbefall mit Destruktionen aller MTP-Gelenke und des IP-Gelenks der Großzehe. b) Komplette Vorfußkorrektur mit Resektionsarthroplastiken aller MTP-Gelenke und Schraubenarthrodese des IP-Gelenks

- *Resektionsarthroplastiken:* In der Langzeitbeobachtung ca. hälftiger Korrekturverlust nach mehr als 10 Jahren, jedoch absolut gleichbleibende Schmerzlinderung.
- *Stainsby-Technik:* Längerfristige Ergebnisse stehen noch aus.

Großzehengelenke

- ▶ **Indikationen** s. Zehengrundgelenke II–IV. Besonders häufig exzessive Valgus-Deformierung, seltener entzündlicher Hallux rigidus.
- ▶ Operationstechniken:
  - *Großzehengrundgelenk:* Resektions-Interpositions-Arthroplastik (entsprechend oder modifiziert nach Hueter-Mayo), Arthrodese (Schrauben, Klammern). Umstritten ist die endoprothetische Versorgung (gebräuchlich sind Silikonplatzhalter, zunehmend auch unverblockte Metall-Polyäthylen- und Keramik-Endoprothesen – manchmal letzter Ausweg nach großstreckigen Knochenresektionen).
  - *Großzehenendgelenk:* Arthrodese mit zentraler Verschraubung, Verklammerung oder Zuggurtung, meist kombiniert mit Arthroplastik des Großzehengrundgelenks (Abb. 36.15).
- ▶ **Nachbehandlung:**
  - *Großzehengrundgelenkarthroplastik:* 14 Tage Ruhigstellung und Entlastung, dann Belastung im elastischen Vorfußverband für 14 Tage, danach Einlagenversorgung. Konsequente, auch passive mobilisierende krankengymnastische Behandlung unter manueller Extension bis zu 3 Monate nach der Operation. Falls erforderlich, wegen unzureichender Beweglichkeit (eingeschränkte Dorsalextension mit Abrollschwierigkeiten) zwischenzeitlich Narkosemobilisation.
  - *Arthrodesen Großzehengrundgelenk:* Eine zusätzliche äußere Fixierung bis zu 12 Wochen kann erforderlich sein.
- ▶ **Komplikationen** s. u.
- ▶ **Ergebnisse:** Arthrodesen des Großzehengrundgelenkes und des Großzehenendgelenkes (nur getrennt empfehlenswert) sind bei korrekter Technik und Einstellung funktionell sehr erfolgssicher.

PIP-Gelenke

- ▶ **Indikationen:** Ausgeprägte, fixierte Beugekontrakturen, meist mit schmerzhafter, streckseitiger Schwielenbildung (Schuhdruck!).

Abb. 36.16 • a) Typische rheumatische Vorfußdeformierung mit massiven Weichteil-Veränderungen (Schwielen, Bursitiden). b) Stellungsverbesserung der Zehen durch Resektionsarthroplastiken aller MTP-Gelenke I–V (komplette Vorfußkorrektur) und der Exzision der Schwielen und Bursen: zusätzliche Stellungssicherung durch plastische Hautexzisionen (Dermodesen)

▶ **Operationstechniken:**
- Stumpfe Mobilisierung der (meist sekundären) Beugekontraktur unter Extension. Bei entzündlicher Destruktion (Kontrakturrezidiv oder Ankylose) Grundgliederköpfchenresektion entsprechend Hohmann oder Arthrodese.
- Bei voroperierten „Pendelzehen" II–V: Einbettung der Zehenbeere in korrekter Position durch Dermodese zum Vorfußballen nach Gicht. Nachbarzehen können dadurch in korrekter Position gehalten werden. Keine Amputation!

▶ **Ergebnisse:** Nach stumpfer Mobilisierung ca. ⅓ Rezidive von Beugefehlstellungen, klinisch meist irrelevant. Nachkorrekturen, falls erforderlich, problemlos.

Komplikationen der Vorfußchirurgie

▶ Bei schlechten Durchblutungsverhältnissen ist die Rate von Wundkomplikationen relativ hoch (ca. 10 %) und, besonders nach ausgedehnten Vorfußkorrekturen, unabhängig vom Zugang (dorsal oder ventral). Besonders gravierend: Hautnekrosen über Sehnen und über liegenden Endoprothesen.
- Nach distalen Osteotomien sind trotz simultan durchgeführter Synovektomie nachfolgende Gelenkdestruktionen nicht auszuschließen. Mögliche Folge: freiliegendes Osteosynthesematerial (z. B. nach Weil-Osteotomie).

▶ Die Rate tiefer Infektionen ist relativ hoch (generell ca. 3 %). Diese sind sicher mitbedingt durch mangelnde Fußpflege (behinderte Handfunktion vieler Patienten, Zehenkontrakturen mit der Folge intertriginöser Veränderungen, oft auch bei bakteriell besiedelten Mykosen).

▶ **Merke:** Die routinemäßige perioperative antibiotische Prophylaxe scheint die Situation zu verbessern.

37 Anhang

37.1 Empfehlungen zur Therapie bei Osteoporose des Dachverbandes der deutschsprachigen osteologischen Fachgesellschaften (DVO)

Osteoporose bei Frauen

Stärke und Grundlage der Empfehlung:
A Randomisierte und kontrollierte Studien (RCTs) hoher Qualität
B Kontrollierte epidemiologische Beobachtungsstudien hoher Qualität
C Kontrollierte epidemiologische Beobachtungsstudien geringerer Qualität
D Sonstige Studien; Expertenkonsens

I. Indikationen für Abklärung: (B)

1. Periphere Frakturen nach nichtadäquatem Trauma seit Menopause
(alle Frakturen, z.B. Radius, Schenkelhals, Humerus, Tibia)

2. Radiologisch gesicherte osteoporotische Wirbelkörperfraktur(en)
Größenabnahme um mehr als 4 cm seit dem 25. Lebensjahr. → V.a. Fraktur!
ODER bei akut aufgetretenen, starken Rückenschmerzen   Röntgen BWS + LWS
⊥ veranlassen!

3. Body Mass Index kleiner 20 oder ungewollte Gewichtsabnahme um mehr als 10% in letzter Zeit

4. Hohes Sturzrisiko (2 oder mehr häusliche Stürze im letzten Halbjahr)

5. Hohes Risiko einer sekundären Osteoporose
(chronische orale Glukokortikoidmedikation größer 7,5 mg/Tag Prednisolon-äquivalent für mind. 6 Monate:
siehe getrennte Empfehlung www.lutherhaus.de/dvo-leitlinien;
andere Formen: z.B. primärer Hyperparathyreoidismus, Diabetes mellitus Typ I, Cushing-Syndrom, prolongierte Hyperthyreose, Malabsorptionsyndrome, Antiepileptika, Alkoholismus:
(Indikation für Diagnostik und Therapie in Absprache mit dem Fachspezialisten)

II. Basisdiagnostik bei Indikation 1. – 4.

Anamnese + Befund (B)	Labor	Knochendichtemessung (DXA) (B)

• Aktuelle Beschwerden: Rückenschmerz? Allgemeinzustand?
• Vorgeschichte
• Körperliche Untersuchung: Sekundäre Osteoporose? Malignome?
• Messen von Körpergröße + -gewicht
• Fraktur- und Sturz- (A)
  anamnese
                    (D)
	• Blutbild; BSG/CRP
	• im Serum, Kalzium, Phosphat, Kreatinin, AP, GG5T, TSH; Eiweiß-Elektrophorese
	
	Sturzabklärung (B)
	• Aufstehtest, Tandem- oder Einbeinstand (siehe Langfassung)
	• Medikamentenüber-prüfung
	• Ggf. Geriatrisches Assessment (z.B. bei Demenz, Multimorbidität)
		• Messort bei Frauen bis 75 J. (D) erst LWS, bei T-Score größer – 2,5 zusätzlich Femur (Gesamtareal)
		• Messort bei Frauen über 75 J (D) erst Femur (Gesamtareal), bei T-Score größer – 2,5 zusätzlich LWS
		
		T-Score = relativer Messwert in Standardabweichungen bezogen auf den Referenz-wert bei jungen, gesunden Frauen

---

Abwendbar gefährliche oder komplizierte Verläufe:

(!) • V.a. Wirbelfraktur + neurologische Symptome:
     Klinikeinweisung (V.a. instabile Wirbelfraktur)

(!) • Auffälligkeiten im Labor ODER Ursachen für sekundäre Osteoporose ODER unklare Diagnose: problemorientierte weitere diagnostische Abklärung, ggf. Überweisung zum Fachspezialisten

Abb. 37.1 • Osteoporose bei Frauen nach der Menopause und im höheren Lebensalter; Prophylaxe, Diagnose, Therapie (Kurzfassung 2003/2004) (Dachverband Deutschsprachiger Wissenschaftlicher Gesellschaften für Osteologie)

III. Beurteilung (niedrigster T-Score an AWS oder Femur)

1. Periphere Frakturen oder Fraktur-Risikofaktoren

- (A) **1.a DXA-T-Score größer −2** → allgemeine Empfehlungen und DXA-Verlaufskontrolle nach 2 Jahren (D)
- (D) **1.b DXA-T-Score −2 bis −2,5** → Röntgen BWS +LWS (stumme WK-Frakturen?) ohne WK-Fraktur wie 1.a; mit WK-Fraktur wie 2.b
- (A) **1.c DXA-T-Score kleiner −2,5** → allgemeine Empfehlungen und spezielle Pharmakotherapie

2. Radiologisch gesicherte Wirbelkörperfrakturen

- (D) **2.a DXA-T-Score größer −2** → allgemeine Empfehlungen, Nutzen einer speziellen Pharmakotherapie nicht untersucht, andere Ursachen? (z.B. lokal-lytische Wirbelprozesse; pathologische Frakturen, altes Trauma); ggf. Überweisung zum Fachspezialisten
- (A) **2.b DXA-T-Score kleiner −2** → allgemeine Empfehlungen und spezielle Pharmakotherapie und begleitende Therapiemaßnahmen

IV. Prophylaxe und Therapie bei Indikation 1.– 4.

- **Allgemeine Empfehlungen**
  - → regelmäßige körperliche Aktivität (B); ausreichender Aufenthalt im Freien (mind. 30 Minuten täglich) (D)
  - → bei hohem Sturzrisiko; Sturzabklärung und -intervention (B); Hüftprotektor nach Abklärung der Akzeptanz (A)
  - → ausreichende Grundversorgung (1500 mg Kalzium pro Tag) durch entsprechende Ernährung (B) Milch/Milchprodukte, grünes Gemüse, kalziumreiches Mineralwasser (D)
  - → keine Zigaretten (B); Alkoholkonsum weniger als 30 g pro Tag (B)
  - → ausreichende Ernährung (Body Mass Index größer 20), Abklärung der Ursache eines Untergewichts (B)
  - → Kalzium-Supplemente nur, wenn entsprechende Ernährung nicht möglich ist (A)
  - → Supplementierung von bis zu 1500 mg Kalzium + 400–800 IE Colecalciferol p.o. täglich nur bei stark in ihrer Mobilität eingeschränkten Frauen über 65 Jahren (A)
  - → postmenopausale Hormontherapie nicht generell zur Primärprophylaxe der Osteoporose zu empfehlen; sorgfältige Abwägung von Nutzen und Risiken gemeinsam mit der Patientin (A)

- **Spezielle Pharmakotherapie zur Verhinderung von Wirbelköperfrakturen***
  - (A) 1. Wahl: Alendronat (Fosamax) 10mg/Tag bzw. 70 mg/Woche ODER Risedronat (Actonel) 5 mg/Tag bzw. 35 mg/Woche ODER Raloxifen (Evista) 60 mg/Tag jeweils zusätzlich 500–1000mg Kalzium + 400–800 IE Colecalciferol p.o. täglich n. Bedarf
- **Spezielle Pharmakotherapie zur Verhinderung von Schenkelhalsfrakturen***
  - (A) 1. Wahl: Alendronat (Fosamax) 10 mg/Tag bzw. 70 mg/Woche ODER Residronat (Actonel) 5 mg/Tag bzw. 35 mg/Woche jeweils zusätzlich 500–1000 mg Kalzium + 400–800 IE Colecalciferol p.o. täglich n. Bedarf

*zu Reservetherapien und Off-Label-Therapien bei Unverträglichkeit ODER Kontraindikation für Therapien 1. Wahl s. Langfassung

- **Begleitende Therapie bei Frauen mit Wirbelkörperfrakturen**
  - (D) → suffiziente medikamentöse Schmerztherapie (WHO-Schema) UND rasche Mobilisierung
    - → ggf. Stabilisierung durch elastisches Stützmieder
    - → ambulante/stationäre Rehabilitation (Physiotherapie, Bewegungstraining, ggf. psychologische Betreuung)

- **Betreuung im Verlauf**
  - (D) → spezielle Pharmakotherapie für zunächst 3 (–5) Jahre; Fortführung nach klinischem Verlauf, ggf. Fachspezialisten konsultieren
  - (D) → Klinische Verlaufskontrollen unter spezieller Pharmakotherapie (Compliance, Verträglichkeit, Frakturen?) alle 3–6 Monate; Knochendichte frühestens nach 2 Jahren

ausführliche Informationen: www. s. S. 564

Abb. 37.1 • Fortsetzung

Glukokortikoidinduzierte Osteoporose

Abb. 37.2 • Leitlinien zur Therapie „Glukokortikoidinduzierter" Osteoporose (Dachverband Deutschsprachiger Wissenschaftlicher Gesellschaften für Osteologie)

1. Welche Patienten sollen mithilfe dieser Leitlinie behandelt werden?

„Inzidente Patientinnen" mit einer rheumatoiden Arthritis (RA), einer chronisch-obstruktiven Lungenerkrankung (COPD) oder einer chronisch-entzündlichen Darmerkrankung (CED), die erstmals oder nach wenigstens einjähriger Pause erneut eine Steroidtherapie mit wenigstens 7,5 mg/d Prednisolonäquivalent für voraussichtlich wenigstens 6 Monate erhalten und solche mit neu aufgetretenen klinisch apparenten osteoporotischen Frakturen (unabhängig von Höhe und Dauer einer Steroidtherapie)

„Prävalente Patientinnen" mit einer der o. g. Erkrankungen, die bereits seit mindestens 6 Monaten mit Steroiden in einer Mindestdosierung von 7,5 mg/d Prednisolonäquivalent behandelt werden. Zu dieser Gruppe gehören auch die Patientinnen, die eine wenigstens 6-monatige Steroidtherapie der o. g. Dosierung vor weniger als 12 Monaten abgeschlossen hatten und vor oder am Anfang einer erneuten Therapie stehen

2. Anamnese inkl. Erhebung aller wesentl. Risikofaktoren, körperl. Untersuchung, Basislabor
Risikofaktoren: Zusätzlich zu den modifizierbaren Risikofaktoren s. Kurzfassung der Leitlinie
Basislabor
- BSG/CRP, Blutbild
- im Serum: Ca, P, Krea, AP, GT
- basales TSH (Cave: Der TSH-Wert kann unter Glukokortikoideinnahme erniedrigt sein)
- Eiweiß-Immunelektrophorese

3. Allgemeine medikamentöse und nicht medikamentöse Prophylaxe und Beratung zu modifizierbaren Risikofaktoren (s. Algorithmus und zuszätzlich Kurzfassung der Leitlinie)

4. Knochendichtemessung: Osteodensitometrie (DXA) zur T-Wert-Bestimmung

- bei Patientinnen 75 Jahre alt: Messung „total hip" und wenn diese Messung einen T-Wert von 2,5 oder niedriger ergibt, kann eine Messung an der Wirbelsäule entfallen (D). Bei T-Werten zwischen −1 und oberhalb von −2,5 für prävalente Patienten und zwischen −1 und über −1,5 für inzidente Patienten sollte die Messung der LWS jedoch durchgeführt werden, um nicht eine manifeste Osteoporose der LWS zu übersehen

5. Röntgen
Röntgenaufnahme von BWS u. LWS (mindestens seitlich); Indikation s. Algorithmus; zusätzlich bei Patienten mit Knochendichtewerten im therapeutischen Bereich bei Auftreten von akuten oder schweren Rückenschmerzen, im Falle einer Größenabnahme von mehr als 4 Zentimetern oder beim Vorliegen typischer auf Frakturen hinweisender Skelettdeformitäten (D)

6. Wiederholungsmessungen
zusätzlich zu Angaben im Algorithmus Berücksichtigung von Höhe der Glukokortikoiddosen und weiteren Risikofaktoren

7. Differenzialdiagnostik zum Ausschluss anderer sek. Osteoporosen (s. Kurzfassung der Leitlinie)
8. Therapie Indikation zur medikamentösen Prävention und Therapie

Indikation abhängig von Zuordnung zu „inzidenten" Fällen und solchen mit osteoporotischen Frakturen, zu „prävalenten" Fällen und von den gemessenen T-Werten (s. a. Algorithmus und für weitere Erläuterungen die Leitlinienkurzfassung)

Therapieempfehlungen
Bei vorliegender Indikation (s. o.) für postmenopausale Frauen: Risedronat: 5 mg/d + allgemeine Prophylaxe mit Kalzium und Vitamin D$_3$ Etidronal: zyklische 400 mg/d für 14 Tage, anschließend für 76 Tage mindestens 500 mg Ca. Für Bisphophonate liegen für Männer und prämenopausale Frauen mit glukokortikoidinduzierter Osteoporose bisher keine Zulassungen vor. Alendronat ist zugelassen zur Behandlung der Osteoporose des Mannes ohne weitere Unterscheidungen zur Genese der Osteoporose. Die Zulassungssituation ist hier nicht einheitlich, da bei den postmenopausalen Frauen gesonderte Zulassungen für die glukokortikoidinduzierte Osteoporose bestehen. Bei der Verschreibung von Bisphosphonaten für die o. g. Personengruppen sind die Modalitäten eines sogenannten „off-label"-Gebrauchs in therapeutischen Bereich bei Auftreten zu berücksichtigen (s. ausführliche Kommentare in der Kurz- und Langfassung dieser Leitlinie). Als Verordnungszeitraum sind zwei bis drei Jahre vorzusehen. Für längere bzw. kürzere Therapien liegen keine ausreichenden Daten vor. Insgesamt sind die Langzeitwirkungen der Bisphosphonate bisher nicht ausreichend untersucht. Frauen im gebärfähigen Alter sollten nur bei gesicherter Kontrazeption mit Bisphosphonaten behandelt werden. Nichtmedikamentöse Therapiealternativen: Zu Bewegungstherapie, Physiotherapie und physikalischen Therapien liegen bisher nur Daten auf Expertenebene vor. Diese bestätigen den klinischen Nutzen dieser Maßnahmen (good practice point). Therapiealternativen: s. Kurzfassung der Leitlinie

9. Therapiekontrolle
Abschluss von präventiver Behandlung und Kontrolluntersuchungen (s. Algorithmus und zusätzlich Kurzfassung der Leitlinie)

Abb. 37.2 • Fortsetzung

37.2 ICD-Klassifikation

Definition

▶ **ICD-Klassifikation:** Internationale Klassifikation der Krankheiten.

37.3 Praxis der ICD-Klassifikation (ICD 10)

▶ **Verschlüsselung von Haupt- und Nebendiagnosen:**
- Klassifikation der Ätiologie der Erkrankung (z. B. Hyperurikämie bei Gicht).
- Klassifikation der Manifestation der Erkrankung (z. B. Arthritis urica).

- Hauptdiagnose bei stationär behandelten Patienten sollte die zur Aufnahme führende rheumatologische Diagnose sein (z. B. systemischer Lupus erythematodes mit Organbeteiligung).
- **Verschlüsselung der Lokalisation der Erkrankung** (s. Tab. 37.1): ICD-Codes für Haupt- und Nebendiagnosen können um eine Lokalisationsbezeichnung als Endziffer ergänzt werden (z. B. ICD 713.3.4 für Arthritis psoriatica im Bereich der Hand).

Tab. 37.1 • Kodierung der Lokalisation bei Erkrankung der Extremitäten oder der Wirbelsäule

Extremität	Endziffer	Wirbelsäule
multiple Lokalisationen	.0	multiple Lokalisationen
Schulterregion	.1	okzipito-atlanto-axial
Oberarm	.2	zervikal
Unterarm	.3	zervikothorakal
Hand	.4	thorakal
Beckenregion und Oberschenkel	.5	lumbal
Unterschenkel	.6	
Knöchel und Fuß	.7	lumbosakral
sonstige Lokalisationen	.8	sakral und sakrokokzygeal
nicht näher bezeichnete Lokalisationen	.9	nicht näher bezeichnete Lokalisation

ICD-10-Klassifikation* häufiger rheumatologischer Diagnosen

▶ **Beachte:** Aufgrund von diagnostischen Überlappungen und nicht immer eindeutiger Nomenklatur sind sowohl unterschiedliche als auch mehrfache Bezifferungen denkbar. Die Klassifikation rheumatischer Diagnosen kann darum nur ein Kompromiss sein.

Tab. 37.2 • ICD-10-Klassifikation häufiger rheumatologischer Diagnosen

Diagnose	ICD-10-Code	Kerndokumentations-Nr. (RZ)*
entzündliche Arthropathien		
rheumatoide Arthritis	–	–
seropositiv	M05.–	40
seronegativ	M06.0	41
Felty-Syndrom	M05.0	42
rheumatoide Arthritis mit pulmonaler Beteiligung	M05.1	–
rheumatoide Vaskulitis	M05.2	–
rheumatoide Arthritis mit sonstiger viszeraler Beteiligung	M05.3	–
juvenile chronische Polyarthritis	M08.–M08.0*	50 (RF+) 51 (RF−)
juveniler Morbus Still	M08.2	52
adulter Morbus Still	M06.1	43
sonstige entzündliche Polyarthropathie	M06.8	113
Arthritis psoriatica	–	63
distale interphalangeale Form	M07.0	63
mutilierende Form	M07.1	63
Spondylitis psoriatica	M07.2	63
sonstige Psoriasisarthritis	M07.3	63

37.3 Praxis der ICD-Klassifikation (ICD 10)

Tab. 37.2 • Fortsetzung

Diagnose	ICD-10-Code	Kerndokumentations-Nr. (RZ)*
Arthritis bei chronisch-entzündlicher Darmerkrankung		
Arthritis bei Morbus Crohn	M07.4 / + K50	61
Arthritis bei Colitis ulcerosa	M07.5 / + K51	60
Gicht (Arthritis urica)	M10.–	100
sonstige Kristallarthropathien	M11.–	102
Apatitrheumatismus	M11.0	102
familiäre Chondrokalzinose	M11.1	101
sonstige Chondrokalzinose	11.2	101
Chondrokalzinose durch Kalziumphosphate	–	102
Chondrokalzinose durch pyrophosphorsaure Salze	–	102
sonstige Kristallarthropathien	M11.8	102
palindromer Rheumatismus	M12.3	110
sonstige Arthritis	M13.–	–
Polyarthritis, nicht näher bezeichnet	M13.0	113
Monarthritis, nicht näher bezeichnet	M13.1	115
Oligoarthritis, nicht näher bezeichnet	M13.9	114
villonoduläre Synovitis (pigmentiert)	M12.2	112
Arthropathien bei andernorts klassifizierter Erkrankung	M14.–	129
Gicht-Arthropathie durch Enzymdefekte (angeboren)	M14.0	–
Hämochromatose	M14.5 / + E83.1	123
diabetische Arthropathie	M14.2	121
Arthropathie bei Amyloidose	M14.4 / + E85.–	125
Arthropathie bei fam. Mittelmeerfieber	M14.8 / + E85.0	68
Sarkoidose	M14.8 / + D 86.8	66
neuropathische Arthropathie	M14.6 / + ...	128
Arthralgie	M25.5	280
infektiöse Arthropathien	–	–
eitrige Arthritis	M00.–	90
direkte Gelenkinfektion	M01.–	–
Arthritis durch Meningokokken	M01.0	–
tuberkulöse Arthritis	M01.1	92
Lyme-Arthritis bei Borreliose	M01.2	83
Arthritis bei Viruserkrankungen	M01.5	–
Arthritis bei andernorts klassifizierter Infektion	M01.8	97
reaktive Arthritiden	M02.–	–
Arthritis nach intestinalem Bypass	M02.0	–
postenteritische Arthritis	M02.1	80
Arthritis nach urogenitalem Infekt	M03.6 / + N34	81
Arthritis nach Impfung	M02.2	96

Tab. 37.2 • **Fortsetzung**

Diagnose	ICD-10-Code	Kerndokumen-tations-Nr. (RZ)*
Morbus Reiter	M02.3	–
rheumatisches Fieber	100–102	82
sonstige reaktive Arthritis	M02.8	84
Arthritis nach Meningokokkeninfektion	M03.0	–
Arthrose	–	–
Polyarthrose	M15.–	140
primäre Arthrose (lokalisiert)	M19.0	–
sekundäre Arthrose (lokalisiert)	M19.2	–
Heberden-Knoten mit Arthropathie	M15.1	141
Bouchard-Arthrose	M15.2	141
sonstige Polyarthrose	M15.8	140
Koxarthrose	M16.–	142
Gonarthrose	M17.–	143
Rhizarthrose	M18.–	–
sonstige Arthrose	M19.8	144
sonstige Gelenkkrankheiten		
Chondromalacia patellae	M22.4	151
innere Kniegelenkschädigung	M23.–	–
freier Gelenkkörper	M24.0	153
Hämarthros	M25.0	–
Kollagenosen		
systemischer Lupus erythematodes (SLE)	M32.–	1
SLE mit Organbeteiligung	M32.1	1
arzneimittelinduzierter SLE	M32.0	2
Dermatomyositis	M33.1	8
Polymyositis	M33.2	10
Einschlusskörperchenmyositis	M60.2	221
systemische Sklerose	M34.–	3
progressive systemische Sklerose	M34.0	3
CREST-Syndrom	M34.1	4
Sjögren-Syndrom	M35.0	6
sekundäres Sjögren-Syndrom	M35.0 / + ...	7
Mischkollagenose (MCTD)	M35.1	12
sonstige Overlap-Syndrome	M35.1	13
nicht klassifizierte Kollagenose	M35.9	16
sonstige Krankheiten mit Bindegewebsschädigung	M35.–	–
Morbus Behçet	M35.2	29
rezidivierende Pannikulitis	M35.6	–
Kryoglobulinämie	D 89.1	30

37.3 Praxis der ICD-Klassifikation (ICD 10)

Tab. 37.2 • **Fortsetzung**

Diagnose	ICD-10-Code	Kerndokumen-tations-Nr. (RZ)*
Polymyalgia rheumatica	M35.3	28
Vaskulitiden		
Panarteriitis nodosa	M30.0	20
mukokutanes Lymphknotensyndrom (Morbus Kawasaki)	M30.3	–
Hypersensitivitätsvaskulitis	M31.0	24
Wegener-Granulomatose	M31.3	22
Churg-Strauss-Syndrom	M30.1	23
entzündliches Aortenbogensyndrom (Morbus Takayasu)	M31.4	26
Riesenzellarteriitis bei Polymyalgia rheumatica	M31.5	27
sonstige Riesenzellarteriitis	M31.6	–
sonstige nekrotisierende Vaskulitis	M31.8	32
vaskuläre Purpura	D69.0	25
Sneddon-Syndrom	–	31

* Von der Arbeitsgemeinschaft Kooperativer Rheumazentren (RZ) verwendete abweichende Codes bzw. Kerndokumentationsnummern.

Tab. 37.3 • **Erkrankungen der Wirbelsäule und des Rückens**

Diagnose	ICD-10-Code	Kerndokumen-tations-Nr. (RZ)*
Deformitäten		
Kyphose	M40.2	–
Lordose	M40.4	–
Skoliose	M41.–	212
juvenile Osteochondrose (Morbus Scheuermann)	M42.0	209
Osteochondrose der Wirbelsäule bei Erwachsenen	M42.1	–
Spondylolyse	M43.0	205
Spondylolisthesis	M43.1	205
Spondylopathien		
entzündliche Spondylopathien		
Spondylitis ankylosans	M45	190
Sakroiliitis, andernorts nicht klassifiziert	M46.1	191
Diszitis	M46.4	192
sonstige entzündliche Spondylopathie	M46.8	195
entzündliche Spondylopathie, nicht näher bezeichnet	M46.9	195
Tuberkulose der Wirbelsäule	M49.0	–
degenerative Spondylopathien		
Spondylose	M47.–	–
Baastrup-Syndrom	M48.2	210
Spinalstenose	M48.0/M99.2-5*	201
Spinalstenose im zervikalen Bereich	–	201
Spondylosis hyperostotica (Forestier-Ott)	M48.1	208

Tab. 37.3 • Fortsetzung

Diagnose	ICD-10-Code	Kerndokumentations-Nr. (RZ)*
HWS-Syndrom	M50 / M53.1	196
BWS-Syndrom	M54.6	197
LWS-Syndrom	M54.5	198
lumbosakrales Syndrom	M53.3	199
sonstige Krankheiten an Wirbelsäule und Rücken	M53.–	212
zervikaler Bandscheibenschaden mit Myelopathie	M50.0	203
zervikaler Bandscheibenschaden mit Radikulopathie	M50.1	202
sonstige zervikale Bandscheibenschäden	M50.8	–
zervikaler Diskusprolaps ohne Myelopathie	–	–
lumbale / sonstige Bandscheibenschäden mit Myelopathie	M51.0	203
lumbale / sonstige Bandscheibenschäden mit Radikulopathie	M51.1	202
thorakaler oder lumbaler Diskusprolaps ohne Myelopathie	–	–
Postdiskotomiesyndrom	M96.1	200
sonstige / nicht näher bezeichnete Bandscheibenschäden	M51.8, M51.9	–
Rückenschmerz	M54.–	–
Ischialgie	M54.3	–
Lumboischialgie	M54.4	284
Lumbalgie	M54.5 / M54.6*	283

* Von der Arbeitsgemeinschaft Kooperativer Rheumazentren (RZ) verwendete abweichende Codes bzw. Kerndokumentationsnummern.

Tab. 37.4 • Krankheiten der Weichteilgewebe, Osteopathien und Chondropathien

Diagnose	ICD-10-Code	Kerndokumentations-Nr. (RZ)*
Krankheiten der Muskeln	–	–
infektiöse Myositis	M60.0	220
interstitielle Myositis	M60.1	220
Myositis bei Sarkoidose	M63.3	–
Myositis ossificans progressiva	M61.1	–
sonstige Kalzifikation und Ossifikation von Muskeln	M61.9	223
Muskelschwund / -atrophie, andernorts nicht klassifiziert	M62.5	225
Muskelkrankheit bei andernorts klassifizierten Krankheiten	M63.–	228
metabolische Myopathie	G71.–	226
endokrine Myopathie	G73.5 / + ...	227
Krankheiten der Sehnenscheiden und der Sehnen		
Synovitis und Tenosynovitis	M65.–	176
Tendinitis calcarea	M65.2	177
schnellender Finger	M65.3	–
Tendovaginitis stenosans (de Quervain)	M65.4	–
Krankheiten der Synovialis und der Sehnen bei andernorts klassifizierten Krankheiten	M68	176 / 177

Tab. 37.4 • Fortsetzung

Diagnose	ICD-10-Code	Kerndokumenta-tions-Nr. (RZ)*
Bursitis	M71.–	179
Synovialzyste im Bereich der Kniekehle (Baker-Zyste)	M71.2	181
Kontraktur der Palmarfaszie (Dupuytren-Kontraktur)	M72.0	262
Schulterläsion	M75.–	–
adhäsive Entzündung der Schultergelenkkapsel	M75.0	172
Läsion der Rotatorenmanschette	M75.1	171
Enthesiopathie der unteren Extremität (ohne Fuß)	M76.–	–
Enthesiopathie der Hüftregion	M76.0 –M76.2	174
Enthesiopathie des Knies	M76.4, M76.5	–
Enthesiopathie des Fußes	M77.3–M77.5	–
Kalkaneussporn (Fersensporn)	M77.3	–
sonstige Enthesiopathie	M77.–	175
Karpaltunnelsyndrom	G56.0	292
Tarsaltunnelsyndrom	G57.5	293
Dupuytren'sche Kontraktur	M72.0	262
Myalgie	M79.1	290
Fibromyalgie	M79.0	288
andere weichteilrheumatische Erkrankungen	M79.8	299
Rheumatismus, nicht näher bezeichnet	M79.0	–
Osteopathien		
Osteoporose mit pathologischer Fraktur	M80.–	240
Osteoporose ohne pathologische Fraktur	M81.–	240
pathologische Fraktur	M84.4	249
Osteomalazie	M83.–	241
akute Osteomyelitis	M86.0, M86.1	242
chronische Osteomyelitis	M86.3 –M86.6	243
Periostitis	M90.1	244
Knochennekrose, aseptische	M87.0	247
Osteodystrophia deformans (Morbus Paget)	M88.–	245
Neurodystrophie (Algodystrophie)	M89.0	298
Chondropathien	M91 –M94	
juvenile Osteochondrose der Hüfte und des Beckens	M91.–	–
sonstige juvenile Osteochondrose	M92.–	–
Osteochondrosis dissecans	M93.2	248
Osteochondropathien	M93.–	–
Tietze-Syndrom	M94.0	–

* Von der Arbeitsgemeinschaft Kooperativer Rheumazentren (RZ) verwendete abweichende Codes bzw. Kerndokumentationsnummern.

37.4 Wichtige Adressen und Telefonnummern

Arbeitsgemeinschaft Kooperativer Regionaler Rheumazentren in der DGRh
(Deutsche Gesellschaft für Rheumatologie)
Köpenicker Straße 48/49
10119 Berlin
Tel. 030/24 048 470, Fax 030/24 048 479
E-Mail: info@dgrk.de

Deutsche Rheuma-Liga e. V. Bundesverband
Maximilianstraße 14
53111 Bonn
Tel. 0228/766 060; Fax 0228/7 660 620
Internet: http://www.rheuma-liga.de (unter dieser Internetadresse finden Sie u. a. die aktuellen Adressen der Landes- und Mitgliedsverbände)
E-Mail: bv@rheuma-liga.de

Deutsche Rheuma-Liga Baden-Württemberg e. V.
Kaiserstraße 16
76 646 Bruchsal
E-Mail: kontakt@rheuma-liga-bw.de
Internet: www.rheuma-liga-bw.de

Deutsche Rheuma-Liga Landesverband Bayern e. V.
Fürstenrieder Straße 90
80686 München
Tel. 089/54 614 890, Fax 089/546 14 895
E-Mail: rheuma-liga-bayern@t-online.de
Internet: www.rheuma-liga-bayern.de

Deutsche Rheuma-Liga Berlin e. V.
ZIRP Zentrum für Integration, Rehabilitation und Prävention
Schützenstraße 52
12165 Berlin
Tel. 030/8 054 016, Fax 030/8 056 293
E-Mail: zirp@rheuma-liga-berlin.de
Internet: www.rheuma-liga-berlin.de

Deutsche Rheuma-Liga Landesverband Brandenburg e. V.
Friedrich-Ludwig-Jahn-Straße 19
03050 Cottbus
Tel. 0355/780 979 151 oder -52, Fax 0355/780 979 190
E-Mail: info@rheuma-liga-brandenburg.de
Internet: www.rheuma-liga-brandenburg.de

Deutsche Rheuma-Liga Landesverband Bremen e. V.
Am Wall 102 (im AOK-Gebäude)
28 195 Bremen
Tel. 0421/1 761 429, Fax 0421/1 761 587
E-Mail: rheuma-liga.hb@t-online.de
Internet: www.bremen.rheuma-liga.de

Deutsche Rheuma-Liga Landesverband Hamburg e. V.
Friedrichsberger Straße 60 Hs. 21
22081 Hamburg
Tel. 040/2 005 170, Fax 040/2 005 010
E-Mail: rheuma-liga-hh@t-online.de
Internet: www.rheuma-liga-hamburg.de

37.4 Wichtige Adressen und Telefonnummern

Rheuma-Liga Hessen e. V.
Elektronstraße 12a
65 933 Frankfurt/M.
Tel. 069/357 414, Fax 069/35 353 523
e-mail: Rheuma-Liga.Hessen@t-online.de
Internet: www.rheuma-liga-hessen.de

Deutsche Rheuma-Liga Mecklenburg-Vorpommern e. V.
„Gemeinsames Haus" Rostock
Henrik-Ibsen-Straße 20
18 196 Rostock
Tel. 0381/7 696 807, Fax 0381/7 696 808
E-Mail: lv@rheuma-liga-mv.de
Internet: www.rheuma-liga-mv.de

Rheuma-Liga Niedersachsen e. V.
Lützowstraße 5
30159 Hannover
Tel. 0511/13 374, Fax 0511/15 984
E-Mail: Rheuma-LigaNds@t-online.de
Internet: www.rheuma-liga-nds.de

Deutsche Rheuma-Liga Nordrhein-Westfalen e. V.
III. Hagen 37
45127 Essen
Tel. 0201/827 970, Fax 0201/8 279 727
E-Mail: info@rheuma-liga-nrw.de
Internet: www.rheuma-liga-nrw.de

Deutsche Rheuma-Liga Landesverband Rheinland-Pfalz e. V.
Schloßstraße 1
55 543 Bad Kreuznach
Tel. 0671/834 044, Fax 0671/8 340 460
e-mail: rp@rheuma-liga.de
Internet: www.rheuma-liga-rp.de

Deutsche Rheuma-Liga Saar e. V.
Schmollerstraße 2b
66 111 Saarbrücken
Tel. 0681/33 271, Fax 0681/33 284
E-Mail: DRL.SAAR@t-online.de
Internet: www.rheuma-liga-saar.de

Deutsche Rheuma-Liga Sachsen e. V.
Willmar-Schwabe-Straße 2–4
04 109 Leipzig
Tel. 0341/121 141 950/1, Fax 0341/121 141 959
E-Mail: info@rheumaliga-sachsen.de
Internet: www.rheumaliga-sachsen.de

Deutsche Rheuma-Liga Landesverband Sachsen-Anhalt e. V.
Wolfgang-Borchert-Straße 75–77
06 126 Halle
Tel. und Fax 0345/6 951 515
E-Mail: rheusaanh@aol.com
Internet: www.rheuma-liga-sachsen-anhalt.de

37.4 Wichtige Adressen und Telefonnummern

Deutsche Rheuma-Liga Schleswig-Holstein e. V.
Hostenstraße 88–90
24 103 Kiel
Tel. 0431/535 490, Fax 0431/5 354 910
E-Mail: info@rlsh.de
Internet: www.rlsh.de

Deutsche Rheuma-Liga Landesverband Thüringen e. V.
Weißen 1
07 407 Uhlstädt-Kirchhasel
Tel. 036 742/67 361 oder -62, Fax 036 742/67 363
E-Mail: rheuma-liga-thueringen@web.de
Internet: www.rheumaliga-thueringen.de

Deutsche Vereinigung Morbus Bechterew e. V.
Metzgergasse 16
97 421 Schweinfurt
Tel. 09 721/22 033; Fax 09 721/22 955
E-Mail: DVMB@bechterew.de
Internet: www.bechterew.de

Lupus Erythematodes Selbsthilfegemeinschaft e. V.
Döppersberg 20
42 103 Wuppertal
Tel. 0202/4 968 797, Fax 0202/4 968 798
E-Mail: leshg@rheumanet.org
Internet: www.lupus.rheumanet.org

Sklerodermie Selbsthilfe e. V.
Am Wollhaus 2
74 072 Heilbronn
Tel. 07 131/3 902 425, Fax 07 131/3 902 426
E-mail: sklerodermie@t-online.de
Internet: www.sklerodermie-sh.de

Sachverzeichnis

A

Abatacept 478
ACE = Angiotensin-converting-Enzym 285
Aceclofenac 435
Acemetacin 435
Acetylsalicylsäure 435
Achillessehne, Sonografie 90
Acne conglobata 162
Acne fulminans 162
ACR = American College of Rheumatology 125
Acrodermatitis chronica atrophicans 184
Adalimumab 473
Ademetionin 485
Adenosin-D-Aminase-Defizienz 423
Aderlass 302
Adoleszentenchondrolyse 427
Adson-Test 111
Agammaglobulinämie 321
Ahlbäck, Morbus 103
AIDS-Arthritis 205
Akne 422
Akromegalie 309
Akropachie, thyreoide 313
Akupunktur 497
Akute-Phase-Proteine 32
Akute-Phase-Reaktion 31
Aldolase 61
Algodystrophie 108, 365
Alkalische Phosphatase 61
Alkaptonurie s. Ochronose 307
Allergien 322
Alloarthroplastik 518
– Daumenstrahl 534
– einzelne Gelenke s. Arthroplastik 518
Allopurinol 484
Alrheumun 435
Alters-RA s. Rheumatoide Arthritis, spätbeginnende 100, 117
Ambene 435
Amplifikationsverfahren, molekularbiologische 172
Amuno 435
Amyloidose 304
ANA = Antinukleäre Antikörper 44
– bei entzündlich-rheumatischen Erkrankungen 51, 53
Anakinra 478
Analgetika 487
Anamnese 19
ANCA = Anti-neutrophile zytoplasmatische Antikörper 54
– cANCA 54
– pANCA 54

Anderson-Läsion 147
Angiitis, kutane leukozytoklastische 249
Angiotensin-converting-Enzym 285
Ankylose 73
Ankylosierende Spondylitis 138
– BASDAI-Score 142
– BASFI 143
– Differenzialdiagnosen 113
– Klassifikation 139
– klinische Untersuchung 142
– Röntgen-Befunde 145
– Röntgenbefund LWS 77
Anti-β_2-Glykoprotein I-Antikörper 56
Anti-BLyS 482
anti-CCP = Antikörper gegen zyklische citrullierte Peptide 43
Anti-CD 20 480
Anti-CENP-B (centromerprotein B)-Antikörper 46
Anti-DNA-Antikörper 46
Anti-dsDNA-Antikörper 46
Anti-Fibrillarin-Antikörper 50
Anti-Histon-Antikörper 47
Anti-IL-6-Rezeptor 481
Anti-Jo-1-Antikörper 53
Anti-Kardiolipin-Antikörper 56
Anti-Ku-Antikörper 50
Anti-La(SS-B)-Antikörper 49
Anti-Mi-2-Antikörper 48
Anti-neutrophile zytoplasmatische Antikörper 54
Anti-PCNA-Antikörper 50
Anti-PM-Scl-Antikörper 50
Anti-ribP-Antikörper 51
Anti-RNA-Polymerase I-, II-, III-Antikörper 51
Anti-Ro(SS-A)-Antikörper 48
Anti-Scl-70-Antikörper 51
Anti-Sm-Antikörper 49
Anti-ssDNA-Antikörper 46
Anti-zytoplasmatische Antikörper 53
Antibiotika 191
Antidepressiva 488
Antikörper
– bei rheumatoider Arthritis 126
– gegen humanen Tumor-Nekrose-Faktor 469
Antimalariamittel 452
Antinukleäre Antikörper 44, 46
– bei entzündlich-rheumatischen Erkrankungen 51
Antinukleoläre RNA Helikase-Antikörper 51

Antiphlogistika, nicht steroidale 434, 486
– beim Kind 393
– Externa 492
– Gastroduodenopathie 436
– im Alter 439
– in der Schwangerschaft 439
– rheumatoide Arthritis 130
Antiphospholipid-Antikörper 56, 224
Antiphospholipidsyndrom
– primäres 223
– sekundäres 222
Antirheumatika, nicht steroidale s. nicht steroidale Antiphlogistika 434
Antistreptolysin-Titer 180
Antisynthetase-Syndrom 54, 117, 242
Aortenbogen-Syndrom s. Takayasu-Arteriitis 251
AP = Alkalische Phosphatase 61
Apatit-Arthritis 298
Apatit-Rheumatismus s. Periarthropathia calcarea generalisata 297
APECED = Autoimmune Polyendokrinopathie, Candidiasis mit ektodermaler Dystrophie 416
Aphthose, orogenitale 278
APL s. Antiphospholipid-Antikörper 56
Apranax 435
APS 1 s. APECED 416
Arcoxia 435
Argun 435
Arteriitis cranialis 253
Arteriitis temporalis 256
Arthritis
– bakteriell bedingt 179
– bei akuter Sarkoidose s. Löfgren-Syndrom 284
– bei Brucellose 197
– bei chronisch-entzündlichen Darmerkrankungen 98, 164
– bei HIV-Infektion 205
– bei Lepra 198
– bei Morbus Whipple 168
– bei multizentrischer Retikulohistiozytose 287
– bei Parasiteninfektion 199
– bei Sprue 166
– durch atypische Mykobakterien 198
– enthesitisassoziierte 390
– HLA-B27-assoziiert (Kind) 391
– humane T-Zell-Leukämie-induzierte 208
– infektiöse (mikrobielle, septische) 187

565

- juvenile idiopathische 377
- postinfektiöse 401
- pyogene 422
- radiologische Zeichen 71
- reaktive 169
- reaktive beim Kind 401
- rheumatoide 120
- rheumatoide, Diät 494
- Sonderformen mit Beteiligung anderer Organsysteme 280
- spezielle Anamnese 13
- tuberkulöse 194
- undifferenzierte 392
- urica s. Gicht 289
- villonodularis s. Synovitis villonodularis 376
- viral bedingte 200
- Zeichen, radiologische 127

Arthrodese
- beim Kind 398
- Daumenstrahl 534
- Fingergelenke 538
- Handgelenk 528
- Kniegelenk 543
- Schultergelenk 524
- Sprunggelenk 546

Arthroosteitiden, pustulöse 161
Arthroosteitis pustulosa s. SAPHO-Syndrom 161
Arthropathie
- bei Akromegalie 309
- bei Allergien 322
- bei Allgemeinerkrankungen 315
- bei Amyloidose 304
- bei endokrinologischen Erkrankungen 309
- bei Hämochromatose 300
- bei Hämophilie 315
- bei Hyperparathyreoidismus 312
- bei Hypoparathyreoidismus 310
- bei Hypo- und Agammaglobulinämie 321
- bei Oxalose 302
- bei Schilddrüsenfunktionsstörungen 313
- bei Stoffwechselkrankheiten 289
- diabetische 305
- familiäre, mit Beugekontrakturen der Finger 429
- Klinik 317
- neuropathische 322
- paraneoplastische 317
- Therapie 318

Arthropathy and Coxa vara (CAC)-Syndrom 429
Arthroplastik
- Ellenbogengelenk 525
- Fingergelenke 536
- Handgelenk 528
- Hüftgelenk 539
- Kniegelenk 542
- mit Fremdmaterial 518
- ohne Fremdmaterial 517
- Schultergelenk 523
- Sprunggelenk 544

Arthrose 329
- aktivierte 330
- dekompensierte 330
- Fingergelenke 337
- Hüftgelenk 333
- Kniegelenk 335
- radiologische Zeichen 73
- Unterschied zur Arthritis 74

Arthrosetherapeutika 485
Arthrosis deformans 329
Arthrosonografie 84
AS = Ankylosierende Spondylitis 138
ASAS-Kriterien (Assasment of SpondyloArthritis Society) 137
ASL-Titer = Antistreptolysin-Titer 180
ASP = ankylosierende Spondylitis 138
Aspirin 435
Atembreite 20
Augenentzündung 13
Augenuntersuchung 22
- beim Kind 382
Auranofin 465
Aurothioglukose 463
Aurothiomalat 463
Austin-Schema 460
Autoantikörper 40
- systemischer Lupus erythematodes 216
Autoimmune Polyendokrinopathie, Candidiasis mit ektodermaler Dystrophie (APECED) 416
Autoimmunlymphoproliferatives Syndrom (ALPS) 415
Autoinflammatorische Syndrome 416
Azathioprin 450
- Schwangerschaft 452

B

Baastrup-Phänomen 343
Baastrup-Syndrom 113
Baker-Zyste 102, 123
BAL = bronchoalveoläre Lavage 102
Balanitis circinata 171
Balneotherapie 511
Bambusstab 146
Bandscheibenvorfall
- lumbaler 115
- zervikaler 111
BASDAI-Score 142
BASFI = Bath Ankylosing Spondylitis Functional Index 28, 143
Basistherapeutika 130
- beim Kind 394
- Kombinationstherapie 468
- Nomenklatur 443
- therapeutischer Algorithmus 131
Basistherapie, Grundlagen 443

BASMI = Bath Ankylosing Spondylitis Metrology Index 144
Bath Ankylosing Spondylitis Functional Index 28
Bath Ankylosing Spondylitis Metrology Index 144
Befunddokumentation 22
Behçet, Morbus 276
Belimumab 482
Benlysta 482
Benzbromaron 483
Beofenac 435
Bestrahlung zur Ossifikationshemmung 500
β_2-Mikroglobulin 35
Betreuung, psychologische beim Kind 399
Biologika 469
- bei Kindern 395
- bei rheumatoider Arthritis 131
Bisphosphonate 375
BKP = basisches Kalziumphosphat 298
Blau-Syndrom, s. infantile Sarkoidose 424
Blount, Morbus Osteochondrosis deformans tibiae 103
Blutbild 36
Blutsenkungsgeschwindigkeit 33
Bogenartefakt, Sonografie 85
Bogensehneneffekt 532
Borrelia burgdorferi 182
Borrelien-Arthritis 98, 182
Bosentan 231
Bouchard-Arthrose 338
Brachialgia paraesthetica nocturna 363
Brexidol 435
Brucellose 197
BSG = Blutsenkungsgeschwindigkeit 33
Bursitis, infektiöse 188
Bursitis subdeltoidea, Sonografiebefund 91
Bypass-Arthritis, intestinale 167

C

Calcinosis 227
Calcitonin 366
Campylobacter-Arthritis 178
Canale-Smith-Syndrom 415
Caplan-Syndrom 283
CAPS = Cryopyrin-assoziierte periodische Syndrome 420
Capsaicin 492
CCP = zyklische citrullinierte Peptide 43
Celebrex 435
Celecoxib 435
Certolizumab 476
Chediak-Higashi-Syndrom 423
Cheiroarthropathie 305
Chlamydien-Arthritis 173

Chloroquin 453
Chondroitinsulfat 486
Chondrokalzinose 294
– Röntgenbefunde 78
Chondroprotektiva 485
Chondrose 342
Chondrosis intervertebralis 75
Chondrozytendysfunktion 329
Chorea minor 180
Chronic Infantile Neurologic Cutaneous and Articular Syndrome 421
Chronisch rekurrierende multifokale Osteomyelitis (CRMO) 161, 426
Churg-Strauss-Syndrom 248, 266
Ciclosporin 457
– Schwangerschaft 459
Cimzia 476
CINCA-Syndrom = Chronic Infantile Neurologic Cutaneous and Articulare Syndrome 421
CK = Kreatinkinase 63
Claudicatio spinalis 346
CMC = Karpometakarpalgelenk 534
Colchicin 279, 293
Colitis ulcerosa 164
Computertomografie 79
COX-2-Hemmer, selektive 436
Coxibe 436
Coxitis fugax 401
CPPD = Kalziumpyrophosphat-Dihydrat-Kristalle 296
C-reaktives Protein 32
CREST-Syndrom 77, 227
CRMO = chronisch rekurrierende multifokale Osteomyelitis 161, 426
Crohn, Morbus 164
Crohn-Arthritis 165
Crohn-Spondylitis 166
CRP = C-reaktives Protein 32
CRPS = Complex Regional Pain Syndrome, beim Kind 405
Cryopyrin-assoziierte periodische Syndrome (CAPS) 420
CT = Computertomografie 79
Cushing-Schwellendosis 441
Cushing-Syndrom 442
Cyclin-Antikörper 50
Cyclooxygenase-Isoenzyme 434
Cyclophosphamid 459

D

Daktylitis psoriatica 153
DAS = Disease Activity Score 22
Daumenstrahl, Operation 533
Dermatome
– obere Extremität 349
– untere Extremität 345
Dermatomyositis 238
D-Glucosaminsulfat 485
– Differenzialdiagnosen 100, 110, 117
– juvenile 408
Deviation, ulnare 122
Diabetes mellitus 305
Diadin 435
Diät 494
Diazepam 488
Diclofenac 435
Differenzialblutbild 36
Disease Activity Score 22
Diskusprolaps s. Bandscheibenvorfall 115
Diszitis, Röntgenbefunde 75, 124
DMARD = disease modifying anti-rheumatic drugs 130
Doppelosteotomie nach Benjamin 523
Doppler-Sonografie 92
D-Penicillamin 466
Dyspepsie 437

E

Eigenbluttherapie 497
Einschlusskörper-Myositis 117, 243
Eisen 61
Eiweiß-Elektrophorese 34
Elektrophorese 34
Elektrotherapie 507
Ellenbogengelenk
– MRT 82
– Operation 524
– Sonografie 87
ENA = extrahierbare antinukleäre Antikörper 46
Enbrel 471
Enteropathische Arthritiden 164
Enterovirus-Arthritiden 209
Enthesiopathie s. Tendopathie 358
Enthesitisassoziierte Arthritis 390
Entzündungsbestrahlung 499
Entzündungsparameter 31, 126
Enzymtherapie 496
Eosinophile Fasziitis 233
Eosinophilie-Myalgie-Syndrom 117, 236
Epiphysiolysis capitis femoris 402
– juvenilis 100
Episkleritis 22
Epstein-Barr-Virus-Arthritis 209
Ergotherapie 509
– beim Kind 397
Ernährung 494
Erosion 437
Erregernachweis 172, 189
Erythema
– anulare marginatum 179
– chronicum migrans 183
– exsudativum multiforme 180
– infectiosum 204
– nodosum 21, 271
Etanercept 471
Etidronat 375
Etoricoxib 435
EULAR-Klassifikation rheumatoider Arthritis 125
EULAR Response-Kriterien 23
Exantheme 21
Externa, Rheumatherapie 492
Extrahierbare antinukleäre Antikörper (ENA) 46
Exzisionsarthroplastik, Daumenstrahl 534

F

Facies myopathica 240
Faktor, Granulozyten-Kolonie-stimulierender 281
Familiäre Kälteurtikaria 422
Familiäres Mittelmeerfieber 418
Fasziitis, eosinophile 118, 233
Fauci-Schema 460
FCU = Familiäre Kälteurtikaria 422
Felden 435
Felty-Syndrom 280
Ferritin 62
Fersenregion, Sonografie 90
Fersensporn 104, 105
FFbH = Funktionsfragebogen Hannover 28
Fibromyalgie
– juvenile 404
– Klassifikation 356
Fibromyalgiesyndrom 100, 354
Fieber 14
– periodisches 417, 418
– rheumatisches 179
Finger, Sonografie 88
Finger-Boden-Abstand 20
Fingergelenke, Operation 535
Fingergrundgelenkarthrose 338
Fingerpolyarthrose 108, 337
– erosive 339
Fingerschmerz 106
Fischwirbel 371
Fluoride 373
Fluoxetin 357
Flurbiprofen 435
FMF = Familiäres Mittelmeerfieber 418
Folsäure 448
Forestier, Morbus s. Spondylosis, hyperostotica 349
Froben 435
Frozen shoulder 360

Funktionsfragebogen Hannover 24
Funktionsprüfung
– Gelenke 14
– Wirbelsäule 19
Fuß, Operationen 547
– Rückfuß-Operation 543
– Vorfuß-Operation 547
Fußdeformität 543
Fußgelenk, MRT 82
Fußschmerz 103
– Differenzialdiagnosen 105

G

Gaenslen-Handgriff 14
Gamma-Glutamyl-Transferase 62
Gammagobuline, Substitution 321
Gelenk-Synovektomie 515
Gelenkendoprothese, infizierte 188
Gelenkerkrankungen, degenerative 329
Gelenkersatz beim Kind 398
Gelenkflüssigkeit siehe Synovia 67
Gelenkschutz 509
Gelenksonografie 84
Gelenkspaltverschmälerung
– exzentrische 73
– konzentrische 72
– medial betont 72
Gelenkuntersuchung 14
Genetische Disposition 253
Geoden s. Pseudozyste 72
Geröllzyste 73
Gicht 289
– chronische 96, 105
– Diät 494
Gichtanfall, Klinik 290
– Differenzialdiagnosen 98, 105
Gichtarthropathie 107
Gichttherapeutika 483
Gichttophus 291
D-Glucosaminsulfat 485
Glukokortikoide 439
– bei rheumatoider Arthritis 132
– beim Kind 394
– Bolustherapie bei RA 132
– intraartikuläre 491
– topische Anwendung 493
– und Osteoporose 370, 371
Glutamat-Oxalat-Transaminase 62
Glutamat-Pyruvat-Transaminase 62
Glutenenteropathie 166
Gold
– orales 465
– parenterales 462
Golimumab 474
Gonarthritis 101
Gonarthrose 102, 335
Gonitis s. Gonarthritis 101
Gonokokken-Arthritis 192
GOT = Glutamat-Oxalat-Transaminase 62
GPT = Glutamat-Pyruvat-Transaminase 62
Granuloma annulare, beim Kind 430
Grenzlamellenarrosion, Röntgenbefund 72
Griscelli-Syndrom 423

H

Haarausfall 21
H_2-Blocker 437
Hämarthros
– akuter 315
– postoperativ 541
Hämochromatose 96, 300
Hämophilie 315
Hand, MRT 82
Hand-Fuß-Syndrom 316
Handgelenk
– Operation 526
– Volarbeugeschmerz 14
Handrücken-Tenosynovitis 121
Handschmerz 106
Harnsäure 63
Hashimoto-Autoimmun-Thyreoiditis 314
Hautuntersuchung 21
HBV = Hepatitis-B-Virus 260
HCV = Hepatitis-C-Virus 260
Health Assessment Questionnaire 24
Heberden-Arthrose 337
Hepatitis-B-Arthritis 201
Hepatitis-C-Arthritis 202
Hermansky-Pudlak-Syndrom 423
Herpes-simplex-Arthritis 209
HIDS = Hyper-IgD-Syndrom 418
Hinterhaupt-Wand-Abstand 20
Histokompatibilitätsantigene 58
HIV-Arthritis 205
HLA-Antigene 58
HLA-B27 60
HLA-DR4 60
HLA-System 58
Hoffmann-Tinel-Zeichen 363
Homogentisinsäure 307
Homöopathie 497
Horton, Morbus s. Riesenzellarteriitis 253
HSZT = hämatologische Stammzellentransplantation 490
HTLV-1-Arthritis s. humane T-Zell-Leukämie-induzierte Arthritis 208
Hüftgelenk
– MRT 82
– Operation 538
– Sonografie 88
Hüftluxation, kongenitale 100
Hüftschmerz 98
Humira 473
Hyaluronsäure, Präparate 486
Hydrarthros, intermittierender s. Hydrops intermittens 325
Hydrops intermittens 325
Hydroxychloroquin 453
Hydroxylapatit-Ablagerungskrankheit s. Periarthropathie calcarea generalisata 297
Hyper-IgD-Syndrom 418
Hyperabduktionssyndrom 111
Hypergammaglobulinämie 37
Hyperlipoproteinämie 306
Hypermobilitätssyndrom 403
Hyperostose
– sternoklavikuläre s. SAPHO-Syndrom 161
– vertebrale s. Spondylosis hyperostotica 349
Hyperparathyreoidismus 312
Hypersensitivitätsvaskulitis 268, 270
Hyperthyreose 313
Hyperurikämie 289
Hypogammaglobulinämie 37, 321
Hypokalzämie 311
Hypoparathyreoidismus, Arthropathie 310
Hypothyreose, Klinik 313

I

Ibuprofen 435
ICD-Klassifikation 554
Ileitis regionalis s. Crohn, Morbus 164
Iliosakralgelenke
– MRT 82
– Röntgen 71, 76
Immunadsorption 489
Immundysfunktion, X-chromosomale, Polyendokrinopathie, Enteropathie (IPEX) 416
Immunglobuline 36, 486
Immunkomplexe 38
Immunmodulatoren
– biologische 469
– Leflunomid 448
Immunsuppressiva
– Azathioprin 450
– beim Kind 394
– Ciclosporin 457
Indometacin 435
Infektionsnachweis, serologischer 172
Infliximab 470
Infrarotstrahlung 93
Insertionstendopathie 358
Interleukin-1-Rezeptor-Antagonist 478
IPEX 416
Iridozyklitis, beim Kind 385, 391

Irritren 435
Ischialgie 103, 106

J

Jaccoud-Arthritis 182
Jaccoud-Arthropathie 215
JIA = juvenile idiopathische Arthritis 377
- enthesisassoziierte Arthritis 390
- juvenile Psoriasisarthritis 388
- Oligoarthritis 384
- rheumafaktornegative Polyarthritis 386
- rheumafaktorpositive Polyarthritis 387
- systemische JIA 383
- Therapie, Übersicht
- undifferenzierte 392
Jo-1-Syndrom 242
Juvenile idiopathische Arthritis = JIA 377

K

Kalkablagerungen, Röntgenbefunde 75, 296
Kältetherapie 506
Kälteurtikaria, familiäre 422
Kalzium 63
Kapillaroskopie 230
Karpaltunnelsyndrom 363
Kaskadenfiltration 489
Kastenwirbel 75
Kaudasyndrom 345
Kawasaki-Syndrom 248, 413
Kennmuskeln
- obere Extremität 349
- untere Extremität 345
Kennreflexe
- obere Extremität 349
- untere Extremität 345
Keratitis 22
Keratoconjunctivitis sicca 244
Keratoderma blenorrhagicum 21
Kernspintomografie s. Magnetresonanztomografie 81
Kineret 478
Kinn-Jugulum-Abstand 20
Kleinwuchs 381
Knie, MRT 82
Kniegelenk
- Bandverletzung 103
- Operation 541
- Sonografie 89
Knieschmerz 101
- Differenzialdiagnosen 105
Knochendichtemessung 150
Knochennekrose, aseptische 104
- Differenzialdiagnosen 100, 105
Knochensarkoidose 94
Knochentophus 291

Knopflochdeformität 122, 535
Knorpelentzündung 327
Kolitis-Arthritis 166
Kolitis-Spondylitis 166
Kollagenosen 210
- beim Kind 406
- Differenzialdiagnosen 96, 105, 108
- undifferenzierte 238
- undifferenzierte beim Kind 412
Kombinationstherapie
- Basistherapeutika 468
- physikalische 508
Kometenschweif, Sonografie 85
Komplement 40
Komplementfaktorerniedrigung 40
Komplexes regionales Schmerzsyndrom = CRPS 405
Konjunktivitis 22
Kontrastmittel, bei MRT 81
Koxarthrose 100, 333
Koxitis 100
- septische beim Kind 402
Krankengymnastik 502
Kreatinin 63
Kreatinin-Clearance 63
Kreatinkinase 63
Kristallnachweis
- bei Chondrokalzinose 296
- bei Gicht 291
- bei Periarthropathia calcarea generalisata 298
Kryoglobulinämie 39
- bei Vaskulitis 275
Kryoglobuline 39
- bei Hepatitis C 203
Kurorttherapie 510
Kutane Vaskulitis 270

L

Labordiagnostik 31
- bei infektiöser Arthritis 66
- bei reaktiver Arthritis 64
- bei virusassoziierter Arthritis 65
- Entzündungsparameter 31
Laktatdehydrogenase 63
Langzeitführung, beim Kind 398
Larsen-Score 79
Laserbestrahlung 497
Laufzeitfehler, Sonografie 85
LE-Zellphänomen 48
Leflunomid 448
Leitsymptome 94
- Fingerschmerz 106
- Fußschmerz 103
- Handschmerz 106
- Hüftschmerz 98
- Knieschmerz 101
- Monarthritis 97
- Muskelschwäche 115
- Myalgie 115

- Oberschenkelschmerz 98
- Oligoarthritis 97
- Polyarthritis 94
- Raynaud-Syndrom 118
- Rückenschmerz 111
- Schulterschmerz 108
- Sprunggelenkschmerz 103
- Unterschenkelschmerz 101
Lepra-Arthritis 198
Liman 435
Lipodystrophia intestinalis 168
Lipoid-DermatoArthritis 287
Löfgren-Syndrom 284
- Differenzialdiagnosen 98, 102
Lokalanästhetika 493
Lonazolac-Calcium 435
Looser-Milkman-Umbauzonen 373
Lornoxicam 435
Low-dose-Glukokortikoidtherapie 132, 441
Lumbalgie 344
Lumbalsyndrom 344
Lupus Antikoagulans 56
Lupus erythematodes (LE)
- disseminatus 210
- subakuter kutaner 211
- Zellphänomen 48
Lupus erythematodes, systemischer 210
- Antiphospholipidsyndrom, sekundäres 222
- Begleiterkrankungen 222
- beim Kind 406
- medikamenteninduzierter 222
- neonataler 407
- Sonderformen 222
- Therapie 219
- und maligne Tumoren 222
- und Schwangerschaft 222
- und Vaskulitis 274
Lupus pernio 286
Lupusnephritis 213
- Diagnostik 218
- Therapie 220
Lupuspneumonitis 213
Lyme-Arthritis 182
Lyme-Borreliose 183
Lymphadenitis cutis benigna 184
Lymphknotensyndrom, mukokutanes 413

M

MabThera 480
Magnetresonanztomografie (MRT) 81
Makrophagen-Aktivierungs-Syndrom (MAS) 423
Malum coxae senile 333
Manuelle Medizin 504
Marie-BambergerSyndrom 318

Massagen 503
MCP = Metakarpophalange-
  algelenke 110, 300
MCTD = Mixed connective
  tissue disease 109
Medianuskompression 363
Mefenaminsäure 435
Meloxicam 435
Meningoradikulitis Bann-
  warth 184
Meniskusläsion 103
Mennell-Handgriffe 20
Methotrexat 444
Methylprednisolon 440
Metoclopramid 437
β_2-Mikroglobulin 35
Milwaukee-Schulter 299
Mittelfuß, Operation 547
Mittelmeerfieber, fami-
  liäres 98, 418
Mixed connective tissue
  disease 236
– beim Kind 406
Mobec 435
Mofebutazon 435
Mofesal 435
Monarthritis 97
Morgensteifigkeit 14
Morphaea 226
MRT = Magnetresonanz-
  tomografie 81
MTP = Metatarsophalangeal-
  gelenk 547
Muckle-Wells-
  Syndrom 420
Mumps-Arthritis 209
Mundschleimhautverände-
  rung 14
Muschel-Zeichen 531
Muskelrelaxanzien 487
Muskelschmerz 115
Muskelschwäche 115
Muskelverspannung 353
MWS = Muckle-Wells-
  Syndrom 420
Myalgie 115
Myelopathie, zervikale 348
Myoglobin 63
Myositis
– eosinophile 118
– granulomatöse 117
– idiopathische eosino-
  phile 242
– parainfektiöse 118
– Sonderformen 242

N

Naproxen 435
Nebennierenrindeninsuffi-
  zienz 443
Neisseria-meningitidis-
  Arthritis 194
Neonatal Onset Multisys-
  temic Inflammatory
  Disease 421
Nervenkompression, peri-
  phere 363
Nervenkompressionssyn-
  drom 100
Nervenwurzelkompression
– lumbal 345
– zervikal 348

Nervus-medianus-Kom-
  pression 363
Neuraltherapie 497
Neuroleptika 488
Neuropathie 322
Neutral-Null-Methode 14
New-York-Kriterien 139,
  146
Nicht steroidale Antiphlo-
  gistika 130
Nicht steroidale Antirheu-
  matika 130
NNR = Nebennieren-
  rinde 441
NOMID = Neonatal Onset
  Multisystemic Inflamma-
  tory Disease 421
NSAR = nicht steroidale An-
  tirheumatika 434
Nukleotomie 346

O

Oberschenkelschmerz 98
Ochronose 78, 307
Oligoarthritis 97
– Typ I (frühkindliche) 384
Omarthritis 110
Omega-3-Fettsäuren 494
Operationen, Grund-
  lagen 514
Operationstechniken 515
Orencia 478
Orudis 435
Osgood-Schlatter,
  Morbus 103
Osteoarthropathia psoria-
  tica s. Psoriasis-
  arthritis 151
Osteoarthropathie
– hypertrophische 318
– neurogene 105
Osteoarthrosis s. Arthrosis
  deformans 329
Osteocalcin 64
Osteochondrose 342
Osteochondrosis
– deformans tibiae 103
– dissecans 103, 105
– intervertebralis 75, 113
Osteodensitometrie 369
Osteodystrophia defor-
  mans 374
Osteolyse, idiopathische
  multizentrische 428
Osteomalazie 114, 373
– Diät 494
Osteomyelitis 101, 103
– chronisch rekurrierende
  multifokale 161, 426
– vertebrae 114
Osteophyt 73
Osteopoikilie, Röntgenbe-
  fund Hände 94
Osteoporose 114, 369
– als Arthritiszeichen 71
– bei rheumatoider
  Arthritis 125
– Diät 494
– glukokortikoid-indu-
  zierte 370, 371
– Klassifikation 369
– Stadien 369

– transitorische der
  Hüfte 365
Osteotomie 517
– Hüftgelenk 540
Ostitis
– cystoides multiplex Jüng-
  ling 286
– deformans 374
Ott-Maß 20
Overlap-Syndrom 238
– beim Kind 412
Oxaceprol 485
Oxalose 302

P

Paget, Morbus 114, 374
Paget-von-Schroetter-
  Syndrom 108
Palmoplantare Pustu-
  lose 162
Palpation
– Gelenke 14
– Wirbelsäule 19
Pamidronat, bei Morbus
  Paget 375
Panarteriitis nodosa 248,
  258
Pannikulitis 352
– Pfeiffer-Weber-Chris-
  tian 352
Pannikulose 352
PAPA-Syndrom 422
Parkemed 435
Parvovirus B19-
  Arthritis 204
Patella, tanzende 14
Pathergie-Test 278
Patientenschulung 433
D-Penicillamin 466
Periarthropathia calcarea
  generalisata 297
Periarthropathia humeros-
  capularis 111, 359
– acuta 360
– ankylosans 256, 360
– pseudoparalytica 360
– tendinotica 359
Perthes, Morbus 100, 402
Pes planovalgus rheuma-
  ticus 543
Petechien 21
PFAPA-Syndrom = Syndrom
  mit periodischem Fieber,
  Adenitis, Pharyngitis,
  aphthöser Stoma-
  titis 423
Pfeiffer-Weber-Christian-
  Pannikulitis 352
Phalen-Zeichen 363
Phenylbutazon 434, 435
Phlebothrombose 106
Phosphat 64
PHS = Periarthropathia
  humeroscapularis 359
Physikalische Therapie,
  Grundlagen 501
Phytotherapie 494
PIP = proximale Interphal-
  angealgelenke 96
Piroxicam 435
Plasmaaustausch 489
Plasmozytom 114

PM = Polymyositis 117
PMR = Polymyalgiarheumatica 117
PNP = Polyneuropathie 96
Podagra 290
Polyangiitis, mikroskopische 249, 261
Polyarteriitis
– beim Kind 413
– mikroskopische 261
– nodosa 258
Polyarthritis 94
– chronische (beim Erwachsenen) s. rheumatoide Arthritis 120
– rheumafaktornegative (beim Kind) 386
– rheumafaktorpositive (beim Kind) 387
Polychondritis, rezidivierende 326
Polyendokrinopathie, autoimmune, Candidiasis mit ektodermaler Dystrophie (APECED) 416
Polymerase-Kettenreaktion 172
Polymyalgia rheumatica 255
– Differenzialdiagnosen 100, 110, 117
Polymyositis 238
– Differenzialdiagnosen 100, 110, 117
– MRT Oberschenkelmuskulatur 117
Polyneuropathie 96, 106
Polyvinylchloridkrankheit 236
Ponalar 435
Ponçet-Rheumatismus 195
Post-Lyme-Syndrom 187
Post-Streptokokken-Arthritis, reaktive 182
Postdiskotomiesyndrom 115
Prednisolon 440
Prednison 440
Probenecid 484
Proglumetacin 435
Progressive systemische Sklerose 226
Prokinetika 437
Protaxon 435
Proxen 435
PsA = Psoriasisarthritis 151
Pseudoerguss, Sonografie 85
Pseudogicht s. Chondrokalzinose 294
Pseudogichtanfall 295
Pseudoradikuläres Syndrom 342
Pseudosklerodermie 235
Pseudospondylolisthesis 114
Pseudosynovitis, Sonografie 85
Pseudousur, Sonografie 85
Pseudozyste 72
Psoriasis
– arthropathica s. Psoriasisarthritis 151

– Hautuntersuchung 21
– pustulosa 154
– vulgaris 154, 162
Psoriasisarthritis 151
– Differentialdiagnosen 98, 105, 108, 113
– juvenile s. juvenile Psoriasisarthritis 388
– und HIV-Infektion 206
PSRA = poststreptococcal reactive arthritis 182
PSS = Progressive systemische Sklerose 226
Psychologische Betreuung des Kindes 399
Psychopharmaka 487
Pulseless disease s. Takayasu-Arteriitis 251
Purpura 21
– Schönlein-Henoch 249, 268
Pustulose, palmoplantare 162
Pyoderma gangraenosum 422
Pyrophosphat-Arthropathie s. Chondrokalzinose 294

R

RA = rheumatoide Arthritis 120
RADAI = Rheumatoid Arthritis Disease Activity Index 28
Radimchlorid-Bestrahlung 500
Radionuklide, therapeutische 498
Radiosynoviorthese 498
Ranitidin 437
Rantudil 435
Raynaud-Syndrom 118
– bei systemischer Sklerose 227
– Hautuntersuchung 21
– medikamentöse Therapie 231
Reaktive Arthritiden, Grundlagen 169
Reflexdystrophie, sympathische s. Algodystrophie 365
Reflexe s. Kennreflexe 345, 349
Rehabilitation 512
Reiter-Syndrom 169
Remicade 470
Resektions-Arthroplastik 517
Retikulohistiozytose, multizentrische 287
Rheumafaktoren (RF) 41
Rheumaknoten
– bei Methotrexat 446
– bei rheumatoider Arthritis 121, 122
– Exzision 517
– Hautuntersuchung 21
Rheumatisches Fieber 96, 179
– benigne Form bei Erwachsenen 182

Rheumatismus
– extraartikulärer 352
– palindromer 325
Rheumatoid Arthritis Disease Activity Index 28
Rheumatoide Arthritis 120
– Antikörper 126
– Basistherapie 130
– Beginn im höheren Lebensalter 135, 257
– Biologika 131
– Differenzialdiagnosen 96, 105, 108, 114, 119
– Ernährung 132, 494
– funktioneller Status 128
– Gelenkspaltverschmälerung 95
– HLA-Assoziation 120
– intraossäres Ödem 96
– Knochenszintigramm 83
– lupoide 135
– maligne 135
– nodöse 135
– sekundäre Vaskulitis 273
– Thenosynovitis 121
– und HIV-Infektion 207
Rheumatologie, Therapie 432
Rhizarthrose 338
Riesenzell-Histiozytose 287
Riesenzellarteriitis 248, 253
– Arteriitis temporalis 253
– Polymyalgia rheumatica 257
– Takayasu-Arteriitis 251
Ringband, Operation 533
Risedronat, Morbus Paget 375
Rituximab 480
RoActemra 481
Röntgenbestrahlung 499
Röntgendiagnostik 71
– Qualitätssicherung 78
Röteln-Arthritis 207
Rötung über Gelenken 14
RS 3 PE-Syndrom 135
Rückenschmerz 111

S

Sakroiliitis 83, 113
– Differenzialdiagnosen 150
– infektiöse 188
– MRT 149
– Röntgenbefunde 75
– Stadieneinteilung 146, 149
Salizylate 434
Salmonellen-Arthritis 177
SAPHO-Syndrom = Synovitis-Akne-Pustulose-Hyperostose-Osteitis-Syndrom 109, 161
– Knochenszintigramm 84
Sarkoidose
– akute 284
– chronische 286
– infantile 424
– Knochen 94
Scallop-Zeichen 531

Scheuermann, Morbus 115
Schirmer-Test 246
Schmerzanamnese 13, 19
Schmerzsyndrom
– komplexes regionales, beim Kind 405
– myofasziales 353
Schmerzverstärkung, generalisierte 404
Schmetterlingserythem 211
Schober-Maß 19
Schönlein-Henoch-Purpura-Vaskulitis 249
Schröpfen 497
Schulter-Hand-Syndrom 365
– Differenzialdiagnosen 111
– Periarthropathia humeroscapularis 359
Schulterarthropathie, rapid destruierende 299
Schultergelenk
– MRT 82
– Operation 522
– Sonografie 86
Schultergelenksarthritis, idiopathische destruktive 299
Schulterschmerz 108
Schwanenhalsdeformität 122, 535
Sehnen(scheiden), Operation 531
Sehnenrekonstruktion 516
Sekundärgonarthrose 102
Selbst-Beurteilung des Patienten 28
SENS = simple erosion narrowing score 79
Septische Arthritiden, Grundlagen 187
Serologie, reaktive Arthritis 172
Serumeiweiß-Elektrophorese 34
shared epitope 61
Sharp-Score 79
Sharp-Syndrom s. Mixed connective tissue disease 236
Shigellen-Arthritis 177
Shulman-Syndrom s. Fasziitis, eosinophile 233
Sicca-Syndrom 243, 246
Sichelzellanämie 316
Sildenafil 231
Silikon-Arthropathie 234
Silikose 232, 283
Silikosklerodermie 232
Simponi 474
Sjögren-Syndrom 243
Skalenus-Halsrippensyndrom 111
Skeletthyperostose, diffuse idiopathische 349
Skleritis 22
Sklerodaktylie 227
– diabetische 305
Sklerodermie s. systemische Sklerose 226

– zirkumskripte beim Kind 411
Sklerose, systemische 226
Sklerosierung, subchondrale 73
SLE s. Lupus erythematodes, systemischer 406
SLICC-Damage-Index 219
Small vessel vasculitis 270
Sonografie 84
– Dopplersonografie 92
SPECT = Single Photon Emission Tomography 84
Speiseölsyndrom, toxisches 236
Spinalkanalstenose, lumbale 346
Spondylarthrose 75, 343
Spondylitis
– ankylosierende s. ankylosierende Spondylitis 138
– bei Colitis ulcerosa 166
– bei Morbus Crohn 166
– infektiöse 114, 188
– migrans 114
– mixta 351
– radiologische DD 150
Spondyloarthritiden 136
Spondyloarthritis hyperostotica pustulopsoriatica s. SAPHO-Syndrom 161
Spondylodiszitis, aseptische 147
Spondylolisthesis 114
Spondylolyse 114
Spondylopathien bei Stoffwechselkrankheiten 289
Spondylose 343
– Röntgenbefund 75
Spondylosis
– deformans 343
– hyperostotica 349
– hyperostotica, Diät 494
Sprue 166
Sprunggelenk
– MRT 82
– Operation 543
– Schmerz 103
– Sonografie 90
– Synovektomie 544
Stammzelltherapie 489
Stammzelltransplantation, autologe 490
Stephens-Johnson-Syndrom 322
Steroidmyopathie 118
Still, Morbus s. Still-Syndrom
– Differenzialdiagnosen 96
Still-Syndrom
– adultes 281
– beim Kind 383
Streptokokkeninfekt 179
Streptokokkenrheumatismus 179
Sudeck-Syndrom s. Algodystrophie 365
Sulfasalazin 454
– Schwangerschaft 457
Surgam 435
Syndesmophyten 146

Syndrom, schmerzverstärkendes 402
Syndrome of Camptodactyly 429
Synovektomie 133, 515
– beim Kind 398
– Daumenstrahl 534
– Ellenbogengelenk 524
– Fingergelenke 536
– Handgelenk 527
– Hüftgelenk 538
– Kniegelenk 541
– Rückfuß und Sprunggelenk 544
– Schultergelenk 522
Synovia
– Diagnostik 67
– Kristallnachweis 68
Synovialitis, familiäre hypertrophe 429
Synovialom, benignes s. Synovitis villonodularis 376
Synoviorthese, mit Radionukliden 498
Synovitis
– transiente des Hüftgelenkes 401
– villonodularis 376
Systemische Sklerose 226
Szintigrafie 83

T

Takayasu-Arteriitis 248, 251
Tauredon 463
Tbc = Tuberkulose 194
Telos 435
Tender point 21, 354
Tendomyose 117, 353
Tendopathie 358
– entzündliche Enthesiopathie 78, 148
Tendosynovialitis 105
Tendovaginopathie 108
Tenosynovektomie 516, 531
– beim Kind 398
Tenosynovitis 121
Tenoxicam 435
Tetrazepam 488
T-Gamma-lymphoproliferatives Syndrom 280
Thalassämie 316
– Klinik und Diagnostik 317
Thalidomid 279
Therapie
– alternative 494
– extrakorporale 489
– Grundlagen 432
– kutane, perkutane 492
– mit hämatopoetischen Stammzellen 490
– mit ionisierenden Strahlen 498
– operative 514
– physikalische 501
Thermografie 93

Thibièrge-Weissenbach-Syndrom 227
Thoraxwandsyndrom, vorderes 327
Tiaprofensäure 435
Tietze-Syndrom 161
Tilcotil 435
Tiludronat, bei Morbus Paget 375
TNF = Tumor-Nekrose-Faktor 469
– Antikörper 469
Tocilizumab 481
Tophus 21
Tranquilizer 488
Trapezio-Skaphoid-Arthrose 338
TRAPS = Tumor-Nekrose-Faktor-Rezeptor1-assoziiertes periodisches Syndrom 419
Trigger point 21, 353
T-Score 369
Tuberkulöse Arthritis 194
Tuberkulöse Spondylitis 196
Tumor-Nekrose-Faktor 469
Tumor-Nekrose-Faktor-Rezeptor1-assoziiertes periodisches Syndrom 419

U

U1-RNP-Antikörper 50
Ulkus 21
– gastroduodenales 437
Umfangsdifferenz, respiratorische 20
Unkovertebralarthrose 113, 343
Unterschenkelschmerz 101
Untersuchung
– Augen 22
– Gelenke 14
– Haut 21
– klinische rheumatologische 14
– Weichteile 20
– Wirbelsäule 19
Uratnephrolithiasis 289
Uratnephropathie 289

Urikostatikum 483
Urikosurikum 483
Urogenitalerkrankung 13
Uromitexan 461
Usur 72, 127
Uveitis 22
– anterior beim Kind 385

V

Varizellen-Arthritis 209
Vaskulitis 96, 248
– ANCA-assoziierte 249, 261, 263, 266
– bei Kryoglobulinämie 249, 275
– bei rheumatoider Arthritis 273
– bei SLE 274
– Churg-Strauss 266
– granulomatöse (Kind) 413
– immunkomplexvermittelte 249
– kutane 270
– leukozytoklastische (Kind) 413
– pauci-immune 249
– primäre, systemische 248
– sekundäre 249, 273
– urtikarielle 270
Vaskulitis-Syndrome, beim Kind 413
Viererzeichen 334
Vitamin D3 64
Vitamin-D-Therapie 311, 373
Volarbeugeschmerz 14
Voltaren 435
Vorfuß, Operation 547

W

Wachstumsschmerzen 403
Wachstumsstörung, lokale 381
Wärmetherapie 505
Wegener-Granulomatose 248, 263
Weichteilrheumatismus 352

Weichteilschwellung, Röntgenbefund 71
Weichteilsonografie 84
Weichteiltophus 291
Weichteiluntersuchung 20
Whipple, Morbus 168
– Differenzialdiagnosen 96, 98
Wiederholungsecho, Sonografie 85
Wirbelsäule
– degenerative Erkrankungen 342
– Diagnostik 342
– Lokalsyndrom 342
– MRT 82
– Operation 520
– pseudoradikuläre Symptome 115
– Röntgenbefunde 75
– Untersuchung 19
Wirbelsäulentuberkulose 196
Wurzelkompressionssyndrom
– lumbales 345
– zervikales 348

X

Xanthom 306
X-chromosomale Immundysfunktion Polyendokrinopathie, Enteropathie (IPEX) 416
Xerophthalmie 22
Xerostomie 244

Y

Yersinia-Arthritis 175

Z

Zeh, Sonografie 91
Zelltherapie 497
Zellulitis s. Pannikulose 352
Zervikalarthritis, Röntgenbefunde 123
Zervikalsyndrom 347
Zöliakie 166
Zytostatika 459

Die neue Checkliste Innere Medizin besteht aus **Buch und App** mit allen Inhalten. Beide zusammen gibt es für 49,99 € bei Ihrem Buchhändler oder im App Store*.

www.thieme.de/kittelcoach

* Der KittelCoach ist Basis für die Nutzung dieses Angebots.
  Die App erhalten Sie für einmalig 4,99 € im Apple App Store.

Apple, the Apple Logo and iPhone are Trademarks of Apple Inc., registered in the U.S and other countries. App Store is a Service mark of Apple inc.